儿童合理用药

主　编　张雪峰　池里群　杨　杰

副主编　张　海　于景娴　刘学英　张瑞杰　舒向荣　刘春艳

编　委　（按姓名汉语拼音排序）

毕重文（天津医科大学总医院）

池里群（北京市海淀区妇幼保健院）

冯玉军（秦皇岛市妇幼保健院）

顾苏俊（北京市海淀区妇幼保健院）

郭爱洁（上海市第一妇婴保健院）

郭　明（解放军总医院第五医学中心）

韩冠英（锦州医科大学附属第一医院）

何淑旺（北京达因高科儿童药物研究院）

刘春艳（华北理工大学药学院）

刘学英（锦州医科大学）

卢　新（北京市海淀区妇幼保健院）

吕立勋（华北理工大学药学院）

倪潇潇（北京市海淀区妇幼保健院）

舒向荣（天津市环湖医院）

王　祎（锦州医科大学附属第三医院）

谢　栋（天津医科大学总医院）

薛继杨（上海市第一妇婴保健院）

闫美玲（天津市第一中心医院）

杨　杰（北京达因高科儿童药物研究院）

于景娴（北京市海淀区妇幼保健院）

翟光喜（山东大学药学院）

张　海（上海市第一妇婴保健院）

张瑞杰（秦皇岛市妇幼保健院）

张雪峰（解放军总医院第五医学中心）

赵琳琳（华北理工大学药学院）

朱晶文（解放军总医院第五医学中心）

北京大学医学出版社

ERTONG HELI YONGYAO

图书在版编目（CIP）数据

儿童合理用药 / 张雪峰，池里群，杨杰主编 . —北京：
北京大学医学出版社，2021.9
ISBN 978-7-5659-2455-2

Ⅰ . ①儿…　Ⅱ . ①张…②池…③杨…　Ⅲ . ①小儿疾病－用药法
Ⅳ . ① R720.5

中国版本图书馆 CIP 数据核字（2021）第 139678 号

儿童合理用药

主　　编：张雪峰　池里群　杨　杰
出版发行：北京大学医学出版社
地　　址：（1000191）北京市海淀区学院路 38 号　北京大学医学部院内
电　　话：发行部 010-82802230；图书邮购 010-82802495
网　　址：http : //www.pumpress.com.cn
E-mail：booksale@bjmu.edu.cn
印　　刷：北京瑞达方舟印务有限公司
经　　销：新华书店
责任编辑：陈　奋　张立峰　　责任校对：靳新强　　责任印制：李　啸
开　　本：889 mm×1194 mm　1/16　印张：34.25　字数：1150 千字
版　　次：2021 年 9 月第 1 版　2021 年 9 月第 1 次印刷
书　　号：ISBN 978-7-5659-2455-2
定　　价：135.00 元

本书由

北京大学医学出版基金资助出版

前　言

　　为维护儿童权益，促进儿童全面发展，国务院颁布了《"健康中国 2030"规划纲要》及《"十三五"国家药品安全规划》，对儿童健康指标、儿童用药安全提出了明确的要求。进一步鼓励儿童专用药品的研发和生产、扩大儿科用药品种和剂型范围、完善儿童用药目录、加强对儿童合理用药监测和分析研究及加强儿童疾病防治等内容已经成为当前医药卫生领域的重点任务之一。

　　目前，儿童用药给药剂量不准确、相关用药信息不充分等问题依然普遍存在。提供更加准确的用药依据与及时更新用药信息，推动儿童药物研发的进度，加强对儿童药品的监管力度，提高医护人员对儿童合理安全用药的教育和认识，提升儿童用药的安全性与可靠性是我们应担负的社会责任，也是编者编写此书的目的。

　　本着严谨、求实的治学态度，各位编者查阅、搜集和整理了国内外医药学文献及近年来儿科药学领域的新观点、新学说、新药物、新用法，并结合各自的临床经验进行了精心的编写。大量翔实的内容在所收载的药品【临床用药指导】项中进行了叙述，便于广大医药工作者在用药时参考。

　　但因编者水平有限和编写时间仓促，难免存在错误或疏漏，请广大同道及读者批评指正。

编　者
2021 年 1 月

目 录

上篇 总论

下篇　各论

上 篇

总 论

第1章

儿童及新生儿药物动力学特点

第一节　儿童药物动力学特点

药物动力学是研究药物在体内动态变化的科学。药物在体内量的变化与药物的吸收、分布、代谢和排泄等直接相关，也与药物发挥作用和产生毒性密切相关。临床上常规用药和安全合理用药主要是根据药物动力学的研究数据而制定的。儿童的生长发育是一个连续渐进的动态过程，处于不同发育阶段的儿童有不同的生理特点，其药物动力学特点与成人也有很大区别[1]。

一、药物的吸收

吸收是指药物从体外用药部位进到血液的过程。药物的吸收受药物的性质、剂型、剂量、给药时间以及途径的影响。其中，给药途径与吸收关系最为密切。口服给药是儿童最常用的方法，也是儿童最易接受的方法，但口服药物的吸收程度与儿童胃肠道生理特点有关。儿童胃排空时间较长，药物在十二指肠的吸收较成人慢，所以对于危重患儿，为尽快达到有效血药浓度，宜用注射方式给药。儿童尤其是新生儿和婴儿的胃液 pH 与成人不同，3 岁左右才达到成人的胃液 pH。酸性药物（如苯巴比妥、苯妥英钠）的生物利用度会下降，而碱性药物或酸不稳定药物（如青霉素、氨苄西林、红霉素）的生物利用度会提高。儿童的皮肤黏膜薄，体表面积相对较大，血管丰富，故药物透皮吸收较成人更好，部分药物可经呼吸道、口腔、肛门的黏膜给药，从而达到治疗的目的。但该种给药方式也有可能导致患儿中毒，如碘剂、水杨酸软膏、硼酸洗剂、乙醇、糖皮质激素等，因此体外用药时要谨慎。大部分药物从静脉吸收最快，在很短的时间内就可分布全身，是发挥药效最为迅速的给药方法。但同时这种给药方法的不良反应也最易发生。皮下注射和肌内注射虽然较静脉用药发挥药效慢，但吸收完全，也可以减少药物不良反应的发生，静脉较难穿刺者可优先考虑。

二、药物的分布

药物吸收入血液后，随血流分布到全身组织，这种分布是不均匀的，血液丰富的器官药物浓度高。影响药物分布的主要因素是体液、血浆蛋白结合率、脂肪含量、体液腔隙比例等。相较于成人，婴幼儿脂肪含量低，故脂溶性药物在婴幼儿中吸收略差。婴幼儿体液及细胞外液容量大，导致水溶性药物的分布容积增大（如庆大霉素、磺胺二甲基异噁唑），在身体内滞留的时间较长。婴幼儿药物的血浆蛋白结合率较成人低，同时人体内尚存在许多内源性蛋白质结合物，如胆红素等。胆红素需与蛋白质结合发挥生物效用，以保证血液中游离胆红素的含量处于安全范围内，但某些药物如苯妥英钠、磺胺类药物等与血浆蛋白的结合力强，可以与胆红素竞争结合蛋白质，使血液中游离型胆红素浓度升高，出现高胆红素血症，严重的甚至可发生核黄疸。

三、药物的代谢

药物的代谢是指药物进入人体内后发挥作用的同时，药物的结构也会发生变化，有的药物可能因此失去活性，有的可能增强活性，但最终通过肝代谢，从肾排出而失去药物作用。肝是人体主要的药物代谢器官，经过肝酶的一系列作用，最后由肾排出。因此某些对肝、肾功能有毒性的药物，如对乙酰氨基酚、红霉素、地西泮等，儿童应慎用或减量使用。

四、药物的排泄

药物的主要排泄器官是肾，而肾功能随年龄增加而变化。肾小球滤过率按体表面积计算，在 4 个月时只有成人的 25% ~ 50%，2 岁时接近成人值；而肾小管最大排泄量在出生后 1 个月内很低，在 1 ~ 5 岁接近成人值。此外，肾小管分泌及重吸收能力差，肾小管泌酸能力低，尿 pH 高，易由于药物清除减缓蓄积中毒。因此给药时应注意新生儿月龄、药物剂量及给药间隔。

第二节　新生儿药物动力学特点

儿童不是缩小的成人，新生儿亦不是缩小的儿童。新生儿是儿童中的特殊群体，其药物动力学和药效学与年长儿和成年人有显著差异。新生儿是发育中的个体，各脏器正处于迅速发育和成熟的过程中，药物吸收、分布、代谢和排泄与胎龄及生后日龄、体重等密切相关[2-3]。新生儿脏器发育尚不成熟，多数酶系统不够健全，因此，必须确切掌握新生儿的药物动力学特点和药效学规律，才能保证安全有效地用药，既能使药物发挥治疗作用，而又不至于出现毒性反应。

一、药物的吸收

药物的吸收依赖于药物的理化成分和患儿的个体差异，与给药方式也密切相关，不同给药方式对药物吸收的影响如下：

（一）口服用药

新生儿胃液接近中性，pH 可达 6～8，胃蠕动差，胃排空时间为 6～8 小时；肠黏膜通透性高，小肠内药物吸收量难以估计，因此新生儿口服给药的吸收与成人不同，有些药物的吸收量和吸收速率增加，如半合成青霉素；而有些药物的吸收减少，如苯巴比妥、苯妥英钠、对乙酰氨基酚等；有些药物的吸收与成人相仿，如地西泮、地高辛等。

（二）皮肤外用

新生儿的相对体表面积比成人大，而且皮肤角化层薄，皮肤对外部用药吸收快而多，尤其在皮肤黏膜有炎症破损时，吸收的更多，可引起一些药物发生不良反应，甚至中毒。

（三）肌内注射

新生儿肌肉容量少，油脂类药物难以吸收，容易造成局部非化脓性炎症，局部血流量及肌肉容量少，导致药物吸收不佳。

（四）皮下注射

新生儿皮下脂肪少，局部血流灌注不足，注射容量有限，药物多滞留于局部组织，有时形成硬肿或结节，影响吸收，因此一般不进行皮下注射。

（五）直肠给药

新生儿直肠给药具有简便易行和避免服药呕吐的优点，但由于新生儿大便次数多，直肠黏膜受刺激易引起反射性排便，或因粪便的阻塞使药物的吸收不规则，因此宜在排便后进行，但新生儿专用的栓剂不多。

（六）静脉给药

静脉给药吸收最快药效也可靠，但新生儿液体容量小、组织器官及生理功能尚未发育成熟，因此对新生儿静脉输注液量不能大，输注的速度不能过快。

二、药物的分布

药物的分布依赖于体内水和脂肪含量的多少、蛋白结合力和血流动力学因素，新生儿（特别是早产儿）体内总液量较多，早产儿、足月儿、3 个月婴儿和成人体内总液量占体重的比值依次为 80%、75%、60% 和 55%，新生儿水分含量高，水溶性药物要达到与成人相同的血药浓度，需要较大初始剂量，首剂后给药间隔需延长，剂量调整还要考虑患儿肝、肾功能。新生儿的组织中脂肪占 12%～15%，与脂溶性药物结合能力差，分布容积小，使血中游离药物浓度增高，容易发生中毒。新生儿血浆蛋白低，结合能力差，易造成血中游离药物浓度升高，引起中毒。某些药物与新生儿的血浆蛋白的结合力低，使药物在血浆或组织液中的浓度升高，导致药物中毒。蛋白结合也受到内源性因素影响，如胆红素升高可取代药物与白蛋白的结合。相反，某些药物也可取代胆红素和白蛋白结合。此外，新生儿的血 - 脑屏障发育不完全，通透性大，脂溶性药物容易进入脑组织，出现药物的神经系统不良反应。

三、药物的代谢

肝是药物代谢最重要的器官，需多种酶参与。新生儿酶活性低，故药物在肝代谢慢，早产儿更慢，血中半衰期长，易发生药物的毒副作用。药物在体内代谢可分为两个互相衔接的连续时相。在 I 相代谢中，药物在酶的催化下进行氧化、还原或水解反应。参与的主要代谢酶是细胞色素 P450 氧化酶系统（cytochrome P450 monooxygenase system，CYP），它的表达在人体发育过程中存在显著变化。II 相代谢主要为结合反应。新生儿肝药酶系统不成熟，直到出生后 8 周，此酶系统活性才达正常成人水平。1959 年报道的"灰婴综合征"，主要是由于新生儿肝内葡萄糖醛酸基转移酶活性降低，导致氯霉素在肝内代谢障碍，加上新生儿的肾排泄功能不完善，进一步导致氯霉素在体内蓄积，影响新生儿心血管功能而出现相应病理改变。而将氯霉素剂量减半就能预防"灰婴综合征"的发生。

四、药物的排泄

大多数药物最终通过肾排泄，其次还可通过胆汁、肺、汗腺、乳腺、唾液腺等排泄。新生儿的肾是药物排泄的主要器官，处于发育阶段，按体表面积计算肾小球滤过率和肾小管的分泌功能只有成人的 30%～40% 和 20%～30%，出生后 2 年大致接近成人水平。由于肾清除率低，往往造成血药浓度过高，半衰期延长，许多药物及其代谢物易在体内蓄积中毒，如氨基糖苷类抗生素、地高辛、万古霉素等，这些药物应列为新生儿慎用药或禁用药。另有很多药物 $t_{1/2}$ 呈年龄依赖性特征，如卡那霉素，$t_{1/2}$ 为 8～18 小时，足月儿为 5～7 小时，成人为 2 小时。因此，新生儿用药剂量应减少，间隔时间应延长，疗程要短。

参考文献

[1] 王永午，封志纯，徐通，等 . 儿科常规用药处方 . 北京：军事医学科学出版社，2011.

[2] 杨杰，陈超 . 新生儿保健学 . 北京：人民卫生出版社，2017.

[3] 邵晓梅，叶鸿瑁，邱小汕 . 实用新生儿学 . 5 版 . 北京：人民卫生出版社，2019.

（张雪峰　朱晶文）

第 2 章

儿童及新生儿用药原则

第一节　儿童用药原则

药物是临床治疗儿童及新生儿疾病的最重要手段之一，它是把双刃剑，既可以减轻症状、治愈疾病，同时存在一些不良反应和危害。新生儿是特殊的儿童群体，其药物代谢动力学和药效学与年长儿和成年人有显著差异，既往将年长儿或成年人用药经验用于新生儿群体疾病治疗，曾造成严重后果。

一、选择合理正确的药物

医生在使用相关药物之前必须先准确诊断患儿的病情，这样才能根据患儿的具体情况有针对性地选择药物，这样可以最大程度的减少药物不良反应的发生率。以儿童常见感染性疾病治疗为例，医生应该根据现有的检查检验手段首先确定感染源，究竟是细菌感染还是病毒感染或是其他感染，根据疾病的特异性症状与体征明确诊断。对于细菌感染者，应掌握所用抗生素的用药途径、剂量、适应证及药物不良反应等。在使用药物时严格遵循"可用一种药物治疗时就不用两种药物"的根本原则。因为抗生素的滥用容易导致难治性耐药菌株的产生，给将来的治疗带来很大困难[1-2]。

二、选择合适剂量

在儿科临床用药治疗中，导致药物不良反应发生的一个非常重要原因是选择了不恰当的药物治疗剂量。目前，我国的许多药品并没有儿童专用剂量。因此，儿童的用药剂量常按儿童年龄、体重或体表面积来计算。但是无论哪种计算药物剂量的方法都有一定的局限性。每个患儿因其体质不同、疾病不同、对药物的敏感性不同，剂量上也存在个体差异。因此，在实际应用时，应结合患儿当时的具体情况及临床经验作适当的调整[3]。

三、选择最佳给药途径

在临床药物治疗中，我们需要根据患儿病情的轻重缓急、药物本身性状特点及治疗目的等综合选择合适的给药途径。选择正确的给药途径对药物的吸收、发挥作用至关重要。

1．目前公认最安全的给药方式为经胃肠道给药，故能口服或经鼻饲给药的儿童，应尽量经胃肠道给药[4]，能最大程度减少药物不良反应的发生。

2．地西泮溶液通过直肠灌注比肌内注射吸收更快，因而更适合用于迅速控制小儿惊厥[5]。

3．儿童的皮肤结构与成人差异很大，因此皮肤黏膜用药很容易被吸收，但该种给药方式也有可能导致患儿中毒，因此体外用药时要谨慎。

四、选择合适剂型

原则上儿童用药，如果能够通过口服给药的，就尽可能避免静脉或肌内注射给药。但我国儿科相关药品的剂量、剂型及规格的不足给儿童药物治疗带来非常大的困难。近年来，我国儿科药品在品种、数量和规格等方面有了很大的提高。部分儿童用药能够用口服制剂替代注射剂。药物口感得到改善，并开始研制缓释制剂。通过研制缓释制剂，能够将患儿的服药天数及服药次数减少，方便服用，使小儿的用药依从性得到很大提高。

五、注意儿童生长发育特点

（一）解剖特点

儿童在成长过程中，外形上不断发生变化，熟悉并掌握小儿正常发育规律，对用药时药物种类、剂型的选择意义重大。如婴幼儿皮肤嫩薄，皮下毛细血管丰富，而且其体表面积与体积的比例约是成人的 2 倍，经皮吸收药物较成人快而多，特别是用药面积大、皮肤黏膜有炎症或破损时，可因药物吸收过量导致中毒。

（二）生理生化特点

各系统器官的功能也是随年龄的增长而逐渐发育成

熟的，使得不同年龄阶段儿童的用药方法不尽相同。如婴幼儿血脑屏障不完善，中枢神经系统对地西泮、麻醉药、吗啡类药物等特别敏感，容易导致呼吸中枢抑制；小儿新陈代谢旺盛，体液所占比例较大，会对给药后药物分布容积及药物效应强度产生影响，特别是对影响水盐代谢或酸碱代谢的药物敏感；新生儿尤其早产儿，血浆蛋白亲和力低、红细胞缺乏葡萄糖-6-磷酸脱氢酶（G-6-PD）和谷胱甘肽还原酶，应用对乙酰氨基酚、磺胺类药物、过量维生素 K_3 等可引起胆红素血症和核黄疸；小儿肝、肾功能不成熟，药物消除能力差，在儿童中，大多数药物的 $t_{1/2}$ 呈年龄依赖性特征，即年龄越小 $t_{1/2}$ 越长，故在给药时剂量要小、间隔要长、疗程要短，否则极易中毒[6]。

（三）免疫特点

小儿的皮肤黏膜娇嫩，屏障功能差，淋巴系统发育未成熟，体液免疫和细胞免疫也不如成人健全，易发生感染，且感染易扩散，往往起病急、发展快，容易出现各种并发症。故在新生儿感染性疾病大多采用静脉滴注或静脉注射方式，以尽快控制病情。

（四）病理特点

小儿对同一致病因素的反应因年龄的不同也有差异，其疾病的种类、临床表现与成人也有很大的不同，例如婴幼儿先天性、遗传性和感染性疾病较成人多见；肺炎链球菌所致的肺部感染在婴儿常见为支气管肺炎，而年长儿则发生大叶性肺炎等。

（五）心理特点

儿童时期认知功能不成熟，特别是年幼儿童尚不具备语言表达能力，加之临床表现常不典型，许多临床资料是通过家长而获得，治疗时应密切观察药物治疗反应，及时调整治疗方案和处理可能发生的药物相关事件。彩色片剂、果味片剂、口感好的制剂可以提高儿童服药依从性。缓释片和控释片等剂型可减少服药次数和避免在学校服药带来的不利心理影响。

第二节　新生儿用药原则

一、根据出生日龄、胎龄、体重制定药物剂量及用药间隔时间

由于早产儿体液总量占体重的85%，高于足月儿（75%）和6月龄婴儿（70%），且早产儿肝药物代谢酶活性不成熟，药物 $t_{1/2}$ 在刚出生早产儿与足月儿和6月龄婴儿不同。例如，高水溶性药物吗啡，在6月龄婴儿体内的 $t_{1/2}$ 仅为 $3\sim5$ 小时，而在早产儿却长达9小时。因此新生儿用药剂量一定要根据胎龄再结合出生日龄、体重，综合考虑制定科学的药物剂量，避免发生不必要的药物不良反应。

二、实行个体化用药原则

随着医学技术的飞速发展，既往的"无生机儿"，即胎龄为 $23\sim27$ 孕周的极未成熟早产儿现已能存活，但目前针对这部分特殊群体缺乏相应的"正常"生理、生化参考标准值，对这部分群体的临床用药存在极大的挑战和风险。另外，重症新生儿常伴发多系统疾病，需要多种药物治疗，而联合应用各种药物可能不良反应叠加，或正副作用相互抵消，因此用药时应根据患儿病情缓急，采取个体化的综合用药策略。

三、重视肝、肾功能不全患儿的药物选择

新生儿的某些疾病会引起肝、肾功能受损，而某些药物又会加重肝、肾损伤，肝、肾功能损伤又会影响药物的代谢。因此选择药物一定要根据新生儿的肝、肾功能合理选择。对肝、肾功能不全患儿的用药应遵循以下原则。

1. 明确诊断，合理选药。

2. 避免或减少使用对肝、肾毒性较大的药物。

3. 注意药物相互作用，特别应避免与有肝、肾毒性的药物合用。

4. 对肝功能不全而肾功能正常的患儿可选用对肝功能毒性小并从肾排泄的药物，对肾功能不全而肝功能正常者可选用具有双通道排泄的药物。

5. 开始用药时宜小剂量，必要时进行血药浓度监测，做到给药方案个体化。

6. 定期监测肝、肾功能，及时调整治疗方案和药物剂量[6]。

四、需要监测血药浓度的新生儿药物

用药时间长或特殊用药时应注意定期监测血药浓度（表2-1）[7]。新生儿血脑屏障不完善，中枢系统对地西泮、吗啡等药物特别敏感，易导致呼吸中枢抑制。体液所占比例大对影响水盐及酸碱代谢的药物敏感，如利尿剂使用后极易出现低钾、低钠血症。注意药物的不良反应及药物之间的相互作用，如药物对新生儿凝血功能的影响。

表2-1　需要监测血药浓度的新生儿药物

药物采样时间	治疗范围
阿米卡星用药前（谷浓度）	谷浓度水平 2 ～ 5 mg/L
在下剂用药前	
用药后（峰浓度）	峰浓度水平 15 ～ 30 mg/L
在静脉用药后 1 h	
地高辛用药后至少 6 h	0.8 ～ 2.2 μg/L
庆大霉素 / 妥布霉素用药前（谷浓度）	谷浓度水平 < 2 mg/L
在下剂用药前；	
用药后（峰浓度）	峰浓度水平 5 ～ 10 mg/L
在静脉用药后 1 h	
苯巴比妥在下剂用药前	15 ～ 40 mg/L
苯妥英钠在下剂用药前	10 ～ 20 mg/L
万古霉素用药前（谷浓度）	谷浓度水平 5 ～ 10 mg/L
在下剂用药前	
用药后（峰浓度）	峰浓度水平 25 ～ 40 mg/L
在静脉用药后 1 h	

来源：刘锦纷主译. 罗伯顿新生儿学，4 版. 北京：北京大学医学出版社，2009.

第三节　新生儿常用抗生素的安全使用原则

抗菌药物在治疗新生儿细菌性感染疾病中发挥着重要作用，是应用范围最广的药物之一，应注意机体、病原微生物和抗菌药物三者在疾病治疗中的辨证关系。应用不当可导致细菌耐药、菌群失调、二重感染及不良反应，因此应严格掌握使用原则[8]。

1. 要严格掌握用药指征，避免滥用，预防和治疗均有明确指征。

2. 应选用疗效高、毒性小、应用方便、价廉者。结合发病日龄选用，尽量选用杀菌药。用药途径以静脉滴注为首选，如病情不重且无呕吐，可口服。生后 1 周内的新生儿量宜偏小，每 12 小时给药一次，1 周后每 8 小时给药一次，但疗程要足。原则上不预防用药。

3. 新生儿早发型败血症（early onset sepsis，EOS）经验使用时应选择广谱抗生素组合，尽量涵盖 B 族链球菌（GBS）、大肠埃希菌及李斯特菌。晚发型败血症（late onset sepsis，LOS）尽量争取病原体培养和药物敏感试验，根据结果选择敏感抗生素；如果当地多重耐药杆菌比例不高，禁止经验性使用美罗培南。

4. 在培养和药敏报告前或无条件做培养时，应结合当时流行病学情况，根据临床反应和实验室炎症判断指标来决定。

5. 注意新生儿用药的不良反应并及时上报。

6. 抗生素勿与其他药物或另一种抗生素在输液瓶中混合应用。

7. 严格掌握预防使用抗菌药物的基本原则。

参考文献

[1] 庞昌生. 结合儿童生理特点探讨儿科用药的合理性. 中国药业，2011，20（22）：60.

[2] 郑莉莉，卓仪，李迎春，等. 儿童的用药特点及安全性分析. 医药前沿，2019，9（5）：244.

[3] 陈艳，阳世贤，廖国平. 儿科合理用药原则及不合理用药. 临床合理用药，2013，6（4）：169-170.

[4] 黄建华. 儿科药品的不良反应分析及其临床合理用药. 中外医疗，2017，33：146.

[5] 梁秀兰，吕翠萍. 儿科常用药物的合理应用. 中外健康文摘，2011，8（27）：173.

[6] 《中国国家处方集》编委会. 中国国家处方集（化学药品与生物制品卷·儿童版）. 北京：人民军医出版社，2013.

[7] Janet M. Rennie. Roberton's Textbook of Neonatology（罗伯顿新生儿学），4th edition，刘锦纷，主译. 北京：北京大学医学出版社，2009：461.

[8] 新生儿败血症诊断及治疗专家共识（2019 年版）. 中华儿科杂志，2019，57（4）：252-256.

（张雪峰　郭　明）

第3章

儿童及新生儿用药注意事项

第一节　儿童常用药物注意事项

儿童因为机体发育尚未成熟，药物在体内代谢有其特殊性和复杂性，致使一些药物不适用于儿童，一些药物在儿童应该慎用或者禁用[1]。下面列举几种常用的药物。

一、抗生素

抗生素治疗适用于临床初步诊断为细菌感染或病原检查明确诊断为细菌感染的患儿[2]。儿科医生在选择抗生素治疗时必须考虑到患儿的个体情况，如年龄、基础疾病、肝肾功能、感染情况、药物过敏史、是否能耐受口服用药等，以及可能或已知病原对抗生素的敏感性。必须谨记无论是社区感染还是院内感染，过度使用抗生素将导致细菌耐药性增加。在选择抗生素治疗时应注意以下事项。

1．病毒感染时不应使用抗生素，仅在继发或合并细菌感染时方可使用。

2．治疗前应尽可能采集相关临床标本送培养及药敏试验，在未获知病原菌及药敏试验前可根据患儿的发病场所、感染部位、免疫状况及当地流行菌株等推测最可能的病原菌，结合当地细菌耐药状况选择抗菌药物经验治疗，除非有明确临床指征，一般情况下窄谱抗生素较广谱抗生素应优先选择。

3．按照各种抗菌药物的治疗剂量范围给药，严重感染（如脓毒血症）或抗生素不易到达的部位感染（如中枢神经系统）应选择较大剂量（治疗剂量范围高限），否则将导致治疗失败，治疗剂量不足还可导致抗生素耐药性增加；对于治疗剂量接近毒性剂量的药物（如氨基糖苷类）要避免过量使用并需要监测药物的血浆浓度。

4．抗生素的给药途径应取决于感染的严重程度，危重感染、全身性感染患儿初始治疗需要静脉给药，病情好转后及时改用口服吸收完全的抗生素口服给药；轻症感染并可接受口服给药的患儿，应选择口服给药，对于不能接受口服或吸收不足时，也可选择静脉给药。

5．根据抗生素的药物动力学特点及感染程度决定给药频次，时间依赖性抗生素应一日多次给药，浓度依赖性抗生素可一日1次给药，但是重症感染例外。

6．抗生素的治疗疗程取决于感染类型、感染部位和对治疗的反应，不应过度延长疗程以避免导致耐药、发生不良反应及治疗费用的增加；一般感染用至体温正常，症状消失后72～96小时，对于血流感染、化脓性脑膜炎、骨髓炎等需要较长疗程。

7．抗生素联合用药仅在下述情况下采用：病原菌尚未查明的严重感染；单一抗生素不能有效控制的重症感染；单一抗生素不能控制的需氧菌及厌氧菌混合感染，或两种及两种以上病原菌感染；需长疗程治疗，当病原菌对某些抗生素产生耐药的感染，如结核病；联合用药以减少毒性较大的抗生素药物剂量。

8．某些对儿童有特殊毒副作用的抗生素：氨基糖苷类抗生素、万古霉素和去甲万古霉素对儿童具有耳、肾毒性，儿童患者应尽量避免应用，只有当临床有明确应用指征，但又无其他毒性低的抗生素可供选用时使用，治疗过程中必须严密观察不良反应，有条件者进行血药浓度监测；喹诺酮类抗生素对骨骼发育可能产生不良影响，避免用于18岁以下儿童；四环素类抗生素可导致牙齿黄染及牙釉质发育不良，不可用于8岁以下儿童[3]；复方磺胺甲噁唑（复方新诺明，SMZco）、磺胺嘧啶不良反应较多，轻者出现药物性红疹，重症可致粒细胞减少、肾功能损伤等。

二、解热镇痛药

临床上主要用于退热以及抗感冒。当长期或者超剂量服用对乙酰氨基酚时，容易导致严重的肝、肾毒性，特别是对3岁以下儿童及新生儿，因其肝、肾功能发育不全，如过量使用，极易出现肝功能损害和急性肾衰竭。阿尼利定中含有氨基比林，容易引起儿童白细胞快速降低。感冒通中含有双氯芬酸，其对儿童的消化、神经、血液系统有毒副作用，用药不当容易导致溶血性贫血、消化道出血，属于儿童禁忌用药。

三、维生素类

由于维生素 A、D 为儿童常用药物，其能很好地促进钙的吸收。为了预防儿童佝偻病的发生，现主张在给儿童补充钙剂的同时，适当服用维生素 A、D。目前除药用的维生素 A、D 滴丸外，一些食物中也添加了维生素 A、D，但维生素 A、D 一旦大量服用很容易在体内产生蓄积，产生毒性反应，故应用维生素 A、D 时要谨慎，严格按剂量服用，不可多用。

总之，儿童的解剖、生理和生化功能等与成人有较大差异，所以其对药物的耐受性、反应性等均与成人有明显的差异，不同患儿使用相同的用药方案可能会产生不同的效果，因此在用药之前必须进行正确的诊断才能有针对性地选择药物，尽量避免不良反应的发生。儿童是祖国的未来，他们正处于生长发育的关键阶段，合理指导用药，选择正确、合适的剂量和剂型，对儿童的健康成长起着至关重要的作用。

第二节　儿童使用中成药注意事项

儿童脏腑幼嫩，易虚易实，医生应掌握小儿中医诊治技术，用药时要科学辨证，特别是静脉中药制剂应严格掌握用药指征，避免发生毒副作用。

一、儿童使用中成药的基本原则

（一）辨证用药

依据中医理论，辨认、分析疾病的证候，针对证候确定具体治法，依据治法，选定适宜的中成药。

（二）辨病辨证结合用药

辨病用药是针对中医的疾病或西医诊断明确的疾病，根据疾病特点选用相应的中成药。临床使用中成药时，可将中医辨证与中医辨病相结合、西医辨病与中医辨证相结合，选用相应的中成药，但不能仅根据西医诊断选用中成药。

（三）剂型的选择

应根据患儿的体质强弱、病情轻重缓急及各种剂型的特点，选择适宜的剂型。

（四）使用剂量的确定

要有明确的使用剂量，慎重超剂量使用。

（五）合理选择给药途径

能口服给药的，不采用注射给药；能肌内注射给药的，不选用静脉注射或滴注给药。

（六）使用中药注射剂还应做到

1. 用药前应仔细询问过敏史，对过敏体质者应慎用。

2. 严格按照药品说明书规定的功能主治使用，辨证施药，禁止超功能主治用药。

3. 中药注射剂应按照药品说明书推荐的剂量、调配要求、给药速度和疗程使用药品，不超剂量、过快滴注和长期连续用药。

4. 中药注射剂应单独使用，严禁混合配伍，谨慎联合用药。对长期使用的，在每疗程间要有一定的时间间隔。

5. 加强用药监护，用药过程中应密切观察用药反应，发现异常，立即停药，必要时采取积极救治措施；尤其对儿童初次使用中药注射剂时，应加强监测[4]。

二、儿童中成药联合用药原则

（一）中成药与中成药联合用药原则

1. 当疾病复杂，一种中成药不能满足所有证候时，可以联合应用多种中成药。

2. 多种中成药的联合应用，应遵循药效互补原则及增效减毒原则。功能相同或基本相同的中成药原则上不宜叠加使用。

3. 药性峻烈的或含毒性成分的药物应避免重复使用。

4. 合并用药时，注意中成药的各药味、各成分间的配伍禁忌。

5. 一些病证可采用中成药的内服与外用药联合使用。

6. 中药注射剂联合使用时，还应遵循以下原则[4]：

（1）两种以上中药注射剂联合使用，应遵循主治功效互补及增效减毒原则，符合中医传统配伍理论的要求，无配伍禁忌。

（2）谨慎联合用药，如确需联合使用时，应谨慎考虑中药注射剂的间隔时间以及药物相互作用等问题。

（3）需同时使用两种或两种以上中药注射剂，严禁混合配伍，应分开使用。除有特殊说明，中药注射剂不宜两个或两个以上品种同时共用一条通道。

（二）中成药与西药的联合用药原则

针对具体疾病制订用药方案时，考虑中西药物的主辅地位确定给药剂量、给药时间、给药途径。

1. 中成药与西药如无明确禁忌，可以联合应用，给药途径相同的，应分开使用。

2. 应避免毒副作用相似的中西药联合使用，也应避免有不良相互作用的中西药联合使用。

3. 中西药注射剂联合使用时，还应遵循以下原则。

(1) 谨慎联合使用。如果中西药注射剂确需联合用药，应根据中西医诊断和各自的用药原则选药，充分考虑药物之间的相互作用，尽可能减少联用药物的种数和剂量，根据临床情况及时调整用药。

(2) 中西药注射剂联用，尽可能选择不同的给药途径（如穴位注射、静脉注射）。必须同一途径用药时，应将中西药分开使用，谨慎考虑两种注射剂的使用间隔时间以及药物相互作用，严禁混合配伍。

三、儿童使用中成药的特殊原则

1. 儿童使用中成药应注意生理特殊性，根据不同年龄阶段儿童生理特点，选择恰当的药物和用药方法，

儿童中成药用药剂量，必须兼顾有效性和安全性[5]。

2. 宜优先选用儿童专用药，儿童专用中成药一般情况下说明书都列有与儿童年龄或体重相应的用药剂量，应根据推荐剂量选择相应药量[5]。

3. 非儿童专用中成药应结合具体病情，在保证有效性和安全性的前提下，根据儿童年龄与体重选择相应药量。一般情况 3 岁以内服 1/4 成人量，3～5 岁的可服 1/3 成人量，5～10 岁的可服 1/2 成人量，10 岁以上与成人量相差不大即可[4]。

4. 含有较大的毒副作用成分的中成药，或者含有对小儿有特殊毒副作用成分的中成药，应充分衡量其风险 / 收益，除没有其他治疗药物或方法而必须使用外，其他情况下不应使用[4]。

5. 儿童患者使用中成药的种类不宜多，应尽量采取口服或外用途径给药，慎重使用中药注射剂[6]。

6. 根据治疗效果，应尽量缩短儿童用药疗程，及时减量或停药[4]。

第三节 儿童禁用或慎用的中成药

一、2018 年国家药品监督管理局公布的修订药物说明书中儿童慎用及禁用的中成药

1. 感冒用药 治伤风颗粒（新生儿、早产儿不宜使用）；蒲地兰消炎片或胶囊（儿童应在医生指导下使用）。

2. 心脑血管药物 天麻素注射剂（儿童慎用）。

3. 胃肠道疾病用药 藿香正气水（儿童慎用）。

4. 中药注射剂[7] 双黄连注射剂（4 岁及以下儿童禁用）；丹参注射液（新生儿、婴儿禁用）；清开灵注射液（新生儿、婴儿禁用）；参麦注射液（新生儿、婴幼儿禁用）；茵栀黄注射液（新生儿、婴幼儿禁用）；刺五加注射液（儿童禁用）；柴胡注射剂（儿童禁用）；喜炎平注射液（儿童慎用）；祖师麻注射液（禁止用于儿童肌内注射）。

5. 跌打损伤、骨科用药[7] 万通筋骨片（婴幼儿禁用）；薄荷活络膏（2 岁以下儿童禁用）；通滞苏润红制剂（儿童不建议使用）；跌打万花油（婴幼儿禁用）；东乐膏（婴幼儿禁用）；复方南星止痛膏（婴幼儿禁用）；狗皮膏改进型（婴幼儿禁用）；骨痛灵酊（婴幼儿禁用）；骨友灵巴布膏（婴幼儿禁用）；骨友灵贴（婴幼儿禁用）；活血止痛膏（婴幼儿禁用）；如意金黄散（婴幼儿禁用）；伤科灵喷雾剂（婴幼儿禁用）；伤湿止痛膏（婴幼儿禁用）；麝香跌打风湿膏（婴幼儿禁用）；麝香海马追风膏（婴幼儿禁用）；麝香镇痛膏（婴幼儿禁用）；麝香壮骨

膏（婴幼儿禁用）；麝香追风膏（婴幼儿禁用）；麝香追风止痛膏（婴幼儿禁用）；神农镇痛膏（婴幼儿禁用）；十二味痹通搽剂（婴幼儿禁用）；舒筋健络油（婴幼儿禁用）；双虎肿痛宁喷雾剂（婴幼儿禁用）；酸痛喷雾剂（婴幼儿禁用）；特制狗皮膏（婴幼儿禁用）；天和追风膏（婴幼儿禁用）；透骨灵橡胶膏（婴幼儿禁用）；无敌止痛搽剂（婴幼儿禁用）；腰肾膏（婴幼儿禁用）；一枝蒿伤湿祛痛膏（婴幼儿禁用）；正骨水（婴幼儿禁用）；壮骨麝香止痛膏（婴幼儿禁用）；镇痛活络酊（儿童禁用）。

6. 其他 保婴丹（婴幼儿不建议使用），因为主要成分是冰片和法半夏，都会抑制人的中枢神经兴奋性，过量使用会抑制儿童呼吸；精乌胶囊（儿童慎用）；百乐眠胶囊（儿童慎用）；七宝美髯丸（儿童慎用）。

二、儿童慎用及禁用的毒性中药材

尽可能不选择含有毒性饮片、烈性饮片和具有潜在发育毒性饮片（例如人工麝香）的中成药，慎用苦寒药和金石药，对以往医家提出的竹沥、贝母、柴胡等饮片也要警惕，尽可能选择适应证相符度高、药味数目少的中成药品种[8]。

毒性中药材指按已经公布的相关法规和法定药材标准中标注为"大毒（剧毒）""有毒"的药材。其中属于大毒的，是国务院《医疗用毒性药品管理办法》（1988年）颁布的 28 种毒性药材，包括砒石（红砒、白砒）、

砒霜、水银、生马钱子、生川乌、生草乌、生白附子、生附子、生半夏、生南星、生巴豆、斑蝥、青娘虫、红娘虫、生甘遂、生狼毒、生藤黄、生千金子、生天仙子、闹羊花、雪上一枝蒿、红升丹、白降丹、蟾酥、洋金花、红粉、轻粉、雄黄。含毒性中药材的中成药品种较多，分布于各科用药中，其中不乏临床常用品种。

《中华人民共和国药典》也将毒性药材分为大毒、有毒和有小毒 3 个级别，作为临床用药的警示性参考。半夏、白果、苦杏仁、蚤休（七叶一枝花，重楼）、川楝子等儿童常用中药材都被包含其中。毒性中药材及其制剂具有较独特的疗效，但若使用不当，就会有致患儿中毒的危险。且其中的毒性中药材的毒性范围广，涉及多个系统、器官，大部分毒性药材可一药引起多系统损伤，应引起重视[4]。

三、临床使用含毒性中药材的中成药注意事项

（一）辨证使用是防止中毒的关键

不同的病证选用不同的药物治疗，有的放矢，方能达到预期效果。另外，还应注意因人、因时、因地制宜，辨证施治，尤其对小儿体弱者，更应注意正确辨证使用中成药。

（二）注意合理配伍

利用药物间的相互作用进行合理配伍用药，既可增强功效，又可减少毒性，如配伍相杀、相畏药。

（三）注意用量

含毒性中药材的中成药安全范围小，容易引起中毒，因而要严格控制剂量。既要注意每次用药剂量，还要注意用药时间，防止药物在体内蓄积中毒，同时还要注意个体差异，如儿童要考虑机体特点。使用此类药，通常从小量开始，逐渐加量，而需长期用药的，必须注意有无蓄积性，可逐渐减量，或采取间歇给药，中病即止，防止蓄积中毒[4]。

（四）制度保证

建立、健全保管、验收、调配、核对等制度，坚持从正规渠道购进药品。

第四节　超说明书用药存在的问题及对策

超说明书用药是指药物的应用超出了国家药监部门认可的生产厂家提供的药品说明书界定范围，包括超出了适用年龄、剂量、剂型、给药途径或适应证等。但是"超说明书用药"并不意味着不合理用药、违法用药或试验性用药，通常是经过广泛临床观察，并且有文献和循证医学证据支持的。近年来，全球门诊儿童超说明书用药发生率为 19%～26%[9]，国内三级医院的调查数据显示，儿科门诊超说明书用药处方比例在 53%～82.7%，住院超说明书用药医嘱比例在 46.9%～95%[10]。因此，规避超说明书用药的潜在风险很有必要。

一、儿科超说明书用药存在的问题

（一）儿科超说明书用药存在的风险

1. 医生超说明书用药存在执业风险　我国《处方管理办法》第十四条规定："医师应当根据医疗、预防、保健需要，按照诊疗规范、药品说明书中的药品适应证、药理作用、用法、用量、禁忌、不良反应和注意事项等开具处方。"限定的处方依据是药品说明书和国家或专业学（协）会发布的治疗指南和技术规范。《中华人民共和国执业医师法》第二十五条指出："医师应当使用经国家有关部门批准使用的药品、消毒药剂和医疗器械。"我国目前对超药品说明书用药虽然没有禁止，但也没有对其合法性进行规定[11]。因此对于儿科医生而言超说明书用药存在一定法律风险。

2. 医疗机构处在法律风险中　2019 年 8 月修订后颁布的《中华人民共和国药品管理法》第一百四十四条规定："药品上市许可持有人、药品生产企业、药品经营企业或者医疗机构违反本法规定，给用药者造成损害的，依法承担赔偿责任。"[11]超说明书用药现象的存在使医疗机构也处于法律风险中。

3. 增加患儿用药不良事件的发生风险　在可能无药可医的情况下，医生选择给患儿超说明书用药，是希望他们得到最适合的药物治疗。但不可避免的是，超说明书用药后患儿不良事件的发生风险确实较说明书内用药提高。

（二）说明书中儿童用药信息缺乏，药品说明书的更新滞后

超说明书用药的最常见形式是说明书无儿童用药信息，而更新说明书需要药品生产企业大量投入，进行临床试验，因此国内多数企业不愿主动更新或修改说明书[12]。

（三）说明书剂量的模糊性

在药品说明书剂量的模糊性上，儿童用药是重灾区。由于临床研究少，造成儿童用药剂量不科学。很多中成药药品说明书中没有儿童剂量的说明或对于 2 岁以下儿童往往没有任何说明，或者对剂量的说明模糊不

清，如"酌情减量""请遵医嘱"。化学药的药品说明书中也常常看到"儿童酌减""请遵医嘱"或"儿童在医生指导下服用"在临床实际中没有任何意义的说明。医师只能凭经验用药，或者在成人剂量基础上进行折算。但有时按照说明书计算出来的剂量都可能存在错误[13]。

（四）说明书的差异性

我国与国外药品说明书的差异性，导致临床医生用药中可能会发生一定的"超说明书用药"。例如，国内临床应用的5个质子泵抑制剂中，奥美拉唑婴幼儿禁用，尚无儿童使用泮托拉唑的经验，儿童不推荐使用雷贝拉唑、兰索拉唑和埃索美拉唑，临床应用资料未提及儿童。在欧洲，奥美拉唑明确儿科患者为适应人群[14]。

（五）儿科医学实践的不断发展，儿科医生的无奈选择

临床医生在探索对患儿的治疗过程中不断积累临床经验，获得临床用药疗效证据，使得某些药物的超说明书用药成为普遍现象。对于某些疾病或儿科某些群体（例如新生儿），如均在说明书内用药则面临无药可医的局面[16]。

（六）其他因素

确有某些儿科医生执业行为不规范、制药企业利益博弈、药监部门审批程序繁琐等其他因素[9]。

二、儿科超说明书用药的建议

（一）多角度同时进行应对

1. 从医药行政主管部门角度 超说明书用药已成为临床用药中无法回避的问题，建议国家卫生管理部门出台相关的政策、法规，明确超说明书用药的法律地位，保障医师在合理超说明书用药方面的权力，同时结合我国国情，制定超说明书用药指导原则和《儿童超说明书用药处方集》，指导不同等级医院的超说明书药物合理使用，同时通过政策引导，鼓励制药企业及时更新儿童药品说明书，从源头上减少超说明书用药。

2. 从医疗机构角度 应有相应的药事管理及药物治疗委员会，与医学伦理学委员会一起制定详尽的、可操作性的流程，规范医疗机构内超说明书用药的流程。

3. 从临床医生角度 应规范自己的执业行为，按照流程执业，避免不必要的超说明书用药；临床医生还应积极参与儿童药物临床研究，为积累更多的临床用药依据打下基础；应积极检索追踪国际相关疾病治疗药物的最新文献，为超说明书用药提供科学的文献依据；必须遵循其所在医疗机构的超说明书用药管理流程。

4. 从行业学会角度 应搜集证据、制定诊疗指南或专家共识，加强医师药师培训并进行患者教育。

5. 从制药企业角度 应开展儿童临床药物试验，

更新、修订说明书。增强医药企业的社会责任感，在拟订或修订药品说明书时，制药企业应当运用严谨、科学的语言，准确地描述，避免不确定语句的存在；并严格遵守法律、法规，除了有足够循证医学证据支持的超说明书用药，其他不得超说明书宣传，误导医师用药[11]。

6. 从药监部门角度 应监管并敦促制药企业进行说明书的更新，应对儿科药物说明书的修订进行流程的简化及优先，并对儿童药物临床试验给予政策的支持及优惠。

7. 从法律制定部门角度 应对超说明书用药有明确的立法规定，明确超说明书用药在哪些情况下具有合理性，建议将权威行业学会所制定的相关用药的指南及专家共识作为用药依据，而非拘泥于药品说明书。

8. 从公众教育角度 利用多种宣传途径向公众解释儿童合理用药问题，加强科普宣教，以增进公众对药物使用的了解和认知，加强医患的良好沟通，以降低医疗过程中因误解导致的医患矛盾。

（二）多层面共同实施管理

1. 从学术层面 儿科学术组织积极开展儿童的药物临床研究，为儿童用药提供循证医学证据，制定指南及专家共识，为临床合理用药提供依据。

2. 从管理层面 超说明书用药应遵循六项原则（无替代、有证据、非试验、获批准、有知情、可监控），即对"超说明书用药"的使用必须具备以下条件：（1）在影响患儿生活质量或危及生命的情况下，无合理的可替代药品；（2）用药目的不是试验研究；（3）有合理的医学实践证据；（4）经医院药事管理与药物治疗学委员会（或药事管理委员会）及伦理委员会批准；（5）保护患者的知情权；（6）对证据来源、药品种类、医师权限、用药人群进行分级管理。

3. 从操作层面 医疗机构应有完善的管理流程，包括如下步骤：临床医生提出超说明书用药申请，同时提供超说明书用药证据，再经超说明书用药评价专家组评定，经伦理委员会和（或）药事管理委员会批准，备案并获得患者知情同意，药学部门处方审核及用药监控，建立超说明书用药数据库，组织专家进行评估并定期更新；超说明书用药的开具有提示、有记录，超说明书用药的审核有证据，有结果统计，有用药相关信息反馈。

总之，超说明书用药是不容回避的现实情况。只有通过医药行政主管部门、药监部门、医疗机构、儿科医生、制药企业、行业学会、法律部门的共同配合，才能使超说明书用药的发生率下降，并给儿科医生合理合法超说明书用药的空间，最终目的是使患儿得到最合理的药物治疗[11]。

第五节　新生儿常用药物的不良反应

药物不良反应（adverse drug reaction，ADR）是指合格药品在正常用法、用量下出现的与用药目的无关的或意外的有害反应。世界卫生组织统计资料显示，各国住院患者药物不良反应发生率为 10% ～ 20%，其中 5% 因用药不当死亡。中国国家药品不良反应监测报告显示，我国儿童 ADR 发生率为 12.9%，新生儿则高达 24.4%，而成年人仅为 6.9%[16]。

一、新生儿常见药物的不良反应

新生儿药物不良反应发生率高的原因：一是新生儿生理、病理的特点所决定，如血脑屏障发育不完善，地西泮、麻醉药物、吗啡类药物容易透过血脑屏障，进入中枢神经系统导致呼吸中枢抑制，新生儿可出现呼吸暂停。新生儿体液比例较大，会影响给药后药物分布容积和给药效应强度，特别是对影响水盐及酸碱平衡的药物比较敏感，如呋塞米等利尿剂容易产生低钠、低钾血症。新生儿肾功能不成熟，特别是早产儿血浆蛋白亲和力低，应用某些药物可引起高胆红素血症，甚至胆红素脑病，应高度重视。

新生儿药物不良反应发生率高的另一原因是儿童用药信息缺乏，根据成人或大的儿童经验性用药给新生儿带来很大的安全隐患。

二、新生儿用药的某些特殊反应

（一）可引起高胆红素血症或核黄疸的药物

1. 磺胺类药、呋喃类、水杨酸盐、维生素 K_3 等具有氧化作用的药物，可使先天性红细胞 G-6-PD 缺陷的新生儿发生溶血。

2. 新生霉素抑制葡萄糖醛酸转移酶活性而使非结合胆红素增高。有些药物（表 3-1）与胆红素竞争和白蛋白结合，导致游离胆红素增高而引起核黄疸[1]。

（二）引起高铁血红蛋白血症的药物

具有氧化作用的药物如磺胺类、对氨基水杨酸盐、非那西汀等。

（三）噻嗪类利尿药引起的反应

氢氯噻嗪（双氢克尿噻）等具有光敏感性，可使光疗的新生儿发生不良反应，并能抑制碳酸酐酶的活性，使新生儿呼吸暂停恢复变慢。苯甲醇可引起"喘息综合征"。

表3-1　和胆红素争夺与血清白蛋白结合的药物

作用极强	作用强	较强	弱
X 线造影剂	新生霉素	水杨酸盐	红霉素
	磺胺增效剂	安钠咖	卡那霉素
	吲哚美辛	山梗菜碱	庆大霉素
	水溶性维生素 K	磺胺异噁唑	青霉素 G
	地西泮（安定）	磺胺嘧啶	妥布霉素
	毛花苷 C（西地兰）	甲苯磺丁脲	醋酰磺胺
	苯妥英钠	毒毛花苷 K	肾上腺素
		呋塞米	泼尼松
		依他尼酸	氯丙嗪
			地高辛

参考文献

[1] 江载芳，申昆玲，沈颖.诸福棠实用儿科学.8 版.北京：人民卫生出版社，2015.

[2] 《中国国家处方集》编委会.中国国家处方集（化学药品与生物制品卷·儿童版）.北京：人民军医出版社，2013.

[3] 王永霞，孙红丽.重视小儿的用药特点及不合理用药的危害.临床研究，2018，(25)：93.

[4] 国家中医药管理局.中成药临床应用指导原则.国家中医药管理局政府网站，2010-06-30.

[5] 金锐，王宇光，薛春苗，等.中成药处方点评的标准与尺度探索（十）：儿童用药.中国医院药学杂志，2017，37 (11)：1003-1008.

[6] 金锐，赵奎君，郭桂明，等.中成药临床合理用药处方点评北京共识.中国中药杂志，2018，43 (5)：1049-1053.

[7] 国家药品监督管理局.2018 年修订说明书及注销批文的药品汇总名单.2018-12-16.

[8] 胡泊洋，王晓玲，郭春彦，等.2012 版《国家基本药物目录》中成药中儿童适宜品种的文献分析.中国药房，2015，26 (12)：1595-1598.

[9] 杨晓燕，赵静，石晶，等.儿童超说明书用药研究现状的可视化分析.中国现代应用药学，2015，32 (5)：620-625.

[10] 梅枚，王立波，刘恩梅，等.中国儿童超说明书用药管理现状及认知度的横断面调查，中国循证儿科杂志，2017，12 (4)：289-294.

[11] 中华医学会儿科学分会临床药理学组，《中华儿科杂志》编辑委员会.中国儿科超说明书用药专家共识，中华儿

科杂志. 2016，54（2）：101-103.

[12] 岳展鹏，王贤英. 儿科超说明书用药现状及对策研究. 亚太传统医药，2017，13（10）：153-155.

[13] 文婷婷，宋民宪. 超药品说明书用药合理性研究. 中药与临床，2014，5（6）：49.

[14] 朱晓虹，姜德春. 儿科超说明书用药的应对策略和建议. 中国实用儿科杂志，2015，30（2）：121-122.

[15] 宋乐乐，邢蓉. 儿科超说明书用药的问题与对策. 中国药房，2016，27（2）：262-264.

[16] 康佳哲，马满玲，杨丽杰，等，从国外儿童用药法规的发展谈我国儿童用药法规体系的建设. 儿科药学杂志，2013，19（2）：46-48.

（郭　明　张雪峰）

第 4 章

儿童用药剂量计算方法

第一节　按小儿体重计算剂量

（一）根据药品说明书推荐的儿童剂量，按儿童体重计算

儿童每次（日）剂量＝儿童体重 × 每次（日）药量 /kg[1]

此方法方便、实用，为临床常用的最基本的计算方法。

（二）根据成人剂量按儿童体重计算

此方法简单易记（仅用于药品说明书中未提供儿童剂量时），但对年幼儿剂量偏小，而对年长儿，特别是体重过重儿，剂量偏大。因此，计算剂量时应同时考虑年龄因素，年龄越小所需剂量应相对大些，故常以高限数值计算。

儿童剂量＝成人剂量 × 儿童体重 /70 kg[1]

例如，地高辛口服的饱和量，2 岁以下为 0.06 ～ 0.08 mg/kg，2 岁以上为 0.04 ～ 0.06 mg/kg。这是因为药物代谢与体表面积有关，年龄越小，体表面积相对大，则用药量相对较多。较大儿童按体重计算，所得剂量超过成人剂量时，以成人剂量为限。

（三）根据儿童年（月）龄估算体重

实际称量的儿童体重，结果准确；若不知患儿准确体重，实际称量又有困难时，可根据年龄估算。正常儿童体重推算方法如下[1]。

- 出生时平均体重 3 kg
- 1 ～ 6 个月儿童体重（kg）＝ 3（出生时体重）＋月龄 ×0.6
- 7 ～ 12 个月儿童体重（kg）＝ 3（出生时体重）＋月龄 ×0.5
- 1 岁以上儿童体重（kg）＝年龄 ×2 ＋ 8

注：用本法推算的儿童体重应视儿童营养状况适当增减，如某些药物要求计算准确，或由于营养问题致体重与年龄不相符时，则需具体称出实际体重。

第二节　按儿童年龄计算剂量

有时只知道成人剂量参数，而不知每千克体重用量时，可采用如下方法计算给药剂量[1]。

1. 1 岁以内剂量＝ 0.01×（月龄＋ 3）× 成人剂量

  1 岁以上剂量＝ 0.05×（年龄＋ 2）× 成人剂量

2. Fried 公式：婴儿剂量＝月龄 × 成人量 /150

3. Young 公式：儿童剂量＝年龄 × 成人量 /（年龄＋ 12）

根据年龄计算剂量的方法不太实用，很少被儿科医师采用。但对于某些剂量不需十分精确的药物，如止咳化痰药、助消化药，仍可根据年龄计算，如复方甘草合剂，一般每次每岁用 1 ml，最多每次 10 ml。

第三节　按体表面积计算剂量

由于很多生理代谢指标（如基础代谢率、肾小球滤过率等）与体表面积的关系比体重、年龄更为密切，因此按体表面积计算剂量最为合理，适用于各个年龄段，包括新生儿至成年人，即不论任何年龄，其每平方米体表面积的用药剂量是相同的。但以体表面积计算剂量比较繁琐，临床使用不便，主要适用于安全范围窄、毒性较大的药物，如抗肿瘤药、激素等。

成人（按体重 70 kg 计算）的体表面积（body surface area，BSA）为 1.73 m^2，儿童的 BSA 的计算方法如下[1]。

（一）根据体重计算 BSA

体重低于 30 kg 儿童的 BSA（m^2）=（年龄 + 5）×0.07

或 BSA（m^2）= 0.035×体重 + 0.1

体重高于 30 kg 的儿童，在 30 kg 体重 BSA = 1.15 m^2 的基础上，体重每增加 5 kg，BSA 增加 0.1m^2，如 35 kg 的儿童为 1.25 m^2。体重超过 50 kg 时，体重每增加 10 kg，BSA 增加 0.1 m^2。如下列数字依次递增：

体重	体表面积
35 kg	1.25 m^2
40 kg	1.35 m^2
45 kg	1.45 m^2
50 kg	1.55 m^2

当药品说明书已按体表面积推荐儿童用药量时，儿童剂量 = 儿童体表面积（m^2）× 每次（日）剂量 /m^2[2]。

当药品说明书未按体表面积推荐儿童用药量时，儿童剂量 = 成人剂量 × 儿童体表面积（m^2）/1.73m^2[2]。

也可用：小儿剂量 = 成人剂量 × [小儿体重（kg）+ 3] ×2/100[2]。

但体重在 30 kg 以上者则不加 3，即小儿剂量 = 成人剂量 × 小儿体重（kg）×2/100[2]。

例如，氯苯那敏的成人剂量一般为 4 mg，一名体重 10 kg 的小儿应用时应改为 4×0.45（10 kg 体重的体表面积）/1.73（70 kg 体重的体表面积）= 1 mg，或 4× [10 + 3] ×2/100 = 1 mg[2]。

（二）根据儿童年龄 - 体重 - 体表面积折算

见表 4-1。

表4-1　儿童年龄-体重-体表面积折算[1]

年龄	体重（kg）	体表面积（m^2）	年龄	体重（kg）	体表面积（m^2）
出生	3	0.21	4 岁	16	0.66
1 月龄	4	0.24	5 岁	18	0.73
2 月龄	4.5	0.26	6 岁	20	0.80
3 月龄	5	0.27	7 岁	22	0.89
4 月龄	5.5	0.28	8 岁	24	0.94
5 月龄	6	0.31	9 岁	26	1.00
6 月龄	6.5	0.33	10 岁	28	1.08
7 月龄	7	0.35	11 岁	30	1.15
8 月龄	7.5	0.36	12 岁	33	1.19
9 月龄	8	0.38	13 岁	36	1.26
10 月龄	8.5	0.40	14 岁	40	1.33
11 月龄	9	0.42	15 岁	45	1.43
12 月龄	10	0.44	16 岁	50	1.50
2 岁	12	0.52	17 岁	55	1.55
3 岁	14	0.59	18 岁	60	1.60

第四节　按药动学参数计算剂量

由于不同药物具有不同的药代动力学、药效动力学和制剂特点，不可能有一个完全可靠的、通用的原则或公式来根据成人剂量计算适合儿童的安全、有效剂量。如果药物研制单位没有提供儿童剂量，仅根据他们提供的成人剂量，在儿童或婴儿中根据体重或体表面积减少剂量给药是十分危险的。一般来说，新生儿，特别是早产儿，药物的肝、肾清除机制不成熟，如果不注意这一特点，就可能导致严重事故。例如氯霉素，因葡萄糖醛酸结合代谢功能障碍，造成体内药物蓄积而引起灰婴综合征。因此，在新生儿和儿童中进行审慎的药代动力学研究，同时进行临床治疗药物浓度监测，是在小儿中进行安全、有效治疗所必需的[5]。

药物的清除机制在小儿出生的第一年内变异很大，而且可能受药物代谢酶诱导剂的影响。大多数药物代谢酶的发育规律至今尚未确立。但总的来说，可以认为，在生理发育期间，如早产儿、新生儿、青春期，可能发生显著的药代动力学变异，而且这种变异，无论是同一个体的不同时期，还是不同个体之间，都是很大的。在这个时期，根据儿童的生长和发育特点，仔细进行剂量调整，特别是在治疗药物浓度监测的帮助下进行调整，是至关重要的。为确保药物的最佳疗效，有时需定期进行血液药物浓度测定，以便掌握达峰时间、高峰浓度及半衰期等，这样可指导临床用药，使之监控在有效浓度范围之内，既防止剂量不足，又防止剂量过大或中毒。近年来多主张通过检测血药浓度指导药物的剂量，根据药物半衰期决定给药的间隔时间，尤其是对那些治疗量与中毒量接近的药物及毒副作用较大的药物需根据单次给药的血药浓度和药物动力学参数计算出安全有效的首次负荷量、维持量及给药间隔时间，这样才能使其在体内既可达到有效的治疗浓度，又避免发生毒副作用。

1. 计算药物剂量的基本公式 [9]

$$D = \Delta C \times V_d$$

D 为药物剂量（mg/kg）。

ΔC 为血浆药物峰谷浓度差（mg/L），ΔC ＝预期的血药浓度－起初的血药浓度。首次剂量计算时，起初的血药浓度为 0，以后的剂量计算，ΔC 为本次剂量所预期的高峰血药浓度（峰浓度）与首次剂量的低峰血药浓度（谷浓度）之差。

V_d 为分布容积（L/kg）。

2. 负荷量和维持量的计算方法 [9] 　给予首剂负荷量的目的是为了迅速达到预期的有效血药浓度。给予维持量持续恒速滴注是为了维持稳态血药浓度。

（1）首次负荷量计算公式为：

$$D = \Delta C \times V_d$$

ΔC 为预期达到的血药浓度。

（2）维持量和输注速度计算公式为：

$$K_0 = K \times C_{SS}$$

K_0 为滴注速度 [mg/（L•min）]。

K 为药物消除速率常数（min^{-1}）。

C_{SS} 为稳态血药浓度（mg/L）。

第五节　按成人剂量折算表计算剂量

国内外小儿药物剂量根据成人剂量折算的方法有十余种，所得出剂量有的偏大，有的则偏小。由于我国城乡各地之间儿童生长发育存在差异，为保证安全用药，采用中等偏小的体格组计算。根据《中华人民共和国药典临床用药须知：化学药和生物制品卷》（2010 版）中小儿用药比例（表 4-2）计算出来的各年龄期的药量偏差较其他方法为小。

各种药物剂量计算方法各有一定的缺点，在实际工作中，药物有效剂量可能受各种因素的影响，且儿童年龄不同，肝、肾功能状况不同，因此不能机械地用一种公式来决定给药剂量。还须斟酌具体情况，根据临床经验做出具体决定。

表 4-2　小儿药物按成人剂量折算表 [2]

小儿年龄	相当于成人用量的比例
初生～ 1 个月	1/18 ～ 1/14
～ 6 个月	1/14 ～ 1/7
～ 1 岁	1/7 ～ 1/5
～ 2 岁	1/5 ～ 1/4
～ 4 岁	1/4 ～ 1/3
～ 6 岁	1/3 ～ 2/5
～ 9 岁	2/5 ～ 1/2
～ 14 岁	1/2 ～ 2/3

第六节　药物的剂量（重量、容量）单位与换算

儿童用药剂量小，要求准确，具体的用药剂量需根据计算而得。医生在下达医嘱用重量单位或者效价单位来说明，在使用时，可直接判断出所用的药物剂量进行使用，例如片剂。但在使用注射剂时，是按照体积进行使用，这就需要再换算出药物的体积用量。

注射容量＝（医嘱剂量 / 药物本身重量剂量）× 药物本身体积容量 [4]

为了准确、快速地换算出药物的体积用量，有不少临床工作人员结合工作实际，摸索出简单、快捷、实用的药物剂量换算方法，利用代数原理，通过乘以系数来建立等式进行速算 [4]。

（一）对于粉针剂药物的速算法

注射剂量＝系数 × 稀释的毫升数，系数＝医嘱剂量 / 药物本身剂量。以粉针剂阿昔洛韦为例，规格为每支 0.25 g，稀释体积为 5 ml，医嘱剂量为 0.15 g，则系数＝ 0.15/0.25 ＝ 0.6，注射剂量＝ 0.6×5 ＝ 3 ml。

（二）对于水针剂药物的速算法

注射剂量 = 系数 × 医嘱剂量，系数 = 药物本身的毫升数 / 药物的毫克或克数。以水针剂氨茶碱为例，规格为每支 250 mg，药物本身为 2 ml 水针，医嘱剂量为 30 mg，则系数 = 2/250 = 0.008，注射剂量 = 0.008 × 30 = 0.24 ml。

（三）对于不易抽吸的小剂量水剂的速算法

注射剂量 = 系数 × 医嘱剂量，系数 = 原药液稀释至毫升数 / 药物本身剂量。以规格 1 ml ∶ 0.3 mg 的东莨菪碱注射剂为例，医嘱剂量为 0.05 mg，稀释体积至 3 ml，则系数 = 3/0.3 = 10，注射剂量 = 10 × 0.05 = 0.5 ml。

第七节　抗生素及维生素与重量单位的换算

一、抗生素

抗生素是一种生物活性物质，可利用其对抗微生物作用的强弱判断抗生素含量。通常用效价或单位表示。效价（potency）是指在相同条件下抗生素检品的抗菌活性与标准品的抗菌活性的比值，常用百分数表示。单位（unit，U）是衡量抗生素有效成分的具体尺度[5]。抗生素单位的含义包括以下几种。

（一）重量单位

是以抗生素的生物活性部分的重量作为单位，一般 1 µg 为 1U。因此，对于不同盐类的同一抗生素，如果标示的单位相同，即使盐类重量有差别，其有效成分的含量是一样的。如新生霉素钠盐、红霉素乳糖酸盐、链霉素硫酸盐等均以重量为单位。

同种抗生素的盐，其理论效价计算如下（U/mg）[5]

$$B = 1000 \times (M_A / M_B)$$

M_A 表示某抗生素（纯游离碱或游离酸）的分子量。

M_B 表示某抗生素盐的分子量。

B 表示某抗生素盐的理论效价。

例：链霉素的效价是以重量单位表示，即链霉素纯碱 1 µg 为 1 U，1 mg = 1000 U，问纯硫酸链霉素每毫克的理论效价是多少？（硫酸链霉素的分子量是 1457.38，链霉素碱的分子量是 1163.16）。

$$B = 1000 \times (1163.16/1457.38) = 798$$

即纯硫酸链霉素的理论效价相当于 798 U/mg。

（二）类似重量单位

是以抗生素的盐类纯品的重量为单位，包括非活性部分的重量，1 µg 为 1 U。如纯金霉素盐酸盐和四环素盐酸盐。

同种抗生素的其他盐或游离酸、游离碱的纯品理论效价（U/mg）

$$B = 1000 \times (M_A / M_B)$$

M_A 表示某特定抗生素盐的分子量。

M_B 表示某特定抗生素盐相应的游离酸、游离碱或该抗生素其他盐的分子量。

B 表示某特定抗生素盐相应的游离酸、游离碱或该抗生素其他盐的理论效价。

例：规定盐酸四环素 1 µg 为 1 U，即 1 mg 为 1000 U，问纯四环素碱的理论效价（U/mg）？（盐酸四环素的分子量是 480.90，四环素的分子量是 444.44）

$$B = 1000 \times (480.90/444.44) = 1082$$

即纯四环素碱的理论效价相当于 1082 U/mg。

（三）重量折算单位

以特定的纯抗生素的某一重量为 1 单位而加以折算。

同种抗生素的其他盐的理论效价（U/mg）：

$$B = a \times (M_A / M_B) \quad [5]$$

M_A 表示特定抗生素的分子量。

M_B 表示同种抗生素其他盐的分子量。

B 表示同种抗生素其他盐的理论效价。

a 表示特定抗生素的规定效价。

例：青霉素的单位是以纯青霉素钠 0.5988 µg 为 1 U，即纯青霉素 G 的钠盐 1 mg = 1667 U，求普鲁卡因青霉素 G 的理论效价（U/mg）？（青霉素 G 钠盐的分子量为 356.38，普鲁卡因青霉素 G 的分子量为 588.72）。

$$B = 1667 \times (356.38/588.72) = 1009$$

即普鲁卡因青霉素 G 的理论效价为 1009 U/mg。

（四）特定单位

由国家机构确定的，以特定的一批抗生素样品的某一重量作为一定单位。为了测定效价，每种抗生素都有自己的标准品。抗生素的标准品是指与商品同质的纯度较高的抗生素。国际标准品是指经国际协议，每毫克含一定单位的标准品，其单位为国际单位（international unit，IU）。由于国际标准品供应有限，各国通常由国家监制一批同样的标准品，与国际标准品比较，标定其效价单位后，作为国家标准品，分发各地使用[6]。

表4-3 常用抗生素的理论效价表[7]

药物名称	理论效价（U/mg）	药物名称	理论效价（U/mg）
青霉素钠	1670	庆大霉素	1000
青霉素钾	1598	阿米卡星	1000
普鲁卡因青霉素	1011	巴龙霉素	1000
苄星青霉素	1309	卡那霉素	1000
红霉素碱	1000	土霉素碱	1000
红霉素碱（含二分子结晶水）	935	土霉素碱（含二分子结晶水）	927
红霉素乳糖酸盐	672	土霉素盐酸盐	927
链霉素碱	1000	多西环素盐酸盐	1000
链霉素硫酸盐	798	四环素碱	1082
新霉素	1000	黏菌素	30000
金霉素盐酸盐	1000	杆菌肽	42
四环素盐酸盐	1000	制霉菌素	3700

二、维生素

维生素是一类维持机体正常代谢和身体健康必不可少的低分子有机化合物，它们在人体内含量很少，既不能提供能量，也不作为机体构成成分。大部分的维生素在体内不能合成，或合成量不足，因此不能满足机体的需要。维生素及其前体广泛存在于肉类、蔬菜、水果、粮食等食物中。根据其种类的不同，其所使用的重量单位也不相同。现在使用的单位主要是毫克（mg）、微克（μg）两种。毫克在维生素 B_1、维生素 B_2、维生素 B_6、烟酸、泛酸、维生素 C、维生素 E 中使用，微克在维生素 A、维生素 B_{12}、叶酸、生物素、维生素 D、维生素 K 中使用。另外，国际单位（IU）是国际上规定的微量维生素的使用单位，目前用于维生素 A、维生素 D 和维生素 E。

维生素 A 是一种较复杂的不饱和一元醇，包括维生素 A_1（视黄醇）和 A_2（3- 脱氢视黄醇），食物中的维生素 A 含量用视黄醇当量（RE）表示。1 单位的维生素 A = 0.3 μg 维生素 A = 0.3 RE。凡能转化为视黄醇的类胡萝卜素（主要是 β- 胡萝卜素），都称为维生素 A 原，1 μg 胡萝卜素约等于 0.167 RE。1 个单位维生素 D 相当于 0.025 μg 维生素 D_3 活力。而维生素 E 活性多以 α 生育酚当量（α-TE）替代单位（U），但多数药厂现仍沿用 U 标志维生素 E 活性。维生素 E 1 U 相当于 1 mg *dl*-α- 生育酚酰醋酸，相当于 0.7 mg *d*-α- 生育酚[4,8]。

参考文献

[1] 《中国国家处方集》编委会 . 中国国家处方集：化学药品与生物制品卷 儿童版 . 北京：人民军医出版社，2013：34-39.

[2] 国家药典委员会 . 中华人民共和国药典临床用药须知：化学药和生物制品卷（2010 版）. 北京：人民卫生出版社，2010：1456.

[3] 刁保忠，毕见福，苏稼航，等 . 现代实用临床药物学 . 天津：天津科学技术出版社，2011：24.

[4] 李丽林 . 小儿常用注射药物剂量的速算法 . 现代护理，2007.13（32）：3141.

[5] 张雄鹰 . 微生物学与免疫学 . 北京：中国医药科技出版社，2016：256.

[6] 钱渟，许树梧 . 实用药学计算 . 长沙：湖南科学技术出版社，1985：104-107.

[7] 陈世军 . 抗感染药物兽医临床应用 . 北京：中国农业出版社，2014：275.

[8] 顾永高 . 青少年百科：吃出来的维生素 . 喀什：喀什维吾尔文出版社，2007：117-118.

[9] 国家药典委员会 . 中华人民共和国药典临床用药须知：化学药和生物制品卷 . 北京：中国医药科技出版社，2017：1423.

（翟光喜 何淑旺）

第 5 章

儿童药物研发

第一节 概 述

一、儿童药物的特点

儿童药物品种少、剂型缺乏、规格不适用以及儿童药品说明书不规范、临床数据短缺等现象普遍存在，时常有超说明书用药的情况，这是造成儿童临床用药不合理及不良反应发生率高的主要原因。儿童不是"缩小版"的成人，儿童有其独特的生理特点，影响药物吸收、分布、代谢和排泄的因素与成人不同，且不同年龄段儿童的生理特征差异巨大，开发儿童药物时，必须基于目标儿童群体的生理和病理特点，有针对性地开发适用于儿童的药物，始终贯彻"量身定制儿童药"的理念。本节在对儿童生理特点进行阐述的基础上，讨论儿童药物研发的特点和思路，强调量身定制儿童药物的意义。

二、儿童的生理特点

（一）儿童发育阶段

身体组成和器官功能的变化，会对药物代谢动力学产生显著影响。对不同年龄阶段儿童的生理特点的理解，将有助于更好地研究药物在体内的变化、更好地开展儿童药物的开发和评价。按年龄进行划分，可以将广义上的儿童分为早产儿（< 36 孕周）、足月新生儿（0 ~ 27 天）、婴儿与幼童（28 天 ~ 23 个月）、儿童（2 ~ 11 岁）和青少年（12 ~ 17 岁）这五个年龄组[1]。每个年龄组都有各自独特的生理特征（表 5-1）。

（二）不同年龄阶段的药物代谢动力学差异

多种给药途径都可以用于儿童，其中最常用的给药途径是非血管给药的途径。对于非血管途径进行给药的药物，必须克服各种物理、化学和生物学屏障，然后才能被吸收。对于不同年龄段的儿童，与药物吸收相关的各种生理特征的发育变化，会对药物吸收的速率和程度产生显著影响，例如胃液 pH 的变化、胃排空时间的变化、皮肤表皮的变化、肺功能的逐步成熟等[2]。表 5-2 汇总了影响新生儿和婴儿药物代谢动力学的各种发育因素。

药物吸收进入血液后，由系统循环运送至体内各器官、组织、体液和细胞，药物在血液和组织之间的转运过程被称为药物分布。药物在体内的分布，受药物理化性质和机体各部位的生理特征的影响。身体组成随年龄的变化，导致了药物分布的生理空间的变化。与成人相比，新生儿和低龄婴儿的细胞外水分和身体总水分的比例较大，当基于体重进行给药时，使得药物的血浆浓度较低。血浆蛋白（例如，白蛋白、α_1- 酸性糖蛋白）的组成和数量的变化，会影响与血浆蛋白高度结合药物的分布。与年龄或疾病状态有关的其他因素，例如血流量的差异、细胞膜的渗透性、酸碱平衡的改变、心排血量以及 P 糖蛋白等转运蛋白的表达量等，均会对药物分布产生影响[3]。

药物被机体吸收后，在体内各种酶以及体液环境下，可以发生一系列化学反应，导致药物化学结构的变化，这个过程被称为药物代谢，反映了机体对药物的处置能力。药物代谢会对药物的作用程度和持续时间产生影响，也会影响药物治疗的安全性。依靠肝代谢途径（尤其是 P450 系统）进行清除的药物，在新生儿和低龄婴儿体内的清除速率会比成人慢很多，会有更长的作用时间[3]。因为新生儿和低龄婴儿的药物代谢酶活性低，甚至缺乏，所以新生儿和低龄婴儿用药时，多数情况下不仅药效高，而且容易产生毒性[4]。

药物经机体吸收、分布和代谢等一系列的过程，最终会被排出体外。肾排泄是许多药物的主要消除途径。水溶性药物、分子量小的药物（< 300）以及肝生物转化慢的药物均由肾排泄进行消除，因此，肾是机体排泄药物及其代谢产物的最重要器官。肾排泄药物主要通过肾小球滤过、肾小管分泌和肾小管重吸收三个过程[4]。新生儿期肾功能不健全，肾小球滤过极少；随后，肾功能快速发育。与高龄婴儿、儿童和成人相比，新生儿的肾小球滤过率非常低。因此，通过肾排泄进行消除的药物在新生儿体内的消除速率很慢。对于肾消除的药物，低龄儿童需要更高的剂量，也说明了低龄儿童的排泄能力高于成人[2]。

表5-1　不同年龄儿童的生理特点[1,2]

分组	年龄	生理特点
早产儿	< 36 孕周	·个体间的生理特点也不完全相同，不同孕周、不同体重的幼儿的个体间生理差异巨大 ·肾和肝清除机制不成熟，药物容易进入中枢神经系统 ·独特的新生儿疾病状态（例如，新生儿呼吸窘迫综合征、动脉导管未闭、原发性肺动脉高压） ·早产儿独特的敏感性（例如，坏死性小肠结肠炎、脑室内出血、早产儿视网膜病） ·生理和药理过程的快速变化，需要不同的剂量方案 ·药物和其他化学品可经皮吸收 ·血液体积小（500 g 幼儿有 40 ml 血液）
足月新生儿	0 ～ 27 天	·体表面积 / 体重比值高，身体水含量较高、脂含量较低，药物分布体积与高龄儿童有差异 ·血脑屏障仍不完全成熟，药物和内源性物质（例如胆红素）可能进入中枢神经系统，产生毒性 ·药物的口服吸收差异大，难预测 ·肝和肾清除机制不成熟、快速变化
婴儿与幼童	28 天 ～ 23 个月	·中枢神经系统快速成熟，免疫系统快速发育 ·身体快速生长，口腔吸收更可靠 ·肝和肾清除途径持续快速成熟，很多药物清除（mg/kg）可能超过成人 ·在成熟过程中，个体间往往存在相当大的差异
儿童	2 ～ 11 岁	·大部分药物清除途径（肝和肾）已成熟，超过成人值 ·该年龄段有精神发育的一些重要里程碑，具有中枢神经系统活性的药物可能对此有影响 ·进入学校，认知和运动能力增强 ·青春期可能影响酶的表观活性
青少年	12 ～ 17 岁 *	·性成熟期 ·快速成长期，神经认知持续发育 ·激素的影响

* 根据地区的不同，青少年的年龄上限可在 16 ～ 18 岁之间

表5-2　影响新生儿和婴儿药物代谢动力学的发育因素[5]

生理因素	与成人相比的差异	药物代谢动力学含义	示例药物
胃肠道吸收			
胃 pH	↑	生物利用度（弱酸）↓ 生物利用度（弱碱）↑	苯妥英钠、苯巴比妥、更昔洛韦 氨苄西林、萘夫西林
胃排空时间	↑	吸收延迟	苯巴比妥、地高辛、磺胺类药物
肠 CYP3A4	↓	生物利用度↑	咪达唑仑
肠谷胱甘肽 S- 转移酶	↑	生物利用度↓	白消安
肠道药物转运体	↓	生物利用度↓	加巴喷丁
经皮吸收			
表皮水化	↑	生物利用度↑	类固醇
肌内吸收			
骨骼肌血流量	变化的	未知	不适用
分布			
身体水：脂比值	↑	分布体积（亲水性药物）↑ 分布体积（亲脂性药物）↓	庆大霉素、利奈唑胺、苯巴比妥、异丙酚 地西泮、劳拉西泮
蛋白质结合	↓	游离药物的比例↑	磺胺类药物
肝代谢			
Ⅰ 相酶活性	↓	肝清除↓	茶碱、咖啡因、咪达唑仑
Ⅱ 相 UDP 葡萄糖醛糖基转移酶活性	↓	肝清除↓	吗啡
肾排泄			
肾小球滤过率	↓	肾清除↓	氨基糖苷类
肾小管吸收和分泌	↓	肾清除↓	地高辛

注：↑数值增大；↓数值减小

三、小结

美国儿科学之父亚伯拉罕-雅克比（Abraham Jacobi）教授早在 1912 年就提出了惊醒医药界的论断：婴幼儿不是成人的缩小版，他们有着自己独有的生理特点和用药标准。儿童正处于生长发育阶段，具有独特的生理特点，药物在儿童体内呈现的药动学和药效学特征与成人相比存在较大不同。首先，儿童的各项器官尚未发育完全，其肝代谢酶活性、肾清除率、血脑屏障及神经系统功能、脂肪含量、形体大小及血容量等均与成人存在较大差异。其次，儿童的成长具有动态性和渐进性，不同生长阶段的儿童对药物的清除和代谢能力具有非线性的差异。正是由于儿童特殊的生理特点，正处于生长发育阶段，对不同剂型接受和使用能力在个体间差异很大，除主要与其年龄、身体发育状况和协调能力等因素有关外，也和心理发育和理解力有关。

儿童药物是指根据用药儿童的年龄、身体状况和体重生产出来的药物。目前，我国儿童药物研发尚处于初级阶段，儿童药物的缺乏主要体现在品种少、且品种比较集中，儿童专用剂型缺乏，缺乏儿童用药规格、给药剂量不准确。

随着我国二孩政策的全面放开，儿童用药需求呈现强劲增长趋势，我国儿童用药也正面临更多机遇和挑战。2007 年 12 月 6 日，世界卫生组织（WHO）发起的"量身定制儿童药物"运动，旨在提高认识和加速行动，促进研发儿科药物并增加有关儿科药物的质量、有效性和安全性的知识，解决所有 15 岁以下儿童更方便地获取和利用安全专用药物的问题。因此，儿童制药行业应树立量身定制儿童用药的理念，针对不同年龄段的儿童，应设计不同的规格、剂型和口感，尤其对于婴幼儿。通过专业的研发、生产、监管和使用，切实保障儿童用药安全，从而推进我国儿童用药健康发展。

第二节　儿童药物研发策略

一、儿童药物的药学研究

（一）儿童药物开发策略

1. 理想的儿童药物制剂特征　儿童的生理、代谢及心理等随出生至成人的各阶段成长而变化，因此，儿童不是成人的缩小版，也不能将不同年龄段儿童作为同一人群。通常，开发一种适宜于所有不同年龄段儿童使用的儿童制剂往往充满挑战或难以实现，如表 5-3 所示，很难找出一种给药途径或剂型能够针对所有年龄段儿童都表现为最佳，但在实际研发中，我们需要尽量实现一种制剂能安全覆盖较大年龄范围，这往往需要充分平衡各种风险和获益。

2007 年 12 月，世界卫生组织（WHO）提出量身定制儿童药的倡议，以提高人们对适宜儿童生理特征的药物研发的重视，满足儿童人群安全、方便、可靠的用药需求。同时，世界卫生组织相关技术指导原则中提出，理想的儿童药物制剂通常需具备以下特征 [6]：

- 服药方便且准确
- 可接受性和适口性
- 最低的服用频率
- 满足患者需求

2. 儿童药物制剂开发的具体策略　儿童药物产品开发的药学策略，需要重点从以下三个方面予以考虑，即：产品剂量是否有利于实现最佳剂量用药；顺应性，对儿童患者是否可接受；产品安全性（图 5-1）。

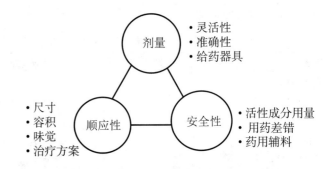

图5-1　影响儿童药物制剂适用性的重要因素[7]

儿童药物的剂量应具有足够灵活性，以保证能准确给予儿童患者最佳的用药量，而这种剂量灵活性是需要建立在对药物活性成分临床研究基础之上的，如 PK-PD 试验，以指导针对不同儿童人群用药的潜在用量范围。同时，一些本身具有剂量灵活性的药物剂型，如液体制剂、多微粒制剂（如散剂、颗粒剂、微片等）可能仍然需要依赖于适宜的给药器具才能实现其剂量灵活性，以保证用药的准确性，比如将液体制剂预填至具有合适的刻度注射器/筒中，散剂、颗粒剂等多微粒制剂需要合适的计量具。儿童口服制剂选择决策树见图 5-2。

除了药物活性成分的用量不当造成的安全性问题，对儿童药物制剂而言，用药差错的概率和药用辅料安全性也容易引起安全性问题。在实际的儿童药品开发中，通常需要面对各种复杂的技术问题，包括服用剂量的可调整程度、给药途径、矫味掩味、化学稳定性、抑菌剂

表5-3　欧盟不同年龄儿童适宜给药途径/剂型评价表[5]

给药途径/剂型	早产儿	新生儿 （0~28 d）	婴幼儿 （1 m~2 y）	学龄前儿童 （2~5 y）	学龄儿童 （6~11 y）	青少年 （12~16/18 y）
口服给药						
溶液剂/滴剂	2	4	5	5	4	4
乳液/悬浮液	2	3	4	5	4	4
泡腾制剂	2	4	5	5	4	4
粉末/多颗粒	1	2	2	4	4	5
片剂	1	1	1	3	4	5
胶囊	1	1	1	2	4	5
口崩片	1	2	3	4	5	5
咀嚼片	1	1	1	3	5	5
鼻腔给药						
溶液剂/滴剂	3	4	4	4	4	4
半固体制剂	2	3	3	4	4	4
直肠给药						
栓剂	4	5	5	4	4	2
直肠灌肠剂	5	4	4	3	3	2
直肠胶囊	2	3	4	4	4	3
局部/透皮给药						
软膏，膏，凝胶	4	4	4	5	5	5
液体制剂	4	4	4	5	4	4
透皮贴	1	2	2	4	4	5
肠外给药						
静脉注射液	5	4	4	4	4	3
肌内注射	3	3	3	3	4	4
皮下注射	4	4	4	4	4	3
给药泵	5	4	4	4	4	3
肺部给药						
喷雾剂	2	3	4	5	4	3
定量喷雾剂/储雾罐	1	3	4	4	4	4
干粉吸入剂	1	1	3	4	5	5
眼部给药						
眼药水	3	4	4	4	5	5
半固体 DF	2	3	4	4	4	4

表格中使用的代码解释：对于低龄儿童，代码主要指示给药途径和剂型的适用性；1 不适用，2 适用有问题，3 可能适用，但不是首选，4 适用性强，5 最佳和优选适用性。对于高龄儿童，所有剂型可能基本适用，但是随着年龄的增加，儿童的偏好变得更加重要；1 不接受，2 有保留的接受，3 可接受，4 乐于接受，5 可选择剂型

的使用、多阶段或多次开启使用情况、是否提供给药器具等。

对于某一具体药物活性分子的儿童制剂开发而言，通常面临的第一个重要问题是选择何种剂型，图 5-2 提供了儿童口服制剂选择决策树，即根据剂量的可调节

性、掩味需求、溶解度及化学稳定性来选择合适的儿童剂型。同时，产品开发的基本理念是从简到杂，即尽量使用最少种类的辅料和尽可能简单的处方和制备工艺。

口服给药是儿童给药的主要途径，大多数药物具有不同程度的苦味及其他不良味道，由于儿童对药物不良

味道的耐受能力较低，在儿童药物制剂处方开发的早期阶段就需要关注处方的味觉评价工作，优化儿童药物制剂的味道，以最大限度地降低儿童服药过程中的抗拒行为，减少服药过程中儿童呕吐或吐出药物所造成的剂量损失，以提高儿童用药的顺应性。

目前，基于药物味觉传导路径，不良口味药物矫味掩味的总体策略包括以下5个方面，即麻痹味蕾、通过甜味剂等遮蔽味道、通过成盐或前药对原料药进行修饰、通过络合作用在原料药表面形成分子屏障，以及对原料药或制剂增加物理屏障，如图5-3所示。

虽然口服制剂占儿童用药的比例超过90%，非口服制剂所占比例较低，但非口服制剂也是儿童用药不可或缺的一部分。针对某些疾病和特定儿科患者群体，非口服制剂具有独特的临床优势。常用的儿童非口服制剂有局部和透皮制剂、注射剂、直肠给药制剂、吸入剂等几大类，各类制剂常见剂型临床潜在优势和劣势汇总见表5-4。

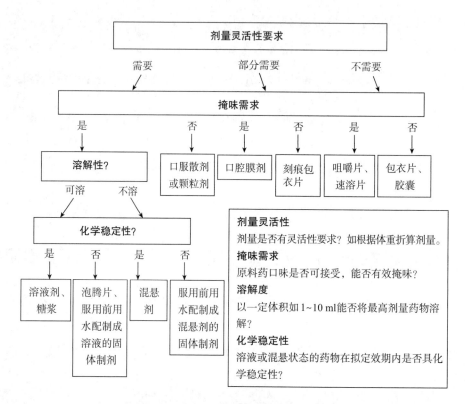

图5-2　推荐的儿童口服制剂选择决策树[8]

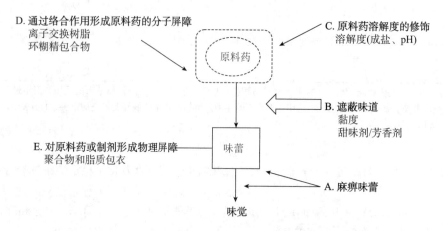

图5-3　不良味觉药物的矫味掩味总体策略[9]

表5-4 非口服制剂常见剂型临床潜在优势和劣势[10]

制剂类型	优势	劣势
局部和透皮制剂	提供稳定的血药浓度水平，降低系统暴露量	意外情况下新生儿全身吸收 / 毒性风险（皮肤表面积大、皮肤厚度、水化、皮肤血流）
透皮贴剂	无痛，容易给药	
药膏	持续给药	多种药物渗透的天然屏障
软膏剂 / 乳膏剂 /凝胶剂 / 液体制剂		辅料安全性局部皮肤刺激性在使用中可以除去制剂
注射剂	新生儿和紧急情况下的主要给药途径	感染，静脉炎，栓塞
静脉注射	快速、高浓度、稳定的血液和组织药物浓度	输入过量液体导致容量过负荷，电解质失衡
皮下注射	缓释制剂	不合适的稀释剂
直肠给药制剂	可用于重病儿童或不能吞咽的儿童	尺寸考虑
栓剂		生物利用度有限（吸收面积较小，缺少主动的药物转运体，直肠中溶出药物的液体量少）
直肠液体制剂		母乳喂养婴儿经常大便，婴儿排便不受控制，依从性低，文化和地区接受障碍
吸入制剂	避免了肝首过效应	上 / 中央气管沉积增多（小气管直径）
定量气雾剂	无痛给药	全肺沉积减少（运动能力降低 / 吸气量低）
喷雾剂		使用关键装置提高吸入剂量

（二）药用辅料的选择

儿童制剂所用的辅料种类通常多于成人制剂。对于所有的制剂，在开展处方研究之前，通过原辅料相容性试验来研究各种辅料与原料药的相容性，是必不可少的步骤。对于儿童制剂，需要考虑的另一个重要因素是辅料的不良反应，如胃刺激、腹泻和过敏等。儿童药物制剂的辅料选择原则与成人制剂无明显差异，但是，儿童药物制剂中的一些辅料，甚至是官方认可在可接受范围内的辅料应用也可能产生一些安全性问题，因此，药用辅料的选择是儿童药物制剂开发中非常关键的一环。

药用辅料理论上应是无药理活性的，但是，实际上却可能产生一定药理活性，甚至毒副作用，针对儿童药物制剂的开发，必须充分考虑新生儿和婴幼儿与成人的生理特征差异，这主要是由于不同年龄段儿童的可接受程度不一样，同时，辅料对发育中的器官也具有不同程度的影响，因此，最好能根据儿童不同年龄段可接受的安全限度进行药用辅料的筛选。

总体上来讲，儿童药物制剂的辅料选择需要综合考虑以下几方面：

（1）药用辅料在制剂处方中的功用；

（2）辅料单次和日服用剂量对不同年龄段儿童的

安全性；

（3）治疗周期的持续时间，短期如单次或几日，长期如数周、数月的慢性病治疗；

（4）疾病的严重程度和替代治疗方案；

（5）包括适口性在内的患儿可接受程度；

（6）过敏及敏感程度。

在某些情况下，一些特殊剂型必须采用具有一定风险的药用辅料，该剂型所采用特定辅料的用量需要根据其剂型或给药途径的可能用量进行权衡。同时，新的研究显示，当超过每日允许摄入量或应用于年龄差距大的儿童人群时，一些已上市的儿童制剂可能存在安全性问题，因此，在产品开发中建议尽量避免可能存在安全风险的药用辅料的使用，除非通过相关科学研究证实其安全性。同时，与成人相比，婴幼儿和低龄儿童更容易诱发过敏反应，因此，为避免引起过敏体质儿童的过敏，在儿童制剂产品开发中也需尽量避免使用可能产生过敏反应的药用辅料。

（三）给药器具

给药剂量是儿童药物使用中非常重要而复杂的问题。由于儿童体质、体重、身高及体表面积等随年龄增加而改变，不同年龄儿童用药的剂量差别较大，给药量大或静滴速度过快，超过儿童的承受能力或耐受性，就有可能发生药物不良反应。为精确给药剂量，儿童药物常配有带刻度的吸管、量杯，如 UCB 公司的 Keppra 口服液，为方便 1 个月以上婴幼儿服药，包装中附有1 ml、3 ml 或 10 ml 带刻度的口服注射器和注射器转接器。

在开发儿童药物制剂时，要考虑开发"用户友好"的给药装置提供所需的准确剂量。给药装置的开发需求要考虑患儿的年龄和给药途径，同时在开发过程中也要考虑药物剂型与给药装置的相容性以及给药准确度等问题。例如口服溶液剂的黏度和相应滴管的设计、吸入粉末制剂和吸入装置的分散性质是影响药物制剂性能和质量的关键因素。给药的频率和持续时间在给药装置的选择及设计时也要综合考虑。

近年来，随着对儿童药物的日益重视，给药装置所涉及的给药准确度也逐渐成为儿童药物研发关注的重点。表 5-5 列出了常见口服给药装置的优缺点。

直肠给药制剂有时需要使用特定的给药器具。在某些特定疾病的治疗中，肺部吸入制剂具有独特优势，其治疗效果除了受药物制剂特性的影响外，也受吸入给药器具的显著影响。不同的吸入给药器具适用于不同年龄段儿童。例如，定量吸入器和干粉吸入器在大龄儿童中的应用较多，尤其是干粉吸入器主要适用于 5 岁以上的儿童，而面罩则主要应用于低龄儿童。

二、儿童药物的临床研究

（一）开展儿童药物临床研究的意义

儿童（儿科）药物临床研究是指在儿科人群身上进行药物的系统性研究，研究试验药物的作用、不良反应及试验药物的吸收、分布、代谢和排泄，目的是为了确定试验药物应用于儿科群体的有效性与安全性[12]。目前世界范围内都存在包括儿科人群药品品种、规格和剂型少，儿科用药说明书不规范，临床试验数据缺乏，超说明书用药等诸多威胁儿童用药安全的问题。儿童并非成人的简单缩影，儿童处于不断生长发育阶段，且这些生长发育也并非线性的。与成人相比，儿童的肝肾功能、神经系统和内分泌系统等的发育尚不健全，这些差异导致了药物代谢和（或）肾清除率不同，进而表现出不同的药代动力学和药效学特征，儿童用药过程中具有比成人更大的复杂性和风险性，因此仅通过"酌情减少用量"，或直接将成人的临床研究数据简单外推至儿童，可能会导致药物不良反应的发生。同时，对于儿童期疾病、儿童易患疾病、既用于儿童又用于成年人的药物的临床试验，儿童的参与也是必需的。因此，儿童临床试验对儿童临床用药、保障儿童用药安全有效具有重要意义。

（二）国内外儿童药物临床研究开展情况

从 20 世纪 70 年代开始，美国对儿童用药的研发

表5-5 常用儿童药物给药装置优缺点[11]

给药装置	优点	缺点	评价
量匙	·使用范围广 ·用法简单	·固定容量 - 通常为 5 ml ·同一个量匙量取同一药量时存在差异 ·勺子的形状会影响计量精度 ·残留导致给药剂量不准确 ·量药时会溅出药品	最常用的给药装置，比家用匙更准确
测量 / 计量杯	·使用范围广 ·容量大于 5 ml ·可以避免多次量药	·容易产生误差 ·刻度过多容易混淆 ·服药后会有少量残留 ·量药时会溅出药品	
滴管	·使用范围广 ·可用于量取较小体积药液	·滴管必须垂直放置，以确保剂量的精确性和一致性	适用于婴儿和年龄很小的儿童
口服注射器 /分配器	·允许在可计量范围内调整剂量，比量匙和计量杯更精确，给药剂量更灵活 ·各种尺寸可供选择 ·量药时装置角度不影响剂量 ·药液溢出可能性小	·比量匙和计量杯更贵 ·使用方法有一定难度	考虑到会发生窒息的风险，不允许使用带盖的注射器

以及儿童用药数据获得日渐重视，也通过一系列法规，形成了较为完善的"激励＋强制＋帮扶"模式。美国在 2014 年有 14 份儿童研究书面请求，在 2015 年则增加至 17 个。在 2016 年 3 月发布的儿科独占药品名单中，241 个药品被授予了儿科独占。美国对获得儿童用药数据的强制措施主要表现在《儿科研究公平法案》（*Pediatric Research Equity Act*，PREA）。

与美国相似，欧盟药物管理局（EMA）也是强制和激励措施相结合，儿科独占作为欧盟儿科药品管理条例的核心和重要组成部分，是欧盟对儿童用药研发最主要的激励措施。与美国不同的是，欧盟的儿科独占政策不仅适用于专利药和独占保护药品，也适用于仿制药。

日本也鼓励进行儿童临床试验以获得用药数据，日本厚生劳动省（MHLW）允许儿童药进行机构咨询会，申请企业可就儿童临床试验方案与审评机构进行面对面沟通，确定最为合理的临床试验方案，从而防止儿童受试者不必要的暴露。对于无儿童适应证的药品，MHLW 搜集证据进行评价，指导企业进行补充申请。

在我国，儿童药物临床试验研究起步较晚，首次儿童药物临床试验是在 20 世纪 90 年代开展的难治性儿童癫痫的临床治疗研究[13]。到 2003 年，我国国家食品药品监督管理局正式颁布与儿童临床试验相关的法规《药物临床试验质量管理规范》（GCP），该规范明确提出可以将儿童作为试验对象，但必须遵循该规范的伦理要求。目前国内关于儿科人群的临床研究的报道比较缺乏，在儿科人群内做临床研究有一定难度。

（三）儿童药物临床研究的发展前景

在儿童药物临床研究方面，目前我国已取得了长足的进步，但仍应该进一步加强与世界各国的合作交流，就儿童用药方面存在的难点、热点问题进行探讨，合作研发出更适合儿童的药物。就临床试验而言，我国应学习先进国家的经验，让儿童受试者面临的风险、痛苦最小化，并提供出准确合理的临床用药依据，确保中国儿童用药的安全性和有效性。建立儿童临床试验网络、群体药代动力学、生理药代动力学（physiologically based pharmacokinetic，PBPK）模型建模与模拟、真实世界研究，是儿童药物临床研究的发展方向。

三、政策法规概述

（一）儿童用药立法

一直以来，儿童用药的可及性和安全性都是一个热点问题，引起了世界各国政府、监管机构、医药行业、医疗机构和社会各界的广泛关注。美国和欧洲国家为鼓励儿童用药的研究开发、保障儿童用药的安全性和有效性，制定了一系列的法律、法规，对儿童用药的可及性、安全性和有效性起到了很好的改善作用。

美国是在儿童用药立法方面起步最早的国家。美国食品和药物管理局（FDA）于 1994 年通过《儿科标签规则》，要求制药企业根据成人安全性和有效性数据，自愿对已经上市的处方药添加儿童用药的标签信息。1997 年，美国国会通过了《食品和药品管理现代化法案》，该法案通过制定儿科独占期的激励政策来鼓励制药企业进行儿童用药临床研究，给予进行儿童用药临床研究的新药 6 个月的专利延长期。1998 年，美国国会颁布了《儿科规则》，要求在新药申请中增加儿童用药临床试验。2002 年发布的《最佳儿童药品法案》（*Best Pharmaceuticals for Children Act*，BPCA）是美国针对儿童用药制定的专门性法律规范，成立了儿科治疗办公室负责伦理审批和上市后的安全性问题。2003 年发布的《儿科研究公平法案》（PREA）取代了 1998 年的《儿科规则》，明确要求药品上市前要进行儿童用药临床试验。2007 年，美国国会通过了《食品和药品管理修正案》，对 2002 年的 BPCA 法案和 2003 年的 PREA 法案进行了修订，成立了儿科审评委员会。2012 年的《食品和药品管理安全与创新法案》对 BPCA 和 PREA 进行了永久性授权，BPCA 和 PREA 是目前美国在儿童用药方面所遵循的主要法律[14]。

欧盟的儿童用药立法晚于美国，始于 1997 年，当年在欧盟药物管理局组织的一次专家圆桌会议上讨论儿童用药问题，认为有必要加强儿童用药立法，并采取鼓励儿童用药开发的相关激励措施。目前现行的《儿童用药监管条例》[Regulation（EC）No 1901/2006]于 2006 年 12 月通过提案，于 2007 年 1 月 26 日正式生效。该条例的目的是促进儿童用药的开发和可及性，确保儿童用药进行了符合伦理道德及经过合理授权的临床试验[15]。

中国政府也非常重视儿童健康和合理用药的问题，虽然目前还没有颁布专门的儿童用药法规，但也出台了一系列的政策，鼓励儿童药物的开发。2011 年，国务院发布的《中国儿童发展纲要（2011—2020 年）》明确提出"鼓励儿童专用药品研发和生产，扩大国家基本药物目录中儿科用药品种和剂型范围，完善儿童用药目录"。2012 年，国务院发布的《国家药品安全"十二五"规划》提出"鼓励罕见病用药和儿童适宜剂型研发"。2014 年，由国家卫生计生委和国家食品药品监管总局等六部委联合发布了《关于保障儿童用药的若干意见》，提出要针对儿童适宜品种、剂型和规格，加快申报审批，促进研发创制，鼓励开展儿童用药临床试验。近几年来，国务院和国家食品药品监督管理总局等单位发布的多个文件中均提到了鼓励儿童药物开发、加快儿童药物审评审批等相关内容。2018 年 4 月，国家药品监督管理局发布了《药品试验数据保护实施办法（暂行）》（征求意见稿），提出对儿童专用药进行保护，自该适应证首次在中国获批之日起给予 6 年数据保护期。

美国和欧洲在儿童用药物方面的相关立法和监管措施，很好地促进了儿童药物的开发，这对我国儿童用药物的研究开发和监管提供了一定的借鉴意义，相信在不久的将来，我国也会出台儿童用药方面的法律、法规，从而更好地促进儿童用药的研制和监管，更好地保证儿童用药的可及性、安全性和有效性。

（二）儿童药物开发计划

1. 世界卫生组织（WHO） 世界卫生组织于 2007 年 12 月 6 日发起了一项"量身定制儿童药物"的全球运动，旨在提高认识和加速行动，以解决所有 15 岁以下儿童更方便地获取和使用安全专用药物的问题。世界卫生组织于 2009 年发布了《世界卫生组织儿童基本药物标准清单》（第 2 版），2010 年发布了名为《世界卫生组织儿童标准处方集》的用药手册（该手册收集了 200 多种基本药物用于治疗 0～12 岁儿童疾病的信息），2012 年发布了名为《儿童药物的开发：处方考虑要点》的指南，用于指导儿童药物的开发工作。

2. 美国和欧盟 美国和欧盟都发起了儿童制剂行动计划 [Pediatric Formulations Initiative（PFI）]，分别简称为 USPFI 和 EuPFI。USPFI 是美国《最佳儿童药物法案》下的一项专题计划，关注影响儿童药物开发的所有因素，目的是消除／减轻儿童药物开发的障碍、加强儿童制剂领域研发人员和专家的联系和交流、讨论儿童制剂开发领域的问题和挑战 [16]。欧盟儿童制剂行动计划（EuPFI）是一个关于儿童药物制剂的非营利性组织，于 2007 年在伦敦成立，成员来自学术界、医院、制药工业界，欧洲药品管理局（EMA）作为观察员。EuPFI 的主要目的是以撰写论文、组织会议、开发知识库和促进对话等方式，来帮助解决儿童制剂开发中的科学、监管和技术问题。EuPFI 已组织了 10 届 EuPFI 会议（2009—2018 年，每年一届），公开发表了多篇学术论文（内容涉及年龄适用性 [17-18]、口感评价方法和掩味技术 [19-20]、药用辅料 [21-22]、给药器具 [11,23]、生物药剂学 [24-25]），讨论、交流、分享与儿童药物开发相关的问题和策略。EuPFI 和 USPFI 合作开发了儿童制剂辅料的安全性和毒性数据库 [26]。

3. 中国 中国目前尚没有正式的儿童药物开发专项计划，但近几年以来，药品监管部门和医药、科技部门已在鼓励儿童药物开发、加快儿童药物优先审评审批等方面做了一些工作，并取得了一定的成绩。2013 年 2 月 22 日，国家食品药品监督管理总局发布了《关于深

化药品审评审批改革进一步鼓励药物创新的意见》，鼓励研制儿童用药。2016 年，国家卫生与计划生育委员会和国家食品药品监督管理总局等部门组织专家制定了《首批鼓励研发申报儿童药品清单》，并于 2017 年和 2019 年发布了第二批和第三批鼓励研发申报儿童药品清单。

2013 年 2 月 22 日，国家食品药品监督管理总局发布了《关于深化药品审评审批改革进一步鼓励药物创新的意见》，提出要对儿童疾病等具有更好治疗作用的、具有自主知识产权的和列入国家科技计划重大专项的创新药物注册申请等药品，给予加快审评；同时也提出要对儿童用药品的仿制药注册申请实行优先审评，这是国家食品药品监督管理总局第一次在发文中提出优先审评 [27]。国家食品药品监督管理总局于 2015 年 11 月 11 日发布了《关于药品注册审评审批若干政策的公告》，实行新的药品注册审评审批政策，内容包括对儿童用药注册申请实行单独排队、加快审评审批；国家食品药品监督管理总局药品审评中心于 2016 年 1 月 29 日发布《关于临床急需儿童用药申请优先审评审批品种评定基本原则及首批优先审评审批品种的公告》，拟定了优先审评审批的儿童用药注册申请品种目录，首批公布了 5 个进行优先审评审批的儿童用药品种。国家食品药品监督管理总局于 2016 年 2 月 26 日发布了《关于解决药品注册申请积压实行优先审评审批的意见》，在优先审评审批的范围内包括儿童用药品。2017 年 12 月 28 日，国家食品药品监督管理总局发布了《关于鼓励药品创新实行优先审评审批的意见》，在优先审评审批的范围内包括儿童用药品。截至 2018 年 9 月 11 日，国家药品监督管理局药品审评中心已发布 32 批拟纳入优先审评程序的药品注册申请，总计 533 个品种，其中儿童用药品种 77 个。

2019 年 12 月 1 日实施的《药品管理法》第十六条："国家采取有效措施，鼓励儿童用药品的研制和创新，支持开发符合儿童生理特征的儿童用药品新品种、剂型和规格，对儿童用药品予以优先审评审批。"

"重大新药创制"科技重大专项 2017 年度课题专设了针对儿童用药的项目《儿童用药品种及关键技术研发》，该项目由首都医科大学附属北京儿童医院牵头，联合多家科研单位和专注于儿童药领域的企业，在研品种 100 多个，在该项目的资助下，将有数十个儿童药品获得生产批件或临床批件，并形成一支专业化的产、学、研、医优势互补的儿童用药研发团队，提升我国儿童用药的研发能力和研发水平。

第三节 儿童药物的未来

随着社会对儿童群体关注度的提高,相关部门相继出台鼓励政策促进儿童药物的研发,越来越多的制药企业开始进军儿童用药领域。儿童药物的研发也进入了快车道。

一、基础研究对药物选择的推动

"儿童不是缩小版的成人"的观点逐步被接受。儿童作为特殊群体有着自己特有的生理规律,其解剖、生理和生化功能,尤其是肝、肾、神经和内分泌功能与成人差异很大,同时儿童在生长发育过程中生理条件也在不断地发生变化。这意味着药物进入儿童体内有别于成人,而且各年龄阶段也有所不同,有着更为复杂的药代药效变化[3]。所以仅在成人群体中验证安全有效的药物并不一定适用于儿童。随着专门研究儿童生长发育特点以及这些特点与药物作用关系的新兴学科——生育药理学的发展,应该有更多的儿童药物在研发阶段就可以通过分析其在儿童体内吸收、分布、代谢、排泄过程中可能存在的风险,进而提早发现,及时在研发阶段修正,避免上市后儿童患者出现药害事件。

所以,相信未来在发育药理学等相关学科研究成果的基础上,结合已有的儿童禁用或慎用药物种类,研发者可以在研发初期对有风险的药物或结构类似的药物进行评估,有目的性的开展相关研究。

二、临床数据对药物使用的指导

建立生理药代动力学 PBPK 模型和由电脑模拟出的儿童等前沿技术,可以将已验证的数据整合入未来儿童临床试验设计中,在一定程度上解决了儿童用药剂量靠简单的估算这一问题,这一点已经被美国和欧洲各国的儿童药物研发和临床用药的实践所证实[28]。

所以,在儿童临床试验存在明显的实际困难和道德困难时,模型预测最大限度地利用临床前动物实验和成人临床试验数据,在儿童临床试验设计和儿科患者最佳给药方案的制订上发挥了不可估量的作用。我国药监部门也公布了成人用药数据外推至儿科人群的技术指导原则,有助于将已有中国成人数据的产品外推至中国儿科人群。

三、新剂型、新工艺对药物使用的帮助

为顺应儿童生理、心理的要求,儿童药物制剂除了安全、有效、质量可控以外,还应具备以下特点。

1. 给药频率低。
2. 使用方便、儿童易于接受。

3. 剂量灵活,准确。
4. 包装安全合理。

所以针对不同给药途径或不同剂型需要采用不同的方法解决以上问题。

最终服用状态为固体的有普通片剂、普通胶囊剂、缓控释片剂等剂型。这类剂型在矫味、降低给药频率方面有优势,但吞咽问题是制约其在 6 岁以下儿童使用的主要问题,同时在剂量灵活性上也存在弊病。虽然可以通过刻痕在一定程度帮助分割剂量,但特殊的缓控释制剂无法掰开服用,如果掰开服用会导致功能包衣丧失作用。所以该类制剂应该考虑微型化,如采用微片。

微片(minitablets)是直径介于 1.0 ~ 3.0 mm 的平或凹的微型片剂,较多采用直压方式,可以直接应用也可以作为中间剂型进一步填充于胶囊或者压制成更大的片剂。微片具有直径小、表面光滑美观、剂量精准、重现性好、分散均匀、孔隙率低等优势。由于其利于吞咽,所以特别适合儿童服用,有研究表明,即使是婴幼儿也能够吞咽单个微片,若将其制成缓控释微片,可进一步提升学龄患儿的顺应性。

最终服用状态为液体或流体的有颗粒剂、口服溶液、口服混悬剂或干混悬剂等,也包括新出现的一些剂型,例如口崩片、口溶膜等剂型。这类剂型在剂量灵活性、易于吞咽方面有优势,但矫味问题是其存在的主要问题,同时在缓控释方面也需要进行创新。所以采用有效的矫味掩味技术结合控释工艺也可以研发出适合儿童的新制剂,如控释颗粒剂或液体制剂。

供儿童使用的控释颗粒制剂与其他传统制剂相比具有明显的优点。除了药物颗粒小易于吞咽外,控释制剂还可以通过颗粒包衣达到掩味和控制药物释放的双重目的。另外,由于控释制剂可以延长给药间隔、减少日给药次数,进而增加患儿的依从性。如盐酸哌甲酯缓释胶囊,在服用时,可将胶囊打开把胶囊中的颗粒撒在果酱上服下。

四、政策对儿童用药市场及研发的影响

生育政策方面,在出生人数逐年下降和人口老龄化的大背景下,生育政策愈发明确转向为"鼓励生育"将很大程度上刺激儿童用药市场。

儿童用药临床使用及定价方面,2015 年,国家卫计委明确表示,对妇儿专科非专利药品等暂不列入招标采购,可直接挂网采购。这使得企业不必等待招标的周期、且不需要面对较大的招标降价压力,鼓励企业研发

生产儿童用药。人力资源和社会保障部公布新版国家医保药品目录，不断增加儿童用药品种，使得更多的儿童用药纳入医保，扩大了儿童用药在临床使用的范围。

我国已经出台多项政策鼓励儿童药物研发，但相比欧美发达国家，我国儿童药物的研究开发还有很大的提升空间，相信在不久的将来，我国也会出台更多的细则和更大力度的法律、法规，从而更好地促进儿童药物的研发。

参考文献

[1] Clinical investigation of medicinal products in the pediatric population. ICH Expert Working Group. ICH E11 [EB/OL]. (2000-12) [2019-01-30]. https://www.fda.gov/downloads/Drugs/GuidanceComplianceRegulatory Information/Guidances/UCM073143.pdf.

[2] Kearns GL, Abdel-Rahman SM, Alander SW, et al. Developmental Pharmacology-Drug Disposition, Action, and Therapy in Infants and Children [J]. New England Journal of Medicine, 2003, 349 (12): 1157-1167.

[3] Andropoulos DB. Pediatric Physiology: How Does It Differ from Adults//Mason KP. Pediatric Sedation Outside of the Operating Room: A Multispecialty International Collaboration. Springer, 2015: 111-123.

[4] 梁文权，李高，刘建平. 药物排泄. // 梁文权，李高，刘建平. 生物药剂学与药物动力学. 北京: 人民卫生出版社, 2007: 157-168.

[5] Reflection Paper: Formulations of Choice for the Paediatric Population. EMEA/CHMP/PEG/194810/2005. EMA. (2006-07-28) [2019-01-30]. https://www.ema.europa.eu/en/formulations-choice-paediatric-population.

[6] WHO. Development of Paediatric Medicines: Points to Consider in Formulation. WHO Technical Report Series. 2012, No. 970 (Annex 5): 200.

[7] Wang S. Formulations in Paediatric Investigation Plans (PIPs): Introduction to Pip Quality Section and Regulatory Framework. International Journal of Pharmaceutics, 2015, 492 (1): 332-334.

[8] Strickley RG, Iwata Q, Wu S, et al. Pediatric Drugs-a Review of Commercially Available Oral Formulations. Journal of Pharmaceutical Sciences, 2008, 97 (5): 1731-1774.

[9] Walsh J, Cram A, Woertz K, et al. Playing Hide and Seek with Poorly Tasting Paediatric Medicines: Do Not Forget the Excipients. Advanced drug delivery reviews, 2014, 73: 14-33.

[10] Ivanovska V, Rademaker CMA, Liset van Dijk, et al. Pediatric Drug Formulations: A Review of Challenges and Progress. Pediatrics, 2014, 134 (2): 361-372.

[11] Walsh J, Bickmann D, Breitkreutz J, et al. Delivery Devices for the Administration of Paediatric Formulations: Overview of Current Practice, Challenges and Recent Developments. International Journal of Pharmaceutics, 2011, 415 (1-2): 221-231.

[12] 王晓玲，张艳菊. 中国儿童药物临床试验进展与展望. 儿科药学杂志, 2011, 17 (1): 15-16.

[13] 廖国平，孙德贵，胡建华，等. 儿科药物临床试验的发展历史及现状研究. 临床合理用药杂志, 2013, 6 (08): 176.

[14] Selen A. Pediatric Formulations and Dosage Forms and Future Opportunities: Impact of Regulations in the USA and Implementation of Quality by Design//Daniel Bar-Shalom, Klaus Rose. Pediatric Formulations a Roadmap, Springer, 2014: 377-393.

[15] 刘花，杨世民. 国外儿童用药监管及对我国的启示. 中国执业药师, 2012, 9 (8): 20-24.

[16] Pediatric Formulations Initiative (PFI) [EB/OL]. [2019-01-30] https://bpca.nichd.nih.gov/prioritization/researchandcollaborations/Pages/pediatr ic-formulations-initiative.aspx)

[17] Sam T, Ernest TB, Walsh J, et al. A benefit/risk approach towards selecting appropriate pharmaceutical dosage forms-An application for paediatric dosage form selection. International Journal of Pharmaceutics, 2012, 435 (2): 115-123.

[18] Liu F, Ranmal S, Batchelor HK, et al. Formulation factors affecting acceptability of oral medicines in children. International Journal of Pharmaceutics, 2015, 492 (1): 341-343.

[19] Walsh J, Cram A, Woertz K, et al. Playing hide and seek with poorly tasting paediatric medicines: Do not forget the excipients. Advanced Drug Delivery Reviews, 2014, 73: 14-33.

[20] Cram A, Breitkreutz J, Desset-Brèthes S, et al. Challenges of developing palatable oral paediatric formulations. International Journal of Pharmaceutics, 2009, 365 (1): 1-3.

[21] Salunke S, Tuleu C. The STEP database through the end-users eyes—USABILITY STUDY. International Journal of Pharmaceutics, 2015, 492 (1): 316-331.

[22] Salunke S, Giacoia G, Tuleu C. The STEP (Safety and Toxicity of Excipients for Paediatrics) database. Part 1-A need assessment study. International Journal of Pharmaceutics, 2012, 435 (2): 101-111.

[23] Walsh J, Bickmann D. Breitkreutz J, et al.Delivery

devices for the administration of paediatric formulations：Overview of current practice，challenges and recent developments．International Journal of Pharmaceutics，2011，415：221-231.

[24] Batchelor H．Paediatric biopharmaceutics classification system：Current status and future decisions.International Journal of Pharmaceutics，2014，469（2）：251-253.

[25] Batchelor H，Ernest T，FlanaganT，et al．Towards the development of a paediatric biopharmaceutics classification system：Results of a survey of experts．International Journal of Pharmaceutics，2016，511（2）：1151-1157.

[26] European Paediatric Formulation Initiative（EuPFI）[EB/OL]．[2019-01-30] http：//www.eupfi.org/

[27] 高磊，邸云瑞，黄清竹．我国药品注册优先审评制度的进展与相关考量．中国新药杂志，2017，26（22）：2656-2663.

[28] Björkman S．Prediction of drug disposition in infants and children by means of physiologically based pharmacokinetic （PBPK）modelling：theophylline and midazolam as model drugs．British Journal of Clinical Pharmacology，2005，59（6）：691-704.

（翟光喜　何淑旺）

下 篇

各 论

第6章
抗感染药

第一节 抗生素

一、青霉素类

青霉素
Benzylpenicillin Sodium

【商品名或别名】

青霉素 G、苄青霉素。

【临床应用】

适用于敏感菌所致的菌血症、败血症、猩红热、丹毒、肺炎、脓胸、扁桃体炎、中耳炎、蜂窝织炎、心内膜炎、骨髓炎、流行性脑脊髓膜炎、钩端螺旋体病早期、樊尚咽峡炎、创伤感染、回归热、气性坏疽、炭疽、放线菌病等。治疗破伤风、白喉应与相关的抗毒素类连用。

【用法与用量】

1. 儿童常用量

（1）肌内注射，一次 2.5 万 U/kg，每 12 小时给药 1 次。

（2）静脉给药，每日 5 万 ~ 20 万 U/kg，分 2 ~ 4 次给药。

2. 新生儿（足月）剂量 一次 5 万 U/kg，静脉滴注给药；出生第 1 周每 12 小时 1 次，大于 7 天每 8 小时 1 次，严重感染者每 6 小时 1 次。

3. 早产儿剂量 第 1 周 3 万 U/kg，每 12 小时 1 次；2 ~ 4 周每 8 小时 1 次，以后每 6 小时 1 次；静脉滴注。

4. 一般感染 肌内注射 1 日 2.5 万 ~ 5 万 U/kg，80 万 ~ 160 万 U/m²，分 2 ~ 4 次。静脉滴注：

（1）肺炎败血症：1 日 5 万 ~ 20 万 U/kg，分 2 ~ 4 次。

（2）流行性脑脊髓膜炎：1 日 20 万 ~ 40 万 U/kg。

（3）肺炎链球菌脑膜炎及亚急性心内膜炎：1 日 40 万 ~ 60 万 U/kg，每 6 小时 1 次。

【剂型与规格】

注射用青霉素钠：每支（瓶）(1) 0.24 g（40 万 U）；

（2）0.48 g（80 万 U）；(3) 0.6 g（100 万 U）。

注射用青霉素钾：每支 0.25 g（40 万 U）。

【临床用药指导】

1. 用药禁忌 对任何青霉素类过敏的患者禁用本品，对普鲁卡因过敏者禁用普鲁卡因青霉素。

2. 药物相互作用

（1）利多卡因和苯甲醇具有麻醉作用，对青霉素的疗效无影响，肌内注射青霉素时可用其 0.5% ~ 2% 溶液作稀释剂。

（2）丙磺舒、阿司匹林、吲哚美辛、保泰松、磺胺类药等可减少青霉素类在肾小管的排泄，使其血药浓度增高，而且作用维持时间较久，半衰期延长，毒性也相应增加。

（3）氯霉素、红霉素、四环素类、磺胺类药等抑菌药可干扰青霉素的杀菌活性，故不宜与青霉素类合用，尤其是在治疗细菌性脑膜炎或需迅速杀菌的严重感染时。

（4）青霉素可增强华法林的作用。

（5）青霉素不宜与大量的 0.9% 氯化钠注射液混合缓慢静脉滴注，应与少量混合于 0.5 ~ 1 小时内滴完。

（6）青霉素静脉输液中加入林可霉素、头孢噻吩、苯妥英钠、盐酸羟嗪、四环素、万古霉素、红霉素乙基琥珀酸、两性霉素 B、去甲肾上腺素、间羟胺、B 族维生素及维生素 C 等可出现浑浊。

3. 不良反应

（1）过敏反应最为常见，乳母用药后，经乳腺排出，婴儿吸食后可致敏。

（2）过敏性休克，可在用药数秒至数分钟内发生，极少数可在连续用药过程中发生。

（3）毒性反应：钾盐局部刺激性大及注射部位肿痛等，除特殊情况外可用钠盐。如静脉滴注过量可引起肌肉阵挛、抽搐、呕吐或昏迷等，严重可导致死亡。

（4）交叉过敏反应：对青霉素过敏或其他青霉素类

过敏者，甚至对青霉胺或头孢菌素过敏。

（5）二重感染：耐药期间可出现耐青霉素金黄色葡萄球菌、革兰氏阴性杆菌或白假丝酵母菌（白念珠菌）感染。

4．其他用药注意事项

（1）重度肝功能损害者和有过敏性哮喘、湿疹、花粉症、荨麻疹等过敏性病史患者慎用。

（2）大剂量应用其钾盐或钠盐时应定期检查血钾或血钠。钾盐静脉滴注时，应注意血钾与输液中含钾量（其钾盐每 100 万 U 中含钾量为 65 mg，与氯化钾 125 mg 中含钾量相近，钠盐每 100 万 U 含钠 39 mg）。

（3）用药前按规定方法进行皮试，皮试液浓度为 500 U/ml（相当于 300 μg/ml）。

（4）用药期间，若用硫酸铜法测定尿糖可出现假阳性反应；大量注射钠盐或钾盐时，可分别导致高钾血症或高钠血症；多数青霉素类应用时可使谷草转氨酶升高。

（5）不宜做鞘内注射。

青霉素 V
Penicillin V

【商品名或别名】

青霉素 V 钾、苯甲氧青霉素。

【临床应用】

适用于敏感菌所致的扁桃体炎、咽喉炎、猩红热、支气管炎、肺炎、蜂窝织炎、牙槽脓肿、中耳炎等轻、中度感染。也用于风湿热的治疗。

【用法与用量】

口服：小儿常规剂量每日 10 ～ 40 mg/kg，分 3 ～ 4 次给予。也可按不足 6 岁的儿童，每次 125 mg，每日 3 次；6 ～ 12 岁，每次 250 mg，每日 3 次；12 岁以上，每日 1 ～ 1.5g，分 3 ～ 4 次。

【剂型与规格】

片剂（胶囊剂）：每片（粒）（1）0.125 g（相当于 20 万 U）；（2）0.25 g（相当于 40 万 U）；（3）0.5 g（相当于 80 万 U）。

颗粒剂：每袋 2 g；0.125 g（以青霉素 V 计）。

【临床用药指导】

1．用药禁忌 对青霉素过敏者禁用。

2．不良反应 少数患者有轻度腹泻、腹痛、恶心、呕吐等胃肠道症状。偶见口腔炎、荨麻疹，一般不必停药。

普鲁卡因青霉素
Procaine Penicillin

【临床应用】

仅用于对青霉素高度敏感的病原体，如敏感菌所致

的皮肤软组织感染、樊尚咽峡炎、由 A 组溶血性链球菌所致的猩红热，肺炎链球菌性肺炎等。

【用法与用量】

每日 3 万 ～ 5 万 U/kg，分 1 ～ 2 次肌内注射。

【剂型与规格】

粉针剂：每支（1）40 万 U（含普鲁卡因青霉素 30 万 U，青霉素钠或钾 10 万 U）；（2）80 万 U（含普鲁卡因青霉素 60 万 U，青霉素钠或钾 20 万 U）。

【临床用药指导】

1．用药禁忌 对普鲁卡因或其他卡因类局麻药过敏者也可对本品过敏，应禁用。其他参阅青霉素钠。

2．其他用药注意事项 由于本品局部刺激性大并能引起中毒性精神症状等缺点，除特殊需要外，一般均用青霉素钠或钾。本品不能注入血管，否则可能发生缺血反应。

苄星青霉素
Benzathine Benzylpenicillin

【商品名或别名】

长效青霉素。

【临床应用】

主要用于控制链球菌感染的流行和预防风湿热。

【用法与用量】

一般每次 30 万 ～ 60 万 U，2 ～ 4 周用药一次。用前以灭菌注射用水适量配制成混悬液供肌内注射。

【剂型与规格】

粉针剂：每支（1）30 万 U；（2）60 万 U；（3）120 万 U。

【临床用药指导】

（1）同青霉素钠，本品不能注入血管，否则可引起缺血反应。

（2）应用本品前需详细询问药物过敏史并进行青霉素皮肤试验。

（3）对一种青霉素过敏者可能对其他青霉素类药物、青霉胺过敏，有青霉素过敏史者有 5% ～ 7% 的患者可能存在对头孢菌素类药物交叉过敏。

（4）有哮喘、湿疹、花粉过敏症、荨麻疹等过敏性疾病患者应慎用本品。

（5）应用本品须新鲜配制。

（6）应用青霉素期间，以硫酸铜法测定尿糖可能出现假阳性，而用葡萄糖酶法则不受影响。

苯唑西林钠
Oxacillin Sodium

【商品名或别名】

苯唑青霉素钠。

【临床应用】

主要用于耐青霉素金黄色葡萄球菌所致的感染，如呼吸系统感染、心内膜炎、软组织感染、败血症等。对肺炎链球菌、化脓性链球菌、其他链球菌及对青霉素敏感的葡萄球菌感染不宜采用本品，对中枢感染不适用。

【用法与用量】

口服、肌内注射或静脉滴注，一日 50～100 mg/kg，分 2～4 次，但口服与肌内注射均较少用。

1. 儿童

（1）体重在 40 kg 以下者，每 6 小时 12.5～25 mg/kg。

（2）体重超过 40 kg 者，给予成人剂量。

2. 新生儿

（1）新生儿体重低于 2 kg 者，出生 1～14 天时，每 12 小时 25 mg/kg；出生 15～30 天时，每 8 小时 25 mg/kg。

（2）新生儿体重超过 2 kg 者，出生 1～14 天时，每 8 小时 25 mg/kg；出生 15～30 天时，每 6 小时 25 mg/kg。

【剂型与规格】

粉针剂：每支 0.5 g。

片剂或胶囊剂：每片（粒）0.25 g。

【临床用药指导】

1. 用药时间及要求　口服宜空腹。

2. 用药禁忌　参阅"青霉素"。对本品或其他青霉素类过敏者禁用。新生儿、肝功能严重损害者、有过敏病史者禁用。

3. 药物相互作用　参见青霉素。

（1）静脉输液时本品与庆大霉素、四环素、新生霉素、土霉素、呋喃妥因、去甲肾上腺素、间羟胺、B 族维生素、维生素 C 等有配伍禁忌。

（2）丙磺舒阻滞本品的排泄，可以延长和增强本品的疗效。

（3）阿司匹林、磺胺类药在体内、外皆可抑制苯唑西林与血浆蛋白的结合，磺胺类药能减少本品的肠道吸收。

（4）与西索米星或奈替米星联用可增强本品对金黄色葡萄球菌的抗菌作用。

（5）与氨基糖苷类混用，会减弱二者的抗菌活性。

（6）与氨苄西林或庆大霉素联用对肠球菌有协同作用。

4. 不良反应

（1）有报道婴儿使用大剂量本品后出现血尿、蛋白尿和尿毒症。

（2）大剂量静脉滴注本品可引起抽搐、神志不清等中枢神经系统毒性反应。

（3）静脉使用本品偶可产生恶心、呕吐和血清转氨酶升高、肝炎及胆汁淤滞。

（4）过敏反应：荨麻疹等各类皮疹较常见，白细胞减少、间质性肾炎、哮喘发作等和血清病型反应少见，过敏性休克偶见，一旦发生，必须就地抢救，予以保持气道畅通、吸氧及使用肾上腺素、糖皮质激素等治疗措施。

5. 其他用药注意事项

（1）应用本品前需详细询问药物过敏史并进行青霉素皮肤试验。

（2）对一种青霉素过敏者可能对其他青霉素类药物、青霉胺过敏，有青霉素过敏性休克史者有 5%～7% 可能存在对头孢菌素类药物交叉过敏。

（3）新生儿尤其早产儿应慎用。

（4）有哮喘、湿疹、花粉症、荨麻疹等过敏性疾病及肝病患者应慎用本品。

氯唑西林钠
Cloxacillin Sodium

【商品名或别名】

邻氯青霉素钠、氯唑青霉素钠。

【临床应用】

用于产酶金黄色葡萄球菌和其他葡萄球菌引起的感染。如肺炎、骨髓炎、败血症等。

【用法与用量】

1. 肌内注射　每日 50～100 mg/kg，分 4 次给予，肌内注射可加利多卡因 0.5% 减轻疼痛。

2. 静脉注射或静脉滴注　每日 50～200 mg/kg，分 2～4 次给予，静脉注射速度应缓慢，应控制在 5 分钟左右。静脉滴注每次用量溶于适量静脉输液中，于 0.5～1 小时内滴完。口服剂量与肌内注射剂量相同。

出生不足 14 天的新生儿：

（1）体重不足 2 kg 者，每次 25 mg/kg，12 小时 1 次。

（2）体重超过 2 kg 者，每 8 小时 1 次。

（3）3～4 周龄者，6 小时 1 次。

鞘内注射（金黄色葡萄球菌脑膜炎患者）不足 2 岁的婴幼儿 5 mg；2～12 岁 10 mg。

【剂型与规格】

粉针剂：每支 0.5 g。

胶囊剂：每粒（1）0.125 g；（2）0.25 g。

颗粒剂：每袋 50 mg。

【临床用药指导】

1. 用药时间及要求　口服应空腹。

2. 用药禁忌　对青霉素或本品过敏者禁用；新生儿慎用；本品会使个别患者发生粒细胞减少症或淤胆型黄疸；能降低胆红素结合能力，有黄疸的新生儿慎用；肾功能严重减退时，剂量应适当减少。

3．药物相互作用

（1）本品与氨基糖苷类、去甲肾上腺素、间羟胺、苯巴比妥、B 族维生素、维生素 C 等药物存在配伍禁忌，不宜同瓶滴注。

（2）丙磺舒可减少氯唑西林的肾小管分泌，延长本品的血清半衰期。

（3）阿司匹林、磺胺类药抑制本品与血清蛋白结合，提高本品的游离血药浓度。

（4）1% 氯唑西林钠与 0.02% 琥珀酸氢化可的松在0.9% 氯化钠注射液、5% 葡萄糖注射液或葡萄糖氯化钠注射液中于 25℃ 可稳定 24 小时。

4．其他用药注意事项 应用本品前需详细询问药物过敏史并进行青霉素皮肤试验；注射时勿与血浆、血清、水解蛋白、氨基酸以及脂肪乳配伍；本品与氨基糖苷类、环丙沙星、培氟沙星等不可配伍。

氟氯西林钠
Flucloxacillin Sodium

【商品名或别名】

氟氯西林、氟氯青霉素。

【临床应用】

适用于葡萄球菌所致的各种周围感染，但对耐甲氧西林的金黄色葡萄球菌感染无效。

【用法与用量】

口服：每日 25 ～ 50 mg/kg，分 4 次于饭前 0.5 ～ 1小时空腹服用。

肌内注射：每日 25 ～ 50 mg/kg，分 3 次给予。

静脉注射：每日 25 ～ 50 mg/kg，分 4 次给予，把每次用量溶于 5 ～ 10 ml 注射用水或葡萄糖输液中缓慢推注。

【剂型与规格】

粉针剂：每支（1）0.5 g；（2）1 g。

片剂：每片 0.125 g。

【临床用药指导】

1．用药时间及要求 口服时应于饭前 0.5 ～ 1 小时空腹服用。

2．药物相互作用

（1）本品不能与血浆、血液、血液制品、水解蛋白、氨基酸、脂肪乳等在同一瓶中混合注射。

（2）本品与氨基糖苷类、环丙沙星、培氟沙星等有配伍禁忌。

3．不良反应 参见苯唑西林钠。

4．其他用药注意事项

（1）新生儿、肝功能严重损害者、有过敏病史者慎用。

（2）对青霉素过敏者禁用。

（3）用药前先进行皮试。

氨苄西林钠
Ampicillin Sodium

【商品名或别名】

氨苄青霉素钠、安必仙、恩必欣、欧倍林。

【临床应用】

主要用于敏感菌所致的泌尿系统、呼吸系统、胆道、肠道感染及脑膜炎、心内膜炎、败血症等。

【用法与用量】

1．儿童

（1）肌内注射：每日 50 ～ 150 mg/kg，分 2 ～ 4次给药。

（2）静脉滴注或注射：每日 100 ～ 200 mg/kg，分2 ～ 4 次给药。一日最高剂量为 300 mg/kg，静脉注射于 10 ～ 15 分钟缓慢注入，静脉滴注时溶于适量输液中，其浓度不超过 30 mg/ml，于 0.5 ～ 1 小时滴完。

2．足月新生儿 一次 12.5 ～ 25 mg/kg，肌内注射或静脉滴注。出生第 1，2 日每 12 小时 1 次，第 3 日～ 2周每 8 小时 1 次，以后每 6 小时 1 次。

3．早产儿 出生第 1 周、1 ～ 4 周和 4 周以上每次 12.5 ～ 50 mg/kg，分别为每 12 小时、8 小时和 6 小时 1 次，静脉滴注给药。

【剂型与规格】

片剂：（1）0.125 g；（2）0.25 g

颗粒剂：0.125 g。

胶囊剂：每粒（1）0.25 g；（2）0.5 g。

粉针剂：每支（1）0.5 g；（2）1 g。

【临床用药指导】

1．用药时间及要求 注射剂溶解后应立即使用，放置后致敏物质增多。

2．用药禁忌 对青霉素或本品过敏者禁用。传染性单核细胞增多症、巨细胞病毒感染、淋巴细胞白血病、淋巴瘤等患者避免使用。

3．药物相互作用

（1）与丙磺舒合用会延长本品的半衰期。

（2）氨苄西林与卡那霉素对大肠埃希菌、变形杆菌具有协同抗菌作用。

（3）本品宜单独滴注，不可与下列药物同瓶滴注：氨基糖苷类药物、磷酸克林霉素、盐酸林可霉素、多黏菌素 B、琥珀氯霉素、红霉素、肾上腺素、间羟胺、多巴胺、阿托品、葡萄糖酸钙、B 族维生素、维生素 C、含有氨基酸的营养注射剂和琥珀酸氢化可的松等。

（4）别嘌醇可使氨苄西林皮疹反应发生率增加，尤其多见于高尿酸血症。

4．不良反应 本品可致过敏性休克，皮疹发生率较其他青霉素高，可达 10% 或更多。有时也发生药物热。偶见粒细胞和血小板较少，少见肝功能异常。

阿莫西林
Amoxicillin

【商品名或别名】

羟氨苄青霉素、强必林、弗来莫星、阿莫仙、再灵。

【临床应用】

用于治疗伤寒、其他沙门菌属感染和伤寒带菌者及敏感菌所致的呼吸系统、下尿道和胆道感染，也可用于治疗钩端螺旋体病。

【用法与用量】

1．口服　每日 50 ～ 100 mg/kg，分 3 ～ 4 次服用。

2．新生儿和早产儿　每次 50 mg，12 小时 1 次；较严重感染 8 小时 1 次。

【剂型与规格】

胶囊剂：每粒（1）0.125 g；（2）0.25 g。

可溶片剂：每片（1）50 mg；（2）125 mg；（3）250 mg。

【临床用药指导】

1．用药时间及要求　可溶片剂（弗来莫星）既可以整片吞服或咀嚼，也可将片剂放入半杯水、牛奶或果汁中，搅拌至混悬状态后服用。饭前、饭后、饭中服用均可，食物存在不影响药物吸收。

2．用药禁忌

（1）禁用于传染性单核细胞增多症患者。

（2）对本品皮试反应阳性者禁用。

3．药物相互作用　参阅氨苄西林钠。氨基糖苷类抗生素在抑菌浓度时可增强本品对粪肠球菌的体外杀菌作用。

4．不良反应

（1）参阅青霉素。

（2）有药物热、哮喘等，少数患者有转氨酶升高。

（3）偶有嗜酸性粒细胞增多和白细胞减少，假丝酵母菌（念珠菌）或耐药菌引起的二重感染。

5．其他用药注意事项

（1）仅用于轻、中度感染。胃肠道吸收不受食物影响，空腹及饭后或与流质食物同服均可。

（2）可导致用 Benedict 或 Fehling 试剂的尿糖试验出现假阳性。

哌拉西林钠
Piperacillin Sodium

【商品名或别名】

氧哌嗪青霉素钠、天林、吡唑西林、哌氨苄青霉素。

【临床应用】

临床上常用于铜绿假单胞菌和各种敏感革兰氏阴性菌所致的败血症、呼吸系统、泌尿系统、胆道系、腹膜、皮肤软组织等感染。也用于肠球菌和类杆菌所致的败血症、腹腔感染等。与氨基糖苷类联用于有粒细胞减少症免疫缺陷患者的感染。

【用法与用量】

1．婴幼儿和 12 岁以下儿童　剂量为每日 100 ～ 200 mg/kg，儿童轻症一般每日 80 ～ 100 mg/kg，分 3 ～ 4 次肌内注射。

2．严重感染时　可静脉注射或肌内注射，按每日 100 ～ 300 mg/kg，分 3 ～ 4 次给予（每 1 g 溶于 5 ml 0.9% 氯化钠注射液中，在 3 ～ 5 分钟内缓慢注射；或溶于适量 0.9% 氯化钠注射液、5% ～ 10% 葡萄糖注射液中，于 0.5 小时左右静脉滴注）。

3．大于 12 岁的儿童　用量与成人相同。

【剂型与规格】

粉针剂：每支（1）0.5 g；（2）1 g；（3）2 g。

【临床用药指导】

1．用药禁忌　对其他青霉素类及本品过敏者禁用。

2．药物相互作用

（1）在体外本品与氨基糖苷类药物（阿米卡星、庆大霉素或妥布霉素）合用对铜绿假单胞菌、部分肠杆菌科细菌具有协同抗菌作用。

（2）与肝素、香豆素、茚满二酮等抗凝血药及非甾体类抗炎止痛药合用时可增加出血危险，与溶栓剂合用可发生严重出血。

3．不良反应

（1）过敏反应：青霉素类药物过敏反应较常见，包括荨麻疹等各类皮疹、白细胞减少、间质性肾炎、哮喘发作和血清病型反应，严重者如过敏性休克偶见；过敏性休克一旦发生，必须就地抢救，予以保持气道畅通、吸氧及给予肾上腺素、糖皮质激素等治疗措施。

（2）局部症状：局部注射部位疼痛、血栓性静脉炎等。

（3）消化道症状：腹泻、稀便、恶心、呕吐等；假膜性肠炎罕见。

（4）个别患者可出现胆汁淤积性黄疸。

（5）中枢神经系统症状：头痛、头晕和疲倦等。

（6）肾功能减退者应用大剂量时，因脑脊液浓度增高，出现青霉素脑病，故此时应按肾功能进行剂量调整。

（7）其他：假丝酵母菌（念珠菌）二重感染、出血等。

4．其他用药注意事项

（1）使用本品前需详细询问药物过敏史，并进行青霉素皮肤试验，呈阳性反应者禁用。

（2）对一种青霉素过敏者可能对其他青霉素类药物也过敏；对头孢菌素类、灰黄霉素或青霉胺过敏者，对本品也可能过敏。

（3）本品在少数患者尤其是肾功能不全患者可导致出血，发生后应及时停药并予适当治疗；肾功能减退者应适当减量。

（4）对诊断的干扰：应用本品可引起直接抗球蛋白（Coombs）试验呈阳性，也可出现血尿素氮和血清肌酐升高、高钠血症、低钾血症、血清转氨酶和血清乳酸脱氢酶升高、血清胆红素增多。

（5）有过敏史、出血史、溃疡性结肠炎、克罗恩病或抗生素相关肠炎者皆应慎用。

替卡西林钠
Ticarcillin Sodium

【商品名或别名】

羧噻吩青霉素钠。

【临床应用】

临床上常用于治疗由铜绿假单胞菌所致的皮肤、软组织、呼吸系统、泌尿系统等感染和败血症。也用于变形杆菌、大肠埃希菌、肠杆菌属、淋病奈瑟菌、流感杆菌等革兰氏阴性菌所致的感染。

【用法与用量】

1．泌尿系感染　每日 50 ～ 100 mg/kg，分 3 ～ 4 次给予。

2．全身感染　每日 200 ～ 300 mg/kg。

3．体重不足 2 kg 的新生儿，不足 7 日龄者，每日 150 mg/kg，分 2 次给予；大于 7 日龄者，每日 225 mg/kg，分 3 次给予。

4．体重大于 2 kg，不足 7 日龄者，每日 225 mg/kg，分 3 次给予；大于 7 日龄者，每日 300 mg/kg，分 3 次给予。

5．婴幼儿最大剂量为每日 225 mg/kg，不足 7 日龄的新生儿每日 150 mg/kg，每日量分 3 ～ 4 次给予。

6．按 1 g 药溶于 4 ml 溶剂的比例溶解后缓慢静脉注射，或加入适量输液中，在 0.5 ～ 1 小时内静脉滴注。

【剂型与规格】

粉针剂：每支（1）1 g；（2）3 g；（3）6 g。

【临床用药指导】

1．药物相互作用　与妥布霉素等氨基糖苷类联合应用有协同作用；对铜绿假单胞菌感染常联合用药，但不可在同一输液瓶内混合溶解。

2．不良反应　参见哌拉西林钠。

3．其他用药注意事项

（1）本品为二钠盐，对限制钠摄入量的患者大剂量使用时，应注意钠的摄入量。

（2）由于有相当的菌株有耐药性，用前应先做药敏。

美洛西林钠
Mezlocillin Sodium

【商品名或别名】

诺美、美洛林。

【临床应用】

临床上常用于革兰氏阴性菌，如假单胞菌、克雷伯菌、肠杆菌属、沙雷菌等，以及其他一些厌氧菌所致的下呼吸道、腹腔、胆道、尿路、皮肤及软组织部位感染和败血症。

【用法与用量】

儿童每日 100 ～ 200 mg/kg，严重感染者可增至 300 mg/kg，肌内注射，分 2 ～ 4 次给予。静脉滴注每 6 ～ 8 小时 1 次，严重感染者 4 ～ 6 小时 1 次。

【剂型与规格】

粉针剂：每支（1）1 g；（2）2 g。

【临床用药指导】

1．用药禁忌　对本品及青霉素过敏者禁用。

2．药物相互作用　参见哌拉西林钠。

3．不良反应

（1）本品与其他青霉素类有交叉过敏反应。

（2）常见症状有食欲减退、恶心、呕吐、腹泻、皮疹、肌内注射局部疼痛，停药后可消失。少见血清转氨酶、碱性磷酸酶升高、嗜酸性粒细胞一过性增多。罕见中性粒细胞减少、低血钾等。

4．其他用药注意事项

（1）用药期间，以硫酸铜法测定尿糖时可出现假阳性。

（2）尿蛋白试验结果可呈现假阳性，直接抗球蛋白（Coombs）试验可呈阳性。

阿洛西林钠
Azlocillin Sodium

【商品名或别名】

阿乐欣。

【临床应用】

适用于敏感菌所致的各种感染，如败血症、脑膜炎、心内膜炎，以及消化系统、泌尿系统、胆道、骨、皮肤软组织和术后感染。

【用法与用量】

加入适量 5% 葡萄糖氯化钠注射液或 5% ～ 10% 葡萄糖注射液中静脉滴注。儿童每日 75 mg/kg，新生儿及婴儿 100 mg/kg，分 2 ～ 4 次给予。

【剂型与规格】

粉针剂：每支（1）0.5 g；（2）1 g；（3）2 g。

【临床用药指导】

1．用药禁忌　对本品或青霉素过敏者禁用。

2．药物相互作用

（1）与阿米卡星、庆大霉素、奈替米星等氨基糖苷类药物联用能增加抗铜绿假单胞菌的活性，但不可在同一输液瓶内混合注射。

（2）本品不宜与肝素、香豆素类等抗凝药合用，也不宜与非甾体类抗炎药合用，以免引起出血。

3．不良反应

（1）有皮疹、药物热、嗜酸性粒细胞增多等，少数患者可发生腹泻、恶心、呕吐、腹痛等胃肠道反应。

（2）偶见血清转氨酶升高、白细胞减少和出血时间延长。

（3）高钠血症、低钾血症以及出血时间延长均较羧苄西林少见。

4．其他用药注意事项　肾功能不良者用量酌减。

磺苄西林钠
Sulbenicillin Sodium

【商品名或别名】

磺苄青霉素、卡他西林、美罗。

【临床应用】

适用于对本品敏感的铜绿假单胞菌、某些变形杆菌属以及其他敏感革兰氏阴性菌所致肺炎、尿路感染、复杂性皮肤软组织感染和败血症等。对本品敏感菌所致腹腔感染、盆腔感染宜与抗厌氧菌药物联合应用。

【用法与用量】

儿童根据病情每日剂量 80 ～ 300 mg/kg，分 4 次给药。

【剂型与规格】

粉针剂：每支（1）1 g；（2）2 g；（3）4 g。

【临床用药指导】

1．用药禁忌　对本品或青霉素过敏者禁用，过敏体质者慎用。肝、肾功能减退者慎用。

2．药物相互作用

（1）与氨基糖苷类合用，对肠球菌有协同作用。

（2）丙磺舒可以阻滞本品的排泄，导致本品的血药浓度升高。

3．不良反应

（1）有皮疹、发热等过敏反应，恶心、呕吐等胃肠道反应，个别患者可见出血倾向，白细胞或中性粒细胞减少，血清转氨酶一过性增高等。

（2）肌注区可发生周围神经炎。静脉大剂量注射可引起口周、面部和四肢皮肤发麻，严重者有肌震颤、抽搐等神经毒性反应。

阿帕西林钠
Apalcillin Sodium

【商品名或别名】

萘啶青霉素、萘啶西林。

【临床应用】

适用于敏感革兰氏阳性菌或阴性菌感染，如呼吸道、胆道、尿路感染等，也可用于治疗术后感染和五官科感染。

【用法与用量】

肌内注射、静脉滴注、静脉注射：小于 10 岁的儿童，每日 60 ～ 220 mg/kg，分 3 ～ 4 次；大于 10 岁的儿童，每次 2 ～ 3 g，每日 3 次。

【剂型与规格】

粉针剂：每支（1）1.0 g；（2）3.0 g。

【临床用药指导】

1．用药禁忌　对本品或青霉素过敏者禁用，过敏体质者慎用。肾功能不良者用量酌减。

2．药物相互作用

（1）与氯霉素合用，对沙门杆菌可能有协同抗菌作用。

（2）与氨基糖苷类联用，对革兰氏阴性菌有协同抗菌作用。

3．不良反应　可致皮疹、药物热，偶见过敏性休克；恶心、呕吐等胃肠道反应，个别患者可见肝功能异常。

二、头孢菌素类

头孢氨苄
Cefalexin

【商品名或别名】

先锋霉素Ⅳ、头孢立新、申嘉、美丰。

【临床应用】

适用于敏感菌所致的急性扁桃体炎、咽峡炎、中耳炎、鼻窦炎、支气管炎、肺炎等呼吸道感染、尿路感染及皮肤软组织感染等。本品为口服制剂，不宜用于重症感染。

【用法与用量】

口服。每日 25 ～ 50 mg/kg，一日 3 ～ 4 次。皮肤软组织感染及链球菌咽峡炎患者每 12 小时口服 12.5 ～ 50 mg/kg。新生儿每日 25 ～ 50 mg/kg，分 2 ～ 3 次口服，最大量为每日 100 mg/kg。

【剂型与规格】

片剂：（1）0.125 g；（2）0.25 g。

胶囊剂：（1）0.125 g；（2）0.25 g。

颗粒剂：（1）0.05 g；（2）0.125 g；（3）0.25 g。

【临床用药指导】

1．用药时间及要求　空腹服用。

2．用药禁忌　对头孢菌素过敏者及有青霉素过敏性休克或即刻反应史者禁用。

3．药物相互作用　本品与考来烯胺（消胆胺）合用时，可使头孢氨苄的平均血药浓度降低。丙磺舒可延迟本品的肾排泄，也有报道认为丙磺舒可增加本品在胆汁中的排泄。

4．不良反应 恶心、呕吐、腹泻和腹部不适较为多见。皮疹、药物热等过敏反应，偶可发生过敏性休克。头晕、复视、耳鸣、抽搐等神经系统反应。应用本品期间偶可出现一过性肾损害。偶有患者出现血清转氨酶升高、Coombs 试验阳性。溶血性贫血罕见，中性粒细胞减少和伪膜性结肠炎也有报道。

5．其他用药注意事项

（1）有胃肠道疾病史的患者，尤其有溃疡性结肠炎、局限性肠炎或抗菌药物相关性结肠炎（头孢菌素很少产生伪膜性肠炎）者以及肾功能减退者应慎用本品。

（2）对诊断的干扰：应用本品时可出现直接 Coombs 试验阳性反应和尿糖假阳性反应（硫酸铜法）；少数患者的碱性磷酸酶、血清谷草转氨酶和谷丙转氨酶皆可升高。

（3）当每天口服剂量超过 4 g（无水头孢氨苄）时，应考虑改用注射用头孢菌素类药物。

（4）头孢氨苄主要经肾排出，肾功能减退患者应用本品须减量。

头孢唑林钠
Cefazolin Sodium

【商品名或别名】

先锋霉素 V、西孢唑啉、凯复唑、赛福宁。

【临床应用】

适用于治疗敏感细菌所致的中耳炎、支气管炎、肺炎等呼吸道感染、尿路感染、皮肤软组织感染、骨和关节感染、败血症、感染性心内膜炎、肝胆系统感染及眼、耳、鼻、喉科等感染。本品也可作为外科手术前的预防用药。

【用法与用量】

儿童常用剂量：一日 50 ～ 100 mg/kg，分 2 ～ 3 次静脉缓慢推注、静脉滴注或肌内注射。小儿肾功能减退者应用头孢唑林时，先给予 12.5 mg/kg，继以维持量，肌酐清除率在 70 ml/min 以上时，仍可按正常剂量给予；肌酐清除率为 40 ～ 70 ml/min 时，每 12 小时 12.5 ～ 30 mg/kg；肌酐清除率为 20 ～ 40 ml/min 时，每 12 小时 3.1 ～ 12.5 mg/kg；肌酐清除率为 5 ～ 20 ml/min 时，每 24 小时 2.5 ～ 10 mg/kg。

【剂型与规格】

粉针剂：（1）0.5 g；（2）1 g；（3）2 g；（4）3 g。

【临床用药指导】

1．用药时间及要求 肌内注射、静脉注射或静脉滴注：0.05 ～ 0.1 g/（kg·d），分 2 次。

2．用药禁忌 对头孢菌素过敏者及有青霉素性休克或即刻反应史者禁用本品。

3．药物相互作用 本品与下列药物有配伍禁忌，不可同瓶滴注：硫酸阿米卡星、硫酸卡那霉素、盐酸金霉素、盐酸土霉素、盐酸四环素、葡萄糖酸红霉素、硫酸多黏菌素 B、黏菌素甲磺酸钠、葡萄糖酸钙。

本品与庆大霉素或阿米卡星联合应用，在体外能增强抗菌作用。本品与强利尿药合用有增加肾毒性的可能，与氨基糖苷抗生素合用可能增加后者的肾毒性。丙磺舒可使本品血药浓度提高，血中半衰期延长。

4．不良反应 静脉注射发生的血栓性静脉炎和肌内注射区疼痛均较少而轻。药疹发生率为 1.1%，嗜酸性粒细胞增高的发生率为 1.7%，偶有药物热。个别患者可出现暂时性血清转氨酶、碱性磷酸酶升高。肾功能减退患者应用高剂量（每日 12 g）的本品时可出现脑病反应。白假丝酵母菌（白念珠菌）二重感染偶见。

5．其他用药注意事项 对青霉素过敏或过敏体质者慎用。约 1% 的用药患者可出现直接和间接 Coombs 试验阳性及尿糖假阳性反应（硫酸铜法）。

头孢羟氨苄
Cefadroxil

【商品名或别名】

羟氨苄头孢菌素、欧意、力欣奇。

【临床应用】

主要用于葡萄球菌、链球菌、肺炎链球菌等引起的呼吸道、泌尿生殖道、皮肤软组织、消化道等感染性疾病。

【用法与用量】

小儿每日 30 mg/kg，分 2 次服。

【剂型与规格】

片剂：0.25 g。

胶囊剂：（1）0.25 g；（2）0.5 g。

颗粒剂：0.125 g。

【临床用药指导】

1．用药时间及要求 颗粒剂需溶于 40℃ 以下的温开水内口服。

2．用药禁忌 对本品及头孢菌素类抗生素过敏者禁用。

3．药物相互作用 丙磺舒可使本品血药浓度提高，血中半衰期延长。

4．不良反应 本品不良反应发生率约为 5%，以恶心、上腹部不适等胃肠道反应为主，少数患者尚可发生皮疹等过敏反应。偶可发生过敏性休克，也可出现尿素氮、血清转氨酶、血清碱性磷酸酶一过性升高。

5．其他用药注意事项 对青霉素过敏者、肾功能明显损害者、有胃肠道（特别是结肠炎）病史者，本品不宜长期服用，以免引起假膜性肠炎。Coombs 试验阳性及尿糖假阳性反应（硫酸铜法）。

头孢拉定
Cefradine

【商品名或别名】

头孢环己烯、先锋霉素Ⅵ、君必清、泛捷复。

【临床应用】

适用于敏感菌所致的急性咽炎、扁桃体炎、中耳炎、支气管炎和肺炎等呼吸道感染、泌尿生殖道感染及皮肤软组织感染等。

【用法与用量】

口服：小儿常用量，一次 6.25 ~ 12.5 mg/kg，每 6 小时 1 次。肌内注射、静脉注射或静脉滴注：小儿每日 50 ~ 100 mg/kg，分 4 次注射。

【剂型与规格】

片剂：(1) 0.25 g；(2) 0.5 g。

胶囊剂：(1) 0.25 g；(2) 0.5 g。

口服混悬剂：(1) 1.5 g；(2) 3 g。

注射剂：(1) 0.5 g；(2) 1 g。

【临床用药指导】

1. 用药时间及要求　宜空腹使用。

2. 用药禁忌　对本品及头孢菌素类抗生素过敏者禁用。

3. 药物相互作用　头孢菌素可延缓苯妥英钠在肾小管的排泄；保泰松与头孢菌素类抗生素合用可增加肾毒性；与强利尿剂合用可增加肾毒性；与美西林联合应用，对大肠埃希菌、沙门菌属等革兰氏阴性杆菌具协同作用；丙磺舒可延迟本品排泄。

4. 不良反应　本品不良反应较轻，发生率约 6%。恶心、呕吐、腹泻、上腹部不适等胃肠道反应较为常见。药疹发生率为 1% ~ 3%，个别患者可见伪膜性肠炎、嗜酸性粒细胞增多、直接 Coombs 试验阳性反应、外周血白细胞及中性粒细胞减少等。少数患者可出现暂时性血尿素氮升高，血清转氨酶、血清碱性磷酸酶、胆红素、乳酸脱氢酶一过性升高。长期应用可能导致菌群失调、维生素缺乏或二重感染，偶见阴道假丝酵母菌（念珠菌）病。

5. 其他用药注意事项　国内上市后不良反应报道，使用本品可能导致血尿，另曾有极少病例使用本品出现精神异常、听力减退、迟发性变态反应、过敏性休克、排尿困难、药物性溶血、心律失常等罕见不良反应。儿童为易感人群，故儿童患者应谨慎并在监测下用药。

头孢呋辛钠
Cefuroxime Sodium

【商品名或别名】

头孢呋肟、新福欣、西力欣、优乐新、达力新。

【临床应用】

适用于敏感菌所致的呼吸道感染，例如：急性和慢性支气管炎、感染性支气管扩张、细菌性肺炎、肺囊肿和手术后的胸部感染。耳、鼻、喉感染，例如：鼻窦炎、扁桃体炎和咽炎。泌尿系感染，例如：急性和慢性肾盂肾炎、膀胱炎和无症状的菌尿。软组织感染，例如：蜂窝组织炎、丹毒、腹膜炎和伤口感染。骨骼和关节感染，例如：骨髓炎和脓毒性关节炎。其他感染，包括败血症和脑膜炎。用于有术后感染危险的腹部、骨盆、心脏、肺、耳鼻喉和血管外科手术及矫形外科的感染和预防。

【用法与用量】

肌内注射或静脉注射。婴儿与儿童：每日剂量为 30 ~ 100 mg/kg，分 3 次或 4 次给药。对于大多数感染，每日剂量 60 mg/kg 较为适合。新生儿：剂量为 30 ~ 100 mg/（kg·d），分 2 次或 3 次给药。出生数周的新生儿，其血清中头孢呋辛的半衰期可以是成人的 3 ~ 5 倍。

【剂型与规格】

注射剂：(1) 0.25 g；(2) 0.5 g；(3) 0.75 g；(4) 1 g；(5) 1.5 g。

【临床用药指导】

1. 用药时间及要求　可肌内注射、静脉注射。

2. 用药禁忌　对本品及头孢菌素类抗生素过敏者禁用。

3. 药物相互作用　和其他抗生素一样，本品可能影响肠道菌群，导致雌激素重吸收减少并降低合并使用口服避孕药的疗效。对于合并使用强效利尿剂（如呋塞米）或氨基糖苷类抗生素进行治疗的患者，给予大剂量的头孢菌素类抗生素时应特别注意，因为曾有合并治疗引起肾功能损害的报告。临床经验表明，在推荐剂量范围内用药，不会产生上述问题。

4. 不良反应　本品耐受情况良好，常见不良反应如下：

(1) 局部反应：如血栓性静脉炎等。

(2) 胃肠道反应：如腹泻、恶心、假膜性结肠炎等。

(3) 过敏反应：常见为皮疹、瘙痒、荨麻疹等。偶见过敏症、药物热、多形性红斑、间质性肾炎、毒性表皮剥脱性皮炎、Stevens-Johnson 综合征。

(4) 血液：可见血红蛋白和红细胞压积减少、短暂性嗜酸性粒细胞增多、短暂性的中性粒细胞减少及白细胞减少等，偶见血小板减少。

(5) 肝功能：可见 ALT、AST、碱性磷酸酶、乳酸脱氢酶及血清胆红素一过性升高。

(6) 其他：尚见呕吐、腹痛、结膜炎、阴道炎（包括阴道假丝酵母菌病），肝功能异常（包括胆汁淤积），再生障碍性贫血，溶血性贫血，出血，引发癫痫，凝血酶原时间延长，各类血细胞减少，粒细胞缺乏症等。肌内注射时：注射部位会有暂时的疼痛，剂量较大时尤其如此。

5．其他用药注意事项　口服制剂中，头孢呋辛以头孢呋辛酯的形式存在。当临床需要由注射治疗改为口服治疗时，可采取同一种抗生素的序贯疗法。在治疗肺炎和慢性支气管炎急性发作时，使用头孢呋辛酯口服制剂前使用适当的头孢呋辛钠注射剂，疗效会更显著。

头孢呋辛酯
Cefuroxime Axetil

【商品名或别名】

新菌灵，西力欣片。

【临床应用】

抗菌谱与头孢呋辛钠相同。

【用法与用量】

通常给药剂量为每日2次，每次125 mg或每日2次，每次10 mg/kg，每日最大剂量为250 mg。对中耳炎，2岁以下儿童服用剂量通常为每日2次，每次125 mg或每日2次，每次10 mg/kg，每日最大剂量为250 mg；2岁以上儿童服用剂量通常为每日2次，每次250 mg或每日2次，每次15 mg/kg，每日最大剂量为500 mg。对3个月以下婴儿尚无使用本品的经验。

【剂型与规格】

片剂：（1）0.125 g；（2）0.25 g。

混悬剂：1.5 g。

【临床用药指导】

1．用药时间及要求　用餐后服用可获得最佳的吸收效果。片剂不可掰碎服用，因此幼龄儿童患者服用混悬剂更为适宜。

2．用药禁忌　对本品及头孢菌素类抗生素过敏者禁用。

3．药物相互作用　和其他抗生素一样，本品可能影响肠道菌群，导致雌激素重吸收减少并降低合并使用口服避孕药的疗效。对于正接受本品治疗的患者，由于可能出现铁氰化物测试假阴性结果，故推荐使用葡萄糖氧化酶或己糖激酶方法检验血液/血浆中葡萄糖浓度。此药不影响碱性苦味酸盐方法测定肌酐。与丙磺舒合用，会使平均血清浓度药-时曲线下面积增加50%。透析可降低头孢呋辛酯血药浓度。

4．不良反应　常见皮肤瘙痒、胃肠道反应、血红蛋白降低、转氨酶和血胆红素升高、肾功能改变等。

5．其他用药注意事项　使用本品时，应注意监测肾功能。严重肾功能损害者，应延长用药间隔。

头孢克洛
Cefaelor

【商品名或别名】

头孢氯氨苄、希刻劳、新达罗、再克。

【临床应用】

适用于治疗敏感菌株引起的感染：中耳炎，下呼吸道感染（包括肺炎），上呼吸道感染（包括咽炎和扁桃体炎），泌尿道感染（包括肾盂肾炎和膀胱炎），皮肤和软组织感染，鼻窦炎及淋菌性尿道炎。应进行适当的组织培养和敏感性研究，以测定致病菌对头孢克洛的敏感性。

【用法与用量】

小儿每日20～40 mg/kg，分3次给予，但每日总量不超过1 g。

【剂型与规格】

胶囊剂（片剂）：（1）0.125 g；（2）0.25 g。

干混悬剂：（1）0.125 g；（2）1.5 g。

【临床用药指导】

1．用药时间及要求　宜空腹给药。

2．用药禁忌　对本品及头孢菌素类抗生素过敏者禁用。

3．药物相互作用　头孢克洛和口服抗凝剂同服时抗凝作用增强罕见报道。与其他β-内酰胺类抗生素一样，头孢克洛经肾排泄受到丙磺舒的抑制。

4．不良反应　参见头孢氨苄。长期使用可导致菌群失调，还可引发继发性感染。

5．其他用药注意事项　曾有报道，使用头孢克洛会发生血清病样反应。这种反应的特点是出现多形性红斑、皮疹及其他伴有关节炎/关节痛的皮肤表现，发热或无发热。据报道，儿童比成年人更常发生此类反应。抗组胺剂和糖皮质激素似乎增强体征和综合征的缓解。

头孢噻肟钠
Cefotaxime Sodium

【商品名或别名】

头孢氨噻肟、凯福隆、治菌必妥、泰可欣。

【临床应用】

适用于敏感细菌所致的肺炎及其他下呼吸道感染、尿路感染、脑膜炎、败血症、腹腔感染、盆腔感染、皮肤软组织感染、生殖道感染、骨和关节的感染等。头孢噻肟可以作为小儿脑膜炎的选用药物。

【用法与用量】

小儿肌内注射或静脉注射，每日量为50～100 mg/kg，分2～3次给药。婴幼儿不可肌内注射，新生儿日龄≤7日者每12小时50 mg/kg，出生＞7日者，每8小时 50 mg/kg。治疗脑膜炎患儿剂量可增至每 6 小时 75 mg/kg，均以静脉给药。严重肾功能减退患者应用本品时须适当减量。

【剂型与规格】

注射剂：（1）0.5 g；（2）1 g；（3）2 g。

【临床用药指导】

1. 用药时间及要求 小儿可肌内注射或静脉注射，婴幼儿不可肌内注射。

2. 用药禁忌 对头孢菌素类抗生素过敏者及有青霉素过敏性休克或即刻反应史者禁用本品。

3. 药物相互作用 与庆大霉素或妥布霉素合用对铜绿假单胞菌均有协同作用；与阿米卡星合用对大肠埃希菌、肺炎克雷伯菌和铜绿假单胞菌有协同作用。与氨基糖苷类抗生素联合应用时，用药期间应随访肾功能。大剂量头孢噻肟与强利尿药联合应用时，应注意肾功能变化。与阿洛西林或美洛西林等合用，可使本品的总清除率降低，如两者合用需适当减低剂量。

4. 不良反应 不良反应发生率低，为 3%～5%。有皮疹和药物热、静脉炎、腹泻、恶心、呕吐、食欲缺乏等。碱性磷酸酶或血清转氨酶轻度升高，暂时性血尿素氮和肌酐升高等。白细胞减少、嗜酸性粒细胞增多或血小板减少少见。偶见头痛、麻木、呼吸困难和面部潮红。极少数患者可发生黏膜假丝酵母菌病。

5. 其他用药注意事项 本品与氨基糖苷类不可同瓶滴注。本品快速静脉注射（小于 60 秒）可能引起致命性心律失常。大剂量头孢噻肟与强利尿剂（如呋塞米）合用可能影响肾功能，应注意肾功能变化。应用头孢噻肟可能引起假膜性肠炎。在应用过程中如发生腹泻且怀疑为假膜性肠炎时，应立即停药并予以甲硝唑口服，无效时考虑口服万古霉素或去甲万古霉素。

头孢曲松钠
Ceftriaxone Sodium

【商品名或别名】

头孢三嗪、菌必治、罗塞琴、罗氏芬。

【临床应用】

用于由敏感菌引起的感染，如脓毒血症、脑膜炎、播散性莱姆病（早、晚），腹部感染（腹膜炎、胆道及胃肠道感染），骨、关节、软组织，皮肤及伤口，免疫机制低下患者之感染，肾及泌尿道感染，呼吸道感染，尤其是肺炎、耳鼻喉感染，生殖系统感染，包括淋病，术前预防感染。

【用法与用量】

每日使用一次。新生儿（14 天以下）每日剂量为 20～50 mg/kg，不超过 50 mg/kg。新生儿（出生体重 < 2 kg 者）的用药安全尚未确定。婴儿及儿童（15 天至 12 岁）每日剂量 20～80 mg/kg。体重 50 kg 或以上的儿童，通常应使用成人剂量。

【剂型与规格】

注射剂：（1）0.5 g；（2）1 g；（3）2 g。

【临床用药指导】

1. 用药时间及要求 本品可肌内注射及静脉注射，也可静脉滴注。给药量 50 mg/kg 以上时，输注时间至少要 30 分钟以上。

2. 用药禁忌 对头孢菌素类抗生素过敏者及有青霉素过敏性休克或即刻反应史者禁用本品。头孢曲松不得用于高胆红素血的新生儿和早产儿的治疗。体外研究表明，头孢曲松能取代胆红素与血清白蛋白结合，导致这些患者有可能发生胆红素脑病的风险。如果新生儿（≤ 28 天）需要（或预期需要）使用含钙的静脉输液包括静脉输注营养液治疗，则禁止使用头孢曲松钠，因为有产生头孢曲松 - 钙沉淀物的风险。

3. 药物相互作用 目前为止尚未发现大剂量头孢曲松钠和利尿剂（如呋塞米）同时使用所导致的肾功能不全。尚未发现头孢曲松钠增加氨基糖苷类抗生素的肾毒性作用。应用本品期间饮酒或服用含乙醇药物时在个别患者可出现双硫仑样反应，故应用本品期间和以后数天内，应避免饮酒和服含乙醇的药物。头孢曲松钠的清除不受丙磺舒的影响。体外试验发现氯霉素与头孢曲松合用会产生拮抗作用。本品的配伍禁忌药物甚多，建议单独给药。

4. 不良反应 不良反应与治疗的剂量、疗程有关。局部反应有静脉炎（1.86%），此外可有皮疹、瘙痒、发热、支气管痉挛和血清病等过敏反应（2.77%），头痛或头晕（0.27%），腹泻、恶心、呕吐、腹痛、结肠炎、黄疸、胀气、味觉障碍和消化不良等消化道反应（3.45%）。实验室检查异常约 19%，其中血液学检查异常占 14%，包括嗜酸性粒细胞增多、血小板增多或减少和白细胞减少。肝、肾功能异常者为 5% 和 1.4%。

5. 其他用药注意事项 本品不能加入哈特曼氏液（复方乳酸钠溶液）以及林格液等含有钙的溶液中使用。本品与含钙剂或含钙产品合并用药有可能导致致死性结局的不良事件。有黄疸的新生儿或有黄疸严重倾向的新生儿应慎用或避免使用本品。

头孢哌酮钠
Cefoperazone Sodium

【商品名或别名】

头孢氧哌唑、先锋必。

【临床应用】

适用于敏感菌所致的各种感染，如肺炎及其他下呼吸道感染、尿路感染、胆道感染、皮肤软组织感染、败血症、腹膜炎、盆腔感染等，后两者宜与抗厌氧菌药联合应用。

【用法与用量】

小儿常用量：每日 50 ～ 200 mg/kg，分 2 ～ 3 次静脉滴注。静脉徐缓注射者，每 1 g 药物加葡萄糖氯化钠注射液 40 ml 溶解；供静脉滴注者，取 1 ～ 2 g 头孢哌酮溶解于 100 ～ 200 ml 葡萄糖氯化钠注射液或其他稀释液中，最后药物浓度为 5 ～ 25 mg/ml，每 1 g 头孢哌酮的钠含量为 1.5 mmol（34 mg）。

【剂型与规格】

注射剂：(1) 0.5 g；(2) 1 g；(3) 2 g。

【临床用药指导】

1．用药时间及要求　本品可肌内及静脉注射，也可静脉滴注。

2．用药禁忌　对头孢菌素类抗生素过敏者及有青霉素过敏性休克或即刻反应史者禁用本品。

3．药物相互作用　本品能产生低凝血酶原血症、血小板减少症，与下列药物同时应用时，可能引起出血：抗凝药肝素、香豆素或茚满二酮衍生物、溶栓药、非甾体类抗炎镇痛药（尤其阿司匹林、二氟尼柳或其他水杨酸制剂）及磺吡酮。本品与氨基糖苷类抗生素联合用药时不可同瓶滴注，因可能相互影响抗菌活性。

4．不良反应　皮疹较为多见，发生率达 2.3% 或以上。少数患者尚可发生腹泻、腹痛、嗜酸性粒细胞增多，轻度中性粒细胞减少。暂时性血清转氨酶、碱性磷酸酶、尿素氮或血肌酐升高。血小板减少、凝血酶原时间延长等可见于个别病例。偶有出血者，可用维生素 K 预防或控制。菌群失调可在少数患者出现。

5．其他用药注意事项　部分患者用本品治疗可引起维生素 K 缺乏和低凝血酶原血症，用药期间应进行出血时间、凝血酶原时间监测。同时应用维生素 K_1 可防止出血现象的发生。

头孢他啶
Ceftazidime

【商品名或别名】

头孢羧甲噻肟、复达欣。

【临床应用】

适用于由敏感细菌所引起的单一感染及由两种或两种以上的敏感菌引起的混合感染。全身性的严重感染，呼吸道感染，耳、鼻和喉感染，尿路感染，皮肤及软组织感染，胃肠、胆及腹部感染，骨骼及关节感染，与血液透析和腹膜透析及持续腹膜透析有关的感染。

【用法与用量】

婴儿及儿童：对于 2 个月以上的儿童，一般的剂量

范围是每天 30 ～ 100 mg/kg，分 2 ～ 3 次给药。对于免疫受抑制或患有纤维化囊肿的感染患儿或患有脑膜炎的儿童，可给予剂量高至每天 150 mg/kg（最高剂量每天 6 g），分 3 次给药。新生儿至 2 个月龄的婴儿：临床经验有限，一般剂量为每天 25 ～ 60 mg/kg，分两次给药被证实是有效的。新生婴儿的头孢他啶血清半衰期是成人的 3 ～ 4 倍。

【剂型与规格】

注射剂：(1) 0.5 g；(2) 1 g；(3) 2 g。

【临床用药指导】

1．用药时间及要求　头孢他啶可静脉给药或深部肌内注射给药，如臀大肌之上外侧 1/4 或大腿的外侧部位。

2．用药禁忌　对头孢菌素类抗生素过敏者及有青霉素过敏性休克或即刻反应史者禁用本品。

3．药物相互作用　和其他抗生素一样，本品可能影响肠道菌群，导致雌激素重吸收降低、并降低合并使用口服避孕药的疗效。头孢他啶不干扰测定尿糖的酶试验，但用铜还原法（本尼迪克特试验、费林试验及尿糖试剂片试验）则可能有轻微的干扰。头孢他啶不干扰肌酐的碱性苦味酸鉴定法。约有 5% 的患者显示与使用头孢他啶有关的库姆斯试验阳性，这可能会干扰血液的交叉配血试验。在体外，氯霉素与头孢他啶及其他头孢菌素有拮抗作用，尚未知此现象与临床的相关性，但建议在同时使用头孢他啶和氯霉素时，须考虑拮抗作用之可能性。

4．不良反应　参见头孢呋辛钠。长期用药可发生菌群失调和二重感染。可引起假丝酵母菌（念珠菌）病及维生素 K、B 族维生素缺乏。

5．其他用药注意事项　所有广谱抗生素包括头孢他啶都有可能导致伪膜性结肠炎。有胃肠道疾病史者，特别是溃疡性结肠炎、局限性肠炎或抗生素相关性结肠炎者应慎用。尚未证明本品有肾毒性，但对肾功能明显减退者应用本品时，需根据肾功能损害程度减量。

头孢美唑
Cefmetazole

【商品名或别名】

先锋美他醇、头孢甲氧氰唑。

【临床应用】

本品适用于治疗由对头孢美唑敏感的金黄色葡萄球菌、大肠埃希菌、肺炎杆菌、变形杆菌属、摩氏摩根菌、普罗威登斯菌属、消化链球菌属、拟杆菌属、普雷沃菌属（双路普雷沃菌除外）所引起的下述感染：败血症、急性支气管炎、肺炎、肺脓肿、脓胸、慢性呼吸道疾病继发感染、膀胱炎、肾盂肾炎、腹膜炎、胆囊炎、胆管炎、前庭大腺炎、子宫内感染、子宫附件炎、子宫

旁组织炎，颌骨周围蜂窝组织炎、颌炎。

【用法与用量】

每日 25 ～ 100 mg/kg，分 2 ～ 4 次静脉注射或静脉滴注。另外，难治性或严重感染，可随症状将每日量增至 150 mg/kg，分 2 ～ 4 次给药。

【剂型与规格】

注射剂：(1) 0.25 g；(2) 0.5 g；(3) 1 g；(4) 2 g。

【临床用药指导】

1．用药时间及要求　静脉内大量给药时，可能会引起血管刺激性痛，故应充分注意注射液的配制、注射部位及注射方法等，并尽量缓慢注入。

2．用药禁忌　对本品所含成分或头孢菌素类抗生素有过敏史的患者原则上不给药，不得不使用时应慎用。

3．药物相互作用　给药期间及给药后至少一周避免饮酒；与利尿剂（呋塞米）合用有可能增强肾损害。

4．不良反应　可致过敏，出现荨麻疹、皮疹、药物热等，偶可致休克。偶可致 BUN 升高，停药可恢复。少数患者可有转氨酶和碱性磷酸酶升高。消化道不良反应有恶心、呕吐和腹泻等。

5．其他用药注意事项　肾功能异常者慎用。

头孢克肟
Cefixime

【商品名或别名】

氨噻肟烯头孢菌素、世伏素、达力芬。

【临床应用】

本品适用于对头孢克肟敏感的链球菌属（肠球菌除外）、肺炎链球菌、淋病奈瑟菌、卡他布兰汉球菌、大肠埃希菌、克雷白杆菌属、沙雷菌属、变形杆菌属及流感杆菌等引起的下列细菌感染性疾病：支气管炎、支气管扩张症（感染时）、慢性呼吸系统感染疾病的继发感染、肺炎，肾盂肾炎、膀胱炎、淋菌性尿道炎，胆囊炎、胆管炎，猩红热、中耳炎、副鼻窦炎。

【用法与用量】

口服，体重 30 kg 以上的儿童每次 50 ～ 100 mg，每日 2 次。重症可增加到每次 200 mg，每日 2 次。体重 30 kg 以下儿童一次 1.5 ～ 3 mg/kg，每日 2 次，对于重症患者，每次可口服 6 mg/kg，每日 2 次。或遵医嘱。

【剂型与规格】

片剂：(1) 0.05 g；(2) 0.1 g；(3) 0.2 g；(4) 0.4 g。

胶囊：(1) 0.05 g；(2) 0.1 g；(3) 0.2 g。

颗粒剂：(1) 0.05 g；(2) 0.1 g。

混悬液：100 mg/5 ml。

【临床用药指导】

1．用药时间及要求　本品的分散片，可用温开水溶化后服用，或直接吞服。

2．用药禁忌　对本品或其他头孢菌素类抗生素过敏者禁用本品。

3．药物相互作用　本品可引起卡马西平血药水平升高，必须合用时应监测血浆中卡马西平浓度。华法林和其他抗凝药物与本品合用时，可增加凝血酶原时间。

4．不良反应　本品偶引起过敏性反应，如皮疹、瘙痒、发热、白细胞减少；可致转氨酶和碱性磷酸酶升高；可致菌群失调，并引起维生素缺乏或二重感染，也可致过敏性休克。

5．其他用药注意事项　肾功能异常者慎用或减量使用，新生儿、早产儿慎用。

头孢西丁钠
Cefoxitin Sodium

【商品名或别名】

噻吩甲氧头孢菌素、甲氧头霉噻吩、先锋美吩、美福仙。

【临床应用】

适用于对本品敏感的细菌引起的下列感染：上、下呼吸道感染，泌尿道感染包括无并发症的淋病，腹膜炎以及其他腹腔内、盆腔内感染，败血症（包括伤寒），妇科感染，骨、关节软组织感染，心内膜炎。由于本品对厌氧菌有效及对 β- 内酰胺酶稳定，故特别适用需氧及厌氧菌混合感染，以及对于由产 β- 内酰胺酶而对本品敏感细菌引起的感染。

【用法与用量】

肌内注射、静脉注射或静脉滴注。3 个月以内婴儿不宜使用；3 个月以上儿童每次 13.3 ～ 26.7 mg/kg，每 6 小时 1 次或每次 20 ～ 40 mg/kg，每 8 小时 1 次。

【剂型与规格】

注射剂：(1) 1 g；(2) 2 g。

【临床用药指导】

1．用药时间及要求　本品用于肌内注射，每克溶于 0.5% 盐酸利多卡因 2 ml；静脉注射时，每克溶于 10 ml 灭菌注射用水。静脉滴注时，1 ～ 2 g 头孢西丁钠溶于 50 ml 或 100 ml 0.9% 氯化钠注射液或 5% ～ 10% 葡萄糖注射液中。

2．用药禁忌　对本品及头孢菌素类抗生素过敏者禁用。避免用于有青霉素过敏性休克病史者。

3．药物相互作用　头孢菌素类药物与氨基糖苷类药物同时应用可增加肾毒性。本品高浓度时可使血及尿肌酐、尿 17- 羟 - 皮质类固醇出现假性升高，铜还原法尿糖检测出现假阳性。

4．不良反应　本品耐受性良好。最常见的不良反应为静脉注射或肌内注射后局部反应，静脉注射后可发生血栓性静脉炎，肌内注射局部疼痛、硬结。偶可出现过敏反应如皮疹、荨麻疹、瘙痒，嗜酸性粒细胞增多、药物热、呼吸困难、间质性肾炎、血管神经性水肿等。也可有腹泻、肠炎、恶心、呕吐等消化道反应，高血压、重症肌无力患者症状加重等。实验室异常可有血细胞减少、贫血、骨髓抑制，直接 Coombs 试验阳性，一过性 ALT、AST、ALP、LDH、胆红素、BUN、Cr 升高，偶有尿素氮和血肌酐升高。

5. 其他用药注意事项　肾功能损害者及有胃肠疾病史（特别是结肠炎）者慎用。

头孢米诺钠
Cefminox Sodium

【商品名或别名】

氨羧甲氧头孢菌素、美士灵。

【临床应用】

本品可用于治疗敏感细菌引起的感染症。呼吸系统感染：扁桃体炎、扁桃体周围脓肿、支气管炎、细支气管炎、支气管扩张症（感染时）、慢性呼吸道疾患继发感染、肺炎、肺化脓症。泌尿系统感染：肾盂肾炎、膀胱炎。腹腔感染：胆囊炎、胆管炎、腹膜炎。败血症。

【用法与用量】

本品仅用于静脉注射或静脉滴注给药。儿童每次 20 mg/kg，每日 3 ~ 4 次。

【剂型与规格】

注射剂：(1) 0.5 g；(2) 1 g。

【临床用药指导】

1. 用药时间及要求　在静脉注射时，每 1 g（效价）药物可用 20 ml 注射用水、5% ~ 10% 葡萄糖注射液或 0.9% 氯化钠注射液溶解。在静脉滴注时，每 1 g（效价）药物可用 100 ~ 500 ml 5% ~ 10% 葡萄糖注射液或 0.9% 氯化钠注射液溶解，滴注 1 ~ 2 小时。

2. 用药禁忌　禁用于对头孢米诺或头孢烯类抗生素有过敏反应的患者。

3. 药物相互作用　本品与氨茶碱、磷酸吡哆醛配伍会降低效价或着色，故不得配伍；与呋喃硫胺、硫辛酸、氢化可的松琥珀酸钠及腺苷钴胺配伍后时间稍长会变色，故配伍后尽快使用；与利尿剂（呋塞米等）合用有可能增加肾毒性，应谨慎使用。动物实验证实，本品影响乙醇代谢，使血中乙醛浓度上升，显示双硫仑样作用，故用药期间或用药后应禁酒。

4. 不良反应　偶可致过敏，有皮疹、发热等，也可致休克。可致肾损害，如血肌酐值上升，BUN 上升、少尿、蛋白尿等。血液系统毒性，可致血液有形成分的减少。肝酶升高，血胆红素升高及黄疸等也可发生。消化道症状有食欲缺乏、恶心、呕吐、腹泻等，菌群失调可致维生素缺乏和二重感染等。

5. 其他用药注意事项　可能引起休克，使用前应仔细问诊，如欲使用，应进行皮试。做好休克急救准备，给药后注意观察。

头孢吡肟
Cefepime

【商品名或别名】

马斯平、信力威。

【临床应用】

本品可用于治疗 2 月龄至 16 岁儿童敏感细菌引起的中重度感染，包括下呼吸道感染（肺炎和支气管炎）、单纯性下尿路感染和复杂性尿路感染（包括肾盂肾炎）、非复杂性皮肤和皮肤软组织感染、复杂性腹腔内感染（包括腹膜炎和胆道感染）、败血症以及中性粒细胞减少伴发热患者的经验治疗，也可用于儿童细菌性脑脊髓膜炎。

【用法与用量】

2 月龄至 12 岁儿童，最大剂量不可超过成人剂量（即每次 2 g）。体重超过 40 kg 的儿童，可使用成人剂量。一般 40 mg/kg，每 12 小时静脉滴注，疗程 7 ~ 14 天；对细菌性脑脊髓膜炎儿童患者，可 50 mg/kg，每 8 小时 1 次，静脉滴注。对儿童中性粒细胞减少伴发热经验治疗的常用剂量为 50 mg/kg，每 12 小时 1 次（中性粒细胞减少伴发热的治疗为每 8 小时 1 次），疗程与成人相同。2 月龄以下儿童经验有限，可使用 50 mg/kg 剂量。然而 2 月龄以上儿童患者的资料表明，30 mg/kg，每 8 或 12 小时 1 次对于 1 ~ 2 月龄儿童患者已经足够。对 2 月龄以下儿童使用本品应谨慎。儿童深部肌内注射的经验有限。

【剂型与规格】

注射剂：(1) 0.5 g；(2) 1 g；(3) 2 g。

【临床用药指导】

1. 用药时间及要求　静脉滴注时，可将本品 1 ~ 2 g 溶于 50 ~ 100 ml 0.9% 氯化钠注射液、5% ~ 10% 葡萄糖注射液、M/6 乳酸钠注射液、5% 葡萄糖和 0.9% 氯化钠混合注射液、乳酸格林液和 5% 葡萄糖注射液混合注射液中，药物浓度不应超过 40 mg/ml。经约 30 分钟滴注完毕。

2. 用药禁忌　本品禁用于对头孢吡肟或 L- 精氨酸、头孢菌素类药物、青霉素或其他 β- 内酰胺类抗生素有即刻过敏反应的患者。

3. 药物相互作用　和多数 β- 内酰胺类抗生素一样，由于药物的相互作用，头孢吡肟溶液不可加至甲硝唑、万古霉素、庆大霉素、妥布霉素或硫酸奈替米星、氨茶碱溶液中。头孢吡肟浓度超过 40 mg/ml 时，不可加至氨苄西林溶液中。如有与头孢吡肟合用的指征，这些抗生素应与头孢吡肟分开使用。头孢吡肟可引起尿糖试验假阳性反应。建议使用本品治疗期间，使用葡萄糖氧化酶反应检测方法。

4. 不良反应　通常本品耐受性良好，不良反应轻微且多为短暂，终止治疗少见。常见的与本品可能有关的不良反应主要是腹泻、皮疹和注射局部反应，如静脉炎、注射部位疼痛和炎症。其他不良反应包括恶心、呕吐、过敏、瘙痒、发热、感觉异常和头痛。肾功能不全患者而未相应调整头孢吡肟剂量时，可引起脑病、肌痉挛、癫痫，如发生与治疗有关的癫痫，应停止用药，必要时，应进行抗惊厥治疗。本品治疗儿童脑膜炎患者，偶有惊厥、嗜睡、神经紧张和头痛，主要是脑膜炎引起，与本品无明显关系。偶有肠炎（包括假膜性肠炎）、口腔假丝酵母菌（念珠菌）感染报告。

5. 其他用药注意事项　与其他头孢菌素类抗生素类似，头孢吡肟可能会引起凝血酶原活性下降。对于存在引起凝血酶原活性下降危险因素的患者，如肝、肾功能不全，营养不良以及延长抗菌治疗的患者应监测凝血酶原时间，必要时给予外源性维生素 K。本品与氨基糖苷类药物或强效利尿剂合用时，应加强临床观察，并监测肾功能，避免引发氨基糖苷类药物的肾毒性或耳毒性作用。

头孢丙烯
Cefprozil

【商品名或别名】

头孢罗齐、施复捷。

【临床应用】

用于敏感菌所致的轻、中度感染。上呼吸道感染：化脓性链球菌性咽炎 / 扁桃体炎、中耳炎和急性鼻窦炎。下呼吸道感染：急性支气管炎和慢性支气管炎急性发作。皮肤和皮肤软组织：非复杂性皮肤和皮肤软组织感染，但脓肿通常需行外科引流排脓。

【用法与用量】

2 ～ 12 岁儿童上呼吸道感染，每次 7.5 mg/kg，每天 2 次；皮肤或皮肤软组织感染，每次 20 mg/kg，每天 1 次。6 个月婴儿至 12 岁儿童中耳炎，每次 15 mg/kg，每天 2 次；急性鼻窦炎，一般每次 7.5 mg/kg，每天 2 次；严重病例，每次 15 mg/kg，每天 2 次。疗程一般 7 ～ 14 天，但乙型溶血性链球菌所致急性扁桃体炎、咽炎的疗程至少 10 天。

【剂型与规格】

片剂：(1) 0.25 g；(2) 0.5 g。

混悬液：(1) 125 mg/5 ml；(2) 250 mg/5 ml。

颗粒剂：1.5 g。

【临床用药指导】

1. 用药时间及要求　本品宜空腹口服。

2. 用药禁忌　禁用于对头孢菌素类过敏患者。

3. 药物相互作用　已有氨基糖苷类抗生素和头孢菌素合用引起肾毒性的报道；与丙磺舒合用可使头孢丙烯的血浆药物浓度 - 时间曲线下的面积（AUC）增加 1 倍。头孢菌素类抗生素可引起尿糖还原试验 [Benedict 或 Feling 试剂或硫酸铜片状试剂（Clinitest 片）] 假阳性反应，但尿糖酶学试验（如 Tes-Tape 尿糖试纸）不产生假阳性。此类药物可引起假阴性血糖铁氰化反应。血液中头孢丙烯不干扰用碱性苦味酸盐法对血或尿中肌酐量的测定。

4. 不良反应　与其他口服头孢菌素相似，主要为胃肠道反应，包括腹泻、恶心、呕吐和腹痛等。亦可发生过敏反应，常见为皮疹、荨麻疹。儿童发生过敏反应较成人多见，多在开始治疗后几天内出现，停药后几天内消失。

5. 其他用药注意事项　患有胃肠道疾病，尤其是肠炎患者应慎用头孢丙烯。

头孢硫脒
Cefathiamidine

【商品名或别名】

吡脒头孢、硫脒头孢菌素、仙力素、达力芬。

【临床应用】

用于敏感菌所引起的呼吸系统、肝胆系统、五官、尿路感染及心内膜炎、败血症。

【用法与用量】

肌内注射，小儿每日 50 ～ 100 mg/kg，分 3 ～ 4 次给药。静脉注射，小儿每日 50 ～ 100 mg/kg，分 2 ～ 4 次给药。

【剂型与规格】

注射剂：(1) 0.5 g；(2) 1 g。

【临床用药指导】

1. 用药时间及要求　临用前加灭菌注射用水或 0.9% 氯化钠注射液适量溶解。

2. 用药禁忌　禁用于对头孢菌素类过敏的患者。

3. 药物相互作用　本品肌内注射合用丙磺舒 1 g 后，12 小时尿排泄量降为给药量的 65.7%。

4. 不良反应　偶有荨麻疹、哮喘、皮肤瘙痒、寒战、高热、血管神经性水肿等，偶见治疗后非蛋白氮和谷丙转氨酶升高。

5. 其他用药注意事项　有胃肠道疾病史者，特别是溃疡性结肠炎，局限性肠炎或抗生素相关性结肠炎（头孢菌素类很少产生伪膜性结肠炎）者应慎用。肾功能减退患者应用本品须适当减量。

头孢替安
Cefotiam

【商品名或别名】

头孢噻四唑、头孢噻乙胺唑、佩罗欣、泛司博林。

【临床应用】

主要用于对本品敏感的葡萄球菌属、链球菌属（肠球菌除外）、肺炎链球菌、流感杆菌、大肠埃希菌、克雷白杆菌属、肠道菌属、枸橼酸杆菌属、奇异变形杆菌、普通变形杆菌、雷特格变形杆菌、摩根变形杆菌等所致下列感染：败血症，术后感染，烧伤感染，皮下脓肿、痈、疖肿，骨髓炎，化脓性关节炎，扁桃体炎（扁桃体周围炎、扁桃体周围脓肿），支气管炎，支气管扩张合并感染，肺炎，肺化脓症，脓胸，胆管炎，胆囊炎，腹膜炎，肾盂肾炎，膀胱炎，尿路炎，前列腺炎，脑脊髓膜炎，子宫内膜炎，盆腔炎，子宫旁组织炎，附件炎，前庭大腺炎、中耳炎、副鼻窦炎。

【用法与用量】

小儿每日 40 ～ 80 mg/kg，分 3 ～ 4 次，静脉注射。本品可随年龄和症状的不同适当增减，对小儿败血症、脑脊髓膜炎等重症和难治性感染，每日量可增至 160 mg/kg。静脉注射时，可用生理盐水或葡萄糖注射溶液溶解后使用。

【剂型与规格】

注射剂：(1) 0.25 g；(2) 0.5 g；(3) 1 g。

【临床用药指导】

1．用药时间及要求　本品含有缓冲剂无水碳酸钠，溶解时因发生 CO_2，故将瓶内制成了负压。溶解 1 g 时，可向瓶内注入约 5 ml 溶解液使其溶解。（1 g 注射用本品如用做静脉滴注用，可加入 100 ml 溶解液使其溶解）。静脉注射时，一般是将 1 g 稀释至 20 ml 后注射。静脉滴注时，不可用注射用水稀释，因不能成等渗溶液。

2．用药禁忌　禁用于对头孢菌素类过敏患者。

3．药物相互作用　与本品类似的化合物（其他头孢菌素类抗生素）与呋塞米（速尿）等利尿药并用可增强肾毒性，因而本品与呋塞米等利尿药并用时应注意肾功能。

4．不良反应　本品可引起过敏性反应，如皮疹、荨麻疹、红斑、瘙痒、发热、淋巴结肿大、关节痛，偶见过敏性休克。红细胞、粒细胞或血小板减少，嗜酸性粒细胞增多。

5．其他用药注意事项　严重肾功能障碍者慎用。经口摄取不良的患者或采取非经口营养的患者，全身状态不佳者因可能出现维生素 K 缺乏症，要充分进行观察。

头孢替坦
Cefotetan

【商品名或别名】

头孢替坦二钠、双硫唑甲氧头孢菌素。

【临床应用】

用于敏感菌所引起的呼吸道、肺部感染、腹部感染、尿路感染、妇科感染及皮肤软组织感染。

【用法与用量】

儿童每日 40 ～ 60 mg/kg，病情严重者可增至 100 mg/kg，分 2 ～ 3 次。

【剂型与规格】

注射剂：(1) 1 g；(2) 2 g；(3) 10 g。

【临床用药指导】

1．用药时间及要求　深部肌内注射、静脉注射或静脉滴注。

2．用药禁忌　对头孢菌素类抗生素过敏者禁用。

3．药物相互作用　与氨基糖苷类有协同抗菌作用，但合用也可增加肾毒性。

4．不良反应　个别有皮疹、瘙痒、药物热等皮肤过敏反应。偶有血象改变、肝肾功能异常、腹泻等不良反应。

5．其他用药注意事项　过敏体质或青霉素过敏者慎用。肾功能不全者应减量使用。

头孢孟多
Cefamandole

【商品名或别名】

头孢孟多酯钠、头孢羟唑、猛多力。

【临床应用】

适用于敏感细菌所致的肺部感染、尿路感染、胆道感染、皮肤软组织感染、骨和关节感染以及败血症、腹腔感染等。

【用法与用量】婴幼儿剂量：本品治疗常规感染用药剂量为 50 ～ 100 mg/（kg·d），每隔 4 ～ 8 小时给药一次对于敏感的细菌是有效的，重症感染给药剂量可增至 150 mg/kg（但不能超过成人最大用药剂量）。

【剂型与规格】

注射剂：(1) 0.5 g；(2) 1 g。

【临床用药指导】

1．用药时间及要求　头孢孟多静脉注射或深部肌内注射（如臀肌或大腿侧肌）可以减少疼痛。

2．用药禁忌　对头孢菌素类抗生素过敏者禁用。

3．药物相互作用　本品制剂中含有碳酸钠，因而与含有钙或镁的溶液（包括复方氯化钠注射液或复方乳酸钠注射液）有配伍禁忌。两者不能混合在同一容器中；如必须合用时，应分开在不同容器中给药。头孢孟多与产生低凝血酶原血症、血小板减少症或胃肠道溃疡的药物同用，将干扰凝血功能和增加出血危险。头孢孟多与氨基糖苷类、多黏菌素类、呋塞米、依他尼酸合用，可增加肾毒性的可能。丙磺舒可抑制头孢菌素类的肾小管分泌，两者同时应用将增加头孢菌素类的血药浓度和延长其半衰期。

4．不良反应　本品可引起过敏性反应，如皮疹、荨麻疹、红斑、瘙痒、发热、嗜酸性粒细胞增多、药物热等。用药期间饮酒可发生恶心、呕吐、头痛、面红、低血压及呼吸困难等反应，应戒酒。

5．其他用药注意事项　过敏体质或青霉素过敏者慎用。肾功能不全者应减量使用。1个月内的新生儿和早产儿不推荐应用本药。

拉氧头孢钠
Latamoxef Sodium

【商品名或别名】

羟羧氧酰胺菌素、拉他头孢、噻马灵。

【临床应用】

用于敏感菌引起的各种感染症，如败血症、脑膜炎、呼吸系统感染症（肺炎、支气管炎、支气管扩张症、肺化脓症、脓胸等），消化系统感染症（胆道炎、胆囊炎等），腹腔内感染症（肝脓肿、腹膜炎等），泌尿系统及生殖系统感染症（肾盂肾炎、膀胱炎、尿道炎、淋病、附睾炎、子宫内感染、子宫附件炎、盆腔炎等），皮肤及软组织感染，骨、关节感染及创伤感染。

【用法与用量】

静脉滴注、静脉注射或肌内注射，小儿每日 40～80 mg/kg，分 2～4 次，并依年龄、体重、症状适当增减，难治性或严重感染时，小儿每日可增至 150 mg/kg，分 2～4 次给药。

【剂型与规格】

注射剂：（1）0.25 g；（2）0.5 g；（3）1 g。

【临床用药指导】

1．用药时间及要求　溶解后应尽快使用，需保存时，冰箱内保存于 72 小时以内，室温保存于 24 小时以内使用。

2．用药禁忌　对本品及头孢菌素类有过敏反应史者禁用。

3．药物相互作用　本品与抗凝血药物如肝素等以及影响血小板聚集药物如阿司匹林、二氟尼柳等合用可增加出血倾向。本品不宜与强效利尿剂同时应用，以免增加肾毒性。

4．不良反应　本品不良反应轻微，很少发生过敏性休克，主要有发疹、荨麻疹、瘙痒、恶心、呕吐、腹

泻、腹痛等，偶有转氨酶升高，停药后均可自行消失。

5．其他用药注意事项　静脉内大量注射，应选择合适部位，缓慢注射，以减轻对血管壁的刺激及减少静脉炎的发生。

三、β-内酰胺酶抑制剂及与β-内酰胺类抗生素配伍的复方制剂

阿莫西林克拉维酸钾
Amoxillin and Clavulanate Potassium

【商品名或别名】

奥格门汀。

【临床应用】

上呼吸道感染：鼻窦炎、扁桃体炎、咽炎。下呼吸道感染：急性支气管炎、慢性支气管炎急性发作、肺炎、肺脓肿和支气管扩张合并感染。泌尿系统感染：膀胱炎、尿道炎、肾盂肾炎、前列腺炎、盆腔炎、淋病奈瑟菌尿路感染。皮肤和软组织感染：疖、脓肿、蜂窝织炎、伤口感染、腹内脓毒病等。其他感染：中耳炎、骨髓炎、败血症、腹膜炎和手术后感染。

【用法与用量】

3个月～12岁儿童：常用剂量每 8 小时 1 次，每次 30 mg/kg；严重感染者，可增加至每 6 小时 1 次，每次 30 mg/kg。0～3个月儿童：围产期的早产儿及足月新生儿，每 12 小时给药 1 次，每次 30 mg/kg；随后增加至每 8 小时 1 次，每次 30 mg/kg。12岁以上儿童用法用量同成人。

【剂型与规格】

片剂：（1）0.375 g（2∶1）；（2）0.625 g（4∶1）；（3）0.3125 g（4∶1）；（4）0.475 g（7∶1）；（5）1.0 g（7∶1）。

注射剂：1.2 g（5∶1）。

【临床用药指导】

1．用药时间及要求　本品注射剂应采取静脉注射或静脉滴注给药，不适用于肌内注射给药。

2．用药禁忌　青霉素过敏者禁用本品。对其他β-内酰胺类抗生素，如头孢菌素，过敏者禁用本品。既往曾出现与本品或青霉素类药物相关的黄疸或肝功能改变者禁用本品。

3．药物相互作用　不推荐本品与丙磺舒合用，丙磺舒可降低肾小管对阿莫西林的分泌。联合用药可导致阿莫西林血药浓度的增加和半衰期的延长，但不影响克拉维酸的血药浓度。虽然尚无本品与别嘌呤醇合用的资料，但阿莫西林与别嘌呤醇合用可增加过敏性皮肤反应的可能性。

4．不良反应　同阿莫西林一样，本品不良反应不常见，而且多数程度较轻，呈一过性。常有腹泻、消化

不良、恶心、呕吐。偶有抗生素相关性结肠炎（包括伪膜性结肠炎和出血性结肠炎）及假丝酵母菌（念珠菌）病的报道。恶心不常见，与用药剂量较大有关。若口服出现胃肠道不良反应，可在用餐时服用本品，以减轻症状。与其他抗生素一样，2 岁以下儿童使用，可能会增加胃肠道不良反应。不良反应的症状和体征可出现于治疗期或治疗结束后不久，但有时也出现于停药数周后。注射给药部位偶可出现静脉炎。

5．其他用药注意事项 若患者需接受大剂量本品注射给药治疗时，对于限钠饮食的患者，应将本品所含钠量计入摄钠总量。尿量减少的患者，特别是肠外给药治疗时，罕见出现结晶尿。服用高剂量的阿莫西林时，建议患者足量摄入液体并保证足够的尿量排出，以降低发生阿莫西林结晶尿的可能性。

哌拉西林钠他唑巴坦钠
Piperacillin Sodium and Tazobactam Sodium

【商品名或别名】

安迪泰、锋泰灵、海他欣、凯伦、康得力、哌拉西林钠三唑巴坦钠、索顺、他唑西林、特治星、先泰、中诺派奇。

【临床应用】

用于治疗敏感菌引起的下列感染：呼吸道感染：社区获得性肺炎（仅限中等严重程度）、医院获得性肺炎（中至重度）（由铜绿假单胞菌导致的医院获得性肺炎应与氨基糖苷类药联用）；泌尿道感染；腹腔内感染：阑尾炎（并发穿孔或脓肿）、腹膜炎；皮肤及软组织感染：单纯性和复杂性皮肤和皮下组织感染（包括蜂窝织炎、皮肤脓肿、缺血性足感染、糖尿病足感染）；细菌性败血症；中性粒细胞减少者的细菌感染（与氨基糖苷类药联用）；骨、关节感染；多种细菌混合感染。

【用法与用量】

静脉滴注使用。常规感染：12 岁及 12 岁以上儿童，用法用量同成人。阑尾炎、腹膜炎：2 ～ 9 个月儿童，推荐剂量为每次 90 mg/kg，每 8 小时 1 次。9 个月以上且体重 ≤ 40 kg 的儿童，推荐剂量为每次 112.5 mg/kg，每 8 小时 1 次。9 个月以上且体重 > 40 kg 的儿童，用法用量同成人。

【剂型与规格】

粉针剂：(1) 0.5625 g（哌拉西林 0.5 g、他唑巴坦 0.0625 g）；(2) 1.125 g（哌拉西林 1 g、他唑巴坦 0.125 g）；(3) 1.25 g（哌拉西林 1 g、他唑巴坦 0.25 g）；(4) 2.25 g（哌拉西林 2 g、他唑巴坦 0.25 g）；(5) 2.5 g（哌拉西林 2 g、他唑巴坦 0.5 g）；(6) 3.375 g（哌拉西林 3 g、他唑巴坦 0.375 g）；(7) 4.5g（哌拉西林 4 g、他唑巴坦 0.5 g）。

【临床用药指导】

1．用药时间及要求 本药的滴注时间应为 30 分钟。

2．用药禁忌 对本药、其他青霉素类药、其他 β-内酰胺类药（如头孢菌素、单酰胺菌素、碳青霉烯）、β-内酰胺酶抑制药过敏者。

3．药物相互作用 与丙磺舒合用可使哌拉西林的半衰期延长 21%，他唑巴坦的半衰期延长 71%。与万古霉素合用可增加急性肾损伤的发生率，但对两者的药动学无影响。与甲氨蝶呤合用可减少甲氨蝶呤的清除。

4．不良反应 静脉炎、血栓性静脉炎、低血糖、肌痛、关节痛、血尿素氮升高、血肌酐升高、肾衰竭、肾小管间质性肾炎、过敏反应、肝炎、黄疸等。

5．其他用药注意事项 2 个月以下儿童使用本药的安全性和有效性尚不明确。

头孢哌酮钠舒巴坦钠
Cefoperazone Sodium and Sulbactam Sodium

【商品名或别名】

奥卡璐、倍他能、川立威、二叶仙、锋派新、海舒必、浩欣、康力舒、康利必欣、可倍、拉非、立健舒、灵素威、铃兰欣、普德欣、瑞普欣、噻洛新、赛立奥、舒巴同、舒而欢、舒派、舒普深、斯坦定。

【临床应用】

用于治疗敏感菌所致的下列感染：上、下呼吸道感染，上、下泌尿道感染，腹腔内感染（如腹膜炎、胆囊炎、胆管炎），败血症，脑膜炎，皮肤和软组织感染。骨骼和关节感染。

【用法与用量】

一般用法：肌内注射① 1：1 制剂，每日 40 ～ 80 mg/kg（头孢哌酮 20 ～ 40 mg/kg、舒巴坦 20 ～ 40 mg/kg），分等量每 6 ～ 12 小时给药 1 次。② 2：1 制剂：一日 30 ～ 60 mg/kg（头孢哌酮 20 ～ 40 mg/kg、舒巴坦 10 ～ 20 mg/kg），分等量每 6 ～ 12 小时给药 1 次。静脉注射、静脉滴注用量同肌内注射。

严重或难治性感染：肌内注射① 1：1 制剂：每日剂量可增加至 160 mg/kg（头孢哌酮 80 mg/kg、舒巴坦 80 mg/kg），分等量每 6 ～ 12 小时给药 1 次。② 2：1 制剂：一日剂量可增加至 240 mg/kg（头孢哌酮 160 mg/kg、舒巴坦 80 mg/kg），分等量每 6 ～ 12 小时给药 1 次。静脉注射、静脉滴注用量同肌内注射。

新生儿感染：肌内注射，新生儿出生第 1 周内，应每 12 小时给药 1 次。舒巴坦的最大日剂量为 80 mg/kg，如头孢哌酮钠的需要量超过每日 80 mg/kg，宜采用 2：1 制剂。静脉注射、静脉滴注用量同肌内注射。

【剂型与规格】

粉针剂：注射用头孢哌酮钠舒巴坦钠（1：1）

（1）0.5 g（头孢哌酮 0.25 g、舒巴坦 0.25 g）；（2）0.75 g（头孢哌酮 0.375 g、舒巴坦 0.375 g）；（3）1 g（头孢哌酮 0.5 g、舒巴坦 0.5 g）；（4）1.5 g（头孢哌酮 0.75 g、舒巴坦 0.75 g）；（5）2 g（头孢哌酮 1 g、舒巴坦 1 g）；（6）3 g（头孢哌酮 1.5 g、舒巴坦 1.5 g）；（7）4 g（头孢哌酮 2 g、舒巴坦 2 g）。

注射用头孢哌酮钠舒巴坦钠（2∶1）：（1）0.75 g（头孢哌酮 0.5 g、舒巴坦 0.25 g）；（2）1.5 g（头孢哌酮 1 g、舒巴坦 0.5 g）；（3）2.25 g（头孢哌酮 1.5 g、舒巴坦 0.75 g）；（4）3 g（头孢哌酮 2 g、舒巴坦 1 g）。

【临床用药指导】

1．用药时间及要求　静脉注射时间应不少于 3 分钟。静脉滴注时间为 15 ～ 60 分钟。

2．用药禁忌　对青霉素类药、舒巴坦、头孢哌酮或其他头孢菌素类药过敏者。

3．药物相互作用　本药治疗期间饮酒或使用含乙醇的药物可导致双硫仑样反应。

4．不良反应　低血压、血管炎、间质性肺炎、急性肾衰竭、尿素氮升高、肌酸酐升高、过敏反应、头痛、惊厥、急性重型肝炎、口腔炎、结肠炎、腹痛、恶心、呕吐。

5．其他用药注意事项　用药前应详细询问患者的过敏史，尤其是抗生素过敏史。给药期间及给药后一段时间内应密切监测患者。已有本药相关的严重出血（包括致死）的报道。需监测患者是否出现出血、血小板减少、凝血障碍的征象。本药可使直接抗球蛋白（Coombs）试验呈阳性反应。使用本药后，使用 Bennedict 溶液或 Fehling 试剂检测尿糖时可出现假阳性反应。疗程较长时，应定期监测患者（尤其是婴儿）各系统器官是否出现功能障碍，包括肾、肝和血液系统。同时合并肝、肾功能障碍者，应监测头孢哌酮的血药浓度。

四、碳青霉烯类与其他 β- 内酰胺类

亚胺培南 - 西司他丁钠
Imipenem/Cilastatin Sodium

【商品名或别名】

泰能、亚胺硫霉素 - 西拉司丁钠、伊米配能 - 西司他丁钠。

【临床应用】

本品为广谱抗生素，适用于多种病原体所致和需氧 / 厌氧菌引起的混合感染，以及在病原菌未确定前的早期治疗。本品适用于由敏感细菌所引起的腹腔内感染、下呼吸道感染、妇科感染、败血症、泌尿生殖道感染、骨关节感染、皮肤软组织感染、心内膜炎。本品适用于治疗由敏感的需氧菌 / 厌氧菌株所引起的混合感染。本品不适用于脑膜炎的治疗。

【用法与用量】

儿童体重 ≥ 40 kg，可按成人剂量给予。体重 < 40 kg 者，可按 15 mg/kg，每 6 小时 1 次给药。每天总剂量不超过 2 g。对 3 个月以内的婴儿或肾功能损害的儿科患者（血清肌酐 > 2 mg/dl），尚无足够的临床资料作为推荐依据。

【剂型与规格】

注射剂：（1）0.25 g；（2）0.5 g；（3）1g（以亚胺培南计量）。其中含有等量的西司他丁钠。

【临床用药指导】

1．用药时间及要求　静脉滴注或肌内注射。注射时应注意更换注射部位。

2．用药禁忌　本品禁用于对本品任何成分过敏的患者。

3．药物相互作用　已有使用更昔洛韦和本品静脉滴注于患者引起癫痫发作的报道。对于这种情况除非其益处大于危险，否则不应伴随使用。

4．不良反应　本品可引起恶心、呕吐、腹泻等胃肠道症状，也偶可引起假膜性肠炎。血液学方面的不良反应有嗜酸性粒细胞增多、白细胞减少、中性粒细胞减少、粒细胞减少、血小板异常、血红蛋白减少等。可引起血清转氨酶、胆红素和（或）血清碱性磷酸酶升高。少尿 / 无尿、多尿、急性肾衰竭。已观察到本品可引起血清肌酐和血尿素氮升高的现象。

5．其他用药注意事项　儿童使用本药时常可发现红色尿，这是由于药物引起变色。

美罗培南
Meropenem

【商品名或别名】

倍能、美平、海正美特。

【临床应用】

主要适用于敏感菌引起的下列感染：呼吸系统感染，如慢性支气管炎、肺炎、肺脓肿、脓胸等。腹内感染，如胆囊炎、胆管炎、肝脓肿、腹膜炎等。泌尿生殖系统感染，如肾盂肾炎、复杂性膀胱炎、子宫附件炎、子宫内感染、盆腔炎、子宫结缔组织炎等。骨、关节及皮肤、软组织感染，如蜂窝织炎、肛周脓肿、骨髓炎、关节炎、外伤创口感染、烧伤创面感染、手术切口感染、颌骨及颌骨周围蜂窝织炎等。眼及耳鼻喉感染。其他严重感染，如脑膜炎、败血症等。

【用法与用量】

对于 3 个月 ～ 12 岁的儿童，根据所患感染的类型和严重程度、致病菌的敏感程度及患者的状况，推荐剂量为每次 10 ～ 20 mg/kg，每 8 小时 1 次。治疗脑膜炎的推荐剂量为每次 40 mg/kg，每 8 小时 1 次。对于体

重 > 50 kg 的儿童，按照成人剂量给药，目前，尚无在肾功能不全的儿童中应用本药的经验。

【剂型与规格】

粉针剂：（1）0.5 g；（2）1 g。

【临床用药指导】

1．用药时间及要求　静脉滴注。

2．用药禁忌　不得用于对本药成分及其他碳青霉烯类抗生素有过敏史的患者。不得用于使用丙戊酸钠的患者。

3．药物相互作用　与丙戊酸钠合用，可致后者血药浓度降低导致癫痫复发。与丙磺舒合用，可抑制美罗培南的肾排泄，导致血药浓度增加，半衰期延长。

4．不良反应　常见恶心、呕吐、腹泻、便秘等胃肠道反应。本品可致多种神经、精神症状，尤其是对有癫痫史、细菌性脑膜炎和肾衰竭患者。注射局部的刺激反应也有时发生。

5．其他用药注意事项　严重肝功能障碍的患者，有可能加重肝功能障碍。给药后第 3 ～ 5 天应特别注意观察皮疹等不良反应。出现不良反应时，应采取改用其他药物等适当措施。连续给药时，也应随时观察不良反应。

厄他培南
Etapenem

【商品名或别名】

艾他培南、怡万之。

【临床应用】

用于治疗敏感菌引起的呼吸系统、泌尿生殖系统、腹腔、皮肤及软组织、盆腔等部位的感染。

【用法与用量】

13 岁及以上的常用剂量为 1 g，每日 1 次。3 个月 ～ 12 岁患者的剂量是 15 mg/kg，每日 2 次（每日不超过 1 g）。

【剂型与规格】

注射剂：1 g。

【临床用药指导】

1．用药时间及要求　本品可以通过静脉滴注给药，最长可使用 14 天；或通过肌内注射给药，最长可使用 7 天。当采用静脉滴注给药时，输注时间应超过 30 分钟。对于那些适合使用肌内注射给药进行治疗的感染，肌内注射本品可作为静脉注射给药的一种替代疗法。

2．用药禁忌　禁止用于对本药品中任何成分或对同类的其他药物过敏者。由于使用盐酸利多卡因作为稀释剂，所以对酰胺类局麻药过敏的患者、伴有严重休克或心脏传导阻滞的患者禁止肌内注射本品。

3．药物相互作用　当厄他培南与丙磺舒同时给药

时，丙磺舒与厄他培南竞争肾小管主动分泌，从而抑制后者的肾排泄。这会导致小的但有统计学意义的清除半衰期延长（19%）及增加全身性药物暴露的程度（25%）。当与丙磺舒同时给药时，无需调整厄他培南的剂量。由于对半衰期的影响小，建议不要采用同时给予丙磺舒的方法来延长厄他培南的半衰期。合并碳青霉烯类用药，包括厄他培南，患者接受丙戊酸钠或双丙戊酸钠会导致丙戊酸浓度降低。因为药物相互作用，丙戊酸浓度会低于治疗范围，因此癫痫发作的风险增加。

4．不良反应　常见的不良反应有腹泻、恶心、呕吐等胃肠道症状。还可有静脉炎、头痛和女性阴道炎。癫痫发生率为 0.5%，ALT、AST、ALP 和肌酐值可升高。

5．其他用药注意事项　对碳青霉烯、青霉素及头孢菌素类药物过敏者慎用。3 个月以下儿童使用本药物无安全性、有效性数据。

比阿培南
Biapenem

【商品名或别名】

安信。

【临床应用】

本品适用于治疗由敏感细菌所引起的败血症、肺炎、肺部脓肿、慢性呼吸道疾病引起的二次感染、难治性膀胱炎、肾盂肾炎、腹膜炎、妇科附件炎等。

【用法与用量】

成人每日 0.6 g，分 2 次滴注，每次 30 ～ 60 分钟。可根据患者年龄、症状适当增减给药剂量。但每日最大给药量不得超过 1.2 g。本品对于新生儿、婴幼儿、儿童的安全性尚未确定，需谨慎使用。

【剂型与规格】

注射剂：0.3 g。

【临床用药指导】

1．用药时间及要求　每 0.3 g 比阿培南溶解于 100 ml 生理盐水或葡萄糖注射液中静脉滴注。

2．用药禁忌　对本品过敏者禁用。正在服用丙戊酸钠类药物的患者禁用。

3．药物相互作用　本品与丙戊酸钠合用时，可导致丙戊酸血药浓度降低，有可能使癫痫复发，因此本品不宜与丙戊酸类制剂合用。

4．不良反应　常见的不良反应有腹泻、恶心、呕吐、食欲缺乏等胃肠道症状和过敏反应。ALT、AST 值升高，嗜酸性粒细胞增多等。

5．其他用药注意事项　对碳青霉烯类、青霉素类及头孢菌素类抗生素药物过敏者慎用；严重的肾功能不全者慎用；有癫痫史者或中枢神经系统疾病患者慎用。

氨曲南
Atreonam

【商品名或别名】

君刻单、噻肟单酰胺菌素。

【临床应用】

本品适用于治疗敏感需氧革兰氏阴性菌所致的各种感染，如：尿路感染、下呼吸道感染、败血症、腹腔内感染、妇科感染、术后伤口及烧伤、溃疡等皮肤软组织感染等。亦用于治疗医院内感染中的上述类型感染（如免疫缺陷患者的医院内感染）。

【用法与用量】

仅有 9 个月及以上儿童用药经验，静脉给药。轻至中度感染：每次 30 mg/kg，每 8 小时 1 次。中至重度感染：每次 30 mg/kg，每 6 或 8 小时 1 次。最大日剂量为 120 mg/kg。

预防围术期感染：1 岁及 1 岁以上儿童，于手术前 60 分钟内给予 30 mg/kg（最大剂量为 2000 mg）。如手术时间长或大量失血，给药后 4 小时可重复给药 1 次。

【剂型与规格】

注射剂：(1) 0.5 g；(2) 1 g；(3) 2 g。

【临床用药指导】

1．用药时间及要求　肌内注射、静脉注射、静脉滴注。

2．用药禁忌　对氨曲南有过敏史者禁用。

3．药物相互作用　本品与氨基糖苷类（庆大霉素、妥布霉素、阿米卡星等）联合，对铜绿假单胞菌（绿脓杆菌）、不动杆菌、沙雷杆菌、克雷白杆菌、普鲁威登菌、肠杆菌属、大肠埃希菌、摩根杆菌等起协同抗菌作用。本品与头孢西丁，在体外与体内起拮抗作用；与萘夫西林、氯唑西林、红霉素、万古霉素等，在药效方面不起相互干扰作用。

4．不良反应　不良反应较少见，全身性不良反应发生率为 1% ~ 1.3% 或略低，包括消化道反应，常见恶心、呕吐、腹泻及皮肤过敏反应。白细胞计数降低、血小板减少、难辨梭菌腹泻、胃肠出血、剥脱性皮炎、低血压、一过性心电图变化、肝胆系统损害、中枢神经系统反应及肌肉疼痛等较罕见。静脉给药偶见静脉炎，肌内注射可产生局部不适或肿块，发生率分别为 1.9% ~ 2.4%。

5．其他用药注意事项　本品与青霉素之间无交叉过敏反应，但对青霉素、头孢菌素类过敏及过敏体质者仍需慎用。

五、氨基糖苷类

链霉素
Streptomycin

【商品名或别名】

美罗。

【临床应用】

本品主要与其他抗结核药联合用于结核分枝杆菌所致各种结核病的初治病例，或其他敏感分枝杆菌感染。本品可单用于治疗土拉菌病，或与其他抗菌药物联合用于鼠疫、腹股沟肉芽肿、布鲁菌病、鼠咬热等的治疗。亦可与青霉素或氨苄西林联合治疗草绿色链球菌或肠球菌所致的心内膜炎。

【用法与用量】

肌内注射，小儿每日 15 ~ 25 mg/kg，分 2 次给药；治疗结核病，20 mg/kg，一日 1 次，每日最大剂量不超过 1 g，与其他抗结核药合用。

【剂型与规格】

注射剂：(1) 0.25 g；(2) 0.5 g；(3) 0.75 g；(4) 1 g；(5) 2 g；(6) 5 g。

【临床用药指导】

1．用药时间及要求　肌内注射。

2．用药禁忌　对链霉素或其他氨基糖苷类过敏的患者禁用。

3．药物相互作用　本品与其他氨基糖苷类合用或先后连续局部或全身应用，可增加其产生耳毒性、肾毒性以及神经肌肉阻滞作用的可能性。本品与神经肌肉阻断药合用，可加重神经肌肉阻滞作用。本品与卷曲霉素、顺铂、依他尼酸、呋塞米、万古霉素（或去甲万古霉素）等合用，或先后连续局部或全身应用，可能增加耳毒性与肾毒性。本品与头孢噻吩或头孢唑林局部或全身合用，可能增加肾毒性。本品与多黏菌素类注射剂合用，或先后连续局部或全身应用，可增加肾毒性和神经肌肉阻滞作用。其他肾毒性药物及耳毒性药物均不宜与本品合用或先后应用，以免加重肾毒性或耳毒性。

4．不良反应　血尿、排尿次数减少或尿量减少、食欲减退、口渴等肾毒性症状，少数可产生血液中尿素氮及肌酐值增高。影响前庭功能时可有步履不稳、眩晕等症状；影响听神经出现听力减退、耳鸣、耳部饱满感。部分患者可出现面部或四肢麻木、针刺感等周围神经炎症状。偶可发生视力减退（视神经炎）、嗜睡、软弱无力、呼吸困难等神经肌肉阻滞症状。

5．其他用药注意事项　有条件时应监测血药浓度，并据此调整剂量。对一种氨基糖苷类过敏的患者可能对其他氨基糖苷类也过敏。

阿米卡星
Amikacin

【商品名或别名】

丁胺卡那霉素、阿米卡霉素。

【临床应用】

本品适用于铜绿假单胞菌及部分其他假单胞菌、大肠埃希菌、变形杆菌属、克雷伯菌属、肠杆菌属、沙雷菌属、不动杆菌属等敏感革兰氏阴性杆菌与葡萄球菌属（甲氧西林敏感株）所致严重感染，如菌血症或败血症、细菌性心内膜炎、下呼吸道感染、骨关节感染、胆道感染、腹腔感染、复杂性尿路感染、皮肤软组织感染等。

【用法与用量】

肌内注射或静脉滴注。小儿首剂 10 mg/kg，继以每 12 小时 7.5 mg/kg，或每 24 小时 15 mg/kg。

【剂型与规格】

注射剂：（1）0.1 g；（2）0.2 g。

【临床用药指导】

1．用药时间及要求　肌内注射或静脉滴注。

2．用药禁忌　对阿米卡星或其他氨基糖苷类过敏的患者禁用。

3．药物相互作用　参考链霉素。

4．不良反应　患者可发生听力减退、耳鸣或耳部饱满感；少数患者亦可发生眩晕、步履不稳等症状。听力减退一般于停药后症状不再加重，但个别患者在停药后可能继续发展至耳聋。本品有一定肾毒性，患者可出现血尿，排尿次数减少或尿量减少，血尿素氮、血肌酐值增高等。大多系可逆性，停药后即见减轻，但亦有个别报道出现肾衰竭。软弱无力、嗜睡、呼吸困难等神经肌肉阻滞作用少见。其他不良反应有头痛、麻木、针刺感、震颤、抽搐、关节痛、药物热、嗜酸性粒细胞增多、肝功能异常、视物模糊等。

5．其他用药注意事项　可有交叉过敏，即对一种氨基糖苷类过敏的患者可能对其他氨基糖苷类药物也过敏。在用药过程中应注意进行听力及肾功能检查。

妥布霉素
Tobramycin

【商品名或别名】

硫酸妥布拉霉素、艾诺、托百士。

【临床应用】

本品的眼用制剂适用于外眼及附属器敏感菌株感染的局部抗感染治疗。应用妥布霉素时，应注意观察细菌感染的控制情况。

【用法与用量】

眼膏：轻度及中度感染的患者，每日 2～3 次。

滴眼液：轻、中度外眼感染，每次 1～2 滴，每 4 小时 1 次；重度感染，每次 2 滴，每小时 1 次。

注射液：肌内注射或静脉注射，早产儿或出生 0～7 日新生儿，每次 2 mg/kg，每 12～24 小时 1 次；其他小儿，每次 2 mg/kg，每 8 小时 1 次。

【剂型与规格】

注射剂：80 mg。

眼膏剂：0.3%。

滴眼液：5 ml（15 mg）。

【临床用药指导】

1．用药时间及要求

（1）眼膏：每次取约 1.5cm 长的药膏涂入患眼，病情缓解后减量。

（2）滴眼液：滴于眼睑内。

（3）注射剂：肌内注射或静脉滴注。

2．用药禁忌　对本品或其他氨基糖苷类过敏者、本人或家族中有人因使用链霉素引起耳聋或其他耳聋者禁用。肾衰竭者禁用。

3．药物相互作用　参考链霉素。

4．不良反应　发生率较多者有听力减退、耳鸣或耳部饱满感（耳毒性），血尿、排尿次数显著减少或尿量减少、食欲减退、极度口渴（肾毒性），步履不稳、眩晕（耳毒性、影响前庭、肾毒性）。发生率较低者有呼吸困难、嗜睡、极度软弱无力（神经肌肉阻滞或肾毒性）。本品引起肾功能减退的发生率较庆大霉素低。

5．其他用药注意事项　可有交叉过敏，即对一种氨基糖苷类过敏的患者可能对其他氨基糖苷类药物也过敏。在用药过程中应注意进行听力及肾功能检查。眼用制剂在启用后最多可使用 4 周。

奈替米星
Netilmicin

【商品名或别名】

乙基紫苏霉素、乙基西梭霉素、力确星。

【临床应用】

本品适用于敏感细菌所引起的包括新生儿、婴儿、儿童等各年龄段患者在内的严重或危及生命的细菌感染性疾病的短期治疗。包括：复杂性尿路感染、败血症、皮肤软组织感染、腹腔内感染、下呼吸道感染。

【用法与用量】

出生 6 周以内的婴儿：每日用药总量为 4.0～6.5 mg/kg，每 12 小时 1 次，每次用量为 2.0～2.5mg/kg。对于出生 6 周以上婴儿至 12 岁的儿童：每日用药总量为 5.5～8.0 mg/kg，可以每 8 小时 1 次，每次用量 1.8～2.7 mg/kg；也可以每 12 小时 1 次，每次用量为 2.7～4.0 mg/kg。

【剂型与规格】

注射剂：（1）50 mg；（2）100 mg；（3）150 mg。

【临床用药指导】

1．用药时间及要求　肌内注射或静脉滴注。

2．用药禁忌　对奈替米星或任何一种氨基糖苷类抗生素有过敏或严重毒性反应者禁用。

3．药物相互作用　避免与其他氨基糖苷类抗生素、万古霉素、多黏菌素、强利尿剂、神经肌肉接头阻滞剂等肾毒性和神经毒性药物同用。

4．不良反应　肾毒性，可表现为血清肌酐值上升，并可能伴随尿量减少；尿中出现肾小管管型细胞或蛋白质；血尿素氮值上升或肌酐清除率下降。神经毒性，与奈替米星相关的主观听力丧失大约每250人中发生1例，与奈替米星相关的前庭异常在每150人中发生1例。可能会发生由神经肌肉阻滞后引起的急性肌肉麻痹和呼吸暂停。

5．其他用药注意事项　在用药过程中应注意进行听力及肾功能检查。疗程一般不宜超过14日，以减少耳、肾毒性的发生。

六、四环素类

四环素
Tetracycline

【商品名或别名】

盐酸四环素、四环素碱。

【临床应用】

本品为抑菌性广谱抗生素，现主要用于立克次体病、布病、淋巴肉芽肿、支原体肺炎、螺旋体病、衣原体病，也可以用于敏感的革兰氏阳性球菌或革兰氏阴性杆菌所引起的轻症感染。

【用法与用量】

口服，8岁以上小儿常用量为每次6.25～12.5 mg/kg，每6小时1次。

【剂型与规格】

片剂：（1）0.125 g；（2）0.25 g。

胶囊剂：每粒0.25 g。

【临床用药指导】

1．用药时间及要求　本品宜空腹口服，即餐前1小时或餐后2小时服用，以避免食物对吸收的影响。应用本品时应饮用足量（约240 ml）水，避免食管溃疡和减少胃肠道刺激症状。

2．用药禁忌　8岁以下儿童禁用，妊娠期禁用，对四环素类药物过敏者禁用。

3．药物相互作用　含钙、镁、铁等金属离子的药物，可与本品形成不溶性络合物，使本品吸收减少。与制酸药如碳酸氢钠同用时，由于胃内pH增高，可使本品吸收减少，活性减低，故服用本品后1～3小时内不应服用制酸药。与其他肝毒性药物（如抗肿瘤化疗药物）合用时可加重肝损害。

4．不良反应　胃肠道症状如恶心、呕吐、上腹不适、腹胀、腹泻等；沉积于牙齿，导致牙釉质发育不良；本品可致肝毒性，通常为脂肪肝变性，妊娠期妇女、原有肾功能损害的患者易发生肝毒性，但肝毒性亦可发生于并无上述情况的患者。

5．其他用药注意事项　长期用药期间应定期随访检查血常规以及肝、肾功能。

多西环素
Doxycycline

【商品名或别名】

盐酸强力霉素、脱氧土霉素。

【临床应用】

抗菌谱与四环素基本相同。临床主要用于敏感的革兰氏阳性球菌和革兰氏阴性杆菌所致的上呼吸道感染、扁桃体炎、胆道感染、淋巴结炎、蜂窝织炎等，也用于斑疹伤寒、恙虫病、支原体肺炎等。尚可用于治疗霍乱，也可用于预防恶性疟疾和钩端螺旋体感染。

【用法与用量】

口服，8岁以上小儿第一日2.2 mg/kg，每12小时1次，继以2.2～4.4 mg/kg，每日1次，或2.2 mg/kg，每12小时1次。体重超过45 kg的小儿用量同成人。

【剂型与规格】

片剂：（1）0.05 g；（2）0.1 g。

【临床用药指导】

1．用药时间及要求　饭后服用可减轻胃肠道不良反应。

2．用药禁忌　有四环素类药物过敏史者禁用。8岁以下儿童禁用。

3．药物相互作用　本品可抑制血浆凝血酶原的活性，所以接受抗凝治疗的患者需要调整抗凝药的剂量。巴比妥类、苯妥英钠或卡马西平与本品同用时，上述药物可由于诱导微粒体酶的活性致多西环素血药浓度降低，因此须调整多西环素的剂量。

4．不良反应　本品口服可引起恶心、呕吐、腹痛、腹泻等胃肠道反应。偶有食管炎和食管溃疡的报道，多发生于服药后立即卧床的患者。脂肪肝变性患者和妊娠期妇女容易发生肝毒性。可引起斑丘疹和红斑，少数患者可有荨麻疹、血管神经性水肿、过敏性紫癜。

5．其他用药注意事项　长期服用可引起二重感染与肝损害。长期用药时应定期随访检查血常规以及肝功能。肾功能减退患者可应用本品，不必调整剂量，应用本品时通常不会引起血尿素氮的升高。

米诺环素
Minocycline

【商品名或别名】

二甲胺四环素、美满霉素、派丽奥。

【临床应用】

用于衣原体感染、立克次体病、支原体肺炎、回归热等及耐其他四环素类细菌所致泌尿系统、呼吸系统、皮肤软组织感染以及胆囊炎、淋病等。亦用于类风湿关节炎。

【用法与用量】

儿童（8 岁以上）每日 2～4 mg/kg，1～2 次/日，首剂加倍。

【剂型与规格】

片剂：每片 0.1 g。

【临床用药指导】

1. 用药时间及要求　饭后服用可减轻胃肠道不良反应。

2. 用药禁忌　有四环素类药物过敏史者禁用。8 岁以下儿童禁用。

3. 药物相互作用　避免与抗酸药、钙盐、铁盐等同服。因此类离子能与四环素类药物络合而阻滞其吸收。牛奶也有类似作用。能抑制肠道菌群，使甾体避孕药的肠肝循环受阻，妨碍避孕效果。

4. 不良反应　具有前庭毒性，可出现头晕、平衡失调、耳鸣等症。其他诸如胃肠道等不良反应与盐酸四环素类似。另有致肝炎和关节炎的报道。

5. 其他用药注意事项　肝、肾功能障碍患者慎用。

七、酰胺醇类

氯霉素
Chloramphenicol

【商品名或别名】

氯胺苯醇。

【临床应用】

临床主要用于伤寒、副伤寒和其他沙门菌属、脆弱拟杆菌等所致的感染。与氨苄西林合用治疗流感嗜血杆菌脑膜炎。青霉素过敏患者的肺炎链球菌、脑膜炎奈瑟菌性脑膜炎、敏感的革兰氏阴性杆菌脑膜炎，可选用本品。外用可用于治疗沙眼或化脓菌感染等。

【用法与用量】

滴眼液：滴于眼睑内，一次 1～2 滴，每日 3～5 次。

片剂：口服，小儿每日 25～50 mg/kg，分 3～4 次服用；新生儿每日不超过 25 mg/kg，分 4 次服用。

注射剂：稀释后静脉滴注，用药剂量参考片剂。

【剂型与规格】

滴眼液：8 ml（20 mg）。

片剂：0.25 g。

注射剂：2 ml（0.25 g）。

【临床用药指导】

1. 用药时间及要求　滴眼液滴于眼睑内。片剂口服时应饮用足量水分，空腹服用，即于餐前 1 小时或餐后 2 小时服用，以期达到有效血药浓度。

2. 用药禁忌　对本品过敏者禁用。

3. 药物相互作用　与林可霉素类或红霉素类等大环内酯类抗生素合用可发生拮抗作用，因此不宜联合应用。苯巴比妥、利福平等肝药酶诱导剂与本品合用时，可增强本品的代谢，使其血药浓度降低。氯霉素可拮抗维生素 B$_6$、维生素 B$_{12}$ 的药物作用。与降糖药合用时，可增强其降糖作用，故需调整该类药物剂量。与抗癫痫药（乙内酰脲类）合用，可使该类药物的作用增强或毒性增加，故与氯霉素同用时须调整此类药物剂量。与某些骨髓抑制药同用时，可增强骨髓抑制作用，如抗肿瘤药物、秋水仙碱、羟基保泰松、保泰松和青霉胺等，同时进行放射治疗时，亦可增强骨髓抑制作用，须调整骨髓抑制剂或放射治疗的剂量。

4. 不良反应　对造血系统的毒性反应是氯霉素最严重的不良反应，可表现为贫血，并可伴白细胞和血小板减少、再生障碍性贫血等。溶血性贫血，可发生在某些先天性葡萄糖 -6- 磷酸脱氢酶不足的患者。灰婴综合征，临床表现为腹胀、呕吐、进行性苍白、发绀、微循环障碍，体温不升、呼吸不规则。常发生在早产儿或新生儿应用大剂量氯霉素（每日超过 25 mg/kg）时，类似表现亦可发生在较大儿童应用更大剂量（每日约 100 mg/kg）时。及早停药，尚可完全恢复。此外，还有消化道反应、周围神经炎和视神经炎、出血倾向、二重感染等不良反应，过敏反应较少见，一般较轻，停药后可好转。滴眼液可有眼部刺激、过敏反应等。

5. 其他用药注意事项　新生儿不宜应用本品，因易发生灰婴综合征，如有指征必须应用本品时应在监测血药浓度条件下使用。大剂量长期使用（超过 3 个月）可引起视神经炎或视神经乳头炎（特别是小儿）。长期应用本品的患者，应事先做眼部检查，并密切注意患者的视功能和视神经炎的症状，一旦出现即停药。同时服用维生素 C 和 B 族维生素。由于可能发生不可逆性骨髓抑制，本品应避免重复疗程使用。肝、肾功能损害患者宜避免使用本品，如必须使用时须减量应用并进行血药浓度监测。

八、大环内酯类

红霉素
Erythromycin

【商品名或别名】
新红康。

【临床应用】
可作为青霉素过敏患者治疗下列感染的替代用药：溶血性链球菌、肺炎链球菌等所致的急性扁桃体炎、急性咽炎、鼻窦炎；溶血性链球菌所致猩红热、蜂窝织炎；白喉及白喉带菌者；气性坏疽、炭疽、破伤风；放线菌病；梅毒；李斯特菌病等。军团菌病。肺炎支原体肺炎。肺炎衣原体肺炎。衣原体属、支原体属所致泌尿生殖系统感染。沙眼衣原体结膜炎。淋病奈瑟菌感染。厌氧菌所致口腔感染。空肠弯曲菌肠炎。百日咳。眼膏可用于沙眼、结膜炎、睑缘炎及眼外部感染。软膏可用于脓疱疮等化脓性皮肤病、小面积烧伤、溃疡面的感染和寻常痤疮。

【用法与用量】
口服：小儿每日 30 ～ 50 mg/kg，分 3 ～ 4 次服用。
静脉滴注：小儿每日 20 ～ 30 mg/kg，分 2 ～ 3 次。
眼膏：涂于眼睑内，每日 2 ～ 3 次。
软膏：可局部外用，取本品适量，涂于患处，每日 2 次。

【剂型与规格】
片剂（肠溶）：(1) 0.125 g；(2) 0.25 g。
注射用乳糖酸红霉素：(1) 0.25 g；(2) 0.3 g。
软膏：1%。
眼膏：0.5%。

【临床用药指导】
1. 用药时间及要求　肠溶片应整片吞服，否则受胃酸破坏而效果降低，幼儿可服用对酸稳定的酯化红霉素。静脉滴注宜缓慢，因易引起静脉炎。眼膏最后一次宜在睡前使用。

2. 用药禁忌　对本药或其他大环内酯类药过敏者禁用。

3. 药物相互作用　与氯霉素及林可霉素有拮抗作用，不推荐同时使用。可抑制卡马西平和丙戊酸钠等抗癫痫药物的代谢，导致其血药浓度增高而发生毒性反应。与芬太尼合用可抑制后者的代谢，延长其作用时间。与阿司咪唑或特非那定等抗组胺药合用可增加心脏毒性，与环孢素合用可使后者血药浓度增加而产生肾毒性。除二羟丙茶碱外，与黄嘌呤类药物同时使用可使氨茶碱的肝清除减少，导致血清氨茶碱浓度升高和（或）毒性反应增加。与其他肝毒性药物合用可能增强肝毒

性。大剂量本品与耳毒性药物合用，尤其肾功能减退患者可能增加耳毒性。本品可阻碍性激素类的肠肝循环，与口服避孕药合用可使之降效。

4. 不良反应　胃肠道反应有腹泻、恶心、呕吐、中上腹痛、口舌疼痛、食欲减退等，其发生率与剂量大小有关。肝毒性少见，可有乏力、发热及肝功能异常，偶见黄疸等。大剂量应用时，尤其肝、肾疾病患者，可能引起听力减退，主要与血药浓度过高有关，停药后大多可恢复。过敏反应表现为药物热、皮疹、嗜酸性粒细胞增多等，发生率 0.5% ～ 1%。偶有心律失常，口腔或阴道假丝酵母菌（念珠菌）感染。外用眼膏偶见眼睛疼痛，视力改变，持续性发红或刺激感等过敏反应。

5. 其他用药注意事项　溶血性链球菌感染用本品治疗时，至少需持续 10 日，以防止急性风湿热的发生。肾功能减退患者一般无需减少用量，但严重肾功能损害者本品的剂量应适当减少。肝病患者本品的剂量应适当减少。用药期间定期随访肝功能。患者对一种红霉素制剂过敏或不能承受时，对其他红霉素制剂也可能过敏或不能承受。用药部位如有烧灼感、瘙痒、红肿等情况应停药，并将局部药物洗净。

罗红霉素
Roxithromycin

【商品名或别名】
罗力得、罗迈欣、欣美罗、严迪。

【临床应用】
本品适用于化脓性链球菌引起的咽炎及扁桃体炎，敏感菌所致的鼻窦炎、中耳炎、急性支气管炎、慢性支气管炎急性发作，肺炎支原体或肺炎衣原体所致的肺炎；沙眼衣原体引起的尿道炎和宫颈炎；敏感细菌引起的皮肤软组织感染。

【用法与用量】
口服，儿童每次 2.5 ～ 5 mg/kg，每日 2 次。

【剂型与规格】
片剂：(1) 100 mg；(2) 250 mg；(3) 300 mg。

【临床用药指导】
1. 用药时间及要求　餐前空腹服用有利于吸收及提高疗效。

2. 用药禁忌　对本品、红霉素或其他大环内酯类药物过敏者禁用。

3. 药物相互作用　不可与麦角胺、双氢麦角碱、溴隐亭、特非那定、酮康唑及西沙必利配伍。对氨茶碱的代谢影响小，对卡马西平、华法林、雷尼替丁及其他制酸药基本无影响。

4. 不良反应　主要不良反应为腹痛、腹泻、恶心、呕吐等胃肠道反应，但发生率明显低于红霉素。偶见

皮疹、皮肤瘙痒、头晕、头痛、肝功能异常（ALT 及 AST 升高）、外周血细胞下降等。

5. 其他用药注意事项　肝功能不全者慎用。严重肝硬化患者的血药消除半衰期延长至正常水平 2 倍以上。轻度肾功能不全者不需作剂量调整，严重肾功能不全者给药时间延长一倍。本品与红霉素存在交叉耐药性。

克拉霉素
Clarithromycin

【商品名或别名】

甲红霉素、克拉仙、甲力、卡斯迈欣。

【临床应用】

用于克拉霉素敏感菌所引起的下列感染：鼻咽感染：扁桃体炎、咽炎、鼻窦炎；下呼吸道感染：急性支气管炎、慢性支气管炎急性发作和肺炎；皮肤软组织感染：脓疱病、丹毒、毛囊炎、疖和伤口感染；急性中耳炎、肺炎支原体肺炎、沙眼衣原体引起的尿道炎及宫颈炎等。也用于军团菌感染，或与其他药物联合用于鸟分枝杆菌感染、幽门螺杆菌感染的治疗。

【用法与用量】

口服，6 个月以上的儿童一次 7.5 mg/kg，每 12 小时 1 次。或按以下方法给药：体重 8 ~ 11 kg，一次 62.5 mg；体重 12 ~ 19 kg，一次 0.125 g；体重 20 ~ 29 kg，一次 0.1875 g；体重 30 ~ 40 kg，一次 0.25 g；均为每 12 小时 1 次。根据感染的严重程度应连续服用 5 ~ 10 日。

【剂型与规格】

片剂：（1）250 mg；（2）500 mg。

【临床用药指导】

1. 用药时间及要求　本品可空腹口服，也可与食物或牛奶同服，与食物同服不影响其吸收。

2. 用药禁忌　对本品或大环内酯类药物过敏者禁用。孕妇、哺乳期妇女禁用。严重肝功能损害者、水电解质紊乱患者、服用特非那定治疗者禁用。某些心脏病（包括心律失常、心动过缓、Q-T 间期延长、缺血性心脏病、充血性心力衰竭等）患者禁用。

3. 药物相互作用　本品可轻度升高卡马西平的血药浓度，两者合用时需对后者做血药浓度监测。本品对氨茶碱、茶碱的体内代谢略有影响，一般不需要调整后者的剂量，但氨茶碱、茶碱应用剂量偏大时需监测血药浓度。与其他大环内酯类抗生素相似，本品会升高需要经过细胞色素 P450 系统代谢的药物的血清浓度（如阿司咪唑、华法林、麦角生物碱、三唑仑、咪达唑仑、环孢素、奥美拉唑、雷尼替丁、苯妥英钠、溴隐亭、阿芬他尼、海索比妥、丙吡胺、洛伐他汀、他克莫司等）。与 H MG-CoA 还原酶抑制药（如洛伐他汀和辛伐他汀）合用，极少有横纹肌溶解的报道。与西沙必利、匹莫齐特合用会升高后者血浓度，导致 Q-T 间期延长，心律失常如室性心动过速、心室颤动和充血性心力衰竭。与阿司咪唑合用会导致 Q-T 间期延长，但无任何临床症状。大环内酯类抗生素能改变特非那定的代谢而升高其血浓度，导致心律失常如室性心动过速、心室颤动和充血性心力衰竭。与地高辛合用会引起地高辛血浓度升高，应进行血药浓度监测。与利托那韦合用，本品代谢会明显被抑制，故本品每天剂量大于 1 g 时，不应与利托那韦合用。与氟康唑合用会增加本品血浓度。

4. 不良反应　主要有口腔异味（3%），腹痛、腹泻、恶心、呕吐等胃肠道反应（2% ~ 3%），头痛（2%），血清转氨酶短暂升高。可能发生过敏反应，轻者为药疹、荨麻疹，重者为过敏及 Stevens-Johnson 症。偶见肝毒性、艰难梭菌引起的假膜性肠炎。

5. 其他用药注意事项　肝功能损害、中度至严重肾功能损害者慎用。本品与红霉素及其他大环内酯类药物之间有交叉过敏和交叉耐药性。为预防抗生素耐药，指南不推荐使用克拉霉素作为常用抗生素 [1]。

阿奇霉素
Azithromycin

【商品名或别名】

希舒美、泰力特、芙奇星、丽珠奇乐。

【临床应用】

化脓性链球菌引起的急性咽炎、急性扁桃体炎。敏感细菌引起的鼻窦炎、急性中耳炎、急性支气管炎、慢性支气管炎急性发作。肺炎链球菌、流感嗜血杆菌以及肺炎支原体所致的肺炎。沙眼衣原体及非多种耐药淋病奈瑟菌所致的尿道炎和宫颈炎。敏感细菌引起的皮肤软组织感染。

【用法与用量】

口服，治疗中耳炎、肺炎，第 1 日，10 mg/kg 顿服（每日最大量不超过 0.5 g），第 2 ~ 5 日，每日 5 mg/kg 顿服（每日最大量不超过 0.25 g）。治疗小儿咽炎、扁桃体炎，每日 12 mg/kg 顿服（每日最大量不超过 0.5 g），连用 5 日。

【剂型与规格】

片剂：（1）250 mg；（2）500 mg。

粉针剂：500 mg。

【临床用药指导】

1. 用药时间及要求　片剂宜空腹口服；注射剂不宜肌内注射。

2. 用药禁忌　对阿奇霉素、红霉素或其他任何一种大环内酯类药物过敏者禁用。

3. 药物相互作用　含铝和镁的制酸剂会降低阿奇霉素的血清峰浓度（即吸收速率），但不影响口服阿奇霉素后的药时曲线下面积（即吸收程度）。服用西咪替丁（800 mg）2小时后服用阿奇霉素，对于后者的吸收无影响。已知大环内酯类药物与茶碱合用可使茶碱的血药浓度升高，为慎重起见，阿奇霉素与茶碱合用时应注意监测茶碱的血药浓度。口服阿奇霉素后对华法林单剂给药后所致的凝血酶原时间变化无影响。但为慎重起见，阿奇霉素与华法林合用时，须注意监测凝血酶原时间。临床上阿奇霉素与华法林合用可增强后者的抗凝作用。

4．不良反应　本品一般耐受性良好，不良反应发生率较低，多为轻到中度可逆性反应。常见不良反应有：胃肠道反应：腹泻、恶心、厌食、腹痛、稀便、呕吐等；皮肤反应：皮疹、瘙痒等；其他反应：如阴道炎、头晕或呼吸困难等。

5．其他用药注意事项　由于肝胆系统是阿奇霉素排泄的主要途径，肝功能不全者慎用，严重肝病患者不应使用。用药期间定期随访肝功能。为预防抗生素耐药，指南不推荐使用阿奇霉素作为常用抗生素[2]。

九、糖肽类

去甲万古霉素

Norvancomycin

【商品名或别名】

万迅。

【临床应用】

本品限用于耐甲氧西林的金黄色葡萄球菌（MRSA）所致的系统感染和难辨梭状芽孢杆菌所致的肠道感染和系统感染；青霉素过敏者不能采用青霉素类或头孢菌素类，或经上述抗生素治疗无效的严重葡萄球菌感染患者，可选用去甲万古霉素。

【用法与用量】

小儿每日16～24 mg/kg，分2次静脉滴注。

【剂型与规格】

注射剂：0.4 g（40万单位）。

【临床用药指导】

1．用药时间及要求　临用前加注射用水适量使溶解。静脉缓慢滴注。

2．用药禁忌　对万古霉素类抗生素过敏者。小儿、肝肾功能损害患者慎用。

3．药物相互作用　氨基糖苷类、阿司匹林、其他水杨酸盐、杆菌肽（注射）、布美他尼注射剂、卷曲霉素、卡莫司汀、顺铂、环孢素、依他尼酸注射剂、呋塞米注射剂、链佐星、巴龙霉素及多黏菌素类等药物与去甲万古霉素合用或先后使用，可增加耳毒性和（或）肾毒性的潜在可能。与碱性溶液有配伍禁忌，遇重金属可

发生沉淀。

4．不良反应　听力减退、耳鸣或耳部饱满感（耳毒性）、血尿、呼吸困难、嗜睡、尿量或排尿次数显著增多或减少、食欲减退、恶心或呕吐、异常口渴、虚弱（肾毒性）等。"红颈综合征"多见于快速大剂量静脉滴注后，症状有食欲不佳、寒战或发热、晕厥、瘙痒、恶心或呕吐、心率加快、皮疹或面红；颈根、上身、背、臂等处发红或麻刺感（释放组胺）。静脉滴注时，药液外漏可引起剧痛和组织坏死。

5．其他用药注意事项　本品不可肌内注射，也不宜静脉推注。静脉滴注不宜速度过快，静脉滴注所用静脉需轮换使用。

万古霉素

Vancomycin

【商品名或别名】

稳可信、来可信、方刻林。

【临床应用】

本品适用于耐甲氧西林金黄色葡萄球菌及其他细菌所致的感染：败血症、感染性心内膜炎、骨髓炎、关节炎、灼伤、手术创伤等浅表性继发感染、肺炎、肺脓肿、脓胸、腹膜炎、脑膜炎。

【用法与用量】

儿童、婴儿每天40 mg/kg，分2～4次静脉滴注，每次静脉滴注在60分钟以上。新生儿每次给药量10～15 mg/kg，出生1周内的新生儿每12小时给药1次，出生1周至1个月新生儿每8小时给药1次，每次静脉滴注在60分钟以上。

【剂型与规格】

注射剂：(1) 0.5 g；(2) 1 g。

【临床用药指导】

1．用药时间及要求　0.5 g本品加入10 ml注射用水溶解，再以至少100 ml生理盐水或5%葡萄糖注射液稀释，静脉滴注时间应在60分钟以上。

2．用药禁忌　对本品有既往过敏性休克史的患者禁用。小儿、肝肾功能损害患者慎用。

3．药物相互作用　同去甲万古霉素。

4．不良反应　可出现皮疹、恶心、静脉炎等。本品也可引致耳鸣、听力减退，肾功能损害。个别患者尚可发生一过性外周血白细胞降低、血清转氨酶升高等。快速注射可出现类过敏反应、血压降低，甚至心搏骤停，以及喘鸣、呼吸困难、皮疹、上部躯体发红（红颈综合征）、胸背部肌肉痉挛等。

5．其他用药注意事项　用药期间可通过监测血药浓度来判断疗效与毒性[3]。

十、其他类

替考拉宁
Teicoplanin

【商品名或别名】

壁霉素、肽可霉素、他格适。

【临床应用】

本品可用于治疗各种严重的革兰氏阳性菌感染，包括不能用青霉素类和头孢菌素类其他抗生素者。本品可用于不能用青霉素类及头孢菌素类抗生素治疗或用上述抗生素治疗失败的严重葡萄球菌感染，或对其他抗生素耐药的葡萄球菌感染。

【用法与用量】

新生儿和 2 月龄以下婴儿：负荷剂量为单次 16 mg/kg，第一天静脉滴注。维持剂量为单次 8 mg/kg，每天 1 次静脉滴注。儿童（2 月龄～ 12 岁）：负荷剂量为每 12 小时按 10 mg/kg 单次静脉给药，重复给药 3 次。维持剂量为按 6 ～ 10 mg/kg 单次静脉给药，每天 1 次。

【剂型与规格】

注射剂：（1）200 mg；（2）400 mg。

【临床用药指导】

1．用药时间及要求　可通过静脉注射或肌内注射给药。可通过 3 ～ 5 分钟推注或 30 分钟输液进行静脉注射给药。新生儿应采用静脉滴注给药。

2．用药禁忌　对替考拉宁或任何辅料过敏者禁用本品。

3．药物相互作用　替考拉宁和氨基糖苷类药物溶液存在配伍禁忌，不能混合注射；但是，二者在透析液中可以配伍，治疗持续不卧床腹膜透析相关腹膜炎时可以自由配伍使用。替考拉宁治疗的同时或序贯服用其他已知有肾毒性或耳毒性药物时应谨慎。

4．不良反应　①局部反应：红斑、局部疼痛、血栓性静脉炎，可能会引起肌内注射部位脓肿。②变态反应：皮疹、瘙痒、发热、僵直、支气管痉挛、过敏反应、过敏性休克、荨麻疹、血管神经性水肿，极少报告发生剥脱性皮炎、中毒性表皮溶解坏死、多形性红斑，包括 Stevents-Johnson 综合征。③胃肠道症状：恶心、呕吐、腹泻。④血液学：罕见可逆的粒细胞缺乏、白细胞减少、中性粒细胞减少、血小板减少、嗜酸性粒细胞增多。⑤肝功能：血清转氨酶和（或）血清碱性磷酸酶增高。⑥肾功能：血清肌酐升高、肾衰竭。⑦中枢神经系统：头晕、头痛，心室内注射时癫痫发作。⑧听觉及前庭功能：听力丧失、耳鸣和前庭功能紊乱。

5．其他用药注意事项　与万古霉素可能有交叉过敏反应，故对万古霉素过敏者慎用。

林可霉素
Lincomycin

【商品名或别名】

洁霉素、林肯霉素。

【临床应用】

本品适用于敏感葡萄球菌属、链球菌属、肺炎链球菌及厌氧菌所致的呼吸道感染、皮肤软组织感染、女性生殖道感染和盆腔感染及腹腔感染等，后两种病种可根据情况单用本品或与其他抗菌药联合应用。

【用法与用量】

口服：小儿每日 30 ～ 60 mg/kg，分 3 ～ 4 次给予。

肌内注射：小儿每日 10 ～ 20 mg/kg，分次注射。

静脉滴注：小儿每日 10 ～ 20 mg/kg。婴儿小于 4 周者不用。

【剂型与规格】

片（胶囊）剂：（1）250 mg；（2）500 mg。

注射剂：（1）200 mg；（2）600 mg。

【临床用药指导】

1．用药时间及要求　本品口服制剂宜空腹服用。注意：静脉滴注时每 0.6 g 溶于不少于 100 ml 的溶液中，滴注时间不少于 1 小时。

2．用药禁忌　对林可霉素和克林霉素有过敏史的患者禁用。

3．药物相互作用　可增强吸入性麻醉药的神经肌肉阻断现象，导致骨骼肌软弱和呼吸抑制或麻痹（呼吸暂停），在手术中或术后合用时应注意。本品有神经肌肉阻断作用，与抗肌无力药物合用时，可导致后者作用效果减弱，应予调整剂量。本品可增强神经肌肉阻断药的作用，二者应避免合用。与氯霉素、红霉素有拮抗作用，不宜合用。不宜与抗蠕动止泻药合用，因可使结肠内毒素延迟排出。

4．不良反应　①胃肠道反应：恶心、呕吐、腹痛、腹泻等症状；严重者有腹绞痛、腹部压痛、严重腹泻（水样或脓血样），伴发热、异常口渴和疲乏（假膜性肠炎）；腹泻、肠炎和假膜性肠炎可发生在用药初期，也可发生在停药后数周。②血液系统：偶可发生白细胞减少、中性粒细胞减低和血小板减少，再生障碍性贫血罕见。③过敏反应：可见皮疹、瘙痒等，偶见荨麻疹、血管神经性水肿和血清病反应等，罕有表皮脱落、大疱性皮炎、多形红斑和 Stevents-Johnson 综合征的报道。

5．其他用药注意事项　对本品过敏时有可能对克林霉素类也过敏。肝功能减退、肾功能严重减退、肠道疾病或有既往史者慎用。

克林霉素
Clindamycin

【商品名或别名】

氯洁霉素、氯林霉素、力派、可尔生、克林美。

【临床应用】

本品适用于链球菌属、葡萄球菌属及厌氧菌（包括脆弱拟杆菌、产气荚膜杆菌、放线菌等）所致的中、重度感染，如吸入性肺炎、脓胸、肺脓肿、骨髓炎、腹腔感染、盆腔感染及败血症等。

【用法与用量】

盐酸盐口服：小儿每日 10 ～ 20 mg/kg，分 3 ～ 4 次给予。棕榈酸酯盐酸盐口服：小儿每日 8 ～ 12 mg/kg，病情极严重时可增加至 20 ～ 25 mg/kg，分 3 ～ 4 次给予；10 kg 以下婴儿可按每日 8 ～ 12 mg/kg，分 3 次给予。

磷酸酯（注射剂）：4 周及以上小儿，重症感染每日 15 ～ 25 mg/kg；极严重感染可按每日 25 ～ 40 mg/kg，均分 3 ～ 4 次应用。

【剂型与规格】

胶囊：（1）75 mg；（2）150 mg。

注射剂：（1）150 mg；（2）300 mg；（3）600 mg。

【临床用药指导】

1. 用药时间及要求　本品肌内注射的用量 1 次不能超过 600 mg，超过此剂量应改为静脉给药。静脉给药速度不宜过快，600 mg 的本品应加入不少于 100 ml 的输液中，至少滴注 20 分钟。1 小时输入的药量不能超过 1200 mg。

2. 用药禁忌　对林可霉素和克林霉素有过敏史的患者禁用。含有苯甲醇的注射剂，禁止用于儿童肌内注射。

3. 药物相互作用　可增强吸入性麻醉药的神经肌肉阻断现象，导致骨骼肌软弱和呼吸抑制或麻痹（呼吸暂停），在手术中或术后合用时应注意。与阿片类镇痛药合用时，本品的呼吸抑制作用与阿片类的中枢呼吸抑制作用可因相加而有导致呼吸抑制延长或引起呼吸麻痹（呼吸暂停）的可能，故必须对患者进行密切观察或监护。

4. 不良反应　胃肠道反应：常见恶心、呕吐、腹痛、腹泻等；严重者有腹绞痛、腹部压痛、严重腹泻（水样或脓血样），伴发热、异常口渴和疲乏（假膜性肠炎）。腹泻、肠炎和假膜性肠炎可发生在用药初期，也可发生在停药后数周。血液系统：偶可发生白细胞减少、中性粒细胞减少、嗜酸性粒细胞增多和血小板减少等；罕见再生障碍性贫血。过敏反应：可见皮疹、瘙痒等，偶见荨麻疹、血管神经性水肿和血清病反应等；罕见剥脱性皮炎、大疱性皮炎、多形性红斑和 Steven-Johnson 综合征。肝、肾功能异常，如血清转氨酶升高、黄疸等。静脉滴注可能引起静脉炎；肌内注射局部可能出现疼痛、硬结和无菌性脓肿。其他：耳鸣、眩晕、假丝酵母菌（念珠菌）感染等。

5. 其他用药注意事项　对本品过敏者有可能对克林霉素类也过敏。

磷霉素
Fosfomycin

【商品名或别名】

复美欣、美乐力。

【临床应用】

本品用于敏感菌所致的呼吸道感染、尿路感染、皮肤软组织感染等。也可与其他抗生素联合应用治疗由敏感菌所致重症感染如败血症、腹膜炎、骨髓炎等。

【用法与用量】

口服磷霉素钙：儿童每日 50 ～ 100 mg/kg，分 3 ～ 4 次服用。

静脉注射磷霉素钠：儿童每日 100 ～ 300 mg/kg，分 2 ～ 4 次给予。

【剂型与规格】

胶囊：（1）100 mg；（2）200 mg；（3）500 mg。

注射剂：（1）1 g；（2）4 g。

【临床用药指导】

1. 用药时间及要求　静脉滴注时，先用灭菌注射用水适量溶解，再加至 250 ～ 500 ml 5% 葡萄糖注射液或 0.9% 氯化钠注射液中稀释后静脉滴注。

2. 用药禁忌　对本品过敏患者禁用。

3. 药物相互作用　与 β-内酰胺类抗生素合用对金黄色葡萄球菌（包括甲氧西林耐药的金黄色葡萄球菌）、铜绿假单胞菌具有协同作用。与氨基糖苷类抗生素合用时具有协同作用。本品的体外抗菌活性易受培养基中葡萄糖和（或）磷酸盐的干扰而减弱，加入少量葡萄糖-6-磷酸盐则可增强本品的作用。

4. 不良反应　主要为轻度，表现为胃肠道反应，如恶心、食欲缺乏、中上腹不适、稀便或轻度腹泻，一般不影响继续用药。偶可发生皮疹、嗜酸性粒细胞增多、周围血象红细胞、血小板一过性降低、白细胞降低、血清转氨酶一过性升高、头晕、头痛等反应。注射部位静脉炎。极个别患者可能出现休克。

5. 其他用药注意事项　本品静脉滴注速度宜缓慢，每次静脉滴注时间应在 1 ～ 2 小时以上。本品在体外对二磷腺苷（ADP）介导的血小板凝集有抑制作用，剂量加大时更为显著，但临床应用中尚未见引起出血的报道。

利福昔明
Rifaximin

【商品名或别名】

欧克双、利福西亚胺、莱利青、威利宁。

【临床应用】

对利福昔明敏感的病原菌引起的肠道感染，包括急性和慢性肠道感染、腹泻综合征、夏季腹泻、旅行者腹泻和小肠结膜炎等。

【用法与用量】

口服，6～12 岁儿童每次 0.1～0.2 g，每日 4 次。12 岁以上儿童剂量同成人（每日 0.2 g，每日 4 次）。

【剂型与规格】

片剂：200 mg。

【临床用药指导】

1．用药时间及要求　可根据病情调节剂量和服用次数。除非是遵照医嘱的情况下，每一次疗程不超过 7 天。

2．用药禁忌　对利福昔明或利福霉素类药物过敏的患者、肠梗阻者、严重肠道溃疡性病变者禁用。

3．药物相互作用　口服利福昔明只有 1% 口服剂量经胃肠道吸收，所以利福昔明不会引起因药理的相互作用导致的全身问题。

4．不良反应　本药不良反应较轻微，在局部和全身用药均有良好的耐受性。部分患者用药后可出现恶性（通常出现在第一次服药后），但症状迅速消退。极少数患者可能出现荨麻疹样皮肤反应。中枢神经系统：有出现头痛的报道。代谢 / 内分泌系统：肝性脑病患者服用本药后可出现体重下降，血清钾和血清钠浓度轻度升高。胃肠道系统：常见的症状为腹胀、腹痛、恶性和呕吐。以上症状发生率均低于 1%。皮肤：大剂量长期用药，极少数患者可能出现荨麻疹样皮肤反应。其他：有用药后可能引起足水肿的报道。

5．其他用药注意事项　儿童连续服用本药不能超过 7 日。6 岁以下儿童不建议服用本药。长期大剂量用药或肠黏膜受损时，会有极少量（小于 1%）被吸收，导致尿液呈粉红色。

第二节　化学合成的抗菌药

一、磺胺类

磺胺嘧啶
Sulfadiazine

【商品名或别名】

磺胺哒嗪、磺胺嘧啶钠、SD。

【临床应用】

是治疗流行性脑脊髓膜炎的首选药物，也用于敏感菌所致的呼吸系统、消化道、泌尿系统感染。

【用法与用量】

1．流行性脑脊髓膜炎　每日 100～150 mg/kg，分 2～4 次静脉注射或静脉滴注，症状缓解后改为口服。

2．一般感染　每日 50～75 mg/kg，分 2 次口服，首次使用应加倍。

3．本品注射液为钠盐，临用前用灭菌注射用水或 0.9% 氯化钠注射液稀释。静脉注射时稀释 4 倍以上，浓度不超过 5%；静脉滴注时稀释 20 倍，浓度约为 1%。

【剂型与规格】

片剂：每片 0.5 g。

磺胺嘧啶注射剂：每支（1）0.4g（2ml）；（2）1g（5ml）。

磺胺嘧啶混悬液：10%（g/ml）。

磺胺嘧啶软膏：（1）5%；（2）10%。

磺胺嘧啶眼膏：5%。

【临床用药指导】

1．用药时间与要求　服用本药期间应保持充足进水量，如应用本药疗程长、剂量大时，除多饮水外，需与等量碳酸氢钠片同服。

2．用药禁忌　对本药或磺胺类药过敏者、严重肝肾功能不全以及 2 个月以下婴儿禁用。

3．药物相互作用

（1）与口服抗凝药、降糖药、甲氨蝶呤和苯妥英钠等合用，由于本药可取代这些药物的蛋白结合部位，或抑制其代谢，以致药物作用增强、时间延长或毒性增加。

（2）与骨髓抑制药合用可能增强此类药物对造血系统的不良反应。

（3）与酸性药物如维生素 C 合用，可析出结晶。

（4）可能干扰青霉素类药物的杀菌作用，应避免同时应用。

（5）输液中禁与碳酸氢钠配伍，以免产生沉淀。

4．不良反应

（1）一般不良反应有恶心、呕吐、眩晕等，多可自行消失。严重的反应表现在血液系统有粒细胞减少或缺乏、贫血、血小板减少，对体内葡萄糖 -6- 磷酸（G-6-P）脱氢酶缺乏者可致正铁血红蛋白血症和溶血性贫血。

（2）皮肤反应常见为皮疹，也偶致剥脱性皮炎或大疱性表皮松解性药疹，以及重症多形红斑、光敏性皮炎等。还可致肝、肾损害和周围神经炎等。

5. 其他用药注意事项　在体内的代谢产物乙酰化物在尿中溶解度低，易在泌尿道析出结晶，引起结晶尿、血尿、疼痛、尿闭等，因此，应嘱患者多饮水或加服碳酸氢钠碱化尿液。输液中忌与碳酸氢钠配伍，以免产生沉淀。注射液在酸性条件下易析出 SD 结晶，一般不采用葡萄糖静脉注射液（为弱酸性）稀释，以防析出结晶，空气中 CO_2 也可使本品析出游离酸结晶。

磺胺甲噁唑
Sulfamethoxazole

【商品名或别名】

新诺明、SMZ。

【临床应用】

适用于泌尿系统感染、呼吸系统感染、皮肤软组织化脓性感染、扁桃体炎等。

【用法与用量】

小儿常用量用于治疗 2 个月以上婴儿及小儿的一般感染。首剂每日 50 ～ 60 mg/kg（总剂量不超过 2 g/ 日），以后每日按 50 ～ 60 mg/kg，分 2 次服用。

【剂型与规格】

片剂：每片 0.5 g。

常用剂型：复方磺胺甲噁唑（复方新诺明、SMZco）片：每片含磺胺甲噁唑 400 mg、甲氧苄啶 80 mg。

【临床用药指导】

1. 用药禁忌

（1）对本品或磺胺类中任何一种药物过敏，以及对呋塞米、砜类、噻嗪类利尿药、磺酰脲类、碳酸酐酶抑制药过敏者禁用。

（2）儿童用药：磺胺类药除作为乙胺嘧啶的辅助用药治疗先天性弓形虫病外，该类药物在新生儿及 2 个月以下婴儿禁用。

2. 药物相互作用

（1）与碱化尿液的药物合用，可增强磺胺类药在碱性尿中的溶解度，促进药物排泄。

（2）对氨基苯甲酸及其衍生物（如普鲁卡因）可取代细菌摄取磺胺类药，因而拮抗磺胺类药的抑菌作用，故两者不宜合用。

（3）与口服抗凝药、口服降糖药、甲氨蝶呤、苯妥英钠和硫喷妥钠等药物合用时，磺胺类药可置换这些药物与血浆蛋白结合，或抑制其代谢，使上述药物的作用增强甚至产生毒性反应，因此需调整其剂量。

（4）磺胺类药物与骨髓抑制剂同时使用时，可能增强此类药物对造血系统的不良反应。

（5）溶栓药物与磺胺类药合用时，可增加前者潜

在的毒性作用。

（6）具有肝毒性的药物与磺胺类药同时应用，可能引起肝毒性发生率的增高，故应监测肝功能。

（7）光敏药物与磺胺类药同时应用，可能增加光敏反应的发生风险。

3. 不良反应

（1）交叉过敏反应：对一种磺胺类药呈现过敏患者对其他磺胺药也可能过敏。

（2）肝损害：可发生黄疸、肝功能减退，严重者可发生急性重型肝炎。故有肝功能损害患者宜避免磺胺类药的全身应用。

（3）肾损害：如应用本品疗程长、剂量大，宜同服碳酸氢钠并多饮水，以防止此不良反应。

（4）对呋塞米、砜类、噻嗪类利尿药、磺脲类、碳酸酐酶抑制药呈现过敏的患者，对磺胺类药亦可过敏。

4. 其他用药注意事项

（1）下列情况应慎用：缺乏 G-6-PD、血卟啉症患者。

（2）治疗中须注意检查：①全血象检查，对接受较长疗程的患者尤为重要。②治疗中定期尿液检查。③肝、肾功能检查。

柳氮磺吡啶
Sulfasalazine

【商品名或别名】

水杨酰偶氮磺胺吡啶。

【临床应用】

主要用于治疗轻、中度溃疡性结肠炎，活动期的克罗恩病，类风湿关节炎。

【用法与用量】

小儿初剂量为每日 40 ～ 60 mg/kg，分 3 ～ 6 次口服，病情缓解后改为维持量每日 30 mg/kg，分 3 ～ 4 次口服。

【剂型与规格】

片剂：每片 0.25 g。

栓剂：每粒 0.5 g。

肠溶片：每片 0.25 g。

【临床用药指导】

1. 用药禁忌　对磺胺类药物过敏者、2 岁以下小儿禁用。

2. 药物相互作用

（1）与口服抗凝药、降糖药、甲氨蝶呤和苯妥英钠等合用，由于本药可取代这些药物的蛋白质结合部位，或抑制其代谢，以致药物作用增强、时间延长，或毒性增加。

（2）溶栓药与本品合用，可能增大其潜在的毒性作用。

（3）与骨髓抑制药合用可能增强此类药物对造血系统的不良反应。

（4）抑制肠道菌群的药物可抑制本品在肠道中分解，因而影响 5- 氨基水杨酸的游离，有可能使本品疗效降低，尤以各种广谱抗菌药物为甚。

3．不良反应

（1）过敏反应：较为常见，可表现为药疹，严重者可发生渗出性多形红斑、剥脱性皮炎和大疱表皮松解萎缩性皮炎等；也有表现为光敏反应、药物热、关节及肌肉疼痛、发热等血清病样反应。

（2）中性粒细胞减少或缺乏症、血小板减少症及再生障碍性贫血：患者可表现为咽痛、发热、苍白和出血倾向。

（3）溶血性贫血及血红蛋白尿：缺乏葡萄糖 -6- 磷酸脱氢酶患者使用后易发生，在新生儿和小儿中较成人为多见。

（4）高胆红素血症和新生儿核黄疸：由于可与胆红素竞争蛋白质结合部位，致游离胆红素增高。新生儿肝功能不完善，故较易发生高胆红素血症和新生儿黄疸。偶可发生核黄疸。

（5）肝损害：可发生黄疸、肝功能减退，严重者可发生急性重型肝炎。

（6）肾损害：可发生结晶尿、血尿和管型尿。偶有患者发生间质性肾炎或肾管坏死的严重不良反应。

（7）常见不良反应：恶心、呕吐、胃纳减退、腹泻、头痛、乏力等。一般症状轻微，不影响继续用药。偶有患者发生艰难梭菌肠炎，此时需停药。

（8）甲状腺肿大及功能减退：偶有发生。

（9）中枢神经系统毒性反应：偶可发生，表现为精神错乱、定向力障碍、幻觉、欣快感或抑郁感。一旦出现均需立即停药。

4．其他用药注意事项

（1）建议固定每日服药时间，进餐时服用比较好。最初治疗时应逐渐增加剂量。

（2）服药期间应检查血象，且尿液可呈橘红色为正常现象。应多饮水以防结晶尿。

（参见第 10 章"消化系统用药"第九节"其他消化系统用药"。）

二、甲氧苄啶类

甲氧苄啶
Trimethoprim

【商品名或别名】

甲氧苄氨嘧啶，TMP。

【临床应用】

与磺胺药合用于呼吸系统、泌尿系统感染，细菌

性痢疾、肠炎、伤寒等。也可与多种抗生素合用，起增效作用。本品易产生耐药性，一般不单独使用，通常与 SMZ 组合成复方制剂。

【用法与用量】

每次 2 ～ 4 mg/kg，每日 2 次。

【剂型与规格】 片剂：每片 0.1 g。

【临床用药指导】

1．用药禁忌　早产儿、新生儿不宜使用。严重肝肾功能损害、血液系统疾病者禁用。

2．药物相互作用

（1）本品有肝药酶抑制作用，可使苯妥英钠的消除率降低，半衰期延长。

（2）与环孢素合用可增强肾毒性。

3．不良反应　可致白细胞减少、血小板减少等血液系统的不良反应；也可致瘙痒、皮疹等过敏反应及恶心、呕吐等胃肠道症状。

4．其他用药注意事项　较长期服用（超过 15 ～ 20 日）或较大剂量连续用药时，应注意血象变化。

三、硝基呋喃类

呋喃妥因
Nitrofurantoin

【商品名或别名】

呋喃坦啶、硝呋妥因。

【临床应用】

用于敏感的大肠埃希菌、肠球菌属、葡萄球菌属以及克雷伯菌属、肠杆菌属等细菌所致的急性单纯性下尿路感染，也可用于尿路感染的预防。

【用法与用量】

1．1 个月以上小儿每日 5 ～ 7 mg/kg，分 4 次服。疗程至少 1 周，或用至尿培养转阴后至少 3 日。

2．对尿路感染反复发作予本品预防者，儿童每日 1 mg/kg。

【剂型与规格】

肠溶片：每片（1）50 mg；（2）100 mg。

【临床用药指导】

1．用药时间及要求　空腹时服用吸收较快，疗效高，应用肠溶片可减轻胃肠道反应。与食物或牛奶同时服用可减少胃肠道刺激。

2．用药禁忌　小于 1 月龄的新生儿禁用，肾功能不全者慎用。

3．药物相互作用

（1）可导致溶血的药物与呋喃妥因合用时，有增加溶血反应的可能。

（2）与肝毒性药物合用有增加肝毒性反应的可能；

与神经毒性药物合用，有增加神经毒性的可能。

（3）丙磺舒和磺吡酮均可抑制呋喃妥因的肾小管分泌，导致后者的血药浓度增高和（或）血清半衰期延长，而尿浓度则见降低，疗效亦减弱，丙磺舒等的剂量应予调整。

（4）萘啶酸与本品有拮抗作用，不宜联用。

4．不良反应

（1）恶心、呕吐、食欲缺乏和腹泻等胃肠道反应较常见。

（2）皮疹、药物热、粒细胞减少、肝炎等变态反应亦可发生，有葡萄糖 -6- 磷酸脱氢酶缺乏者尚可发生溶血性贫血。

（3）头痛、头晕、嗜睡、肌痛、眼球震颤等神经系统不良反应偶可发生，多数可逆，严重者可发生周围神经炎，原有肾功能减退或长期服用本品的患者易于发生。

（4）呋喃妥因偶可引起发热、咳嗽、胸痛、肺部浸润和嗜酸性粒细胞增多等急性肺炎表现，停药后可迅速消失，重症患者采用皮质激素可能减轻症状；长期服用 6 个月以上的患者，偶可引起间质性肺炎或肺纤维化，应及早停药并采取相应治疗措施。

5．其他用药注意事项

（1）长期应用本品 6 个月以上者，有发生弥漫性间质性肺炎或肺纤维化的可能，应严密观察，及早发现，及时停药。因此将本品作长期预防应用者需权衡利弊。

（2）葡萄糖 -6- 磷酸脱氢酶缺乏症、周围神经病变、肺部疾病患者慎用。

（3）对实验室检查指标的干扰：本品可干扰尿糖测定，因其尿中代谢产物可使硫酸铜试剂发生假阳性反应。

四、硝基咪唑类

甲硝唑

Metronidazole

【商品名或别名】

甲硝基羟乙唑、灭滴灵、灭滴唑。

【临床应用】

主要用于治疗或预防厌氧菌引起的系统或局部感染，如腹腔、消化道、下呼吸道、女性生殖系、皮肤及软组织、骨和关节等部位的厌氧菌感染，对败血症、心内膜炎、脑膜感染以及使用抗生素引起的结肠炎也有效。治疗破伤风常与破伤风抗毒素（TAT）联用。也可用于口腔厌氧菌感染。

【用法与用量】

1．轻症感染　可用口服给药，每次 7.5 mg/kg，每 6 小时 1 次。

2．重症感染　应静脉滴注给药，首次 15 mg/kg，以后每 6 小时给予 7.5 mg/kg，每次滴注 1 小时，7 ～ 10 日为 1 疗程。

3．预防感染　阑尾、结肠等腹部手术前一天开始服药，每次 7.5 mg/kg，每日 3 次。

【剂型与规格】

片剂：每片（1）0.2 g（2）；0.25 g。

注射液：（1）50 mg（10 ml）；（2）100 mg（20 ml）；（3）500 mg（100 ml）；（4）1.25g（250 ml）；（5）500 mg（250 ml）。

甲硝唑葡萄糖注射液：250 ml，含甲硝唑 0.5 g 及葡萄糖 12.5 g。

【临床用药指导】

1．用药禁忌　有中枢神经系统疾患和血液病者禁用。

2．药物相互作用

（1）本品能抑制华法林和其他口服抗凝药的代谢，加强它们的作用，引起凝血酶原时间延长。

（2）同时应用苯妥英钠、苯巴比妥等诱导肝微粒体酶的药物，可加强本品代谢，使血药浓度下降，而苯妥英钠排泄减慢。

（3）同时应用西咪替丁等抑制肝微粒体酶活性的药物，可减缓本品在肝内的代谢及其排泄，延长本品的血清半衰期，应根据血药浓度测定的结果调整剂量。

3．不良反应

（1）以消化道反应最为常见，包括恶心、呕吐、食欲缺乏、腹部绞痛，一般不影响治疗。

（2）神经系统症状有头痛、眩晕，偶有感觉异常、肢体麻木、共济失调、多发性神经炎等，大剂量可致抽搐。

（3）少数病例发生荨麻疹、皮肤潮红、瘙痒、膀胱炎、排尿困难、口中金属味及白细胞减少等，均属可逆性，停药后自行恢复。

4．其他用药注意事项

（1）对诊断的干扰：本品的代谢产物可使尿液呈深红色。

（2）原有肝病的患者，剂量应减少。出现运动失调或其他中枢神经系统症状时应停药。重复一个疗程之前，应做白细胞计数。厌氧菌感染合并肾衰竭者，给药间隔时间应由 8 小时延长至 12 小时。

（3）本品可抑制乙醇代谢，饮酒后可能出现腹痛、呕吐、头痛等症状。

替硝唑

Tinidazole

【商品名或别名】

克因达。

【临床应用】

用于各种厌氧菌感染，如败血症、骨髓炎、腹腔感染、盆腔感染、肺支气管感染、肺炎、鼻窦炎、皮肤蜂窝织炎、口腔感染及术后伤口感染；用于结肠直肠手术、口腔手术等的术前预防用药。也可用于肠道及肠道外阿米巴病、阴道滴虫病、贾第鞭毛虫病等的治疗。

【用法与用量】

口服，厌氧菌感染的治疗：> 12 岁的儿童首次顿服 2 g，以后每 24 小时服 1 g，一般 5 ～ 6 日为 1 疗程。泌尿生殖道毛滴虫病：单次服用 50 ～ 75 mg/kg，必要时重复 1 次，合并白假丝酵母菌（白念珠菌）感染者须同时进行抗真菌治疗。肠阿米巴病：每日 50 mg，每日 1 次，连用 3 ～ 5 日。

【剂型与规格】

片剂：每片 0.5 g。

注射剂：每瓶（1）400 mg（200 ml，含葡萄糖 5%）；（2）800 mg（400 ml，含葡萄糖 5%）。

【临床用药指导】

1．用药禁忌 对本品或吡咯类药物过敏患者以及有活动性中枢神经疾病和血液病者禁用。

2．药物相互作用

（1）本品能抑制华法林和其他口服抗凝药的代谢，加强它们的作用，引起凝血酶原时间延长。

（2）与苯妥英钠、苯巴比妥等诱导肝微粒体酶的药物合用时，可加强本品代谢，使血药浓度下降，并使苯妥英钠排泄减慢。

（3）与西咪替丁等抑制肝微粒体酶活性的药物合用时，可减慢本品在肝内的代谢及其排泄，延长本品的血消除半衰期（$t_{1/2}$），应根据血药浓度测定的结果调整剂量。

（4）本品干扰双硫仑代谢，两者合用时，患者饮酒后可出现精神症状，故 2 周内应用双硫仑者不宜再用本品。

（5）本品可干扰血清转氨酶和乳酸脱氢酶的测定结果，可使胆固醇、三酰甘油水平下降。

3．不良反应 不良反应少见而轻微，主要为恶心、呕吐、上腹痛、食欲下降及口腔金属味，可有头痛、眩晕、皮肤瘙痒、皮疹、便秘及全身不适。此外还可有血管神经性水肿、中性粒细胞减少、双硫仑样反应及黑尿，偶见滴注部位轻度静脉炎。高剂量时也可引起癫痫发作和周围神经病变。

4．其他用药注意事项 12 岁以下患者禁止注射给药。

奥硝唑
Orinidazole

【商品名或别名】

优伦、氯丙硝唑、氯醇硝唑。

【临床应用】

用于厌氧菌的系统与局部感染，如腹腔、盆腔、口腔、外科、脑部等部位感染以及败血症、菌血症、泌尿

生殖道毛滴虫病、贾第鞭毛虫病以及肠和肝阿米巴病。

【用法与用量】

1．口服给药防治厌氧菌感染 儿童每 12 小时 10 mg/kg；阿米巴病：儿童每日 25 mg/kg；贾第鞭毛虫病：儿童每日 40 mg/kg；毛滴虫病：儿童每日 25 mg/kg。

2．静脉给药 儿童剂量为每日 20 ～ 30 mg/kg，每 12 小时静脉滴注 1 次，滴注时间 30 分钟。

【剂型与规格】

片剂（胶囊）：每片（粒）0.25 g。

注射液：每瓶 500 mg（100 ml，含葡萄糖 5% 或氯化钠 0.9%）。

【临床用药指导】

1．用药禁忌 儿童慎用，建议 3 岁以下儿童不用；对硝基咪唑类药物过敏者、脑和脊髓发生病变者、癫痫患者、器官硬化症者、造血功能低下者、慢性酒精中毒者禁用。

2．药物相互作用

（1）同其他硝基咪唑类药物相比，本品对乙醛脱氢酶无抑制作用。

（2）奥硝唑能抑制抗凝药华法林的代谢，使其半衰期延长，增强抗凝药的药效，当与华法林同用时，应注意观察凝血酶原时间并调整给药剂量。

（3）巴比妥类药、雷尼替丁和西咪替丁等药物可使奥硝唑加速消除而降低药效、并可影响凝血，因此应禁忌合用。

（4）同时应用苯妥英钠、苯巴比妥等诱导肝微粒体酶的药物，可加强本品代谢，使血药浓度下降，而苯妥英钠排泄减慢。

（5）本品可延缓肌肉松弛剂维库溴铵的作用。

3．不良反应

（1）消化系统：包括轻度胃部不适、胃痛、口腔异味等。

（2）神经系统：包括头痛及困倦、眩晕、颤抖、四肢麻木、痉挛和精神错乱等。

（3）过敏反应：如皮疹、瘙痒等。

（4）局部反应：包括刺感、疼痛等。

（5）其他：白细胞减少等。

4．其他用药注意事项

（1）肝损伤患者用药每次剂量与正常用量相同，但用药间隔时间要加倍，以免药物蓄积。

（2）使用过程中，如有异常神经症状反应应立即停药，并进一步观察治疗。

塞克硝唑
Secnidazole

【商品名或别名】

信爽、尼克。

【临床应用】

主要用于治疗下列疾病：由阴道毛滴虫引起的尿道炎及阴道炎，肠阿米巴病，肝阿米巴病，贾第鞭毛虫病。

【用法与用量】

口服。

（1）肠阿米巴病：①有症状的急性阿米巴病，1次30 mg/kg，单次服用。②无症状的急性阿米巴病，1次30 mg/kg，每日1次，连服3日。

（2）肝阿米巴病：儿童1次30 mg/kg，1次或分次口服，连服5日。

（3）贾第鞭毛虫病：1次30 mg/kg，单次服用。

【剂型与规格】

片剂（胶囊剂）：每片（每粒）(1)0.25 g；(2)0.5 g。

【临床用药指导】

1. 用药禁忌　对塞克硝唑或硝基咪唑类药物过敏者、有血液疾病史的患者禁用。

2. 不良反应　常见不良反应为口腔金属异味。偶见不良反应有消化道紊乱（如恶心呕吐、腹泻、腹痛）、皮肤过敏反应（如皮疹、荨麻疹、瘙痒）、深色尿、白细胞减少（停药后恢复正常）。罕见不良反应：眩晕、头痛、中度的神经功能紊乱。

3. 其他用药注意事项　参见替硝唑。

五、噁唑烷酮类

利奈唑胺
Linezolid

【商品名或别名】

利奈唑德、斯沃。

【临床应用】

本品用于治疗由特定微生物敏感株引起的复杂性皮肤和皮肤软组织感染、肺炎及伴发的菌血症等。

【用法与用量】

口服或静脉滴注剂量相同。＞12岁的儿童，每12小时600 mg；出生7天～11岁儿童，每8小时10 mg/kg；＜7天的新生儿，初始剂量每12小时给予10 mg/kg，当临床效果不佳时，应考虑按10 mg/kg，每8小时给药1次。治疗耐万古霉素粪肠球菌感染疗程为14～28天，其他感染为10～14天。

【剂型与规格】

片剂：每片600 mg。

注射液：每瓶600 mg（300 ml）。

【临床用药指导】

1. 用药时间与要求　空腹或饭后服用均可，应避开高脂性饮食及含酪胺食物和含醇饮料。

2. 用药禁忌　本品禁用于已知对利奈唑胺或本品其他成分过敏的患者。

3. 药物相互作用

（1）避免与减少血小板的药物合用。

（2）本品有MAO抑制作用，与拟肾上腺素药、5-HT再摄取抑制药合用，可以引起血压异常升高。

（3）与两性霉素B、红霉素、地西泮、喷他脒、苯妥英钠等有配伍禁忌。

4. 不良反应

（1）消化道反应，头晕、失眠、皮疹等；偶见血小板减少、白细胞减少、骨髓抑制，AST、ALT、ALP、ADH、总胆红素、脂酶、淀粉酶、BUN和肌酐等变化、舌变色、口腔白假丝酵母菌（白色念珠菌）病；罕见乳酸性酸中毒。

（2）有高血压病史者使用本品应注意观察。

第三节　抗结核药

异烟肼
Isoniazid

【商品名或别名】

雷米封、Rimifon、INH。

【临床应用】

主要用于各型肺结核的进展期、溶解播散期、吸收好转期，尚可用于结核性脑膜炎和其他肺外结核等。本品尚需和其他抗结核病药联合应用，以增强疗效和克服耐药菌产生。此外对痢疾、百日咳、睑腺炎等也有一定疗效。

【用法与用量】

口服。

（1）用于预防结核：每日10 mg/kg，顿服。

（2）用于治疗结核：每日10～20 mg/kg，顿服，同时应与其他抗结核药联用。对急性粟粒性肺结核或结核性脑膜炎，可用到每日30 mg/kg，最大用量每日50 mg/kg，分3次服用。

（3）治疗百日咳：每日10～15 mg/kg，分3次服用。

（4）睑腺炎：每日4～10 mg/kg，分3次服用。

肌内注射或静脉滴注：极少肌内注射。一般在强化期或对于重症或不能口服用药的患者，可用静脉滴注的方法，用 0.9% 氯化钠注射液或 5% 葡萄糖注射液稀释后使用，儿童每日 10 ~ 15 mg/kg，最高 0.3 g。

【剂型与规格】

片剂：每片（1）0.05 g；（2）0.1 g。

注射剂：每支 0.1 g（2 ml）。

【临床用药指导】

1. 用药禁忌　肝肾功能不正常者、精神病患者和癫痫患者禁用。

2. 药物相互作用

（1）含铝制酸药可延缓并减少异烟肼口服后的吸收，使血药浓度减低，故应避免两者同时服用，或在口服制酸剂前至少 1 小时服用异烟肼。

（2）抗凝血药（如香豆素）与异烟肼同时应用时，由于抑制了抗凝药的酶代谢，使抗凝作用增强。

（3）利福平与异烟肼合用时可增加肝毒性的危险性，尤其是已有肝功能损害者或为异烟肼快乙酰化者，因此在疗程的头 3 个月应密切随访有无肝毒性征象出现。

（4）异烟肼为维生素 B_6 的拮抗剂，可增加维生素 B_6 经肾排出量，因而可能导致周围神经炎，服用异烟肼时维生素 B_6 的需要量增加。

（5）与肾上腺皮质激素（尤其泼尼松龙）合用时，可增加异烟肼在肝内的代谢及排泄，导致后者血药浓度减低而影响疗效，在快乙酰化者更为显著，应适当调整剂量。

（6）与阿芬太尼合用时，由于异烟肼为肝药酶抑制剂，可延长阿芬太尼的作用。

（7）与乙硫异烟胺或其他抗结核药合用时，可加重后二者的不良反应。与其他肝毒性药合用可增加本品的肝毒性，因此宜尽量避免。

（8）与苯妥英钠或氨茶碱合用时可抑制二者在肝中的代谢，而导致苯妥英钠或氨茶碱血药浓度增高，故异烟肼与两者先后应用或合用时，苯妥英钠或氨茶碱的剂量应适当调整。

（9）与对乙酰氨基酚合用时，由于异烟肼可诱导肝细胞色素 P450，使前者形成毒性代谢物的量增加，可增加肝毒性及肾毒性。

（10）与卡马西平同时应用时，异烟肼可抑制其代谢，使卡马西平的血药浓度增高，而引起毒性反应；卡马西平可诱导异烟肼的微粒体代谢，形成具有肝毒性的中间代谢物增加。

（11）不宜同时应用麻黄碱、阿托品。

3. 不良反应　发生率较多者有步态不稳或麻木针刺感、烧灼感或手指疼痛（周围神经炎）；深色尿、眼或皮肤黄染；食欲不佳、异常乏力或软弱、恶心或呕吐

（肝毒性的前驱症状）。偶有精神兴奋、失眠、头痛、反射亢进、便秘等。发生率极少者有视物模糊或视力减退，合并或不合并眼痛（视神经炎）；发热、皮疹、血细胞减少等。本品偶可因神经毒性引起的抽搐。

4. 其他用药注意事项

（1）交叉过敏反应，对乙硫异烟胺、吡嗪酰胺、烟酸或其他化学结构有关药物过敏者也可能对本品过敏。

（2）对诊断的干扰：用硫酸铜法进行尿糖测定可呈假阳性反应，但不影响酶法测定的结果。异烟肼可使血清胆红素、谷草转氨酶及谷丙转氨酶的测定值增高。

（3）如疗程中出现视神经炎症状，应立即进行眼部检查，并定期复查。

（4）异烟肼中毒时可用大剂量维生素 B_6 对抗。

（5）使用异烟肼存在导致胰腺炎的罕见的潜在风险，应注意[4]。

对氨基水杨酸钠
Sodium Aminosalicylate

【商品名或别名】

对氨柳酸钠，PAS。

【临床应用】

适用于结核分枝杆菌所致的肺及肺外结核病，静脉滴注可用于治疗结核性脑膜炎及急性播散性结核病。本品仅对分枝杆菌有效。单独应用时结核分枝杆菌能迅速产生耐药性，因此本品必须与其他抗结核药合用。链霉素和异烟肼与本品合用时能延缓结核分枝杆菌对前二者耐药性的产生。本品对不典型分枝杆菌无效。主要用作二线抗结核药物。

【用法与用量】

口服：每日 0.2 ~ 0.3g/kg，分 3 ~ 4 次。

静脉滴注：用灭菌注射用水适量溶解，再用 5% 葡萄糖注射液或 0.9% 氯化钠注射液稀释，每日 0.2 ~ 0.3 g/kg。

【剂型与规格】

片剂：每片 0.5 g。

粉针剂：每支（1）2 g；（2）4 g；（3）6 g。

【临床用药指导】

1. 用药时间及要求　可于饭后服用或加服碳酸氢钠，忌与水杨酸类同服，以防加重胃肠道反应。

2. 用药禁忌　充血性心力衰竭、胃溃疡、葡萄糖 -6- 磷酸脱氢酶（G-6-PD）缺乏症、严重肝功能损害或肾功能损害者慎用。

3. 药物相互作用

（1）对氨基苯甲酸与本品有拮抗作用，两者不宜合用。

（2）本品可增强抗凝药（香豆素或茚满二酮衍生物）的作用，因此在用对氨基水杨酸类时或用后，口服抗凝药的剂量应适当调整。

（3）与乙硫异烟胺合用时可增加不良反应。

（4）丙磺舒或苯磺唑酮与氨基水杨酸类合用可减少后者从肾小管的分泌量，导致血药浓度增高和持续时间延长及毒性反应发生。因此，氨基水杨酸类与丙磺舒或苯磺唑酮合用时或合用后，前者的剂量应予适当调整，并密切随访患者。但目前多数不用丙磺舒作为氨基水杨酸类治疗时的辅助用药。

（5）氨基水杨酸类可能影响利福平的吸收，导致利福平的血药浓度降低。

4．不良反应

（1）发生率较多者：瘙痒、皮疹、关节酸痛与发热、极度疲乏或软弱，嗜酸性粒细胞增多（较常见的原因为过敏）。

（2）发生率较少者：下背部疼痛、尿痛或排尿烧灼感（结晶尿）、血尿；发冷、皮肤干燥、颈前部肿胀、体重加重（甲状腺肿、黏液水肿）；眼或皮肤黄染（黄疸、肝炎）；腹痛、背痛、苍白（溶血性贫血，由于G-6-PD 缺乏）；头痛、咽痛、乏力。

5．其他用药注意事项

（1）交叉过敏反应：对其他水杨酸类包括水杨酸甲酯（冬青油）或其他含对氨基苯基团（如某些磺胺药或染料）过敏的患者对本品亦可呈过敏。

（2）对诊断的干扰：使硫酸铜法测定尿糖出现假阳性；使尿液中尿胆原测定呈假阳性反应（氨基水杨酸类与 Ehrlich 试剂发生反应，产生橘红色混浊或黄色，某些根据上述原理做成的市售试验纸条的结果也可受影响）；使 ALT 和 AST 的正常值增高。

（3）静脉滴注的溶液需新配，滴注时应避光，溶液变色即不得使用。

利福平

Rifampicin

【商品名或别名】

力复平、甲哌利福霉素、利米定。

【临床应用】

本品与其他抗结核药联合用于各种结核病的初治与复治，包括结核性脑膜炎的治疗。与其他药物联合用于麻风、非结核分枝杆菌感染的治疗。与万古霉素（静脉）可联合用于甲氧西林耐药葡萄球菌所致的严重感染。利福平与红霉素联合方案可用于军团菌属严重感染。也可用于无症状脑膜炎奈瑟菌带菌者，以消除鼻咽部脑膜炎奈瑟菌；但不适用于脑膜炎奈瑟菌感染的治疗。

【用法与用量】

1．结核病 1 月龄~12 岁儿童每日 10 ~ 20 mg/kg，清晨顿服或分 2 次服用。最大量每日不超过 0.6 g。新生儿每日 10 mg/kg，分 2 次服用。疗程 6 个月左右。

2．无症状脑膜炎带菌者 大于 1 月龄的患儿，每日 10 ~ 20 mg/kg，分 2 次服用，连服 4 次。

3．细菌性痢疾 每次 10 mg/kg 加 TMP 4 mg/kg，每日 2 次，服用 1 ~ 2 日。

4．麻风 每日 10 ~ 20 mg/kg，分 2 ~ 3 次给予，饭前 1 小时口服，与其他抗麻风药联用。

5．沙眼、结膜炎及角膜炎 临用前把小瓶内的利福平颗粒倒入缓冲液瓶内，振摇溶解后供滴眼用。治疗沙眼：每日 4 次，每次 1 ~ 2 滴，疗程为 6 周；治疗结膜炎与角膜炎，每 2 小时 1 次，每次 1 ~ 2 滴。

【剂型与规格】

片剂或胶囊剂：每粒（1）0.1 g；（2）0.15 g。

口服混悬液：20 mg/ml。

滴眼剂：每瓶含利福平 10 mg，缓冲液 10 ml。

【临床用药指导】

1．用药时间及要求 应于餐前 1 小时或餐后 2 小时服用，最好清晨空腹一次服用，因进食影响吸收。

2．用药禁忌

（1）对本品或利福霉素类抗菌药过敏者禁用。

（2）肝功能严重不全、胆道阻塞者禁用。

3．药物相互作用

（1）对氨基水杨酸盐可影响本品的吸收，导致其血药浓度减低；如必须联合应用时，两者服用间隔至少 6 小时。

（2）本品与异烟肼合用肝毒性发生危险增加，尤其是原有肝功能损害者和异烟肼快乙酰化患者。

（3）有酶促进作用，可使双香豆素类抗凝药、口服降糖药、洋地黄类、皮质激素等药物加速代谢而降效。

4．不良反应

（1）消化道反应最为多见，口服本品后可出现厌食、恶心、呕吐、上腹部不适、腹泻等胃肠道反应，但均能耐受。

（2）肝毒性为本品的主要不良反应，发生率约 1%。在疗程最初数周内，少数患者可出现血清转氨酶升高、肝大和黄疸，大多为无症状的血清转氨酶一过性升高，在疗程中可自行恢复。

（3）变态反应：大剂量间歇疗法后偶可出现"流感样症候群"，表现为畏寒、寒战、发热、不适、呼吸困难、头晕、嗜睡及肌肉疼痛等，发生频率与剂量大小及间歇时间有明显关系。偶可发生急性溶血或肾衰竭，目前认为其产生机制属过敏反应。

（4）部分患者服用本品后，大小便、唾液、痰液、泪液等可呈橘红色。偶见白细胞减少、凝血酶原时间缩短、头痛、眩晕、视力障碍等。

5．其他用药注意事项

（1）利福平可致肝功能不全，在原有肝病患者或本品与其他肝毒性药物同服时有伴发黄疸死亡病例的报道，因此原有肝病患者，仅在有明确指征情况下方可慎用，在治疗开始前、治疗中应严密观察肝功能变化，肝损害一旦出现，立即停药。

（2）高胆红素血症系肝细胞性和胆汁潴留的混合型，轻症患者用药中自行消退，重者需停药观察。血胆红素升高也可能是利福平与胆红素竞争排泄的结果。治疗初期 2 ～ 3 个月应严密监测肝功能变化。

（3）单用利福平治疗结核病或其他细菌性感染时病原菌可迅速产生耐药性，因此本品必须与其他药物合用。治疗可能需持续 6 个月 ～ 2 年，甚至数年。

（4）利福平可能引起白细胞和血小板减少，并导致齿龈出血和感染、伤口愈合延迟等。此时应避免拔牙等手术，并注意口腔卫生、刷牙及剔牙均需慎重，直至血象恢复正常。用药期间应定期检查周围血象。

（5）肝功能减退的患者常需减少剂量，每日剂量≤ 8 mg/kg。

（6）肾功能减退者不需减量。在肾小球滤过率减低或无尿患者中利福平的血药浓度无显著改变。

（7）服药后尿、唾液、汗液等排泄物均可显橘红色。

（8）利福平可以导致维生素 K 依赖性凝血障碍和严重的出血，建议针对有特别出血风险的患者应监测凝血障碍的发生情况，如出现维生素 K 缺乏、低凝血酶原血症时应适当考虑补充维生素 K。且应避免与能导致维生素 K 依赖性凝血障碍的抗生素联用，如头孢唑啉或其他含有 N- 甲基 - 巯基四唑侧链的头孢菌素，因为这可能会导致严重的凝血功能障碍[5]。

利福定
Rifandin

【商品名或别名】

异丁基哌嗪利福霉素。

【临床应用】

适用于治疗肺结核、麻风病、皮肤结核、化脓性皮肤病、结膜炎、沙眼等。

【用法与用量】

每日 3 ～ 5 mg/kg，清晨空腹顿服，每日最高剂量不得超过 200 mg，治疗肺结核的疗程为 0.5 ～ 1 年。

【剂型与规格】

片剂或胶囊剂：每粒（1）75 mg；（2）150 mg。

【临床用药指导】

1．用药禁忌　对本品过敏者禁用。

2．药物相互作用

（1）本品与乙胺丁醇、氨硫脲、异烟肼、链霉素、对氨基水杨酸等以及四环素类、磺胺类均有协同作用而无交叉耐药。

（2）本品与利福平有交叉耐药。

3．不良反应

（1）本品对胃肠道刺激轻微，较少出现恶心、呕吐、腹泻等。

（2）长期使用可致肝、肾损害。

4．其他用药注意事项

（1）本品与利福平有交叉耐药性，故不适用于利福平治疗无效的病例。

（2）用药期间应定期作血、尿常规和肝、肾功能检查，肝、肾功能不良者慎用。

（3）治疗肺结核时，应与其他抗结核药物合并使用，以防止耐药菌的产生，并增加疗效。

利福霉素钠
Rifamycin Sodium

【商品名或别名】

利福霉素 SV、力复霉素。

【临床应用】

本品用于结核分枝杆菌感染的疾病和重症耐甲氧西林金黄色葡萄球菌、表皮葡萄球菌以及难治疗性军团菌感染的联合治疗。

【用法与用量】

儿童用量为每日 10 ～ 30 mg/kg，每日 2 次，滴速不宜过快。

【剂型与规格】

注射剂：每支（1）0.25 g；（2）0.5 g。

【临床用药指导】

1．用药禁忌　有肝病或肝损害者禁用。对本品过敏者禁用。

2．不良反应　滴注过快可出现暂时性巩膜或皮肤黄染。少数患者可出现一过性肝损害、黄疸及肾损害。其他不良反应有恶心、食欲缺乏及眩晕，偶见耳鸣及听力下降、过敏性皮炎等。

3．其他用药注意事项　长期应用本品，偶见 ALT 轻度增高，停药后一般可自行恢复。本品不宜与其他药物混合使用，以免药物析出。用药后患者尿液呈红色，属于正常现象。与异烟肼合用，对结核分枝杆菌有协同抗菌作用，但对肝毒性亦增加。用药期间应检查肝功能。

盐酸乙胺丁醇
Ethambutol Hydrochloride

【商品名或别名】

EMB。

【临床应用】

为抗结核二线药，主要用于经其他抗结核药物治疗无效者。与其他抗结核药联用，可以增强疗效并延迟细菌耐药性的产生。

【用法与用量】

大于 13 岁儿童应用。

（1）结核初治：每日 15 mg/kg，每日 1 次，顿服；或 1 次 25～30 mg/kg，最高 2.5g，一周 3 次；或 50 mg/kg，最高 2.5g，每周 2 次。

（2）结核复治：每次 25 mg/kg，每日 1 次，连用 60 日，继以每次 15 mg/kg，每日 1 次。

（3）其他分枝杆菌感染：每日 15～25 mg/kg，1 次顿服。

【剂型与规格】

片剂（胶囊剂）：每片（粒）0.25 g。

【临床用药指导】

1．用药时间及要求　如发生胃肠道刺激，乙胺丁醇可与食物同服。一日剂量分次服用可能达不到有效血药浓度，因此本品一日剂量宜一次顿服。

2．用药禁忌　肝、肾功能不全者慎用。

3．药物相互作用

（1）与乙硫异烟胺合用可增加不良反应。

（2）与氢氧化铝同用能减少本品的吸收。

（3）与神经毒性药物合用可增加本品神经毒性，如视神经炎或周围神经炎。

4．不良反应

（1）发生率较多者为球后视神经炎，表现为视物模糊、眼痛、红绿色盲或视力减退、视野缩小（视神经炎在每日剂量 25 mg/kg 以上时易发生）。视力变化可为单侧或双侧。

（2）发生率较少者为畏寒、关节肿痛（尤其大趾、踝、膝关节）、病变关节表面皮肤发热、拉紧感（急性痛风、高尿酸血症），以及肝功能损害。

（3）发生率极少者为皮疹、发热、关节痛等过敏反应；或麻木、针刺感、烧灼痛或手足软弱无力（周围神经炎）。

（4）胃肠道反应：恶心、呕吐、腹泻、食欲减退。

5．其他用药注意事项

（1）对诊断的干扰：服用本品可使血尿酸浓度测定值增高。

（2）下列情况应慎用：痛风、视神经炎、肾功能减退。

（3）治疗期间应检查：眼部、视野、视力、红绿鉴别力等，在用药前、疗程中每日检查一次，尤其是疗程长，每日剂量超过 15 mg/kg 的患者。血清尿酸测定，由于本品可使血清尿酸浓度增高，引起痛风发作，因此在疗程中应定期测定。

（4）乙胺丁醇单用时细菌可迅速产生耐药性，因此必须与其他抗结核药联合应用。本品用于曾接受抗结核药的患者时，应至少与一种以上药物合用。

（5）鉴于目前尚无切实可行的测定血药浓度方法，剂量应根据患者体重计算。肝或肾功能减退的患者，本品血药浓度可能增高，半衰期延长。有肾功能减退的患者应用时需减量。

（6）3 岁以下儿童尚缺乏临床资料。由于在幼儿中不易监测视力变化，故本品不推荐用于 13 岁以下儿童。

丙硫异烟胺
Protionamide

【商品名或别名】

2-丙基硫代异烟酰胺。

【临床应用】

本品仅对分枝杆菌有效，本品与其他抗结核药联合用于结核病经一线药物（如链霉素、异烟肼、利福平和乙胺丁醇）治疗无效者。

【用法与用量】

小儿常用量：与其他抗结核药合用，一次口服 4～5 mg/kg，每 8 小时 1 次。

【剂型与规格】

片剂：每片 0.25 g。

【临床用药指导】

1．用药禁忌　糖尿病、严重肝功能减退者慎用。

2．药物相互作用

（1）与环丝氨酸同服可使中枢神经系统反应发生率增加，尤其是全身抽搐症状。应当适当调整剂量，并严密监察中枢神经系统毒性症状。

（2）本品与其他抗结核药合用可能加重其不良反应。

（3）本品为维生素 B$_6$ 拮抗剂，可增加其肾排泄。因此，接受丙硫异烟胺治疗的患者，维生素 B$_6$ 的需要量可能增加。

3．不良反应

（1）发生率较高者：精神忧郁（中枢神经系统毒性）。

（2）发生率较少者：步态不稳或麻木、针刺感、烧灼感、手足疼痛（周围神经炎）、精神错乱或其他精神改变（中枢神经系统毒性）、眼或皮肤黄染（黄疸、肝炎）。

（3）发生率极少者：视力模糊或视力减退、合并或不合并眼痛（视神经炎）、皮肤干而粗糙、甲状腺功能减退、关节疼痛、僵直肿胀。

（4）如持续发生以下情况者应予注意：腹泻、唾液增多、流口水、食欲减退、口中金属味、恶心、口痛、胃痛、胃部不适、呕吐（胃肠道功能紊乱、中枢神经系统毒性）、眩晕（包括从卧位或坐位起身时）、嗜睡、软弱（中枢神经系统毒性）。

4．其他用药注意事项

（1）交叉过敏：患者对异烟肼、吡嗪酰胺、烟酸或其他化学结构相近的药物过敏者可能对本品过敏。

（2）对诊断的干扰：可使谷草转氨酶、谷丙转氨酶测定值增高。

（3）治疗期间须进行检验：用药前和疗程中每 2 ~ 4 周测定谷草转氨酶、天冬氨酸转氨酶，但上述试验值增高不一定预示发生临床肝炎，并可能在继续治疗过程中恢复；眼部检查，如治疗过程中出现视力减退或其他视神经炎症状时应立即进行眼部检查，并定期复查。

乙硫异烟胺
Ethionamide

【商品名或别名】

硫异烟胺、ETH、1314。

【临床应用】

常与其他抗结核药联用，可以增进疗效，避免产生耐药性。

【用法与用量】

大于 12 岁儿童每日 10 ~ 20 mg/kg，分 3 次服用。

【剂型与规格】

肠溶片：每片 0.1 g。

【临床用药指导】

1．用药禁忌　对本品过敏者及 12 岁以下儿童禁用。

2．药物相互作用

（1）与其他神经毒性药物同时使用，有增加神经毒性的可能性，如视神经炎和周围神经炎。因乙胺丁醇可引起球后视神经炎，如与之合并应用时，应非常谨慎。

（2）与其他抗结核药合用可能加重其不良反应。

（3）本品为维生素 B_6 拮抗剂，可增加其肾排泄。因此接受本品治疗的患者，维生素 B_6 的需要量需增加。

3．不良反应

（1）胃肠道反应有恶心、呕吐、厌食、胃部不适、腹痛、腹泻，可用肠溶片或与碳酸氢钠合用，以减轻症状。

（2）少数患者可有头痛、末梢神经炎、脱发、关节痛、皮疹、痤疮、经期紊乱、男性乳房增大等。

（3）20% ~ 30% 患者出现肝功能损害，致黄疸，转氨酶升高。

（4）大剂量可致直立性低血压。

4．其他用药注意事项

（1）糖尿病、严重肝功能减退时慎用，肝功能减退的患者应用本品时宜减量。

（2）用药期间每个月应检测肝功能一次。

（3）对诊断的干扰，可使谷草转氨酶、谷丙转氨酶增高。

第四节　抗麻风药

氨苯砜
Diaminodiphenylsulfone

【商品名或别名】

二氨二苯砜、Dapsone、DDS。

【临床应用】

本品与其他抗麻风药联合用于由麻风分枝杆菌引起的各种类型麻风病的治疗。

【用法与用量】

1．抗麻风　小儿一次 0.9 ~ 1.4 mg/kg，每日 1 次。

2．治疗疱疹样皮炎　小儿开始一次 2 mg/kg，每日 1 次，如症状未完全控制，可逐渐增加剂量，待病情控制后减至最小有效量。

【剂型与规格】

氨苯砜片：每片（1）50 mg；（2）100 mg。

【临床用药指导】

1．用药禁忌　对本品及磺胺类药物过敏者、严重肝功能损害、胃及十二指肠溃疡和精神障碍者禁用。

2．药物相互作用

（1）与丙磺舒合用可减少肾小管分泌砜类，使砜类药物血浓度升高而持久，易发生毒性反应。因此在应用丙磺舒的同时或以后需调整砜类的剂量。

（2）利福平可刺激肝微粒体酶的活性，使本品血药浓度降低 1/7 ~ 1/10，故服用利福平的同时或以后应用氨苯砜时需调整后者的剂量。

（3）本品不宜与骨髓抑制药物合用，可加重白细胞和血小板减少的程度，必须合用时应密切观察对骨髓的毒性。

（4）本品与其他溶血药物合用时可加剧溶血反应。

（5）与甲氧苄啶合用时，两者的血药浓度均可增高，其机制可能为：①抑制氨苯砜在肝的代谢。②两者竞争在肾中的排泄，本品血药浓度增高可加重其不良反应。

（6）与去羟肌苷合用时可减少本品的吸收，因此如两者必须同用时应至少间隔 2 小时。

3．不良反应

（1）发生率较高者：背、腿痛，胃痛，食欲减退，皮肤苍白、发热、溶血性贫血；皮疹；异常乏力或软弱，变性血红蛋白血症。

（2）发生率较低者：皮肤瘙痒、剥脱性皮炎、精神紊乱（中毒性精神病）、周围神经炎；咽痛、粒细胞减低或缺乏；砜类综合征或肝损害等。

（3）下列症状如持续存在需引起注意：眩晕、头痛、恶心、呕吐。

4．其他用药注意事项

（1）下列情况应慎用本品：严重贫血，葡萄糖 -6- 磷酸脱氢酶（G-6-PD）缺乏，变性血红蛋白还原酶缺乏症，肝、肾功能减退。

（2）交叉过敏：砜类药物之间存在交叉过敏现象。此外，对磺胺类、呋塞米类、噻嗪类、磺酰脲类以及碳

酸酐酶抑制药过敏的患者亦可能对本品发生过敏。

（3）随访检查：①血常规计数，用药前和治疗第一个月中每周一次，以后每月一次，连续 6 个月，以后每半年一次。② G-6-PD 测定，如为 G-6-PD 缺乏者则本品应慎用。③肝功能试验（如尿胆红素和谷丙转氨酶测定），治疗中患者发生食欲减退、恶心或呕吐时应作测定，如有肝损害，应停用本品。④肾功能测定，有肾功能减退者在治疗中应定期测定肾功能，适当调整剂量。

第五节　抗真菌药

伏立康唑
Voriconazole

【商品名或别名】

活力康唑、威凡。

【临床应用】

主要用于治疗侵袭性曲霉病，非中性粒细胞减少患者中的假丝酵母菌（念珠菌）血症，耐氟康唑假丝酵母菌（念珠菌）引起的严重侵袭性感染（包括克柔念珠菌），由足放线菌属和镰刀菌属引起的严重感染，以及用于治疗患有进展性、可能威胁生命的感染的患者。

【用法与用量】

1．2 ～ 12 岁儿童　口服给药，每次 200 mg，每日 2 次；静脉给药，每次 7 mg/kg，每日 2 次。

2．12 ～ 14 岁儿童

（1）负荷剂量：第 1 个 24 小时，静脉注射每次 6 mg/kg，每 12 小时 1 次；口服，体重 < 40 kg 者每次 200 mg，> 40 kg 者每次 400 mg，均为每 12 小时 1 次。

（2）维持剂量：从第 2 个 24 小时起，静脉注射每次 4 mg/kg，每日 2 次；口服，体重 < 40 kg 者每次 100 mg，> 40 kg 者每次 200 mg，均为每 12 小时 1 次。

【剂型与规格】

片剂：每片（1）50 mg；（2）200 mg。

粉针剂：每支 200 mg。

干混悬剂：每毫升 40 mg。

【临床用药指导】

1．用药时间及要求　口服本品应在餐后或餐前至少 1 小时服用。

2．用药禁忌　肝、肾功能不全者慎用。

3．药物相互作用

（1）与西克莫司或他克莫司合用，西克莫司或他克莫司的血药浓度可能显著升高。

（2）卡马西平、利福平、苯巴比妥等酶促药，可降低本品的血药浓度。

（3）本品可使华法林、特非那定、奎尼丁、麦角碱类、环孢素、他汀类降血脂药等的血药浓度升高。

4．不良反应　常见的有发热、皮疹、视觉障碍、恶心、呕吐、腹泻、头痛、腹痛、周围性水肿、败血症以及呼吸功能紊乱。

5．其他用药注意事项　本品静脉滴注前，应先溶解成 10 mg/ml，再稀释至不高于 5 mg/ml 的浓度。滴速最快不超过每小时 3 mg/kg，每瓶滴注时间须 1 ～ 2 小时。

氟胞嘧啶
Flucytosine

【商品名或别名】

5-FC。

【临床应用】

适用于敏感菌株所致的全身性真菌感染，如败血症、心内膜炎、脑膜炎、肺部和泌尿系感染等。单独使用疗效较两性霉素 B 差，可与两性霉素 B 联用以增强疗效。

【用法与用量】

口服：每日 50 ～ 150 mg/kg，分 3 ～ 4 次服用，疗程数周至数月。

静脉滴注：用于不能口服片剂的患儿，对白假丝酵母菌（白念珠菌）败血症疗效好，每次 37.5 ～ 50 mg/kg，每 6 ～ 12 小时 1 次，静脉滴注速度要慢，疗程 7 ～ 10 天。

【剂型与规格】

片剂（胶囊剂）：每片（粒）（1）0.25 g；（2）0.5 g。

注射剂：每瓶 2.5 g（250 ml）。

【临床用药指导】

1．用药禁忌　严重肾功能不全及对本品过敏患者禁用。

2．药物相互作用　真菌对本品易产生耐药性，可

与两性霉素 B 联用。治疗期间如同时应用骨髓抑制药物可增加毒性反应，尤其是造血系统的不良反应。

3．不良反应　可致恶心、呕吐、腹泻、皮疹、血清转氨酶升高、白细胞及血小板减少、肾损害等。偶可致精神错乱、幻觉、头痛、听力下降、运动障碍、嗜酸性粒细胞增多、贫血、骨髓抑制和再生障碍性贫血等。

4．其他用药注意事项

（1）用药期间应定期检查血象、肝功能、尿常规、尿素氮、肌酐；有条件可进行血药浓度监测，血药浓度以 50 ~ 70 μg/ml 为适宜，最高不超过 100 μg/ml，可经血液透析增加排泄。

（2）定期进行透析的患者，每次透析后应补充 37.5 mg/kg，1 次服用。

（3）在体内有少量转变为 5- 氟尿嘧啶，其注射剂禁用于小儿（病情特别需要时，可慎用）。

伊曲康唑
Itraconazole

【商品名或别名】

斯皮仁诺。

【临床应用】

主要用于治疗深部真菌感染，如芽生菌病、组织胞浆菌病、类球孢子菌病、着色真菌病、孢子丝菌病、球孢子菌病等。也可用于假丝酵母菌（念珠菌）病和曲霉病。

【用法与用量】

每日 3 ~ 5 mg/kg，顿服。

【剂型与规格】

片剂：每片（1）0.1 g；（2）0.2 g。

胶囊剂：每粒 0.1 g。

口服液：每瓶 150 ml：1.5 g。

注射剂：每支 0.25 g（25 ml）。

【临床用药指导】

1．用药时间及要求　为达到最佳吸收，伊曲康唑用餐后立即给药，服药后至少 1 小时内不要进食。

2．用药禁忌

（1）注射液禁用于肾功能损伤患者，如肌酐清除率 <30 ml/min 者。

（2）禁止与特非那定、阿司咪唑、咪唑斯汀、西沙必利、经 CYP3A4 代谢的羟甲戊二酰辅酶 A 还原酶抑制剂合用。

3．药物相互作用

（1）酶诱导药物如卡马西平、利福平和苯妥英钠等可明显降低本品的血药浓度。

（2）酶抑制剂如克拉霉素、红霉素能增加伊曲康唑的血药浓度。

（3）降低胃酸的药可能会减少伊曲康唑的吸收。

（4）可干扰地高辛和华法林的正常代谢，使消除减慢，同服应减少剂量。

4．不良反应　常见的不良反应为消化道症状，如恶心、呕吐，一般不需要停药，部分患者可出现短暂的无症状的转氨酶升高、头痛、头晕、皮肤瘙痒等。长期大剂量服用可导致低钾血症、水肿及排尿困难，停药后可恢复正常。

5．其他用药注意事项　儿童用本品的临床资料较少，应用时须严密观察。

两性霉素 B
Amphotericin B

【商品名或别名】

二性霉素、Fungizone。

【临床应用】

用于敏感真菌所致的深部真菌感染且病情呈进行性发展者，如败血症、心内膜炎、脑膜炎、腹腔感染、肺部感染、尿路感染等。

【用法与用量】

1．静脉滴注　开始每次 0.02 ~ 0.1 mg/kg，以后视患者耐受情况渐增加至每次 0.6 ~ 0.7 mg/kg 时可暂停增加剂量，最大剂量不得超过每次 1 mg/kg，每日或隔日给药 1 次，直至主要症状消失，约需 4 ~ 8 周。

2．鞘内注射　适用于隐球菌性脑膜炎，首次为 0.025 mg，以后每日增加 0.025 mg，增至 0.1 mg 后改为每日增加 0.1 mg，直到 0.5 ~ 0.7 mg，连续注射 1 周后改为每周 2 ~ 3 次，约需 30 次。

3．局部用药　雾化吸入治疗真菌性肺及支气管感染：每日 5 ~ 10 mg，溶于 100 ~ 200 ml 注射用水中，分 4 次雾化吸入用。

【剂型与规格】

注射用两性霉素 B：每支（1）5 mg（5000 U）；（2）25 mg（2.5 万 U）；（3）50 mg（5 万 U）。

注射用两性霉素 B 脂质体（AMBL）：每支 10 mg（1 万 U）。

【临床用药指导】

1．用药禁忌　对本品过敏及严重肝病的患者禁用。

2．药物相互作用

（1）肾上腺皮质激素在控制两性霉素 B 的药物不良反应时可合用，但一般不推荐两者同时应用，因可加重两性霉素 B 诱发的低钾血症。如需同用时则肾上腺皮质激素宜用最小剂量和最短疗程，并需监测患者的血钾浓度和心脏功能。

（2）洋地黄苷所致的低钾血症可增强潜在的洋地黄毒性。两者同用时应严密监测血钾浓度和心脏功能。

（3）氟胞嘧啶与两性霉素 B 具协同作用，但本品可增加细胞对前者的摄取并减少其经肾排泄，从而增强氟胞嘧啶的毒性反应。

（4）本品与唑类抗真菌药如酮康唑、氟康唑、伊曲康唑等在体外具拮抗作用。

（5）氨基糖苷类、抗肿瘤药物、卷曲霉素、多黏菌素类、万古霉素等肾毒性药物与本品同用时可增强其肾毒性。

（6）骨髓抑制剂、放射治疗等可加重患者贫血，与两性霉素 B 合用时宜减少其剂量。

（7）本品诱发的低钾血症可加强神经肌肉阻断药的作用，两者同用时需监测血钾浓度。

（8）应用尿液碱化药可增加本品的排泄，并防止或减少肾小管酸中毒发生的可能。

3．不良反应

（1）静脉滴注过程中或静脉滴注后发生寒战、高热、严重头痛、食欲缺乏、恶心、呕吐，有时可出现血压下降、眩晕等。

（2）几乎所有患者在疗程中均可出现不同程度的肾功能损害，尿中可出现红细胞、白细胞、蛋白和管型，血尿素氮和肌酐增高，肌酐清除率降低，也可引起肾小管性酸中毒。

（3）可有白细胞下降、贫血、血压下降或升高、肝损害、复视、周围神经炎、皮疹等反应。

4．其他用药注意事项　静脉滴注速度过快及药液浓度过高、用量大，或者用于低血钾患者，可出现心率加快，甚至心室颤动。可诱发低血钾，应高度重视，及时补充钾。

氟康唑
Fluconazole

【商品名或别名】

大扶康、Diflucan。

【临床应用】

适用于肺、肠道、腹膜、泌尿系等全身性假丝酵母菌（念珠菌）感染及皮肤假丝酵母菌（念珠菌）感染等。

【用法与用量】

大于 4 周龄者。浅表性假丝酵母菌（念珠菌）病每日 3 mg/kg；全身性假丝酵母菌（念珠菌）或隐球菌等感染，每日 6 mg/kg，严重感染每日 12 mg/kg，1 次顿服或静脉滴注。静脉滴注稀释液可选用林格注射液、葡萄糖氯化钠注射液、10% 葡萄糖及生理盐水注射液。小于 4 周龄者，用药间隔酌情延长。

【剂型与规格】

片剂或胶囊剂：每粒（1）100 mg；（2）150 mg；（3）200 mg。

注射剂：每瓶 200 mg（100 ml）。

【临床用药指导】

1．用药禁忌　肝功能不全者慎用，应用时遇有肝功能变化要及时停药或处理。

2．药物相互作用

（1）与香豆素类抗凝药、氢氯噻嗪、利福平、苯妥英钠、环孢素 A 等同时应用，可增强或降低吸收、影响代谢等。

（2）与其他肝毒性或易引起肝功能损害的药物合用时，应定期检查肝功能。

（3）可抑制口服降糖药的代谢。

3．不良反应　常见症状为恶心、头痛、腹痛、腹泻、胃肠胀气，也可见皮疹、疱疹。如出现大疱疹或红斑，应停药并严密监控。

4．其他用药注意事项　用于儿童的临床数据较少，应慎用，必要时可以使用，但应密切观察。对本品及其他三唑类药物过敏者禁用。

第六节　抗病毒药

阿昔洛韦
Aciclovir

【商品名或别名】

无环鸟苷、克毒星、甘泰、克疱片、欧力康。

【临床应用】

主要用于防治单纯疱疹病毒 HSV$_1$ 和 HSV$_2$ 的皮肤或黏膜感染，亦可用于带状疱疹病毒的感染。也适用于治疗病毒性肝炎、疱疹病毒引起的脑炎、面神经麻痹、器官移植等，特别是肾移植术后预防巨细胞病毒感染。

【用法与用量】

1．治疗生殖器疱疹　2～12 岁儿童，每次

250 mg/m²，每 8 小时 1 次，连用 5～10 天。

2．免疫缺陷者皮肤黏膜单纯疱疹　2～12 岁儿童，每次 250 mg/m²，每 8 小时 1 次，连用 7 天。

3．单纯疱疹性脑炎　每次 10 mg/kg，每 8 小时 1次，连用 10 天。

4．免疫缺陷者合并水痘　每次 10 mg/kg 或 500 mg/m²，每 8 小时 1 次，连用 10 天。

5．治疗乙型肝炎　每次 7.5 mg/kg，每日 2 次，联用 10～30 天。

静脉滴注液的配制：临用前把每次用量的粉针剂以适量注射用水按 2% 浓度溶解，再以适量 0.9% 氯化钠注射液或 5% 葡萄糖注射液稀释至 7 mg/ml 的浓度，维

持滴注约 2 小时。

【剂型与规格】

胶囊剂：每粒 0.2 g。

注射剂（冻干制剂）：每支 0.5 g（按钠盐计为 549 mg，折合纯品为 500 mg）。

滴眼剂：每支 8 ml（0.1%）。

眼膏剂：3%。

霜剂：每支 10 g（5%）。

【临床用药指导】

1. 用药禁忌　对本品过敏者禁用。

2. 药物相互作用

（1）与齐多夫定合用可引起肾毒性，表现为深度昏睡和疲劳。

（2）与丙磺舒竞争性抑制有机酸分泌，合用丙磺舒可使本品的排泄减慢，半衰期延长，体内药物积蓄。

（3）与氨基糖苷类、两性霉素 B 及其他肾毒性药物同时应用可增加肾功能损害。

3. 不良反应　偶有头晕、头痛、关节痛、恶心、呕吐、腹泻、胃部不适、食欲减退、口渴、白细胞下降、蛋白尿及尿素氮轻度升高、皮肤瘙痒等，长程给药偶见痤疮、失眠。

4. 其他用药注意事项

（1）注射剂仅供缓慢静脉滴注，不可静脉注射、肌内注射或皮下注射。

（2）儿童用量每次最多不超过 500 mg/m^2。

（3）婴儿排泄功能较差，小于 2 岁的幼儿应慎用。

（4）肾功能不全者应根据肌酐清除率调整给药时间或剂量，血液透析有助于排泄血中的药物。

更昔洛韦
Ganciclovir

【商品名或别名】

丽科伟、丙氧鸟苷。

【临床应用】

适用于免疫功能损伤（包括艾滋病患者）并发巨细胞病毒性视网膜炎的诱导期和维持期治疗。预防可能发生于器官移植受者的巨细胞病毒感染。

【用法与用量】

口服或静脉注射：诱导治疗，一次 5 mg/kg，每 12 小时一次，连用 14 ～ 21 日（缓慢滴注 1 小时以上）；维持治疗，1 日 5 mg/kg，1 日 1 次，每周用 3 次。

【剂型与规格】

粉针剂：每支 500 mg。

胶囊剂：每粒 250 mg。

【临床用药指导】

1. 用药禁忌　对阿昔洛韦过敏的患者也可能对本

品过敏，应慎用。对本品过敏者禁用。

2. 药物相互作用

（1）与齐多夫定联用时可出现严重白细胞减少。

（2）与亚胺培南 - 西司他丁（泰能）同时用可发生全身抽搐。

（3）器官移植患者与环孢素或两性霉素 B 同时用，可出现肾功能损害。

（4）与丙磺舒或抑制肾小管分泌的药物联用，可使本品的肾清除率减少约 22%，其 AUC 增加 53%，因而易产生毒性反应。

（5）应避免与氨苯砜、喷他脒、氟胞嘧啶、长春碱、多柔比星、甲氧苄啶、磺胺类及核苷类药物同时用。

（6）影响造血系统的药物、骨髓抑制剂及放射治疗等可增加对骨髓的抑制作用。

3. 不良反应

（1）常见的为骨髓抑制，用药后约 40% 患者中性粒细胞减低至 1.0×10^9/L，约 20% 的患者血小板计数减低至 50×10^9/L 以下。

（2）可出现中枢神经系统症状，如精神异常、紧张、震颤等。偶有昏迷、抽搐等。

（3）可出现皮疹、瘙痒、药物热、头痛、头晕、呼吸困难、恶心、呕吐、腹痛等。

4. 其他用药注意事项

（1）用药期间应每 2 周进行血清肌酐或肌酐清除率测定。

（2）对不满 12 岁的儿童，应根据病情充分权衡利弊后决定是否用药。

（3）静脉滴注给药，一次至少滴注 1 小时以上，患者需给予充分水分，以免增加毒性。

伐昔洛韦
Valaciclovir

【商品名或别名】

明竹欣、万乃洛韦。

【临床应用】

1. 主要用于水痘病毒、带状疱疹病毒及 Ⅰ 型、Ⅱ 型单纯疱疹病毒感染。

2. 用于治疗单纯疱疹病毒感染及预防复发，包括生殖器疱疹的初发和复发。

【用法与用量】

每次 0.15 ～ 0.3 g，每日 2 次，饭前空腹服用。带状疱疹连用 10 天，单纯疱疹连用 7 天。

【剂型与规格】

胶囊：每粒 0.15 g。

【临床用药指导】

1. 用药时间及要求　饭前空腹服用。

2．用药禁忌　对本药和阿昔洛韦过敏者禁用。

3．药物相互作用

（1）与西咪替丁、丙磺舒同时使用，可增加本品中毒的危险，肾功能不全时更易发生。

（2）与齐多夫定同时使用，增加肾毒性。

4．不良反应

（1）消化系统：少数患者有轻度胃肠道症状，如胃部不适、食欲减退、恶心、呕吐、腹痛、腹泻、便秘等。

（2）中枢神经系统：可出现头痛、乏力、眩晕。

（3）血液系统：可引起贫血、白细胞减少、粒细胞减少等。

（4）其他：可见皮肤瘙痒、关节痛、肌痛、畏光、眼痛等。

利巴韦林
Ribavirin

【商品名或别名】

三氮唑核苷、病毒唑。

【临床应用】

用于呼吸道合胞病毒引起的病毒性肺炎与支气管炎，皮肤疱疹病毒感染，肝功能代偿期的慢性丙型肝炎患者。

【用法与用量】

1．慢性丙型肝炎（与干扰素 α 或聚乙二醇干扰素合用）　用于无肝损害的初治患者，口服。＞3 岁儿童，体重＜47 kg 者，每日 15 mg/kg，分 2 次；47～50 kg 者，早 200 mg，晚 400 mg；50～65 kg 者，每次 400 mg，每日 2 次；65～86 kg 者，早 400 mg，晚 600 mg；86～105 kg 者，每次 600 mg，每日 2 次。

2．免疫抑制患儿的致命性呼吸道合胞病毒、副流感病毒或腺病毒感染　静脉给药，大于 15 分钟。1 月～18 岁儿童：首次 33 mg/kg，然后 16 mg/kg，每 6 小时 1 次，连用 4 天；然后 8 mg/kg，每 8 小时 1 次，连用 3 天。

【剂型与规格】

片剂：每片 0.1 g。

注射剂：每支 100 mg（1 ml）。

滴眼剂：0.1%。

滴鼻剂：0.5%。

【临床用药指导】

1．用药禁忌　对本品过敏者禁用，有严重贫血、肝功能异常者慎用。

2．药物相互作用　本品可抑制齐多夫定转变成活性型的磷酸齐多夫定，因此，本品与齐多夫定同用时有拮抗作用。与核苷类似物、去羟肌苷合用，可致乳酸性酸中毒。

3．不良反应　常见的不良反应有贫血、乏力等，停药后即消失。较少见的不良反应有疲倦、头痛、失眠、食欲减退、恶心、呕吐、轻度腹泻、便秘、皮疹等，并可致红细胞、白细胞及血红蛋白下降。

4．其他用药注意事项

（1）对诊断的干扰：口服本品后引起血胆红素增高者可高达 25%。大剂量可引起血红蛋白含量下降。

（2）尽早用药。呼吸道合胞病毒性肺炎病初 3 日内给药一般有效。本品不宜用于未经实验室确诊为呼吸道合胞病毒感染的患者。

（3）长期或大剂量服用对肝功能、血象有不良反应。

（4）本品有较强的致畸作用。

（5）大剂量使用（包括滴鼻）可致心脏损害。对呼吸道疾病患者可致呼吸困难。

利托那韦
Ritonavir

【商品名或别名】

利托那韦钠、爱治威。

【临床应用】

单独或与抗反转录病毒的核苷类药物合用治疗 HIV 感染。

【用法与用量】

口服。＞2 岁的儿童，初始剂量每次 250 mg/m²，每日 2 次，之后每 2～3 日每次用量增加 50 mg/m²，至达到每次 400 mg/m²，每日 2 次。最大剂量不超过每次 600 mg，每日 2 次。

【剂型与规格】

软胶囊：每粒 100 mg。

【临床用药指导】

1．药物相互作用

（1）与齐多夫定或去羟肌苷合用，可增强抗 HIV-1 的作用。

（2）与氟康唑合用，可使本品生物利用度增加。

（3）本品可使茚地那韦血药浓度升高。

（4）许多药物与本品合用，由于肝药酶抑制作用，可引起毒性作用增强。

2．不良反应　疲乏、胃肠道症状、神经功能失调等。还可见荨麻疹、轻度皮疹、支气管痉挛和血管神经性水肿等过敏反应。也有癫痫发作、体内脂肪重新分布或堆积的报道。

3．其他用药注意事项

（1）有肝病或肝功能异常者、A 型和 B 型血友病患者、糖尿病和高血糖症患者慎用。

（2）用药期间应检测血常规、肝功能、血脂等指标。

（3）本品对 CYP 3A4 酶和 CYP 2D6 酶有抑制作用。

奈韦拉平
Nevirapine

【临床应用】

本品适用于治疗 HIV-1（人类免疫缺陷病毒）感染，单用易产生耐药性，应与其他抗 HIV-1 药物联合用药。

【用法与用量】

2 个月～8 岁（不含 8 岁）的儿童患者推荐剂量为最初 14 日内每日 1 次，每次 4 mg/kg；之后改为一日 2 次，每次 7 mg/kg。8 岁及 8 岁以上的儿童患者推荐剂量为最初 14 日内一日 1 次，每次 4 mg/kg；之后改为一日 2 次，每次 4 mg/kg。

【剂型与规格】

片剂：每片 200 mg。

【临床用药指导】

1．用药禁忌　对奈韦拉平过敏者禁用。肝、肾功能不全者慎用。

2．药物相互作用

（1）与齐多夫定、去羟肌苷、司坦夫定、拉米夫定等联用时，对 HIV-1 有协同作用。

（2）本品可使美沙酮的血药浓度降低，与美沙酮同用时曾出现戒断综合征。

（3）与利福平类药物同时用，应进行血药浓度监测。

3．不良反应　常见的不良反应有恶心、疲劳、发热、头痛、嗜睡、呕吐、腹泻、腹痛、肌肉痛。严重不良反应为器官衰竭、中毒性表皮坏死溶解症及过敏反应。其特征为严重皮疹伴全身症状，如发热、不适、易疲劳、肌痛、关节痛及内脏损害，肝炎、嗜酸性粒细胞增多、其余粒细胞减少，肾功能损害等。发生时应立即停药。

4．其他用药注意事项　儿童的清除率比成人快，且随年龄的增大而清除率降低，应根据儿童的年龄与体重调整剂量。本品可致严重肝毒性，用药期间应监测谷丙转氨酶与谷草转氨酶水平。

司坦夫定
Stavudine

【商品名或别名】

赛瑞特。

【临床应用】

司坦夫定与其他抗病毒药物联合使用，用于治疗 HIV-1 感染。

【用法与用量】

（1）体重＞60 kg 者，每次 40 mg，每日 2 次；

（2）体重 30～60 kg 者，每次 30 mg，每日 2 次；

（3）体重＜30 kg 者，每次 1 mg/kg，每 12 小时 1 次。

【剂型与规格】

胶囊剂：每粒（1）30 mg；（2）40 mg。

【临床用药指导】

1．用药禁忌　对司坦夫定过敏的患者，禁用本品。

2．药物相互作用

（1）与去羟肌苷、羟基脲联用时，乳酸性酸中毒、胰腺炎的发生率增加。

（2）与利巴韦林联用时，可致乳酸性酸中毒。

（3）齐多夫定可致本品失去活性。

（4）美沙酮等可致本品血药浓度降低。

（5）与茚地那韦、拉米夫定、奈韦拉平等联用时，无显著相互作用。

3．不良反应　头痛、腹泻、恶心、呕吐。血清谷丙转氨酶、谷草转氨酶、淀粉酶升高等。肾功能不良者，应根据肌酐清除率调整剂量。

4．其他用药注意事项

（1）用药期间如发生手足麻木或刺痛症状，应立即停药。症状消退后可再次用药，如再发生上述症状，应停止用药（不可再次使用）。

（2）可发生乳酸性酸中毒、脂肪变性、中毒性肝大（转氨酶不高）、胰腺炎，与其他药物联用时，更易发生不良反应。

阿巴卡韦
Abacavir

【商品名或别名】

阿波卡韦，Ziagen。

【临床应用】

阿巴卡韦适用于人类免疫缺陷病毒（HIV）感染的抗反转录病毒联合疗法。

【用法与用量】

3 月龄～16 岁儿童，每次 8 mg/kg，每日 2 次，口服。最大剂量为每次 300 mg，每日 2 次。

【剂型与规格】

片剂：每片 300 mg。

口服液：20 mg/ml。

【临床用药指导】

1．用药禁忌　硫酸阿巴卡韦禁用于曾证实对本产品任何成分过敏的患者。

2．药物相互作用

（1）与乙醇或含乙醇的饮料同用可致本品的 AUC 增加 41%，半衰期延长 26%。

（2）与抗 HIV 的药物，如齐多夫定、奈韦拉平、拉米夫定等联合用时，有协同作用。

（3）与利巴韦林合用，可致乳酸性酸中毒。

3．不良反应 皮肤瘙痒、皮疹、乏力、恶心、呕吐、腹泻、腹部不适、嗜睡、肌肉及关节痛、水肿、感觉异常、淋巴结肿大、黏膜溃疡等。也可见转氨酶、肌酸磷酸激酶、肌酐升高；淋巴细胞减少。严重者可出现肾衰竭、低血压甚至死亡。

金刚烷胺
Amantadine

【商品名或别名】
金刚胺、三环葵胺。

【临床应用】
用于防治 A 型流感病毒所引起的呼吸道感染。

【用法与用量】
1 ~ 9 岁小儿一次 1.5 ~ 3 mg/kg，8 小时 1 次；或一次 2.2 ~ 4.4 mg/kg，12 小时 1 次；9 ~ 12 岁小儿，每 12 小时口服 100 mg。12 岁及以上，用量同成人。

【剂型与规格】
片剂或胶囊剂：每粒 100 mg。

【临床用药指导】
1．用药禁忌 有癫痫史、精神错乱、幻觉、充血性心力衰竭、肾功能不全、外周血管性水肿或直立性低血压的患者及不足 1 岁的婴儿禁用。

2．药物相互作用
（1）本品与乙醇合用，使中枢抑制作用加强。
（2）本品与中枢神经兴奋药合用，可加强中枢神经的兴奋性，严重者可引起惊厥或心律失常。
（3）止泻药、含阿片类药物、抗胆碱类药物、抗抑郁药、抗组胺药与本品同时使用可能增强抗胆碱样反应。
（4）与卡比多巴、左旋多巴同时使用，可增加不良反应。

3．不良反应 眩晕、失眠和神经质，恶心、呕吐、厌食、口干、便秘。偶见抑郁、焦虑、幻觉、精神错乱、共济失调、头痛，罕见惊厥。少见白细胞减少、中性粒细胞减少。

茚地那韦
Indinavir

【商品名或别名】
佳息患。

【临床应用】
和其他抗反转录病毒药物联合使用，用于治疗 HIV-1 感染。

【用法与用量】
3 岁及 > 3 岁的儿童，每次 500 mg/m^2，每 8 小时 1 次口服，最大剂量不超过每 8 小时 800 mg。

【剂型与规格】
胶囊剂：每粒 200 mg。

【临床用药指导】
1．用药时间及要求 应在餐前 1 小时或餐后 2 小时服用。

2．用药禁忌 本品禁用于对其任何成分在临床上有明显过敏反应的患者。

3．药物相互作用
（1）本品不能与特非那定、西沙必利、阿司咪唑、三唑仑、咪达唑仑、匹莫齐特或麦角衍生物同时服用。
（2）本品抑制 CYP3A4 而引起上述药物血浆浓度增高，可能会导致严重的、甚至危及生命的不良反应。
（3）对 CYP3A4 诱导作用弱于利福平的其他药物，如苯巴比妥、苯妥英钠、卡马西平和地塞米松，与茚地那韦合用时应谨慎，因为它们也可能降低茚地那韦的血浆浓度。

4．不良反应 失眠、味觉异常。肾结石、肝肾功能异常。血友病患者自发出血增加，急性溶血性贫血。血糖升高、血清三酰甘油（甘油三酯）增高。

5．其他用药注意事项
（1）本品与去羟肌苷合用，应在空腹时至少间隔 1 小时分开服用。
（2）为保证足够的水合作用，患者在 24 小时内至少饮用 1500 ml 液体。如出现肾结石症状，应暂停或停止用本品。发生急性溶血性贫血，应对症治疗，并停用本品。

第七节　抗寄生虫药

一、抗疟药

氯喹
Chloroquine

【商品名或别名】
磷酸氯化喹啉、Aralen。

【临床应用】
主要用于治疗恶性疟、间日疟及三日疟的急性发作。也可用于治疗肠外阿米巴病、结缔组织病、华支睾吸虫病、肺吸虫病等。还可用于治疗日晒红斑等光敏性疾病。

【用法与用量】

1．口服

（1）治疗间日疟：首次为 10 mg/kg，最大剂量不超过 600 mg，6 小时以后按 5 mg/kg 再服用 1 次，第 2～3 日每日 5 mg/kg，顿服。

（2）肠外阿米巴病：第 1～2 日口服 10 mg/kg，分 2～3 次服用，以后一日 5 mg/kg 连服 2 周，停药 1 周后，可再重复 1 疗程。

2．静脉滴注 脑型恶性疟：第 1 天 18～24 mg/kg，第 2 天 12 mg/kg，第 3 天 10 mg/kg，加入 10% 葡萄糖、5% 葡萄糖或 0.9% 氯化钠注射液中，缓慢滴注，儿童须慎用静脉内给药。

【剂型与规格】

片剂：每片含磷酸氯喹（1）0.25 g；（2）0.1 g；（3）0.075 g。

注射剂：每支 322 mg（5 ml）。

【临床用药指导】

1．用药禁忌 肝、肾功能不全、心脏病患者禁用。

2．药物相互作用

（1）与氯丙嗪等对肝有损伤的药物合用可加重肝负担。

（2）与保泰松合用，易引起过敏性皮炎。

（3）与氯化铵合用可加速排泄而降低血中浓度。

（4）与链霉素合用，可加重其对神经肌肉接头的抑制作用。

（5）与洋地黄类合用，易引起心脏传导阻滞。

（6）与肝素、青霉胺合用，可导致出血。

3．不良反应 服药后可有食欲减退、恶心、呕吐、腹泻等反应；还可出现皮肤瘙痒、紫癜、脱毛、毛发变白、湿疹和剥脱性皮炎、牛皮癣、头重、头痛、头晕、耳鸣、眩晕、倦怠、睡眠障碍、精神错乱、视野缩小、角膜及视网膜变性等。有时可见白细胞减少。

4．其他用药注意事项

（1）长期使用，可产生抗药性（多见于恶性疟）。如用量不足，恶性疟常在 2～4 周内复燃，且易引起抗药性。

（2）对角膜和视网膜有损害，因此长期服用本品治疗之前，应先作眼部详细检查，排除原有病变，以防视力功能损害。

哌喹
Piperaquine

【商品名或别名】

抗矽 -14。

【临床应用】

主要用于疟疾的治疗，也可用作症状抑制性预防。

【用法与用量】

1．抑制性预防疟疾 ＞10 岁者每月口服 12 mg/kg，睡前服用，连服 3～4 个月，最多不超过 6 个月。

2．治疗疟疾 本品对耐氯喹虫株所致的恶性疟有根治作用，但作用缓慢，宜在奎宁、青蒿素、咯萘啶控制症状后继用本品。首次 12 mg/kg，第 2、3 日分别服 12 mg/kg 及 6 mg/kg，每日 1 次。

【剂型与规格】

每片含哌喹 0.25 g。

【临床用药指导】

1．用药禁忌 严重急性肝、肾及心脏病患者禁用。

2．不良反应 有头晕、嗜睡、乏力、胃部不适、面部和唇周围麻木感，休息后可自行消失。对心血管的毒性较氯喹小。

3．其他用药注意事项 肝功能不全者慎用。本品多积聚于肝，若给药量多，间隔时间短则易引起肝不可逆病变。

青蒿素
Arteannuin

【商品名或别名】

黄蒿素、Artemisinin。

【临床应用】

抗疟疾，尤其对氯喹耐药的恶性疟有效，常用于间日疟、恶性疟，抢救脑型疟疗效良好。也可用于治疗血吸虫病。

【用法与用量】

口服或深部肌内注射：总量为 15 mg/kg，平均分为 5 份，首次用 2 份，隔 6～8 小时再用 1 份，第 2 天与第 3 天各用 1 份（但每次用量不应超过成人用量），3 天为 1 疗程。

【剂型与规格】

片剂：每片（1）50 mg；（2）100 mg。

水混悬注射剂：每支 300 mg（2 ml）。

油注射剂：每支（1）50 mg（2 ml）；（2）100 mg（2 ml）；（3）200 mg（2 ml）。

【临床用药指导】

1．药物相互作用 与伯氨喹联用，有协同作用，可使复燃率降至 10% 左右。疗程结束后加服硝喹 2.5 mg/kg，也可降低复燃率。

2．不良反应 偶可出现四肢发麻与心动过速，停药后可于短时间内自行消失。少数患者有轻度恶心、呕吐、腹泻等，不需治疗可自行消失。个别患者出现一过性转氨酶升高及轻度皮疹。

3．其他用药注意事项 注射部位较浅时，易引起局部疼痛和硬结。使用过程发现疟原虫对青蒿素产生耐药性，建议只用于与其他药物联合应用疗法，不单独使用，以减少疟原虫对该药产生抗药性。

蒿甲醚
Artemether

【临床应用】

适用于各类疟疾的治疗，包括抗氯喹恶性疟及凶险性疟。临床还试用于对急性上呼吸道感染的高热患者进行对症处理，取得较好疗效。退热效应一般在肌内注射后半小时左右即开始出现，体温呈梯形逐渐下降，4～6小时后再逐渐回升，无体温骤降的现象，退热作用稳定。

【用法与用量】

肌内注射，抗疟首剂 3.2 mg/kg；第 2～5 日，每次 1.6 mg/kg，每日 1 次；退热成人每次 200 mg，儿童在成人基础上酌减。

【剂型与规格】

油注射液：每支 80 mg（1 ml）。

【临床用药指导】

1．用药禁忌 对本品过敏者禁用。

2．药物相互作用 与伯氨喹联用，有协同作用。

3．不良反应 个别患者有一过性低热，AST、ALT 酶轻度升高，网织红细胞一过性减少。肌内注射后患者出汗少，不致引起儿童、虚弱患者发生虚脱等。

4．其他用药注意事项 注射液遇冷如有凝固现象，可微温溶解后使用。严重呕吐者慎用。

青蒿琥酯
Artesunate

【临床应用】

主要适用于脑型疟疾及各种危重疟疾的抢救。

【用法与用量】

静脉注射，临用前用所附的 5% 碳酸氢钠注射液溶解后，加 5% 葡萄糖注射液或葡萄糖氯化钠注射液 5.4 ml，使每毫升溶液含有青蒿琥酯 10 mg，缓慢静脉注射。每次 1.2 mg/kg，＜7 岁的儿童 1.5 mg/kg。首次剂量注射后 4、24、48 小时各重复注射 1 次；极度严重者，首剂量可加倍。

【剂型与规格】

片剂：（1）50 mg；（2）100 mg。

注射用青蒿琥酯：每支（1）60 mg；（2）120 mg。

【临床用药指导】

1．不良反应 推荐剂量下未见不良反应，如使用过量（＞2.75 g/kg）可能出现外周网状细胞一过性降低。症状控制后，宜再用其他抗疟药根治。

2．其他用药注意事项 本品溶解后应及时注射，如出现混浊则不可使用，静脉注射速度为每分钟 3～4 ml。

咯萘啶
Malaridine

【商品名或别名】

疟乃停、Pyronaridine。

【临床应用】

适用于治疗各种恶性疟（包括脑型疟、凶险疟疾的危重患者）、间日疟。

【用法与用量】

1．口服 总量为 24 mg/kg，分 3 次服用。

2．静脉滴注 每次 3～6 mg/kg，间隔 6～8 小时重复给药 1 次，12 小时内总剂量 12 mg/kg。

【剂型与规格】

肠溶片剂：每片 0.1 g。

针剂：每支 80 mg（2 ml）。

【临床用药指导】

1．用药禁忌 严重心、肝、肾病患者慎用。

2．药物相互作用 与磺胺多辛、乙胺嘧啶、伯氨喹联用，可增加药效，延缓抗药性的产生、防止复发。与伯氨喹联用对间日疟的根治率为 98%。

3．不良反应 不良反应较氯喹轻。口服给药可见头晕、头痛、恶心、呕吐、腹部不适等，发生率约为 38%；肌内注射局部可有硬块。

奎宁
Quinine

【商品名或别名】

硫酸奎宁、二盐酸奎宁、金鸡纳霜。

【临床应用】

主要用于耐氯喹虫株所致的恶性疟治疗，也可用作治疗间日疟。

【用法与用量】

小儿常用量用于治疗耐氯喹虫株所致的恶性疟时，＜1 岁者每日 0.1～0.2 g；1～3 岁每日 0.2～0.3 g；4～6 岁，每日 0.3～0.5 g；7～11 岁每日 0.5～1 g。均分 2～3 次服，1 疗程为 10 日。

【剂型与规格】

片剂：（1）盐酸奎宁，每片 0.33 g；（2）硫酸奎宁，每片 0.3 g；（3）碳酸乙酯奎宁（无味奎宁），每片 0.1 g。

【临床用药指导】

1．用药禁忌 心肌病患者禁用。哮喘、重症肌无力、视神经炎等患者慎用。

2．药物相互作用

（1）抗酸药和尿碱化药抑制本药的尿排泄。

（2）与抗凝血药联用可致低凝血酶原血症。

（3）有肌松和心肌抑制作用，与肌松药联用则作用加强。

（4）维生素 K 可致 G-6-PD 缺乏者溶血性贫血，与本品联用此种作用加强。

3．不良反应

（1）剂量较大或连续久用可致金鸡纳反应，表现为耳鸣、头痛、恶心、呕吐、视力衰退等，也可发生一过性耳聋，停药可缓解。

（2）剂量过大可致神经系统和视力损害，并抑制心肌、扩张外周血管而致血压骤降，呼吸浅慢、发热、烦躁等，可死于呼吸麻痹。

（3）少数人对奎宁敏感，小量即可致金鸡纳反应；少数恶性疟患者，使用少量即可引起急性溶血（黑热病）致死。

4．其他用药注意事项　葡萄糖-6-磷酸脱氢酶缺乏者使用本品可致溶血性贫血，应予注意。

本芴醇
Lumefantrine

【商品名或别名】

Benflumetol。

【临床应用】

主要用于治疗恶性疟疾，尤其适用于抗氯喹恶性疟疾的治疗。

【用法与用量】

每日 8 mg/kg，顿服，连服 4 日，首剂加倍，首剂最大用量不超过 0.6 g。

【剂型与规格】

胶丸：0.1 g。

【临床用药指导】

1．用药禁忌　心脏病和肾病患者慎用。

2．药物相互作用　可与青蒿素同用。

3．不良反应　临床观察未见明显不良反应，少数患者可出现心电图 Q-T 间期一过性轻度延长。

乙胺嘧啶
Pyrimethamine

【商品名或别名】

息疟定。

【临床应用】

是较好的预防药，主要用以预防疟疾，也可用于预防中枢神经系统白血病。

【用法与用量】

口服。

（1）预防用药：一次 0.9 mg/kg，每周服 1 次，最高剂量以成人量为限；

（2）耐氯喹虫株所致的恶性疟：每次 0.3 mg/kg，

一日 3 次，疗程 3 日；

（3）弓形虫病：每日 1 mg/kg，分 2 次服，服用 1 ~ 3 日后改为每日 0.5 mg/kg，分 2 次服，疗程 4 ~ 6 周。

【剂型与规格】

片剂：每片（1）6.25 mg；（2）25 mg。

膜剂：每片 6.25 mg。

【临床用药指导】

1．用药禁忌　肾功能不全者慎用。

2．药物相互作用　尚不明确。

3．不良反应　偶见红斑样、水疱状药疹。

4．其他用药注意事项

（1）本品排泄非常缓慢，如 1 次误服过量或连续服用 1 周以上，可致中毒反应，出现叶酸缺乏而影响骨髓和消化道，引起骨髓抑制和消化道症状，如味觉改变、舌头红肿、疼痛、口腔溃疡、白斑、食管炎、恶心、呕吐、腹痛、腹泻等，甚至出现巨细胞性贫血和白细胞减少，及时停药可自行恢复。

（2）长期用药应经常检查血象。

（3）误服过量中毒的急救：洗胃、催吐、大量服用 10% 糖水或萝卜汁、静脉滴注葡萄糖注射液及利尿药；出现痉挛、抽搐者可注射硫喷妥钠。亚叶酸钙可改善骨髓功能，治疗弓形虫病需长期应用乙胺嘧啶时，应选用亚叶酸钙以预防其骨髓抑制。

伯氨喹
Primaquine

【商品名或别名】

伯氨喹啉、伯喹。

【临床应用】

主要用以根治间日疟和预防疟疾传播，也可用以预防中枢神经系统白血病。

【用法与用量】

口服：根治间日疟每日 0.39 mg/kg，14 天为 1 疗程；用于消灭恶性疟配子体时，用量同上，3 天为 1 疗程。

【剂型与规格】

片剂：每片含磷酸伯氨喹 13.2 mg 或 26.4 mg。

【临床用药指导】

1．用药禁忌　肝、肾、血液系统疾患及糖尿病患者慎用。

2．药物相互作用　与氯喹或乙胺嘧啶联用可根治间日疟。与米帕林、氯胍联用，血药浓度增高，半衰期延长，毒性增加，但疗效不见增加。

3．不良反应

（1）毒性比其他抗疟药大，偶可致胃肠道不适、恶心、头痛、皮肤瘙痒等，停药后可自行消失。

（2）系统性红斑狼疮及类风湿关节炎患者易出现

白细胞减少，甚至发生粒细胞缺乏症。

（3）少数特异质者可发生急性溶血性贫血，出现此症状应立即停药，用地塞米松或泼尼松进行缓解，并静脉滴注 5% 葡萄糖氯化钠注射液，严重者可以输血。发生高铁血红蛋白血症，可按 1 ～ 2 mg/kg 静脉滴注亚甲蓝。

二、抗阿米巴病药

甲硝唑
Metronidazole

【商品名或别名】

甲硝基羟乙唑、灭滴灵、灭滴唑。

【临床应用】

本品主要用于厌氧菌感染（败血症、牙周炎）及阑尾、结肠等手术的预防感染。

【用法与用量】

1．阿米巴病　每日 35 ～ 50 mg/kg，分 3 次口服，10 天为 1 疗程。

2．贾第鞭毛虫病　每日 15 ～ 25 mg/kg，分 3 次口服，10 天为 1 疗程。

3．治疗麦地那龙线虫病、小袋虫病、滴虫病等剂量同贾第鞭毛虫病。

4．用于厌氧菌感染　口服为每日 20 ～ 50 mg/kg，静脉滴注首次量为 15 mg/kg，维持量为 7.5 mg/kg，6 ～ 8 小时给药 1 次。静脉滴注液浓度不超过 8 mg/ml，临用前将注射液用其他静脉输液稀释，1 小时内滴完。

【剂型与规格】

片剂：（1）0.2 g；（2）0.25 g。

注射液：（1）50 mg（10 ml）；（2）100 mg（20 ml）；（3）500 mg（100 ml）；（4）1.25g（250 ml）；（5）500 mg（250 ml）。

【临床用药指导】

1．用药禁忌　有中枢神经系统疾患和血液病者禁用。

2．药物相互作用

（1）本品能抑制华法林和其他口服抗凝药的代谢，加强它们的作用，引起凝血酶原时间延长。

（2）同时应用苯妥英钠、苯巴比妥等诱导肝微粒体酶的药物，可加强本品代谢，使血药浓度下降，而苯妥英钠排泄减慢。

（3）同时应用西咪替丁等抑制肝微粒体酶活性的药物，可减缓本品在肝内的代谢及其排泄，延长本品的血清半衰期，应根据血药浓度测定的结果调整剂量。

3．不良反应

（1）以消化道反应最为常见，包括恶心、呕吐、食欲缺乏、腹部绞痛，一般不影响治疗。

（2）神经系统症状有头痛、眩晕，偶有感觉异常、肢体麻木、共济失调、多发性神经炎等，大剂量可致抽搐。

（3）少数病例发生荨麻疹、皮肤潮红、瘙痒、膀胱炎、排尿困难、口中金属味及白细胞减少等，均属可逆性，停药后自行恢复。

4．其他用药注意事项

（1）对诊断的干扰：本品的代谢产物可使尿液呈深红色。

（2）原有肝病患者，剂量应减少。出现运动失调或其他中枢神经系统症状时应停药。重复一个疗程之前，应做白细胞计数。厌氧菌感染合并肾衰竭者，给药间隔时间应由 8 小时延长至 12 小时。

（3）本品可抑制乙醇代谢，饮酒后可能出现腹痛、呕吐、头痛等症状。

卡巴胂
Carbarsone

【商品名或别名】

对脲基苯胂酸。

【临床应用】

主要用于治疗慢性阿米巴痢疾，也可用于丝虫病、阴道滴虫病的治疗。

【用法与用量】

1．治阿米巴痢疾　口服；小儿每日 8 mg/kg，分 2 ～ 3 次服用，连用 10 天为 1 疗程，必要时可重复。或用其 1% 溶液（内含 2% 碳酸氢钠）100 ～ 200 ml，隔天保留灌肠 1 次，每个疗程 5 次。

2．治丝虫病　每日 5 ～ 10 mg/kg，分 2 次，连用 10 天。

3．治阴道滴虫病　每次 0.2 ～ 0.4 g，每晚或隔晚置于阴道内，7 日为一疗程。

【剂型与规格】

片剂：（1）0.1 g；（2）0.2 g。

【临床用药指导】

1．用药禁忌　肝、肾功能减退及对胂剂过敏者禁用。

2．药物相互作用　与乙胺嗪或左旋咪唑联用治疗丝虫病可取得更好的疗效。

3．不良反应　严重不良反应为体重下降与多尿。偶可致皮疹、恶心、呕吐、腹泻、胃炎、剥脱性皮炎、肝炎等。出现上述症状应立即停药，必要时可用二巯丙醇进行治疗。胂剂还可引起继发于胂性皮炎的角膜炎、中毒性视力减退、一过性近视、视网膜和玻璃体积血。

依米丁
Emetine

【商品名或别名】

吐根碱。

【临床应用】

适用于急性阿米巴痢疾急需控制症状者。由于消除急性症状效力较好而根治作用低，故不适用于症状轻微的慢性阿米巴痢疾及无症状的带包囊者。

【用法与用量】

每日 1 mg/kg，分 1 ~ 2 次深部皮下注射。

【剂型与规格】

注射液：每支（1）30 mg（1 ml）；（2）60 mg（1 ml）。

【临床用药指导】

1．用药禁忌　婴幼儿及心脏病、肾病患者禁用。

2．不良反应

（1）局部反应：注射部位可有疼痛，有时出现坏死及蜂窝织炎，甚至脓肿。

（2）胃肠道反应：恶心、呕吐、腹泻等。

（3）神经肌肉反应：常见的有肌肉疼痛和无力，特别是四肢和颈部；有时可因全身无力而出现呼吸困难。

（4）心脏反应：低血压、心前区疼痛、心动过速和心律不齐，常是心脏受损的征象。

3．其他用药注意事项

（1）患者在用药期间应尽量卧床休息，在注射本药前后 2 小时必须卧床休息，检查心脏与血压有无改变。

（2）本品排泄缓慢，易蓄积中毒，不宜长期连续使用。

三、抗黑热病药

葡萄糖酸锑钠
Sodium Stibogluconate

【商品名或别名】

葡酸锑钠、斯锑黑克。

【临床应用】

用于治疗黑热病。

【用法与用量】

小儿总剂量 150 ~ 200 mg/kg，分为 6 次，每日 1次。对敏感性较差的虫株感染，可重复 1 ~ 2 个疗程，间隔 10 ~ 14 日。对全身情况较差者，可每周注射 2次，疗程 3 周或更长。对近期曾接受锑剂治疗者，可减少剂量。

【剂型与规格】

注射剂：每支 6 ml 含五价锑 0.6 g，相当于葡萄糖酸锑钠 1.9 g。

【临床用药指导】

1．用药禁忌　肺炎、肺结核及严重心、肝、肾疾病患者禁用。

2．不良反应

（1）与三价锑相仿，但较少而轻，一般患者多能耐受。有时出现恶心、呕吐、咳嗽、腹痛、腹泻现象，偶见白细胞减少。

（2）特殊反应包括肌内注射局部疼痛、肌痛和关节僵直。后期出现心电图改变（如 T 波低平或倒置、Q-T 时间延长等），为可逆性，但可能为严重心律失常的前奏。

（3）罕见休克和突然死亡。

3．其他用药注意事项　病情较重，有严重贫血或并发其他感染的，应先治疗并发症，积极给予支持疗法，待一般情况改善后，再用锑剂。

四、抗丝虫病药

乙胺嗪
Diethylcarbamazine

【商品名或别名】

海群生、益群生。

【临床应用】

用于治疗班氏丝虫、马来丝虫和罗阿丝虫感染，也用于盘尾丝虫病。对前三者一次或多次治疗后可根治，但对盘尾丝虫病，因本品不能杀死成虫，故不能根治。

【用法与用量】

1．治疗班氏与马来丝虫病　每次 2 ~ 3 mg/kg，每日 3 次，连服 1 ~ 2 周。

2．治疗罗阿丝虫病　每次 2 ~ 3 mg/kg，每日 3次，连服 2 ~ 3 周，必要时间隔 3 ~ 4 周可复治。

3．治疗盘尾丝虫病　初期药物剂量宜小，每次不超过 0.5 mg/kg，第 1 日 1 次，第 2 日 2 次，第 3 日增至 1 mg/kg，口服 3 次，如无严重反应，增至 2 mg/kg，日服 3 次，总疗程 14 日。如初治全身反应严重，可暂停用或减少剂量。必要时可给以肾上腺皮质激素。

4．预防　在丝虫病流行区，有将乙胺嗪掺拌入食盐中，制成药盐食用以杀死血液中微丝蚴，防治效果迅速可靠，为消灭丝虫病传染源的较好措施。

【剂型与规格】

片剂：每片（1）50 mg；（2）100 mg。

【临床用药指导】

1．药物相互作用　与卡巴胂合用，可提高对成虫的疗效。

2．不良反应

（1）乙胺嗪本身的毒性甚低，偶可引起食欲减退、恶心、呕吐、头晕、头痛、乏力、失眠等。治疗期间的反应多由于大量丝虫释放异性蛋白所致，可有畏寒、发热、头痛、肌肉关节酸痛、皮疹、瘙痒等。

（2）成虫死亡后尚可引起局部反应，如淋巴管炎、淋巴结炎等。

3．其他用药注意事项

（1）用以治疗盘尾丝虫和罗阿丝虫感染时，应从小剂量开始，以减少因虫体破坏而引起的不良反应。重度感染的盘尾丝虫病患者，在接受单剂乙胺嗪后，可出现急性炎症反应综合征（Mazzotti 反应），表现为发热、心动过速、低血压、淋巴结炎和眼部炎症反应，多由微丝蚴死亡引起。

（2）在重度罗阿丝虫感染者采用乙胺嗪治疗后可发生脑病和视网膜出血等。预先给肾上腺皮质激素可减少不良反应。

（3）对有活动性肺结核、严重心脏病、肝病、肾病、急性传染病的患者应暂缓治疗。对儿童有蛔虫感染者应先驱蛔虫。

呋喃嘧酮
Furapyrimidone

【商品名或别名】

M170。

【临床应用】

本品为抗丝虫的化学合成新药，对班氏丝虫的微丝蚴和成虫均有一定的作用，适用于治疗班氏丝虫病，对马来丝虫病也有肯定的疗效。

【用法与用量】

每日 20 ～ 50 mg/kg，口服每日 2 ～ 3 次，6 ～ 7 日为一个疗程。

【剂型与规格】

肠溶片剂：每片（1）50 mg；（2）100 mg。

【临床用药指导】

1．用药时间及要求　饭后 0.5 ～ 1 小时服用。

2．用药禁忌　有严重心、肝、肾病和消化性溃疡患者禁用。

3．不良反应　以发热和消化道症状较多见。发热一般出现在服药 3 日后，热程多为 2 ～ 3 日。消化道症状有恶心、呕吐、食欲减退等。少数病例有四肢微麻、皮疹、心悸、胸闷，也有转氨酶轻微上升者，应予以注意。

五、抗吸虫药

吡喹酮
Praziquantel

【商品名或别名】

环吡异喹酮。

【临床应用】

为广谱抗吸虫和绦虫药物。适用于各种血吸虫病、华支睾吸虫病、肺吸虫病、姜片虫病，以及绦虫病和囊虫病。

【用法与用量】

1．治疗吸虫病

（1）血吸虫病：用于晚期和慢性血吸虫病，轻度感染 40 ～ 50 mg/kg，服 1 次；中度感染每日 50 ～ 60 mg/kg，分 2 次口服；重度感染每日 60 ～ 70（mg/kg，分 2 次口服。急性期总量为 120（mg/kg，按 4 ～ 6 天分服，每日量分 2 ～ 3 次服用。

（2）华支睾吸虫病：总剂量为 210 mg/kg，每日 3 次，连服 3 日。

（3）肺吸虫病：25 mg/kg，每日 3 次，连服 3 日。

（4）姜片虫病：15 mg/kg，顿服。

2．治疗绦虫病

（1）牛肉和猪肉绦虫病：10 mg/kg，顿服。

（2）短小膜壳绦虫和阔节裂头绦虫病：25 mg/kg，顿服。

3．治疗囊虫病　总剂量 120 ～ 180 mg/kg，分 3 ～ 6 日服，每日量分 2 ～ 3 次服。

【剂型与规格】

片剂：每片 0.2 g。

【临床用药指导】

1．用药时间及要求　宜整片吞服，不宜嚼碎。

2．用药禁忌　眼囊虫病患者，严重心、肝、肾病患者，精神病患者禁用。

3．药物相互作用　用于治疗脑囊虫病时应与甘露醇等降颅内压药及地塞米松等皮质激素药联合应用，防止脑水肿。

4．不良反应

（1）常见的不良反应有头晕、头痛、恶心、腹痛、腹泻、乏力、四肢酸痛等，一般程度较轻，持续时间较短，不影响治疗，不需处理。

（2）少数病例出现心悸、胸闷等症状，心电图显示 T 波改变和期前收缩，偶见室上性心动过速、心房纤颤。

（3）少数病例可出现一过性转氨酶升高。

（4）偶可诱发精神失常或出现消化道出血。

5．其他用药注意事项

（1）治疗寄生于组织内的寄生虫如血吸虫、肺吸虫、囊虫等，由于虫体被杀死后释放出大量的抗原物质，可引起发热、嗜酸性粒细胞增多、皮疹等，偶可引起过敏性休克，必须注意观察。

（2）脑囊虫病患者需住院治疗，并辅以防治脑水肿和降低高颅压（应用地塞米松和脱水剂）或防治癫痫持续状态的治疗措施，以防发生意外。

（3）合并眼囊虫病时，须先手术摘除虫体，而后进行药物治疗。

（4）严重心、肝、肾病患者及有精神病史者慎用。

（5）有明显头晕、嗜睡等神经系统反应者，治疗期间与停药后 24 小时内勿进行驾驶、机械操作等工作。

（6）在囊虫病驱除带绦虫时，应将隐性脑囊虫病除外，以免发生意外。

硫氯酚
Bithionol

【商品名或别名】

硫双二氯酚、别丁。

【临床应用】

本品对肺吸虫囊蚴有明显杀灭作用，临床用于肺吸虫病、牛肉绦虫病、姜片虫病。

【用法与用量】

口服：每日 50 ～ 60 mg/kg。对肺吸虫病及华支睾吸虫病，可将全日量分 3 次服，隔日服药，10 个治疗日为 1 个疗程。脑部病变者停药 1 ～ 2 周后再用 1 疗程。对姜片虫病，可于睡前将 2 ～ 3 g 药物 1 次服完。对牛肉绦虫病，可将总量（50 mg/kg）分 2 次服，间隔半小时，服完第 2 次药后，3 ～ 4 小时服导泻药。

【剂型与规格】

片剂：每片 0.25 g。

胶囊剂：每粒 0.5 g。

【临床用药指导】

1．不良反应　有轻度头晕、头痛、呕吐、腹痛、腹泻和荨麻疹等不良反应，可有光敏反应，也可能引起中毒性肝炎。

2．其他用药注意事项

（1）对华支睾吸虫病疗效较差。

（2）服本品前应先驱蛔虫和钩虫。

六、驱肠虫药

阿苯达唑
Albendazole

【商品名或别名】

丙硫咪唑、肠虫清、丙硫达唑、扑尔虫。

【临床应用】

本品为广谱驱虫药，除用于治疗钩虫、蛔虫、鞭虫、蛲虫、旋毛虫等线虫病外，还可用于治疗囊虫和包虫病。

【用法与用量】

1．蛔虫及蛲虫病　一次 200 mg，晚上睡前顿服，10 ～ 15 日后重复给药 1 次。

2．钩虫病、鞭虫病　一次 200 mg，一日 2 次，连服 3 日，2 周后重复给药 1 次；旋毛虫病，一次 24 ～ 32 mg，一日 2 次，连服 5 日。

3．囊虫病　每日 18 mg/kg，分 2 次口服，10 日为 1 个疗程，一般需 1 ～ 3 个疗程。疗程间隔视病情而定，多为 3 个月。

4．包虫病　每日 20 mg/kg，分 2 次口服，疗程 1 个月。

5．华支睾吸虫　每日 8 mg/kg，分 1 ～ 2 次服用，连服 7 ～ 10 天。

6．肺吸虫　每日 200 mg，连服 7 天。

【剂型与规格】

片剂或胶囊剂：每粒（1）100 mg；（2）200 mg。

糖浆剂：每袋 200 mg。

【临床用药指导】

1．用药禁忌

（1）有蛋白尿、化脓性皮炎以及各种急性疾病患者。

（2）严重肝、肾、心脏功能不全及活动性溃疡病患者。

（3）眼囊虫病手术摘除虫体前。

（4）不足 2 岁婴儿禁用。

2．不良反应

（1）少数病例有口干、乏力、思睡、头晕、头痛以及恶心、上腹不适等消化道症状。但均较轻微，不需处理可自行缓解。

（2）治疗囊虫病特别是脑囊虫病时，主要因囊虫死亡释放出异性蛋白有关，多于服药后 2 ～ 7 天发生，出现头痛、发热、皮疹、肌肉酸痛、视力障碍、癫痫发作等，须采取相应措施（应用肾上腺皮质激素，降颅压、抗癫痫等治疗）。

（3）治疗囊虫病和包虫病，因用药剂量较大，疗程较长，可出现谷丙转氨酶升高，多于停药后逐渐恢复正常。

3．其他用药注意事项

（1）蛲虫病易自身重复感染，故在治疗 2 周后应重复治疗一次。

（2）脑囊虫患者必须住院治疗，以免发生意外。

（3）合并眼囊虫病时，须先行手术摘除虫体，而后进行药物治疗。

哌嗪
Piperazine

【商品名或别名】

哌哔嗪、驱蛔灵、枸橼酸哌嗪。

【临床应用】

用于蛔虫和蛲虫感染。

【用法与用量】

1．驱蛔虫　小儿一次 0.15 g/kg，一日量不超过 3 g，睡前顿服，连服 2 日。

2．驱蛲虫　小儿一日 60 mg/kg，分 2 次服，一日量不超过 2 g，连服 7 ～ 10 日。

【剂型与规格】

片剂：每片 0.25 g；0.5 g。

糖浆剂：每 100 ml 中含本品 16 g。

【临床用药指导】

1．用药禁忌　肝、肾功能不全，有神经系统疾病或对本品有过敏史者禁用。

2．药物相互作用

（1）本品与氯丙嗪同用有可能引起抽搐，故应避免合用。

（2）与噻嘧啶合用有拮抗作用。

（3）与左旋咪唑合用有协同作用，与恩波吡维铵合用可治疗混合感染。

（4）与吩噻嗪类药物合用时毒性较各自单用时为高。

3．不良反应　本品毒性低，不良反应较轻，偶可引起恶心、呕吐、腹泻、头痛、感觉异常、荨麻疹等，停药后很快消失。过敏者可发生流泪、流涕、咳嗽、眩晕、嗜睡、哮喘等。白内障形成、溶血性贫血（见于葡萄糖 -6- 磷酸脱氢酶缺乏者）等较罕见。

4．其他用药注意事项

（1）营养不良或贫血者应先予纠正，然后再服用本品。

（2）本品可使血清尿酸数值降低而影响检测结果，对骨髓白细胞有分裂活性。

（3）本品对儿童具有潜在的神经肌肉毒性，应避免长期或过量服用。

甲苯达唑

Mebendazole

【商品名或别名】

甲苯达唑、安乐士、二苯酮咪胺酯。

【临床应用】

用于蛲虫病、蛔虫病、钩虫病、鞭虫病、粪类圆线虫病、绦虫病的治疗。

【用法与用量】

1．治疗蛔虫、蛲虫病　可采用 200 mg 顿服。

2．治疗鞭虫病、钩虫病　1 次 100 mg，每日 2 次，连服 3 ~ 4 天。第 1 疗程未完全治愈者，3 ~ 4 周后可服用第 2 疗程。

3．治疗绦虫病　1 次 300 mg，每日 2 次，连服 3 天。小于 4 岁用量按上述减半。

【剂型与规格】

片剂：每片 100 mg。

香味口服混悬液：20 mg/ml，每瓶 30 ml。

【临床用药指导】

1．用药禁忌　对本品过敏患者禁用、肾功能不全者慎用。

2．药物相互作用

（1）与西咪替丁等抑制肝微粒体酶活性的药物合用，能抑制甲苯达唑的代谢，使甲苯达唑的血药浓度升高。

（2）与苯妥英钠或卡马西平等诱导肝微粒体酶药物合用，可加快本品代谢，使甲苯达唑的血药浓度降低。

3．不良反应　因本品吸收少，排泄快，故不良反应较少。极少数患者有胃部刺激症状，如恶心、腹部不适、腹痛、腹泻等，尚可出现乏力、皮疹。偶见剥脱性皮炎、全身性脱毛症等，均可自行恢复正常。

4．其他用药注意事项

（1）习惯性便秘者可加服泻药。

（2）对诊断的干扰　可使谷草转氨酶、谷丙转氨酶及血尿素氮升高。

氯硝柳胺

Niclosamide

【商品名或别名】

灭绦灵、育末生、Yomesan。

【临床应用】

用于驱除绦虫。

【用法与用量】

口服，3 ~ 5 岁 0.5 ~ 1 g，5 ~ 10 岁 1 ~ 1.5 g，大于 10 岁 1.5 ~ 2 g，均为 1 次顿服，2 小时后服硫酸镁导泻（用量按每岁 1 g 计）。

【剂型与规格】

片剂：每片 0.5 g。

【临床用药指导】

1．用药时间及要求　本品宜在早晨空腹服用。服药时，应将药片充分咀嚼后吞下，尽量少喝水，使药物在十二指肠上部达到较高的浓度。

2．不良反应　偶可引起乏力、头晕、胸闷、胃肠道功能紊乱、发热、瘙痒等。

3．其他用药注意事项　用以治疗猪肉绦虫时，在服药前加服镇吐药，服药后 2 小时，服硫酸镁导泻，以防节片破裂后散出的虫卵倒流入胃及十二指肠内造成自体感染囊虫病的危险。

噻嘧啶

Pyrantel

【商品名或别名】

抗虫灵。

【临床应用】

用于治疗蛔虫病、蛲虫病、钩虫病、鞭虫病。

【用法与用量】

1．蛔虫病　每日 10 mg/kg，睡前顿服，连服 2 天。

2．钩虫病　剂量同上，连服 3 天。

3．蛲虫病　每日 5 ～ 10 mg/kg，睡前顿服，连服7 天。

4．抗蛲灵软膏　为肛门内驱蛲剂，每晚睡前用温水或 1/5000 高锰酸钾溶液洗净肛门周围；将软膏拧上备用的塑料注入管，挤出少许软膏涂于肛门周围，再轻轻插入肛门，挤入软膏 1 ～ 1.5 g，连用 7 天一般可治愈。

【剂型与规格】

双羟萘酸噻嘧啶片剂：每片 0.3 g。

双羟萘酸噻嘧啶颗粒剂：每克含双羟萘酸噻嘧啶 0.15 g。

抗蛲灵肛用软膏：含双羟萘酸噻嘧啶 3%。

【临床用药指导】

1．用药禁忌　对本品过敏者禁用，1 岁以下幼儿禁用，有严重溃疡病史者慎用。

2．药物相互作用　本品与哌嗪类相互拮抗，不能合用。

3．不良反应　治疗剂量内不良反应很轻，可有恶心、呕吐、食欲缺乏、腹痛、腹泻等，少数患者有头痛、眩晕、嗜睡、皮疹等。

4．其他用药注意事项　急性肝炎或肾炎、严重心脏病、发热患者应暂缓给药。

左旋咪唑
Levamisole

【商品名或别名】

左咪唑。

【临床应用】

主要用于驱蛔虫及钩虫。由于本品单剂量有效率较高，故适于集体治疗。

【用法与用量】

1．驱蛔虫　口服，睡前顿服，剂量为 2 ～ 3 mg/kg。

2．驱钩虫　口服，睡前顿服，剂量为 2 ～ 3 mg/kg。每晚 1 次，连服 3 日。

3．治疗丝虫病　4 ～ 8 mg/kg，分 2 ～ 3 次服，连服 3 日。

【剂型与规格】

片剂：每片（1）25 mg；（2）50 mg。

肠溶片：每片（1）25 mg；（2）50 mg。

颗粒剂：每 1 g 含盐酸左旋咪唑 5 mg。

【临床用药指导】

1．用药禁忌　肝肾功能不全者、肝炎活动期、原有血吸虫病者禁用。

2．药物相互作用

（1）与噻嘧啶合用可治疗严重的钩虫感染，并可提高驱除美洲钩虫的效果。

（2）与噻苯哒唑合用可治疗肠道线虫混合感染。

（3）与枸橼酸乙胺嗪先后顺序应用可治疗丝虫感染。

（4）不宜与四氯乙烯合用，以免增加其毒性。

3．不良反应　恶心、呕吐、腹痛等，但较轻，少数可出现味觉障碍、疲惫、头晕、头痛、关节酸痛、神志混乱、失眠、发热、流感样症候群、血压降低、脉管炎、皮疹、光敏性皮炎等，偶见蛋白尿，个别可见粒细胞减少、血小板减少，少数甚至发生粒细胞缺乏症（常为可逆性），常发生于风湿病或肿瘤患者。

（参见第 15 章"免疫系统用药"第一节"生物反应调节剂"。）

（于景娴　毕重文）

参考文献

[1] FDA Label（2018-06-18）-AZACTAM（Aztreonam for Injection）（Bristol-Myers Squibb Company）

[2] Chow AW，Benninger MS，Brook I，et al. IDSA Clinical Practice Guideline for Acute Bacterial Rhinosinusitis in Children and Adults．Clinical Infectious Diseases，2012，54（8）：e72-e112.

[3] Ye Z，Chen Y，Chen K，et al. Therapeutic drug monitoring of vancomycin：a guideline of the Division of Therapeutic Drug Monitoring，Chinese Pharmacological Society．J Antimicrob. Chemother. 2016，71（11）：3020-3025.

[4] 国家食品药品监督管理总局药品评价中心，国家药品不良反应监测中心．加拿大评估异烟肼潜在的胰腺炎风险．药物警戒快讯．http://www.cdr-adr.org.cn/yxaqjs/gj/201805/t20180528_20103.ht ml.

[5] 国家食品药品监督管理总局药品评价中心，国家药品不良反应监测中心．加拿大警示利福平的维生素 K 依赖性凝血障碍风险．药物警戒快讯．http://www.cdr-adr.org.cn/yxaqjs/gj/201812/t20181225_22767.ht ml.

第 7 章

中枢神经系统用药

第一节 中枢兴奋药

尼可刹米
Nikethamide

【商品名或别名】

可拉明、二乙烟酰胺、尼可拉明、烟酸乙胺。

【临床应用】

用于中枢性及其他各种原因引起的呼吸抑制。

【用法与用量】

皮下注射、肌内注射或静脉注射。6个月以下儿童，每次75 mg；1岁儿童，每次125 mg；4～7岁儿童，每次175 mg；大于7岁儿童根据年龄酌加。

【剂型与规格】

注射液：每支（1）0.375 g（1.5 ml）；（2）0.5 g（2 ml）。

【临床用药指导】

1. 用药禁忌 抽搐及惊厥患者禁用。

2. 药物相互作用 与其他中枢兴奋药合用，有协同作用，可引起惊厥。

3. 不良反应 常见面部刺激症状、烦躁不安、抽搐、恶心、呕吐等。大剂量时可出现血压升高、心悸、出汗、面部潮红、呕吐、震颤、心律失常、惊厥、甚至昏迷。

4. 其他用药注意事项

（1）作用时间短暂，应视病情间隔给药。

（2）大剂量可引起血压升高、心悸、出汗、呕吐、震颤及肌僵直，应及时停药以防惊厥。如出现惊厥，可注射苯二氮䓬类或小剂量硫喷妥钠或苯巴比妥钠等控制。静脉滴注10%葡萄糖注射液，可促进其排泄。

洛贝林
Lobeline

【商品名或别名】

山梗菜碱、祛痰菜碱、半边莲碱、芦别林。

【临床应用】

主要用于各种原因引起的中枢性呼吸抑制。临床上可用于新生儿窒息、一氧化碳中毒、阿片中毒等。

【用法与用量】

皮下注射或肌内注射，儿童每次1～3 mg。静脉注射，儿童每次0.3～3 mg，必要时每隔30分钟可重复使用。静脉注射须缓慢。新生儿窒息可注入脐静脉，用量为3 mg。

【剂型与规格】

注射液：每支（1）3 mg（1 ml）；（2）10 mg（1 ml）。

【临床用药指导】

1. 药物相互作用

（1）与碱性药物合用，可产生山梗素沉淀。

（2）与尼古丁合用，可出现恶心、出汗、心悸等症状。

2. 不良反应 可有恶心、呕吐、呛咳、头痛、心悸等。

3. 其他用药注意事项 应严格控制剂量及用药间隔时间。大剂量可能引起心动过速、传导阻滞、呼吸抑制，甚至惊厥。

贝美格
Bemegride

【商品名或别名】

美解眠、乙甲哌啶二酮。

【临床应用】

用于解救巴比妥类、格鲁米特、水合氯醛等药物的中毒。也可用于加速硫喷妥钠麻醉后的恢复。

【用法与用量】

儿童常用量为每次1 mg/kg，每3～5分钟静脉注射一次或用5%葡萄糖注射液稀释后静脉滴注，至病情改善或出现中毒症状为止。

【剂型与规格】

注射液：每支（1）50 mg（10 ml）；（2）50 mg（20 ml）。

【临床用药指导】

1. 用药禁忌 吗啡中毒者禁用。

2．药物相互作用　对巴比妥类及其他催眠药有对抗作用。

3．不良反应　注射量大、速度过快可引起恶心、呕吐、反射增强、肌肉震颤及惊厥等。迟发毒性表现为情绪不安、精神错乱、幻视等。

4．其他用药注意事项

（1）静脉滴注时速度不可过快，以免发生惊厥。

（2）注射时须准备短时巴比妥类药，以便惊厥时解救。

咖啡因
Caffeine

【商品名或别名】

咖啡碱。

【临床应用】

用于解救因急性感染、催眠药、麻醉药、镇痛药等中毒引起的呼吸、循环衰竭；与溴化物合用，使大脑皮质的兴奋、抑制过程恢复平衡，用于神经官能症；与阿司匹林、对乙酰氨基酚制成复方制剂用于一般性头痛；与麦角胺合用治疗偏头痛；也可用于防治早产新生儿呼吸暂停或阵发性呼吸困难。

【用法与用量】

1．解救中枢抑制　皮下注射或肌内注射安钠咖注射液，每次 6 ～ 12 mg/kg 或每次 250 mg/m²，必要时可每 4 小时重复一次。

2．防治早产新生儿呼吸暂停　枸橼酸咖啡因注射液，负荷剂量 20 mg/kg，使用输液泵或其他定量输液装置，缓慢静脉输注 30 分钟，间隔 24 小时后，给予 5 mg/kg 维持剂量，给药方式为每 24 小时进行一次缓慢静脉输注 10 分钟。或者通过口服给药途径（如鼻胃管），每 24 小时给予 5 mg/kg 维持剂量。

【剂型与规格】

1．片剂

安钠咖片，每片含苯甲酸钠 0.15 g，无水咖啡因 0.15 g。

麦角胺咖啡因片，每片含酒石酸麦角胺 1 mg，无水咖啡因 0.1 g。

氨基比林咖啡因片，每片含氨基比林 0.15 g，咖啡因 0.04 g。

小儿氨酚匹林咖啡因片，每片含对乙酰氨基酚 63 mg，阿司匹林 115 mg，咖啡因 15 mg；

酚咖片，每片含对乙酰氨基酚 250 mg，咖啡因 32.5 mg。

2．注射液

安钠咖注射液，每支（1 ml）含无水咖啡因 0.12 g，苯甲酸钠 0.13 g；枸橼酸咖啡因注射液，每支 20 mg（1 ml），相当于咖啡因 10 mg。

3．散剂　阿咖酚散，每包含对乙酰氨基酚 126 mg，阿司匹林 230 mg，咖啡因 30 mg。

【临床用药指导】

1．用药禁忌　对本品过敏、胃溃疡患者禁用。

2．药物相互作用

（1）异烟肼和甲丙氨酯可使脑组织内安钠咖的浓度提高 55%，从而增加疗效。

（2）咖啡因和茶碱可在早产新生儿体内发生相互转化，因此不宜同时使用。

（3）西咪替丁和酮康唑等药物可能减缓咖啡因在人体内的清除，而苯巴比妥和苯妥英钠等药物可能增强咖啡因的清除。

3．不良反应　偶有过量服用，可致恶心、头痛或失眠，长期过多服用可出现头痛、紧张、激动和焦虑。过量可出现烦躁、恐惧、耳鸣、视物不清、肌颤、心率增快及期前收缩等。

4．其他用药注意事项

（1）咖啡因在早产新生儿体内半衰期较长，可能存在药物蓄积，必要时可监测血浆中的咖啡因浓度水平，尤其是对临床应答不充分或出现毒性症状的患儿。

（2）咖啡因易通过胎盘，也可经乳汁分泌，若新生儿母亲分娩前曾摄入大量咖啡因，在使用咖啡因防治早产新生儿呼吸暂停前应测定其血浆基线浓度；同样，已接受咖啡因治疗的新生儿若采用母乳喂养方式，则其母亲应避免服用含咖啡因的药物或食物或饮料等。

二甲弗林
Dimefline

【商品名或别名】

回苏灵。

【临床应用】

用于麻醉、催眠药物所引起的呼吸抑制及各种疾病引起的中枢性呼吸衰竭，以及手术、外伤等引起的虚脱和休克。

【用法与用量】

肌内注射或静脉注射，每次 2 ～ 8 mg，以 0.9% 氯化钠注射液或 5% 葡萄糖注射液稀释后缓慢注射。

【剂型与规格】

注射液：每支 8 mg（2 ml）。

【临床用药指导】

1．用药禁忌　有惊厥病史、吗啡中毒、肝肾功能不全等情况禁用。

2．不良反应　有恶心、呕吐、皮肤烧灼感、肌肉震颤、惊厥等。过量可致肌肉抽搐或惊厥，小儿尤易发生。

3．其他用药注意事项

（1）静脉注射速度须缓慢，并随时注意病情进展。

（2）本品安全范围较窄，剂量掌握不当易致抽搐或惊厥，应准备短效巴比妥类（如异戊巴比妥），作惊厥时急救用。静脉滴注 10% 葡萄糖注射液，可促进其排泄。

甲氯芬酯
Meclofenoxate

【商品名或别名】

氯酯醒、遗尿丁。

【临床应用】

用于外伤性昏迷、新生儿缺氧症、儿童精神发育迟缓、儿童遗尿症、意识障碍、酒精中毒及某些中枢和周围神经症状。

【用法与用量】

口服，2 ～ 4 岁儿童，每次 50 mg，5 岁及以上儿童，每次 100 mg，均每日 3 次。

肌内注射或静脉滴注，儿童每次 60 ～ 100 mg，每日 2 次，新生儿可注入脐静脉。

【剂型与规格】

胶囊剂：每粒 100 mg。

分散片：每片 100 mg。

注射剂：每支（1）100 mg；（2）250 mg。

【临床用药指导】

1．用药禁忌　精神过度兴奋、锥体外系症状患者及对本品过敏者禁用。

2．不良反应　偶有兴奋、激动、失眠、倦怠、胃部不适、头痛等。一般停药后可恢复。过量可引起中毒，出现焦虑不安、活动增多、共济失调、惊厥，可引起心悸、心率加快、血压升高等症状。

3．其他用药注意事项　高血压患者慎用。本品易溶于水，配成溶液后立即使用。

士的宁
Strychnine

【商品名或别名】

士的年、番木鳖碱。

【临床应用】

用于巴比妥类药物中毒、偏瘫、瘫痪及注射链霉素引起的骨骼肌松弛、弱视等。

【用法与用量】

皮下注射，每次 0.02 ～ 0.05 mg/kg。口服，每次 0.02 ～ 0.05 mg/kg，每日 3 次。

【剂型与规格】

注射液：每支 2 mg（1 ml）。

片剂：每片 1 mg。

【临床用药指导】

1．用药禁忌　癫痫、高血压、动脉硬化、肝肾功能不全、破伤风、突眼性甲状腺肿患者禁用。吗啡中毒时引起脊髓处于兴奋状态，而本品对脊髓也有兴奋作用，故慎用本品解救。

2．不良反应　过量时有腹部或胃部不适、惊厥、呼吸麻痹等。

3．其他用药注意事项

（1）本品因排泄缓慢，有蓄积作用，故使用时间不宜过长。

（2）过量易引起惊厥，如出现惊厥可静脉注射戊巴比妥钠对抗。

一叶萩碱
Securinine

【临床应用】

用于小儿麻痹后遗症和面神经麻痹。

【用法与用量】

皮下注射或肌内注射，小儿一般每次 0.5 ～ 1 mg，每日 1 ～ 2 次，2 ～ 4 周为一疗程。

【剂型与规格】

注射液：每支（1）4 mg（1 ml）；（2）8 mg（2 ml）。

【临床用药指导】

1．用药禁忌　注射时切不可注入血管内。

2．不良反应　少数患者可发生荨麻疹、疼痛、面部刺痒及局部肿胀等反应。个别患者有心悸、头痛，一般停药 2 ～ 3 天后可自愈。过量使用可导致惊厥。

二氧化碳
Carbon Dioxide

【临床应用】

临床多以本品 5% ～ 7% 与 93% ～ 95% 的氧混合吸入，用于急救溺毙、吗啡或一氧化碳中毒者、新生儿窒息等。乙醚麻醉时，如加用含有 3% ～ 5% 本品的氧气吸入，可使麻醉效果增强，并减少呼吸道的刺激。

【用法与用量】

用 5% ～ 7% 本品与 93% ～ 95% 的氧混合吸入。

【剂型与规格】

本品是一种装在密闭耐压钢筒中的气体，是一种吸入制剂。

【临床用药指导】

1．用药禁忌　禁用于呼吸道阻塞及肺水肿者。

2．不良反应　二氧化碳浓度超过 6% 时，可引起不适、头痛、眩晕、出汗、精神错乱、心悸、血压升高、呼吸困难及中枢抑制。超过 25% 可产生呼吸中枢麻痹，并引起酸中毒。浓度超过 30% 时可引起惊厥。

长期吸入二氧化碳停用后可产生头痛、恶心、呕吐、面色苍白和低血压。

氨
Ammonia

【临床应用】

昏迷或麻醉不醒者，嗅入少量本品有催醒作用，对晕厥者作用较好。外用配成 25% 搽剂作为刺激药，尚有中和酸的作用，用于昆虫咬伤、蜇伤。

【用法与用量】

用于昏迷或麻醉不醒者的苏醒，可嗅入少量本品。还可用于手术前医生手消毒，每次用本品 25 ml，加温开水 5 L 稀释后供用。

【剂型与规格】

溶液剂：每 100 ml 中含氨 10 g。

氧
Oxygen

【临床应用】

用于窒息、肺炎、肺水肿、哮喘、心力衰竭、周围循环衰竭、呼吸衰竭、麻醉药中毒、一氧化碳中毒等各种缺氧情况。也用于驱除肠道蛔虫。

【用法与用量】

1．治疗缺氧　将氧气筒（或含 5% 二氧化碳）与吸入装置连接，按每分钟 300 ～ 1000 ml 的速度使氧通过湿化瓶，经鼻导管或面罩给患者吸入。

2．驱蛔虫　清晨空腹经胃管缓慢输入氧气，剂量为（年龄 + 1）× 100 ml，最多不超过 1200 ml，输氧后卧床休息 2 ～ 3 小时。

【剂型与规格】

本品是一种装在密闭耐压钢瓶中的气体，是一种吸入性气体。

【临床用药指导】

1．用药禁忌　消化道溃疡、胃肠出血患者忌用氧气驱虫。

2．其他用药注意事项　长期使用氧的浓度以 30% ～ 40%（ml/ml）为限，应急时可吸入纯氧，注意吸入氧气内的水蒸气的饱和度。

第二节　镇 痛 药

吗啡
Morphine

【临床应用】

用于镇痛（仅用于严重创伤、战伤、烧伤等所致的剧痛）、心肌梗死而血压尚正常者、心源性哮喘、麻醉和手术前给药以及全麻辅助用药。

【用法与用量】

口服，每次 0.1 ～ 0.2 mg/kg。

皮下注射，每次 0.1 ～ 0.2 mg/kg。

静脉注射，每次 0.05 ～ 0.1 mg/kg。

【剂型与规格】

注射液：每支（1）5 mg（0.5 ml）；（2）10 mg（1 ml）；（3）50 mg（5 ml）。

片剂：每片（1）5 mg；（2）10 mg；（3）30 mg。

缓释片：每片（1）10 mg；（2）30 mg；（3）60 mg。

【临床用药指导】

1．用药禁忌　呼吸抑制已显示发绀、颅内压增高和颅脑损伤、支气管哮喘、肺源性心脏病代偿失调、甲状腺功能减退、皮质功能不全、排尿困难及严重肝功能不全、休克尚未纠正控制前、炎性肠梗等患者禁用。新生儿及婴儿禁用。

2．药物相互作用

（1）与吩噻嗪类、镇静催眠药、单胺氧化酶抑制剂、三环抗抑郁药、抗组胺药等合用，可加剧及延长吗啡的抑制作用。

（2）本品可增强香豆素类药物的抗凝血作用。

（3）与西咪替丁合用，可能会引起呼吸暂停、精神错乱、肌肉抽搐等。

3．不良反应　常见的有瞳孔缩小、视物模糊或复视、便秘、排尿困难、直立性低血压、嗜睡、头痛、恶心、呕吐等。少见的有呼吸抑制、幻觉、耳鸣、惊厥、抑郁、皮疹、支气管痉挛和喉头水肿等。连用 3 ～ 5 天即产生耐药性，1 周以上可致成瘾，需慎用。

4．特殊剂型要求　若为吗啡控（缓）释片，必须完整地吞服，切勿嚼碎或掰开服用。

5．其他用药注意事项

（1）未明确诊断的疼痛，尽可能不用本品，以免掩盖病情，贻误诊断。

（2）因本品对平滑肌的兴奋作用较强，故不能单独用于内脏绞痛（如胆、肾绞痛），而应与阿托品等有效的解痉药合用，单独使用反使绞痛加剧。

（3）儿童应慎用，必要时应在医师严密观察下应用。

（4）吗啡过量可致急性中毒，主要表现为昏迷、针状瞳孔、呼吸浅弱、血压下降、发绀等。

中毒解救：可采用人工呼吸、给氧、给予升压药物提高血压，β-肾上腺素受体阻断药减慢心率、补充液体维持循环功能。静脉注射吗啡拮抗剂纳洛酮0.005～0.01 mg/kg，必要时2～3分钟可重复一次。

哌替啶
Pethidine

【商品名或别名】

杜冷丁、唛啶、地美露。

【临床应用】

用于各种剧痛，如创伤、烧伤、烫伤、手术后疼痛等；心源性哮喘；麻醉前给药；内脏剧烈绞痛，如胆绞痛、肾绞痛，需与阿托品配伍应用；与氯丙嗪、异丙嗪组成人工冬眠合剂应用。

【用法与用量】

口服：每次1～1.5 mg/kg，必要时每4～6小时一次。

皮下注射或肌内注射：每次0.8～1.3 mg/kg，必要时每4～6小时一次。

静脉滴注：每次0.5～1 mg/kg，应缓慢滴注。

术前给药：术前1小时肌内注射0.5～2 mg/kg。

【剂型与规格】

片剂：每片（1）25 mg；（2）50 mg。

注射液：每支（1）50 mg（1 ml）；（2）100 mg（2 ml）。

【临床用药指导】

1．用药禁忌　室上性心动过速、颅脑损伤、颅内占位性病变、慢性阻塞性肺疾病、支气管哮喘、严重肺功能不全等禁用。严禁与单胺氧化酶抑制剂同用。

2．药物相互作用

（1）注射液不能与氨茶碱、巴比妥类药钠盐、肝素、碘化物、碳酸氢钠、苯妥英钠、磺胺嘧啶、磺胺甲噁唑、甲氧西林配伍，否则发生浑浊。

（2）本品与芬太尼因化学结构有相似之处，两药可有交叉敏感。

（3）本品能促进双香豆素、茚满二酮等抗凝药物增效，并用时后者应按凝血酶原时间而酌减用量。

3．不良反应　本品的耐受性和成瘾性程度介于吗啡与可待因之间，一般不应连续使用。治疗剂量时可出现轻度的眩晕、出汗、口干、恶心、呕吐、心动过速及直立性低血压等。

4．其他用药注意事项

（1）未明确诊断的疼痛，尽可能不用本品，以免掩盖病情贻误诊治。

（2）肝功能损伤、甲状腺功能不全者慎用。

（3）静脉注射后可出现外周血管扩张、血压下降，

尤其是与吩噻嗪类药物（如氯丙嗪等）以及中枢抑制药并用时。

（4）本品务必在单胺氧化酶抑制药（如呋喃唑酮、丙卡巴肼等）停用14天以上方可给药，而且应先试用小剂量（1/4常用量），否则会发生难以预料的、严重的并发症，临床表现为多汗、肌肉僵直、血压先升高后剧降、呼吸抑制、发绀、昏迷、高热、惊厥，终致循环虚脱而死亡。

（5）注意勿将药液注射到外周神经干附近，否则产生局麻或神经阻滞。

美沙酮
Methadone

【商品名或别名】

美散痛。

【临床应用】

适用于创伤、手术后、晚期癌症及其他各种原因引起的剧痛。也可作为阿片、吗啡及海洛因成瘾者的脱毒治疗。

【用法与用量】

口服，儿童每日0.7 mg/kg，分4～6次服用。小儿不宜作肌内注射或皮下注射。

【剂型与规格】

片剂：每片（1）2.5 mg；（2）5 mg；（3）10 mg。

口服溶液：（1）1 mg（10 ml）；（2）2 mg（10 ml）；（3）5 mg（10 ml）。

注射液：（1）每支5 mg（1 ml）；（2）7.5 mg（2 ml）。

【临床用药指导】

1．用药禁忌　对本品过敏者、呼吸功能不全者、中毒性腹泻患者、婴幼儿禁用。2018年8月，加拿大卫生部发布了对美沙酮药品的安全性评估信息，发现美沙酮可能与通过母乳接触该药的儿童遭受包括死亡在内的严重伤害风险有关[1-2]。

2．药物相互作用

（1）苯妥英钠和利福平等能促使肝细胞微粒体酶的活动增强，因而本品在体内的降解代谢加快，合用时应调整剂量。

（2）尿液酸化剂可加快本品排泄，异烟肼、吩噻嗪类、尿液碱化剂可减少本品的排泄。

（3）本品可加强镇痛药、镇静催眠药、抗抑郁药的作用。

（4）与降压药合用，血压下降过快，严重的可发生晕厥。

（5）赛庚啶、甲基麦角酰胺、利福布汀、卡马西平、氯化铵等可减弱本品的作用。

3．不良反应　头痛、头晕、恶心、呕吐、出汗、

嗜睡等，也可引起便秘及药物依赖。少数病例用量过大可引起失明、下肢瘫痪、昏迷等。

4．其他用药注意事项

（1）忌作麻醉前和麻醉中用药。

（2）不宜作静脉注射。

（3）成瘾性较小，但久用也能成瘾，且脱瘾较难，应警惕。

芬太尼
Fentanyl

【临床应用】

用于各种疼痛及术中和术后镇痛，亦可作为麻醉辅助用药。

【用法与用量】

镇痛，肌内注射或静脉注射，每次 1 ~ 2 μg/kg。麻醉前给药，肌内注射，每次 2 ~ 3 μg/kg。诱导麻醉，静脉注射，每次 2 ~ 3 μg/kg，间隔 2 ~ 3 分钟重复注射，直至达到要求。维持麻醉，当患儿出现苏醒时，静脉注射或肌内注射，每次 2 ~ 3 μg/kg。

【剂型与规格】

注射液：每支 0.1 mg（2 ml）。

【临床用药指导】

1．用药禁忌　支气管哮喘、呼吸抑制、对本品特别敏感以及重症肌无力的患者禁用。禁止与单胺氧化酶抑制剂（如苯乙肼、帕吉林等）合用。

2．药物相互作用

（1）本品与哌替啶因化学结构有相似之处，两药可有交叉敏感。

（2）本品与中枢抑制药，如催眠镇静药（巴比妥类、地西泮等）、抗精神病药（如吩噻嗪类等）、其他麻醉性镇痛药以及全麻药等有协同作用，合用时应慎重并适当调整剂量。

（3）与 M 胆碱受体阻断剂（如阿托品）合用会使便秘加重，增加麻痹性肠梗阻和尿潴留的风险。

3．不良反应　一般不良反应为眩晕、视物模糊、恶心、呕吐、低血压、胆道括约肌痉挛、喉痉挛及出汗等。偶有肌肉抽搐。严重不良反应为呼吸抑制、窒息、肌肉僵直及心动过缓，如不及时治疗，可发生呼吸停止、循环抑制及心脏停搏等。本品有成瘾性，但较哌替啶轻。

4．其他用药注意事项

（1）心律失常、肝肾功能不良、慢性阻塞性肺疾病，呼吸储备力降低及脑外伤昏迷、颅内压增高、脑肿瘤等易陷入呼吸抑制的患者慎用。

（2）本品务必在单胺氧化酶抑制药（如呋喃唑酮、丙卡巴肼等）停用 14 天以上方可给药，而且应先试用

小剂量（1/4 常用量），否则可能会发生难以预料的、严重的并发症。

（3）静脉注射时可能引起胸壁肌肉强直，若一旦出现，需用肌肉松弛剂对抗。静脉注射太快时，还可能出现呼吸抑制。

（4）本品药液有一定的刺激性，不得误入气管、支气管，也不得涂敷于皮肤和黏膜。

（5）本品有弱成瘾性，应警惕。

舒芬太尼
Sulfentanil

【临床应用】

用于气管内插管，使用人工呼吸的全身麻醉。作为复合麻醉的镇痛用药；作为全身麻醉大手术的麻醉诱导和维持用药。

【用法与用量】

用于 2 ~ 12 岁儿童以枸橼酸舒芬太尼为主的全身麻醉中，用药总量建议为 10 ~ 12 μg/kg，如果临床表现镇痛效应降低时，可给予额外的剂量 1 ~ 2 μg/kg。舒芬太尼用于 2 岁以下儿童的有效性和安全性的资料非常有限。

【剂型与规格】

注射液：每支（1）50 μg（1 ml）；（2）100 μg（2 ml）；（3）250 μg（5 ml）。

【临床用药指导】

1．用药禁忌　对舒芬太尼或其他阿片类药物过敏者、新生儿、急性肝卟啉症、重症肌无力、低血容量症、低血压、患有呼吸抑制疾病等情况禁用。禁与单胺氧化酶抑制剂同时使用。在使用舒芬太尼前 14 天内用过单胺氧化酶抑制剂者，禁用本品。

2．药物相互作用

（1）同时使用巴比妥类制剂、阿片类制剂、镇静剂、神经安定类制剂、乙醇及其他麻醉剂或其他对中枢神经系统有抑制作用的药物，可能导致本品对呼吸和中枢神经系统抑制作用的加强。

（2）同时给予高剂量的本品和高浓度的笑气时可导致血压、心率降低以及心输出量的减少。

（3）实验资料提示，CYP 3A4 抑制剂，如红霉素、酮康唑、伊曲康唑等会抑制舒芬太尼的代谢，从而延长呼吸抑制作用。如果必须与上述药物同时应用，应该对患者进行特殊监测，并且应降低本品的剂量。

3．不良反应　典型的阿片样症状，如呼吸抑制、呼吸暂停、骨骼肌强直（胸肌强直）、肌阵挛、低血压、心动过缓、恶心、呕吐和眩晕、缩瞳和尿潴留。在注射部位偶有瘙痒和疼痛。其他较少见的不良反应有：咽部痉挛；过敏反应和心搏停止，因在麻醉时使用其他药

物，很难确定这些反应是否与舒芬太尼有关；偶尔可出现术后恢复期的呼吸再抑制。

4．其他用药注意事项

（1）舒芬太尼可以导致肌肉僵直，包括胸壁肌肉的僵直，可以通过缓慢地静脉注射本品加以预防（通常在使用低剂量时可以奏效），或同时使用苯二氮䓬类药物及肌松药。

（2）如果术前所用的抗胆碱药物剂量不足，或本品与非迷走神经抑制的肌肉松弛药合并使用时，可能导致心动过缓甚至心搏停止，心动过缓可用阿托品治疗。

（3）对甲状腺功能低下、肺病疾患、肝和（或）肾功能不全、肥胖、酒精中毒和使用过其他已知对中枢神经系统有抑制作用的药物的患者，在使用本品时均需要特别注意。建议对这些患者做较长时间的术后观察。

瑞芬太尼
Remifentanil

【商品名或别名】

瑞捷。

【临床应用】

用于全麻诱导和全麻中维持镇痛。

【用法与用量】

静脉给药，尤其适于静脉持续滴注给药。使用前须以灭菌注射用水、5% 葡萄糖注射液、0.9% 氯化钠注射液、5% 葡萄糖氯化钠注射液等溶解，并定量稀释成 25 µg/ml、50 µg/ml 或 250 µg/ml 浓度的溶液。一般剂量为 0.25 ~ 2 µg/（kg·min），2 ~ 12 岁儿童用药与成人一致，因尚无临床资料，2 岁以下儿童不推荐使用。

【剂型与规格】

冻干粉针剂：每支（1）1 mg；（2）2 mg；（3）5 mg。

【临床用药指导】

1．用药禁忌　已知对本品中各种组分或其他芬太尼类药物过敏、重症肌无力、易致呼吸抑制、支气管哮喘等情况的患者禁用。禁与单胺氧化酶抑制剂合用。禁与血、血清、血浆等血制品经同一路径给药。

2．药物相互作用

（1）本品与其他麻醉药有协同作用，硫喷妥钠、异氟烷、丙泊酚及咪达唑仑与本品同时给药时，剂量减至 75%。

（2）中枢神经系统抑制药物与本品也有协同作用，合用时应慎重，并酌情减量；如果同时给药时不减少剂量，会增加与这些药物有关的不良反应发生率。

3．不良反应　典型的不良反应有恶心、呕吐、呼吸抑制、心动过缓、低血压和肌肉强直，一般在停药或

降低输注速度后可消失。在国内外的临床研究中还发现有寒战、发热、眩晕、视觉障碍、头痛、呼吸暂停、瘙痒、心动过速、高血压、易激动、低氧血症、癫痫、皮肤潮红和过敏等。

4．其他用药注意事项

（1）本品不能单独用于全麻诱导，即使大剂量使用也不能保证使意识消失。

（2）本品处方中含有甘氨酸，因而不能于硬膜外和鞘内给药。

（3）本品能引起呼吸抑制和窒息，需在呼吸和心血管功能监测及辅助设施完备的情况下，由具有资格的和有经验的麻醉师给药。

（4）在推荐剂量下，本品能引起肌肉强直。肌肉强直的发生与给药剂量和给药速率有关。因此，单剂量注射时应缓慢给药，给药时间应不低于 60 秒，提前使用肌肉松弛药可防止肌肉强直的发生。

（5）本品务必在单胺氧化酶抑制药（如呋喃唑酮、丙卡巴肼等）停用 14 天以上方可给药，而且应先试用小剂量，否则会发生难以预料的严重的并发症。

（6）肝、肾功能受损的患者不需调整剂量。肝、肾功能严重受损的患者对瑞芬太尼呼吸抑制的敏感性增强，使用时应监测。

布桂嗪
Bucinnazine

【商品名或别名】

强痛定、布新拉嗪、丁酰肉桂哌嗪。

【临床应用】

用于镇痛，如头痛、偏头痛、三叉神经痛、牙痛、神经痛、肌肉痛、外伤后痛、癌症引起的疼痛等。

【用法与用量】

口服或肌内注射，小儿每次 1 mg/kg，疼痛剧烈时用量可酌增。

【剂型与规格】

片剂：每片 30 mg。

注射液：每支（1）50 mg（1 ml）；（2）100 mg（2 ml）。

【临床用药指导】

1．不良反应　偶有恶心、眩晕、困倦、黄视、全身发麻感等，一般停药后消失。

2．其他用药注意事项　连续使用本品可耐受和成瘾，故不可滥用。

喷他佐辛
Pentazocine

【商品名或别名】

戊唑星、镇痛新。

【临床应用】

用于各种慢性剧痛，如癌性疼痛、创伤性疼痛、手术后疼痛，也可用于手术或麻醉前给药，作为外科手术麻醉的辅助用药。

【用法与用量】

皮下注射或肌内注射，每次 1 mg/kg。静脉注射，每次 0.5 mg/kg。

【剂型与规格】

注射液：每支 30 mg（1 ml）。

【临床用药指导】

1. 用药禁忌　中毒性腹泻、毒物聚集于肠腔尚未排尽，急性呼吸抑制、通气不足等情况禁用。遇有血液病或血管损伤出现凝血异常时，以及须作穿刺的局部存在炎症时，不得作硬膜外或蛛网膜下隙给药，戒断时由此给药也并不能使症状改善或减轻。

2. 药物相互作用

（1）吩噻嗪中枢性抑制药以及三环类抗抑郁药等与本类药合用时，呼吸抑制和（或）低血压可更明显，便秘也增加，依赖性更容易产生，用量应彼此配合互减。

（2）与降压药、利尿药或其他药物如金刚烷胺、溴隐亭、左旋多巴、利多卡因、亚硝酸盐、普鲁卡因胺、奎尼丁等药物合用时，有发生直立性低血压的风险，应予随访监测。

（3）与 M 胆碱药，尤其是阿托品合用时，不仅便秘严重，而且可有麻痹性肠梗阻和尿潴留的风险。

（4）静脉注射硫酸镁后的中枢性抑制，尤其是呼吸抑制和低血压，可能会因同时使用阿片类药而加重。

（5）阿片类镇痛药，通过引起胃肠道蠕动徐缓、括约肌痉挛，可使甲氧氯普胺应有的效应不明。

（6）停用单胺氧化酶抑制药 14 ~ 21 天后，方可使用本类药物，且应先试用小量（约 1/4 常用量），以免发生难以预料的、严重的、足以致死的循环虚脱。

（7）美国 FDA 审查的多项研究结果显示，联合使用阿片类和苯二氮䓬类、其他抑制中枢神经系统的药物或乙醇可出现严重风险 [3]。

3. 不良反应　表现多种多样，可有视觉模糊或复视，便秘，少尿、尿频、尿急或排尿困难，晕眩、疲乏感，嗜睡、梦幻、口干、食欲缺乏、恶心、呕吐，面颊潮红、汗多，腹痛，情绪紧张不安或难以入眠等。少见但有危险的不良反应有呼吸抑制、中枢神经毒性表现（惊厥、幻觉、耳鸣、震颤）、中枢性抑制过度（以神志模糊、抑郁、消沉等为多见，小儿且可出现阵发性兴奋激动）、组胺释放过多（诱发弹性荨麻疹、喉痉挛、喉水肿等）。

4. 其他用药注意事项

（1）以下情况应慎用：哮喘急性发作、慢性尤其是病理性呼吸功能不全，心律失常、心动过缓，惊厥或有惊厥史，精神失常有自杀意图时，脑外伤颅内压高或颅内病变，肝肾功能不全，甲状腺功能低下，小儿，对吗啡有耐受性的患者。

（2）给药过程中应监测呼吸和循环等有关指标，其中以呼吸最为重要，随访监测至少 12 小时，以便及早发现呼吸抑制。

（3）小儿由于清除率缓慢、半衰期长，尤其容易引起呼吸抑制，应予注意。

苯噻啶
Pizotifen

【商品名或别名】

苯噻唑、新度美安。

【临床应用】

用于先兆性和非先兆性偏头痛的预防和治疗，能减轻症状及发作次数。也可适用于红斑性肢痛症、血管神经性水肿、慢性荨麻疹、皮肤划痕症，以及房性、室性期前收缩等。

【用法与用量】

口服，每次 0.01 mg/kg，每日 3 次。

【剂型与规格】

片剂：每片 0.5 mg。

【临床用药指导】

1. 用药禁忌　青光眼、前列腺肥大患者禁用。

2. 药物相互作用

（1）不宜与单胺氧化酶抑制剂配伍。

（2）能拮抗胍乙啶的降压作用。

（3）与普鲁卡因胺合用，有相加的抗迷走神经效应，从而影响房室传导。

（4）可降低西沙必利的疗效，可能的机制是药物拮抗。

3. 不良反应　服药后 1 ~ 2 周可能会出现嗜睡、乏力、体重增加，偶有恶心、头晕、口干、面红、肌肉痛等现象，继续服用后症状可减轻或消失。

4. 其他用药注意事项　长期使用应注意血象变化。

（参见第 11 章"心血管系统用药"第二节"抗心律失常药"。）

美普他酚
Meptazinol

【商品名或别名】

消痛定、甲氮䓬酚、盐酸美他齐诺。

【临床应用】

适用于中度或重度疼痛的短期治疗，如风湿性关节炎、外伤、肌肉骨骼痛、术后疼痛等。

【用法与用量】

口服，年长儿童 4 mg/kg，一般 4～6 小时用一次。

肌内注射，1.5～2 mg/kg，必要时 4 小时可重复一次。

【剂型与规格】

片剂：每片 200 mg。

注射剂：每支 100 mg（1 ml）。

【临床用药指导】

1. 不良反应　可产生轻微的恶心、呕吐、呼吸抑制及精神紊乱等。

2. 药物相互作用　禁与碱性药物混合使用。

3. 其他用药注意事项

（1）本品长期服用仍可成瘾。

（2）肝肾功能不全者慎用。

（3）一般呼吸抑制发生率较低，但剂量过大可致呼吸抑制，可用纳洛酮对抗。

曲马多
Tramadol

【商品名或别名】

舒敏、反胺苯环醇、奇曼丁。

【临床应用】

适用于中度和严重急慢性疼痛及手术的疼痛。

【用法与用量】

口服，大于 1 岁儿童每次 1～2 mg/kg，必要时 4～6 小时可重复。

皮下注射、肌内注射或静脉注射，大于 1 岁儿童每次 1～2 mg/kg，必要时可重复，可连用 2～3 次。

【剂型与规格】

片（胶囊）剂：每片（粒）50 mg。

缓释片：每片 100 mg。

注射液：每支（1）50 mg（1 ml）；（2）100 mg（2 ml）。

【临床用药指导】

1. 用药禁忌　已知对曲马多或其赋形剂过敏者，乙醇、镇静剂、镇痛剂或阿片类和精神类药物急性中毒的患者禁用。不宜用于正在接受单胺氧化酶抑制剂治疗或在过去 14 天内已服用过上述药物的患者。不能用于经治疗未能充分控制的癫痫患者。不能用于戒毒治疗。2017 年，美国食品和药品管理局（FDA）发布信息，禁止曲马多用于 12 岁以下儿童的疼痛治疗，禁止 18 岁以下儿童使用本品治疗扁桃体和（或）腺样体摘除手术后的疼痛[4]。

2. 药物相互作用

（1）不能与单胺氧化酶抑制剂联合使用。

（2）与中枢神经抑制药物合用可增强本品的镇静和呼吸抑制作用。

（3）同时使用或用药前使用卡马西平（酶诱导

剂），可导致镇痛效果及药物有效作用时间的降低。

（4）本品可能会诱导惊厥的发生，并可使选择性 5-羟色胺再吸收抑制剂、三环类抗抑郁药、抗精神病药及其他降低发作阈值的药物引发惊厥的可能性增加。

（5）与香豆素抗凝药（如华法林）合用，可致国际标准化值（International Normalized Ratio，INR）增加。

3. 不良反应　常见出汗、眩晕、恶心、呕吐、口干、疲劳、困乏、欣快感、耳鸣、食欲减退等，剂量过大易引起呼吸抑制。静脉注射过快可致心悸、出汗。

4. 其他用药注意事项

（1）虽然本品致依赖性低，但长期应用可能引起耐药及身体依赖。

（2）有癫痫病史者、肝肾功能不良者、心脏疾病患者慎用。

（3）不建议存在可能会增加严重呼吸问题风险的肥胖或阻塞性睡眠呼吸暂停或严重肺部疾病的 12～18 岁青少年使用该类药品。

四氢帕马丁
Tetrahydropalmatine

【商品名或别名】

延胡索乙素。

【临床应用】

对胃肠、肝胆系统疾病的钝痛镇痛效果好，对外伤等剧痛效果差。也可用于因疼痛所致的失眠。

【用法与用量】

口服，镇痛，儿童每次 2～2.5 mg/kg，必要时每日可 2～4 次。

【剂型与规格】

片剂：每片 50 mg。

注射液：每支（1）60 mg（2 ml）；（2）100 mg（2 ml）。

【临床用药指导】

1. 用药禁忌　对本品过敏、锥体外系疾病患者（如震颤、多动、肌张力不全等）禁用。肝病患者慎用。

2. 不良反应　偶见恶心、眩晕、乏力、头晕、呕吐、皮疹、头痛、心悸、口干、胸闷、呼吸困难。大剂量对呼吸中枢有一定抑制作用。有时可引起锥体外系症状。

麦角胺
Ergotamine

【商品名或别名】

贾乃金。

【临床应用】

主要用于偏头痛，能减轻其症状，但无预防和根治作用，只宜头痛发作时短期使用。也可用于其他神经性头痛。

【用法与用量】

口服，儿童每次 0.02 ~ 0.04 mg/kg。

【剂型与规格】

片剂：每片（1）0.5 mg；（2）1 mg。

麦角胺咖啡因片，每片含酒石酸麦角胺 1 mg 和咖啡因 100 mg。

【临床用药指导】

1．用药时间及要求　本品在偏头痛刚发作时立即服用效果佳，在有先兆时服用效果更佳。偏头痛发作后不宜服用，发作高峰时服用效果也不佳。

2．用药禁忌　活动期溃疡病、冠心病、严重高血压、甲状腺功能亢进、闭塞性血栓性脉管炎、肝功能损害、肾功能损害以及对本药过敏者均禁用。

3．药物相互作用

（1）与咖啡因合用有协同作用，提高疗效，减少不良反应。

（2）本品与 β- 受体阻滞剂、大环内酯类抗生素、血管收缩剂和 5- 羟色胺激动剂等有相互作用，应予重视。

4．不良反应　常见的有手、趾、脸部麻木和刺痛感，脚和下肢肿胀（局部水肿），肌痛；少见或罕见的有焦虑或精神错乱（大脑缺血）、幻视（血管痉挛）、胸痛、胃痛、气胀等。国外已有纤维化反应的病例报道，如肺间质、心肌、心脏瓣膜和腹膜后纤维化，其与对 5- 羟色胺 2β 受体产生激动作用有关，有纤维化风险的患者慎用[5]。

5．其他用药注意事项

（1）本品无预防偏头痛发作的作用。

（2）治疗期间应严密监测本药的不良反应，以免中毒。伴随摄入麦角生物碱及其衍生物，有出现麦角中毒症状（包括恶心、呕吐、腹泻、腹痛和外周血管收缩）的报道。

第三节　解热镇痛抗炎及抗风湿药

阿司匹林

Aspirin

【商品名或别名】

乙酰水杨酸、醋柳酸、拜阿司匹灵。

【临床应用】

可用于解热镇痛，如发热、头痛、神经痛、肌肉痛等；治疗急性风湿性或幼年特发性关节炎；预防心肌梗死、动脉血栓、动脉粥样硬化等；治疗胆道蛔虫病；治疗皮肤黏膜淋巴结综合征（川崎病）；粉剂外用可治疗足癣。

【用法与用量】

1．解热、镇痛　口服，每次 10 ~ 15 mg/kg，发热时服 1 次，必要时每日 3 ~ 4 次。

2．抗风湿　每日 80 ~ 100 mg/kg，分 3 ~ 4 次服用，前 3 天先服半量以减少反应，一个疗程约需 3 个月。

3．用于胆道蛔虫　儿童每次 1 g，每日 2 ~ 3 次，连用 2 ~ 3 日，当阵发性绞痛停止 24 小时后停药，再行常规驱蛔虫。

4．皮肤黏膜淋巴结综合征（川崎病）　起始每日 80 ~ 100 mg/kg，分 3 ~ 4 次服用；退热 2 ~ 3 天后减至每日 30 mg/kg，分 3 ~ 4 次服用；症状解除后可减量至每日 3 ~ 5 mg/kg，每日 1 次，连续服用 2 个月或更久。血小板增多、血液呈高凝状态期间，每日 5 ~ 10 mg/kg，每日 1 次。

5．用于足癣　先用温开水或 1：5000 高锰酸钾溶液洗患足，然后以本品粉末撒布患处，一般 2 ~ 4 次可愈。

【剂型与规格】

片剂：每片（1）0.05 g；（2）0.1 g；（3）0.2 g；（4）0.3 g；（5）0.5 g。

泡腾片：每片（1）0.1 g；（2）0.3 g；（3）0.5 g。

肠溶片（胶囊）：每片（粒）（1）25 mg；（2）50 mg；（3）100 mg；（4）0.3 g。

散剂：每袋（1）0.1 g；（2）0.5 g。

栓剂：每粒（1）0.1 g；（2）0.3 g；（3）0.5 g。

【临床用药指导】

1．用药时间及要求　应与食物同服或用水冲服，以减少对胃肠的刺激。扁桃体摘除或口腔手术后 7 日内应整片吞服，以免嚼碎后接触伤口，引起损伤。外科手术患者，应在术前 5 日停用本品，以免引起出血。

2．用药禁忌　禁用于活动性溃疡病或其他原因引起的消化道出血、血友病或血小板减少症、有阿司匹林或其他非甾体类抗炎药过敏史，尤其是出现哮喘、神经血管性水肿或休克者、出血体质者。

3．药物相互作用

（1）不能与其他非甾体类抗炎镇痛药同服，因可加重不良反应的发生。

（2）应尽量避免与糖皮质激素合用，可能使胃肠出血加剧。

（3）尿碱化药（如碳酸氢钠等）、抗酸药（长期大量应用）可增加阿司匹林自尿中排泄，使血药浓度下降。但当阿司匹林血药浓度已达稳定状态时停用碱性药物，又可使阿司匹林血药浓度升高。

（4）胰岛素或口服降糖药物的降糖效果可因与本

品同用而加强和加速。

（5）与利尿药合用，可减弱其利尿作用，并增加肾毒性。

（6）与庆大霉素、链霉素等氨基糖苷类抗生素合用可增强耳和肾毒性。

（7）与异烟肼合用，可使异烟肼吸收减少，血药浓度降低，从而降低异烟肼的疗效和增加毒性，故两药不能同时服用。

4．不良反应　一般用于解热镇痛的剂量较少会引起不良反应，长期大量用药时较易出现不良反应。较常见胃肠道反应，如恶心、呕吐、上腹部不适或疼痛等，停药后多可消失；长期或大剂量服用可有胃肠道溃疡、出血或穿孔。过敏反应可表现为哮喘（阿司匹林哮喘）、荨麻疹、血管神经性水肿或休克等，严重者可致死亡。

5．特殊剂型要求　若为阿司匹林泡腾片，则应放入温开水中溶解后服用，不得直接含服或吞服。

6．超说明书用药　用于治疗小儿皮肤黏膜淋巴结综合征（川崎病）。研究表明，丙种球蛋白联合阿司匹林治疗小儿川崎病的疗效确切，尤其是急性期[6-7]。

7．其他用药注意事项

（1）本品只能缓解症状，不能治疗引起疼痛和发热的病因，故仍需针对病因进行治疗。

（2）以下情况的患者慎用：有哮喘及其他过敏性反应史，葡萄糖-6-磷酸脱氢酶缺陷者，痛风，肝功能不全，心功能不全或高血压，肾功能不全，血小板减少，慢性或复发性胃或十二指肠病变者。

（3）儿童在患流感或水痘后应用本品，可能诱发Reye综合征（Reye Syndrome），严重者可能致死。

（4）长期大量用药时，应定期检查肝功能、血细胞比容及血清水杨酸含量。

（参见第12章"血液及造血系统用药"第六节"抗血小板药"。）

精氨酸阿司匹林
Aspirin-arginine

【临床应用】

用于发热、头痛、神经痛、牙痛、肌肉痛及活动性风湿病、幼年特发性关节炎、创伤及术后疼痛等。

【用法与用量】

肌内注射，每日 10 ～ 25 mg/kg，用前加入生理盐水或注射用水 2 ～ 4 ml，溶解后注入。

【剂型与规格】

注射剂：每瓶（1）0.5 g（相当于阿司匹林 0.25 g）；（2）1 g（相当于阿司匹林 0.5 g）

【临床用药指导】

1．用药禁忌　活动性消化溃疡或其他原因引起的

消化道出血患者禁用。有阿司匹林或其他非甾体类抗炎药过敏史者，尤其是出现哮喘、神经血管性水肿或休克禁用。3 个月以下的婴儿禁用。

2．不良反应　肌内注射可有轻度局部疼痛，其余同阿司匹林。

3．其他用药注意事项　体弱和体温超过 40℃的患者，应注意给药剂量以免引起虚脱。

赖氨酸阿司匹林
Aspirin-DL-lysine

【商品名或别名】

赖氨匹林、来比林。

【临床应用】

用于不适合口服给药的发热及中度疼痛的治疗，如上呼吸道感染引起的发热、手术后疼痛、关节痛和神经痛等。

【用法与用量】

肌内注射或静脉滴注，每日 10 ～ 25 mg/kg，分 2 次给药，以灭菌注射用水或 0.9% 氯化钠注射液溶解后使用。

【剂型与规格】

注射剂：每瓶（1）0.9 g（相当于阿司匹林 0.5 g）；（2）0.5 g（相当于阿司匹林 0.28 g）。

【临床用药指导】

1．用药时间及要求　本品为对症治疗药物，用于解热连续应用不得超过 3 天，用于止痛不得超过 5 天。

2．用药禁忌　对阿司匹林或其他非甾体类抗炎药过敏、消化道溃疡、重度心力衰竭患者禁用。16 岁以下儿童慎用，3 个月以下婴儿禁用（CFDA 关于修订注射用赖氨酸阿司匹林说明书的公告）[8]。

3．不良反应　本品可导致过敏性休克、严重皮肤损害等不良反应。用药过程中应密切监测，如果出现皮疹、瘙痒、呼吸困难、哮喘、喉头水肿、血压下降等症状或体征，应立即停药并及时治疗。16 岁以下儿童使用本品可能发生瑞氏综合征。1 ～ 2 周内患有水痘或流感样症状的儿童和青少年不应使用品。如该人群使用本品后突然出现剧烈头痛、频繁呕吐及烦躁不安等表现，应警惕瑞氏综合征。此种情况虽然少见，但神经系统症状进展迅速，可危及生命。

4．常用用药误区　目前不推荐作为儿童退热药的首选，儿童（尤其是有发热脱水者）易出现毒性反应。

5．其他用药注意事项

（1）严重肝功能损害、低凝血酶原血症、维生素 K 缺乏、血小板减少者等均需避免应用于本品，手术前 1 周也应停用。

（2）避免与其他非甾体类抗炎药合用，包括选择性环氧化酶-2 抑制剂合并用药。

卡巴匹林钙
Carbasalate Calcium

【商品名或别名】

阿司匹林钙脲、乙酰水杨酸钙脲、速克痛。

【临床应用】

用于牙痛、伤风感冒时发热、头痛，以及神经痛、腰痛、肌肉痛、月经痛等。

【用法与用量】

将药粉溶于水中口服，小于 6 个月儿童，一次 0.05 g；6 个月～1 岁，一次 0.05～0.1 g；1～4 岁，一次 0.1～0.15 g；4～6 岁，一次 0.15～0.2 g；6～9 岁，一次 0.2～0.25 g；9～14 岁，一次 0.25～0.3 g。必要时 2～4 小时后可重服。

【剂型与规格】

颗粒剂：1 g：0.6 g（以卡巴匹林钙计）。

【临床用药指导】

1．用药禁忌　对阿司匹林和其他解热镇痛药过敏、哮喘、鼻息肉综合征、血友病或血小板减少症、溃疡病活动期等情况的患者禁用。

2．药物相互作用

（1）不宜与抗凝血药（如双香豆素、肝素）和溶栓药（如链激酶）同用。

（2）抗酸药如碳酸氢钠等，可增加本品自尿中的排泄，使血药浓度下降，不宜同用。

（3）与糖皮质激素（如地塞米松等）同用，可增加胃肠道不良反应。

（4）本品可加强口服降糖药及甲氨蝶呤的作用，不宜同用。

3．不良反应　较常见的有恶心、呕吐、上腹部不适或疼痛等胃肠道反应。少见或罕见的有胃肠道出血或溃疡，表现为血性或柏油样便，胃部剧痛或呕吐血性或咖啡样物，多见于大剂量服药患者；支气管痉挛性过敏反应，表现为呼吸困难或哮喘；皮肤过敏反应，表现为皮疹、荨麻疹、皮肤瘙痒等；血尿、眩晕和肝损害。

4．其他用药注意事项

（1）本品为对症治疗药，用于解热连续使用不超过 3 天，用于止痛不超过 5 天。

（2）不能同时服用其他含有解热镇痛药的药品（如某些复方抗感冒药）。

（3）服用本品期间不得饮酒或含有乙醇的饮料。

（4）痛风、肝肾功能减退、心功能不全、鼻出血、月经过多以及有溶血性贫血史的患者慎用。

双水杨酯
Salsalate

【商品名或别名】

水杨酰水杨酸。

【临床应用】

用于缓解各种疼痛，如关节痛、头痛、牙痛、神经痛及软组织炎症等中度疼痛。

【用法与用量】

口服，每次 0.01 g/kg，每日 2～3 次。

【剂型与规格】

片剂：每片 0.3 g。

【临床用药指导】

1．用药禁忌　禁用于对本品及阿司匹林过敏、哮喘史、动脉粥样硬化伴高血压、近期脑出血者。

2．药物相互作用

（1）与抗凝剂合用，可增强抗凝剂作用而导致出血倾向。

（2）可加强磺酰脲类药品的降糖作用；并能由蛋白质结合部位置换甲氨蝶呤，故与此类药物使用时应降低后者的剂量。

（3）不宜与碳酸酐酶抑制剂合用。

3．不良反应　本品对胃刺激性较阿司匹林为小，与其他非甾体类抗炎药发生交叉过敏反应较阿司匹林为低。大剂量与口服抗凝药合用时，有发生出血的可能性。

4．其他用药注意事项

（1）消化性溃疡患者、慢性肾功能不全、严重肝病患者慎用。

（2）如出现胃肠道出血或溃疡、胸痛、气短、无力、言语含糊等情况，应停药。

水杨酸咪唑
Imidazole Salicylate

【商品名或别名】

楚来。

【临床应用】

用于风湿性关节炎、风湿病引起的疼痛，可缓解症状。亦可用于肌肉、骨骼、韧带的急慢性疼痛。

【用法与用量】

口服，6～12 岁儿童，每次 250～500 mg，每日 1～3 次。口服滴剂，6～12 岁儿童，每次 10～20 滴。

直肠给药：栓剂，儿童每日 100 mg。

【剂型与规格】

片剂：每片（1）500 mg；（2）750 mg。

滴剂：40%（40 g/100 ml）。

栓剂：每粒（1）100 mg；（2）500 mg；（3）750 mg。

【临床用药指导】

1．用药禁忌　禁用于胃、十二指肠溃疡、活动性胃肠道出血以及对阿司匹林、水杨酸、咪唑衍生物过敏的患者。

2．不良反应　有胃肠功能紊乱、眩晕和凝血时间延长等不良反应。偶有出血现象，有过敏史患者可出现皮疹、鼻塞、哮喘、血管神经性水肿，偶见过敏性休克。

3．其他用药注意事项　慎用于胃炎和哮喘患者。

对乙酰氨基酚
Paracetamol

【商品名或别名】

扑热息痛、醋氨酚、百服宁、必理通、泰诺、泰诺林。

【临床应用】

用于感冒发热、关节痛、神经痛、偏头痛及其他疼痛。还可用于一些对阿司匹林过敏、不耐受或者不适于应用阿司匹林的患者，如血友病及其他出血性疾病等。

【用法与用量】

口服，小于12岁儿童按每日 $1.5 g/m^2$，分次服用；或者按年龄给药，2～3岁，每次160 mg；4～5岁每次240 mg；6～8岁每次320 mg；9～10岁每次400 mg；11岁，每次480 mg；12岁及以上，每次500 mg，每4～6小时或必要时服1次，24小时内不得超过4次。

直肠给药，3～12岁小儿，1次0.15～0.3 g，每日1次，若持续发热或疼痛，可间隔4～6小时重复用药一次，24小时内不超过4次。

【剂型与规格】

片剂：每片（1）0.3 g；（2）0.5 g。

胶囊剂：每粒0.3 g。

咀嚼片：每片（1）80 mg；（2）160 mg。

泡腾冲剂：每袋（1）0.1 g；（2）0.5 g。

滴剂：每支（1）1.5 g（15 ml）；（2）1 g（10 ml）。

栓剂：每粒（1）0.15 g；（2）0.3 g；（3）0.6 g。

注射液：每支（1）0.075 g（1 ml）；（2）0.25 g（2 ml）。

凝胶剂：每支120 mg（5 g）。

【临床用药指导】

1．用药禁忌　对本品过敏及严重肝肾功能不全者禁用。

2．药物相互作用

（1）应用巴比妥类（如苯巴比妥）或解痉药（如颠茄）的患者，长期应用本品可致肝损害。

（2）本品与氯霉素同服，可增强后者的毒性。

（3）与香豆素类药品如华法林合用会导致国际标准化比值（INR值）发生轻微改变，合用期间及对乙酰氨基酚停药后1周内，应增加对INR的监测。

（4）与齐多夫定、阿司匹林或其他非甾体类抗炎药合用，明显增加肾毒性。

3．不良反应　偶见皮疹或瘙痒、荨麻疹、药物热、粒细胞减少。长期大量用药会导致肝肾功能异常。已报告的不良反应还有腹泻、腹痛、肝酶升高、血小板减少等。

4．超说明书用药　用于治疗早产儿动脉导管未闭，通过抑制前列腺素合成，降低血前列腺素水平，从而促使动脉导管闭合。有循证医学证据表明，对乙酰氨基酚用于早产儿动脉导管未闭的效果与吲哚美辛和布洛芬相当[9]。

5．其他用药注意事项

（1）本品为对症治疗药，用于解热连续使用不超过3天，用于止痛不超过5天。

（2）对阿司匹林过敏者慎用，肝肾功能不全者慎用。

（3）不能同时服用其他含解热镇痛药的药品（如某些复方抗感冒药）。

贝诺酯
Benorilate

【商品名或别名】

扑炎痛、苯乐来、沙普尔。

【临床应用】

用于感冒引起的发热，也用于缓解轻至中度疼痛，如头痛、关节痛、偏头痛、牙痛、肌肉痛、神经痛等。

【用法与用量】

1．解热、镇痛　口服，3个月～1岁儿童，每次25～100 mg/kg，每日4次；1～2岁每次250 mg，每日4次；3～5岁每次500 mg，每日3次；6～12岁每次500 mg，每日4次。

2．幼年特发性关节炎　每次1g，每日3～4次。疗程不超过10天。

【剂型与规格】

片剂：每片（1）0.2 g；（2）0.5 g。

颗粒剂：每袋0.5 g。

【临床用药指导】

1．用药禁忌　严重肝肾功能不全、对其他解热镇痛药（如阿司匹林等）过敏者禁用。

2．药物相互作用　本品不应与口服抗凝药（如华法林和肝素）同时使用。

3．不良反应　轻度胃肠道反应如呕吐、便秘、烧心等，也有报道引起腹泻。可引起皮疹、嗜睡、头晕、定向障碍等神经、精神症状。用量过大时，有些患者可发生耳鸣或耳聋。

4．其他用药注意事项

（1）本品为对症治疗药，用于解热连续使用不超过3天，用于止痛不超过5天。

（2）不能同时服用其他含有解热镇痛药的药品（如某些复方抗感冒药）。

（3）服用本品期间不得饮酒或含有乙醇的饮料。

（4）肝肾功能不全及有严重胃、肠溃疡病史者慎用。

吲哚美辛
Indometacin

【商品名或别名】

消炎痛。

【临床应用】

用于类风湿关节炎、风湿性关节炎、强直性脊椎炎、骨关节炎及急性痛风发作期等；也可用于退热；还可用于胆绞痛、输尿管结石症引起的绞痛、偏头痛。抗血小板聚集，可防止血栓形成，但疗效不如阿司匹林；滴眼液可用于眼科手术及非手术因素引起的非感染性炎症抗炎治疗。

【用法与用量】

口服，儿童常用量，每日 1.5 ~ 2.5 mg/kg，分 3 ~ 4 次，有效后减至最低量。

直肠给药，每次 0.5 ~ 1 mg/kg，每 4 ~ 6 小时可重复 1 次，每日剂量不可超过 100 mg。

【剂型与规格】

肠溶片剂：每片 25 mg。

胶囊剂：每粒 25 mg。

缓释片（胶囊）：每片（粒）（1）25 mg；（2）75 mg。

贴片：每片 12.5 mg。

栓剂：每粒（1）25 mg；（2）50 mg；（3）100 mg。

乳膏剂：每支 100 mg（10 g）。

吲哚美辛滴眼液：8 ml：40 mg。

【临床用药指导】

1．用药时间及要求　为减少药物对胃肠道的刺激，宜于饭后服用或与食物或制酸药同服。

2．用药禁忌　活动性溃疡病、溃疡性结肠炎病史者，癫痫、帕金森病及精神病患者，肝、肾功能不全者，对本品或其他非甾体类抗炎药过敏者，血管神经性水肿或支气管哮喘患者禁用。

3．药物相互作用

（1）合用阿司匹林或其他非甾体类抗炎药、饮酒或与皮质激素、促肾上腺皮质激素同用，可增加胃肠道溃疡或出血的风险。

（2）与洋地黄类、肝素及口服抗凝药、胰岛素及口服降糖药、硝苯地平、维拉帕米、甲氨蝶呤、碳酸锂、齐多夫定合用，吲哚美辛会增强它们的药理作用或毒性。

（3）与呋塞米、布美他尼、吲达帕胺合用时，吲哚美辛可减弱或降低它们的利尿降压作用。

（4）与氨苯蝶啶合用时，易引起肾功能损害。

（5）丙磺舒可减少本品自肾及胆汁的清除，增高血药浓度，使毒性增加，合用时须减量。

（6）与含镁、铝的制酸药合用，可减缓本药的吸收。

4．不良反应

（1）胃肠道反应：可出现恶心、呕吐、腹痛、腹泻等，甚至出现溃疡、胃出血及胃穿孔。

（2）神经系统：可出现头痛、头晕、焦虑及失眠等，严重者可有精神行为障碍或抽搐等。

（3）可引起肝功能损害（黄疸、转氨酶升高）。

（4）可引起高血压、脉管炎、轻度水肿。

（5）可出现血尿、水肿、肾功能不全。

（6）各型皮疹，最严重的为大疱性多形红斑（Stevens-Johnson 综合征）。

（7）造血系统受抑制而出现再生障碍性贫血、白细胞减少或血小板减少等。

（8）过敏反应，如哮喘、血管性水肿及休克等。

5．超说明书用药　吲哚美辛是较早用于治疗早产儿动脉导管未闭的药物，主要通过抑制前列腺素合成，降低血前列腺素水平，从而促使动脉导管闭合[10]。用于早产儿动脉导管未闭，经胃管给药，一般首剂 0.2 mg/kg，第 2、3 剂根据日龄而定，日龄小于 2 天，0.1 mg/kg；日龄在 2 ~ 7 天，0.2 mg/kg；日龄大于 7 天，0.25 mg/kg，均为每 12 小时 1 次。

6．其他用药注意事项

（1）与阿司匹林有交叉过敏性。由阿司匹林过敏引起的喘息患者，应用本品时可引起支气管痉挛。对其他非甾体类抗炎药过敏者也可能对本品过敏。儿童对本品较为敏感，应慎用。

（2）本品解热作用强，可迅速大幅度退热，应防止大汗和虚脱，补充足量液体。

（3）本品对血小板聚集有抑制作用，可使出血时间延长，停药后此作用可持续 1 天。用药期间血尿素氮及血肌酐含量也常增高。

（4）本品不能控制疾病过程的进展，故必须同时应用能使疾病过程改善的药物。由于本品的毒副作用较大，治疗关节炎一般已不作首选用药，仅在其他非甾体类抗炎药无效时才考虑应用。

（5）用药期间应定期随访检查血象及肝、肾功能。长期用药者应定期进行眼科检查，因本品能导致角膜沉着及视网膜改变，遇有视物模糊时应立即做眼科检查。

双氯芬酸
Diclofenac

【商品名或别名】

双氯灭痛、扶他林、凯芙兰。

【临床应用】

用于缓解各种关节疼痛、肿胀等症状，各种软组织风湿性疼痛。也用于急性的轻、中度疼痛。

【用法与用量】

口服，1 岁及以上儿童，根据病情每日 0.5 ～ 2 mg/kg，分 2 ～ 3 次服用，最大剂量为每日 3 mg/kg。

肌内注射，每次 1 ～ 1.5 mg/kg，每日 1 次。

【剂型与规格】

肠溶片（胶囊）：每片（粒）(1) 25 mg；(2) 50 mg。

缓释片（胶囊）：每片（粒）(1) 50 mg；(2) 75 mg；(3) 0.1 g。

搽剂：0.1%。

凝胶剂：1%。

乳膏剂：每支 0.75 g（25 g）。

注射液：每支 50 mg（2 ml）。

【临床用药指导】

1. 用药禁忌　禁用于已知对本品过敏、服用阿司匹林或其他非甾体类抗炎药后诱发哮喘、荨麻疹或过敏反应者。应用非甾体类抗炎药后发生胃肠道出血或穿孔病史者、有活动性消化道溃疡出血或既往曾复发溃疡出血者禁用。重度心力衰竭患者以及严重的肝、肾和心脏功能衰竭患者禁用。不足 1 岁的婴儿禁用。

2. 药物相互作用

(1) 与地高辛、锂剂等药物同时使用，可提高其血浆药物浓度，故应调整这些药物的剂量，有条件的应当监测血药浓度。

(2) 与利尿剂和抗高血压药物联合使用时，抗高血压效果可能会降低。当与保钾利尿剂合用时，可能会产生血清钾水平升高，引起高钾血症，有必要监测血清钾浓度。与呋塞米同用时，后者的排钠和降压作用减弱。

(3) 与其他非甾体类抗炎药、皮质激素或选择性 5-羟色胺再摄取抑制剂联合使用时，可能增加胃肠道不良反应发生率。

(4) 与抗凝药物合用时，可能增加出血风险，应该密切监护这类患者。

(5) 用甲氨蝶呤治疗前后 24 小时内，应慎用非甾体类抗炎药（包括双氯芬酸），因为甲氨蝶呤的血药浓度可能被提高，其毒性也可能增加。

3. 不良反应

(1) 胃肠道不良反应：偶见上腹疼痛、恶心、呕吐、腹泻、消化不良、胀气、厌食等。罕见胃肠道出血、消化性溃疡或穿孔、糜烂性胃炎、便秘、胰腺炎、肝炎、爆发性肝炎等。

(2) 中枢神经系统良反应：偶见头痛、头晕、眩晕。罕见嗜睡、感觉障碍，包括感觉异常、记忆 / 定向 / 视觉障碍、听力损害、耳鸣、失眠、惊厥、抑郁、焦虑、精神反应和味觉障碍等。

(3) 偶见皮疹，罕见荨麻疹、疱疹、湿疹、剥脱性皮炎、脱发、光过敏反应、紫癜、肾水肿；偶见有急性肾功能不全、哮喘、过敏性低血压。

(4) 血液系统不良反应有血小板减少、白细胞减少、粒细胞缺乏、溶血性贫血、再生障碍性贫血等。

4. 特殊剂型要求　缓释片须整片吞服，用液体送下，不可分割或咀嚼。

5. 其他用药注意事项

(1) 本品因含钠，对限制钠盐摄入量的患者应慎用。

(2) 用药期间应常规随访检查肝、肾功能。

舒林酸
Sulindac

【商品名或别名】

硫茚酸、奇诺力、天隆达。

【临床应用】

适用于风湿性关节炎或幼年特发性关节炎，也可用于各种原因引起的疼痛。

【用法与用量】

口服，2 岁以上儿童，每日 4.5 mg/kg，分 2 次服用。若效果不佳可适当增加剂量，但每日不得超过 6 mg/kg。

【剂型与规格】

片剂：每片 (1) 0.1 g；(2) 0.2 g。

【临床用药指导】

1. 用药禁忌　对本品、阿司匹林或其他非甾体类抗炎药过敏者禁用。有活动性消化性溃疡或曾有溃疡出血或穿孔史者禁用。2 岁以下幼儿禁用。

2. 药物相互作用

(1) 与抗凝药物华法林合用，可致凝血酶原时间延长。

(2) 与降糖药甲苯磺丁脲合用，可使空腹血糖下降明显。

(3) 与阿司匹林合用，可降低本药活性成分的药时曲线下面积，降低疗效且可能出现周围神经病变。

(4) 与甲氨蝶呤合用时，应小心处理，非甾体类抗炎药可能会减低甲氨蝶呤的排泄。

(5) 与锂盐合用时，后者的血药浓度升高，应监测调整剂量。

3. 不良反应　常见不良反应为胃肠道反应，包括上腹痛、腹胀、消化不良、恶心、腹泻、便秘、纳差等，发生消化道溃疡者较少。少见头晕、头痛、嗜睡、失眠等中枢神经系统症状。罕见骨髓抑制、急性肾衰竭、心力衰竭、无菌性脑膜炎、肝损害和大疱性多形红斑（Stevens-Johnson 综合征）。其他偶见皮疹、瘙痒、急躁、忧郁等。

4. 其他用药注意事项

(1) 有消化道溃疡史而目前无活动性者，宜在严密观察下应用。

(2) 肝功能不全者的血药浓度比正常者升高，必要时应降低剂量，慎用。

（3）肾结石患者应慎用，在使用本品时应充分补水。

（4）用药期间应定期监测服药者的大便潜血、血象及肝肾功能等。

托美丁
Tolmetin

【商品名或别名】

托美汀、痛灭定、托麦汀。

【临床应用】

用于消炎、镇痛。如幼年特发性关节炎、强直性脊椎炎、髋或膝关节退行性改变、软组织疼痛等。

【用法与用量】

口服，2 岁以上儿童，起始每日 15 ~ 30 mg/kg，平均每日 20 mg/kg，分 3 ~ 4 次服用。奏效后根据病情调整剂量，维持剂量一般为每日 15 mg/kg，最大剂量为每日 30 mg/kg。

【剂型与规格】

片（胶囊）剂：每片（粒）0.2 g。

【临床用药指导】

1．用药禁忌 对本品过敏者和有出血倾向者禁用。

2．不良反应 常见上腹部不适、恶心、呕吐、食欲减退等消化道症状，偶见消化道出血，均比阿司匹林轻。也可见头痛、头晕、耳鸣及耳聋等，但比吲哚美辛少见。其他可见荨麻疹、皮疹和水肿等。

3．其他用药注意事项

（1）与血浆蛋白结合率很高（99%），但不影响口服抗凝药和降糖药的作用。

（2）酸沉淀法检查尿蛋白时，可因其代谢产物而引起假阳性反应。

（3）有溃疡病史、严重肝肾损害、出血性疾病以及粒细胞减少者慎用。

萘普生
Naproxen

【商品名或别名】

消痛灵、甲氧萘丙酸。

【临床应用】

用于幼年特发性关节炎，还可用于风湿性关节炎、强直性脊柱炎、痛风、腱鞘炎。亦可用于缓解肌肉骨骼扭伤、挫伤、损伤以及痛经等所致疼痛。

【用法与用量】

口服，每日 10 mg/kg，分 2 次服用。

静脉注射，每次 5 mg/kg，每日 1 ~ 2 次，稀释后缓慢注射，注射时间不得少于 3 分钟。静脉滴注，每次 5 mg/kg，每日 1 ~ 2 次，稀释后缓慢滴注，滴注时间不得少于 30 分钟。

【剂型与规格】

片（胶囊）剂：每片（粒）(1) 0.1 g；(2) 0.125 g；(3) 0.25 g。

缓释胶囊（片）：每粒（片）0.25 g。

注射液：每支 (1) 100 mg（2 ml）；(2) 200 mg（2 ml）。

栓剂：每粒 0.25 g。

【临床用药指导】

1．用药禁忌 与阿司匹林等非甾体类抗炎药有交叉过敏反应，禁用于对本品及对阿司匹林过敏的患者。禁用于 2 岁以下儿童。

2．药物相互作用

（1）与其他抗炎药同用时，胃肠道的不良反应增多，并有溃疡发生的危险。

（2）与肝素及双香豆素等抗凝药同用，出血时间延长，可出现出血倾向，并有导致胃肠道溃疡的可能。

（3）可降低呋塞米的排钠和降压作用。

（4）可抑制锂随尿排泄，使锂的血药浓度升高。

（5）与丙磺舒同用时，本品的血药浓度升高，$t_{1/2}$ 延长，可增加疗效，但毒性反应也相应加大。

3．不良反应 皮肤瘙痒、呼吸短促、呼吸困难、哮喘、耳鸣、下肢水肿、胃烧灼感、消化不良、胃痛或不适、便秘、头晕、头痛、嗜睡、恶心及呕吐等。视物模糊或视觉障碍、听力减退、腹泻、口腔刺激或痛感、心慌及多汗等。胃肠出血、肾损害、荨麻疹、过敏性皮疹、精神抑郁、肌肉无力、出血或粒细胞减少及肝功损害等较少见。

4．其他用药注意事项

（1）有凝血机制或血小板功能障碍、哮喘、心功能不全或高血压、肝和肾功能不全，活动性胃肠出血或活动性消化道溃疡者慎用。

（2）长期用药应定期进行肝、肾功能、血象及眼科检查。

（3）如出现胃肠道出血或溃疡、胸痛、气短、无力、言语含糊等情况，应停药。

布洛芬
Ibuprofen

【商品名或别名】

异丁苯丙酸、异丁洛芬、芬必得、美林。

【临床应用】

用于因急性上呼吸道感染等疾病引起的发热、头痛、周身痛及关节痛；其他疾病如关节炎、牙疾等所致的轻中度疼痛；幼年特发性关节炎等。

【用法与用量】

1．解热镇痛 口服，每次 5 ~ 10 mg/kg，必要时每 6 小时一次，每日最大剂量 40 mg/kg。

2．抗风湿　口服，每日 30 ～ 50 mg/kg，分 3 ～ 4 次服用。

【剂型与规格】

片剂（胶囊）：每片（粒）(1) 0.1 g；(2) 0.2 g；(3) 0.3 g。

缓释胶囊：每粒 0.3 g。

颗粒剂：每袋 (1) 0.1 g；(2) 0.2 g。

混悬滴剂：0.6 g（15 ml）。

糖浆剂：每支 0.2 g（10 ml）。

口服液：每支 0.1 g（10 ml）。

混悬剂：每瓶 2.0 g（100 ml）。

搽剂：每瓶 2.5 g（50 ml）。

栓剂：每粒 (1) 50 mg；(2) 100 mg。

【临床用药指导】

1．用药禁忌　对本品或其他非甾体类消炎药有过敏反应者禁用。活动期消化道溃疡患者禁用。

2．药物相互作用

(1) 与其他非甾体类抗炎药合用会增加胃肠道不良反应，并有致溃疡的危险。长期与对乙酰氨基酚同用，可增加对肾的不良反应。

(2) 与肝素、双香豆素等抗凝药及血小板聚集抑制药同用时，可增加出血风险。

(3) 可使甲氨蝶呤、地高辛、降糖药的作用增强或毒性增加。

(4) 与维拉帕米、硝苯地平、丙磺舒等合用，布洛芬的血药浓度增高，毒性也相应增加。

(5) 与呋塞米同用时，可使后者降压作用减弱。

3．不良反应　一般为轻度的肠胃部不适，如消化不良、胃烧灼感、胃痛、恶心、呕吐等。偶有头痛、嗜睡、眩晕、耳鸣等神经系统不良反应。少见的不良反应还有肾功能不全、下肢水肿、皮疹、支气管哮喘发作、肝酶升高、白细胞减少等。

4．超说明书用药　用于治疗早产儿动脉导管未闭，作用机制与吲哚美辛相同。研究表明，布洛芬关闭早产儿动脉导管的疗效与吲哚美辛相当，且消化道和肾不良反应发生率更低，治疗早期早产儿动脉导管未闭相对更安全[11-12]。

5．其他用药注意事项

(1) 6 个月以下婴幼儿、支气管哮喘病史、消化道溃疡病史、肾功能不全、心功能不全及高血压患者慎用。

(2) 服用剂量不应超过推荐剂量，否则可能引起头痛、呕吐、倦怠、低血压及皮疹等。连续用药 3 天以上，发热或疼痛仍未缓解需去医院诊治。

(3) 合并抗凝治疗的患儿，服药的最初几日应随时监测其凝血酶原时间。长期用药应定期检查血象及肝、肾功能。

(4) 除非有医生的指导，在使用本药期间，勿再使用含布洛芬或其他的解热镇痛药物。

复方氨林巴比妥
Compound Aminophenazone and Barbital

【商品名或别名】

安痛定。

【临床应用】

主要用于急性高热时的紧急退热，对发热时的头痛症状也有缓解作用。

【用法与用量】

肌内注射，2 岁以下儿童，每次 0.5 ～ 1 ml；2 ～ 5 岁，每次 1 ～ 2 ml；大于 5 岁，每次 2 ml。必要时用，不宜连续使用。

【剂型与规格】

注射剂：每支 2 ml（含氨基比林 100 mg，安替比林 40 mg，巴比妥 18 mg）。

【临床用药指导】

1．用药禁忌　对本品或吡唑酮类及巴比妥类药物过敏者禁用。

2．药物相互作用　巴比妥有抑制呼吸中枢的作用，对能抑制呼吸的药物有增强作用，不宜同时使用。

3．不良反应　过敏性休克，表现为胸闷、头晕、恶心、呕吐、血压下降、大汗淋漓等症状，应立即停药并抢救。粒细胞缺乏、紫癜，有时急性起病。皮疹、荨麻疹、表皮松解症等。

4．其他用药注意事项

(1) 本品仅用于对症治疗，在解除高热症状后应对因治疗，在应用本品无明显效果时应改用其他方法治疗，避免盲目大量应用本品。

(2) 用药前应询问患者是否有吡唑酮类或巴比妥类药物过敏史，有过敏史者应避免使用本品，过敏性体质者也应慎用。

(3) 不得与其他药物混合注射。

(4) 呼吸系统有严重疾病及呼吸困难者慎用本品。

(5) 长期使用可引起粒细胞减少、再生障碍性贫血及肝肾损伤等严重中毒反应。

甲芬那酸
Mefenamic Acid

【商品名或别名】

甲灭酸、扑湿痛。

【临床应用】

适用于风湿性关节炎和幼年特发性关节炎。可用于牙痛、腰痛、外伤后疼痛。也可防治血管性头痛。

【用法与用量】

口服，每次 5 mg/kg，每日 3 次，饭后服用。用药时间不要超过 1 周。

【剂型与规格】

片（胶囊）剂：每片（粒）0.25 g。

【临床用药指导】

1．用药时间及要求　本品宜于饭后或与食物同服，以减少对胃肠道的刺激。

2．用药禁忌　对本品及其他非甾体类抗炎药过敏者、炎性肠病、活动性消化性溃疡患者禁用。

3．药物相互作用

（1）与其他非甾体类抗炎药同用时可增加胃肠道不良反应，并有致溃疡的危险。长期与对乙酰氨基酚同用可增加对肾的毒副作用。

（2）与肝素、双香豆素等抗凝药及血小板聚集抑制药同用时有增加出血的危险。

（3）与呋塞米同用时，后者的排钠和降压作用减弱。与抗高血压药同用时可影响后者的降压效果。

（4）与维拉帕米、硝苯地平同用时，本品的血药浓度增高。丙磺舒可降低本品排泄，增加血药浓度，从而增加毒性，故同用时宜减少本品剂量。

（5）可增高地高辛的血药浓度，同用时须注意调整地高辛的剂量。可增强口服抗糖尿病药的作用，合用时要调整降糖药物剂量。

（6）本品可降低甲氨蝶呤的排泄，增高其血浓度，甚至可达中毒水平，故本品不应与中或大剂量甲氨蝶呤同用。

4．不良反应　胃肠道反应较常见，如腹部不适、胃烧灼感、食欲下降、恶心、腹痛、腹泻、消化不良。严重者可引起消化性溃疡。其他可见精神抑郁、头晕、头痛、易激惹、视物模糊、多汗、气短、睡眠困难等，过敏性皮疹少见。

5．其他用药注意事项

（1）本品不宜长期应用，一般每次用药疗程不应超过 7 天。

（2）可加重哮喘，哮喘患者慎用。

（3）对诊断的干扰：血清尿素氮和钾浓度可升高，凝血酶原时间可延长，血清转氨酶可增高。

牛磺酸
Taurine

【商品名或别名】

2- 氨基乙磺酸、泰瑞宁。

【临床应用】

用于缓解感冒初期的发热。也可适用于肝炎的辅助治疗。

【用法与用量】

口服，1 岁以下儿童每次 0.2 g；1～2 岁，每次 0.4 g；3～5 岁，每次 0.6 g；6～8 岁，每次 0.8 g；9～13 岁，每次 1～1.2 g；每日 3 次。

【剂型与规格】

颗粒剂：每袋含牛磺酸 0.4 g。

片（胶囊）剂：每片（粒）0.4 g。

【临床用药指导】

1．用药禁忌　对本品过敏者禁用。

2．药物相互作用　本品可增强脂溶性维生素、激素的吸收。

3．其他用药注意事项　本品为对症治疗药，仅限用于发热初起、热度不高的患者。连续应用不得超过 3 天。

第四节　抗痛风药

秋水仙碱
Colchicine

【商品名或别名】

秋水仙素、阿马因、秋水仙化合物 -F。

【临床应用】

用于痛风性关节炎的急性发作、预防复发性痛风性关节炎的急性发作。

【用法与用量】

口服，急性期，2 岁以上儿童，每 2 小时服用 0.02 mg/kg，至关节症状缓解。最大量不超过 0.06 mg/kg，一般用药 7 天。

【剂型与规格】

片剂：每片（1）0.5 mg；（2）1 mg。

【临床用药指导】

1．用药禁忌　禁用于骨骼增生低下、肝肾功能不全者及 2 岁以下儿童。

2．药物相互作用

（1）合用维生素 B_{12} 时，可发生可逆性的维生素 B_{12} 吸收不良。

（2）使中枢神经系统抑制药增效，使拟交感神经药作用增强。

（3）与抗高血压药合用可降低降压作用。

（4）与抗凝药合用可降低其抗凝血效果。

（5）与噻嗪类利尿药合用，可影响秋水仙碱的抗痛风效果。

（6）糖皮质激素可减少本品的毒性及骨髓抑制作用。

3．不良反应　与剂量大小有明显相关性，口服比静脉注射安全性高。早期不良反应常见腹痛、腹泻、呕吐及食欲缺乏，发生率可达80%，严重者可造成脱水及电解质紊乱等表现。长期服用可见严重的出血性胃肠炎或吸收不良综合征。肌肉、周围神经病变，有近端肌无力和（或）血清肌酸磷酸激酶增高。在肌细胞受损同时可出现周围神经轴突性多神经病变，表现为麻木、刺痛和无力。骨髓抑制，可出现血小板减少、中性粒细胞下降，甚至再生障碍性贫血，有时可危及生命。休克，表现为少尿、血尿、抽搐及意识障碍。其他有脱发、皮疹、发热及肝损害等。

4．其他用药注意事项

（1）在选用本药时一定要慎重，尽量避免静脉注射和长期口服给药，禁止静脉和口服途径并用。不宜作为长期预防痛风性关节炎发作的药物。静脉注射本品仅限于禁食的患者（如手术后的痛风发作）。

（2）骨髓造血功能不全，严重心脏病、肾功能不全及胃肠道疾患者慎用。

（3）用药期间应定期检查血象及肝、肾功能。

丙磺舒
Probenecid

【商品名或别名】

羧苯磺胺、丙舒磺、对二丙胺磺酰苯甲酸、二苯磺胺苯甲酸。

【临床应用】

用于慢性痛风的治疗。作为辅助用药，可增强青霉素类药物的作用。

【用法与用量】

口服，增强青霉素类药物的作用，大于2岁儿童，首次25 mg/kg或0.7 g/m²，以后每次10 mg/kg或0.3 g/m²，每日3～4次。治疗慢性痛风，每日20～40 mg/kg，分2次服用。

【剂型与规格】

片剂：每片（1）0.25 g；（2）0.5 g。

【临床用药指导】

1．用药禁忌　对磺胺类药过敏、严重肝肾功能不全者、2岁以下儿童禁用。伴有肿瘤的高尿酸血症者，或使用细胞毒的抗癌药、放射治疗患者，均不宜使用本品，因可引起急性肾病。

2．药物相互作用

（1）氯噻酮、依他尼酸、呋塞米、吡嗪酰胺及噻嗪类等利尿药可增加血清尿酸浓度，本品与这些药同用时需注意调整用量，以控制高尿酸血症。

（2）与阿司匹林或其他水杨酸盐合用，可抑制本品的排尿酸作用。

（3）与吲哚美辛、氨苯砜、萘普生等合用，后者血药浓度增高，毒性增大。

（4）与各类青霉素、头孢菌素合用，后者血药浓度增高，并维持较长时间，因而毒性加大，尤其是肾毒性。

（5）与口服降糖药合用，后者的效应增强。与甲氨蝶呤合用，后者血药浓度可能增高，毒性加大。

（6）与呋喃妥因合用，由于肾小管分泌作用受到抑制，使呋喃妥因在尿中抗感染的疗效降低。

（7）与利福平合用，因两药被肝摄取有竞争，故利福平的血药浓度可增高且时间延长、毒性加大。

（8）与磺胺类药合用，因后者由肾排泄减慢，血药浓度升高。长期合用时应定期检测磺胺药的血药浓度。

3．不良反应　胃肠道症状如恶心或呕吐等，偶可引起消化性溃疡。能促进肾结石形成，应保证尿pH ≥ 6.5。大量饮水并同服碱化尿液的药物，以防肾结石。本品与磺胺类药出现交叉过敏反应，包括皮疹、皮肤瘙痒及发热等，但少见。偶可引起白细胞减少、骨髓抑制及肝坏死等少见不良反应。

4．其他用药注意事项

（1）服用本品时应保持摄入足量水分（每日2500 ml左右），以防止形成肾结石，必要时同时服用碱化尿液的药物。

（2）用本品期间不宜服水杨酸类制剂。

（3）根据临床表现及血和尿尿酸水平调整药物用量，原则上以最小有效量维持较长时间。

（4）定期检测血和尿pH、肝肾功能及血尿酸和尿尿酸等。

别嘌醇
Allopurinol

【商品名或别名】

别嘌吟醇、别嘌吟、柴罗列克、华风痛、全嘌吟、赛来力、赛洛克、痛风立克、痛风宁、维洛林、异嘌吟醇。

【临床应用】

用于原发性和继发性高尿酸血症，尤其是尿酸生成过多而引起的高尿酸血症。也用于反复发作或慢性痛风、痛风石、尿酸性肾结石和（或）尿酸性肾病、有肾功能不全的高尿酸血症。

【用法与用量】

儿童每日8 mg/kg，分2次服用。或者按小于6岁儿童每次50 mg；6～12岁每次100 mg，均为每日1～3次，给药48小时后视病情调整剂量。

【剂型与规格】

片剂：每片 0.1 g。

【临床用药指导】

1. 用药禁忌　对本品过敏、严重肝肾功能不全和明显血细胞低下者禁用。

2. 药物相互作用

（1）氯噻酮、依他尼酸、呋塞米、美托拉宗、吡嗪酰胺或噻嗪类利尿剂等药物均可增加血清中尿酸含量。控制痛风和高尿酸血症时，应注意调整本品用量。对高血压或肾功能差的患者，本品与噻嗪类利尿剂同用时，有发生肾衰竭及出现过敏的报道。

（2）合用氯化钙、维生素 C、磷酸钾（钠）可增加肾中黄嘌呤结石的形成。与尿酸化药同用时，可增加肾结石形成的可能。

（3）与抗凝药如双香豆素、茚满二酮衍生物等合用，可使抗凝效应增强，应注意调整剂量。

（4）与茶碱合用，可使其清除率减少，血药浓度增加。

（5）与环磷酰胺同用时，对骨髓的抑制可更明显。

（6）与氨苄西林同用时，皮疹的发生率增多，尤其在高尿酸血症患者。

（7）与铁剂合用，可阻断铁代谢酶，增加肝铁浓度引起含铁血黄素沉着症，故不宜与铁剂同服。

3. 不良反应　个别患者可出现皮疹、腹泻、腹痛、低热、暂时性转氨酶升高或粒细胞减少。停药及给予相应治疗一般可恢复。可引起过敏性肝坏死、肝肉芽肿形成，伴胆囊炎、胆管周围炎、剥落性皮炎等，常见于用药后 3～4 周，应予注意。也可致血液系统异常和骨骼抑制。

4. 其他用药注意事项

（1）因为本品促使尿酸结晶重新溶解时可再次诱发并加重关节炎急性期症状，故本品不能控制痛风性关节炎的急性炎症症状，不能作为抗炎药使用。必须在痛风性关节炎的急性炎症症状消失后（一般在发作后 2 周左右）方开始应用。

（2）本品应由小剂量开始，逐渐递增至有效量维持正常血尿酸和尿尿酸水平，以后逐渐减量，用最小有效量维持较长时间。有肾、肝功能损害者应谨慎用药。

（3）服药期间宜多饮水，并使尿液呈中性或碱性，以利于尿酸排泄。用药前及用药期间要定期检查血尿酸及 24 小时尿尿酸水平，并以此作为调整药物剂量的依据。

（4）用药期间应定期检查血象及肝、肾功能。

第五节　抗癫痫药

苯妥英钠
Phenytoin Sodium

【商品名或别名】

大仑丁、二苯乙内酰脲。

【临床应用】

用于治疗复杂部分性癫痫发作、单纯部分发作、全身强直 - 阵挛性发作和癫痫持续状态。也可用于治疗三叉神经痛、隐性营养不良性大疱性表皮松解、发作性舞蹈手足徐动症、发作性控制障碍、肌强直症，以及三环类抗抑郁药过量时心脏传导障碍和心律失常等。

【用法与用量】

1. 抗癫痫　体重在 30 kg 以下的儿童每日 5 mg/kg，分 2～3 次服用，按病情调整剂量，每日不得超过 250 mg，维持量一般为 4～8 mg/kg 或按体表面积 250 mg/m²，分 2～3 次服用，如有条件可进行血药浓度监测。

癫痫持续状态，静脉注射或静脉滴注，负荷剂量 15～20 mg/kg，12 小时后改为维持量每日 3～5 mg/kg，缓慢静脉注射或静脉滴注。

2. 治疗三叉神经痛　儿童每日 4～6 mg/kg，分 3 次口服。

【剂型与规格】

片剂：每片（1）50 mg；（2）100 mg。

注射剂：每支（1）100 mg；（2）250 mg。

【临床用药指导】

1. 用药时间及要求　为减轻胃肠道反应，可在饭后立即服用或与牛奶同服。如果漏服，应在下次服药前 4 小时立即补服，不要把两次用量一次服下。

2. 用药禁忌　禁用于对本品或其他乙内酰脲类药有过敏史者或阿斯综合征、Ⅱ 或 Ⅲ 度房室传导阻滞、窦房结阻滞、窦性心动过缓等心功能损害者。

3. 药物相互作用

（1）长期应用对乙酰氨基酚的患者应用本品，可增加肝中毒的危险，并且疗效降低。

（2）本品为肝酶诱导剂，与皮质激素、洋地黄类（包括地高辛）、环孢素、雌激素、左旋多巴、奎尼丁、土霉素或三环类抗抑郁药合用时，可降低这些药物的效应。

（3）与氯霉素、异烟肼、保泰松、磺胺类合用可能降低本品代谢使血药浓度增加，增加本品的毒性；与抗凝剂合用，开始增加抗凝效应，持续应用则降低。

（4）与含镁、铝药物或碳酸钙合用时可能降低本品的生物利用度，两者应相隔 2～3 小时服用。

(5) 与降糖药或胰岛素合用时，因本品可使血糖升高，需调整后两者用量。

(6) 与利多卡因或普萘洛尔合用时，可能加强心脏的抑制作用。

(7) 虽然本品消耗体内叶酸，但增加叶酸反可降低本品血药浓度和作用。

(8) 与苯巴比妥、扑米酮、丙戊酸、卡马西平等抗癫痫药物之间均有相互作用，故应经常监测血药浓度，并酌情调整用量。

4．不良反应　常见齿龈增生，儿童发生率高于成人，应加强口腔卫生和按摩齿龈。长期服用后可能引起恶心、呕吐甚至胃炎，饭后服用可减轻。神经系统不良反应一般与剂量相关，常见眩晕、头痛，严重时可引起眼球震颤、共济失调、语言不清和意识模糊，调整剂量或停药可消失。可能会影响造血系统，致粒细胞和血小板减少，罕见再生障碍性贫血；常见巨幼红细胞性贫血，可用叶酸和维生素 B_{12} 防治。可引起过敏反应，常见皮疹伴高热，罕见严重皮肤反应，如剥脱性皮炎等。小儿长期应用可加速维生素 D 代谢，造成软骨病或骨质异常。另外也有骨折、骨质异常或生长缓慢的报道。

5．其他用药注意事项

(1) 慎用于贫血、心血管病、糖尿病、肝肾功能损害、甲状腺功能异常等情况的患者。

(2) 本品个体差异很大，用量需个体化。而且由于小儿的表观分布容积与半衰期会随年龄而变化，故儿科患者应定期监测血药浓度。新生儿或婴儿期对本品的药动学较特殊，临床对中毒症状评定有困难，一般不作为首选。学龄前儿童肝代谢强，需多次监测血药浓度以决定用药次数和用量。

(3) 本品有酶诱导作用，可对某些诊断产生干扰，如地塞米松试验、甲状腺功能试验，使血清碱性磷酸酶、谷丙转氨酶、血糖浓度升高。

(4) 用药期间需检查血象、肝功能、血钙、口腔、脑电图、甲状腺功能，并经常随访血药浓度，防止毒性反应。

(5) 久服不可骤停，否则可能会使发作加剧或发生癫痫持续状态。

卡马西平
Carbamazepine

【商品名或别名】

酰胺咪嗪、痛惊宁、痛痉宁、叉颠宁、得理多、氨甲酰苯、卡巴咪嗪。

【临床应用】

用于抗癫痫，首选用于单纯及复杂部分性发作，对复杂部分性发作疗效优于其他抗癫痫药，对失神发作、肌阵挛发作无效；抗外周神经痛，包括三叉神经痛、舌咽神经痛等，也可作为三叉神经痛缓解后的长期预防性用药；预防或治疗躁狂 - 抑郁症，对锂盐或抗精神病药或抗抑郁药无效或不能耐受的躁狂 - 抑郁症，可单用或与其他抗抑郁药合用；中枢性部分性尿崩症，可单用或与其他药物合用。

【用法与用量】

抗癫痫及抗惊厥，6 岁以下儿童，起始每日 5 mg/kg，每 5～7 日增加一次用量，直至达每日 10 mg/kg，必要时可增至每日 20 mg/kg，均分 3 次服用，维持量一般为 10～20 mg/kg，共 0.25～0.3 g，不超过 0.4 g；6～12 岁儿童，首日 0.05 g～0.1 g，服 2 次，隔周增加 0.1 g 至出现疗效，维持剂量调整至最小有效量，一般为每日 0.4～0.8 g，不超过 1 g，分 3～4 次服用。

【剂型与规格】

片剂：每片 (1) 100 mg；(2) 200 mg。

胶囊剂：每粒 200 mg。

缓释片：每片 (1) 200 mg；(2) 400 mg。

【临床用药指导】

1．用药禁忌　对卡马西平或三环类化合物过敏者，有房室传导阻滞、血清铁严重异常、骨髓抑制、严重肝功能不全等病史者禁用。

2．药物相互作用

(1) 与对乙酰氨基酚合用，尤其是单次超量或长期大量，肝中毒的危险增加，有可能使后者疗效降低。

(2) 卡马西平可诱导肝代谢酶，与香豆素类、雌激素、环孢素、洋地黄类、左甲状腺素、奎尼丁等合用，使上述药物代谢加快，血药浓度降低，半衰期缩短，药物作用减弱，用量应作调整。

(3) 红霉素、醋竹桃霉素、西咪替丁、异烟肼、右丙氧芬等可抑制卡马西平的代谢，使后者血药浓度升高，出现毒性反应。

(4) 苯巴比妥、苯妥英钠、扑米酮可诱导卡马西平的代谢，降低血药浓度而影响疗效。

(5) 应避免与单胺氧化酶抑制剂合用，两药应用时间至少要间隔 14 天。

(6) 与碳酸酐酶抑制剂合用，发生骨质疏松的危险性增加。

(7) 与氯磺丙脲、氯贝丁酯、去氨加压素、垂体后叶素等合用，可增强抗利尿作用。

(8) 与多西环素（强力霉素）合用，后者的血药浓度可能降低，必要时需要调整用量。

3．不良反应　常见的不良反应为视物模糊、复视、眼球震颤等中枢神经系统反应，以及头晕、乏力、恶心、呕吐等；多发生在用药后 1～2 周。少见皮疹、荨麻疹、瘙痒、儿童行为障碍、肝功能异常、胆汁淤积、肝细胞性黄疸及甲状腺功能减退等；罕见粒细胞减少和骨髓抑制、心律失常、过敏性肝炎、肝衰竭、急性肾衰竭及全身多器官发生超敏反应等。某些患者中可能发生严重皮肤病变，如 Stevens-Johnson 综合征和中毒性表皮坏死松解症。

4．其他用药注意事项

（1）与三环类抗抑郁药有交叉过敏反应。

（2）有以下情况者慎用：酒精中毒、心脏损害、冠心病、糖尿病、青光眼、对其他药物有血液反应史者（易诱发骨髓抑制）、肝病、抗利尿激素分泌异常或其他内分泌紊乱、尿潴留、肾病。

（3）用药期间注意随访检查：血象、尿常规、肝功能、甲状腺功能、眼科检查及卡马西平血药浓度。

（4）由于本品的自我诱导作用，于治疗一段时间后，可能需要增加剂量才能维持原来的血药浓度和发作控制水平。

（5）癫痫患者不能突然停药，可引起惊厥或癫痫持续状态。如果漏服，应尽快补服，注意不能一次补服双倍剂量，可一日内分次补足用量。如已漏服一日以上，注意有可能复发。

奥卡西平
Oxcarbazepine

【商品名或别名】

确乐多、卡西平、曲莱、痒痛惊宁。

【临床应用】

用于单独或辅助治疗癫痫原发性全面强直 - 阵挛发作和部分性发作，伴有或不伴有继发性全面性发作。

【用法与用量】

口服，用于癫痫辅助治疗，儿童一般起始剂量为每日 8 ～ 10 mg/kg，分 2 次服用，以后根据病情需要逐渐增加，调整剂量的间隔不小于 1 周，每日增加量不超过 10 mg/kg，维持剂量一般为每日 30 mg/kg，必要时可增加至最大剂量每日 46 mg/kg，每日用量不超过 600 mg。

【剂型与规格】

片剂：每片（1）150 mg；（2）300 mg；（3）600 mg。

【临床用药指导】

1．用药禁忌　对本品过敏者、房室传导阻滞者禁用。

2．药物相互作用

（1）本品可抑制细胞色素 P450 酶 CYP 2C19、诱导 CYP 3A4、CYP 3A5，从而影响其他药物的血药浓度，如合用时可升高苯巴比妥、苯妥英钠的血药浓度；降低卡马西平的血药浓度。

（2）某些抗癫痫药物为细胞色素 P450 酶诱导剂，故可降低本品及其活性代谢物 MHD 的血药浓度，如与卡马西平、苯巴比妥、苯妥英钠、丙戊酸钠等药物合用时，MHD 的血药浓度均有所降低。

（3）与锂剂合用，可导致神经毒性反应增加。

3．不良反应　据报道大多数的不良反应为轻到中度，且为一过性的，多发生在治疗初期。常见的有疲劳、头晕、头痛、嗜睡、复视、恶心、呕吐等。较常见的有无力、意识模糊状态、抑郁、淡漠、激动、健忘、共济失调、视物模糊、眩晕、便秘、腹泻、腹痛、皮疹、脱发、低钠血症等。少见白细胞减少症、荨麻疹。罕见骨髓抑制、全血细胞减少、系统性红斑狼疮、心律失常、高血压等。

4．其他用药注意事项

（1）与卡马西平可存在交叉过敏反应。

（2）本品可引起低钠血症，服药期间应定时检查血钠。若血钠 < 125 mmol/L，通过减量、停药或保守处理（如限制饮水）后血钠水平可恢复正常。

（3）应逐渐减量至停药，以最大可能地避免癫痫发作频率增加。

（4）慎用于肝功能损害者；肾功能损害者，奥卡西平活性代谢物清除慢，血药浓度升高，可从常规起始剂量的一半开始服用，并逐渐缓慢加量。

（5）使用本品，自杀的风险增加。

托吡酯
Topiramate

【商品名或别名】

妥泰。

【临床应用】

用于单纯部分性发作、复杂部分性发作和全身强制阵挛性发作，尤其对 Lennox-Gastaut 综合征和 West 综合征（婴儿痉挛症）的疗效较好。

【用法与用量】

口服，2 岁以上儿童，初始剂量为每日 12.5 ～ 25 mg，然后逐渐增加至每日 5 ～ 9 mg/kg，一般维持剂量为每日 100 mg，分 2 次服用。体重 > 43 kg 的儿童，有效剂量范围与成人相当。

【剂型与规格】

片剂：每片（1）25 mg；（2）50 mg；（3）100 mg。

胶囊剂：每粒（1）15 mg；（2）25 mg。

【临床用药指导】

1．用药禁忌　禁用于对本品过敏者。

2．药物相互作用

（1）合用时卡马西平和苯妥英钠可降低托吡酯的血药浓度，故在托吡酯治疗期间加用或停用卡马西平或苯妥英钠时可能需要调整托吡酯的剂量。

（2）有研究显示，托吡酯可降低地高辛的药 - 时曲线下面积，故服用地高辛治疗的患者加用或停用托吡酯时应注意监测地高辛的血药浓度。

3. 不良反应　用于儿童癫痫患者常见的不良反应有食欲缺乏、疲乏、嗜睡、昏睡、易怒、注意力障碍、体重下降、攻击、皮疹、行为异常、厌食症、平衡障碍、便秘等。

4. 其他用药注意事项

（1）可引起少汗症和体温过高，大多数报告见于儿童患者，故儿童使用托吡酯治疗时，应予密切监测是否存在出汗过少和体温升高，尤其是在炎热天气。此外，托吡酯应谨慎与其他可诱发患者产生热相关疾病的药物合用，如乙酰唑胺或其他碳酸酐酶抑制药和具有抗胆碱活性的药物等。

（2）可能升高患者自杀意念或行为的危险，需要警觉患者抑郁症状和体征的出现或加重、情绪或行为上的反常变化或者自杀意念，以及自残行为或意念的出现。

（3）中、重度肾功能受损的患者服用本品，清除率降低，达稳态血药浓度的时间较肾功能正常者可延长一倍，因此在确定有效剂量的过程中应特别注意。

（4）可诱发急性近视或继发性青光眼，一旦出现，应停药。

（5）本品急性过量时，尽快采取洗胃或诱发呕吐等胃排空法。非急性过量，采用血液透析可有效清除体内的托吡酯。

乙琥胺
Ethosuximide

【商品名或别名】
柴仑丁。

【临床应用】
主要用于失神小发作，为首选药。

【用法与用量】
口服，3～6 岁儿童，起始剂量每次 250 mg，每日 1 次；大于 6 岁，起始剂量 1 次 250 mg，每日 2 次。一般每 4～7 日增加 250 mg，至满意控制症状而不良反应最小为止。6 岁以下儿童最大剂量可增加为每日 1 g，6 岁以上儿童可增加为每日 1.5 g。多数儿童常用有效量为每日 20 mg/kg。

【剂型与规格】
胶囊剂：每粒 0.25 g。
糖浆剂：5 g（100 ml）。

【临床用药指导】
1. 用药禁忌　对本药过敏者禁用。
2. 药物相互作用
（1）碱性药物（如碳酸氢钠、氨茶碱、乳酸钠等）可减慢乙琥胺的排出，使血药浓度增高，作用增强；酸

性药物（如阿司匹林、吲哚美辛、青霉素、头孢菌素类等）可加速乙琥胺的排泄，降低疗效。

（2）与氟哌啶醇合用时，可改变癫痫发作的形式和频率，同时氟哌啶醇的血药浓度下降。

（3）合用时可使苯妥英钠的血药浓度增高。

（4）与卡马西平合用，两者代谢均可增快，而使血药浓度降低。

（5）与三环类抗抑郁药及吩噻嗪类抗精神病药合用，抗癫痫作用减弱，需调整用量。

3. 不良反应　不良反应较小，常见的是恶心、呕吐、上腹部不适、食欲减退；其次眩晕、头痛、嗜睡、幻觉及呃逆；偶见粒细胞减少、白细胞减少、再生障碍性贫血；有时可引起肝、肾损害。个别患者可出现荨麻疹、红斑狼疮等过敏反应，应立即停药。应用本品可能引发自杀行为，应对患者严密监测。

4. 其他用药注意事项

（1）有时可引起肝、肾损害，故用药时需注意检查血象及肝、肾功能。

（2）对大、小发作混合型癫痫的治疗应合用苯巴比妥或苯妥英钠。

丙戊酸钠
Sodium Valproate

【商品名或别名】
德巴金、二丙二乙酸钠、α- 丙基戊酸钠、敌百痉、抗癫灵。

【临床应用】
主要用于单纯或复杂失神发作、肌阵挛发作、全身强直阵挛发作的治疗。也用于单纯部分性发作、复杂部分性发作及部分性发作继发大发作。还可用于治疗顽固性呃逆、小儿舞蹈症，预防高热惊厥、精神分裂症、多梦症等。

【用法与用量】
口服，一般从 15 mg/kg 开始，根据病情逐渐加量，维持剂量一般为每日 20～30 mg/kg，分 2～3 次服用。每日剂量不应超过 40 mg/kg，必要时进行血药浓度监测。

【剂型与规格】
片剂：（1）100 mg；（2）200 mg。
缓释片：（1）200 mg；（2）500 mg。
口服溶液：12 g（300 ml）。
糖浆剂：5 g（100 ml）。
注射剂：400 mg。

【临床用药指导】
1. 用药禁忌　对本品过敏、卟啉症、有肝病或明显肝功能损害的患者禁用。
2. 药物相互作用

（1）与麻醉药或其他中枢神经系统抑制药合用时，中枢抑制作用增强。

（2）与华法林或肝素等抗凝药以及溶栓药合用时，可增加出血的风险。

（3）可抑制苯妥英钠、苯巴比妥、扑米酮、氯硝西泮等药物的代谢，易致中毒，故合用时应调整剂量。

（4）与卡马西平合用时，由于卡马西平对肝药的酶诱导作用，使二者血药浓度均降低，必要时需监测血药浓度调整剂量。

（5）与亚胺培南、美罗培南、厄他培南等药物合用，可使丙戊酸钠血药浓度降低，癫痫失控的风险增加。

3．不良反应　常见胃肠道反应，如厌食、恶心、呕吐等。少数患者出现肝毒性，血清碱性磷酸酶升高、转氨酶升高。偶见皮疹、血小板减少、食欲增加、便秘、嗜睡、共济失调等。有坏死性胰腺炎和亚急性双侧泪腺肿大的案例报道[14]。

4．其他用药注意事项

（1）慎用于血液病、器质性脑病、血液病等情况的患者。

（2）应在治疗前检查肝功能，并在用药期间定期监测。小于 3 岁并有严重癫痫发作的婴幼儿属于发生肝损害的高危人群，特别是在接受多种抗惊厥药物联合治疗的患者。为降低肝毒性风险，3 岁以下儿童应避免合用水杨酸类药物。如发现肝功能有变化，应及时停药并加以处理。

（3）与血浆蛋白呈非线性结合，易致中毒，故需进行血药浓度监测。

丙戊酰胺
Valpromide

【商品名或别名】

癫健安、二丙基乙酰胺、丙缬草酰胺。

【临床应用】

用于各种类型的癫痫，对大、小发作疗效显著。

【用法与用量】

口服，每日 10 ～ 30 mg/kg，分 2 ～ 3 次服用。

直肠给药，2 岁以下儿童，每次 100 mg；2 ～ 7 岁，每次 200 mg；7 ～ 15 岁，每次 400 mg，均为每日 2 次。

【剂型与规格】

片剂：每片（1）0.1 g；（2）0.2 g。

栓剂：每粒（1）0.1 g；（2）0.2 g；（3）0.4 g；（4）0.6 g。

【临床用药指导】

1．用药禁忌　有药源性黄疸个人史或家庭史、有肝病或明显肝功能损害、对本品过敏者禁用。

2．药物相互作用　参见丙戊酸钠。

3．不良反应　治疗早期，少数人会出现食欲缺乏、恶心、头晕、头痛、乏力及皮疹等反应，一般 1 周后自行消失。较少见短暂的脱发、头痛、过敏、手颤、多梦、不安和急躁。对肝功能有损害，长期服用偶见胰腺炎及急性重型肝炎。可使血小板较少，引起紫癜、出血和出血时间延长，应定期检查血象。偶有听力下降和可逆性听力损坏。

4．其他用药注意事项

（1）有血液病、肝病史，肾功能损害，器质性脑病的患者慎用。

（2）停药时应逐渐减量以防再次出现发作。若取代其他抗惊厥药物时，本品应逐渐增加用量，而被取代药应逐渐减少用量。

（3）用药前和用药期间应定期作全血细胞（包括血小板）计数、肝肾功能检查。

拉莫三嗪
Lamotrigine

【商品名或别名】

利必通、那蒙特金。

【临床应用】

用于 12 岁以上儿童复杂部分性发作或全身强制阵挛性癫痫发作的辅助治疗。作为辅助治疗用于难治性癫痫时，可用于 2 岁以上儿童。

【用法与用量】

1．单药治疗　口服，初始剂量 1 mg/kg，一般维持剂量 3 ～ 6 mg/kg，分 1 ～ 2 次服用。

2．与丙戊酸钠合用　口服，12 岁以上儿童，初始剂量 25 mg，隔日 1 次，连服 2 周；第 3、4 周开始改为 25 mg，每日 1 次；此后每 1 ～ 2 周增加剂量，最大增加量为 25 ～ 50 mg，直至达到最佳疗效。一般维持剂量为每日 100 ～ 150 mg，分 1 ～ 2 次服用。2 ～ 12 岁儿童，初始剂量为 0.2 mg/kg，每日 1 次；2 周后增至每日 0.5 mg/kg，每日 1 次；再 2 周后酌情增加剂量，最大增加量为 0.5 ～ 1 mg/kg。此后每隔 1 ～ 2 周可增加剂量一次，直至达到最佳疗效，通常维持量为每日 1 ～ 2 mg/kg，分 1 ～ 2 次服用。

3．与具有酶诱导作用的抗癫痫药合用　12 岁以上儿童，初始剂量 50 mg，每日 1 次，服药 2 周后；随后两周每日 100 mg，分 2 次服用；此后每隔 1 ～ 2 周，酌情增加一次剂量，最大增加量为 100 mg，直至达到最佳疗效。通常最佳维持量为每日 200 ～ 400 mg，分 2 次服用。2 ～ 12 岁儿童，初始剂量为每日 2 mg/kg，分 2 次服用；2 周后增至每日 5 mg/kg，分 2 次服用；再 2 周后酌情增加剂量，最大增加量为 2 ～ 3 mg/kg。此后每隔 1 ～ 2 周可增加剂量一次，直至达到最佳疗效。通常有效维持量为每日 10 mg/kg，分 2 次服用，最大剂量为每日 400 mg。

【剂型与规格】

片剂：每片（1）25 mg；（2）100 mg；（3）150 mg；（4）200 mg。

【临床用药指导】

1．用药禁忌　禁用于对本品过敏者。

2．药物相互作用

（1）具有诱导肝药物代谢酶的抗癫痫药（如苯妥英钠、卡马西平、苯巴比妥和扑痫酮）会增强拉莫三嗪的代谢，血药浓度降低，可能需增加使用剂量。

（2）丙戊酸钠与拉莫三嗪可竞争肝药物代谢酶，合用时引起丙戊酸血药浓度降低，而拉莫三嗪的代谢减慢，其平均半衰期增加近两倍，出现不良反应的风险增加。

（3）对乙酰氨基酚可加速本药的排泄。

3．不良反应　常见的不良反应包括头痛、头晕、嗜睡、视物模糊、复视、共济失调、皮疹、便秘、恶心、呕吐，发生率与给药剂量相关。少见变态反应、面部皮肤水肿、肢体坏死、腹胀、光敏性皮炎、食欲缺乏、体重减轻和自杀企图等；罕见严重有致命危险的皮肤不良反应（如 Steven-Johnson 综合征）、Lyell 综合征、弥散性血管内凝血、多器官衰竭。有报告白细胞或粒细胞减少、表皮坏死等重型药疹、精神病或精神症状（攻击行为、焦躁、易激惹等）、抑郁以及致肌阵挛性癫痫加重。

4．其他用药注意事项

（1）严重皮疹不良反应的发生率在 12 岁以下儿童比成人要高，故在用本药治疗的前 8 周，如果儿童出现皮疹和发热症状，应该考虑有药物反应的可能性。

（2）一般不影响其他抗癫痫药的药动学特点，但合用时最好检测这些药的血药浓度。

（3）不宜突然停药，因可能引起癫痫反弹发作，应在 2 周内逐渐减少剂量，但服药时如出现皮疹等过敏反应，应立即停药。

加巴喷丁
Gabapentin

【商品名或别名】

诺立汀、派汀。

【临床应用】

用于常规治疗无效的某些部分性癫痫发作的辅助治疗，亦可用于治疗部分性癫痫发作继发全身性发作。

【用法与用量】

应与其他药物联合应用。3 ~ 12 岁，第 1 天 10 mg/kg；第 2 天 20 mg/kg，第 3 天 30 mg/kg；维持剂量每日 30 mg/kg，最大量为每日 40 ~ 50 mg/kg，均分 3 次服用。大于 12 岁儿童用量同成人。

【剂型与规格】

胶囊剂：每粒（1）100 mg；（2）300 mg；（3）400 mg。

片剂：每片 300 mg。

【临床用药指导】

1．用药禁忌　禁用于对本药过敏者、急性胰腺炎患者。

2．药物相互作用

（1）吗啡等中枢性镇痛药可使本品血药浓度升高。

（2）铝、镁等制酸药可降低本品生物利用度，合用时应至少间隔 2 小时

3．不良反应　常见有嗜睡、头晕、共济失调、疲劳。一般不良反应轻微，且继续服药可减轻。少见遗忘、忧郁、易激动和精神改变。罕见粒细胞减少症。有血管炎、过敏反应、下肢烧灼样疼痛、轻度躁狂、焦虑、不安、儿童学习困难和注意力缺陷舞蹈样手足徐动、致癫痫恶化（尤其肌阵挛性和失神发作）的报告。应用本品可能引起自杀行为，应对患者予以严密监测。

4．其他用药注意事项

（1）慎用于癫痫失神性发作、糖尿病、肾功能减退者。本品对失神发作无效。糖尿病患者需经常监测血糖，必要时调整降糖药剂量。肾功能不全者，服用本品必须减量。

（2）如换药或停药应逐渐减量，至少要有 1 周的减量期。

（3）服用本品后可出现假性蛋白尿和白细胞减少。

氨己烯酸
Vigabatrin

【商品名或别名】

喜保宁。

【临床应用】

用于部分性癫痫发作，也可与其他抗癫痫药合用治疗难治性癫痫发作。还可用于儿童 Lennox-Castaut 和 West 综合征。

【用法与用量】

口服，初始剂量为每日 40 mg/kg，必要时可逐渐增至每日 80 ~ 100 mg/kg，但不可超过每日 100 mg/kg，分 1 ~ 2 次服用。或根据体重调节维持剂量，体重 10 ~ 15 kg，每日 0.5 ~ 1 g；15 ~ 30 kg，每日 1 ~ 1.5 g；30 ~ 50 kg，每日 1.5 ~ 3 g；> 50 kg，每日 2 ~ 3 g，顿服或分次服用。

【剂型与规格】

片剂：每片 500 mg。

【临床用药指导】

1．用药禁忌　对本品过敏、全身性癫痫和有精神

病史者禁用。

2. 药物相互作用 与苯巴比妥、扑米酮及苯妥英钠合用时，可引起这三种药物的血药浓度降低。

3. 不良反应 常见嗜睡、疲倦，精神性异常（兴奋、精神激昂）和视觉障碍。偶见头痛、体重增加、震颤、水肿、眩晕、感觉异常、集中注意力及记忆障碍、恶心、上腹痛、共济失调、抑郁、行为异常、精神错乱、攻击性等。

4. 其他用药注意事项

（1）本品对小发作和肌阵挛性发作无效。

（2）肝、肾功能不全患者慎用。

（3）服药期间，应每6个月检查一次视野。

（4）换药或停药时应逐渐减量，一般需2～4周，以免癫痫发作次数增多。

非尔氨酯
Felbamate

【商品名或别名】

非巴马特。

【临床应用】

单用或与其他抗癫痫药合用治疗部分性癫痫突然发作，也可合并治疗因不典型小发作引起的部分性癫痫发作或全身性发作。

【用法与用量】

口服，14岁以上儿童，初始剂量为每日1.2 g，分3～4次服用，每隔1～2周可增加剂量0.6～1.2 g，通常剂量为每日2.4～3.6 g。2～14岁儿童，每日15 mg/kg，分3～4次服用，隔周增加剂量15 mg/kg，最大剂量为每日45 mg/kg。

【剂型与规格】

片剂：每片（1）400 mg；（2）600 mg。

口服液：0.6 g（5 ml）。

【临床用药指导】

1. 用药禁忌 禁用于对本品过敏、血液系统疾病、肝功能不全者。

2. 药物相互作用

（1）苯妥英钠、苯巴比妥和卡马西平等药物有肝药酶诱导作用，可加快本品代谢，血药浓度降低。

（2）加巴喷丁可延长本品半衰期，使血药浓度升高。

（3）可使卡马西平的代谢加快，血药浓度降低，需调整剂量；又可使苯巴比妥、苯妥英钠和丙戊酸钠的代谢减慢，血药浓度升高，也需要调整剂量。

（4）与中枢神经系统抑制药（乙醇、抗组胺药、巴比妥类、苯二氮䓬类、肌松药、镇静药、麻醉药、吩噻嗪类）或三环类抗抑郁药合用，可造成过度嗜睡。

3. 不良反应 常见有恶心、呕吐、厌食、便秘、腹泻、头晕、失眠、嗜睡、头痛。偶见皮疹、光敏性增加。少见流感样症状、异常步态、视物模糊、复视、呼吸困难、手足麻木、心悸、震颤、尿失禁等。本品可能发生再生障碍性贫血及肝损伤。应用本品可能引起自杀行为，应对患者予以严密监测。

4. 其他用药注意事项

（1）肾功能不全、青光眼、心血管病等情况慎用。肾功能不全者，初始和维持剂量应降低。

（2）本品可能发生再生障碍性贫血及肝损伤，因此需定期监测血液及肝功能。

（3）月见草油会导致惊厥阈值降低，避免同时服用。

唑尼沙胺
Zonisamide

【商品名或别名】

唑利磺胺。

【临床应用】

用于治疗癫痫大发作、小发作、局限性发作、精神运动性发作及癫痫持续状态。

【用法与用量】

口服，起始每日2～4 mg/kg，分1～3次服用，在1～2周内增至每日4～8 mg/kg，分1～3次服用。最大剂量为每日12 mg/kg。

【剂型与规格】

片剂：每片（1）100 mg；（2）400 mg。

散剂：每1 g含本品200 mg。

【临床用药指导】

1. 用药禁忌 对本品过敏者禁用。

2. 药物相互作用 合用苯妥英钠、苯巴比妥或卡马西平时，可加速本品代谢，使半衰期缩短。

3. 不良反应 常见为嗜睡、疲劳、共济失调、厌食、注意力难以集中、记忆困难、恶心、呕吐、体重减轻、白细胞减少、贫血、免疫缺陷、咽炎、咳嗽增加、皮肤瘙痒症等，大多数与剂量相关。偶见过敏反应、复视、视觉异常。应注意本品可能引起的少汗、高热的症状。

4. 其他用药注意事项

（1）连续用药中不可急剧减量或突然停药，以免引起癫痫持续状态或增加癫痫发作次数。

（2）服药过程中应定期检查肝、肾功能及血象。合并肾损害者，需减少剂量，并缓慢调整。合并轻中度肝损害者，需缓慢调整剂量。重度肝损害者不推荐使用。

（3）存在发生肾石症风险的患者慎用，确保充足的液体入量以防止肾石症。

舒噻美
Sultiame

【商品名或别名】

硫噻嗪、磺斯安。

【临床应用】

主要用于精神运动性发作，也可用于局限性发作或大发作的控制。常与其他抗癫痫药合用。

【用法与用量】

口服，1岁儿童每次25 mg；2～5岁100 mg；6～12岁200 mg，每日3次。如已使用其他抗癫痫药，加用本品，开始时宜用1/3量。

【剂型与规格】

片剂：每片50 mg。

【临床用药指导】

1. 药物相互作用 与苯妥英钠配伍时，由于本品可干扰苯妥英钠代谢，致体内药物蓄积，应防止中毒。

2. 不良反应 常见的不良反应为共济失调、厌食、面部和肢端感觉异常；儿童多见因酸中毒引起的呼吸过度、呼吸困难。也可见头痛、头晕、呕吐、体重减轻及精神方面的改变。偶见腹痛、流涎、失眠、白细胞减少及癫痫持续状态。

3. 其他用药注意事项 肝、肾功能不全者慎用。

左乙拉西坦
Levetiracetam

【商品名或别名】

开浦兰。

【临床应用】

用于4岁以上儿童癫痫患者部分性发作的加用治疗。

【用法与用量】

口服，4～11岁以及12～17岁但体重＜50 kg的儿童，初始每次10 mg/kg，每日2次。根据临床效果及耐受性，每2～4周可增加或减少每次10 mg/kg，剂量最多可增加至30 mg/kg，每日2次。体重≥50 kg的青少年，起始剂量为每次500 mg，每日2次。每2～4周可增加或减少每次500 mg/kg，剂量最多可以增加至1500 mg，每日2次。应尽量使用最低有效剂量。

【剂型与规格】

片剂：每片（1）0.25 g；（2）0.5 g；（3）1.0 g。

【临床用药指导】

1. 用药禁忌 对本品过敏或对吡咯烷酮衍生物或其他任何成分过敏的患者禁用。

2. 不良反应 最常见的有嗜睡、乏力和头晕，常发生在治疗开始阶段。随着时间推移，中枢神经系统相关的不良反应发生率和严重程度会随之降低。儿童最常见的不良反应有嗜睡、敌意、神经质、情绪不稳、易激动、食欲减退、乏力和头痛。

3. 其他用药注意事项

（1）肝肾功能不全、正在进行血液透析的患者慎用。

（2）建议逐渐停药，儿童应每隔2周，每次减少10 mg/kg，每日2次。

扑米酮
Primidone

【商品名或别名】

去氧苯比妥、密苏林、扑痫酮。

【临床应用】

用于癫痫强直阵挛性发作（大发作），单纯部分性发作和复杂部分性发作的单药或联合用药治疗。

【用法与用量】

口服，起始剂量每日50 mg，睡前顿服，10日后可根据病情逐渐加量，9岁及以下儿童，每3日逐渐增加量不超过125 mg/d，通常维持量0～2岁250～500 mg/d，2～5岁500～750 mg/d，6～9岁750～1000 mg/d，均分为2～3次服用。9岁以上儿童，每3日逐渐增加量125 mg/d，通常维持量750～1500 mg/d，分2～3次服用。与苯妥英钠合用时剂量酌减。

【剂型与规格】

片剂：每片（1）50 mg；（2）100 mg；（3）250 mg。

【临床用药指导】

1. 用药禁忌 对本品或巴比妥过敏者、严重肝肾功能不全者、急性间歇性卟啉病者、新生儿禁用。

2. 药物相互作用

（1）乙醇、全麻药、中枢神经抑制药、注射用硫酸镁等与本品合用时，中枢抑制作用增强，可出现呼吸抑制，需调整剂量。

（2）与抗凝药、肾上腺皮质激素、地高辛、多西环素或三环类抗抑郁药合用时，由于苯巴比妥对肝酶的诱导作用，使这些药物代谢增快而疗效降低。

（3）与单胺氧化酶抑制药合用时，本品血药浓度升高，可能会出现中毒。

（4）本品可减少维生素 B_{12} 的肠道吸收，增加维生素 C 经肾排出，可使维生素 D 的代谢加快。

（5）与垂体后叶素合用，有增加心律失常或冠状动脉供血不足的危险。

（6）与卡马西平合用，由于两者相互的肝酶正诱导作用而降低疗效，应监测两药的血药浓度。

（7）与丙戊酸钠合用时，本品血浓增加，同时丙戊酸半衰期缩短，应调整用量，避免引起中毒。

（8）与其他抗癫痫药合用，由于代谢的变化引起癫痫发作的形式改变，需及时调整用量。

3．不良反应 患者不能耐受或服用过量时可产生视力改变、复视、眼球震颤、共济失调、认识迟钝、情感障碍、精神错乱、呼吸短促或障碍。少见的有儿童异常的兴奋或不安等反常反应。偶见有过敏反应（呼吸困难、眼睑肿胀、喘鸣或胸部紧迫感），粒细胞减少，再生障碍性贫血、红细胞发育不良，巨细胞性贫血。发生手脚不灵活或引起步态不稳、关节挛缩、眩晕、嗜睡。少数患者出现头痛、食欲缺乏、疲劳感、恶心或呕吐，但继续服用往往会减轻或消失。可出现中毒性表皮坏死。

4．其他用药注意事项

（1）下列情况慎用：肝肾功能不全者、有卟啉病者、哮喘、肺气肿或其他可能加重呼吸困难或气道不畅等呼吸系统疾患、脑功能障碍者。

（2）用药期间应注意检查血细胞计数，个体间血药浓度差异很大，用药需个体化，定期测定扑米酮及其代谢产物苯巴比妥的血药浓度。

（3）治疗期间需按时服药，发现漏服应尽快补服，但距下次给药前 1 小时内则不必补服，勿一次服用双倍量。停药时用量应递减，防止重新发作。

伊来西胺
Ilepcimide

【商品名或别名】

抗痫灵。

【临床应用】

用于各种类型的癫痫，对大发作疗效好，对混合型发作亦有效。

【用法与用量】

口服，儿童每次 1 ～ 4 mg/kg，每日 2 次。

【剂型与规格】

片剂：50 mg。

【临床用药指导】

1．用药禁忌 对本品过敏者禁用。

2．不良反应 可有困倦、共济失调、胃肠反应等。

3．其他用药注意事项

（1）服药期间应定期复查血常规、肝肾功能。一般每 3 个月复查一次。肝肾损害的患者，酌情调整剂量。

（2）如用本品代替其他抗癫痫药物治疗时，应逐步取代，不可突然换药，以防癫痫发作。

（3）停用本品时，应逐渐减量至停药，以免癫痫发作的频率增加。

第六节　镇静催眠及抗惊厥药

地西泮
Diazepam

【商品名或别名】

安定、苯甲二氮草。

【临床应用】

主要用于焦虑、镇静、催眠，也用于抗癫痫和抗惊厥，静脉注射为治疗癫痫持续状态的首选药，对破伤风轻度阵发性惊厥也有效。静脉注射还可用于全麻的诱导和麻醉前给药。此外还可用于缓解炎症引起的反射性肌肉痉挛、惊恐症、肌紧张性头痛、家族性和特发性震颤等。

【用法与用量】

1．抗癫痫 口服，6 个月以小儿，每次 0.04 ～ 0.1 mg/kg 或按体表面积 1.17 ～ 6 mg/m^2，每日 3 ～ 4 次，具体用量根据病情酌量增减，每日最大剂量不超过 10 mg。

2．癫痫持续状态和严重频发性癫痫 静脉注射，每次 0.2 ～ 0.5 mg/kg，< 5 岁儿童，每次最大限用量为 5 mg；5 岁以上儿童，每次最大限用量为 10 mg，必要时 2 ～ 4 小时后可重复治疗。

3．重症破伤风解痉 < 5 岁儿童，每次 1 ～ 2 mg，5 岁以上儿童每次 5 ～ 10 mg，必要时 3 ～ 4 小时后可重复注射。静脉注射应缓慢，3 分钟内不超过 0.25 mg/kg。

【剂型与规格】

片剂：每片（1）2.5 mg；（2）5 mg。

胶囊剂：每粒 10 mg。

注射液：每支 10 mg（2 ml）。

【临床用药指导】

1．用药禁忌 对本品或其他苯二氮草类药物过敏者禁用。6 个月以内婴儿禁用。注射剂含有苯甲醇，禁止用于儿童肌内注射。此外，严重肝功能、呼吸功能不全，睡眠呼吸暂停综合征，重症肌无力，急性闭角型青光眼的患者禁用。

2．药物相互作用

（1）与乙醇及其他中枢神经系统抑制药（如全麻药、可乐定、镇定药）、吩噻嗪类、单胺氧化酶 A 型抑制药、三环类抗抑郁药、筒箭毒碱、戈拉碘铵合用，作用相互增强，应调整剂量。

（2）与抗高血压药和利尿降压药合用，降压药作用增强。

（3）与地高辛合用，地高辛血药浓度增强。

（4）与左旋多巴合用，左旋多巴疗效降低。

（5）与影响肝药酶细胞色素 P450 的药物合用，可发生复杂的相互作用：卡马西平、苯巴比妥、苯妥英钠、利福平为肝药酶的诱导剂，可增加本品的消除，使血药浓度降低；异烟肼为肝药酶的抑制剂，可降低本品的消除，使半衰期延长。

（6）西咪替丁抑制本品和氯氮䓬的排泄，合用时应注意调整剂量。

3．不良反应　可致嗜睡、轻微头痛、乏力、运动失调，多与剂量有关。偶见低血压、呼吸抑制、视物模糊、皮疹、尿潴留、忧郁、精神紊乱、白细胞减少。高剂量时少数患者兴奋不安。长期应用可致耐受与依赖性，突然停药可能发生戒断症出现。

4．其他用药注意事项

（1）严重的急性酒精中毒、青光眼、低蛋白血症、多动症、严重慢性阻塞性肺疾病、粒细胞减少、肝肾功能不全者、外科或长期卧床患者慎用。

（2）静脉注射宜缓，速度过快可能会引起呼吸抑制和循环功能抑制。

（3）避免长期大量使用而成瘾，如长期使用应逐渐减量，不宜骤停。癫痫患者突然停药可引起癫痫持续状态。

硝西泮
Nitrazepam

【商品名或别名】

硝基安定、莫加顿、硝虑苯、硝草酮、益脑静。

【临床应用】

用于各种失眠的短期治疗，可用于治疗各种癫痫，尤其对阵挛性发作效果较好。

【用法与用量】

口服，催眠，儿童每日 2.5 ～ 5 mg，睡前顿服。抗癫痫，体重不足 30 kg 的儿童每日 0.3 ～ 1 mg/kg，分 3 次服用，可根据需要逐渐调整剂量。

【剂型与规格】

片剂：每片（1）5 mg；（2）10 mg。

【临床用药指导】

1．用药禁忌　对本品或其他苯二氮䓬类药物过敏者、重症肌无力者、白细胞减少者禁用。

2．药物相互作用　参见地西泮。

3．不良反应　常见嗜睡，可见无力、头痛、头晕、恶心、便秘等。偶见皮疹、肝损害、骨髓抑制。长期使用可产生耐受性和依赖性。服用一段时间后突然停药，可出现反跳性失眠、焦虑、不随意运动、感觉异常、精神错乱、持续性耳鸣等撤药症状。

4．其他用药注意事项

（1）肝、肾功能不全者，有低血压病史者，甲状腺功能减退者慎用。儿童慎用。

（2）使用期间应定期检查肝功能与白细胞计数。

氯氮䓬
Chlordiazepoxide

【商品名或别名】

利眠宁、甲氨二氮䓬、利勃龙、氟地庚波、氯西泊。

【临床应用】

用于焦虑症、神经症和失眠，偶尔作为麻醉前给药，以减少焦虑和紧张。

【用法与用量】

口服，抗焦虑，大于 6 岁儿童每次 5 mg，每日 2 ～ 4 次。

【剂型与规格】

片剂：每片（1）5 mg；（2）10 mg。

【临床用药指导】

1．用药禁忌　对本品或其他苯二氮䓬类药物过敏、骨髓抑制或白细胞减少者禁用。

2．药物相互作用

（1）与吩噻嗪类、单胺氧化酶抑制剂、巴比妥类、乙醇等合用，可使合用药的中枢抑制作用加强。

（2）与抗高血压类药物合用，可使降压效果增强。

（3）与抗酸药合用可延迟本品的吸收。与西咪替丁合用时可以抑制本品的肝代谢，从而使清除减慢，血药浓度升高。

（4）与普萘洛尔合用时可导致癫痫发作的类型和（或）频率改变，应及时调整剂量。

（5）与卡马西平合用时，由于肝微粒体酶的诱导可使两者的血药浓度下降，清除半衰期缩短。

（6）与左旋多巴合用时，可降低后者的疗效。

（7）与抗真菌药酮康唑、伊曲康唑合用，可提高本品疗效并增加其毒性。

3．不良反应　有嗜睡、便秘等不良反应，大剂量时可发生共济失调（走路不稳）、皮疹、乏力、头痛及尿闭等症状，偶见中毒性肝炎及粒细胞减少症。长期大量服用可产生耐受性并成瘾。久服骤停后可能会引起惊厥等撤药反应。

4．其他用药注意事项

（1）肝、肾功能减退者宜慎用。卟啉病患者慎用或禁用。

（2）用量达 2 g 以上可致急性中毒，出现动作失调、言语含糊不清、嗜睡、易惊醒，重者昏迷和呼吸抑制。

（3）长期使用应定期检查肝功能与白细胞计数。

咪达唑仑
Midazolam

【商品名或别名】
咪唑安定、速眠安、多美康、力月西。

【临床应用】
用于镇静、催眠、全身或局部麻醉时辅助用药。

【用法与用量】
1．口服　催眠，每次 0.3 mg/kg，睡前服用。术前用药，每次 0.3 mg/kg，于术前 30 ～ 60 分钟服用。

2．肌内注射　术前用药，儿童 0.15 ～ 0.2 mg/kg。诱导麻醉时，0.15 ～ 0.2 mg/kg 与氯胺酮 8 mg/kg 合用。

3．静脉注射　诱导麻醉 0.2 mg/kg。用于维持麻醉，小剂量静脉注射，剂量和时间间隔视患者个体差异而定。

【剂型与规格】
片剂：每片（1）7.5 mg；（2）15 mg。
注射液：每支（1）2 mg（2 ml）；（2）5 mg（5 ml）；（3）5 mg（1 ml）；（4）10 mg（2 ml）。

【临床用药指导】
1．用药禁忌　对本品或苯二氮䓬类药物过敏、急性闭角型青光眼、未经治疗的开角型青光眼患者禁用。

2．药物相互作用
（1）咪达唑仑可增强催眠药、镇静药、抗焦虑药、抗抑郁药、抗癫痫药、麻醉药和镇静性抗组胺药的中枢抑制作用。
（2）一些肝酶抑制药，特别是 CYP 3A 抑制药物，可影响咪达唑仑的药代动力学，使其镇静作用延长。
（3）乙醇可增强咪达唑仑的镇静作用。
（4）与降压药合用时可增强降压药的降压作用。

3．不良反应　有报道儿童静脉注射咪达唑仑后出现的不良反应有：血氧饱和度降低、窒息、低血压、异常反应、打嗝、癫痫样作用、眼球震颤等。与呼吸有关的不良反应多发生在那些同时使用其他中枢神经系统抑制药，以及咪达唑仑不是作为镇静剂单次给药的患者。咪达唑仑用于新生儿时不能快速注射，因快速静脉给药可能导致严重低血压及癫痫发作，尤其是与芬太尼合用时。

4．其他用药注意事项
（1）咪达唑仑可引起呼吸抑制和呼吸暂停，剂量必须个体化，尤其是与能产生中枢系统抑制作用的药物合用时。静脉注射咪达唑仑前，需保证有充分的急救条件和人员。
（2）对于慢性肾衰竭患者，咪达唑仑的峰浓度比正常人增高，诱导麻醉发生更快，而且恢复时间延长。
（3）对重症肌无力和其他神经肌肉接头病、肌营养不良症、肌强直等患者可加重症状，应慎用。
（4）肝功能损害、休克、昏迷、充血性心力衰竭，以及严重的水、电解质失衡患者慎用。

氯草酸钾
Dipotassium Clorazepate

【商品名或别名】
安定羧酸钾盐、二钾氯氮䓬、氯氮草钾、氯草酸二钾、水合酸安定。

【临床应用】
用于抗焦虑、镇静、催眠、抗惊厥。

【用法与用量】
口服，12 岁以上儿童，抗焦虑，每次 7.5 ～ 15 mg，每日 2 ～ 4 次，或每晚睡前顿服 15 mg；抗惊厥，初始剂量 7.5 mg，每日 3 次，必要时每周增加 7.5 mg，每日最大剂量不超过 90 mg，体弱者减量。9 ～ 12 岁儿童，抗惊厥，初始剂量 7.5 mg，每日 2 次，以后每周增加 7.5 mg，每日总量不超过 60 mg。

【剂型与规格】
片剂：每片（1）3.75 mg；（2）7.5 mg；（3）11.25 mg；（4）15 mg。
胶囊剂：每粒（1）3.75 mg；（2）7.5 mg；（3）15 mg。

【临床用药指导】
1．用药禁忌　对本品过敏者、急性闭角型青光眼患者禁用。

2．不良反应　常见有精神错乱、情绪抑郁、头痛、恶心、呕吐、排尿障碍等。

3．其他用药注意事项
（1）幼儿，以及体弱、肝病和低蛋白血症等情况的患者，对本类药物的中枢性抑制作用较敏感。不推荐本品用于 9 岁以下儿童。
（2）体质虚弱患者开始剂量宜小，逐渐增量，防止过度镇静或共济失调。
（3）突然停药后可能发生撤药症状，较多见的症状为睡眠困难、异常的激惹状态和神经质。少见或罕见腹部或胃痉挛、精神错乱、惊厥、肌肉痉挛、恶心或呕吐、颤抖、异常多汗等。

苯巴比妥
Phenobarbital

【商品名或别名】
鲁米那。

【临床应用】
可用于镇静、催眠、抗惊厥，对抗中枢兴奋药中毒、高热、破伤风、脑炎、新生儿惊厥、新生儿缺氧、缺氧缺血性脑病、高血压危象等引起的惊厥；抗癫痫，用于癫痫大发作和持续状态，首选用于强直 - 阵挛性发作，局限性运动性发作；新生儿高胆红素血症；与解热镇痛药配伍以增强其解热镇痛作用；还可用作麻醉前给药。

【用法与用量】

1. 镇静、抗癫痫　口服，每次 1 ～ 2 mg/kg，每日 2 ～ 3 次。肌内注射或静脉注射，每次 1 ～ 2 mg/kg。

2. 催眠　口服，每次 2 ～ 4 mg/kg，睡前服用。

3. 抗惊厥　肌内注射或静脉注射，每次 3 ～ 5 mg/kg，必要时 4 ～ 6 小时重复一次。抗惊厥持续状态，负荷剂量 15 ～ 20 mg/kg，维持剂量每日 3 ～ 5 mg/kg。

4. 新生儿高胆红素血症　口服，每日 5 ～ 8 mg/kg，分次服用。

5. 麻醉前给药　术前 0.5 ～ 1 小时，肌内注射每次 2 mg/kg。

【剂型与规格】

片剂：每片（1）0.01 g；（2）0.015 g；（3）0.03 g；（4）0.1 g。

冻干粉针剂：每支（1）0.05 g；（2）0.1 g；（3）0.2 g。

【临床用药指导】

1. 用药禁忌　禁用于对本品过敏、严重肺功能不全、严重肝肾功能不全、肝硬化、血卟啉病史、贫血、哮喘史、未控制的糖尿病、呼吸抑制等情况的患者。

2. 药物相互作用

（1）本品为肝药酶诱导剂，可提高药酶活性，长期用药不但加速自身代谢，还可加速其他药物代谢。如饮酒、全麻药、中枢性抑制药或单胺氧化酶抑制药等与巴比妥类药合用时，可相互增强效能。

（2）与口服抗凝药合用时，可降低后者的效应，应定期测定凝血酶原时间，从而决定是否调整抗凝药的用量。

（3）与皮质激素、洋地黄类（包括地高辛）、土霉素或三环抗抑郁药合用时，可降低这些药物的效应，因为肝微粒体酶的诱导，可使这些药物代谢加快。

（4）与对乙酰氨基酚合用可引起肝毒性。

（5）与奎尼丁合用时，由于增加奎尼丁的代谢而减弱其作用，应按需调整后者的用量。

（6）与氟哌啶醇合用治疗癫痫，可引起癫痫发作形式改变，需调整用量。

（7）与钙离子拮抗剂合用时可增强后者的降压作用。

（8）与吩噻嗪类和四环类抗抑郁药合用时可降低抽搐阈值，增加抑制作用；与布洛芬类合用，可减少或缩短半衰期而减少作用强度。

3. 不良反应　常有嗜睡、眩晕、头痛、乏力、精神不振等延续效应。偶见皮疹、剥脱性皮炎、中毒性肝炎、黄疸等。也可见巨幼红细胞贫血、关节疼痛、骨软化。长期用药，偶见叶酸缺乏和低钙血症。久用可产生耐受性与依赖性，突然停药可引起戒断症状，应逐渐减量停药。

4. 其他用药注意事项

（1）作抗癫痫药应用时，可能需 10 ～ 30 天才能达到最大效果，需按体重计算药量，如有可能应定期测定血药浓度，以达最大疗效。

（2）慎用于严重贫血、心脏病、糖尿病、高血压、甲状腺功能亢进的患者。

（3）长期用于治疗癫痫时不可突然停药，以免引起癫痫发作，甚至出现癫痫持续状态。

（4）本品或其他巴比妥类药物中毒的急救：口服本品未超过 3 小时者，可用大量温生理盐水或 1：2000 高锰酸钾溶液洗胃（注意防止液体流入气管内，以免引起吸入性肺炎）。洗毕，再以 10 ～ 15 g 硫酸钠（忌用硫酸镁）导泻。并给予碳酸氢钠或乳酸钠碱化尿液，减少在肾小管中的重吸收，加速药物排泄。亦可用甘露醇等利尿剂增加尿量，促进药物排出。又因呼吸抑制所致的呼吸性酸中毒时，可促进药物进入中枢，加重中毒反应，因此保证呼吸道通畅尤为重要。必要时行气管切开或气管插管，吸氧或人工呼吸。亦可适当给予中枢兴奋药。

异戊巴比妥
Amobarbital

【商品名或别名】

阿米妥。

【临床应用】

用于镇静、催眠、抗惊厥。

【用法与用量】

1. 催眠　口服，每次 2 ～ 4 mg/kg，睡前服用，个体差异大。

2. 镇静　口服，每次 2 mg/kg 或 60 mg/m²，每日 3 次。肌内注射或静脉注射，每日 6 mg/kg，分 2 ～ 3 次给药。

3. 抗惊厥　肌内注射或静脉注射，每次 3 ～ 5 mg/kg 或 125 mg/m²。

【剂型与规格】

片剂：每片 0.1 g。

注射剂：每支（1）0.1 g；（2）0.25 g。

【临床用药指导】

1. 用药禁忌　过敏、严重肝肾功能不全、肝硬化、严重肺功能不全、血卟啉病史、贫血、哮喘史、未控制的糖尿病、呼吸抑制等情况的患者禁用。

2. 药物相互作用　参见苯巴比妥。

3. 不良反应　用于抗癫痫时最常见的不良反应为镇静，但随着疗程持续，其镇静作用逐渐变得不明显。可能引起微妙的情感变化，出现认知和记忆的缺损。长期用药，偶见叶酸缺乏和低钙血症。大剂量时可产生眼球震颤、共济失调和严重的呼吸抑制。有 1% ～ 3% 的人出现皮肤反应，多见者为各种皮疹以及哮喘，严重者可出现剥脱性皮炎和多形红斑（或 Stevens-Johnson 综合征），中毒性表皮坏死极为罕见。有报道用药者出现肝炎和肝功能紊乱。

4．其他用药注意事项

（1）对一种巴比妥类过敏者，可能对本品也过敏。

（2）不宜在肌肉浅表部位或皮下注射，因可引起疼痛并可产生无菌性坏死或脓肿。

（3）注射剂使用时以注射用水配成 5% ~ 10% 的溶液，现配现用。静脉注射宜缓慢。给药过程中应注意观察患者的呼吸及肌肉松弛程度，以恰能抑制惊厥为宜。用量过大或静脉注射过快易出现呼吸抑制及血压下降。中毒解救同苯巴比妥。

（4）长期用药可产生精神或躯体的药物依赖性，停药需逐渐减量，以免引起撤药症状。

司可巴比妥
Secobarbital

【商品名或别名】

速可眠。

【临床应用】

主要用于不易入睡的患儿，也可用于抗惊厥。

【用法与用量】

口服，镇静，每次 2 mg/kg 或 60 mg/m²，每日 3 次；麻醉前用药，50 ~ 100 mg，术前 1 ~ 2 小时给药。

【剂型与规格】

胶囊剂：每粒 0.1 g。

【临床用药指导】

1．用药禁忌 严重肝功能不全、肝硬化、血卟啉病史、贫血、哮喘史、未控制的糖尿病、过敏者禁用。

2．药物相互作用 参见苯巴比妥。

3．不良反应 对巴比妥类过敏的患者可出现皮疹以及哮喘，严重者发生剥脱性皮炎和 Stevens-Johnson 综合征，可致死，一旦出现皮疹，应当停药。长时间使用可发生药物依赖，或心因性依赖、戒断综合征；停药后易发生停药综合征。较少发生的不良反应有：过敏而出现意识糊涂，抑郁或逆向反应（兴奋）以儿童患者及糖尿病患者为多。偶有粒细胞减少，皮疹、环行红斑、眼睑、口唇、面部水肿；幻觉、低血压；血小板减少；肝功能损害、黄疸；骨骼疼痛、肌肉无力。

4．其他用药注意事项 参见苯巴比妥和异戊巴比妥。

甲喹酮
Methaqualone

【商品名或别名】

安眠酮、海米那、眠可欣。

【临床应用】

用于神经衰弱、失眠、麻醉前给药。

【用法与用量】

口服，镇静，每次 6 mg/kg，每日 3 次。

【剂型与规格】

片剂：每片（1）0.1 g；（2）0.2 g。

【临床用药指导】

1．用药禁忌 有精神病史及躯体有剧痛者不宜用。

2．不良反应 偶有轻度不适，如头晕、嗜睡等。少数患者出现皮疹、口舌或肢体麻木。个别患者有心悸、恶心、呕吐及全身无力等反应。

3．其他用药注意事项

（1）主要经肝代谢，故肝功能不全者慎用。

（2）连续应用较大剂量数周，可产生耐受性及依赖性，故不可滥用。有用至 8 ~ 20 g 致死者。服药一般不宜超过 3 个月。

水合氯醛
Chloral Hydrate

【商品名或别名】

水化氯醛、含水氯醛。

【临床应用】

用于新生儿惊厥、癫痫持续状态、伴有显著兴奋的精神病及破伤风痉挛、士的宁中毒等。

【用法与用量】

镇静、催眠，口服或灌肠，每次 25 ~ 50 mg/kg，每次最大限量为 1g。抗惊厥，灌肠，每次 25 ~ 50 mg/kg，

【剂型与规格】

合剂：由水合氯醛 65 g，溴化钠 65 g，淀粉 20 g，枸橼酸 0.25 g，浓薄荷水 0.5 ml，琼脂糖浆 500 ml，蒸馏水适量，共配成 1000 ml。

【临床用药指导】

1．用药禁忌 对水合氯醛过敏，严重肝、肾、心脏功能障碍，动脉硬化，热性病者，间歇性血卟啉病患者禁用。因对胃肠有刺激作用，消化性溃疡患者禁用。直肠或结肠炎患者禁用灌肠液。

2．药物相互作用

（1）与中枢神经抑制药、中枢抑制性抗高血压药（如可乐定）、硫酸镁、单胺氧化酶抑制剂、三环类抗抑郁药合用时，可增加强水合氯醛的中枢抑制作用。

（2）与双香豆素等药物合用时，可促进后者的代谢，使其作用降低或时间缩短，应定期测定凝血酶原时间，以决定抗凝血药用量。

（3）服用水合氯醛后静脉注射呋塞米注射液，可导致出汗、烘热和血压升高。

（4）合用时可置换出与血浆蛋白结合的酸性药物，使其作用增强。

3．不良反应 对胃黏膜有刺激性，易引起恶心、

呕吐。大剂量能抑制心肌收缩力，缩短心肌不应期，并抑制延髓的呼吸及血管运动中枢。对肝、肾有一定的损害作用。偶有发生过敏性皮疹、荨麻疹。长期服用可产生依赖性和耐受性，突然停药可能会引起神经质、幻觉、烦躁、异常兴奋、谵妄、震颤等严重撤药综合征。

4．其他用药注意事项

（1）本品刺激性强，须稀释后使用。

（2）按医嘱用药，不可随意增减用量，长期服用大于常用量，可产生精神或躯体依赖性，可成瘾。一般连续用药 2 周以上，可能会出现耐药性，停药时又可能会出现撤药综合征。因此不要漏服，也不要一次服用 2 倍剂量。口服 4～5 g 可引起急性中毒，致死量在 10 g 左右。在停药时也应递减，不可骤然停药。

第七节　抗精神行为异常药

氯丙嗪
Chlorpromazine

【商品名或别名】

冬眠灵、氯普马嗪、可乐静、可平静、阿米拉嗪、氯硫二苯胺、美心。

【临床应用】

用于控制精神分裂症或其他精神病的兴奋躁动、紧张不安、幻觉、妄想等症状；镇吐，几乎对各种原因引起的呕吐有效，也可治疗顽固性呃逆，但对晕动病呕吐无效；低温麻醉时可防止休克发生。人工冬眠时，与哌替啶、异丙嗪配成冬眠合剂用于创伤性休克、中毒性休克、烧伤、高热及甲状腺危象的辅助治疗。

【用法与用量】

口服、肌内注射或静脉滴注，每次 0.5～1 mg/kg，每日 1～2 次，静脉滴注宜缓慢。

【剂型与规格】

片剂：每片（1）5 mg；（2）12.5 mg；（3）25 mg；（4）50 mg。

注射液：每支（1）10 mg（1 ml）；（2）25 mg（1 ml）；（3）50 mg（2 ml）。

【临床用药指导】

1．用药禁忌　对本品或吩噻嗪类药物过敏者，基底神经节病变、帕金森病、骨髓抑制、青光眼、严重心、肝、肾疾病，有癫痫病史者及昏迷患者（尤其是使用中枢神经抑制药后）禁用。

2．药物相互作用

（1）与乙醇或其他中枢神经抑制药合用时，中枢抑制作用加强，合用时应酌情减量。

（2）与碳酸锂合用，可引起血锂浓度增高。

（3）与抗胆碱药或其他有抗胆碱作用的药物，如单胺氧化酶抑制剂和三环类抗抑郁药合用时，抗胆碱作用增强，可加重不良反应。

（4）与抗高血压药物合用，易致直立性低血压。

（5）与舒托必利合用，有发生室性心律失常的危险，严重者可致尖端扭转型心律失常。

（6）抗酸药可降低本品的吸收；苯巴比妥可加快本品的排泄，因而可减弱其抗精神病作用。

（7）可逆转肾上腺素的升压作用，并逆转胍乙啶的降压作用。

3．不良反应　常见有口干、视物不清、上腹部不适、乏力、嗜睡、便秘、心悸等。注射或口服大剂量时可引起直立性低血压。对肝功能有一定影响，偶尔可引起阻塞性黄疸、肝大，停药后可恢复。长期大量应用时可引起锥体外系反应，为抗精神药物常见不良反应。本品还可引起一种特殊持久的运动障碍，停药后不消失，抗胆碱药可加重此反应。有时还可引起抑郁状态。可发生过敏反应，常见有皮疹、接触性皮炎、剥脱性皮炎、粒细胞减少（少见，一旦发生应立即停药）、哮喘、紫癜等。可引起眼部并发症，主要表现为角膜和晶体混浊，或使眼压升高。

4．其他用药注意事项

（1）患有心血管疾病（如心力衰竭、心肌梗死、传导异常）、肝功能不全、尿毒症患者慎用，长期用药时应定期检查肝功能与白细胞计数。肝、肾功能不全者应减量使用。

（2）本品刺激性大，不宜皮下注射，静脉注射可引起血栓性静脉炎，肌内注射局部疼痛较重，可加 1% 普鲁卡因缓慢深部肌内注射。

（3）用药后引起直立性低血压时应卧床，血压过低可静脉滴注去甲肾上腺素，禁用肾上腺素。

（4）本品有时可引起抑郁状态，用药时应注意。

（5）6 个月以下婴儿不推荐使用。不适用于有意识障碍的精神异常者。

奋乃静
Perphenazine

【商品名或别名】

羟哌氯丙嗪、过非那嗪、氯噻吩、过二苯嗪。

【临床应用】

用于治疗偏执性精神病、反应性精神病、症状性精神病、单纯型及慢性精神分裂症。也可用于治疗恶心、呕吐、呃逆等症，神经症具有焦虑紧张症状者。

【用法与用量】

用于镇吐和抗焦虑，口服，每次 0.06 mg/kg，每日 2 ～ 3 次。用于精神病，肌内注射，每次 0.1 ～ 0.2 mg/kg，必要时 6 小时后重复。

【剂型与规格】

片剂：每片（1）2 mg；（2）4 mg。

注射液：每支（1）5 mg（2 ml）；（2）5 mg（1 ml）。

【临床用药指导】

1．用药禁忌 基底神经节病变、帕金森病及帕金森综合征、骨髓抑制、青光眼、昏迷、对吩噻嗪类药过敏者禁用。

2．药物相互作用

（1）与肾上腺素合用，肾上腺素的 α 受体效应受阻，仅显示出 β 受体效应，可导致明显的低血压和心动过速。

（2）与乙醇或中枢神经抑制药，尤其是与吸入全麻药或巴比妥类等静脉全麻药合用时，可彼此增效。与抗胆碱药合用，效应彼此加强。

（3）与苯丙胺类药合用时，由于吩噻嗪类药具有 α 肾上腺素受体阻断作用，后者的效应可减弱。与胍乙啶类药物合用时，后者的降压效应可被抵消。

（4）与制酸药或止泻药合用，可降低口服给药的吸收。

（5）与左旋多巴合用时，可抑制后者的抗震颤麻痹效应。

（6）与单胺氧化酶抑制药或三环类抗抑郁药合用时，两者的抗胆碱作用可相互增强并延长。

3．不良反应 主要有锥体外系反应，如震颤、僵直、流涎、运动迟缓、静坐不能、急性肌张力障碍等。长期大量服药可引起迟发性运动障碍。可引起血浆中泌乳素浓度增加，可能有关的症状为溢乳、男子乳房女性化、月经失调、闭经。可出现口干、视物模糊、乏力、头晕、心动过速、便秘、出汗等。少见的不良反应有直立性低血压、粒细胞减少症与中毒性肝损害。偶见过敏性皮疹及恶性综合征。

4．其他用药注意事项

（1）按情况酌减用量，开始使用剂量要小，缓慢加量。

（2）患有心血管疾病（如心力衰竭、心肌梗死、传导异常等）应慎用。癫痫患者慎用。

（3）若出现迟发性运动障碍，应停用所有抗精神病药。

（4）肝、肾功能不全者应减量。

（5）小于 12 岁儿童口服用量尚不确定，应根据病情和耐受力逐渐调整至有效剂量。小于 12 岁儿童注射剂用量尚不确定，应慎用。

氟奋乃静
Fluphenazine

【商品名或别名】

氟非拉嗪、保利神、滴卡、氟丙嗪、羟哌氯丙嗪。

【临床应用】

用于各型精神分裂症，适用于单纯型、紧张型及慢性精神分裂症，缓解情感淡漠及行为退缩等症状。也可用于控制恶心、呕吐。

【用法与用量】

口服，大于 6 岁儿童，起始每日 0.05 ～ 0.2 mg/kg，以后逐渐增加至每日 0.4 mg/kg，分 3 ～ 4 次服用。

【剂型与规格】

片剂：每片（1）2 mg；（2）5 mg。

注射液：每支（1）2 mg（1 ml）；（2）5 mg（1 ml）；（3）10 mg（2 ml）。

【临床用药指导】

1．用药禁忌 基底神经节病变、帕金森病、帕金森综合征、骨髓抑制、青光眼、昏迷及对吩噻嗪类药过敏者禁用。6 岁以下儿童禁用本品片剂，12 岁以下儿童禁用本品注射剂。

2．药物相互作用 参见氯丙嗪、奋乃静。

3．不良反应 锥体外系反应多见，如静坐不能、急性肌张力障碍和类帕金森病。长期大量使用可发生迟发性运动障碍。可发生心悸、失眠、乏力、口干、视物模糊、排尿困难、便秘、溢乳、男子乳房女性化、月经失调、闭经等。少见嗜睡、躁动、眩晕、尿潴留。偶见过敏性皮疹、白细胞减少及恶性综合征。偶可引起直立性低血压、心悸或心电图改变、中毒性肝损害或阻塞性黄疸、骨髓抑制、癫痫。

4．其他用药注意事项 从小剂量开始，视病情酌减用量，以减少锥体外系反应及迟发性运动障碍的发生。其余参见氯丙嗪、奋乃静。

三氟拉嗪
Trifluoperazine

【商品名或别名】

甲哌氟丙嗪、三氟吡拉嗪、甲哌氟苯嗪、三氟哌丙嗪、斯的拉静。

【临床应用】

主要用于治疗精神病，对急、慢性精神分裂症，尤其对妄想型与紧张型的效果较好。还可用于镇吐。

【用法与用量】

口服，用于治疗精神病，6 岁以上儿童，起始剂量每日 5 mg，分次服用，之后根据病情变化调整用量。用于镇吐，6 岁以上儿童，起始剂量每日 1 mg，分 1～2 次服用，以后根据病情及耐受情况调整用量，最高剂量每日 4 mg。

【剂型与规格】

片剂：每片（1）1 mg；（2）5 mg。

【临床用药指导】

1. 用药禁忌 对吩噻嗪类过敏者、基底神经节病变、帕金森病或帕金森综合征、骨髓抑制、青光眼、昏迷者禁用。6 岁以下儿童禁用。

2. 药物相互作用 参见氯丙嗪。

3. 不良反应 锥体外系反应多见，如静坐不能、急性肌张力障碍和类帕金森病。长期大量使用可发生迟发性运动障碍。可发生心悸、失眠、乏力、口干、视物模糊、排尿困难、便秘等。少见嗜睡、躁动、眩晕、尿潴留。偶见过敏性皮疹、白细胞减少及恶性综合征。偶可引起直立性低血压、心悸或心电图改变、肝酶水平升高或阻塞性黄疸、癫痫等。

4. 其他用药注意事项

（1）肝功能不全、冠心病、癫痫、有惊厥史、脑器质性疾病患者慎用。

（2）出现迟发性运动障碍，应停用所有抗精神病药。

（3）肝、肾功能不全者应减量。

（4）应定期检查肝功能与白细胞计数。

硫利达嗪
Thioridazine

【商品名或别名】

甲硫达嗪、甲硫哌啶、硫醚嗪、利达新、美立廉、眠立乐。

【临床应用】

主要用于治疗精神分裂症，适用于伴有激动、焦虑、紧张的精神分裂症、躁动症。亦用于儿童多动症和行为障碍。

【用法与用量】

口服，每日 1 mg/kg，分 2～3 次服用。

【剂型与规格】

片剂：每片（1）10 mg；（2）25 mg；（3）50 mg；（4）100 mg；（5）200 mg。

【临床用药指导】

1. 用药禁忌 严重的中枢神经系统功能障碍、对吩噻嗪类有过敏史者、严重心血管疾病（如心力衰竭、心肌梗死、传导异常等）、白细胞减少、昏迷状态的患者禁用。

2. 药物相互作用

（1）与碳酸锂合用，可导致运动障碍，锥体外系症状增加，脑病和脑损害、抽搐等不良反应。

（2）与氯丙嗪、苯扎托品合用可引起肠麻痹、阿托品中毒样障碍，甚至可引起心脏骤停等。

（3）与哌替啶合用，可致呼吸抑制、中枢神经抑制增强。

（4）与甲泛葡胺、曲马多、佐替平合用，可增加癫痫发作的风险。

（5）抗帕金森药物会拮抗硫利达嗪的抗精神病作用。

3. 不良反应 在推荐剂量范围内，大多不良反应轻微且持续时间短暂，可见口干、嗜睡、晕眩、视力调节障碍、直立性低血压、鼻塞、过敏性皮炎、尿失禁等。

长期服用可出现闭经、血小板降低、白细胞减少、色素性视网膜病变等。

4. 其他用药注意事项

（1）肝功能不全、癫痫、脑炎及脑外伤后遗症患者慎用。不推荐用于 2 岁以下儿童。

（2）部分患者可出现心电图改变，延长心室的复极化，并有 Q-T 间期延长及 T 波凸起，严重者可能猝死，故有期前收缩者慎用。必要时应定期检查心电图。

氟哌啶醇
Haloperidol

【商品名或别名】

氟哌丁苯、氟哌醇、卤吡醇、哌力多。

【临床应用】

可用于儿童抽动 - 秽语综合征，小剂量本品治疗有效，能消除不自主的运动，又能减轻和消除伴存的精神症状；抗精神病，用于各种急、慢性精神分裂症。特别适合于急性青春型和伴有敌对情绪及攻击行动的偏执型精神分裂症，亦可用于对吩噻嗪类治疗无效的其他类型或慢性精神分裂症。也可用于儿童孤独症等。

【用法与用量】

1. 口服 用于抽动 - 秽语综合征，起始每日 0.05 mg/kg，分 2～3 次服用；5～7 天后可根据病情逐渐增加至每日 0.075 mg/kg。用于精神病，6～12 岁儿童，起始每日 0.025～0.05 mg/kg，分 2～3 次服用；5～7 天后可根据病情逐渐增加至每日 0.05～0.15 mg/kg。用于孤独症，2 岁以上儿童，每日 0.5～4 mg/kg，每日 1 次。

2. 肌内注射 每次 1～3 mg，每 4～8 小时 1 次，每日最大剂量 0.1 mg/kg。

【剂型与规格】

片剂：每片（1）2 mg；（2）4 mg；（3）5 mg。

注射液：每支 5 mg（1 ml）。

【临床用药指导】

1．用药禁忌 对本药过敏者、基底神经节病变、帕金森病、帕金森综合征、严重中枢神经抑制状态者、骨髓抑制、青光眼、重症肌无力、心功能不全患者禁用。

2．药物相互作用

（1）本品与乙醇或其他中枢神经抑制药合用，中枢抑制作用增强。

（2）与氟西汀合用时，可加重锥体外系反应。

（3）与甲基多巴合用时，可产生意识障碍、思维迟缓、定向障碍，应注意避免。

（4）与抗高血压药合用时，可使血压过度降低。与肾上腺素合用时，可导致血压下降。

（5）与苯巴比妥、卡马西平等药物合用时，可使本品血药浓度下降。

（6）本品与苯丙胺合用，可降低后者的作用。

（7）与巴比妥类或其他抗惊厥药合用时，可改变癫痫的发作形式，不能使抗惊厥药增效。

3．不良反应 多见锥体外系反应，急性肌张力障碍在儿童和青少年更易发生，出现明显的扭转痉挛、吞咽困难、静坐不能及类帕金森病等。长期大量应用可引起迟发性运动障碍。尚可引起失眠、头痛、口干、出汗及消化道症状。大剂量长期使用可引起心律失常、心肌损伤。偶见过敏性皮疹、粒细胞减少及恶性综合征。少数患者可能引起抑郁反应。

4．其他用药注意事项

（1）以下情况慎用：心脏病尤其是心绞痛、药物引起的急性中枢神经抑制、癫痫、肝功能损害、甲状腺功能亢进或毒性甲状腺肿、肺功能不全、肾功能不全、尿潴留等。

（2）饮茶或咖啡可影响本品的吸收，降低疗效。

（3）儿童用药后可引起严重的肌张力障碍，应特别谨慎。

（4）应定期检查肝功能与白细胞计数。

氯普噻吨
Chlorprothixene

【商品名或别名】

氯苯硫蒽、氯丙噻吨、氯丙硫蒽、泰尔登。

【临床应用】

用于急性和慢性精神分裂症，适用于伴有精神运动性激越、焦虑、抑郁症状的精神障碍。

【用法与用量】

口服，6 岁以上儿童，起始剂量为每次 10 ～ 25 mg，每日 3 次，可逐渐增加至每日 150 ～ 300 mg，维持量为每日 50 ～ 150 mg。

【剂型与规格】

片剂：每片（1）12.5 mg；（2）15 mg；（3）25 mg；（4）50 mg。

注射液：每支（1）10 mg（1 ml）；（2）30 mg（1 ml）；（3）30 mg（2 ml）。

【临床用药指导】

1．用药禁忌 对本品过敏、基底神经节病变、帕金森病及帕金森综合征、骨髓抑制、青光眼、尿潴留以及昏迷者禁用。6 岁以下儿童禁用。

2．药物相互作用

（1）能使中枢神经抑制药，如吸入全麻药或巴比妥类等静脉全麻药增效，合用时应注意调整中枢神经抑制药的用量。

（2）合用抑制胃酸药或泻药时，可减少本品的吸收。

（3）与苯丙胺或左旋多巴合用时，可降低后者的效应。

（4）可降低惊厥阈值，使抗惊厥药作用减弱，不宜用于癫痫患者。

（5）与抗胆碱药物合用时，药效可互相加强。

（6）三环类或单胺氧化酶抑制药与本品合用，镇静及抗胆碱效能可更显著。

（7）与肾上腺素合用，可出现血压下降。

3．不良反应 可出现头晕、嗜睡、无力、直立性低血压和心悸、口干、便秘、视物模糊、排尿困难等抗胆碱能症状。剂量偏大时可出现锥体外系反应，如震颤、僵直、流涎、运动迟缓、静坐不能、急性肌张力障碍。长期大量使用可引起迟发性运动障碍。可引起血浆中泌乳素浓度增加，可能有关的症状为：溢乳、男子乳房女性化、月经失调、闭经。可引起肝功能损害、粒细胞减少。偶可引起癫痫。偶见过敏性皮疹及恶性综合征。

4．其他用药注意事项

（1）心血管疾病（如心力衰竭、心肌梗死、传导异常）、癫痫患者慎用，肝、肾功能不全者应减量。

（2）出现迟发性运动障碍，应停用所有的抗精神病药。出现过敏性皮疹及恶性症状群应立即停药并进行相应的处理。

（3）定期检查肝功能与白细胞计数。

硫必利
Tiapride

【商品名或别名】

泰必利、泰必乐、胺甲磺回胺。

【临床应用】

用于治疗舞蹈病、抽动 - 秽语综合征，亦可用于顽固性头痛、痛性痉挛、坐骨神经痛、关节疼痛及酒精中毒等。

【用法与用量】

口服,6 岁以上儿童,每日 5 ~ 10 mg/kg,分 2 ~ 3 次服用。

【剂型与规格】

片剂:每片 100 mg。

注射液:每支 100 mg(2 ml)。

【临床用药指导】

1. 用药禁忌 对本品过敏、严重循环障碍、嗜铬细胞瘤、不稳定性癫痫、肾功能障碍者禁用。

2. 药物相互作用

(1) 本品能增强中枢神经抑制药的作用。可与镇痛药、催眠药、安定药、抗忧郁药、抗震颤麻痹药及抗癫痫药合用,但在治疗开始时,应减少合用的中枢神经抑制药剂量。

(2) 与锂剂合用,可能出现乏力、运动障碍、锥体外系症状加重、脑病和脑损伤,宜加强监测。

(3) 与左美沙酮合用,可增加对心脏的毒性。

3. 不良反应 较常见的不良反应为嗜睡、闭经、消化道反应及头晕、乏力等。个别可出现木僵、肌强直、心率加快、血压波动、出汗等综合征等。

4. 其他用药注意事项 严重肝功能损害、白细胞减少或造血功能不良患者慎用。

卡立普多
Carisoprodol

【商品名或别名】

卡来梯、肌安宁、异氨甲丙二酯、异丙眠尔通。

【临床应用】

主要用于治疗急性肌肉痉挛及扭伤、急性骨骼肌疼痛等。仅可短期应用,最多 2 ~ 3 周。可用于抗焦虑、肌肉松弛、镇静、失眠等。不推荐长期使用。也用于小儿大脑瘫痪时物理治疗的辅助用药。

【用法与用量】

口服,大于 5 岁儿童,每日 25 mg/kg,分 4 次服用。

【剂型与规格】

片剂:每片(1) 0.125 g;(2) 0.35 g。

【临床用药指导】

1. 用药禁忌 禁用于对本品或其他氨基甲酸酯类药物过敏者。

2. 药物相互作用

(1) 与其他中枢神经系统抑制剂(如乙醇、苯二氮䓬类、阿片类、三环类抗抑郁药等)合用,可能引起依赖或成瘾。

(2) 与 CYP 2C19 抑制剂(如奥美拉唑、氟甲沙明

等)合用,会使本品清除速率减慢,血药浓度升高。

(3) 与 CYP 2C19 诱导剂(如利福平、圣约翰草、阿司匹林)合用,可能会引起本品清除速率加快,血药浓度下降。

3. 不良反应 同甲丙氨酯。偶见嗜睡、眩晕。长期应用可能引起依赖、滥用及戒断症状,特别是有药物或乙醇滥用成瘾史者,故本品使用不能超过 2 ~ 3 周。

4. 其他用药注意事项 16 岁以下儿童慎用。肝、肾功能不全者,卟啉病患者,CYP 2C19 低活性者,有药物滥用或成瘾史者,有癫痫病史者慎用。

羟嗪
Hydroxyzine

【商品名或别名】

安泰乐、安他乐。

【临床应用】

用于轻度焦虑、紧张、情绪激动等状态。也用于失眠、麻醉前镇静、急慢性荨麻疹以及其他过敏性疾患、神经性皮炎等。

【用法与用量】

口服,用于抗焦虑、紧张、过敏,6 岁以上儿童每日 15 ~ 25 mg,必要时可增加至每日 50 ~ 100 mg;6 岁以下儿童,每日 5 ~ 15 mg,必要时可增加至每日 50 mg,均分 3 ~ 4 次服用。

用于术前镇静,儿童一般用量为 0.6 mg/kg。

【剂型与规格】

片剂:每片 25 mg。

【临床用药指导】

1. 用药禁忌 白细胞减少者、癫痫、对本品过敏者、婴儿禁用。

2. 药物相互作用

(1) 与中枢神经系统抑制药、阿片类镇痛药、巴比妥类合用,合用药物的作用被增强。

(2) 与氯胺酮合用,后者的麻醉恢复时间延长 30% ~ 40%。

3. 不良反应 较少见,偶有嗜睡、头晕、头痛、幻觉、口干、皮疹等。长期服用可产生耐受性。2016 年,加拿大卫生部的一项安全审查认为,羟嗪连同其他风险因素,可能共同诱发心脏电活动改变,对心律产生不良影响[15]。

4. 其他用药注意事项

(1) 6 岁以下儿童慎用,每日剂量不宜超过 50 mg。

(2) 肝肾功能不全、肺功能不全者慎用。应定期检查肝功能与白细胞计数。

(3) 有诱发癫痫发作的可能,应予注意。

氯美扎酮
Chlormezannone

【商品名或别名】

芬那露、氯甲噻酮、氯苯甲酮、氯甲噻嗪酮。

【临床应用】

用于中度焦虑和紧张状态，慢性疲劳及由焦虑、激动或某些疾病引起的烦躁、失眠等。也可与消炎镇痛药合用治疗颈硬、四肢酸痛、风湿性关节炎等。

【用法与用量】

口服，每次 2 ～ 4 mg/kg，每日 3 次。

【剂型与规格】

片剂：每片 0.2 g。

【临床用药指导】

1．用药禁忌　对本品过敏者、卟啉病患者禁用。

2．药物相互作用

（1）可加强其他镇静催眠药物的作用，饮酒亦可加强本品的作用。

（2）不宜与吩噻嗪类（如氯丙嗪）、单胺氧化酶抑制剂等药物合用。

3．不良反应　可有疲倦、药疹、眩晕、潮红、恶心、厌食、水肿、排尿困难、无力、兴奋、震颤和头痛等。罕见有多形红斑、Stevens-Johnson 综合征（重型大疱性多形红斑）。偶有黄疸的报道，但系可逆性。

4．其他用药注意事项　药物过量可引起昏迷、低血压、反射消失等，应予洗胃及对症处理。

甲丙氨酯
Meprobamate

【商品名或别名】

眠尔通、安宁、氨甲丙二酯、安乐神。

【临床应用】

用于治疗焦虑性神经症，缓解焦虑、紧张、不安、失眠等症状。也可用于治疗失眠症，肌张力过高或肌肉僵直的疾病和癫痫小发作。

【用法与用量】

口服，6 岁以上儿童，每次 7 mg/kg，每日 2 ～ 3 次，或每日 12.5 ～ 25 mg/kg，分 3 次给药。

【剂型与规格】

片剂：每片（1）0.2 g；（2）0.4 g。

注射剂：每支 0.1 g。

【临床用药指导】

1．用药禁忌　6 岁以下儿童禁用。对本品过敏者、白细胞减少者、卟啉病患者禁用。

2．不良反应　常见嗜睡，可见无力、头疼、晕眩、低血压与心悸。偶见皮疹、骨髓抑制。长期使用可产生依赖性。

3．其他用药注意事项

（1）肝肾功能不全者、肺功能不全者慎用。用药期间定期检查肝功能与白细胞计数。

（2）长期使用可产生依赖性。若停药必须逐渐减量，若骤停可产生撤药综合征，表现为失眠、呕吐、震颤、肌肉抽搐、焦虑、动作失调等，甚至出现幻觉、惊厥。

丙米嗪
Imipramine

【商品名或别名】

依米帕明、米帕明、丙帕明、恩波酸丙咪嗪、托弗尼尔。

【临床应用】

用于各种类型的抑郁症，也可用于小儿遗尿症。

【用法与用量】

1．抑郁症　口服，起始剂量每日 1.5 mg/kg，分 1 ～ 4 次服用，每 3 ～ 4 日可增加 1 mg/kg，最大剂量每日 5 mg/kg。

2．小儿遗尿症　口服，6 岁以上儿童，每次 12.5 ～ 25 mg，每晚 1 次，睡前 0.5 ～ 1 小时服用，若在一周内未获满意效果，12 岁以下儿童可增至每日 50 mg，12 岁以上儿童可增至每日 75 mg。

【剂型与规格】

片剂：每片（1）12.5 mg；（2）25 mg。

【临床用药指导】

1．用药时间及要求　宜饭后服用，以减少胃肠刺激。

2．用药禁忌　对本药过敏者、严重心脏病、青光眼、高血压、肝肾功能不全、甲状腺功能亢进、尿潴留、癫痫者禁用。小于 6 岁的儿童禁用。

3．药物相互作用

（1）与单胺氧化酶抑制剂（如吗氯贝胺、氯吉兰、司来吉兰等）合用，可引起 5-HT 综合征（表现为高血压、心动过速、高热、肌阵挛、精神状态兴奋性改变等），应避免合用。

（2）与 CYP2D6 抑制剂（如奎尼丁、西咪替丁、帕罗西汀、舍曲林、氟西汀等）合用，会增加本品的血药浓度，延长清除半衰期，需适当调整剂量。

（3）与肝药酶诱导剂（如苯妥英钠、巴比妥类、卡马西平等）合用，会使本品的血药浓度降低，清除速率加快，可能影响临床疗效。

（4）与香豆素类药物（如华法林）合用，会使抗凝药的代谢减少，增加出血风险，应密切监测凝血酶原时间。

（5）与抗胆碱药或抗组胺药合用，抗胆碱作用增强，会产生阿托品样作用（如口干、散瞳、肠蠕动降低等)。

（6）与奈福泮、曲马多、碘海醇合用，会增加癫痫性发作发生风险。

（7）与甲状腺素制剂合用，易相互增强作用，引起心律失常，甚至产生毒性反应。

（8）与拟肾上腺素类药物合用，合用药物的升压作用被增强。

4．不良反应　较常见有口干、心动过速、出汗、视物模糊、眩晕、便秘、尿潴留、失眠、精神紊乱、皮疹、震颤、心肌损害。大剂量可引起发生心脏传导阻滞、心律失常、焦虑等。其他有皮疹、直立性低血压。偶见癫痫发作、骨髓抑制或中毒性肝损害。

5．其他用药注意事项

（1）有癫痫发作倾向、各种原因导致排尿困难、心血管疾病、严重抑郁症者慎用。

（2）不得与单胺氧化酶抑制药合用，应在停用单胺氧化酶抑制剂后 14 天，才能使用本品。

（3）用药期间应定期检查血象、肝肾功能。患者有转向躁狂倾向时应立即停药。

（4）突然停药可产生停药症状（头痛、恶心、不适等），宜在 1 ~ 2 个月内逐渐减量。

氯米帕明
Clomipramine

【商品名或别名】

氯丙咪嗪、安拿芬尼、海地芬。

【临床应用】

用于治疗各种抑郁状态。也用于治疗强迫性神经症、恐怖性神经症。

【用法与用量】

口服，6 岁以上儿童，初始剂量每日 5 ~ 10 mg，分 2 ~ 3 次服用。

【剂型与规格】

片剂：每片（1）10 mg；（2）25 mg。

注射液：每支 25 mg（2 ml）。

【临床用药指导】

1．用药禁忌　禁用于对本品有过敏者、严重心脏病、近期有心肌梗死发作史、癫痫、青光眼、尿潴留、排尿困难、白细胞过低者。6 岁以下儿童禁用。

2．药物相互作用　参见丙咪嗪。

3．不良反应　主要有口干、多汗、眩晕、震颤、视物模糊、排尿困难、便秘、直立性低血压。偶见皮肤过敏、粒细胞减少。大剂量时可产生焦虑、心律失常、传导阻滞、失眠等。罕见肝损伤、发热、癫痫发作、骨髓抑制或中毒性肝损害等。突然停药会出现戒断症状。

4．其他用药注意事项

（1）严重肝肾功能不全、急性卟啉病、心血管疾病、严重抑郁障碍且有自杀倾向者慎用。

（2）用药期间应监测血象、血压、心电图等。

阿米替林
Amitriptyline

【商品名或别名】

阿密替林、依拉维、氨三环庚素。

【临床应用】

用于治疗各型抑郁症或抑郁状态。也用于治疗功能性遗尿和儿童多动症。

【用法与用量】

口服，用于遗尿症，5 岁以上儿童，睡前 1 次服用 10 ~ 25 mg。用于儿童多动症，7 岁以上儿童每次 10 ~ 25 mg，每日 2 ~ 3 次。

治疗青少年抑郁症，每日 50 mg，分次或夜间顿服。

【剂型与规格】

片剂：每片（1）10 mg；（2）25 mg。

注射液：每支 20 mg（2 ml）。

【临床用药指导】

1．用药时间及要求　宜在饭后服用，以减少胃部刺激。

2．用药禁忌　对本品和三环类抗抑郁药过敏、严重心脏病、近期有心肌梗死发作史、癫痫、青光眼、尿潴留、甲状腺功能亢进、肝功能损害者禁用。小于 6 岁儿童禁用。

3．药物相互作用

（1）与单胺氧化酶抑制剂合用，可增加不良反应，产生类似阿托品中毒症状，如需两药换用时，间隔时间至少要 2 周。

（2）与肾上腺素、去甲肾上腺素合用，易致高血压和心律失常。

（3）与乙醇或其他中枢神经系统抑制药合用，中枢神经抑制作用增强。

（4）与舒托必利合用，有增加室性心律失常的危险，严重可致尖端扭转型心律失常。

（5）与胍乙啶、可乐定合用，后者的降压作用减弱。

（6）与氟西汀或氟伏沙明合用，可增加两者的血浆浓度，出现惊厥，不良反应增加。

（7）与抗惊厥药合用，可降低抗惊厥药的作用。

（8）与阿托品类合用，不良反应增加。

4．不良反应　治疗初期可能出现抗胆碱能反应，如多汗、口干、视物模糊、排尿困难、便秘等。中枢神经系统不良反应可出现嗜睡，震颤、眩晕等。可发生直立性低血压。偶见癫痫发作、骨髓抑制和中毒性肝损害等。

5．其他用药注意事项　参见丙咪嗪。严重肝功能不全、支气管哮喘者慎用。

马普替林
Maprotiline

【商品名或别名】

麦普替林、路滴美、路地美尔。

【临床应用】

用于治疗内因性、反应性抑郁症，亦可用于疾病或精神因素引起的抑郁状态。也可用于伴有抑郁、激越行为障碍的儿童及遗尿症。

【用法与用量】

口服，用于抑郁症，6 岁以上儿童，开始每次 10 mg，每日 3 次，必要时可增加至每次 25 mg。

用于儿童遗尿症，6 岁以上儿童，可在睡前 30 ～ 60 分钟，一次服用 25 ～ 50 mg。

【剂型与规格】

片剂：每片 25 mg。

【临床用药指导】

1．用药禁忌　对本品过敏、癫痫、尿潴留、青光眼、近期有心肌梗死发作史者禁用。小于 6 岁的儿童禁用。

2．药物相互作用

（1）与抗组胺药合用，可加强抗胆碱能作用。

（2）西咪替丁可使本品的血药浓度增加。

（3）与可乐定、胍乙啶合用，可使后者的降压作用减弱。

（4）与甲状腺激素合用，可发生心律失常。

（5）与氟西汀合用，两者血药浓度均增高，不宜合用。

（6）与单胺氧化酶抑制剂合用，可增加不良反应，不宜合用，两药至少应间隔 14 天。

3．不良反应　以抗胆碱能症状最为常见，如口干、便秘、视物模糊、排尿困难、眩晕、心动过速等，中枢神经系统不良反应可见嗜睡、失眠或激动等。用药早期可增加患者自杀的危险性。偶可诱发躁狂症、癫痫大发作。其他可有皮疹、直立性低血压及心电图异常等。

4．其他用药注意事项

（1）心、肝、肾功能严重不全者慎用。心血管疾病患者用药时，注意监测心功能。

（2）使用本品初期，对有自杀倾向的患者应密切监护。患者有转向躁狂倾向时应立即停药。

舍曲林
Sertraline

【商品名或别名】

氯苯萘胺、左洛复、左乐复、郁洛复、唯他停。

【临床应用】

用于治疗抑郁症的相关症状，包括伴随焦虑、有或无躁狂史的抑郁症，也用于治疗强迫症。可防止抑郁症和强迫症初始症状的复发。

【用法与用量】

口服，用于强迫症，6 ～ 12 岁儿童起始剂量为 25 mg，每日 1 次；13 ～ 17 岁起始剂量应为 50 mg，每日 1 次。必要时可根据疗效和耐受性增加剂量，每次增加剂量至少应间隔 1 周。

【剂型与规格】

片剂：每片（1）50 mg；（2）100 mg。

【临床用药指导】

1．用药禁忌　对本品过敏、严重肝功能不全者禁用。舍曲林禁止与单胺氧化酶抑制剂和匹莫齐特合用（详见药物相互作用）。

2．药物相互作用

（1）舍曲林合并单胺氧化酶抑制剂，包括司来吉兰、吗氯贝胺、利奈唑胺等，可能出现类似 5- 羟色胺综合征的表现，如过高热、肌强直、肌肉痉挛、自主神经功能紊乱伴生命体征快速波动等，有时会是致命性的。故两种药物禁止合用，且至少应间隔 14 天。

（2）与匹莫齐特合用，可使后者的血药浓度升高，而匹莫齐特的治疗窗较窄，故禁止舍曲林与匹莫齐特合用。

（3）与华法林合用，可引起凝血酶原时间延长。因此联合应用或停用时应密切监测凝血酶原时间。

3．不良反应　常见的有腹泻或稀便、口干、消化不良、恶心、厌食、头晕、嗜睡、震颤、失眠、多汗等。偶见中性粒细胞缺乏及血小板减少症、心悸及心动过速、耳鸣、瞳孔变大及视觉异常、虚弱、胸痛、外周性水肿、发热、昏迷、惊厥、攻击性反应、激越、焦虑、抑郁症状、皮肤光敏反应、瘙痒、皮疹等。

4．其他用药注意事项

（1）有癫痫病史、闭角型青光眼、严重心血管疾病、双相情感障碍、有出血倾向的患者慎用。

（2）患有抑郁症的患者，无论是否服用抗抑郁药物，其抑郁症都有可能恶化，并有可能出现自杀意念和自杀行为以及行为异常变化，该风险一直会持续到病情发生明显缓解时为止。故对所有接受舍曲林治疗的患者，尤其是高危患者，应进行适当监测，密切观察其是否出现临床症状恶化和有无自杀倾向。

（3）突然停药可能会出现情绪烦躁、易激惹、激越、头晕、感觉障碍等症状，故推荐逐渐减量，若减量或停药后出现无法耐受的症状，可考虑恢复先前的剂量。随后可以继续减量，但应采用更慢的减量速度。

哌甲酯
Methylphenidate

【商品名或别名】

哌醋甲酯、利他林、利太灵、瑞他林、专注达。

【临床应用】

用于注意缺陷多动障碍（儿童多动综合征、轻度脑功能失调）、发作性睡病，以及巴比妥类、水合氯醛等中枢抑制药过量引起的昏迷。也可用于小儿遗尿症。

【用法与用量】

口服，6 岁以上儿童，起始剂量每次 5 mg，每日 2 次，于早餐或午餐前服用，之后根据疗效调整剂量，每隔 1 周递增 5 ~ 10 mg，每日总量不超过 60 mg。若为控释片，则每日 1 次晨服，新接受哌甲酯治疗的患者推荐剂量为每次 18 mg，正在服用盐酸哌甲酯的患者应根据实际用药情况确定剂量，每日剂量不应超过 54 mg。

皮下注射、肌内注射或缓慢静脉注射，每次 0.75 mg/kg 或 20 mg/m²，必要时 30 分钟可重复一次。

【剂型与规格】

片剂：每片（1）5 mg；（2）10 mg；（3）20 mg。

缓释片：每片 20 mg。

控释片：每片（1）18 mg；（2）36 mg。

注射剂：每支 20 mg（1 ml）。

【临床用药指导】

1. 用药时间及要求　傍晚以后避免服药，以免引起失眠。胖儿可在饭前服，瘦儿可在饭后服。

2. 用药禁忌　激动性抑郁、过度兴奋、青光眼、有抽动 - 秽语综合征病史、6 岁以下儿童、正在或 14 天内使用过单胺氧化酶抑制剂、对本品过敏等患者禁用。

3. 药物相互作用

（1）禁与单胺氧化酶抑制剂合用，可引起高血压危象，也不应用于正在使用或 2 周内使用过单胺氧化酶抑制剂的患者。

（2）与中枢神经系统兴奋剂、肾上腺素受体激动剂合用，二者作用相加，可诱发紧张、焦虑、激动、失眠，甚至发生惊厥或心律失常。

（3）可抑制香豆素类抗凝药、抗癫痫药（巴比妥类、苯妥英钠、扑米酮）、抗抑郁药（三环类和选择性 5- 羟色胺再摄取抑制剂）、保泰松等药物的代谢，增加上述药物的血药浓度，甚至导致与上述药物有关的中毒反应，如合并用药，应调整剂量。

（4）与抗高血压药以及利尿性降压药合用，能减弱降压效果。

（5）与卤代麻醉剂合用，会引起血压的突然升高。

（6）与抗 M- 胆碱能受体药物合用可增效。

4. 不良反应　常见有食欲减退、恶心、失眠、眩晕、头晕、头痛、心悸等。也有血压升高、心率增快、精神病恶化、双向精神障碍 / 躁狂症发作、新的精神症状或狂躁症状、儿童和青少年攻击行为、生长抑制、癫痫发作、视觉异常等。长期用药可能会引起药物依赖。

5. 特殊剂型要求　若为控释片，应整片用水送下，不能咀嚼、掰开或压碎。药物外膜及片芯中的不溶成分最终被排出体外，如在患者大便中发现药片样东西不必过于担心。

6. 其他用药注意事项

（1）癫痫、高血压、有药物或乙醇滥用史或成瘾史的患者以及精神病患者（处于兴奋性症状期间）应慎用。

（2）为了延缓耐药性的产生或减少不良反应，在患儿不上学的期间（节假日）可以停药。但如果病情严重，不但影响学习，也影响其日常活动者，则应每日服药。

（3）我国对儿童轻微脑功能失调长期服用未见成瘾性，但可见生理依赖，也有抑制生长发育的报道，儿童长期用药应谨慎。用药前及用药期间应当检查或检测血压、心电图、血常规等，并记录患儿的生长发育状况，包括身高、体重等。

匹莫林
Pemoline

【商品名或别名】

苯异妥英、培脑灵、匹马林。

【临床应用】

用于治疗儿童多动症、轻度抑郁症及发作性睡眠病，也可用于遗传性过敏性皮炎。

【用法与用量】

口服，儿童多动症，每次 20 mg，每日 1 次，于早晨服用，若疗效不明显，可逐渐加量，但每日不宜超过 60 mg，每周服药 5 ~ 6 日，停 1 日，根据疗效决定是否继续服药。

【剂型与规格】

片剂：每片 20 mg。

【临床用药指导】

1. 用药时间及要求　用于儿童多动症，宜晨服，为避免失眠，一般下午不服药。

2. 用药禁忌　对本药过敏者、抽动 - 秽语综合征患儿、肝肾功能损伤、癫痫患者禁用。6 岁以下儿童禁用。

3. 药物相互作用：参见哌甲酯。

（1）与其他中枢神经系统兴奋药合用，可相互增强药效，易造成不安、激动、失眠、心律失常乃至晕厥发作，故剂量可调整。

（2）会降低癫痫发作阈值，与抗癫痫药合用时，需调整后者用量。

（3）不宜与脊椎管造影剂同时使用。

4．不良反应　常见的不良反应为失眠、厌食和体重减轻。偶见头晕、萎靡、易激惹、抑郁、恶心、胃痛、皮疹等。少见黄疸、转氨酶升高等肝功能损害的不良反应。

5．其他用药注意事项　参见哌甲酯。

托莫西汀
Atomoxine Hydrochloriden

【商品名或别名】

择思达。

【临床应用】

主要用于治疗儿童及青少年的注意缺陷和多动障碍，也可用于治疗抑郁症。

【用法与用量】

1．体重 < 70 kg 的患儿，起始剂量每日 0.5 mg/kg，并在 3 日后根据病情逐渐增加给药量，至每日 1.2 mg/kg，可每日早晨顿服或分为 2 次早晚服用。每日最大剂量不应超过 1.4 mg/kg 或 100 mg，以其中较小的剂量为准。

2．体重 > 70 kg 的患儿，起始剂量为每日 40 mg，并且在 3 天后逐渐增加给药量，至每日 80 mg。在使用 2 ~ 4 周后，如果仍未达到最佳疗效，每日剂量可增加至 100 mg。每日最大剂量不应超过 100 mg，没有数据支持在更高剂量下会增加疗效。

【剂型与规格】

胶囊剂：每粒（1）10 mg；（2）18 mg；（3）25 mg；（4）40 mg；（5）60 mg。

【临床用药指导】

1．用药禁忌　已知对托莫西汀或本品其他成分过敏、正在或 2 周内使用过单胺氧化酶抑制剂治疗、闭角型青光眼、嗜铬细胞瘤、严重心血管疾病、急性肝功能衰竭等患者禁用。

2．药物相互作用

（1）与帕罗西汀、氟西汀和奎尼丁合用，可增加本药的血药浓度，有必要调整托莫西汀的剂量。

（2）与沙丁胺醇合用，可能使沙丁胺醇对心血管的作用被加强。

（3）与异卡波肼、苯乙肼、吗氯贝胺、氯吉兰、苯环丙胺等合用，可增加出现 5- 羟色胺综合征的风险。

3．不良反应　主要为腹痛、恶心、呕吐、血压升高、心率增加、食欲减退、头痛、嗜睡等，还有便秘、消化不良、疲劳、食欲缺乏、体重减轻、头晕、晨间早醒、兴奋、情绪不稳、皮疹等。

4．其他用药注意事项

（1）托莫西汀能够影响心率和血压。建议在开始治疗前测量心率和血压，并且在治疗期间定期检测可能具有临床意义的心率增加和血压升高。患高血压、心动

过速或心脑血管疾病的患者应注意定期测量脉搏和血压。

（2）在治疗过程中须对患者的生长发育进行监测。

（3）应警惕患者出现以下症状：焦虑、激越、惊恐发作、失眠，易激惹、敌意、攻击行为、冲动、静坐不能（精神运动性不安）、躁狂、其他异常的行为改变、抑郁以及自杀观念。尤其是在治疗初期以及剂量调整阶段。

碳酸锂
Lithium Carbonate

【临床应用】

用于治疗躁狂症，对躁狂和抑郁交替发作的双相情感性精神障碍有治疗和预防复发作用，也能预防反复发作的抑郁症。还可用于治疗分裂 - 情感性精神病、急性细菌性痢疾等。

【用法与用量】

口服，治疗躁狂症，从小剂量开始，12 岁以上儿童，每次 3 ~ 8 mg/kg，每日 3 次，后逐渐增加剂量至 20 ~ 30 mg/kg，症状控制后改维持剂量。

急性细菌性痢疾，12 岁以上儿童，每次 2 mg/kg，每日 3 次，首剂加倍，3 ~ 4 日后停药。

【剂型与规格】

片剂：每片（1）0.125 g；（2）0.25 g；（3）0.5 g。

缓释片：每片 0.3 g。

胶囊剂：每粒（1）0.25 g；（2）0.5 g。

【临床用药指导】

1．用药禁忌　严重心血管系统疾病、肾功能不全、脑创伤、脱水、钠耗竭、使用利尿剂者、尿崩症、甲状腺功能低下、恶病质、营养不良、严重感染者禁用。12 岁以下儿童禁用。

2．药物相互作用

（1）与利尿剂（如噻嗪类药物）合用，可使锂的肾清除率降低 25%，增高血锂浓度，易致锂中毒，需要调整锂盐剂量。

（2）吲哚美辛、比索洛尔及某些新的甾体类抗炎药物可降低锂的清除率，增高血锂浓度。但阿司匹林和对乙酰氨基酚不影响锂的清除率。

（3）与噻吩嗪类药物合用，后者的胃肠道不良反应可能使患者脱水，造成血锂浓度升高。

（4）除氯氮平和某些新型的抗精神病药外，几乎所有的抗精神病药与锂盐合用均可加重锥体外系综合征。

（5）与氨茶碱、咖啡因或碱性药物合用时，可增加锂盐排泄，降低血药浓度和药效。

（6）与吡罗昔康合用，可导致血锂浓度过高而中毒。

（7）与碘化物合用，可促发甲状腺功能低下。

（8）与去甲肾上腺素合用，后者的升压效应降低。

（9）与肌松药（如琥珀胆碱等）合用，肌松作用

增强，作用时效延长。

3．不良反应 不良反应呈剂量相关性，其治疗剂量与中毒剂量之间范围窄。治疗初期的不良反应有多尿、烦渴、口干、手部细颤、肌肉无力、胃肠反应等。用药1～2周后，上述症状多减轻或消失，绝大部分患者可耐受。长期使用可能出现粒细胞增多，心电图非特异性T波改变，体重增加，甲状腺肿以及黏液性水肿等，减量或停药后可恢复。

4．其他用药注意事项

（1）由于锂盐的治疗指数低，治疗量和中毒量较接近，应对血锂浓度进行监测。治疗期应每1～2周测量血锂一次，维持治疗期可每月测定一次。长期服药者应定期检查肾功能和甲状腺功能。

（2）治疗躁狂症时，血清锂浓度应为0.9～1.2 mmol/L，若超过1.5 mmol/L，则不良反应增多。当血清锂浓度达到或超过2.0 mmol/L时，易引起锂中毒，可出现脑病综合征（如意识模糊、震颤、反射亢进、癫痫发作等）乃至昏迷、休克、肾功能损害，故用药时须随时严密观察，及时减量。

（3）钠盐能促进锂盐经肾排除，故用药期间应保持正常食盐摄入量。每周应停药1日，以保安全。

（4）服本品患者需注意体液大量丢失，如持续呕吐、腹泻、大量出汗等情况易引起锂中毒。

第八节　抗帕金森病药

左旋多巴
Levodopa

【商品名或别名】

左多巴、L-Dopa。

【临床应用】

用于治疗脑炎、一氧化碳中毒等引起的帕金森症状。可减轻震颤麻痹的症状，改善肌张力，使肢体活动更趋正常，对轻、中度病情者效果较好；垂体功能低下的患儿，可通过促进生长激素的分泌，加速小儿骨骼的生长发育；治疗小儿畸形性肌张力不全；治疗肝性脑病，可使患者清醒、症状改善。

【用法与用量】

口服，控制帕金森症状，起始每次0.1 g，每3～6天增加0.1 g，直到症状控制。垂体功能低下，每次15 mg/kg，每6小时1次，至少连用半年。小儿畸形性肌张力不全，起始每次125 mg，每日2次，3～5天增加100～125 mg，最大量每日2 g，长期应用。肝性脑病，每次0.5～1 g，每日3次鼻饲；或每次1～2 g，每日3次，保留灌肠。为减轻不良反应，可用小剂量，每日100～200 mg。

【剂型与规格】

片剂：每片（1）50 mg；（2）100 mg；（3）250 mg。

胶囊剂：每粒（1）100 mg；（2）125 mg；（3）250 mg。

【临床用药指导】

1．用药禁忌 对本品过敏、严重精神疾病、严重心律失常、心力衰竭、糖尿病、闭角型青光眼、消化性溃疡和有惊厥史者禁用。

2．药物相互作用

（1）与维生素 B_6、氯丙嗪、罂粟碱或乙酰螺旋霉素等药物合用，可使左旋多巴的药效降低。

（2）与单胺氧化酶抑制剂、麻黄碱、利舍平及拟肾上腺素药合用，可影响合用药物的血压反应，因此禁与上述药物合用。

（3）吩噻嗪类和丁酰苯类等抗精神药物药，可拮抗左旋多巴的作用，应避免合用。

（4）与甲基多巴合用，可增加本品的不良反应，并使甲基多巴的抗高血压作用增强。

3．不良反应 较多，因用药时间较长很难避免。主要由外周产生的多巴胺过多引起，适当调节剂量可使不良反应减轻。常见的有胃肠道反应（恶心、呕吐、食欲缺乏），直立性低血压，头、面部、舌、上肢和身体上部的异常不随意运动，精神抑郁，排尿困难等。较少见的有高血压、心律失常、溶血性贫血等。

4．超说明书用药 用于垂体功能低下的患儿，可通过促进生长激素的分泌，加速小儿骨骼的生长发育。用于治疗小儿畸形性肌张力不全。治疗肝性脑病，可使患者清醒、症状改善。

5．其他用药注意事项

（1）支气管哮喘、肺气肿、严重心血管疾病及肝、肾功能障碍等患者慎用。小于5岁儿童慎用。

（2）长期应用对肝有损害，可能发生黄疸、转氨酶升高，还可引起嗅、味觉改变或消失，唾液、尿液及阴道分泌物变棕色。

（3）可增强患者性功能。青春期应用可使第二性征发育过度，增强性功能。

（4）用药期间需注意检查血常规、肝肾功能及心电图；开角型青光眼患者应做眼科检查，并监测眼压。

苯海索
Trihexyphenidyl

【商品名或别名】

安坦、三己芬迪。

【临床应用】

可用于治疗帕金森病，主要用于轻症及不耐受左旋多巴的患者，常与左旋多巴合用；利血平和吩噻嗪类等药物引起的锥体外系反应，但迟发性运动失调除外；癫痫、畸形性肌张力障碍、慢性精神分裂症、抗精神药物所致的静坐不能。

【用法与用量】

口服，帕金森病：大于 5 岁儿童每次 1 ～ 2 mg，每日 3 次。

癫痫：小于 6 岁儿童每次 1 mg，每日 3 次；大于 6 岁，每次 2 mg，每日 3 次，睡前加服 2 mg；不能完全控制者可加至每次 4 mg，每日 3 次，每日最大剂量为 20 mg。

【剂型与规格】

片剂：每片 2 mg。

胶囊剂：每粒 5 mg。

【临床用药指导】

1. 用药禁忌　对本品过敏、青光眼、尿潴留、前列腺肥大、迟发性运动障碍者禁用。

2. 药物相互作用

（1）与乙醇或其他中枢神经系统抑制药合用时，可使中枢抑制作用增强。

（2）与金刚烷胺、抗胆碱药、单胺氧化酶抑制药帕吉林及丙卡巴肼合用时，可加强抗胆碱作用，并可发生麻痹性肠梗阻。

（3）与单胺氧化酶抑制剂合用，可导致高血压。

（4）与制酸药或吸附性止泻剂合用时，可减弱本品效应，应避免合用；如必须合用，两者应至少间隔 1 ～ 2 小时。

（5）与氯丙嗪合用时，后者代谢加快，可使其血药浓度降低。

（6）与强心苷类合用可使后者在胃肠道停留时间延长，吸收增加，易发生中毒。

3. 不良反应　常见口干、视物模糊等，偶见心动过速、恶心、呕吐、尿潴留、便秘等。长期用药可出现嗜睡、抑郁、记忆力下降、幻觉、意识混浊等。严重的有眼内压升高、闭角型青光眼、定向障碍等。

4. 其他用药注意事项

（1）心血管功能不全、重症肌无力、肠梗阻或有此病史、甲状腺功能亢进、肾功能障碍、有锥体外系反应的精神病患者等情况慎用。

（2）小儿对该药敏感，应慎用，有观点认为小于 3 岁患儿应禁用。

美索巴莫
Methocarbamol

【商品名或别名】

舒筋灵。

【临床应用】

肌肉松弛药，用于关节肌肉扭伤、腰肌劳损、坐骨神经痛等病症。常做理疗辅助用药。

【用法与用量】

口服，每日 60 mg/kg，分 4 次饭后服用，也可肌内注射或静脉注射。

【剂型与规格】

片剂：每片 0.5 g。

注射液：每支 500 mg（5 ml）。

【临床用药指导】

1. 用药禁忌　对本品过敏者禁用。肝、肾病患儿禁止使用注射液。

2. 药物相互作用　不宜与全身麻醉剂、催眠药及精神安定剂等中枢神经抑制药并用。

3. 不良反应　可见眩晕、头痛、嗜睡、荨麻疹、感觉无力、厌食、轻度恶心和胃部不适等。

4. 其他用药注意事项　重症肌无力、肝肾功能障碍者慎用。

第九节　改善脑代谢药

吡拉西坦
Piracetan

【商品名或别名】

脑复康、吡乙酰胺、乙酰胺吡咯环酮、酰胺吡酮、吡乙酰胺。

【临床应用】

用于急、慢性脑血管病、脑外伤、各种中毒性脑病等多种原因所致的记忆减退及轻、中度脑功能障碍。也可用于儿童智能发育迟缓。

【用法与用量】

口服，每次 0.2 ～ 0.4 g，每日 3 次，可视病情适当增减。

肌内注射，每次 0.5 g，每日 2 次。

静脉注射或静脉滴注，每次 2 g，每日 1 次。

【剂型与规格】

片剂：每片 0.4 g。

分散片：每片 0.8 g。

胶囊剂：每粒 (1) 0.2 g；(2) 0.4 g。

注射液：每支 (1) 1 g (5 ml)；(2) 2 g (10 ml)；(3) 4 g (20 ml)。

【临床用药指导】

1. 用药禁忌 对本药过敏者、肝功能不全、严重肾功能不全、锥体外系疾病、Huntington 舞蹈病者禁用。新生儿禁用。

2. 药物相互作用 与抗凝药物（如华法林）合用，可延长凝血酶原时间，抑制血小板聚集。故两者合用时需注意凝血时间，并调整抗凝药物剂量，预防出血。

3. 不良反应 消化道不良反应常见有恶心、腹部不适、食欲缺乏、腹胀、腹痛等。中枢神经系统不良反应包括兴奋、易激动、头晕、头痛和失眠等，但症状轻微。一般停药后上述症状消失。偶见轻度肝功能损害，表现为轻度转氨酶升高。

4. 特殊剂型要求 分散片可直接口服，也可置于水中待分散后服用。

5. 其他用药注意事项 肝肾功能不全者慎用，并适当减少剂量。

吡硫醇
Pyrithioxine Hydrochloride

【商品名或别名】

脑复新、爱瑙幸、二盐酸吡硫醇、联硫吡哆醇。

【临床应用】

用于脑外伤后遗症、脑炎及脑膜炎后遗症等的头晕胀痛、失眠、记忆力减退、注意力不集中、情绪变化的改善，亦用于儿童智力缺陷等。

【用法与用量】

口服，每次 2 ~ 4 mg/kg，每日 3 次。因尚缺乏儿童用药研究，故不推荐儿童使用吡硫醇注射剂。

【剂型与规格】

片剂：每片 (1) 100 mg；(2) 200 mg。

胶囊剂：每粒 100 mg。

【临床用药指导】

1. 用药禁忌 对本品过敏者禁用。

2. 不良反应 偶可引起皮疹、恶心等，停药后可恢复。

3. 其他用药注意事项

(1) 肝功能不全、糖尿病患者慎用。

(2) 本品宜单独使用，尽量不与其他药物配伍使用（尤其是氯化钾及碱性药物）。

(3) 经国家药品监督管理局组织再评价，吡硫醇注射剂存在严重不良反应，在我国使用风险大于获益，决定自 2018 年 12 月 29 日起停止其在我国的生产、销售和使用，撤销药品批准证明文件[16]。

胞磷胆碱
Citicoline

【商品名或别名】

胞二磷胆碱、二磷酸胞嘧啶胆碱、尼可林、尼可灵、思考林、欣可来。

【临床应用】

用于急性颅脑外伤和脑手术所引起的意识障碍，以及脑卒中而致偏瘫的患者，也可用于耳鸣及神经性耳聋。对颅内出血引起的意识障碍效果较差。

【用法与用量】

肌内注射，每日 4 mg/kg，分 1 ~ 2 次给药。

静脉滴注，每日 4 ~ 12 mg/kg，加入 5% 或 10% 葡萄糖注射液中缓慢滴注，5 ~ 10 日为一个疗程。

【剂型与规格】

注射液：每支 (1) 0.2 g (2 ml)；(2) 0.25 g (2 ml)。

片剂：每片 0.2 g。

胶囊剂：每粒 0.1 g。

【临床用药指导】

1. 用药禁忌 对本品过敏者禁用。不可与含有甲氯芬酯的药物合用。

2. 药物相互作用 与脑活素合用可能会相互提高疗效。

3. 不良反应 偶可引起失眠、头痛、头晕、恶心、呕吐、厌食、面潮红、兴奋、暂时性血压下降等，一般停药后可消失。

4. 其他用药注意事项

(1) 本品尽量不采用肌内注射给药，若肌内注射用药应经常更换注射部位。

(2) 在脑出血急性期和严重脑干损伤时，不宜用大剂量，并应与止血药、降颅压药合用。

乙酰谷酰胺
Acetylglutamide

【商品名或别名】

醋谷胺、酰胺戊二酸胺。

【临床应用】

用于肝性脑病、脑外伤性昏迷、神经外科手术等引起的昏迷、小儿麻痹后遗症等。

【用法与用量】

肌内注射，每次 50 ~ 300 mg，每日 2 次，可根据年龄酌情增减。

静脉滴注，每次 100 ~ 500 mg，每日 1 次，以 5% 或 10% 葡萄糖注射液稀释后缓慢滴注，可根据年龄酌情增减。

【剂型与规格】

注射液：每支（1）0.1 g（2 ml）；（2）0.25 g（5 ml）；（3）0.6 g（5 ml）。

冻干粉针剂：每瓶 0.3 g。

【临床用药指导】

1．用药禁忌　对本品过敏者禁用。

2．其他用药注意事项　静脉滴注过快可引起血压下降，应注意滴速。

细胞色素 C
Cytochrome C

【商品名或别名】

细胞色素丙、施托尔 -S、西丙。

【临床应用】

用于各种组织缺氧急救的辅助治疗，如一氧化碳中毒、催眠药中毒、氰化物中毒、新生儿窒息、严重休克期缺氧、脑血管意外、脑震荡后遗症、麻醉及肺部疾病引起的呼吸困难和各种心脏疾患引起的心肌缺氧的治疗。

【用法与用量】

肌内注射、静脉注射或静脉滴注，小于 1 岁儿童，每次 1.5 ~ 7.5 mg；1 ~ 8 岁，每次 7.5 ~ 15 mg；9 岁及以上，每次 15 ~ 30 mg，均为每日 1 次。

【剂型与规格】

注射液：每支 15 mg（2 ml）。

冻干粉针剂：每支 15 mg。

【临床用药指导】

1．用药禁忌　对本品过敏者禁用。

2．不良反应　本品可引起过敏反应，也可因制剂不纯，混有热原而引起热原反应。

3．其他用药注意事项　用药前需做皮内过敏试验，皮试阳性者禁用。终止用药后再继续用药时，过敏反应尤易发生，须再做皮试，且应用皮内注射法。

氨酪酸
Aminobutyric Acid

【商品名或别名】

γ- 氨基丁酸、γ- 氨酪酸、GABA。

【临床应用】

用于头部外伤后及一氧化碳中毒所致昏迷的辅助治疗。亦可用于各型肝性脑病。还可用于偏瘫、记忆障碍、语言障碍、精神发育迟滞等。

【用法与用量】

口服，每次 0.25 g，每日 2 次。

静脉滴注，每次 0.5 ~ 1 g，用 5% 或 10% 葡萄糖注射液稀释缓慢静脉滴注。

【剂型与规格】

片剂：每片 0.25 g。

注射液：每支 1 g（5 ml）。

【临床用药指导】

1．用药禁忌　对本品过敏者禁用。

2．不良反应　用药后偶见灼热感、恶心、头晕、失眠、便秘、腹泻。大剂量时可出现肌无力、运动失调、血压降低及呼吸抑制。

3．其他用药注意事项

（1）静脉滴注必须充分稀释后缓慢进行，以免引起血压急剧下降而导致休克。

（2）静脉滴注过程中如出现胸闷、气急、头晕、恶心等症状，应立即停药。

谷维素
Oryzanol

【商品名或别名】

谷维醇、阿魏酸酯。

【临床应用】

用于自主神经功能失调（包括胃肠、心血管神经症）、内分泌平衡障碍、周期性神经病及各种神经官能症、脑震荡后遗症的辅助治疗。

【用法与用量】

口服，每次 10 ~ 20 mg，每日 3 次。

【剂型与规格】

片剂：每片（1）5 mg；（2）10 mg。

【临床用药指导】

1．用药时间及要求　本品疗效不够明显，但应用广泛。疗程一般为 3 个月左右。

2．用药禁忌　对本品过敏者禁用。

3．不良反应　偶有胃部不适、恶心、呕吐、口干、疲乏、皮疹、乳房肿胀、油脂分泌过多、脱发、体重增加等不良反应，一般停药后可消失。

4．其他用药注意事项　胃及十二指肠溃疡患者慎用。

参考文献

[1] Madadi P，Kelly LE，Ross CJ，et al．Forensic investigation of methadone concentrations in deceased breastfed infants．Journal of Forensic Sciences，2016，61（2）：576-580.

[2] 国家食品药品监督管理总局药品评价中心，国家药品不良反应监测中心．加拿大评估通过母乳暴露于美沙酮的儿童发

生的严重风险. 药物警戒快讯. 2018，9.http：//www.cdr-adr. org.cn/jjkx_258/ywjjkx/2018jjkx/201809/t20180927_21467. ht ml.

[3] 国家食品药品监督管理总局药品评价中心，国家药品不良反应监测中心. 美国警告阿片类与苯二氮䓬类等药物联合使用导致的严重风险. 药物警戒快讯. 2016，9. http://www.cdr-adr.org.cn/jjkx_258/ywjjkx/2016jjkx/201609/t20160923_17880. ht ml.

[4] 国家食品药品监督管理总局药品评价中心，国家药品不良反应监测中心. 美国 FDA 限制可待因和曲马多在儿童和哺乳期妇女中的使用. 药物警戒快讯. 2017，5. http://www.cdr-adr.org.cn/jjkx_258/ywjjkx/2017jjkx/201705/t20170531_19492. ht ml.

[5] 国家药品监督管理局. 总局关于修订麦角碱类衍生物制剂说明书的公告（2016 年第 174 号）. http：//www.nmpa.gov. cn/WS04/CL2115/286688. ht ml.

[6] Marchesi A，de Jacobis IT，Rigante D，et al. Kawasaki disease：guidelines of the Italian Society of Pediatrics，part I-definition，epidemiology，etiopathogenesis，clinical expression and management of the acute phase. Italian Journal of Pediatrics，2018，44，Art. No.：102.

[7] McCrindle BW，Rowley AH，Newburger JW，et al. Diagnosis，Treatment，and Long-Term Management of Kawasaki Disease A Scientific Statement for Health Professionals From the American Heart Association. Circulation，2017，135（17）：E927-E999.

[8] 国家药品监督管理局. 总局关于修订注射用赖氨匹林说明书的公告（2018 年第 11 号）. http://www.nmpa.gov.cn/WS04/CL2115/286712. ht ml.

[9] Arne Ohlsson and Prakeshkumar S Shah. Paracetamol（acetaminophen）for patent ductus arteriosus in preterm or low birth weight infants. Cochrane Database of Systematic Reviews，2018，Issue 4. Art. No.：CD010061.

[10] Gian Maria Pacifci. Ibuprofen and indomethacin for the closure of the patent ductus arteriosus. MedicalExpress，2016，3（3）：M160301.

[11] Arne Ohlsson，RajneeshWalia and Sachin S Shah. Ibuprofen for the treatment of patent ductus arteriosus in preterm or low birth weight（or both）infants. Cochrane Database of Systematic Reviews 2018，Issue 9. Art. No.：CD003481.

[12] 郭明，王亚楠，许家科，等. 布洛芬治疗早产儿动脉导管关闭有效性和安全性的 Meta 分析. 中国循证医学杂志，2016，16（4）：415-426.

[13] Italian Pediatric Society Panel. 2016 Update of the Italian Pediatric Society Guidelines for Management of Fever in Children. The Journal of Pediatrics，2017，180：177-183.

[14] Lyons C，Godoy F，VandenDriessche K.Bilateral subacute lacrimal gland enlargement mimicking dacryoadenitis in a 7-year-old boy：a rare adverse effect of valproic acid（sodium valproate）. Journal of AAPOS. 2017，21（3）：257-258.

[15] 国家食品药品监督管理总局药品评价中心，国家药品不良反应监测中心. 加拿大评估羟嗪相关心律异常的潜在风险. 药物警戒快讯. 2016，7. http://www.cdr-adr.org.cn/jjkx_258/ywjjkx/2016jjkx/201607/t20160711_17759. ht ml.

[16] 国家药品监督管理局. 国家药品监督管理局关于停止生产销售使用吡硫醇注射剂的公告（2018 年第 99 号）. http://www.nmpa.gov.cn/WS04/CL2138/334186. ht ml.

（张 海 郭爱洁）

第 8 章

作用于自主神经系统的药物

第一节　拟胆碱药

加兰他敏
Galanthamine

【商品名或别名】

溴氢酸加兰他敏。

【临床应用】

用于重症肌无力、进行性肌营养不良、脊髓灰质炎后遗症、儿童脑型麻痹、因神经系统疾患所致感觉或运动障碍、多发性神经炎等。易透过血脑屏障，故中枢作用较强。

【用法与用量】

肌内注射或皮下注射，小儿每次 0.05 ～ 0.1 mg/kg，一日 1 次，1 疗程 2 ～ 6 周。

口服，小儿每日 0.5 ～ 1 mg/kg，分 3 次服用。

【剂型与规格】

片剂：每片 5 mg。

注射剂：每支 1 mg（1 ml）。

【临床用药指导】

1．用药禁忌　癫痫、运动功能亢进、机械性肠梗阻、支气管哮喘、心绞痛和心动过缓者禁用。

2．不良反应　超量时，可有流涎、心动过缓、头晕、腹痛等不良反应。

3．其他用药注意事项　青光眼患者不宜使用。

新斯的明
Neostigmine

【商品名或别名】

普洛斯的明、普洛色林。

【临床应用】

抗胆碱酯酶药。用于手术结束时拮抗非去极化肌肉松弛药的残留肌松作用，用于重症肌无力、手术后功能性肠胀气及尿潴留等。

【用法与用量】

肌内注射，用于拮抗非去极化肌肉松弛药，每次 0.04 mg/kg，同时给予阿托品每次 0.02 mg/kg。

【剂型与规格】

注射剂：每支 0.5 mg（1 ml）；1 mg（1 ml）。

【临床用药指导】

1．用药禁忌　对过敏体质者禁用；癫痫、心绞痛、室性心动过速、机械性肠梗阻或泌尿道梗阻及哮喘患者忌用；心律失常、窦性心动过缓、血压下降、迷走神经张力升高者禁用。

2．药物相互作用　本品不宜与去极化型肌肉松弛药合用；某些能干扰肌肉传递的药物如奎尼丁，能使本品作用减弱，不宜合用。

3．不良反应　本品可致药疹，大剂量时可引起恶心、呕吐、腹泻、流泪、流涎等，严重时可出现共济失调、惊厥、昏迷、语言不清、焦虑不安、恐惧甚至心脏停搏。

4．其他用药注意事项　用药过量，常规给予阿托品对抗之；甲状腺功能亢进和帕金森病患者慎用。

溴吡斯的明
Pyridostigmine Bromide

【商品名或别名】

吡啶斯的明。

【临床应用】

重症肌无力；术后腹内胀气或尿潴留；对抗非去极化型肌肉松弛药的肌松作用。

【用法与用量】

治疗重症肌无力，口服给药，小儿每日 7 mg/kg，分 5 ～ 6 次服用。

【剂型与规格】

片剂：每片 60 mg。

【临床用药指导】

1．用药禁忌　心绞痛、支气管哮喘、机械性肠梗阻及尿路梗阻患者禁用。

2．不良反应　常见的有腹泻、恶心、呕吐、胃痉挛、汗及唾液增多等；较少见的有尿频、缩瞳等；接受大剂量治疗的重症肌无力患者，常出现精神异常。

3．其他用药注意事项　心律失常、房室传导阻滞、术后肺不张或肺炎及孕妇慎用；本品吸收、代谢、排泄存在明显的个体差异，其药量和用药时间应根据服药后效应而定。

依酚氯铵
Edrophonium Chloride

【商品名或别名】

腾喜龙、艾宙酚、艾酚。

【临床应用】

用于诊断重症肌无力和鉴别肌无力危象及胆碱能危象，作为骨骼肌松弛药的对抗剂及重症肌无力的诊断剂，此外也可用作筒箭毒碱等非去极化肌肉松弛药的拮抗剂。

【用法与用量】

1．重症肌无力的诊断

（1）肌内注射：①婴儿：0.5～1 mg；②34 kg 以下儿童：2 mg；③34 kg 以上儿童：5 mg。

（2）静脉注射：①婴儿：0.5 mg；②34 kg 以下儿童：先注射 1 mg，如 30～45 分钟无效，再重复 1 mg，直至总量达 5 mg；③34 kg 以上儿童：先注射 2 mg，如 30～45 分钟无效，再重复 1 mg，直至总量达 10 mg。

2．抗心律失常　小儿缓慢静脉注射 2 mg。

【剂型与规格】

注射剂：每支 100 mg（10 ml）。

【临床用药指导】

1．用药禁忌　有肠或尿道梗阻者禁用，患支气管哮喘及心脏病者慎用。

2．不良反应　流涎、恶心、呕吐、腹痛、腹泻、尿频、支气管痉挛、心动过缓、心律失常等。

3．其他用药注意事项　可有唾液增加、支气管痉挛、心动徐缓、心律失常等不良反应；支气哮喘及心脏病患者慎用。

安贝氯铵
Ambenonium

【商品名或别名】

美斯的明、酶司的明、酶抑宁、阿伯农。

【临床应用】

主要用于肠胀气及重症肌无力等。

【用法与用量】

口服给药，初始剂量为每日 0.3 mg/kg，可根据病情逐渐增量至每日 1.5 mg/kg，分 3～4 次给药。

【剂型与规格】

片剂：每片（1）5 mg；（2）10 mg；（3）20 mg；（4）25 mg。

【临床用药指导】

1．用药禁忌　支气管哮喘及肠或尿路阻塞的患者禁用，不可与颠茄类（阿托品）并用。对接受神经节阻断药美卡拉明治疗的患者亦属禁用。

2．不良反应　本品不良反应较大，治疗量即可引起头痛、呕吐、腹泻、流涎、出汗。

3．其他用药注意事项　治疗重症肌无力时，应注意调整剂量；抢救重症肌无力、"肌无力危象"时，可结合肾上腺皮质激素、血浆交换疗法、人工辅助呼吸等治疗措施。

碘解磷定
Pyraloxime Iodide

【商品名或别名】

PAM-I、碘磷定、解磷定。

【临床应用】

有机磷中毒。

【用法与用量】

静脉注射：轻度中毒，每次 15 mg/kg；中度中毒，每次 15～30 mg/kg；重度中毒，每次 30 mg/kg。

【剂型与规格】

注射剂：每支 0.5 g（20 ml）。

【临床用药指导】

1．用药禁忌　对碘过敏者禁用。

2．药物相互作用　本品系胆碱酯酶复活剂。可间接减少乙酰胆碱的积聚，对骨骼肌神经肌肉接头处作用明显。而阿托品有直接拮抗积聚乙酰胆碱的作用，对自主神经的作用较强，二药联合应用临床效果显著。本品有增强阿托品的生物效应，故在二药同时应用时要减少阿托品剂量；阿托品首次剂量一般中毒为 2～4 mg，每 10 分钟一次，严重中毒为 4～6 mg，每 5～10 分钟，肌内或静脉注射，直到出现阿托品化。阿托品化要维持 48 小时，以后逐渐减少阿托品剂量或延长注射时间。

3．不良反应　有时可引起咽痛及腮腺肿大等碘反应，注射过快可引起心率增快、眩晕、视物模糊、恶心、呕吐，严重者可发生乏力、头痛、动作不协调、阵挛性抽搐，甚至抑制呼吸中枢，引起呼吸衰竭。局部刺激性较强，静脉注射时若漏至皮下，可致剧痛及周围皮肤发麻。

4．其他用药注意事项　要根据病情掌握剂量及给药时间，用药过程中要密切观察病情变化及测定血液胆碱酯酶活性，以作为用药指标。有机磷农药口服中毒时，由于它在下消化道排泄较慢，因此口服患者应用本品，至少要维持48～72小时。停药指征以烟碱症状（肌颤、肌无力）消失为主，血液胆碱酯酶活性应维持在50%～60%以上；粉针可用生理盐水或5%、10%葡萄糖溶液溶解，在寒冷季节不易溶解时，可振摇或加温至40～50℃。在碱性溶液中易水解，故忌与碱性药物配伍；在体内迅速被分解而维持时间短（仅1.5～2小时），故根据病情必须反复静脉给药，不宜静脉滴注（尤其是首次给药）。老年人，应适当减少用量和减慢滴注速度。

（参见第20章"解毒药"第二节"有机磷中毒解毒药"。）

第二节 抗胆碱药

阿托品
Atropine

【商品名或别名】

Atropt、Atropisol。

【临床应用】

各种内脏绞痛，如胃肠绞痛及膀胱刺激症状，对胆绞痛、肾绞痛的疗效较差；全身麻醉前给药、严重盗汗和流涎症；迷走神经过度兴奋所致的窦房阻滞、房室阻滞等缓慢型心律失常，也可用于继发于窦房结功能低下而出现的室性异位节；抗休克；解救有机磷酸酯类中毒。

【用法与用量】

1. 感染中毒性休克 小儿每次0.03～0.05 mg/kg，静脉注射，每15～30分钟1次，2～3次后如情况不见好转可逐渐增加用量，至情况好转后即减量或停药。

2. 缓解内脏绞痛 每次皮下注射0.5 mg。

3. 用于麻醉前给药 皮下注射0.5 mg。

【剂型与规格】

注射剂：每支0.5 mg（1 ml）。

【临床用药指导】

1. 用药禁忌 青光眼及前列腺肥大患者、高热者禁用。

2. 药物相互作用 与尿液碱化药以及含镁或钙的制酸药、碳酸酐酶抑制药、碳酸氢钠、枸橼酸盐等伍用时，阿托品排泄延迟，作用时间和（或）毒性增加；与金刚烷胺、吩噻嗪类药、其他抗胆碱药、扑米酮、普鲁卡因胺、三环类抗抑郁药伍用，阿托品的毒副作用可加剧；与单胺氧化酶抑制剂（包括呋喃唑酮、丙卡巴肼等）伍用时，可加强抗M胆碱作用的不良反应；与甲氧氯普胺并用时，后者的促进肠胃运动作用可被拮抗。

3. 不良反应 本药具有多种药理作用，临床上应用其中一种作用时，其他的作用则成为不良反应。常见便秘、出汗减少（排汗受阻可致高热）、口鼻咽喉干燥、视物模糊、皮肤潮红、排尿困难（尤其是老年患者有发生急性尿潴留的危险）、胃肠动力低下、胃食管反流；少见眼压升高、过敏性皮疹或疱疹；本药长期滴眼，可引起局部过敏反应（药物接触性睑结膜炎）。

4. 其他用药注意事项 不宜用于支气管哮喘患者。孕妇静脉注射阿托品可使胎儿心动过速。本品可分泌入乳汁，并有抑制泌乳作用。婴幼儿对本品的毒性反应极为敏感，特别是痉挛性麻痹与脑损伤的小儿，反应更强，环境温度较高时，因闭汗有体温急骤升高的危险，应用时要严密观察。儿童脑部对本品敏感，尤其发热时，易引起中枢障碍，慎用。

山莨菪碱
Anisodamine

【商品名或别名】

654-2。

【临床应用】

抗M胆碱药，主要用于解除平滑肌痉挛，胃肠绞痛、胆道痉挛以及急性微循环障碍及有机磷中毒等。

【用法与用量】

抢救感染中毒性休克，肌内注射或静脉注射，小儿每次0.3～2 mg/kg，需要时每隔10～30分钟可重复给药，情况不见好转可加量。病情好转应逐渐延长间隔时间，直至停药。

【剂型与规格】

注射剂：每支10 mg（1 ml）。

【临床用药指导】

1. 用药禁忌 颅内压增高、脑出血急性期、青光眼、幽门梗阻、肠梗阻、前列腺增生、对本品过敏和尿潴留者禁用；反流性食管炎、重症溃疡性结肠炎、严重心力衰竭者、心律失常患者、严重肺功能不全者慎用。

2. 不良反应 常见的有口干、面红、视物模糊等；少见的有心率加快、排尿困难等；上述症状多在1～3小时内消失。用量过大时可出现阿托品样中毒症状。

3. 其他用药注意事项 急腹症诊断未明确时，不宜轻易使用；夏季用药时，因其闭汗作用，可使体温升高；静脉滴注过程中若出现排尿困难，对于小儿可肌内注射新斯的明 0.01 ～ 0.02 mg/kg，以解除症状。如遇变色、结晶、浑浊、异物应禁用。

格隆溴铵
Glycopyrronium Bromide

【商品名或别名】

甘罗溴胺、胃长宁、溴环扁吡酯。

【临床应用】

适用于胃及十二指肠溃疡、慢性胃炎、胃酸分泌过多等症。静脉注射或肌内注射可用于麻醉前给药，以抑制腺体分泌，作用可持续约 7 小时。

【用法与用量】

1. 肌内注射　1 个月～ 12 岁儿童的麻醉前给药，推荐剂量为 4.4 μg/kg，于麻醉前 30 ～ 60 分钟肌内注射，最大剂量可达 8.8 μg/kg。

2. 静脉注射　推荐剂量为 4.4 μg/kg，作为单剂量静脉注射并在必要时间隔 2 ～ 3 分钟重复给予，但用量不超过 0.1 mg。

【剂型与规格】

注射剂：每支 0.2 mg（1 ml）。

【临床用药指导】

1. 用药禁忌　对本药及其他抗胆碱能药物过敏者；重症肌无力、青光眼、幽门梗阻患者。

2. 药物相互作用　本药与普鲁卡因胺合用时，可对房室结传导产生相加的抗迷走神经效应，其机制可能为两者药理作用的相互叠加。

3. 不良反应　不良反应与阿托品相似，服药初期可出现口干（口苦）现象，在 1 ～ 2 周内可减轻或消失。

4. 其他用药注意事项　本药不能与碱性药物混合。

（冯玉军）

第 9 章

呼吸系统用药

第一节 镇 咳 药

氢溴酸右美沙芬
Dextromethorphan Hydrohromide

【商品名或别名】

美沙芬、右甲吗喃、洛顺、可乐尔、先罗可、降克、Romilar、Tussad。

【临床应用】

适用于 2 岁以上儿童感冒、急慢性支气管炎、肺结核及其他上呼吸道感染引起的无痰干咳。复方制剂用于流行性感冒、普通感冒及上呼吸道感染，可减轻发热、咳嗽、咽痛、头痛、周身痛、流涕、打喷嚏、眼部发痒、流泪、鼻塞等症状。

【用法与用量】

口服：2 ～ 6 岁每次 2.5 ～ 5 mg；6 ～ 12 岁每次 5 ～ 10 mg，每日 3 ～ 4 次。

复方美沙芬片：6 ～ 12 岁儿童，用成人剂量的一半，6 岁以下遵医嘱，每日 3 ～ 4 次。

复方氢溴酸右美沙芬糖浆：口服，成人一次 10 ml，一日 3 次，24 小时内不超过 4 次。儿童用量酌减。

【剂型与规格】

片剂：每片（1）10 mg；（2）15 mg。

分散片：每片 15 mg。

缓释片：每片（1）15 mg；（2）30 mg。

胶囊剂：每粒 15 mg。

颗粒剂：每袋（1）7.5 mg；（2）15 mg。

糖浆剂：每瓶（1）每 20 ml 含 5 mg；（2）每 100 ml 含 150 mg。

注射剂：每支 5 mg。

含右美沙芬的复方制剂：复方右美沙芬片（Compound Hydrdromide Dextromethorphan Tablets）：每片含对乙酰氨基酚 0.5 g、氢溴酸右美沙芬 15 mg、盐酸苯内醇胺 12.5 mg、氯苯那敏 2 mg。

复方氢溴酸右美沙芬糖浆（Dextromethorphane Hydrdromide Compound Syrupus）（商品名：金叶糖浆）：每 10 ml 内含氢溴酸右美沙芬 30 mg、愈创甘油醚 200 mg。

【临床用药指导】

1. 用药禁忌 对本品过敏者禁用。2 岁以下儿童不推荐使用。儿童期一般不单独使用镇咳药，尤其是在多痰及肺部淤血时禁用。复方制剂对抗组胺药和对乙酰氨基酚过敏者禁用。肝、肾功能不全者慎用。痰多者慎用。

2. 药物相互作用 与单胺氧化酶抑制剂合用可致异常发热、昏迷、反射亢进，甚至死亡。奎尼丁可使本品血药浓度增高，出现中毒反应。与乙醇及其他中枢抑制剂合用，中枢抑制作用增强。

3. 不良反应 偶有头晕、头痛、困倦、食欲减退及一过性转氨酶（ALT）升高，停药自行消失。过量用药时可产生兴奋、精神错乱和呼吸抑制。

4. 常见用药误区 本品有中枢性镇咳作用，镇咳作用强度与可待因相似，但无止痛作用。成瘾性及耐受性弱，治疗剂量不会抑制呼吸。

5. 其他用药注意事项 痰多者应与祛痰药合用。使用过量可用纳洛酮解救。

福尔可定
Pholcodine

【商品名或别名】

福可定、吗啉吗啡、奥斯灵、Pholcod、Ethnine。

【临床应用】

本品具有中枢性镇咳作用，用于剧烈干咳和中度疼痛。口服效果比可待因好，一次服药作用可维持 4 ～ 5 小时，特别对于干咳更为有效。

【用法与用量】

口服：每次 0.08 ～ 0.25 mg/kg，每日 3 次。

【剂型与规格】

片剂：每片（1）5 mg；（2）15 mg；（3）30 mg。

含福尔可定的复方制剂：复方福尔可定口服溶液（Compound Pholcodine Oral Solution）：每 1 ml 含福尔可

定 1.0 mg、盐酸曲普利啶 0.12 mg、盐酸伪麻黄碱 3.0 mg、愈创甘油醚 10 mg、海葱流浸液 0.001 ml、远志流浸液 0.001 ml。

复方福尔可定口服液（Compound Pholcodine Oral Solution）：每 10 ml 含福尔可定 10 mg、盐酸伪麻黄碱 30 mg、马来酸氯苯那敏 4 mg。

复方福尔可定糖浆（Compound Pholcodine Syrup）：每 100 ml 含福尔可定 0.1 g、盐酸伪麻黄碱 0.2 g、愈创甘油醚 0.25 g。

【临床用药指导】

1．用药禁忌　痰多者禁用。

2．不良反应　偶见恶心、嗜睡等；有成瘾性，不可长期使用。

3．常见用药误区　本品毒性及成瘾性均较可待因弱，新生儿和儿童易于耐受，不致引起便秘和消化功能紊乱。

4．其他用药注意事项　本品有引湿性，遇光易变质。应密封，在干燥处避光保存。

盐酸二氧丙嗪
Dioxopromazine　Hydrochloride

【商品名或别名】

克咳敏、双氧异丙嗪、Prothanon。

【临床应用】

本品具有镇咳、平喘、祛痰、抗组胺、解除平滑肌痉挛等作用，其镇咳作用强于可待因，且无成瘾性。主要用于急、慢性支气管炎和各种疾病引起的咳嗽，也可用于过敏性哮喘、荨麻疹、皮肤瘙痒症、过敏性鼻炎等。

【用法与用量】

口服：每次 15 ~ 5mg，每日 2 ~ 3 次。极量一日 10 m g。

栓剂直肠给药：1 岁以下，每次 1 粒，每日 2 次；2 ~ 6 岁，每次 1 ~ 2 粒，每日 2 次；6 ~ 12 岁，每次 2 粒，每日 2 次。12 岁以上同成人。

【剂型与规格】

片剂：每片 5 mg。

颗粒剂：每袋 1.5 mg。

栓剂：每枚 2.5 mg。

【临床用药指导】

1．用药禁忌　治疗量与中毒量接近，不得超过极量。高血压患者禁用，癫痫、肝功能不全者慎用。

2．不良反应　主要为轻微困倦、乏力等，部分病例有镇静、催眠作用。

磷酸苯丙哌林
Benproperine Phosphate

【商品名或别名】

二苯哌丙烷、可立停、Cofrel、Blascorid。

【临床应用】

本品为非麻醉性强效镇咳药，可阻断来源于肺及胸膜的牵张感受器的传入神经冲动而抑制咳嗽，也直接抑制咳嗽中枢。尚有罂粟碱样平滑肌解痉作用。用于镇咳、刺激性干咳及各种原因（如感冒、咽喉炎、过敏等）引起的咳嗽。

【用法与用量】

口服：8 岁以上儿童每次 10 ~ 20 mg，每日 2 ~ 3 次。

【剂型与规格】

片剂：每片 26.4 mg（相当于苯丙哌林 20 mg）。

胶囊剂：每粒 26.4 mg（相当于苯丙哌林 20 mg）。

颗粒剂：每袋 26.4 mg（相当于苯丙哌林 20 mg）。

口服液：每 10 ml 含 10 mg。

【临床用药指导】

1．用药时间及要求　对口腔黏膜有麻醉作用，服用时不可嚼碎药片，应吞服。

2．用药禁忌　对本品过敏者禁用。

3．不良反应　偶有轻度口渴、乏力、头晕嗜睡、胃部不适、食欲减退、药疹等。

4．常见用药误区　本品不引起呼吸抑制，无耐药性，无成瘾性。

枸橼酸喷托维林
Pentovirin Citrate

【商品名或别名】

咳必清、托克拉斯、维静宁、Toclase。

【临床应用】

本品选择性抑制咳嗽中枢，对呼吸道黏膜有局部麻醉作用，大剂量可使痉挛的支气管平滑肌松弛。本品兼有中枢、末梢性镇咳作用和微弱的阿托品样解痉作用，适用于上呼吸道感染引起的干咳、百日咳等。复方糖浆剂有镇咳祛痰作用，适用于咳痰困难的咳嗽患者。

【用法与用量】

口服（片剂或糖浆）：5 岁以上儿童每次 0.5 ~ 1 mg/kg，每日 2 ~ 3 次。

【剂型与规格】

片剂：每片 25 mg。

滴丸剂：每丸 25 mg。

糖浆剂：(1) 0.2%；(2) 0.25%。

复方制剂：喷托维林氯化铵糖浆：含枸橼酸喷托维林 0.25%、氯化铵 3%。

【临床用药指导】

1．用药禁忌　痰多者不宜用，宜与祛痰药合用。青光眼、咳嗽无力及心功能不全伴有肺淤血的患者禁用。

2．不良反应　因有轻微阿托品样作用，偶致头晕、头痛、口干、恶心、腹胀等，停药后可消失。

3. 药物相互作用 本品与阿伐斯汀、阿普比妥、阿扎他定、丁苯诺啡、水合氯醛等合用，可增加本药的中枢神经系统和呼吸系统抑制作用。

4. 常见用药误区 本品无成瘾性。

盐酸那可丁
Nacotine Hydrochloride

【商品名或别名】
乐咳平、诺司咳平。

【临床应用】
本品为支气管解痉性镇咳药，主要用于刺激性干咳。

【用法与用量】
口服：每次 0.25 ~ 0.5 mg/kg，每日 3 次。

【剂型与规格】
片剂：每片 10 mg。

【临床用药指导】
1. 用药禁忌 多痰患儿禁用。

2. 不良反应 较轻微，仅有微弱的嗜睡、眩晕、恶心、头痛、过敏性皮炎、结膜炎、皮疹等。大剂量能兴奋呼吸中枢，引起支气管痉挛。

3. 常见用药误区 本品镇咳作用与罂粟碱、可待因相似，但无镇痛及中枢抑制作用，无欣快感，无成瘾

性、无耐受性，不抑制呼吸和肠蠕动；相反，具有一定的呼吸中枢兴奋作用。

复方甘草合剂
Compound Licorice

【商品名或别名】
棕色合剂。

【临床应用】
具有镇咳，祛痰作用，适用于上呼吸道感染、气管炎等有痰的咳嗽。

【用法与用量】
口服：小儿每岁每次 1 ml，最大剂量不超过 10 ml，每日 3 ~ 4 次。

【剂型与规格】
合剂、口服溶液剂：每支（1）10 ml；（2）100 ml；（3）120 ml；（4）180 ml。每 10 ml 中含甘草流浸膏 1.2 ml、复方樟脑酊 1.2 ml（含无水吗啡约 0.6mg）、酒石酸锑钾 2.4 mg、亚硝酸乙酯醑 3 ml、甘油 1.2 ml。

【临床用药指导】
1. 不良反应 有微弱的恶心、呕吐反应。

2. 其他用药注意事项 儿童必须在成人监护下使用。应放在儿童不能接触的地方。

第二节 祛 痰 药

氯化铵
Ammonium Chloride

【商品名或别名】
硇砂、氯化钲。

【临床应用】
本品为恶心性祛痰药，通过局部刺激胃黏膜而引起轻度恶心，反射性兴奋气管、支气管腺体迷走神经，促进腺体分泌增加，使痰液稀释而易于咳出。另可吸收后经呼吸道黏膜排出，由于渗透压作用带出水分使痰液变稀，亦助于排痰。主要适用于呼吸道炎症初期，急、慢性支气管炎引起的干咳、痰黏不易咳出的儿童。

本品亦有酸化体液和尿液的作用，可纠正碱中毒，改变经肾排泄药物的速度和在泌尿系统的作用强度。通过增加肾小管氯离子浓度，加速钠和水的排出而利尿，用于心源性或肾性水肿。

【用法与用量】
口服：儿童每日 40 ~ 60 mg/kg，分 3 ~ 4 次服用。

【剂型与规格】
片剂：每片（1）0.3 g；（2）0.5 g。

溶液剂：每 100 ml 含 10 g。

含氯化铵的复方制剂：喷托维林氯化铵糖浆：含枸橼酸喷托维林 0.25%，氯化铵 3%。

【临床用药指导】
1. 用药时间及要求 为减轻对胃的刺激，片剂宜溶于水，饭后服用。

2. 用药禁忌 肝、肾功能不全及溃疡病患者禁用。代谢性酸中毒患者禁用，以防引起酸血症和高血氨症。不宜与排钾利尿药合用。因氯化铵增加血氨，对肝功能不全者有一定危险。在镰状细胞贫血患者可引起缺氧和（或）酸中毒。

3. 药物相互作用 与阿司匹林合用，可减慢后者排泄而加强疗效。与弱碱药物合用，可促进后者排泄。与四环素和青霉素合用，可增强抗菌疗效。与口服降糖药氯磺丙脲合用，可使后者作用明显增强，造成血糖过低。与磺胺嘧啶、呋喃妥因等有配伍禁忌。

4. 不良反应 可引起儿童胃肠道反应。偶有口渴、头痛、过度通气和进行性嗜睡等不良反应症状。

5. 常见用药误区 因本品酸化体液，剂量过大可引起恶心、呕吐、胃痛等高氯性酸中毒，可静脉滴注碳

酸氢钠或乳酸钠溶液予以纠正；可导致低钾血症，可口服适量钾盐。

6．其他用药注意事项 服用氯化铵应多饮开水。

（参见第16章"调节水电解质及营养药"第二节"酸碱平衡调节药"。）

盐酸溴己新
Bromhexine Hydrochloride

【商品名或别名】

溴己铵、溴苄环己铵、伏枝、傲群、Bisolvon、Broncokin。

【临床应用】

该药为黏液调节剂，可促使肺表面活性物质的分泌及支气管纤毛运动，促进痰液溶解，显著降低痰黏度，使痰液易于咳出，改善通气功能和呼吸困难；本品有轻度抗菌消炎作用，主要适用于呼吸道疾病的痰液黏稠不易咳出的患儿。

【用法与用量】

口服：每次 0.2 mg/kg，每日 2 次。

肌内注射：每次 0.06 ~ 0.13 mg/kg，每日 1 ~ 2 次。

雾化吸入：0.2% 溶液，每次 0.3 ~ 1.0 ml，每日 1 ~ 3 次。

【剂型与规格】

片剂：每片（1）4 mg；（2）8 mg。

注射剂：每支（1）2 mg（1 ml）；（2）4 mg（2 ml）。

气雾剂：每瓶 14 g，含本品 0.42 g。

含溴己新的复方制剂：复方氯丙那林溴己新片：每片含盐酸氯丙那林 5 mg，盐酸溴己新 10 mg，盐酸去氯羟嗪 25 mg。

【临床用药指导】

1．用药禁忌 胃溃疡患者禁用。

2．药物相互作用 本品能增加四环素类抗生素在支气管的分布浓度，二者合用时，能增强该类抗生素的抗菌作用。

3．不良反应 毒性作用很小，偶有恶心、胃部不适，减量或停药后可消失；少数患者用药后血清转氨酶一过性升高，可自行恢复。欧洲药品管理局（EMA）药物警戒风险评估委员会（PRAC）和澳大利亚医疗产品管理局（TGA）相继通报 [1-2]，该药有诱发过敏反应的风险。虽然风险较低，但仍建议在其说明书中增加关于严重过敏反应的风险提示，即增加严重皮肤反应的不良反应信息。严重皮肤反应包括多形性红斑、Stevens-Johnson 综合征和泛发性发疹性脓疱病等，建议在发生严重皮肤反应症状之后立即停药。

4．常见用药误区 如有感染症状，咳脓痰时宜与抗生素合用，哮喘患者宜与平喘药合用。

5．其他用药注意事项 该药口服需 3 ~ 5 日后才

能见效，肌内注射生效较快。

盐酸氨溴索
Ambroxol Hydrochloride

【商品名或别名】

盐酸溴环己胺醇、沐舒坦、诺健、欣得生、Mucovenl、Musco。

【临床应用】

本品为溴己新的代谢产物，适用于儿童呼吸系统疾病的痰液黏稠不易咳出、咳嗽困难的患儿。

【用法与用量】

口服：12 岁以下儿童每日 1.2 ~ 1.6 mg/kg，分 2 ~ 3 次服用。或 12 岁以上每次 30 mg，每日 3 次；5 ~ 12 岁，每次 15 mg，每日 3 次；2 ~ 5 岁，每次 7.5 mg，每日 3 次；2 岁以下，每次 7.5 mg，每日 2 次。饭后服用，长期应用可每日 2 次。

肌内注射：儿童每日 1.2 ~ 1.6 mg/kg，分 2 ~ 3 次注射。

【剂型与规格】

片剂：每片（1）15 mg；（2）30 mg；（3）60 mg。

分散片：每片 30 mg。

缓释胶囊：每粒 75 mg。

口服液：每支（1）5 ml：15 mg；（2）10 ml：30 mg；（3）100 ml：300 mg；（4）100 ml：0.6 g。

注射液：每支（1）7.5 mg；（2）15 mg；（3）30 mg。

【临床用药指导】

1．用药禁忌 胃溃疡、青光眼、肝功能不全等患者慎用。本品可进入乳汁，治疗剂量时对婴儿无影响。

2．药物相互作用 本品与阿莫西林、头孢呋辛、红霉素、多西环素等抗生素联合应用，可升高抗生素在肺组织中浓度，增强抗菌疗效；与 β 受体激动剂、茶碱等扩张支气管药物有协同作用。

3．不良反应 过敏反应少见，偶有上腹不适、胃痛、腹泻、恶心、呕吐、皮疹等轻微不良反应，有时会出现口腔、呼吸道干燥。欧洲药品管理局药物警戒风险评估委员会指出，该药有诱发过敏反应的风险 [3]。虽然风险较低，但仍建议在其说明书中增加关于严重过敏反应的风险提示，即增加严重皮肤反应的不良反应信息。严重皮肤反应包括多形性红斑和 Stevens-Johnson 综合征等。并建议在发生严重皮肤反应症状之后立即停药。

4．超说明书用药 盐酸氨溴索用于成人手术后肺部并发症的预防性治疗，重症患者的预防时剂量可达 1000 mg/d，维持 6 天 [4]。

5．常见用药误区 如同时使用强效镇咳药，可出现分泌物阻塞。

6. 其他用药注意事项　对咳脓性痰患儿应加用抗生素控制感染。注射液不可与 pH > 6.5 的其他溶液混合使用。

乙酰半胱氨酸
Acetylcysteine

【商品名或别名】

痰易净、易咳净、Mucomyst、Airbron。

【临床应用】

本品为黏液溶解剂，其分子中所含巯基（-SH）能使痰中糖蛋白双硫键（-S-S-）断裂，还能使脓性痰中的 DNA 纤维断裂，从而降低痰的黏滞性，使之液化。主要用于大量黏痰阻塞引起的呼吸困难者的祛痰，如手术中咳痰困难及肺合并症的危急状态，使用一般祛痰药无效者；也用于急、慢性支气管炎、支气管扩张、肺结核、肺炎等引起的痰阻气管等；另外，也可用于对乙酰氨基酚中毒的解毒。

【用法与用量】

1. 口服　2 ~ 5 岁，每日 200 ~ 300 mg；6 ~ 14 岁，每日 300 ~ 400 mg，分 3 ~ 4 次服用。

2. 喷雾　仅用于非紧急情况下，以 10% 溶液喷雾吸入。0 ~ 3 个月，每次 0.5 ml；0.5 ~ 1 岁，每次 1 ml；2 ~ 4 岁，每次 1.5 ml；5 ~ 8 岁，每次 2 ml；大于 9 岁，每次 3 ml，均为每日 2 次。

3. 气管内滴入　以 5% 溶液经气管插管滴入或直接滴入气管内，每日 3 次。0 ~ 3 个月，每次 0.25 ml；6 个月 ~ 4 岁，每次 0.5 ml；5 ~ 8 岁，每次 0.75 ml；大于 9 岁，每次 1 ml，均为每日 3 ~ 4 次。

4. 气管注入　以 5% 溶液用有刻度的注射器自气管的甲状软骨环骨膜处注入气管腔内，每日 2 次，婴儿每次 0.5 ml，儿童每次 1 ml。只能作为应急措施，不能作为常规给药。

【剂型与规格】

泡腾片剂：每片 0.6 g。

颗粒剂：每袋 100 mg。

喷雾剂：每瓶（1）0.5 g；（2）1.0 g。

【临床用药指导】

1. 用药禁忌　对本品过敏者禁用。支气管哮喘患者禁用。患有苯丙酮尿症者禁用。

2. 药物相互作用　本品能增加金制剂的排泄，减弱青霉素类、头孢菌素类、四环素类抗生素的抗菌活性，不宜与这些药物同时使用，必要时可间隔 4 小时交替使用。与异丙肾上腺素合用或交替使用，可提高药效，减少不良反应。与碘化油、胰蛋白酶、糜蛋白酶有配伍禁忌。不影响羟氨苄西林、红霉素、多西环素的吸收。

3. 不良反应　偶有寒战、发热、咯血、口腔炎、鼻溢血、恶心、呕吐及胃部不适等。对部分病例可引起支气管痉挛，一般减量或暂停给药即可缓解；但严重支气管哮喘患者，应用本品需在严密监测下使用。支气管痉挛可用异丙肾上腺素缓解。儿童雾化时，可能对呼吸道黏膜产生刺激，导致支气管痉挛。

4. 特殊剂型要求　直接滴入呼吸道可产生大量痰液，需用吸痰器吸引排痰。

5. 常见用药误区　喷雾器必须用玻璃制品或塑料制品，不宜与金属、橡皮、氧化剂、氧气接触。

6. 其他用药注意事项　在空气中易氧化，应临用前新鲜配制，剩余溶液应密封贮存于冰箱中，48 小时内用完。

厄多司坦
Erdostein

【商品名或别名】

益多斯太因、坦通、露畅、Dostein。

【临床应用】

本品为黏痰溶解剂。能使支气管分泌液中糖蛋白二硫键（—S—S—）断裂，降低痰液的黏滞性，保护 α_1 抗胰蛋白酶不被氧化失活，从而起到自由基清除剂作用，使痰液易于咳出。适用于急、慢性支气管炎、咽炎和感冒等引起的呼吸道阻塞及痰液黏稠。

【用法与用量】

口服：每日 10 mg/kg，分 2 次服用。

【剂型与规格】

片剂：每片（1）0.15 g；（2）0.3 g。

分散片：每片 0.15 g。

胶囊剂：每粒 100 mg。

【临床用药指导】

1. 不良反应　偶见较轻微的胃肠道反应，如恶心、呕吐、腹泻、口干等。

2. 其他用药注意事项　应避免与可待因、复方桔梗片等强效镇咳药同时应用，以免大量痰液阻塞气道。

羧甲司坦
Carboxymethylstein

【商品名或别名】

强力灵、化痰片、羧甲半胱氨酸、Mucodyne。

【临床应用】

本品为半胱氨酸的巯基取代衍生物，作用与溴己新相似，并有促进受损支气管黏膜修复的作用。适用于各种呼吸道疾病引起的痰液稠厚，咳出困难，气管阻塞，也可预防手术后咳痰困难和肺炎合并症。

【用法与用量】

口服：每日 30 mg/kg，分 3 次服。或按 2 ~ 4 岁儿童，每次 100 mg，5 ～ 8 岁儿童每次 200 mg，均为每日 3 次。

【剂型与规格】

片剂：每片（1）0.25 g；（2）0.6 g。

糖浆剂：每 100 ml 含 2 g。

【临床用药指导】

1．用药禁忌 有消化道溃疡病史者慎用。2 岁以下幼儿慎用。

2．药物相互作用 本品不影响氨基糖苷类、β- 内酰胺类抗生素的药效。

3．不良反应 偶有头痛、头晕、恶心、胃部不适、腹泻、胃肠道出血、皮疹等。

4．其他用药注意事项 不宜与强效镇咳药合用，以免痰液稀化后堵塞气道。

愈创甘油醚
Guaiacyl Ether

【商品名或别名】

愈甘醚、甘油愈创木酯、愈创甘油醚、西尔克。

【临床应用】

本品为恶心性祛痰药。口服后刺激胃黏膜，反射性引起支气管分泌增加，降低痰黏度。兼有镇咳和消毒防腐作用，可减少痰液的恶臭。大剂量尚有松弛平滑肌作用。用于咳嗽多痰的慢性支气管炎、肺脓肿、支气管扩张或哮喘伴有继发性感染等，症见多量干、湿啰音或长期咳嗽伴湿啰音不易消失者。

【用法与用量】

片剂或 1% 糖浆：每次 3 mg/kg，每日 3 次。

愈咳糖浆：儿童每岁每次 0.5 ml，最大剂量不超过 10 ml。也可按 2 ～ 6 岁，每 4 小时服 50 ～ 100 mg；6 ～ 12 岁，每 4 小时 100 ～ 200 mg。

【剂型与规格】

片剂：每片 0.2 g。

糖浆剂：每 1 ml 含 20 mg。

颗粒剂：每袋 0.8 g。

含有愈酚甘油醚的复方制剂：愈咳糖浆：每 100 ml 含本品 1.5 g、喷托维林 0.15 g、氯苯那敏 30 mg、薄荷脑 10 mg。

【临床用药指导】

1．用药禁忌 本品有刺激和扩张血管作用，对已有肺出血、急性胃肠炎或肾炎的患者禁用。与盐酸苯丙醇胺联用时，对高血压、心脏病、糖尿病等患者要特别谨慎。

2．药物相互作用 与其他镇咳平喘药合用可提高疗效。

3．不良反应 偶有恶心，胃肠不适，少数患儿可能有出血现象，停药后可自行停止，无须特殊处理。新

西兰药品和医疗器械管理局（Med safe）2015 年通报[5]愈创甘油醚具有导致严重耳鸣或耳聋的风险。

4．其他用药注意事项 待症状控制后 3 ～ 5 天再停药。

糜蛋白酶
Chymotrypsin

【商品名或别名】

胰凝乳蛋白原。

【临床应用】

本品具有分解肽键作用，能使黏稠痰液液化，便于咳出。对脓性或非脓性痰都有效。对眼部睫状韧带有选择性松弛作用。用于急、慢性支气管炎，肺脓肿等痰稠者，上呼吸道脓痰的液化；清除化脓创面，溶解脓液和坏死组织，有助于肉芽生长，促进愈合；同时有抗炎和防止局部血肿、水肿等作用。

【用法与用量】

气管滴入：以生理盐水溶解成 0.5 mg/ml，每日 1 次。

雾化吸入：以生理盐水溶解为 2.5 mg/ml，每日 1 次。

肌内注射或湿敷：每次 0.1 mg/kg，每日 1 次。

【剂型与规格】

粉针剂：每支（1）1 mg；（2）5 mg。

【临床用药指导】

1．用药禁忌 严重肝病及凝血功能不正常者禁用。

2．药物相互作用 与抗生素、磺胺类等合用，有助于上述药物渗入病灶而增加疗效。

3．不良反应 偶发皮疹、荨麻疹等过敏反应，可用抗组胺药治疗。眼科应用时可引起一过性眼压增高（可持续 1 周，用毛果芸香碱滴眼液纠正）、眼色素层炎、角膜水肿、伤口愈合缓慢等。肌内注射可出现局部疼痛红肿或红斑。

4．特殊剂型要求 禁用于静脉注射。

5．其他用药注意事项 临用前用生理盐水或注射用水新鲜配制，其水溶液易失活。用前需做过敏试验。

（参见第 19 章"酶类及生物制品"第一节"酶"。）

脱氧核糖核酸酶
Deoxyribonuclease

【商品名或别名】

胰去氧核糖核酸酶、胰道酶、DNA 酶、Dornase。

【临床应用】

本品从哺乳动物胰腺或溶血性链球菌培养基中分离提取，为酶制品。可直接作用于脓痰中的 DNA，使其迅速分解，进而促使痰液溶解，易于咳出。适用于呼吸道感染伴有大量脓痰的患儿，同时用于胸腔内有纤维蛋白膜外沉积或有黏性渗出物堵塞者。

【用法与用量】

蒸气吸入（气雾吸入）：儿童每次 0.5 万 ~ 1.25 万单位，溶于 10% 丙二醇或生理盐水 2 ~ 3 ml 中，每日 1 ~ 2 次。

【剂型与规格】

注射用粉针剂：每支 (1)2.5 万单位；(2)10 万单位。

【临床用药指导】

1. 用药禁忌　急性化脓性蜂窝织炎及有支气管胸膜瘘管的活动性结核患者禁用。

2. 药物相互作用　与抗生素合用，可使后者易于到达感染灶，增加疗效。与肝素、枸橼酸盐有配伍禁忌。

3. 不良反应　长期应用可见皮疹、发热等。

4. 特殊剂型要求　蒸气吸入后可有咽部疼痛，每次用药后应立即漱口。

5. 常见用药误区　在室温中过度稀释可迅速灭活，溶液 pH 6 ~ 7 时活性最大。

6. 其他用药注意事项　溶液须临用前配制，贮藏温度不得超过 4℃。

第三节　平 喘 药

一、α、β 肾上腺素受体激动剂

盐酸麻黄碱
Ephedrine Hydrochloride

【商品名或别名】

麻黄素。

【临床应用】

本品通过直接或间接激动肾上腺素受体，舒张支气管平滑肌，解除支气管痉挛；收缩支气管黏膜血管，减轻充血水肿，改善小气道阻塞状况。用于哮喘轻症患者，以及过敏性反应，鼻黏膜肿胀，低血压及脊椎麻醉时低血压的防治。另外可预防哮喘发作和治疗轻型哮喘、鼻黏膜肿胀；腰麻前皮下注射可防止血压降低。

【用法与用量】

1. 平喘　口服每次 0.5 ~ 1 mg/kg，每日 3 次。皮下或肌内注射每次 0.5 ~ 0.75 mg/kg，每日 2 次。

2. 鼻黏膜充血　滴鼻儿童用 0.5% 溶液，每日 3 ~ 4 次。

【剂型与规格】

片剂：每片 25 mg。

注射剂：每支 (1) 30 mg；(2) 50 mg。

【临床用药指导】

1. 用药禁忌　甲状腺功能亢进、心功能不全、严重心律失常等患者禁用。

2. 药物相互作用　用麻黄碱后，数小时内不宜用肾上腺素，以免中毒。本品有中枢兴奋作用，睡前服用常引起失眠。不宜与三环类抗抑郁药、洋地黄类、麦角类等合用。禁与单胺氧化酶抑制剂合用，以免引起血压过高。

3. 不良反应　本品有中枢兴奋作用，可引起失眠、精神兴奋，大量长期使用可引起头痛、焦虑不安等症状。

4. 常见用药误区　长期应用可致血管过度收缩，充血水肿加重。短期内反复应用，可产生快速耐受性。

停药数小时可恢复。

肾上腺素
Adrenaline

【商品名或别名】

副肾素、Epinephrine。

【临床应用】

通过激动 α、β 受体，解除支气管平滑肌痉挛，减轻支气管黏膜的充血水肿，改善或消除呼吸困难，作用强而迅速，用于治疗支气管哮喘发作。见效迅速但不持久。

【用法与用量】

皮下注射：每次 0.01 ~ 0.02 mg/kg，最大剂量不超过 1 mg，必要时 15 分钟后可重复 1 次。

【剂型与规格】

注射剂：每支 1 mg。

【临床用药指导】

1. 用药禁忌　器质性心脏病、糖尿病、甲状腺功能亢进、洋地黄中毒、外伤性及出血性休克患者慎用。心源性哮喘患者禁用。

2. 不良反应　常见心悸、头痛，有时可致心律失常，严重时可致心室颤动而死亡。

3. 常见用药误区　用量过大或皮下注射误入血管，可致血压骤升。

4. 其他用药注意事项　遇氧化物、碱类，日光及热，都会分解变色，注意避光贮存。

（参见第 11 章 "心血管系统用药" 第五节 "抗休克血管活性药"。）

异丙肾上腺素
Isoproterenol

【商品名或别名】

喘息定、治喘灵、异丙肾、Isuprel、Aludrine。

【临床应用】

本品为典型 β 受体激动剂,对支气管平滑肌有较强的舒张作用,解除支气管痉挛的作用比肾上腺素强 10 倍,特点是作用快、强,但持续时间短暂。适用于毛细支气管炎喘憋发作期控制症状、不能注射其他平喘药的哮喘患者。也用于心脏骤停抢救、抗休克。

【用法与用量】

用于支气管哮喘:舌下含服,大于 5 岁的儿童每次 2.5 ~ 10 mg,每日 2 ~ 3 次或必要时用。喷雾:大于 5 岁的儿童每次 1 ~ 2 喷,重复使用时间间隔不少于 2 小时。

【剂型与规格】

气雾剂:0.25% 溶液(200 喷)。

片剂:每片 10 mg。

注射剂:每支 1 mg。

【临床用药指导】

1. 用药禁忌 由洋地黄中毒而引起的心动过速者禁用。嗜铬细胞瘤、甲状腺功能亢进及心肌炎患者禁用。高血压、心脏病患者慎用。

2. 药物相互作用 与其他 β 受体兴奋剂合用,作用加强,用量应减少。与普萘洛尔等 β 受体阻断剂合用,产生拮抗作用。三环类抗抑郁药可增强本药升压作用。与茶碱合用,可降低茶碱血药浓度。与丙卡巴肼合用,可增加本药不良反应。与甲苯磺丁脲合用,可影响本药在体内代谢。

3. 不良反应 常见不良反应有口腔与咽部发干、神经过敏、烦躁、睡眠障碍等。少有眩晕、头痛、出汗、面部潮红、皮肤鲜红、恶心、呕吐、心律失常、胸痛及全身无力等。

4. 常见用药误区 用量过大易致心肌耗氧量增加,导致心律失常,甚至导致室性心动过速及心室颤动,因此已有明显缺氧的患者慎用。小儿心率每分钟超过 140 ~ 160 次应慎用。过多、反复使用易产生耐受性。

5. 特殊剂型要求 气雾吸入吸收迅速而完全,立即见效。舌下含服宜将药片嚼碎,含于舌下,否则达不到速效作用。口服该药被胃肠道消化液破坏,口服无效。

6. 其他用药注意事项 常用其盐酸盐或硫酸盐,水溶液遇光变粉红色,但活性不减,如继续变成棕红色,则不宜用。

(参见第 11 章"心血管系统用药"第五节"抗休克血管活性药"。)

盐酸海索那林
Hysonaline Hydrochloride

【商品名或别名】

六甲双喘啶、息喘酚、Etoscol。

【临床应用】

为选择性 β₂ 受体激动剂,可扩张支气管平滑肌,抑制过敏物质释放,用于急、慢性支气管哮喘。

【用法与用量】

口服:每次 0.02 mg/kg,每日 3 次。

【剂型与规格】

片剂:每片 0.5 mg。

【临床用药指导】

1. 用药禁忌 甲状腺功能亢进、心脏病、糖尿病及高血压患者慎用。

2. 不良反应 少见心慌、头晕、恶心、食欲减退、口干及肌肉震颤等,一般不影响继续治疗,必要时可酌情减量或停药。

3. 其他用药注意事项 本品平喘作用似异丙肾上腺素且持久,心脏兴奋作用仅及异丙肾上腺素的 1/10。

硫酸沙丁胺醇
Albuterol Sulfate

【商品名或别名】

舒喘灵、全乐宁、喘乐宁、嗽必妥、羟甲叔丁肾上腺素。

【临床应用】

本品为短效 β₂ 受体激动剂,为临床最常用的平喘药。可松弛支气管平滑肌,解除支气管痉挛。用于防治支气管哮喘、喘息性支气管炎与肺气肿患者的支气管痉挛。支气管扩张作用强,对心脏的 β 受体作用较弱,对儿童较为安全。

【用法与用量】

口服片剂:5 岁以下,每次 0.5 ~ 1 mg;5 ~ 14 岁,每次 2 mg,每日 3 次。

长效片剂与控释片剂:12 岁以上儿童早晚各服 1 片。

糖浆剂:2 ~ 6 岁,每次 2.5 ~ 5 ml;6 ~ 12 岁,每次 5 ml,每日 3 次。

气雾剂:儿童每次 0.1 ~ 0.2 mg,每日 3 ~ 4 次。

吸入剂:儿童每次 1 囊泡,每日 3 ~ 4 次。

溶液剂:雾化吸入,儿童每次 0.01 ~ 0.03 mg/kg,最大用量 1 ml,用 2 ~ 3 ml 生理盐水稀释,每 4 ~ 5 小时 1 次。

注射剂:静脉滴注,儿童 0.25 ~ 0.5 mg 加入 10% 葡萄糖液 50 ~ 100 ml 中,速度 2 ~ 8 μg/min,每日 1 次。

【剂型与规格】

片剂:每片 2 mg。

长效片剂与控释片剂:每片 8 mg。

糖浆剂:0.4 mg:1 ml。

气雾剂:每瓶 28 mg,每揿 100 μg。

吸入剂:每碟 1600 μg,碟上共有 8 个小囊泡,每泡含 200 µg 干粉。

溶液剂：每瓶 0.5 g：100 ml。

注射剂：每支 0.5 mg（2 ml）。

【临床用药指导】

1. 用药禁忌　对其他 β₂ 受体激动剂过敏者对本品可有交叉过敏。乙醇和氟利昂过敏者禁用。心血管功能不全、高血压、甲状腺功能亢进、糖尿病及咯血患者慎用。长期应用产生耐受性，疗效降低、哮喘加重。因此，对经常使用本品的患儿，应同时使用吸入或全身皮质类固醇治疗。若症状较重，需要每天多次吸入本品者，应同时监测最大呼气流速。

2. 药物相互作用　同时应用 β 受体阻断药，药效减弱或消失。同时应用 β₂ 受体激动药，药效增加，不良反应增加。本品的气雾剂和其他药的气雾剂同时应用时，可增加抛射剂氟利昂的毒性。与三环类抗抑郁药或单胺氧化酶抑制剂同用，血管系统反应可增强。与茶碱类药合用毒性反应增加。与异丙托溴铵合用，疗效增加，作用时间延长，不良反应减轻。先吸入本品 15 分钟后再吸入异丙托溴铵 60 ～ 80 µg。对外源性哮喘可合用色甘酸钠。与降糖药合用，可致血糖升高。谷维素可消除本品所致自主神经功能紊乱。美国食品和药品管理局（FDA）发文[6]，与单独使用吸入性糖皮质激素（ICS）治疗哮喘相比，单独使用长效 β 受体激动剂（LABAs）以及长效 β 受体激动剂（LABAs）联合使用吸入性糖皮质激素（ICS）没有显著增加哮喘相关的住院、气管插管或哮喘相关死亡的风险。

3. 不良反应　主要有心脏及中枢神经系统兴奋症状，如失眠、恶心、头痛，另有肌肉和手指震颤等。口服 5 mg 时，手指震颤发生率可达 20% ～ 33%。较大剂量时，可引起心悸和室性期前收缩等。儿童反复过量使用可引起支气管痉挛。

4. 特殊剂型要求　预防发作多用口服剂型；制止发作多用吸入剂型；吸入长效制剂可持续作用 12 小时以上，用于夜间哮喘。静脉注射或滴注的平喘效果不如吸入剂型好，作用持续时间短，手足震颤等不良反应较多。因此，一般采用气雾吸入治疗。

5. 常见用药误区　吸入治疗方法因年龄而异，正确指导吸入方法至关重要。

6. 其他用药注意事项

（1）首次使用或用后放置 1 周以上再使用时，应先向空气中试喷。

（2）如遇喷不出的情况，请确认使用是否正确或检查喷孔是否堵塞。

（3）本品容器内药液为常温下气态物质经低温加压后灌装，应远离火炉、暖气、电热器等发热物体，以避免瓶内高压液体受热爆炸，本品的塑料瓶套作为可能

发生危险时的保护，在任何时间内禁止拔下。

（4）本品系受压容器，严禁撞击，即使将药用完也应避免。

（5）本品宜在阴凉处保存，即气温 20℃ 以下，但不允许冷藏或冷冻。

（6）本品片剂遇光易变色。

盐酸妥洛特罗
Tolotolol Hydrochloride

【商品名或别名】

妥布特罗、叔丁氯喘通、Chlobamol、Lobuterol。

【临床应用】

本品为选择性 β₂ 受体激动剂，有较强而持久的扩张支气管平滑肌作用，还具有一定的抗过敏、促进支气管纤毛运动和止咳作用，亦有轻微的中枢抑制作用。可用于防治支气管哮喘、喘息性支气管炎，急、慢性支气管炎，肺气肿、硅沉着病（矽肺）等呼吸道阻塞性疾病引起的呼吸困难等症状。

【用法与用量】

片剂：每日 0.04 mg/kg，分 2 次服用。

糖浆剂：儿童每次 5 ～ 10 ml，分 2 次服用。

膜剂：舌下含服，待数分钟哮喘缓解后，用温开水吞服，小儿复方制剂按需要服用。

贴剂：通常 1 日 1 次，儿童 0.5 ～ 3 岁每次 0.5 mg；3 ～ 9 岁每次 1 mg；9 岁以上每次 2 mg，粘贴于胸部、背部及上臂均可。

【剂型与规格】

片剂：每片 0.5 mg。

糖浆剂：每瓶 100 ml。

膜剂：每格 60 µg。

贴剂：每帖 0.5 mg；1 mg；2 mg。

含妥洛特罗的复方制剂：小儿复方盐酸妥洛特罗片（pediatric compound tulobuterole hydrochloride tablets）每片含盐酸妥洛特罗 0.5 mg、盐酸溴己新 5 mg、盐酸异丙嗪 3 mg。

【临床用药指导】

1. 用药禁忌　本品过敏者禁用。甲状腺功能亢进、心脏病、糖尿病患者慎用。

2. 药物相互作用　与其他 β 受体激动药同用，可加重不良反应，引起心动过速和心律不齐。与单胺氧化酶抑制药合用，可出现心动过速、躁狂等不良反应。

3. 不良反应　以过敏反应为主，可引起过敏症状，贴剂粘贴部位瘙痒感，个别患者有肌肉震颤、心悸、口干、心动过速、心律失常、头晕、恶心、失眠、胃部不适等，偶有血清钾值下降，一般停药后可自行消失。

4. 特殊剂型要求　贴剂可剥离，应给儿童贴在手

够不到的部位。每次清洁粘贴部位后粘贴本品，为减少皮肤刺激，最好每次变换粘贴部位。

5. 其他用药注意事项　6个月以下婴儿的用药安全性尚未确立，儿童长期给药的安全性尚未确立。

硫酸特布他林
Terbutaline Sulfate

【商品名或别名】

间羟舒喘灵、博利康尼、喘康速、Brethine、Brincanyl。

【临床应用】

本品为选择性 β_2 受体激动药，舒张气管平滑肌，抑制抗原攻击后内源性介质的释放，降低血清总 IgE；增强支气管黏膜上皮细胞纤毛运动，有助于黏液稀释，加速消除。用于治疗支气管哮喘、喘息性支气管炎、肺气肿等，是支气管哮喘首选药物之一。

本品口服 30 分钟起效，2～4 小时血药浓度达峰值，维持时间 5～8 小时；$T_{1/2}$ 3～4 小时。气雾吸入 5～15 分钟起效，维持时间 4 小时，肺部可维持较长时间的高浓度，皮下注射可维持 1.5～4 小时。本品支气管扩张作用与硫酸沙丁胺醇相似，却无明显加速心率的作用，不增加心肌耗氧量，不诱发或加重心律失常。不易透过血脑屏障，几乎不影响中枢神经系统。

【用法与用量】

口服：3～7 岁，每次 0.75～1.5 mg，每日 2～3 次；7～12 岁，每日 0.25 mg/kg（最多每日总量不超过 5 mg），分 2～3 次服用；12～15 岁，每 6 小时 2.5 mg（每日最多不超过 7.5 mg），分 2～3 次服用。

气雾吸入：儿童每次 1 揿，每日 1～2 次。

雾化吸入：体重 <20 kg，每次 2.5 mg；体重 >20 kg，每次 5 mg，每 6～8 小时 1 次。

【剂型与规格】

片剂：每片 2.5 mg。

气雾剂：(1) 每喷 0.25 mg，每瓶 400 喷；(2) 每喷 0.25 mg，每瓶 200 喷。

雾化溶液：每支 5 mg（2 ml）。

注射液：每支 1 mg（1 ml）。

注射用冻干粉：每瓶 (1) 0.25 mg；(2) 0.5 mg。

【临床用药指导】

1. 用药禁忌　心肌功能严重损伤者禁用。高血压、甲状腺功能亢进、糖尿病患者慎用。大剂量应用可使癫痫病史患儿发生酮症酸中毒。

2. 药物相互作用　与其他肾上腺素受体激动剂药物合用，可增加疗效，但不良反应也加重。与琥珀酰胆碱合用可增强后者的肌松作用。本品可增强非保钾利尿药的毒副作用。与茶碱合用可降低茶碱的血药浓度。

3. 不良反应　主要为肌肉震颤、心悸，少数患者可出现口干、鼻塞、轻度胸闷、心悸、头晕、头痛等。

4. 特殊剂型注意　特布他林气雾剂疗效高于片剂，使用雾化溶液治疗小儿哮喘完全缓解率 91.4%，用压缩吸入机吸入药物，药物均匀到达气道表面，性能稳定，患儿易于接受，适用于各年龄组儿童，尤其婴幼儿。

盐酸氯丙那林
Chlorprolinol Hydrochloride

【商品名或别名】

氯喘、邻氯喘息定、喘通、氯喘通、Asthone。

【临床应用】

本品为选择性支气管 β_2 受体激动剂，有明显的支气管扩张作用，有效缓解由组胺、乙酰胆碱等引起的支气管痉挛；可止咳并改善肺功能，长期使用耐受性较好。用于支气管哮喘、喘息性支气管炎、慢性支气管炎合并肺气肿等。

口服吸收良好，服药后 15～30 分钟生效，约 1 小时达最大效应，作用持续时间 4～6 小时。气雾吸入 5 分钟左右即可生效，哮喘症状缓解。对心脏的兴奋作用为异丙肾上腺素的 1/10～1/3。

【用法与用量】

口服：2～6 岁，每次 2.5 mg；6～12 岁，每次 5 mg，每日 3 次。

雾化吸入：儿童每次 0.05～0.2 ml，每日 2～3 次。

【剂型与规格】

片剂：每片 (1) 5 mg；(2) 10 mg；(3) 20 mg。

气雾剂：每 100 ml 含 2 g。

含氯丙那林的复方制剂：复方氯丙那林溴己新片（胶囊）每片含盐酸氯丙那林 5 mg、盐酸溴己新 10 mg、盐酸去氯羟嗪 25 mg。

【临床用药指导】

1. 用药禁忌　甲状腺功能亢进、心律失常患者慎用。

2. 药物相互作用　与肾上腺素等儿茶酚胺类药物合用可引起心律失常、心率加快。与茶碱等磷酸二酯酶抑制剂或抗胆碱能支气管扩张药合用，疗效增强，不良反应增加。与单胺氧化酶抑制剂及三环类抗抑郁药合用，增加躁狂倾向。

3. 不良反应　可有轻微头痛、心悸、手指震颤及胃肠功能障碍等。

盐酸克仑特罗
Clenbuterol Hydrochloride

【商品名或别名】

克喘素、双氯醇胺、氨哮素、Spiropent。

【临床应用】

本品为 β_2 受体激动药，扩张支气管平滑肌，增强支气管纤毛运动，同时作用于溶酶体，促进黏液溶解，有利于痰液的排出，提高平喘疗效。用于防治支气管哮喘和喘息性支气管炎、肺气肿等所致的支气管痉挛。

本品起效快，扩张支气管平滑肌作用强而持久，对心血管系统影响轻微，平喘作用强，约为沙丁胺醇的100 倍，能有效地解除支气管痉挛。其止咳效价比沙丁胺醇强约 10 倍，故用药剂量极小。

【用法与用量】

口服：儿童每次 5 ～ 20 μg，每日 3 次。

气雾吸入：儿童每次 10 ～ 20 μg，每日 3 次。

直肠给药：儿童每次 60 μg（1 枚），每晚睡前 1 次。

【剂型与规格】

片剂：每片（1）20 μg；（2）40 μg。

膜剂：（1）60 μg；（2）120 μg（其中 1/3 为速效膜，2/3 为缓释长效膜，前者舌下含服，后者吞服）。

气雾剂：每瓶 1.96 mg。

含有克伦特罗的复方制剂：复方克伦特罗栓，每枚60 μg。

【临床用药指导】

1．用药禁忌　甲状腺功能亢进、心律不齐患者慎用。

2．不良反应　可有一过性头晕、轻度指颤、心悸、口干等，但比沙丁胺醇轻。

3．常见用药误区　盐酸克伦特罗被不法分子添加在饲料里，给家畜增加瘦肉产量，故又名"瘦肉精"。有家长担心吃此药可能导致毒副作用。在饲料中添加的剂量是成人用药剂量的 10 倍以上，我国儿童常用含盐酸克伦特罗的药物含量远远小于以上剂量，因此是安全可靠的。

盐酸班布特罗
Bambuterol Hydrochloride

【商品名或别名】

洛希、帮备、罗利、贝合健、Bambeco。

【临床应用】

本品为选择性 β₂ 受体激动剂，可舒张支气管平滑肌，改善通气功能，对运动诱发的哮喘和过敏性哮喘均有良好的预防和抑制发作的作用。适用于小儿支气管哮喘、慢性喘息性支气管炎、阻塞性肺气肿和其他伴有支气管痉挛的肺部疾病。

【用法与用量】

口服：每次 5 ～ 10 mg，每日 1 次。一日不超过 10 mg。

【剂型与规格】

片剂：每片（1）10 mg；（2）20 mg。

口服溶液：每 100 ml 含 0.1 g。

气雾剂：（1）每喷 0.25 mg，每瓶 200 喷；（2）每喷 0.25 mg，每瓶 400 喷。

【临床用药指导】

1．用药禁忌　对本品过敏者禁用。肝功能不全、肥厚型心肌病患者禁用。肾功能不全的患儿使用本药，初始剂量应减少。小于 2 岁的婴幼儿慎用。

2．药物相互作用　本品不宜与 β 受体阻断剂（如普萘洛尔）合用。与皮质类固醇、利尿剂合用，可加重血钾浓度降低。

3．不良反应　不良反应轻微，偶有口干、头晕、胃部不适、皮疹等。

盐酸丙卡特罗
Procatrol Hydrochloride

【商品名或别名】

普鲁卡地鲁、美普清、佰达图、希思宁、Meptin。

【临床应用】

本品为选择性 β₂ 受体激动药。具有强力的支气管扩张作用，用于呼吸道阻塞引起的呼吸困难、支气管哮喘、喘息性支气管炎及肺气肿等；同时可稳定肥大细胞膜，抑制组胺等过敏物质的释放，对于过敏源诱发的支气管哮喘有较好疗效。心血管系统不良反应轻微，无明显耐受性。

【用法与用量】

口服：大于 6 岁的儿童每次 25 μg，每日 1 ～ 2 次（可根据年龄、症状、体重适当增减）。不满 6 周岁的儿童，每次 1.25 μg/kg，每 12 小时一次。

【剂型与规格】

片剂：每片 25 μg。

口服溶液：每瓶 30 ml：0.15 mg（0.0005%）。

气雾剂：每瓶总量 18.722 g，内含盐酸丙卡特罗 2 mg，每揿含盐酸丙卡特罗 10 μg。

【临床用药指导】

1．用药禁忌　甲状腺功能亢进、高血压、心脏病、糖尿病患者慎用。儿童用药安全性尚未明确，应慎用。

2．药物相互作用　应避免与肾上腺素、异丙肾上腺素等儿茶酚胺类药物合用。会引发心律失常，有时会发生心搏停止。应慎重与氨茶碱类药物合用。疗效增强的同时可能引起心律失常、心率加快等不良反应。应慎重与单胺氧化酶抑制剂合用，以免增加本药的不良反应。

3．不良反应　不良反应以心悸、震颤、脸面潮红、发热、头痛、眩晕、耳鸣、恶心、周身倦怠、鼻塞等最常见。连续过量应用，会导致心律失常，甚至心搏停止。

4．常见用药误区　按正常用量和用法服药而无效，可考虑是本品不适合所致，应改用其他药品。用药过程中应严密观察和随访。

5．其他用药注意事项　本品有抗过敏作用，在评估其他药皮试反应时，应考虑本品对皮试的影响。

沙美特罗
Salmeterol

【商品名或别名】

施立稳、施立蝶、祺泰、司多米、平特、Qttai、Serevent。

【临床应用】

本品为长效 β_2 受体激动剂，与沙丁胺醇活性结构相同，但多一条长侧链，可与 β_2 受体旁的特异结构 - 受体外位点紧密结合，使本品持续停留在作用位置，作用时间延长，可产生 12 小时支气管扩张作用。适用于哮喘的长期治疗，对有效控制夜间哮喘和运动诱发的哮喘有明显效果。也可用于慢性支气管炎和肺气肿的可逆性气道阻塞。

【用法与用量】

气雾吸入剂：儿童每次 25 μg，每日 2 次。

粉雾吸入剂：小于 12 岁儿童每次 25 μg，每日 2 次。大于 12 岁儿童，每次 50 μg，每日 2 次。

【剂型与规格】

气雾吸入剂：每瓶（1）1.5 mg；3 mg。（2）每喷 25 ~ 50 μg，每支 60 ~ 120 喷。

粉雾吸入剂（碟式吸入剂）：每喷 50 μg。

【临床用药指导】

1．用药禁忌　甲状腺功能亢进患者慎用。对该药过敏者禁用。

2．药物相互作用　与非选择性 β 受体阻断剂同用，疗效降低。与黄嘌呤衍生物类激素、利尿剂同用，会加重血钾降低。与氨茶碱类支气管扩张药合用，可产生协同作用，应调整用量。与三环类抗抑郁药合用可增强心悸等不良反应。美国食品和药品管理局（FDA）发文[6]，与单独使用吸入性糖皮质激素（ICS）治疗哮喘相比，单独使用长效 β 受体激动剂（LABAs）以及长效 β 受体激动剂（LABAs）联合使用吸入性糖皮质激素（ICS）没有显著增加哮喘相关的住院、气管插管或哮喘相关死亡的风险。

3．不良反应　极少引起一过性震颤反应，和剂量有关。经定期使用后即可减弱。少见头痛、心悸，偶见支气管痉挛，须改用其他治疗方法。

4．常见用药误区　因该药吸入后起效缓慢（10 ~ 20 分钟），不适用于缓解急性哮喘发作，应选用短效的 β_2 受体激动剂，如沙丁胺醇气雾剂。

5．其他用药注意事项　用药期间注意监测随访。

福莫特罗
Formoterol

【商品名或别名】

安通克。

【临床应用】

本品为长效选择性 β_2 受体激动剂，支气管扩张作用强而持续，还有抗过敏及抑制毛细血管通透性增加的作用，抑制组胺释放，对吸入组胺引起的微血管渗漏、肺气肿也有明显保护作用。用于支气管哮喘、慢性支气管炎、肺气肿等气道阻塞性疾病所引起的呼吸困难等。口服吸收迅速，约 2 分钟起效，4 小时达高峰，作用持续时间 12 小时左右。

【用法与用量】

口服：每日 4 μg/kg，分 2 ~ 3 次服用。也可按 0.5 ~ 1 岁，每日 20 ~ 40 μg；1 ~ 4 岁，每日 40 ~ 60 μg；4 ~ 7 岁，每日 60 ~ 80 μg；7 ~ 10 岁，每日 80 ~ 120 μg；10 ~ 12 岁，每日 120 ~ 160 μg；均分为 2 ~ 3 次服用。

粉雾剂：12 岁以上儿童 80 μg ~ 4.5 μg，1 ~ 2 喷 / 次，2 次 / 日或 160 μg ~ 4.5 μg，1 ~ 2 喷 / 次，每日 2 次。

【剂型与规格】

片剂：每片（1）20 μg；（2）40 μg。

干糖浆：每包 20 μg。

粉雾剂：每喷 4.5 ~ 9 μg，每支 60 喷。

含福莫特罗的复方制剂：布地奈德 - 福莫特罗粉雾剂，每喷 80 μg ~ 4.5 μg 或 160 μg ~ 4.5 μg，每支 60 喷。

【临床用药指导】

1．用药禁忌　12 岁以下儿童不推荐使用。甲状腺功能亢进、糖尿病、心脏疾病患者慎用。

2．药物相互作用　应避免与肾上腺素、异丙肾上腺素合用。因易引起心律不齐，甚至心脏停搏。与皮质类固醇类药、利尿药、茶碱类、洋地黄类药物合用可引起血钾降低。与单胺氧化酶抑制药合用，可加重不良反应。

3．不良反应　偶见心动过速、室性期前收缩、面部潮红、胸部有压迫感、头痛、兴奋、发热、盗汗、口渴、疲劳、皮疹等，罕见耳鸣、头晕、眩晕。

美国食品和药品管理局（FDA）发文[6]，与单独使用吸入性糖皮质激素（ICS）治疗哮喘相比，单独使用长效 β 受体激动剂（LABAs）以及长效 β 受体激动剂（LABAs）联合使用吸入性糖皮质激素（ICS）没有显著增加哮喘相关的住院、气管插管或哮喘相关死亡的风险。

4．常见用药误区　连续过量使用可引起心律失常甚至心搏停止。

甲氧那明
Methoxyphenamine

【商品名或别名】

诺尔彤、甲氧苯丙甲胺、阿斯美。

【临床应用】

主要激动 β 受体，对 α 受体作用较弱，平喘作用较麻黄碱强，心血管系统不良反应较少，用于支气管哮喘特别是不能耐受麻黄碱者。用于支气管哮喘咳嗽、过敏性鼻炎和荨麻疹。

【用法与用量】

口服：大于 5 岁，每次 25 ~ 50 mg，每日 3 次。

【剂型与规格】

片剂：每片 50 mg。

含甲氧那明的复方制剂：复方甲氧那明胶囊，每粒含盐酸甲氧那明 12.5 mg、那可丁 7 mg、氨茶碱 25 mg、马来酸氯苯那敏 2 mg。

【临床用药指导】

1．用药禁忌　甲状腺功能亢进、糖尿病、心脏病患者慎用。

2．不良反应　偶有口干、恶心、失眠、心悸。过量使用可引起心律不齐。

二、M 胆碱受体拮抗剂

异丙托溴铵
Ipratropium Bromide

【商品名或别名】

溴化异丙阿托品、爱全乐、Atrovent、SCH1000。

【临床应用】

本品为强效抗胆碱平喘药，可选择性松弛呼吸道平滑肌。具有显著的支气管扩张作用，不增加痰的黏稠度。用于防治支气管哮喘和喘息性支气管炎，尤其适用于用 β 受体激动药后产生肌肉震颤、心动过速而不能耐受的患者。

本品气雾吸入 40 μg 或 80 μg 的疗效相当于 70 ~ 200 μg 异丙肾上腺素或 200 μg 沙丁胺醇。对运动性哮喘的疗效不及 β 受体激动剂，对过敏性哮喘及非过敏性哮喘的疗效较满意。

【用法与用量】

雾化吸入：大于 6 岁，每次 50 ~ 200 μg（0.2 ~ 1 ml）用生理盐水稀释至 2 ~ 3 ml，每日 3 ~ 4 次。

气雾剂：每次 1 ~ 2 喷，每日 2 ~ 4 次。

【剂型与规格】

雾化吸入剂：每瓶 5 mg（20 ml）。

气雾剂（定量气雾剂）：每瓶 14 g，内含异丙托溴铵 8.4 mg。

含异丙托溴铵的复方制剂：异丙托溴铵 - 硫酸沙丁胺醇定量气雾剂：200 喷（10 ml）。异丙托溴铵 - 硫酸沙丁胺醇雾化吸入液：2.5 ml。

【临床用药指导】

1．用药禁忌　对阿托品类药物过敏者禁用。对幽门梗阻者禁用。闭角型青光眼患者慎用。复方雾化吸入制剂不推荐 12 岁以下儿童使用。

2．药物相互作用　与茶碱联用应减少茶碱用量，避免不良反应。与 β 受体激动剂合用可产生协调作用，相互增效。

3．不良反应　偶有口干、口苦、恶心、喉痒、干咳、异味和头晕等。极少数有皮疹、皮肤黏膜肿胀、荨麻疹、咽喉水肿等。

三、磷酸二酯酶抑制剂

氨茶碱
Aminophylline

【临床应用】

本品通过以下机制发挥平喘作用：松弛支气管平滑肌，抑制过敏介质的释放，解痉并减轻支气管黏膜充血和水肿。直接兴奋心肌，加强心肌收缩力，增加心排出量，剂量稍大可加快心率。增加肾血流量与肾小球滤过率；抑制远端肾小管对钠离子和氯离子的重吸收而利尿。抑制钙离子内流，减少肺血管渗出，防止肺水肿，改善严重低氧血症和高碳酸血症酸中毒时的膈肌收缩能力，改善呼吸，并对急性呼吸衰竭时膈肌疲劳有强大保护作用。主要用于治疗支气管哮喘、喘息性支气管炎、心脏性哮喘，对于早产儿可用于呼吸困难的治疗。

【用法与用量】

口服：每日 4 ~ 6 mg/kg，分 2 ~ 3 次。

静脉注射或静脉滴注：每次 2 ~ 4 mg/kg，以 25% ~ 50% 葡萄糖注射液 10 ~ 20 ml 稀释后缓慢静脉注射或以 5% 葡萄糖注射液 100 ml 稀释后静脉滴注。未用过氨茶碱患儿，负荷量 4 ~ 6 mg/kg，维持量 0.8 ~ 1.0 mg/（kg·h）。

缓释或控释剂型：详见药品说明书。

【剂型与规格】

片剂（普通片、肠溶片、缓释片）：每片 0.1 g。

注射剂：肌内注射用每支（1）0.25 g（2 ml）；（2）0.5 g（2 ml）。静脉注射用粉针每支 0.25 g（10 ml）。

栓剂：每枚 0.25 g。

含氨茶碱的复方制剂：阿斯美胶囊剂，每粒含氨茶碱 25 mg、那可丁 7 mg、盐酸甲氧那明 12.5 mg、马来酸氯苯那敏 2 mg。

【临床用药指导】

1．用药时间及要求　本品呈较强碱性，局部刺激强，口服对黏膜有刺激，可致恶心、呕吐，因此宜饭后服药。服用肠衣片可减轻其局部刺激作用。

2．用药禁忌　心律失常、严重心脏病、充血性心力衰竭、肝疾患、高血压、甲状腺功能亢进、严重低氧血症、活动性消化性溃疡或有溃疡病史者、有肾疾患及幼儿均应慎用。对肝或心脏功能差的小儿，剂量宜较小，最好能监测血药浓度。

3. 药物相互作用　与氢氧化铝同服可减轻其局部刺激作用。与红霉素、林可霉素、氟喹诺酮类抗生素合用时，可降低本品在肝的清除率，使血药浓度升高，甚至出现毒性反应。本品与麻黄碱、肾上腺素有协同作用，应避免配伍使用，而致中毒。酸性药物可增加其排泄，碱性药物可减少其排泄，哮喘持续状态时氨茶碱的支气管扩张作用降低，给予碳酸氢钠纠正酸中毒后可增强平喘的疗效。肝药酶诱导剂苯妥英钠等可加速其代谢，使血药浓度降低，应酌情增加用量。本品可减弱甚至消除双嘧达莫的扩张冠状动脉作用，故两者不可同时使用。本品与酸性药物维生素 C 有理化配伍禁忌，故两药不可合用。本品与色甘酸钠合用可提高氨茶碱的止喘效果，应减少本品用量。本品常与肾上腺皮质激素合用，以控制哮喘持续状态。本品与儿茶酚胺类及其他拟交感神经药合用，可能增加出现心律失常的危险性。严重哮喘患者若同时静脉滴注异丙嗪，不可与本品在同一注射器内混合，以免产生沉淀。稀盐酸可减少本品在小肠的吸收。泼尼松与异丙肾上腺素可降低本品的生物利用度。本品不应与其他同类药物合用，以免增加不良反应。由于茶碱的治疗窗较窄，且个体代谢差异较大，因此建议用药前询问近期有否使用过茶碱；如有条件，应做血药浓度监测并注意观察临床症状，尤其是胃肠道、心血管、神经系统毒性，以防发生茶碱过量。

4. 不良反应　偶可使呼吸兴奋，严重者可引起抽搐及死亡。有条件应作血药浓度监测，以防发生茶碱过量。少数人偶可抑制中性粒细胞活力，损伤肺的抗菌防护功能，并使脑血流量明显减少，可出现恶心、头痛、心律失常和癫痫发作。长期接受茶碱治疗的儿童，其脑电图发生异常、学习能力差。

5. 特殊剂型要求　静脉滴注速度不可过快或浓度过高，必须稀释后缓慢滴注。

6. 其他用药注意事项

（1）正常人 $t_{1/2}$ 为（9.0±2.1）小时，早产儿、新生儿，以及肝硬化、充血性心功能不全、肺炎、肺心病患者的 $t_{1/2}$ 延长。儿童，尤其是早产儿、新生儿对茶碱的敏感性较成人高，需谨慎使用，有条件应进行血药浓度监测。

（2）本品为茶碱和乙二胺的复合物，乙二胺用于增加茶碱溶解性。但久置空气中，吸收二氧化碳，析出茶碱，与酸性药物配伍可析出茶碱沉淀。长期露置于空气中，变黄失效，不能使用。

二羟丙茶碱
Dihydroxypropylline

【商品名或别名】

喘定、甘油茶碱、天泉息宁、济民克定。

【临床应用】

本品平喘作用仅为氨茶碱的 1/5，但 pH 近中性，对胃肠刺激小，在胃液中稳定，口服耐受性和吸收性均较好，心脏毒副作用小。用于治疗支气管哮喘、喘息性支气管炎，尤其适用于伴有心动过速的哮喘患者，也用于心源性水肿的患者。

【用法与用量】

口服：每次 4 ～ 5 mg/kg，每日 2 ～ 3 次。

肌内注射：每次 3 ～ 5 mg/kg，每日 1 次。

静脉滴注：每次 3 ～ 4 mg/kg，以 5% 葡萄糖液稀释后滴注，每日 1 次。

直肠给药：大于 8 岁的儿童每次 1 粒（0.25 g），每日 2 次。

【剂型与规格】

片剂：每片（1）0.1 g；（2）0.2 g。

注射剂：每支 0.25 g（2 ml）。

栓剂：每枚 0.25 g。

【临床用药指导】

1. 药物相互作用　本品可减弱口服抗凝药物的疗效。不能与氨茶碱类其他药物同用。

2. 不良反应　偶可有头痛、失眠、心悸和胃肠道症状。大剂量可致中枢神经兴奋，可预服镇静药防止症状发生；同时需根据患者的症状和反应进行剂量调整。

3. 特殊剂型要求　本品可溶于中性的化合物，因此肌内注射疼痛反应小。

4. 其他用药注意事项　本品遇光易变质，宜避光密闭贮存。

多索茶碱
Doxofylline

【商品名或别名】

达复啉、枢维新、安赛玛、索利安、Ansimar。

【临床应用】

本品为一种支气管扩张剂，甲基黄嘌呤衍生物。可直接作用于支气管，松弛气管平滑肌。作用强度及作用时间均高与氨茶碱，并具有氨茶碱没有的镇咳作用。适用于支气管炎、哮喘、喘息型慢性支气管炎及其他支气管痉挛引起的呼吸困难。

【用法与用量】

口服：每次 5 ～ 10 mg/kg，每日 2 次。

肌内注射：每次 7.5 ～ 15 mg/kg，每日 1 次。

【剂型与规格】

片剂：每片 400 mg。

注射剂：每支 0.1 g（10 ml）。

胶囊剂：每粒 300 mg。

散剂：每包 200 mg。

【临床用药指导】

1．用药禁忌　凡对多索茶碱或黄嘌呤衍生物过敏者禁用。心脏病、甲状腺功能亢进、肝肾功能不全者慎用。

2．不良反应　偶可引起恶心、呕吐、上腹疼痛等消化道症状及头痛、失眠等。使用黄嘌呤衍生物可引起恶心、呕吐、上腹疼痛、头痛、失眠、易怒、心动过速、前期收缩、呼吸急促、高血糖、蛋白尿等。

3．其他用药注意事项　过量使用本品还会出现严重心律失常、阵发性痉挛等。以上表现均为初期中毒症状，此时应暂停用药，监测血药浓度。但在上述中毒迹象和症状完全消失后仍可继续使用。

茶碱
Theophylline

【商品名或别名】

茶喘平、舒弗美、长效茶碱、葆乐辉。

【临床应用】

本品与氨茶碱相同，可直接松弛呼吸道平滑肌，增强膈肌收缩力，改善呼吸功能。适用于支气管哮喘、喘息型支气管炎、阻塞性肺气肿等缓解喘息症状；也可用于心源性肺水肿引起的哮喘。

【用法与用量】

常释剂型：口服每次 8 ～ 10 mg/kg，每日 2 次。

缓释剂型：12 岁以上儿童起始剂量为 0.2 ～ 0.4 g，每日 1 次，夜间用 100 ml 温开水送服。剂量视病情和疗效调整，但日剂量不超过 0.9 g，分 2 次服用。

控释剂型：口服吞服整个胶囊，或将胶囊中的小丸倒在半食匙温水中吞服，每 12 小时 1 次。1 ～ 9 岁儿童每次 0.1 g，9 ～ 16 岁，1 次 0.2 g。

应定期监测血清茶碱浓度，以保证最大疗效而不发生血药浓度过高的危险。

【剂型与规格】

片剂：每片 0.1 g

胶囊剂：每粒（1）125 mg；（2）250 mg。

缓释片、缓释胶囊：每粒（1）50 mg；（2）0.1 g；（3）0.2 g。

控释片、控释胶囊：每粒（1）50 mg；（2）0.1 g；（3）0.2 g；（4）0.3 g。

【临床用药指导】

1．用药时间及要求　餐后服，勿嚼碎。

2．用药禁忌　肝肾功能不全、高血压患者慎用。本品可通过胎盘屏障，也能分泌入乳汁，引起婴儿易激动或其他不良反应。故哺乳期妇女慎用。新生儿血浆清除率可降低，使血清浓度增加，应慎用。

3．药物相互作用　地尔硫䓬、维拉帕米可干扰茶

碱在肝内的代谢，增加本品血药浓度和毒性。西咪替丁可降低本品肝清除率，应避免合用，以防茶碱血清浓度增加和毒性增加。与红霉素、罗红霉素、环丙沙星、氧氟沙星、克林霉素、林可霉素等抗菌药物合用可降低茶碱清除率，延长作用时间，应适当减量。

4．不良反应　偶有恶心、呕吐、头痛、易激动、失眠等症状。

胆茶碱
Bile Theophylline

【商品名或别名】

茶碱胆酸盐。

【临床应用】

本品为茶碱与胆碱的等分子化合物。作用与氨茶碱相似，具有松弛支气管、血管平滑肌；强心、利尿作用。口服吸收迅速，对胃黏膜刺激性较小，对心脏和神经系统的影响较小，作用时间亦较长，可耐受较大剂量。主要用于支气管哮喘、喘息性支气管炎和心脏性哮喘。本品不适用于哮喘持续状态或急性支气管痉挛发作。

【用法与用量】

口服：儿童每日 10 ～ 15 mg/kg，分 3 ～ 4 次服。

【剂型与规格】

片剂：每片（1）0.1 g；（2）0.2 g。

糖浆剂：每瓶 1.24% 溶液。

【临床用药指导】

1．用药禁忌　对本品过敏的患者禁用。

2．药物相互作用　地尔硫䓬、维拉帕米可干扰茶碱在肝内的代谢，该两药与本品合用，可能增加其血药浓度和毒性。西咪替丁可降低本品肝清除率，合用时可能增加茶碱的血清浓度和（或）毒性。大环内酯类抗菌药物红霉素、罗红霉素、克拉霉素；氟喹诺酮类抗菌药物依诺沙星、环丙沙星、氧氟沙星、左氧氟沙星；克林霉素、林可霉素等可降低茶碱清除率，增加其血药浓度，尤以红霉素、依诺沙星最显著。因此，茶碱与上述药物配伍用时应适当减量。苯巴比妥、苯妥英钠、利福平可诱导肝药酶，加快茶碱的肝清除率，使茶碱血清浓度降低；茶碱也干扰苯妥英钠的吸收，两者血药浓度均下降，合用时应调整剂量，监测血药浓度。与锂盐合用，可使锂的肾排泄增加，影响锂盐的药物作用。与美西律合用，可减低茶碱清除率，增加血浆中茶碱浓度，需调整剂量。与咖啡因或其他黄嘌呤类药并用，可增加本品作用和毒性。

3．不良反应　偶有恶心、呕吐、口干、易激动、失眠等。

4．其他用药注意事项　应定期监测血清茶碱浓度，以保证最大的疗效而避免血药浓度过高的危险。

赖氨酸茶碱
Lysine Theophylline

【临床应用】

本品为儿科专用的茶碱制剂。与氨茶碱相似，口服对胃刺激小，吸收好。

【用法与用量】

口服：小于 6 个月婴儿，每次 2 ~ 3 mg/kg；0.5 ~ 4 岁，每次 3 ~ 4 mg/kg；4 岁以上，每次 4 ~ 5 mg/kg，每 6 小时 1 次。

【剂型与规格】

片剂：每片 182 mg（含无水茶碱 100 mg）。

滴剂：每毫升 72.5 mg（含无水茶碱 40 mg/ml）。

【临床用药指导】

1. 用药禁忌　低血压及对本品过敏者禁用。肝病、心力衰竭、急性肺炎患者慎用。

2. 不良反应　偶见胃肠道反应、躁动、不安，皮疹、瘙痒等。

四、过敏反应介质阻释剂

色甘酸钠
Sodium Cromoglicate

【商品名或别名】

喘泰、咳乐钠、咽泰。

【临床应用】

本品为过敏反应介质阻释剂，具有良好的平喘作用。主要通过肥大细胞的"膜稳定"作用，阻止细胞脱颗粒，抑制组胺、5-羟色胺等过敏介质的释放。从而发挥减轻支气管平滑肌痉挛、降低血管渗透性及缓解黏膜水肿等作用。主要用于支气管哮喘，可用于预防各型哮喘发作，对儿童哮喘预防效果尤佳；用于过敏性鼻炎、季节性花粉症、春季角膜炎、结膜炎、过敏性湿疹及皮肤瘙痒症。也可用于预防季节性哮喘发作。

【用法与用量】

1. 支气管哮喘　气雾吸入：手控式定量气雾剂（MDI），小儿每次 2 撳，每日 3 ~ 4 次。干粉（胶囊）吸入：7 ~ 8 岁，每次 12.5 mg；9 ~ 10 岁，每次 15 mg；11 ~ 12 岁，每次 20 mg。

2. 过敏性鼻炎　干粉吸入或吹入鼻腔，每次 10 mg，每日 3 ~ 4 次。

3. 季节性花粉症、春季角膜炎、结膜炎：2% 溶液滴眼，每次 2 滴，每日数次。

4. 过敏性湿疹、皮肤瘙痒症　外用 5% ~ 10% 软膏。

【剂型与规格】

粉雾剂：每粒含本品 20 mg、乳糖 20 mg。装于专用喷雾器内吸入。

气雾剂：每瓶含本品 700 mg、表面活性剂 1 g。

软膏剂：每支 5% ~ 10% 浓度。

滴眼剂：每瓶 2% 浓度。

胶囊剂：每粒 20 mg。

【临床用药指导】

1. 用药时间及要求　本品不能迅速生效，需连用数日至数周才能见效；若已发病，应用本品无效。试用 1 个月无效者应停止治疗。用肾上腺皮质激素或其他平喘药治疗者用本品后应继续用原药至少 1 周或至症状明显改善后，才能逐渐减量或停用原用药物。获明显疗效后，可减少给药次数，如需停药，一定要逐步减量后再停。不能突然停药，以防哮喘复发。

2. 用药禁忌　交叉过敏，对乳糖或乳制品有过敏史者对本品可能过敏。肝、肾功能不全者慎用。

3. 药物相互作用　与氨茶碱同时使用可提高氨茶碱的止喘效果。与异丙肾上腺素合用可提高疗效。与糖皮质激素合用可增强治疗支气管哮喘的疗效。

4. 不良反应　少数患者因吸入干粉制剂，出现口干、咽喉干痒、呛咳、胸部紧迫感、恶心等，甚至诱发哮喘（同时吸入异丙肾上腺素可避免其发生）。此外有排尿困难或尿痛、头晕等。

5. 特殊剂型要求　本品口服无效，必须通过干粉剂或手控式定量气雾剂（MDI）吸入用作预防性治疗。

6. 其他用药注意事项　本品有吸湿性。本品遇光易变色，应避光干燥保存。

（参见第 14 章"抗变态反应药"第二节"过敏反应介质阻释剂"。）

酮替芬
Ketotifen

【商品名或别名】

噻喘酮、萨地同、甲哌噻庚酮、Zaditen、Zasten。

【临床应用】

本品为常用儿童哮喘预防药。因儿童对该药的代谢较成人迅速，因此对儿童哮喘特别有效。主要机制为抑制肥大细胞、嗜碱性粒细胞、嗜酸性粒细胞和巨噬细胞等多种介质的释放；改变 β 受体功能，阻止和逆转因反复使用 β 受体兴奋剂引起的淋巴细胞 β 受体密度减少和敏感性下降。同时阻止细胞外钙离子的内流，抑制平滑肌细胞对钙离子的摄取。该药品作用于多个生物系统，抑制慢反应物（SRS-A）的释放，从而阻断变态反应的发生。常用于预防外源性、内源性和混合性哮喘发作。对已发作的急性哮喘无效，对持续状态的哮喘也无帮助，对儿童及无明显并发症的哮喘者效果显著。也可以用于过敏性鼻炎、过敏性皮炎、过敏性结膜炎、荨麻疹、湿疹的预防和治疗。

本品不改变痰的性质，亦不影响黏液和纤毛运动。

【用法与用量】

口服：片剂或胶囊剂：4 ～ 6 岁，每次 0.4 mg；6 ～ 9 岁，每次 0.5 mg；9 ～ 14 岁，每次 0.6 mg，均每日 2 次。口服溶液：4 ～ 6 岁，每次 2 ml；6 ～ 9 岁，每次 2.5 ml；9 ～ 14 岁，每次 3 ml，均每日 1 ～ 2 次。

滴眼：每次 1 滴，每 8 ～ 12 小时 1 次，滴入结膜囊。

滴鼻：每次 1 ～ 2 滴，每 8 ～ 12 小时 1 次。

【剂型与规格】

片剂：每片 1 mg。

胶囊剂：每粒 1 mg。

口服溶液：每瓶 1 mg（5 ml）。

滴鼻剂：每支 5 mg（10 ml）。

滴眼液：每支 2.5 mg（5 ml）。

【临床用药指导】

1．用药时间及要求　服用本品 2 ～ 3 周哮喘症状减轻后，其他合用的平喘药也可减量，有些患者且可减少或停用肾上腺皮质激素，但后者在停药 1 年内，偶有应急情况如感染、手术等仍需酌量补充。其最佳疗效在治疗后 6 ～ 12 周。

2．药物相互作用　本品可增加镇静催眠药中枢抑制作用。本品与口服降血糖药合用，少数糖尿病患者可见血小板减少。与抗组胺药物有一定的协同作用。与激素配伍时，可明显减少激素的用量。

3．不良反应　用药初期，尤其是第 1 周，儿童偶发口干、体重增加、头痛、头晕、疲倦等症状，一般连续用药即消失。反应严重者可暂时将剂量减半，待症状消失后再恢复原剂量。

（参见第 14 章"抗变态反应药"第二节"过敏反应介质阻释剂"。）

曲尼司特
Tranilast

【商品名或别名】

肉桂氨茴酸、利喘平、利喘贝、顺奇。

【临床应用】

为抗变态反应药。通过稳定肥大细胞的嗜碱性细胞细胞膜，阻止脱颗粒，抑制介质释放。用于支气管哮喘、过敏性皮炎和特异性皮炎等。

【用法与用量】

口服：每日 5 mg/kg，分 3 次服用。2 ～ 3 个月为 1 个疗程。

【剂型与规格】

片剂：每片 0.1 g。

颗粒剂：每袋 1.0 g：0.1 g。

胶囊剂：每粒 0.1 g。

滴眼液：浓度 0.5%。

含曲尼司特的复方制剂：复方曲尼司特胶囊，每粒含曲尼司特 80 mg、硫酸沙丁胺醇 2.4 mg。

【临床用药指导】

1．用药时间及要求　预防性用药应在发病季节前半个月开始使用，哮喘急性发作时应与支气管扩张剂或激素联合应用，待症状控制后撤减其他药物。激素依赖患者使用本品取代，其激素撤停仍应缓慢逐步进行。

2．用药禁忌　有肝病或肝病史者慎用。

3．不良反应　偶有食欲减退、恶心、胃部不适、积食感、腹胀、便秘、腹痛、腹泻等；另外，肝功能损害、轻度贫血、心悸、水肿、面部红润、鼻出血、口腔炎等也有出现；膀胱刺激症状、皮肤瘙痒、皮疹等偶见，少见头痛、嗜睡、倦怠、失眠等，但较酮替芬为轻。

氮䓬斯汀
Azelastine

【商品名或别名】

敏奇、芙迪、新百克。

【临床应用】

本品为吩噻嗪类衍生物，结构、药理作用均与酮替芬相似，是第二代组胺受体拮抗剂，兼有致敏物质抑制作用，用于支气管哮喘、过敏性鼻炎或过敏性结膜炎治疗。

【用法与用量】

支气管哮喘：口服，6 ～ 12 岁，每次 1 mg，每日 2 次。

过敏性鼻炎：口服，每次 1 mg，每日 2 次，于早饭后及晚上睡前各服 1 次；喷鼻，每次 1 喷，每日 2 ～ 4 次。

过敏性结膜炎：滴眼，每次 1 滴，每日 2 ～ 4 次。

【剂型与规格】

片剂：每片 1 mg；2 mg。

颗粒剂：每袋 0.2%（2 mg/g）。

喷鼻剂：每支 10 mg（10 ml）。

滴眼液：每支 2.5 mg（5 ml）。

【临床用药指导】

1．用药禁忌　婴幼儿慎用。

2．药物相互作用　避免与乙醇或其他中枢抑制药同时服用。

3．不良反应　口服可有嗜睡、困倦、口苦、食欲减退、恶心、呕吐以及便秘等，也可见谷草转氨酶活性升高及皮疹等过敏反应。

4．其他用药注意事项　服药期间不宜从事驾驶机动车、高空作业等具危险性的机械操作。应用本品滴眼液期间不宜佩戴隐形眼镜。

五、糖皮质激素

布地奈德
Budesonide

【商品名或别名】

普米克令舒、英福美、雷诺考特、拉埃诺考特、丁地去炎松、Pulmicort。

【临床应用】

本品为非卤化肾上腺皮质激素，局部抗炎作用强。吸入后可有效抑制早期的支气管痉挛，有效预防运动诱发的哮喘，常规用于 12 岁以下儿童控制哮喘急性发作。适用于治疗支气管哮喘、喘息性呼吸道疾病、咳嗽相关性呼吸系统疾病、支原体肺炎、急性气管支气管炎、支气管肺发育不良等。也可用于危重症患儿气管插管术及支气管镜操作前后，以预防拔管后并发症，减少呼吸窘迫发生及降低再插管率。

本品雾化吸入，约 10% 进入肺部，90% 经肝灭活，基本上不表现全身作用。单一剂量的药物作用持续时间约为 12 小时。

【用法与用量】

1. 混悬液雾化吸入 哮喘急性发作期每次 1 mg 作为起始剂量，每日 2 次，或必要时 4 ~ 6 小时重复给药 1 次，维持 7 ~ 10 天。长期治疗的起始用量：每次 0.5 ~ 1 mg，每日 2 次。每 4 ~ 6 周应再次评估指导直至达到哮喘被控制，并维持每 3 个月评估 1 次。

2. 混悬液用于气管插管术及支气管镜操作 根据患儿年龄，分别于插管前 30 分钟雾化吸入 1 次，0.5 ~ 1 mg，拔管后每 30 分钟雾化吸入 1 次，0.5 ~ 1 mg，每日 2 ~ 3 次。依据患儿病情及拔管后喉部水肿恢复情况，一般气管插管术中和术后使用 3 ~ 5 次 / 日。支气管镜操作前雾化吸入 0.5 ~ 1 mg，并联合使用支气管舒张剂。

3. 气雾剂 2 ~ 7 岁儿童，每日 200 ~ 400 μg，分 2 ~ 4 次吸入。7 岁以上儿童每日 200 ~ 800 μg，分 2 ~ 4 次吸入。

4. 干粉吸入剂 6 岁以上初始剂量 200 ~ 400 μg，1 次或分 2 次给予。

【剂型与规格】

混悬液：每支 1 mg（2 ml）。

气雾剂：每喷（1）50 μg；（2）200 μg。

干粉吸入剂：每吸（1）100 μg；（2）200 μg。

【临床用药指导】

1. 用药时间及要求

（1）用药前需将气雾剂摇匀。

（2）吸入气雾剂时，应注意手与呼吸协同动作。先用双手包住接口端并平静呼吸，在吸气开始的同时，按压气雾剂药瓶，使其喷药 1 次，经口深深地吸入，并尽可能长地屏住呼吸，之后再呼气。正确的吸入方法对药物发挥疗效非常重要。

（3）个别患儿使用不当可出现口腔真菌感染，可通过吸药后清水漱口或暂停 1 ~ 2 天和局部使用抗真菌药物治疗即可缓解。

（4）一般连续用药 1 周才显示明显的抗炎作用，因此在哮喘急性发作期需与吸入 β 受体激动剂联合使用。

（5）该药使用剂量应因病情需要增加（尤其是急性期的治疗），在病情缓解后，推荐以中、小剂量维持治疗。长期雾化吸入应及时调整药物至最小有效剂量，以进一步提高安全性，减少全身症状。

2. 用药禁忌 中度及重度支气管扩张患者禁用。呼吸道有真菌、病毒、结核分枝杆菌感染者慎用。

3. 药物相互作用 酮康唑能提高布地奈德的血药浓度。哮喘急性发作应首选短效 β_2 受体激动剂、高剂量布地奈德和（或）抗胆碱能药物联合雾化吸入。

4. 不良反应 长期吸入推荐的最大日剂量，个别人可能出现某些全身作用。

5. 特殊剂型要求 雾化吸入剂在吸入过程中应防止药物进入眼睛，使用面罩吸药时，在吸药前不能涂抹油性面膏，吸药后立即清洗脸部，减少经皮肤吸收的药量。另外，儿童烦躁不安可使面罩不易固定，所以，最好在安静状态下吸入。

（参见第 18 章"内分泌系统用药"第二节"肾上腺皮质激素"。）

二丙酸倍氯米松
Beclomethasone Dipropionate

【商品名或别名】

必可酮、伯克钠、安德新。

【临床应用】

本品为强效局部作用皮质激素，激素是目前抑制哮喘炎症反应的首选药。用于慢性哮喘、激素依赖性哮喘、反复发作性哮喘，对用于部分喘息性支气管炎、可逆性气道阻塞等疾病。采用该药气雾吸入剂型治疗哮喘优于口服或注射。

该药与泼尼松相似，平喘作用维持时间 4 ~ 6 小时，$t_{1/2}$ 约为 5 小时。

【用法与用量】

1. 治疗哮喘气雾吸入 儿童每次 1 ~ 2 揿（50 ~ 100 μg），每日 2 ~ 4 次，每日最大剂量 0.8 mg。长期吸入的维持量应个体化，以减至最低剂量又能控制症状为准。

2. 喷雾剂用于防治过敏性鼻炎 儿童每次 1 揿，每日 2 次。

【剂型与规格】

气雾剂：每瓶 14 g，内含本品 14 mg，每揿 50 μg。

喷雾剂：每支 200 揿，每揿 50 μg。

【临床用药指导】

1．用药时间及要求　每次用后应漱口，减少药物残留于咽喉部。

2．用药禁忌　细菌、真菌感染患者，肺结核患者，疱疹、水痘等病毒感染患者应慎用。活动性肺结核患者慎用。

3．药物相互作用　与抗生素合用，疗效增加。美国食品和药品管理局（FDA）发文[6]，与单独使用吸入性糖皮质激素（ICS）治疗哮喘相比，单独使用长效 β受体激动剂（LABAs）以及长效 β受体激动剂（LABAs）联合使用吸入性糖皮质激素（ICS）没有显著增加哮喘相关的住院、气管插管或哮喘相关死亡的风险。

4．不良反应　本品不易引起全身性不良反应。偶见支气管痉挛和皮疹。少数患者有口干、声嘶、喉痛、口咽部假丝酵母菌（念珠菌）病、无须停药，可用制霉菌素混悬液含漱治疗。使用本品后应在哮喘控制良好的情况下逐渐停用口服皮质激素，一般在本气雾剂治疗 4 ～ 5 天后才缓慢减量停用。长期应用激素的患儿，如以本品取代口服激素的过程中，可能出现过敏性鼻炎、湿疹加重的可能性，可加强局部治疗以控制症状。长期大量吸入时（每日超过 1000 μg），仍可抑制下丘脑 - 垂体 - 肾上腺皮质轴，导致继发性肾上腺皮质功能不全等不良反应。

5．特殊剂型要求　气雾剂只用于慢性哮喘，急性发作时应使用较大剂量水溶性皮质激素，或用支气管扩张剂和抗组胺类药，待控制症状后再改用本品的气雾剂治疗。

6．常见用药误区　吸入剂型的使用需预防口咽部假丝酵母菌（念珠菌）病，每次吸入后应漱口。哮喘持续状态患者，因不能吸入足够的药物，疗效常不佳，不宜使用。

7．其他用药注意事项　因本品为糖皮质激素，长期使用宜监测身高和骨龄发育。

氟替卡松
Fluticasone

【商品名或别名】

丙酸氟替卡松、辅舒酮、辅舒良。

【临床应用】

本品吸入剂型可局部作用于肺部，产生强效的糖皮质激素抗炎作用，减轻哮喘症状，阻止哮喘恶化，常规用于 4 ～ 16 岁儿童轻度至中度哮喘急性发作。局部也用于鼻黏膜，预防和治疗过敏性鼻炎。

【用法与用量】

1．平喘　大于 4 岁的儿童每次 25 ～ 100 μg，每日 2 次。应根据病情逐步调整至最低剂量又能控制症状的最佳剂量。

2．治疗季节性过敏性鼻炎　大于 4 岁的儿童每日 1 次，每鼻孔各喷 1 喷（每喷 50 μg），以早晨用药最好。依病情可增加为每日 2 次，但最大剂量为每日每鼻孔不超过 2 喷。

【剂型与规格】

气雾剂：每瓶（1）60 喷；（2）120 喷（每喷 25 μg；50 μg；125 μg；250 μg）。

鼻喷剂：每瓶 120 喷（每喷 50 μg）。

【临床用药指导】

1．用药禁忌　结核病及呼吸道真菌、病毒感染者慎用。

2．药物相互作用　美国食品和药品管理局发文[6]，与单独使用吸入性糖皮质激素治疗哮喘相比，单独使用长效 β受体激动剂以及长效 β受体激动剂联合使用吸入性糖皮质激素没有显著增加哮喘相关的住院、气管插管或哮喘相关死亡的风险。

3．其他用药注意事项　参见布地奈德项下。

（参见第 18 章"内分泌系统用药"第二节"肾上腺皮质激素"。）

沙美特罗氟替卡松
Salmetero Fluticasone

【商品名或别名】

舒利迭。

【临床应用】

本品为长效选择性 β2 受体激动剂，可抑制肺部肥大细胞介质（如组胺白三烯和前列腺素）的释放，用于可逆性阻塞性气道疾病的常规治疗，长期用于控制哮喘发作。

【用法与用量】

大于 4 岁，每次 1 吸（50 μg 沙美特罗和 100 μg 丙酸氟替卡松），每日 2 次。

【剂型与规格】

吸入剂：每支（1）50 μg/100 μg；（2）50 μg/250 μg（沙美特罗 / 丙酸氟替卡松）。

【临床用药指导】

1．用药禁忌　见沙美特罗与氟替米松项下。

2．药物相互作用　美国食品和药品管理局发文[6]，与单独使用吸入性糖皮质激素治疗哮喘相比，单独使用长效 β受体激动剂以及长效 β受体激动剂联合使用吸入性糖皮质激素没有显著增加哮喘相关的住院、气管插管或哮喘相关死亡的风险。

3．不良反应　偶有发音困难、咽部不适、声音嘶哑、头痛等。

糠酸莫米松
Momethasone Furfurate

【商品名或别名】

内舒拿、艾洛松、Nasonex。

【临床应用】

本品为局部用肾上腺糖皮质激素，具有抗炎、抗过敏及止痒的作用，用于预防和治疗各种过敏性鼻炎，也可用于支气管哮喘。

【用法与用量】

喷鼻剂：3 ～ 11 岁，常用推荐量为每侧鼻孔 1 喷（每喷为 50 μg），每日 1 次（总量为 100 μg）；大于 12 岁，每侧鼻孔 2 喷（每喷为 50 μg）。维持量酌减。

【剂型与规格】

鼻喷剂：每支 60 喷，每喷 50 μg。

【临床用药指导】

1．药物相互作用　美国食品和药品管理局发文[6]，与单独使用吸入性糖皮质激素治疗哮喘相比，单独使用长效 β 受体激动剂以及长效 β 受体激动剂联合使用吸入性糖皮质激素没有显著增加哮喘相关的住院、气管插管或哮喘相关死亡的风险。

2．不良反应　偶有鼻出血如明显出血、带血黏液和血斑、咽炎、鼻灼热感及鼻部刺激感等。一般情况下，局部抗炎作用剂量不引起全身作用。

六、白三烯受体拮抗剂

孟鲁司特钠
Montelukast Sodium

【商品名或别名】

孟特鲁卡、顺尔宁、Singulair。

【临床应用】

本品为一种选择性白三烯受体拮抗剂，竞争性与白三烯受体结合，减轻黏膜分泌增多、支气管痉挛，气道水肿、缓解哮喘症状，减少哮喘发作次数，用于哮喘的预防和长期治疗，也用于治疗对阿司匹林过敏的哮喘患者，以及预防运动引起的支气管收缩。

【用法与用量】

口服：2 ～ 5 岁，每次 4 mg，每晚 1 次；6 ～ 14 岁，每次 5 ～ 10 mg，每晚 1 次。

【剂型与规格】

片剂：每片 10 mg。

咀嚼片：每片（1）4 mg；（2）5 mg。

颗粒剂：每袋（1）0.5 g；（2）4 mg。

【临床用药指导】

1．用药时间及要求　睡前服用。

2．药物相互作用　未见本品对茶碱、泼尼松、地高辛、华法林等药物的药代动力学影响。与其他治疗哮喘的药物合用，效果更佳。与依非韦伦、茚地那韦合用可降低本品血药浓度。与克拉霉素、红霉素、酮康唑、齐多夫定、沙奎那韦合用可升高本品血药浓度或增加毒性。

3．不良反应　一般耐受性良好，不良反应轻微。偶见睡眠异常、头痛、头晕、胃肠道不适等症状。日本患者中出现血小板减少症病例[7]，日本厚生劳动省在"不良反应"的"临床显著性不良反应"小节中建议添加以下内容："血小板减少症：可发生血小板减少症（初始症状和体征为出血倾向，包括紫癜、鼻出血和牙龈出血）。"如果出现了上述症状，应停药并采取适当的治疗措施。

参考文献

[1] 国家药品监督管理局. 氨溴索和溴己新的严重过敏反应风险 [R]. 药物警戒快讯, 2015, 2（总第 142 期）.

[2] 国家药品监督管理局. 澳大利亚警告含溴己新药品的过敏及皮肤反应风险 [R]. 药物警戒快讯, 2016, 7（总第 159 期）.

[3] 国家药品监督管理局. 氨溴索和溴己新的严重过敏反应风险 [R]. 药物警戒快讯, 2015, 2（总第 142 期）.

[4] 广东省药学会. 超药品说明书用药目录（2017 年版）. 2017 年 7 月 14 日.

[5] 国家药品监督管理局. 新西兰警示愈创甘油醚的耳聋风险 [R]. 药物警戒快讯, 2015, 9（总第 149 期）.

[6] 国家药品监督管理局. 美国将哮喘相关死亡移出含吸入性糖皮质激素和长效 β 受体激动剂的药品说明书黑框警告 [R]. 药物警戒快讯, 2018, 1（总第 177 期）.

[7] 国家药品监督管理局. 日本警示孟鲁司特钠的血小板减少风险 [R]. 药物警戒快讯, 2015, 7（总第 147 期）.

（张瑞杰）

第 10 章

消化系统用药

第一节　治疗消化性溃疡药

氢氧化铝
Aluminium Hydroxide

【临床应用】

具有抗酸、吸着、保护溃疡面、局部止血等作用。用于胃酸过多、胃及十二指肠溃疡、反流性食管炎及上消化道出血等。与钙剂和维生素 D 合用时可治疗新生儿低钙血症。

【用法与用量】

口服，大于 5 岁者，片剂：每次 0.15 ~ 0.3 g，咬碎服。凝胶：每次 5 ~ 8 ml，均每日 3 ~ 4 次，也可视病情在饭前 1 小时或睡前服。

【剂型与规格】

片剂：每片 0.3 g。

氢氧化铝凝胶：为白色黏稠混悬液，含氧化铝 3.6% ~ 4.4%，另加适量调味剂和防腐剂。

复方氢氧化铝片（胃舒平）：每片含氢氧化铝 0.245 g、三硅酸镁 0.105 g、颠茄流浸膏 0.0026 g。

【临床用药指导】

1．用药时间及要求　饭前 0.5 ~ 1 小时或睡前服。

2．用药禁忌　对本药过敏、阑尾炎、急腹症患者禁用。低磷血症、早产儿和婴幼儿、有胆汁或胰液等强碱性消化液分泌不足或排泄障碍，以及骨折患者不宜使用。

3．药物相互作用

（1）可影响地高辛、华法林、氯丙嗪、异烟肼、巴比妥类、吲哚美辛、维生素 A 等药物的吸收和排泄，影响其疗效，应尽量避免同时使用。

（2）本品含三价铝离子，可与四环素、奎尼丁、普萘洛尔、喹诺酮类及异烟肼等药物形成络合物而影响吸收，故不宜合用。

（3）服药后 1 ~ 2 小时内应避免服用其他药物，因氢氧化铝可与其他药物结合而降低吸收，影响疗效。

（4）与肠溶片同服，可使肠溶片溶解加快，不宜同用。

4．不良反应　长期大剂量服用，可致严重便秘，粪结块引起肠梗阻，还可导致低磷血症、骨质疏松和骨软化症等。肾功能不全患者服用后，可能引起血中铝浓度升高。肾衰竭患者长期服用本药可引起铝中毒，出现精神症状。

5．特殊剂型要求　氢氧化铝凝胶，用前摇匀。

6．其他用药注意事项

（1）肾功能不全、长期便秘者慎用。

（2）由于铝离子在肠内与磷酸盐结合成不溶解的磷酸铝，随粪便排出，导致血清磷酸盐浓度下降，可影响骨质形成，故不宜长期大量服用。如需长期大量服用，应在饮食中酌加磷酸盐。

（3）治疗胃出血时宜用凝胶剂。

（4）因婴幼儿极易吸收铝，有铝中毒的风险，故早产儿和婴幼儿不宜服用。

铝碳酸镁
Hydrotalcite

【商品名或别名】

碱式碳酸铝镁、达喜、他尔特。

【临床应用】

用于胃及十二指肠溃疡、反流性食管炎、急慢性胃炎和十二指肠球炎。也用于胃酸过多引起的胃部不适，如胃痛、胃灼热感（烧心）、酸性嗳气、饱胀等。

【用法与用量】

口服，儿童一般每次 20 mg/kg，每日 3 次，餐后 1 ~ 2 小时或症状出现时服。

【剂型与规格】

片剂：每片 0.5 g。

咀嚼片：每片 0.5 g。

铝碳酸镁混悬液：100 ml。

颗粒剂：0.5 g（以铝碳酸镁计）。

【临床用药指导】

1．用药时间及要求　餐后 1～2 小时或症状出现时服用。

2．用药禁忌　对本品过敏、严重肾损伤、胃酸缺乏、低磷血症、慢性腹泻及肠梗阻患者禁用。

3．药物相互作用

（1）不宜与四环素、铁剂、地高辛、脱氧胆酸、法莫替丁、雷尼替丁、西咪替丁和香豆素衍化物等药物同时服用，因铝在胃肠内可与其他药物结合，可能干扰其他药物的吸收，必须合用时应至少间隔 1～2 小时。

（2）铝剂可吸附胆盐而减少脂溶性维生素的吸收，特别是维生素 A。

（3）与苯二氮䓬类合用时吸收率降低。

（4）与异烟肼合用时后者吸收可能延迟与减少，与左旋多巴合用时吸收可能增加。

4．不良反应　大剂量服用可导致软糊状便和大便次数增多，偶见便秘、口干和食欲缺乏。长期服用可导致血清电解质变化。另可见过敏反应。

5．其他用药注意事项

（1）高镁及高钙血症、胃肠道蠕动功能不全或严重肾功能障碍者慎用。

（2）建议服用铝碳酸镁时，至少应提前或推后 1～2 小时方可服用酸性食物。

（3）低磷饮食患者应避免高剂量或长期服用。

西咪替丁

Cimetidine

【商品名或别名】

甲氰咪胍、甲氰咪胺、泰胃美。

【临床应用】

用于十二指肠溃疡、胃溃疡、反流性食管炎及消化性溃疡所致上消化道出血等。

【用法与用量】

口服：小儿每次 3～5 mg/kg，每日 2～4 次，饭后或睡前服，疗程一般为 4～6 周，以后服维持量。预防溃疡病复发，每次 3～5 mg/kg，睡前服，每日 1 次。

肌内注射：每次 4～8 mg/kg，4～6 小时 1 次。

静脉注射或静脉滴注：用 5% 葡萄糖注射液或 0.9% 氯化钠注射液稀释至 10～20 ml，缓慢静脉注射，或进一步稀释后静脉滴注。

【剂型与规格】

片剂：每片（1）0.2 g；（2）0.8 g。

胶囊剂：每粒 0.2 g。

注射液：每支（1）10.2 g（2 ml）；（2）0.3 g（2 ml）。

【临床用药指导】

1．用药禁忌　对本品过敏者禁用。

2．药物相互作用

（1）与制酸药合用，对十二指肠溃疡可缓解疼痛，但西咪替丁的吸收可能减少，故一般不提倡。如必须与制酸药合用，两者应至少相隔 1 小时服。

（2）与甲氧氯普胺合用，可使本品血药浓度降低，需适当增加剂量。

（3）因硫糖铝需经胃酸水解后才能发挥作用，而本品抑制胃酸分泌，两者合用可能使硫糖铝疗效降低。

（4）本品为肝药酶抑制药，并能降低肝血流量，故与其他药物合用时可能会降低另一些药的代谢，使其药理活性或毒性增强，这些药物包括苯二氮䓬类、华法林及其他香豆素类抗凝血药，苯妥英钠或其他乙内酰脲类，普萘洛尔、美托洛尔、甲硝唑、茶碱、咖啡因、氨茶碱等黄嘌呤类药，维拉帕米，奎尼丁等。与其他肝内代谢的药物合用，均应注意。

（5）与阿片类药物合用，有报道在慢性肾衰竭患者可产生呼吸抑制、精神错乱、定向力丧失等不良反应，应减少阿片类制剂的用量。

（6）由于本品使胃液 pH 升高，与四环素合用时，可致四环素的溶解速率下降，吸收减少，作用减弱（但本品的肝药酶抑制作用却可能增加四环素的血药浓度）；若与阿司匹林合用，则出现相反的结果，可使阿司匹林的作用增强。

（7）与酮康唑合用，可干扰后者的吸收，降低其抗真菌活性。

（8）与卡托普利合用，可能会引起精神病症状。

（9）因本品有与氨基糖苷类抗生素相似的神经 - 肌肉阻断作用，合用时可能导致呼吸抑制或停止。

3．不良反应　由于本品在体内分布广泛，药理作用复杂，故不良反应可能是多方面的。

（1）消化系统反应：可有腹胀、口苦、口干等。长期服用也有转氨酶升高，甚至出现重症肝炎、肝坏死、脂肪肝等。突然停药，可能会引起慢性消化性溃疡穿孔，可能为停药后回跳的高酸度所致，故完成治疗后尚需继续服药 3 个月。

（2）泌尿系统反应：有本品引起急性间质性肾炎、肾衰竭的报道，但此种毒性反应一般是可逆的，停药后一般可恢复正常。

（3）造血系统反应：对骨髓有一定的抑制作用，少数患者可发生可逆性中等程度的白细胞或粒细胞减少，也可能出现血小板减少及自身免疫性溶血性贫血。

（4）中枢神经系统反应：可透过血脑屏障，有一定的神经毒性，一般头晕、头痛、疲乏、嗜睡等较为常见；少数患者可能出现不安、感觉迟钝、语言含糊不清、抑郁、忧虑、谵妄、幻觉等症状，多发生于幼儿、肝肾功能不全者。

（5）心血管系统反应：可有心动过缓、面部潮红等。静脉注射后偶见血压骤降、房性期前收缩、心搏和呼吸骤停、呼吸短促或困难等。

（6）对内分泌和皮肤的影响：本品有轻度抗雄性激素作用，用药剂量较大可引起男性乳房发育、女性溢乳等，一般停药后可消失。可抑制皮脂分泌，诱发剥脱性皮炎、皮肤干燥、皮脂缺乏性皮炎、脱发、口腔溃疡等。皮疹、巨型荨麻疹、药物热等也有发生。

4．超说明书用药　有文献报道[1,2]，西咪替丁可用于治疗皮肤疣，尤其在心脏移植的小儿皮肤疣患者中是一种可供选择的治疗方案。

5．其他用药注意事项

（1）不宜用于急性胰腺炎。严重心脏及呼吸系统疾病、肝肾功能不全、慢性炎症、器质性脑病以及儿童等患者慎用。

（2）用药期间，应注意定期监测血常规和肾功能。

（3）用药时禁用咖啡因和含咖啡因的饮料。

（4）避免与中枢抗胆碱药同用，以防加重中枢神经毒性反应。

雷尼替丁
Ranitidine

【商品名或别名】
呋喃硝胺、善胃得、胃安太定、甲硝呋胍。

【临床应用】
用于治疗十二指肠溃疡、胃溃疡、反流性食管炎、卓 - 艾（Zollinger-Ellison）综合征。静脉注射可用于上消化道出血。

【用法与用量】
治疗十二指肠溃疡、胃溃疡：口服，大于 8 岁儿童每次 3 mg/kg，每日 2 次，晨起和睡前服用，症状消失后改维持量，每日 3 mg/kg，晚睡前一次服下。疗程一般为 6 ～ 8 周，对慢性有复发史者，应维持治疗 1 年以上。

治疗消化性溃疡出血：宜采用肌内注射或静脉注射给药法，大于 8 岁儿童每次 1 ～ 2 mg/kg，每 8 ～ 12 小时 1 次。或按每次 2 ～ 4 mg/kg，稀释于适量 5% 葡萄糖溶液中缓慢静脉滴注 1 ～ 2 小时，每日 2 次。

【剂型与规格】
片剂：每片 150 mg。
胶囊剂：每粒 150 mg。
糖浆剂：1.5 g/100 ml。
泡腾颗粒：每包 0.15 g/1.5g。
注射剂：每支（1）50 mg（2 ml）；（2）50 mg（5 ml）。

【临床用药指导】
1．用药禁忌　对本品过敏者、8 岁以下儿童禁用。
2．药物相互作用

（1）与普鲁卡因合用，可使后者的清除率降低。

（2）可减少肝血流量，与普萘洛尔、利多卡因等代谢受肝血流量影响大的药物合用时，可延缓这些药物的作用，有可能增加某些药物的毒性。

（3）与铋剂合用时，在胃溃疡愈合、根除幽门螺杆菌和减少溃疡复发等方面，优于本药单独使用。

3．不良反应　常见的有恶心、皮疹、便秘、乏力、头痛、头晕等。静脉注射后部分患者可出现面热感，并有头晕、恶心、出汗等症状，一般持续 10 余分钟自行消失。有时静脉注射处会出现瘙痒、发红，大约 1 小时后消失。少数患者服药后，可能引起肝功能损害，一般停药后可恢复。可降低维生素 B$_{12}$ 的吸收，长期使用可导致维生素 B$_{12}$ 缺乏。

4．其他用药注意事项
（1）肝、肾功能不全患者慎用。
（2）疑为癌性溃疡患者，使用前应先明确诊断，以免延误治疗。
（3）治疗周期超过 4 ～ 8 周尚需继续维持治疗者，应定期进行检查，以防发生意外。

法莫替丁
Famotidine

【商品名或别名】高舒达、捷可达。

【临床应用】
用于胃及十二指肠溃疡、反流性食管炎、上消化道出血（消化性溃疡、急性应激性溃疡、出血性胃炎所致）等。

【用法与用量】
口服，大于 8 岁儿童每次 0.4 mg/kg，每日 2 次，于早、晚饭后或临睡前服用，症状缓解后维持量减半，连用 6 ～ 8 周。

静脉滴注或静脉注射，大于 8 岁者每次 0.4 mg/kg，加入 0.9% 氯化钠注射液或 5% 葡萄糖注射液适量溶解后，缓慢静脉滴注（不少于 30 分钟）或静脉注射（不少于 3 分钟），每日 2 次，5 天为 1 疗程。如情况好转，尽早改为口服给药。

【剂型与规格】
片剂：每片（1）10 mg；（2）20 mg。
胶囊剂：每粒 20 mg。
分散片：每片 20 mg。
散剂：1 g（含法莫替丁 20 mg）。
颗粒剂：20 mg。
注射液：每支 20 mg（2 ml）。

【临床用药指导】
1．用药时间及要求　早、晚饭后或临睡前服用。
2．用药禁忌　对本品过敏、严重肾功能不全者禁用。

3．药物相互作用

（1）丙磺舒会降低本药的清除率，提高本药的血药浓度。

（2）因本药使胃酸分泌减少，与伊曲康唑、酮康唑等药物合用时，可降低后者的胃肠道吸收，从而影响药效。

（3）不宜与其他抗酸剂合用，如含氢氧化铝、镁的抗酸剂可降低本药的生物利用度，降低其吸收和血药浓度。

（4）本品对茶碱、华法林、地西泮和硝苯地平的药代动力学有轻度影响。

4．不良反应 常见有头疼、头晕、便秘、腹泻等，偶有皮疹、荨麻疹、白细胞减少等，罕见食欲减退、腹部胀满感、面部潮红、血压升高及心率加快等。

5．其他用药注意事项

（1）肾衰竭、肝病患者慎用。对于小于 8 岁儿童用药安全性资料较少。

（2）本品会隐蔽胃癌症状，故应在排除肿瘤和食管、胃底静脉曲张后再给药。

奥美拉唑
Omeprazole

【商品名或别名】

洛赛克、奥克、沃必唑、渥米哌唑。

【临床应用】

用于因胃酸增多而引起的胃病，如胃及十二指肠溃疡、反流性食管炎等。静脉注射可用于消化性溃疡急性出血的治疗。

【用法与用量】

口服，大于 8 岁儿童一般每次 0.4 mg/kg，清晨一次服用。十二指肠溃疡患者通常于 4 周内愈合。

控制应激性溃疡出血，每次 0.4 mg/kg，静脉注射或静脉滴注，每日 1 ~ 2 次。

【剂型与规格】

胶囊剂：每粒 20 mg。

肠溶片：每片 20 mg。

注射剂：每支 40 mg。

【临床用药指导】

1．用药禁忌 对本品过敏者、严重肾功能不全者及婴幼儿禁用。

2．药物相互作用

（1）本品有酶抑制作用，与经肝细胞色素 P450 酶系统代谢的药物，如双香豆素、地西泮、苯妥英钠、硝苯地平等合用时，可使后者半衰期延长，代谢减慢。

（2）与克拉霉素或红霉素合用时，奥美拉唑的血药浓度会增加。

（3）可使胃内呈碱性环境，使铁剂、四环素、氨

苄西林和酮康唑等药物的吸收减少，血药浓度降低。

（4）美国食品和药品管理局（FDA）发布信息，当氯吡格雷与奥美拉唑同时服用时，氯吡格雷的药效会降低。心脏病发作或脑卒中的高危患者使用氯吡格雷预防血凝块时，若同时服用奥美拉唑，会降低氯吡格雷的疗效[3]。

3．不良反应 通常是轻微的，常见有腹泻、头痛、恶心、腹痛、胃肠胀气及便秘，偶见血清转氨酶增高、皮疹、眩晕、嗜睡、失眠等。2015 年 9 月，英国药品和医疗产品管理局（MHRA）发布的药品安全性更新月报警示质子泵抑制剂的亚急性皮肤型红斑狼疮风险[4]。

4．特殊剂型要求 本品的肠溶片（胶囊）剂型，服用时注意不要嚼碎，以免药物在胃内过早释放而影响疗效。

5．其他用药注意事项

（1）肾功能不全及严重肝功能不全者慎用，必要时应减量。

（2）治疗胃溃疡时，应首先排除溃疡型胃癌的可能，因用本品治疗可减轻其症状，从而延误治疗。

（3）用药期间定期检查肝功能，长期服药者应定期检查胃黏膜有无肿瘤样增生，以及维生素 B_{12} 水平。

丙谷胺
Proglumide

【商品名或别名】

二丙谷酰胺。

【临床应用】

用于胃溃疡、十二指肠溃疡及胃炎等，对消化性溃疡患儿症状的改善、溃疡的愈合均较有效。也可与非甾体类抗炎药合用，预防后者对胃黏膜的损害。

【用法与用量】

口服，小儿，每次 10 ~ 15 mg/kg，每日 3 次，饭前 15 分钟服用，疗程视病情而定。

【剂型与规格】

片剂：每片 0.2 g。

胶囊剂：每粒 0.2 g。

【临床用药指导】

1．用药时间及要求 饭前 15 分钟服用。

2．用药禁忌 对本品过敏、胆囊管及胆道完全梗阻的患者禁用。

3．药物相互作用 本品不影响其他药物代谢，若与其他抗溃疡药物如 H_2 受体拮抗剂同时应用，可加强抑制胃酸分泌作用而加速溃疡的愈合。

4．不良反应 偶有口干、便秘、瘙痒、失眠、腹胀、下肢酸胀等不良反应，一般较轻微不需要特殊处理。个别报道有暂时性白细胞减少和轻度转氨酶升高。

5．其他用药注意事项

（1）本品抑制胃酸分泌的作用较 H_2 受体拮抗剂

弱，临床已不再单独用于治疗溃疡病，但其利胆作用较受重视。

（2）用药期间应避免烟、酒及刺激性食物和精神创伤。

胶体果胶铋
Colloidal Bismuth Pectin

【商品名或别名】

碱式果胶酸铋钾、维敏。

【临床应用】

用于消化性溃疡、慢性胃炎及消化道出血，缓解胃酸过多引起的胃痛、胃灼热感、反酸等。与抗生素合用，可根除幽门螺杆菌。

【用法与用量】

治疗消化性溃疡和慢性胃炎，口服，儿童每次 2 ～ 3 mg/kg，每日 4 次，于三餐前 0.5 ～ 1 小时及睡前服用，疗程一般为 4 周。

治疗消化道出血，将胶囊内容物倒出，用水冲开搅匀服用，日剂量一次服用。

【剂型与规格】

胶囊剂：每粒 50 mg。

颗粒剂：0.15 g（以铋计算）。

【临床用药指导】

1．用药时间及要求　治疗消化性溃疡和慢性胃炎，三餐前 0.5 ～ 1 小时及睡前服用，以达最佳药效。

2．用药禁忌　对本品过敏、严重肾功能不全者禁用。

3．不良反应　偶可出现恶心、便秘等消化道症状。服药期间，粪便可呈无光泽的黑褐色，如无其他不适，当属正常反应，一般停药后 1 ～ 2 天粪便色泽转为正常。

4．药物相互作用　不宜与强力制酸药物、牛奶、H_2 受体阻断药同时服用，否则会降低药效。

5．其他用药注意事项

（1）本品连续使用不得超过 7 天。

（2）服用本品期间不得服用其他铋制剂，且本品不宜长期大量服用。

胶体酒石酸铋
Colloidal Bismuth Tartrate

【商品名或别名】

比特诺尔。

【临床应用】

用于慢性结肠炎、溃疡性结肠炎、肠功能紊乱以及与幽门螺杆菌有关的消化性溃疡和慢性胃炎。

【用法与用量】

口服，儿童用量为 2 ～ 3 mg/kg，每日 3 ～ 4 次，一般 4 周为一个疗程。

【剂型与规格】

胶囊剂：每粒 55 mg（以铋计）。

【临床用药指导】

1．用药禁忌　对本品过敏、肾功能不全患者禁用。

2．药物相互作用　与制酸药、牛奶和 H_2 受体拮抗药同时服用，会降低本品药效。

3．不良反应　偶可出现恶心、便秘等消化道症状。服药期间，粪便可呈无光泽的黑褐色，如无其他不适，当属正常反应，一般停药后 1 ～ 2 天粪便色泽转为正常。

4．其他用药注意事项　不宜大剂量长期服用。

硫糖铝
Sucralfate

【商品名或别名】胃溃宁、素得。

【临床应用】

用于胃、十二指肠溃疡及胃炎。

【用法与用量】

口服，儿童一般每日 10 ～ 25 mg/kg，分 4 次服用，疗程 4 ～ 8 周。

【剂型与规格】

片剂：每片（1）0.25 g；（2）0.5 g。

胶囊剂：每粒 0.25 g。

分散片：每片 0.5 g。

混悬剂：5 ml：1 g。

颗粒剂：1 g。

【临床用药指导】

1．用药时间及要求　宜在空腹时将药片嚼碎后吞服，餐前 1 小时与睡前服用效果最好。嚼碎与唾液搅和或研成粉末服下能发挥最大效应。

2．用药禁忌　对本品过敏、习惯性便秘者禁用。早产儿及未成熟新生儿禁用。

3．药物相互作用

（1）若与多酶片或胃蛋白酶合用，二者的疗效都降低，并影响溃疡愈合，故不宜合用。

（2）与西咪替丁合用时，可能使本品疗效降低；本品也可减少西咪替丁的吸收。

（3）因本品在酸性环境下才能离子化，形成硫酸蔗糖复合阴离子发挥作用，故与质子泵抑制剂合用时，疗效降低。

（4）可干扰脂溶性维生素（维生素 A、D、E 和 K）的吸收。

（5）可影响四环素的胃肠道吸收，应避免合用；如必须合用，应至少在服用四环素 2 小时后给予硫糖铝，避免在服用四环素前给予硫糖铝。

4．不良反应　主要表现为便秘，个别患者可出现口干、恶心、呕吐、腹泻、皮疹、眩晕、瘙痒等。长期及大剂量用药，可增加磷丢失，引起低磷血症，可能会出现骨软化。

5．其他用药注意事项

（1）肝、肾功能不全者慎用。

（2）服本品半小时内不宜服用制酸剂，以免影响疗效。

（3）治疗起效后，应继续服药数日，以免复发，但连续服用不宜超过 8 周。

（4）甲状腺功能亢进、营养不良性佝偻病、磷酸盐过少的患者，不宜长期服用本品。

磷酸铝
Aluminium Phosphate

【商品名或别名】

裕尔、洁维乐。

【临床应用】

用于胃及十二指肠溃疡、胃炎、胃食管反流症及胃酸过多等疾病的抗酸治疗。

【用法与用量】

口服，儿童每次 0.5 包，每天 2 次，或于症状发作时服用。使用前应充分摇匀，亦可用温开水或牛奶冲服。

【剂型与规格】

凝胶剂：每包 20 g。

【临床用药指导】

1．用药时间及要求　建议根据不同适应证在不同时间使用，胃炎、胃溃疡于饭前半小时前服用；十二指肠溃疡于饭后 3 小时及疼痛时服用；食管疾病于饭后给药；食管裂孔、胃食管反流、食管炎于饭后和晚上睡觉前服用。

2．用药禁忌　慢性肾衰竭、高磷血症患者禁用。

3．药物相互作用

（1）能减少或延迟呋塞米、四环素类抗生素、地高辛、异烟肼、抗胆碱能药物及吲哚美辛等药物的吸收，若须合用，一般间隔至少 2 小时。

（2）与泼尼松、阿莫西林、丙吡胺及西咪替丁合用，可能有不利的相互作用。

4．不良反应　偶可引起便秘，可给予足量的水加以避免，必要时服用缓泻剂。还可发生稀便和口干。

5．其他用药注意事项　因每袋磷酸铝凝胶含蔗糖 2.7 g，糖尿病患者使用本品时，建议每日不超过 1 袋。

甘珀酸钠
Carbenoxolone Sodium

【商品名或别名】

生胃酮钠。

【临床应用】

用于慢性胃溃疡，对不宜手术和不能卧床休息患者尤为适用。

【用法与用量】

饭后口服，儿童每次 1 ~ 2 mg/kg，每日 3 次。

【剂型与规格】

片剂：每片 50 mg。

胶囊剂：每粒 50 mg。

【临床用药指导】

1．用药时间及要求　饭后口服。

2．用药禁忌　醛固酮增多症、低钾血症患者禁用。

3．药物相互作用

（1）抗酸药及抗胆碱药可能减少本品的吸收。

（2）正在使用洋地黄类药物的患者不宜服用本品。

（3）与保钾药合用可减少本品的不良反应。

4．不良反应　不良反应的发生率约 33.3%，可有头痛、腹泻、潮红等。长期应用也可引起水、钠潴留而出现水肿、血压升高、低血钾，甚至可发生心力衰竭，出现此情况应停药。

5．其他用药注意事项

（1）心、肝、肾功能不全者慎用。

（2）为消除水肿的不良反应，可服保钾利尿剂氨苯喋啶，长期服药者饮食应限钠或酌情补钾。

吉法酯
Gefarnate

【商品名或别名】

合欢香叶酯、惠加强 -G。

【临床应用】

用于胃及十二指肠溃疡、急慢性胃炎、胃酸过多、胃灼热、腹胀、消化不良、空肠溃疡及痉挛。

【用法与用量】

口服，对一般肠胃不适、胃酸过多、胃胀及消化不良等，可根据病情每次 6 ~ 12 mg/kg，每日 3 次。治疗消化性溃疡及急慢性胃炎，每次 12 mg/kg，每日 3 次，饭后服用；症状较轻者疗程 4 ~ 5 周，重症者疗程 2 ~ 3 个月。

【剂型与规格】

片剂：每片 50 mg。

【临床用药指导】

1．用药时间及要求　建议饭后用温水吞服。

2．用药禁忌　对本品过敏者禁用。

3．不良反应　消化系统偶见口干、恶心、便秘、上腹不适、口内炎等症状。肝偶见血清谷丙转氨酶（ALT）、谷草酸转氨酶（AST）轻度升高。皮肤偶见荨麻疹样的皮肤症状，如出现此症状应立即停止用药。

4．其他用药注意事项

（1）有前列腺素类药物禁忌者，如青光眼患者慎用。

（2）治疗应按时服药，不可提前中断疗程。

复方铝酸铋
Compound Bismuth Aluminate

【商品名或别名】

胃铋治、胃必治、胃必灵、吉胃乐、力比得。

【临床应用】

用于胃及十二指肠溃疡、慢性浅表性胃炎、十二指肠球炎、胃酸过多及功能性消化不良等。

【用法与用量】

口服，小于 3 岁者每次 1/5 ～ 1/3 片；大于 3 岁者每次 1/3 ～ 2/3 片，均每日 3 次。

【剂型与规格】

片剂：每片含铝酸铋 200 mg、重质碳酸镁 400 mg、甘草浸膏粉 300 mg、碳酸氢钠 200 mg、弗朗鼠李皮 25 mg、茴香粉 10 mg。

【临床用药指导】

1．用药时间及要求　饭后将药片掰碎成小块水冲服，小儿也可用水调汁喂服。

2．用药禁忌　对本品过敏、肾功能不全者禁用。

3．药物相互作用　本品含镁等金属离子，可与四环素、喹诺酮类及异烟肼等药物生成络合物，影响后者吸收，不宜合用。

4．不良反应　偶见便秘、稀便、口干、失眠、恶心、腹泻，一般停药后可自行消失。

5．其他用药注意事项

（1）本品连续使用不得超过 7 天，不宜长期服用，以防发生铋性脑病。

（2）不能与牛奶同服，如需合用，应至少间隔半小时以上。

（3）服药期间大便呈黑色属正常现象，若大便过稀，可减量服用。

胃膜素
Gastric Mucin

【商品名或别名】

胃黏膜素

【临床应用】

用于胃及十二指肠溃疡、胃酸过多等症。

【用法与用量】

口服，儿童每次 30 ～ 50 mg/kg，每日 3 次。

【剂型与规格】

胶囊剂：每粒 0.4g。

【临床用药指导】

1．用药时间及要求　空腹（餐前 1 小时和睡前半小时）服用能提高疗效。

2．用药禁忌　对本品过敏者禁用。

3．药物相互作用　本品可以减少西咪替丁的吸收。

4．不良反应　尚未见有不良反应报道。

5．其他用药注意事项

（1）本品应避光保存，并须防潮。

（2）服用期间忌辛辣食物。

海藻酸铝镁
Aluminium Hydroxide，Alginic Acid and Magnesium

【商品名或别名】

盖胃平。

【临床应用】

用于缓解胃酸过多引起的胃痛、胃灼热感、反酸，也可用于慢性胃炎、反流性食管炎等。

【用法与用量】

口服，小于 3 岁的儿童，每次 0.5 ～ 1 片；3 岁以上的儿童，每次 1 ～ 3 片，每日 2 ～ 3 次，饭后、睡前和发病时嚼碎后用水冲服，小儿也可用水溶解后喂服。

【剂型与规格】

片剂：每片含海藻酸 0.167 g、三硅酸镁 8.3 mg、氢氧化铝 33.3 mg。

【临床用药指导】

1．用药时间及要求　饭后、睡前和发病时嚼碎后水冲服。

2．用药禁忌　对本品过敏、严重肾功能不全、阑尾炎、急腹症或肠梗阻、溃疡性结肠炎、慢性腹泻者禁用。

3．药物相互作用

（1）铝、镁等金属离子可与四环素、喹诺酮类及异烟肼等药物生成络合物，影响后者吸收，不宜同时服用。

（2）与阿托品类药物、地西泮类药物、地高辛、氯丙嗪等合用时，后者吸收可能降低而影响疗效。

（3）与左旋多巴伍用时，吸收可能增加，胃排空缓慢者尤其明显。

4．不良反应　长期服用本品，偶见发生肾硅酸盐结石。肾功能不全患者长期大剂量服用时可出现眩晕、晕厥、心律失常或精神症状，以及异常疲乏无力（高镁血症或其他电解质失调）。

5．特殊剂型要求　本品为咀嚼片，嚼碎后水冲服，小儿也可用水溶解后喂服。

6．其他用药注意事项

（1）本品应密封保存，吸潮后破裂。

（2）因本品能妨碍磷的吸收，故不宜长期大剂量使用。低磷血症（如吸收不良综合征）患者慎用。

（3）本品连续使用不得超过 7 天。

复方石菖蒲碱式硝酸铋
Compound Shichangpu Bismuth Subnitrate

【商品名或别名】

胃得乐、胃乐、胃速乐、谓安平。

【临床应用】

用于胃溃疡、十二指肠溃疡、胃炎、胃酸过多及神经性消化不良等。

【用法与用量】

小于 3 岁者每次 1/4 ~ 1/2 片，大于 3 岁者每次 1/2 ~ 1 片，每日 3 次，饭后嚼碎水冲服，小儿也可用水调溶后喂服。

【剂型与规格】

片剂：每片含碱式硝酸铋 175 mg、重质碳酸镁 200 mg、碳酸氢钠 100 mg、大黄粉 12.5 mg、石菖蒲根粉 12.5 mg。

【临床用药指导】

1．用药时间及要求　饭后嚼碎水冲服。

2．用药禁忌　对本品过敏、胃酸缺乏者禁用。

3．药物相互作用　镁等金属离子可与四环素及异烟肼生成络合物，影响后者吸收，不宜同时服用。

4．其他用药注意事项

（1）服药期间，大便呈黑色系药物所致，如无其他不适，为正常情况。

（2）治疗期间，注意调节饮食，避免进食有刺激性、煎、炸、油腻食物。

（3）不宜大剂量长期服用，当血钙浓度超过 0.1 μg/ml 时，有可能导致钙性脑疝，尤其是肾功能减退者。

鼠李铋镁片
Cascara，Bismuth Subnitrate and Magnesium Carbonate

【商品名或别名】

乐得胃、乐胃片、乐的胃片。

【临床应用】

用于胃溃疡、十二指肠溃疡、胃炎、胃痛、胃酸过多、胃灼热感（烧心）。

【用法与用量】

小于 3 岁者每次 1/4 ~ 1/2 片，大于 3 岁者每次 1/2 ~ 1 片，饭后嚼碎或将药片掰成小片后以水冲服，小儿也可用水调溶后喂服。

【剂型与规格】

片剂：每片含碱式硝酸铋 300 mg、重质碳酸镁 400 mg、碳酸氢钠 200 mg、弗朗鼠李皮 25 mg。

【临床用药指导】

1．用药时间及要求　饭后嚼碎或将药片掰成小片后以水冲服，小儿也可用水调溶后喂服。

2．用药禁忌　对本品过敏、肝肾功能不全者禁用。

3．药物相互作用

（1）不宜与抗酸剂、牛奶同服，以免影响疗效。

（2）镁等金属离子可与四环素、喹诺酮类及异烟肼等药物生成络合物，影响后者吸收，不宜同时服用。

4．不良反应　可引起呃逆、胃肠充气。

5．其他用药注意事项

（1）服药期间粪便呈黑色，如无其他不适，属正常现象。

（2）治疗期间，不得饮酒或含有乙醇的饮料，少食煎炸油腻食品。

（3）本品连续使用不得超过 7 天。

第二节　胃肠解痉药

阿托品
Atropine

【临床应用】

缓解内脏绞痛，包括胃肠痉挛引起的疼痛、胆绞痛、肾绞痛、胃及十二指肠溃疡等。

【用法与用量】【剂型与规格】【临床用药指导】

参见第 8 章"作用于自主神经系统的药物"第二节"抗胆碱药"；第 11 章"心血管系统药物"第二节"抗心律失常药"。

东莨菪碱
Scopolamine

【临床应用】

用于急性胃肠道、胆道痉挛，包括胆绞痛和肾绞痛等。

【用法与用量】【剂型与规格】【临床用药指导】参见第 8 章"作用于自主神经系统的药物"。

山莨菪碱
Anisodamine

【商品名或别名】

654-2。

【临床应用】

解除平滑肌痉挛、胃肠绞痛、胆道痉挛。

【用法与用量】【剂型与规格】【临床用药指导】

参见第 8 章"作用于自主神经系统药物"第二节"抗胆碱药"。

甲溴贝那替嗪
Benactyzine Methobromide

【商品名或别名】

溴甲乙胺痉平、服止宁、胃仙、溴化甲基胃复康。

【临床应用】

用于胃及十二指肠溃疡、胃痛、胆石绞痛、胃酸分泌过多症及多汗症。

【用法与用量】

小儿每次 0.2 ~ 0.4 mg/kg，每日 3 次，饭后服用。为预防复发，在胃及十二指肠溃疡症状缓解后，宜继续以小剂量维持 2 ~ 3 个月。如胃酸过多，为预防溃疡发展，宜于睡前再给药一次。

【剂型与规格】

片剂：每片 10 mg。

【临床用药指导】

1．用药时间及要求　饭后服用。

2．用药禁忌　青光眼患者禁用。

3．药物相互作用　与单胺氧化酶抑制剂，包括呋喃唑酮、丙卡巴肼等合用时，可加重其抗 M 胆碱作用的不良反应。

4．不良反应　可有口干、便秘、瞳孔散大、排尿困难等，但一般时间很短。如不良反应较重时，可减少剂量。

屈他维林
Drotaverine

【商品名或别名】

诺仕帕。

【临床应用】

用于胃肠道平滑肌痉挛，应激性肠道综合征；胆绞痛和胆道痉挛，胆囊炎，胆囊结石，胆道炎；肾绞痛和泌尿道痉挛，肾结石，输尿管结石，肾盂肾炎，膀胱炎等。

【用法与用量】

口服，1 ~ 6 岁儿童每次 20 ~ 40 mg，每日 3 次；大于 6 岁儿童每次 40 ~ 60 mg，每日 3 次。

【剂型与规格】

片剂：每片 40 mg。

【临床用药指导】

1．用药禁忌　对本品任何成分过敏，严重肝、肾衰竭，严重心功能不全的患者禁用。1 岁以下的儿童禁用。

2．药物相互作用　本品可能使左旋多巴的抗帕金森病作用减弱。

3．不良反应　少见，偶有恶心、便秘、头痛、眩晕、失眠、心悸、低血压、过敏反应（如血管性水肿、荨麻疹、皮疹、瘙痒症等）。

4．其他用药注意事项

（1）血压过低的患者使用本品时需要特别注意。

（2）因片剂中含有乳糖，会导致乳糖不耐受患者的肠胃不适。

阿尔维林
Alverine

【商品名或别名】

斯莫纳、枸橼酸乙二苯丙胺。

【临床应用】

用于胃肠系统的易激综合征、胆道痉挛；泌尿道结石或感染引发的痉挛性疼痛，下泌尿道感染引起的尿频、膀胱痉挛及泌尿系手术后的痉挛性疼痛。

【用法与用量】

口服，8 ~ 12 岁儿童，每次 1 粒，每日 1 ~ 3 次；小于 8 岁的儿童剂量尚未定。对于手术患者，应在术前 1 小时开始给药。整粒吞服。

【剂型与规格】

胶囊：每粒 60 mg。

【临床用药指导】

1．用药禁忌　对本品过敏、麻痹性肠梗死者禁用。

2．药物相互作用

（1）三环类抗抑郁药、普鲁卡因或衍生物、抗组胺药等可加强其作用。

（2）氟康唑、咪康唑、全身性胆碱能药可降低其作用。

3．不良反应　治疗剂量下几乎无不良反应。超过剂量可能会有胃肠不适、嗜睡、虚弱、头晕、头痛、口干或低血压等。

美贝维林
Mebeverine

【商品名或别名】

杜适林、盐酸美贝维林。

【临床应用】

对症治疗由肠易激综合征引起的痉挛性腹痛、肠功能紊乱等；用于肠痉挛的对症治疗。

【用法与用量】

口服，儿童 3～4 岁每次 25 mg；4～8 岁每次 50 mg；9～10 岁每次 100 mg；大于 10 岁每次 100～135 mg，均为每日 3 次。

【剂型与规格】

片剂：每片 135 mg。

【临床用药指导】

1．用药时间及要求　宜于餐前 30 分钟服用，片剂应整片吞服，勿咀嚼。

2．用药禁忌　对本药过敏、肠梗阻、粪便嵌塞和结肠弛缓、严重肝功能不全的患者禁用。

3．不良反应　偶见头痛、头晕、腹胀等，另有偶见过敏反应（如荨麻疹）的报道。

丙胺太林
Propantheline

【商品名或别名】

普鲁本辛、溴丙胺太林。

【临床应用】

用于胃肠痉挛性疼痛、胃及十二指肠溃疡的辅助治疗，也用于胃炎、胰腺炎、胆汁排泄障碍及遗尿症等。

【用法与用量】

口服，小儿，每次 0.3～0.5 mg/kg，最大剂量每次 15 mg，每日 3～4 次，于饭前 30～60 分钟及睡前服用。治疗遗尿症，于每日睡前 1 次口服 0.5～1 mg/kg。

【剂型与规格】

片剂：每片 15 mg。

【临床用药指导】

1．用药时间及要求　饭前 30～60 分钟及睡前服用。

2．用药禁忌　出血性疾病及术前、尿潴留、前列腺肥大、青光眼患者禁用。

3．药物相互作用

（1）因可产生拮抗作用，故不能与甲氧氯普胺、多潘立酮合用。

（2）由于本品可延长胃排空时间，会对一些药物的吸收产生影响。如红霉素因在胃内停留时间延长，受到胃酸作用而分解，疗效降低；对乙酰氨基酚的吸收延迟；地高辛、呋喃妥因的吸收增加。

（3）与中枢神经抑制药合用时，可使其镇静作用增强。

4．不良反应　常见口干、视物模糊、便秘、尿潴留、头痛、心悸、皮肤瘙痒、皮疹等，一般停药或减量可消失。

5．其他用药注意事项

（1）服药后 24 小时，症状未缓解，应立即就医。

（2）心脏病、肝功能损害、高血压、呼吸道疾病等患者禁用。

溴甲阿托品
Atropine Methobromide

【商品名或别名】

胃疡平。

【临床应用】

用于胃肠道痉挛、胃及十二指肠溃疡、胃酸过多症、胃炎等，有解痉止痛及减少胃酸分泌的作用，从而缓解症状。

【用法与用量】

口服，每次 0.01～0.04 mg/kg，每日 3～4 次，饭后及睡前半小时服用。

【剂型与规格】

片剂：每片（1）0.5 mg；（2）1 mg。

膜剂：每小格 1 mg。

【临床用药指导】

1．用药时间及要求　饭后及睡前半小时服用。

2．用药禁忌　青光眼、幽门梗阻、泌尿系统疾病患者禁用。

3．药物相互作用

（1）与甲氧氯普胺合用时，可拮抗后者的促进胃排空功能。

（2）不能与碱性药物、碘、银盐及鞣酸配伍。

4．不良反应　有口干、便秘、排尿困难、瞳孔散大致使视物模糊等，一般停药或减量后可消失。

5．其他用药注意事项　因有心率加快的不良反应，故心脏病患者慎用。

异可利定
Isolorydine

【临床应用】

适用于胃肠、胆、胰、子宫、血管等痉挛所致疼痛的治疗，维持时间可达 9 小时左右，疗效优于阿托品，且无阿托品样毒副作用。

【用法与用量】

口服：小儿每次 0.2 mg/kg，每日 3 次。

【剂型与规格】

片剂：每片 10 mg。

【临床用药指导】

1．不良反应　少数患者有轻微口干、恶心、呕吐、嗜睡、面部潮红等反应，一般能自行消失。偶见过敏反应。

第三节　助消化药

胃蛋白酶
Pepsin

【临床应用】

用于因进食蛋白质食物过多所致消化不良或久病后引起消化功能减退及慢性萎缩性胃炎、恶性贫血所致的胃蛋白酶缺乏。

【用法与用量】

片剂，小儿每次 0.1 ～ 0.2 g，每日 3 次，饭时或饭前服用，可同时服稀盐酸 0.5 ～ 2 ml。合剂，2 岁以下每次 2.5 ～ 5 ml，2 岁以上每次 5 ～ 10 ml，每日 3 次，饭前或进食时服用。

【剂型与规格】

片剂：每片 0.1 g。

合剂：每 100 ml 含胃蛋白酶 3 g、稀盐酸 3 ml、橙皮酊 3 ml、糖浆 10 ml。

含糖胃蛋白酶：胃蛋白酶用乳糖、葡萄糖或蔗糖稀释制得。每 1 g 中含蛋白酶活力不少于 120 单位或 1200 单位。

【临床用药指导】

1．用药时间及要求　饭时或饭前服用。

2．用药禁忌　对猪、牛等蛋白质及本品过敏者禁用。

3．药物相互作用

4．不良反应　偶见过敏反应。

（1）本品水溶液遇鞣酸、没食子酸或多数重金属离子盐溶液即发生沉淀。

（2）忌与碱性药物配伍，不宜与抗酸药同服，因胃内 pH 升高而使其活力降低。

（3）与硫糖铝相拮抗，二者不宜合用。

5．其他用药注意事项

（1）胃蛋白酶遇热不稳定，70℃以上失效。

（2）溶液在 pH 6 以上不稳定。本品宜吸潮，使蛋白质消化力降低，如已吸潮或变性者不宜服用。

胰酶
Pancreatin

【商品名或别名】

得每通。

【临床应用】

用于各种原因引起的胰腺外分泌功能不足的替代治疗，以缓解消化不良、食欲减退等症状。

【用法与用量】

肠溶片，小儿每次 0.3 g，每日 3 次，饭前服用。

散剂，1 ～ 2 岁每次 1 包，大于 2 岁每次 2 包，每日 3 次，饭前服用。

复方胰酶散，1 周岁以内一次 0.5 包；1 ～ 3 周岁一次 1 包；4 ～ 6 岁一次 1.5 包；7 周岁及以上一次 2 包。一日 3 次，温水冲服。

【剂型与规格】

肠溶片：每片（1）0.3 g；（2）0.5 g。

肠溶胶囊剂：每粒 0.15 g。

复方胰酶散：每包含淀粉酶 0.1 g、胰酶 0.1 g、乳酶生 0.1 g。

【临床用药指导】

1．用药时间及要求　饭前服用。

2．用药禁忌　急性胰腺炎早期患者禁用。已知对本品过敏者禁用。

3．药物相互作用

（1）在酸性条件下易破坏，故服用时不能嚼碎，也不宜与酸性药物同服。

（2）与等量碳酸氢钠同时服用，可增加疗效。

（3）西咪替丁、雷尼替丁、法莫替丁等能抑制胃酸分泌，增加胃和十二指肠内的 pH，故能防止胰酶失活，增加口服胰酶的疗效，合用时可能需要减少胰酶剂量。

（4）与阿卡波糖、米格列醇合用时，后者的药效降低，故应避免同时使用。

（5）胰酶可能妨碍叶酸的吸收，因此服用胰酶的患者可能需要补充叶酸。

4．不良反应　偶见过敏反应，如打喷嚏、流泪、皮疹、鼻炎和支气管哮喘等。胰酶可引起口和肛门周围的疼痛，幼儿尤易发生。服用散剂易残留于口腔内消化黏膜上，而发生严重的口腔溃疡。

5．特殊剂型要求　肠溶片（胶囊）须整片（粒）吞服，不可碾碎或溶解后服用。

多酶片
Multienzyme Tablets

【临床应用】

用于多种消化酶缺乏引起的消化不良。

【用法与用量】

口服，儿童剂量，小于 5 岁，每次 0.5 片；5 ～ 10 岁，每次 1 片；大于 10 岁者，每次 2 片。均每日 3 次，饭前或饭时服用。

【剂型与规格】

片剂：每片含胰酶 300 mg、胃蛋白酶 13 mg。

【临床用药指导】

1. 用药时间及要求 饭前服用。

2. 用药禁忌 对本品过敏者禁用。

3. 药物相互作用 参见胃蛋白酶和胰酶。

4. 特殊剂型要求 服用时切勿嚼碎。

5. 其他用药注意事项 参见胃蛋白酶和胰酶。

乳酶生
Lactasin

【商品名或别名】

表飞鸣、Biofermin。

【临床应用】

用于小儿饮食不当引起的消化不良、腹泻、肠发酵、肠胀气。

【用法与用量】

口服，儿童常用量，不足 1 岁，每次 0.1 g；2 ~ 5 岁，每次 0.2 ~ 0.3 g；大于 5 岁者，每次 0.3 ~ 0.6 g，每日 3 次，饭前服用。

【剂型与规格】

片剂：每片（1）0.15 g；（2）0.3 g。

【临床用药指导】

1. 用药时间及要求 饭前服用。

2. 用药禁忌 对本品过敏者禁用。

3. 药物相互作用

（1）与抗菌药、制酸药合用时，可减弱本品疗效，故不宜合用，如合用则应间隔 3 小时。

（2）磺胺类、抗生素、铋剂、鞣酸、药用炭、酊剂等可抑制、吸附或杀灭本品中的活肠球菌，故不宜合用。

4. 其他用药注意事项 本品为活菌制剂，应在冷暗处保存，超过有效期后不宜再用。

第四节 止吐及胃肠动力药

甲氧氯普胺
Metoclopramide

【商品名或别名】

胃复安、灭吐灵。

【临床应用】

用于脑部肿瘤手术、肿瘤化疗以及药物、脑部损伤所引起的呕吐。还可用于胃肠胀气性消化不良、食欲缺乏、恶心、呕吐、嗳气等。也可用于晕车、晕船等引起的呕吐，一般采用预防性口服给药。可用于减轻胃肠钡餐检查时恶心、呕吐反应，十二指肠插管前服用有助于顺利插管。还可用于预防全身麻醉时胃肠道反流导致吸入性肺炎。

【用法与用量】

口服：小儿每次 0.1 ~ 0.15 mg/kg，每日 3 次，饭前半小时服用，宜短期应用。

肌内注射或静脉注射：小儿每次 0.1 ~ 0.3 mg/kg，因易引起锥体外系反应，每日剂量不宜超过 0.5 mg/kg。

【剂型与规格】

片剂：每片 5 mg。

注射剂：每支 10 mg（1 ml）。

【临床用药指导】

1. 用药时间及要求 口服剂型，饭前半小时服用。

2. 用药禁忌 对普鲁卡因或普鲁卡因胺过敏，癫痫，嗜铬细胞瘤，胃肠道出血，机械性梗阻或穿孔，因放、化疗而呕吐的乳腺癌患者禁用。加拿大卫生部于2015 年 1 月 5 日发布安全通报，警告儿童患者使用该药可引起神经系统不良事件（锥体外系症状）。甲氧氯普胺禁用于 1 岁及以下儿童，同时仅在利大于弊时方可用于 1 岁以上儿童[5]。

3. 药物相互作用

（1）与对乙酰氨基酚、左旋多巴、锂化物、四环素、氨苄西林、乙醇和地西泮等药物同用时，胃内排空增快，使后者在小肠内吸收增加。

（2）与乙醇或中枢抑制药等同时并用，镇静作用均增强。

（3）与抗胆碱能药物和麻醉止痛药物合用有拮抗作用。

（4）与西咪替丁、慢溶型剂型地高辛同用，后者的胃肠道吸收减少，如间隔 2 小时服用可以减少这种影响；本品还可增加地高辛的胆汁排出，从而改变其血药浓度。

（5）与能导致锥体外系反应的药物（如吩噻嗪类）等合用时，锥体外系反应发生率与严重性均可有所增加。

（6）与抗毒蕈碱麻醉性镇静药并用，甲氧氯普胺对胃肠道的能动性效能可被抵消。

（7）由于其可释放儿茶酚胺，正在使用单胺氧化酶抑制剂的高血压患者，使用时应注意监控。

4. 不良反应 较常见的有倦怠、嗜睡、头晕、易激惹。少见的有腹泻、恶心、便秘、皮疹、口渴、睡眠障碍等。注射给药可能引起直立性低血压。长期应用或剂量过大容易出现锥体外系症状，尤其是小儿，可出现肌震颤、头面部抽搐样动作、双手颤抖摆动、共济失调等，可用苯海索等抗胆碱药治疗。

5．其他用药注意事项

（1）对晕动病所致的呕吐无效。

（2）严重肾功能不全患者剂量至少须减少 60%，该类患者易出现锥体外系症状。

（3）本品遇光变成黄色或棕黄色，毒性增强，不可应用。

（4）静脉注射时须缓慢，1～2 分钟注射完毕，快速给药可出现躁动不安，随即进入昏睡状态。

（5）小儿不宜长期应用，易出现锥体外系症状。

多潘立酮
Domperidone

【商品名或别名】

吗丁啉、胃得灵、哌双咪酮。

【临床应用】

治疗由于胃排空、胃食管反流、消化不良、食管炎等原因引起的消化不良症状，如上腹部胀闷感、疼痛、嗳气、腹胀、胃烧灼感等。也用于各种原因引起的恶心、呕吐。

【用法与用量】

口服，体重 35 kg 以下儿童每日口服最多 3 次，每次 0.25 mg/kg；35 kg 以上儿童每日口服最多 3 次，每次 10 mg。饭前 15～30 分钟服用，必要时可于睡前加服 1 次。如不能口服可使用直肠给药（栓剂），小于 2 岁的儿童每日 2～4 枚（幼儿用，每枚 10 mg）；大于 2 岁的儿童每日 2～4 枚（儿童用，每枚 30 mg）。

【剂型与规格】

片剂：每片 10 mg。

注射剂：每支 10 mg（2 ml）。

栓剂：（1）幼儿栓每枚 10 mg；（2）儿童栓每枚 30 mg。

口服混悬液：每瓶 100 ml，浓度为 1 mg/ml。

滴剂：10 mg/ml。

【临床用药指导】

1．用药时间及要求　口服给药时，饭前 15～30 分钟及睡前服用。栓剂最好在直肠空时插入。药物使用时间一般不得超过 1 周。

2．用药禁忌　对本品过敏、机械性消化道梗阻、消化道出血或穿孔、嗜铬细胞瘤、催乳素瘤、乳腺癌、中重度肝功能不全等情况的患者禁用。禁止与酮康唑口服制剂、红霉素或其他可能会延长 QT 间期的 CYP 3A4 酶强效抑制剂（如氟康唑、伏立康唑、克拉霉素、胺碘酮、泰利霉素等）合用[6]。

3．药物相互作用

（1）不宜与唑类抗真菌药如酮康唑、伊曲康唑、大环内酯类抗生素如红霉素，HIV 蛋白酶抑制剂类抗艾

滋病药物及奈法唑酮等合用。

（2）抗胆碱能药品，如甲胺痉平、溴丙胺太林、山莨菪碱、颠茄片等会减弱本品的作用，不宜与本品同服。

（3）抗酸药和抑制胃酸分泌的药物与本品同时使用可降低本品的生物利用度，建议间隔使用。

（4）与对乙酰氨基酚、氨苄西林、左旋多巴、四环素等同用时，会使这些药物的吸收率增加。

（5）与钙拮抗剂（如地尔硫䓬、维拉帕米）和阿瑞吡坦合用会导致多潘立酮的血药浓度升高。

（6）主要在胃内吸收的药物，可因本品加速胃排空而降低疗效。与地高辛合用时会使后者的吸收减少。

（7）与锂剂和地西泮类药物合用，可引起锥体外系症状。

4．不良反应　较少，偶见头痛、头晕、嗜睡、倦怠、神经过敏、轻度腹部痉挛、腹泻、反流、食欲改变、恶心、胃灼热感等。少见皮疹、瘙痒、荨麻疹、口腔炎、结膜炎等。正常治疗剂量极少出现惊厥、肌肉震颤、流涎、平衡失调等锥体外系症状。有报道日剂量超过 30 mg 和（或）伴有心脏病患者、接受化疗的肿瘤患者、电解质紊乱等严重器质性疾病的患者中，发生严重室性心律失常甚至心源性猝死的风险可能升高[6]。

5．其他用药注意事项

（1）小于 1 岁的婴幼儿，由于其代谢及血脑屏障功能发育尚不完全，不能排除发生中枢神经系统不良反应的可能性，故应慎用。

（2）由于多潘立酮主要在肝代谢，故肝生化指标异常的患者慎用。心脏病患者、接受化疗的肿瘤患者、电解质紊乱的患者应用时需慎重，有可能加重心律失常。

（3）剧烈呕吐、急性腹痛患者应到医院就诊。

西沙必利
Cisapride

【商品名或别名】

普瑞博思。

【临床应用】

用于胃轻瘫综合征，或上消化道不适，但 X 线、内镜检查阴性的症状群，特征为早饱、饭后饱胀、食量减低、胃胀、过多的嗳气、食欲缺乏、恶心、呕吐或类似溃疡的主诉（上腹部灼痛）。也用于胃食管反流，包括食管炎的治疗及维持治疗。对于假性肠梗阻，本品可改善蠕动不足和胃肠内容物滞留。还可用于慢性便秘。

【用法与用量】

口服，儿童每次 0.2 mg/kg，每日 3 次，饭前 15～30 分钟服用。

【剂型与规格】

片剂：每片（1）5 mg；（2）10 mg。

胶囊剂：每粒 5 mg。

干混悬剂：1 mg/ml。

【临床用药指导】

1．用药时间及要求 饭前 15 ~ 30 分钟服用。

2．用药禁忌 对本品过敏、心动过缓、QT 间期延长或有先天性 QT 间期延长综合征家族史的患者禁用。婴幼儿禁用。

3．药物相互作用

（1）与三唑类抗真菌药、大环内酯类抗生素、HIV 蛋白酶抑制剂等药物合用时，可影响西沙必利的代谢，导致其血药浓度升高，从而增加 QT 间期和心律失常的风险。

（2）禁止将本品与可引起 QT 间期延长的药物同时使用，如抗心律失常药、三环和四环类抗抑郁药、抗精神病药、抗组胺药等。

（3）本品可加速胃排空速率，从而影响药物的吸收速率。经胃吸收的药物，其吸收速率可能降低，而经小肠吸收的药物其吸收速率可能会增加。

（4）抗胆碱药可降低本品效应。

（5）在患者接受抗凝剂时，凝血时间可能会增加，因此本品开始使用后前几天内以及停止使用时建议检查凝血酶时间，以确定适宜的抗凝剂剂量。

4．不良反应 由于本品促进胃肠活动，可能发生瞬时性腹部痉挛、腹鸣或腹泻，此时可酌减剂量。偶有过敏反应，如红疹、瘙痒、荨麻疹、支气管痉挛，轻度短暂的头痛或头晕以及与剂量相关的尿频的报道。极少数心律失常的报道，如室性心动过速、心室颤动、尖端扭转型室性心动过速及 QT 间期延长。个别报道，本品可影响中枢神经系统，导致惊厥性癫痫、锥体外系反应和尿频等。

5．其他用药注意事项

（1）尽量避免与西柚汁同服，因可引起西沙比利口服生物利用度增加约 50%。

（2）胃肠道运动增加可造成危害的患者，必须慎用。儿童慎用。

（3）用药过程中应注意监测心电图。

昂丹司琼
Ondansetron

【商品名或别名】

恩丹西酮、枢复宁、欧贝、枢丹、Amilene、维泽。

【临床应用】

用于由细胞毒性药物化疗和放射治疗引起的恶心、呕吐，也用于预防和治疗手术后的恶心、呕吐。

【用法与用量】

用于放、化疗所致的呕吐：用药剂量和给药途径应视化疗及放疗所致的恶心、呕吐的严重程度而定。小

儿首次剂量 5 mg/m^2，缓慢静脉注射，或化疗前 15 分钟用 0.9% 氯化钠注射液 30 ~ 50 ml 稀释后静脉滴注，或化疗前 1 ~ 2 小时口服。维持剂量每次 4 mg/m^2，每 8 ~ 12 小时口服 1 次，可连用 5 天。

用于手术后的恶心、呕吐：为了预防接受全身麻醉手术的儿童患者出现术后恶心和呕吐，应在诱导麻醉前、期间或之后用本品以 0.1 mg/kg 的剂量或最大剂量 4 mg，缓慢静脉注射。对于儿童患者已出现的术后恶心、呕吐，可用本品 0.1 mg/kg 或最大 4 mg 的剂量缓慢静脉注射。

【剂型与规格】

片剂：每片（1）4 mg；（2）8 mg。

注射剂：每支（1）4 mg（1 ml）；（2）8 mg（2 ml）。

【临床用药指导】

1．用药禁忌 对本品过敏者禁用。胃肠梗阻者忌用。

2．药物相互作用 与地塞米松合用可加强止吐效果。

3．不良反应 可有头痛、腹部不适、便秘、口干、皮疹、偶见支气管哮喘或过敏反应、短暂性无症状转氨酶增高。上述反应轻微，无须特殊处理。偶见运动失调，癫痫发作，胸痛、心律不齐、低血压及心动过缓等罕见报告。2012 年，美国食品和药品管理局（FDA）发布了使用昂丹司琼可引起 QT 间期延长的警示信息[7]。

4．其他用药注意事项

（1）对肝功能损害患者，肝功能中度或严重损害患者体内廓清本品的能力显著下降，血清半衰期也显著延长，因此，用药剂量每日不应超过 8 mg。

（2）腹部手术后不宜使用本品，以免掩盖回肠或胃扩张症状。

托烷司琼
Tropisetron

【商品名或别名】

赛格恩、托普西龙、呕必停。

【临床应用】

用于预防和治疗癌症化疗引起的恶心和呕吐，及外科手术后恶心、呕吐。

【用法与用量】

一般不推荐用于儿童，若病情需要必须使用时，可参照下列剂量：2 岁以上儿童 0.1 mg/kg，最高可达 5 mg/ 天。第 1 天静脉给药：将本品 5 mg 溶于 100 ml 常用输注液中（如生理盐水、林格液等）于化疗前快速静脉滴注或缓慢静脉推注，第 2 ~ 6 天可口服给药。

儿童口服给药：可从安瓿中取适量的盐酸托烷司琼注射液，用橘子汁或可乐稀释后，在早晨起床时（至少于早餐前 1 小时）立即服用。

【剂型与规格】

片剂：每片（1）4 mg；（2）8 mg。

注射剂：每支（1）4 mg（1 ml）；（2）8 mg（2 ml）。

【临床用药指导】

1. 用药禁忌 对本品过敏者禁用。胃肠梗阻者忌用。

2. 药物相互作用 与地塞米松合用可加强止吐效果。

3. 不良反应 推荐剂量下的不良反应一般为一过性。常见的不良反应有头痛、头晕、便秘、眩晕、疲劳和胃肠功能紊乱（如腹痛和腹泻等）。极少数患者可能出现一过性血压改变或过敏反应，前者无需特殊治疗，后者经抗过敏治疗后可好转。

4. 其他用药注意事项 与利福平或其他肝酶诱导药物（如苯巴比妥）合用，可导致托烷司琼的血药浓度降低，因此代谢正常者需增加剂量（代谢不良者不需增加）。

（参见第 17 章"抗肿瘤药"第六节"其他药物及辅助用药"。）

盐酸氯丙嗪
Chlorpromazine Hydrochloride

【商品名或别名】

冬眠灵、氯普马嗪、可乐静、可平静、阿米拉嗪、氯硫二苯胺、美心。

【临床应用】

通常用于其他药物难以控制的呕吐，对放射病、化疗、尿毒症引起的呕吐有效，对晕动病无效。因不良反应大，仅在需要时偶尔使用。其他临床应用参见第 7 章"中枢神经系统用药"第七节"抗精神行为异常药"。

【用法与用量】

口服，儿童每次 0.5 ～ 1 mg/kg。

肌内注射或静脉注射，每次 0.5 ～ 1 mg/kg，必要时用 1 次。

【剂型与规格】

片剂：每片（1）5 mg；（2）12.5 mg；（3）25 mg；（4）50 mg。

注射剂：每支（1）10 mg（1 ml）；（2）25 mg（1 ml）；（3）50 mg（2 ml）。

【临床用药指导】

参见第 7 章"中枢神经系统用药"第七节"抗精神行为异常药"。

第五节 泻 药

硫酸镁
Magnesium Sulfate

【商品名或别名】

硫苦、泻盐。

【临床应用】

导泻，肠内异常发酵，也可与驱虫药合用，以加速虫体排出，与药用炭合用，可治疗食物或药物中毒。利胆，用于阻塞性黄疸及慢性胆囊炎。

降压及抗惊厥，用于高血压脑病及急性肾性高血压危象。外用热敷可消炎去肿。

【用法与用量】

导泻：与药用炭合用，在急性中毒后 30 分钟内口服药用炭，将有毒物质吸附，随即口服 50% 硫酸镁溶液，每次 0.15 ～ 0.25 g/kg 或每次 1 g/ 岁，使有毒物质迅速从肠道排出。一般口服后 1 小时起效，持续 3 ～ 4 小时。硫酸镁不适用于小儿便秘。

利胆：口服 33% 硫酸镁溶液，每次 0.2 ml/kg，每日 3 次，饭前或两餐之间服。

降血压及抗惊厥：

（1）肌内注射，25% 硫酸镁注射液，每次 0.3 ～ 0.4 ml/kg，如无血压下降，可每 6 ～ 8 小时重复注射，注射处常常出现红肿与疼痛。

（2）静脉滴注，1% 硫酸镁，10 mg/kg，其中 1/2 量在最初 10 ～ 15 分钟内较快滴入，剩余量在 90 分钟内滴完。静脉滴注须缓慢进行，期间必须严密观察患儿神态、呼吸、脉搏、血压、各种生理反射等，每 15 分钟记录 1 次。在注射过程中，如血压降至正常，应即停药，静脉注射几乎立即起效，作用持续约 30 分钟。

【剂型与规格】

注射剂：每支（1）1 g（10 ml）；（2）2.5g（10 ml）。

白色合剂（White mixture）：每份用硫酸镁 30 g、轻质碳酸镁 5 g、薄荷水适量，配成 100 ml。

一二三灌肠剂：由 50% 硫酸镁溶液 30 ml、甘油 60 ml、蒸馏水 90 ml 配成。

【临床用药指导】

1. 用药禁忌 肠道出血、急腹症患者禁用本品导泻。无尿者应禁用，因可致镁离子累积中毒。有心肌损害、呼吸疾患、严重肾功能不全时，注射剂应慎用。

2. 药物相互作用 与硫酸镁配伍禁忌的药物，有硫酸多黏菌素 B、硫酸链霉素、葡萄糖酸钙、盐酸多巴酚丁胺、盐酸普鲁卡因、四环素、青霉素和萘夫西林（乙氧萘青霉素）。

3. 不良反应 导泻时如服大量高浓度硫酸镁溶液，

可自组织中吸取大量水分而导致脱水。胃肠道有溃疡、破损之处，易造成镁离子大量的吸收而引起中毒。静脉注射硫酸镁常引起潮红、出汗、口干等症状，快速静脉注射时可引起恶心、呕吐、心慌、头晕，个别出现眼球震颤，减慢注射速度症状可消失。肾功能不全、用药剂量大，可发生血镁积聚，出现肌肉兴奋性抑制、感觉反应迟钝、膝腱反射消失、呼吸抑制，甚至发生呼吸停止和心律失常、心脏传导阻滞等。

4．其他用药注意事项

（1）严重肾功能不全、心肌损害、心脏传导拮抗、呼吸道疾病等情况慎用注射剂。肾功能不全者用量应酌减。

（2）静脉滴注硫酸镁时有一定危险性，须缓慢进行，并应准备好 10% 葡萄糖酸钙注射液 5 ~ 10 ml，以备镁中毒时解救之用。当出现镁中毒时，表现为血压急剧下降、昏睡、呼吸减慢、膝反射消失等，是给予钙剂的指征。

（3）服用中枢抑制药中毒者，不宜使用本品导泻排出毒物，以防加重中枢抑制，可改用硫酸钠。

（4）不用于治疗小儿便秘，在服驱虫药时可服用；主要用于食物或药物中毒时的导泻。

（5）本品为高渗性泻药，可促使钠潴留而致水肿。

（参见第 16 章"调节水电解质及营养药物"第六节"微量元素与矿物质"。）

比沙可啶
Bisacodyl

【商品名或别名】

便塞停。

【临床应用】

用于急、慢性便秘和习惯性便秘。也可用于腹部 X 线检查、内镜检查和术前肠道清洁。

【用法与用量】

口服，6 岁以上儿童，每次 5 mg，每日 1 次，整片吞服。直肠给药，小于 2 岁，每次 5 mg；2 岁以上，每次 10 mg，每日 1 次。

【剂型与规格】

片剂：每片（1）5 mg；（2）10 mg。

肠溶片：每片 5 mg。

栓剂：每粒（1）5 mg；（2）10 mg。

【临床用药指导】

1．用药禁忌 急腹症、炎症性肠炎、对本品过敏者禁用。6 岁以下儿童禁用片剂，新生儿禁用直肠给药。

2．药物相互作用

（1）使用阿片类止痛剂的癌症患者，对本品耐受性差，可能会造成腹痛、腹泻和大便失禁，因此不宜合用。

（2）本品不应与抗酸药同时服用。

（3）与洋地黄类药合用易诱发其毒性。

3．不良反应 可引起明显的腹部绞痛，停药后可消失。直肠给药有时有刺激性，反复应用可能引起直肠炎，也曾报道可引起过度腹泻。

4．特殊剂型要求 肠溶片须整片吞服，不得碾碎或溶解后服用。

5．其他用药注意事项

（1）服药前后 2 小时不得服牛奶或抗酸药，进餐后 1 小时内不宜服用本品。

（2）本品不宜长期应用，若使用 3 天无效，应就医。

酚酞
Phenolphthalein

【商品名或别名】

果导、非诺夫他林、酚酞。

【临床应用】

用于顽固性习惯性便秘。也可在各种肠道检查前用作肠道清洁剂。

【用法与用量】

儿童一般每日 1 ~ 3 mg/kg，或按 2 ~ 5 岁，每日 15 ~ 20 mg；大于 6 岁，每日 25 ~ 50 mg，用量可根据患者具体情况而增减。睡前服用，一般服用后 6 ~ 10 小时排出软便。

【剂型与规格】

片剂：每片（1）50 mg；（2）100 mg。

【临床用药指导】

1．用药时间及要求 睡前服用。

2．用药禁忌 婴儿禁用，幼儿慎用。有高血压、心力衰竭、肠梗阻、阑尾炎、直肠出血未明确诊断等情况应禁用。

3．药物相互作用 如与碳酸氢钠、氧化镁等碱性药并用，能引起尿液及粪便变色。

4．不良反应 偶能引起皮疹、药疹、瘙痒、灼痛及出血倾向等。用量过大可引起腹泻、腹绞痛等。长期滥用或药物过量，可造成电解质紊乱，诱发心律失常、神志不清、肌痉挛及倦怠无力等症状。

5．其他用药注意事项

（1）酚酞可干扰酚磺酞排泄试验，使尿色变成品红或橘红色，同时酚磺酞排泄加快。

（2）长期应用可使血糖升高、血钾降低。

（3）过量或长期服用可引起肠功能的依赖性，甚至有结肠炎改变。应避免习惯性服用泻药。

甘油
Glycerol

【商品名或别名】

丙三醇。

【临床应用】

用于清洁灌肠或便秘。

【用法与用量】

多使用栓剂，小儿用小号甘油栓，大于 10 岁可用大号，每次 1 粒，塞入肛门内。也可用 50% 甘油溶液 4 ~ 8 ml 灌肠，患者侧卧位插入肛门内（小儿插入 3 ~ 7 cm），将药液缓慢注入直肠内，注完后将注入管缓缓拔出，然后用清洁棉球按住肛门 1 ~ 2 分钟，一般 5 ~ 15 分钟可排便。

【剂型与规格】

甘油栓剂：含甘油 90%，由硬脂酸钠为硬化剂，小号每粒 1.5g，大号每粒 3g。

甘油溶液：包括 10% 甘油生理盐水溶液、10% 甘油葡萄糖溶液、10% 甘油甘露醇溶液、50% 甘油盐水溶液。

【临床用药指导】

1．用药禁忌　糖尿病，颅内活动性出血，严重脱水，完全无尿，严重心力衰竭，急性肺水肿，有头痛、恶心、呕吐，以及对甘油制剂中任何成分过敏的患者禁用。肠道穿孔、剧烈腹痛、痔疮伴有出血患者禁用灌肠剂。

2．不良反应　口服有头痛、咽部不适、口渴、恶心、呕吐、腹泻、血压微降等轻微不良反应。有报道显示直肠给药有引起直肠黏膜坏死的风险。

3．其他用药注意事项　心、肝、肾疾病，溶血性贫血患者慎用。

开塞露
Glycerine Enema

【临床应用】

用于治疗便秘。

【用法与用量】

外用，使用时将容器顶部剪去并处理光滑，外面涂油脂少许，缓慢插入肛门内，将药液缓缓挤入直肠内，留置稍许，即可引起排便。儿童每次 10 ml，婴幼儿每次 4 ~ 6 ml。

【剂型与规格】

开塞露（含山梨醇、硫酸镁）：含山梨醇 45% ~ 50%（g/g）、硫酸镁 10%（g/ml）。

开塞露（含甘油）：含甘油 55%（ml/ml），每支（1）10 ml；（2）20 ml。

【临床用药指导】

用药禁忌：对本品过敏者禁用。

液状石蜡
Liquid Paraffin

【商品名或别名】

石蜡油、Mineral Oil。

【临床应用】

用于便秘、肠梗阻、粪块嵌塞。

【用法与用量】

口服，小儿每次 0.5 ml/kg，晚上睡前服。

【临床用药指导】

1．用药时间及要求　晚上睡前服。

2．用药禁忌　对本品过敏者禁用。

3．药物相互作用　因同时应用多库酯盐可增加液状石蜡的吸收，故不推荐二者同用。

4．不良反应　口服液状石蜡可能会有干扰脂溶性维生素吸收和吸入肺部的危险。曾有报道，在全身性吸收液状石蜡后，在肝、脾或肠系膜淋巴结内发生异物肉芽肿或液状石蜡瘤。

5．其他用药注意事项　不宜长期应用，因其妨碍脂溶性维生素和钙、磷的吸收。

乳果糖
Lactulose

【商品名或别名】

杜密克、拉韦、半乳糖苷果糖。

【临床应用】

调节结肠的生理节律，用于慢性或习惯性便秘。也用于治疗和预防肝性脑病或昏迷前状态。

【用法与用量】

口服，用于儿童便秘时参考剂量，婴儿每日 5 ml，维持剂量每日 5 ml；1 ~ 6 岁儿童每日 5 ~ 10 ml，维持剂量每日 5 ~ 10 ml；7 ~ 14 岁每日 15 ml，维持剂量每日 10 ~ 15 ml；均在早餐时一次服用。治疗几天后，可根据患者情况酌减剂量。根据乳果糖的作用机制，一般 1 ~ 2 天可取得临床效果。如两天后仍未有明显效果，可考虑加量。若出现腹泻，则应减少剂量。

【剂型与规格】

口服液：每 100 ml 含乳果糖 67 g。

【临床用药指导】

1．用药时间及要求　宜在早餐时一次服用。

2．用药禁忌　禁用于半乳糖血症，肠梗阻、急腹症及与其他导泻剂同时使用，对乳果糖及其他组分过敏者。伴有半乳糖或果糖不耐受的罕见遗传性患者，乳糖酶缺乏或葡萄糖-半乳糖不吸收的患者，请勿服用本品。

3．药物相互作用

（1）乳果糖可能加剧由其他药物引起的钾流失（如噻嗪类、类固醇和两性霉素 B），与强心苷合用时，可因为钾丢失而加强强心苷的作用。

（2）随着剂量增加，结肠内的 pH 会下降，因此在结肠内依赖 pH 释放的药物可能会失活。

4．不良反应　中等剂量的乳果糖可能出现轻微的腹痛和烧灼感。较高剂量时，可能出现恶心、呕吐、腹泻及电解质紊乱。长期使用时，应注意水电解质平衡。

5．其他用药注意事项

（1）儿童用药应特别注意，并在医生监督下使用。婴幼儿及常染色体隐性遗传性果糖不耐受的儿童服用本品时应慎重。

（2）本品在合成过程中，可能含有痕量糖类（乳糖、半乳糖等），乳糖不耐受者慎用。

小麦纤维素颗粒
Testa Triticum Tricum Purif

【商品名或别名】

非比麸。

【临床应用】

用于便秘；作为肠易激综合征、憩室病、肛裂和痔疮等伴发便秘的辅助治疗；也可用于手术后软化大便。

【用法与用量】

口服，小儿一般剂量，6 个月以上儿童，每次 1.75 g，每天 1 ～ 2 次，至少 1 周，之后逐渐减量至每日 1 次，可根据病情需要酌情增减。每日清晨都应服药，可加入食物或饮料中服用，如汤、粥、牛奶、果汁等，每次用 200 ml 左右的液体一起服用可达最佳效果。

【剂型与规格】

颗粒剂：每包 3.5 g。

【临床用药指导】

1．用药时间及要求　宜每日清晨服药。

2．用药禁忌　肠梗阻的患者不宜使用。

3．不良反应　少数患者服用后可能出现腹胀和腹鸣，但很快减轻，并在 1 ～ 2 周内消失。对小麦过敏的患者可能对本品产生过敏反应。

4．其他用药注意事项　服用本品期间建议患者喝足量的水，可达到最佳效果。

第六节　止泻药

复方地芬诺酯
Compound Diphenoxylate

【商品名或别名】

苯乙哌啶、氰苯哌酯、止泻宁。

【临床应用】

用于急、慢性功能性腹泻及慢性肠炎等。

【用法与用量】

口服，小儿常用剂量，2 ～ 5 岁，每次 1 片，每日 2 次；6 ～ 8 岁，每次 1 片，每日 3 次；9 ～ 12 岁，每次 1 片，每日 4 次。腹泻控制时应减少剂量。

【剂型与规格】

片剂：每片含盐酸地芬诺酯 2.5 mg、硫酸阿托品 0.025 mg。

【临床用药指导】

1．用药禁忌　严重溃疡性结肠炎患者有发生中毒性巨结肠的可能，应禁用。肝硬化、黄疸患者因可诱发肝性脑病，应慎用。新生儿和婴幼儿可引起呼吸抑制，故 2 岁以下小儿禁用。

2．药物相互作用

（1）地芬诺酯本身有中枢神经系统抑制作用，因其可加强中枢抑制药的作用，故不宜与巴比妥类、阿片类、水合氯醛、乙醇、格鲁米特或其他中枢抑制药合用。

（2）与单胺氧化酶抑制剂合用可能有发生高血压危象的潜在危险。

（3）与呋喃妥因合用，可使后者的吸收加倍。

3．不良反应　服药后偶见口干、恶心、呕吐、头痛、嗜睡、抑郁、烦躁、失眠、皮疹、腹胀及肠梗阻等，一般减量或停药后消失。

4．其他用药注意事项

（1）长期应用时可产生依赖性，但显然较阿片为弱，肝病患者及正在服用成瘾性药物患者宜慎用。只宜用常量短期治疗，以免产生依赖性。

（2）腹泻早期和腹胀者应慎用。儿童因易发生迟发性地芬诺酯中毒及存在较大变异性，故使用本品须慎重。

（3）由痢疾杆菌、沙门菌属和某些大肠埃希菌引起的急性腹泻，细菌常侵入肠壁黏膜，本品降低肠运动，推迟病原体的排除，反而延长病程，故本品不能用作细菌性腹泻的基本治疗药物。

洛哌丁胺
Loperamide

【商品名或别名】

氯苯哌酰胺、苯丁哌胺、易蒙停、腹泻啶。

【临床应用】

用于急性腹泻及各种原因引起的慢性腹泻，对胃肠部分切除术后和甲状腺功能亢进引起的腹泻也有效。尤其适用于其他止泻药效果不显著的慢性功能性腹泻。

【用法与用量】

口服，用于急性腹泻，5 岁以上儿童首剂 2 mg，以后每腹泻一次服 2 mg，至腹泻停止，每日总量不超过 6 mg，空腹或饭前半小时服用可提高疗效。慢性腹泻，5 岁以上儿童每次 2 mg，之后根据大便情况调节剂量，儿童每日总量不超过 3 mg/20 kg。

【剂型与规格】

胶囊剂：每粒 2 mg。

【临床用药指导】

1. 用药时间及要求　空腹或饭前半小时服用可提高疗效。

2. 用药禁忌　禁用于伴有高热和脓血便的急性细菌性痢疾、应用广谱抗生素引起的伪膜性肠炎等。2 岁以下儿童禁用。

3. 不良反应　不良反应较轻，可出现过敏，如皮疹等；消化道症状，如口干、腹胀、食欲缺乏、胃肠痉挛、恶心、呕吐、便秘；以及头晕、头痛、乏力等。2017 年 9 月，英国药品和健康产品管理局发布信息，警示洛哌丁胺高剂量或超高剂量被滥用或用作阿片戒断治疗类药物时存在严重心血管风险，这些风险包括 QT 间期延长、尖端扭转型室性心动过速和心脏骤停[8]。

4. 其他用药注意事项

（1）重度肝损害者慎用。5 岁以下儿童不宜使用。

（2）腹泻患者常伴有水和电解质丧失，尤其是儿童，应注意适当补充水和电解质。发生肠胀气或严重脱水的患儿不宜使用。

（3）严重中毒性或感染性腹泻慎用，以免止泻后加重中毒症状。

蒙脱石
Smectite

【商品名或别名】

思密达、必奇、双八面体蒙脱石。

【临床应用】

用于治疗急、慢性腹泻，以及食管、胃、十二指肠疾病引起的相关疼痛症状的辅助治疗。

【用法与用量】

口服，1 岁以下，每日 1 袋；1 ～ 2 岁，每日 1 ～ 2 袋；2 ～ 3 岁，每日 2 ～ 3 袋；大于 3 岁者，每日 3 袋，均分 3 次服用。用药时先将 1 袋药粉溶于 50 ml 温水中，充分摇匀后服用。治疗结肠炎也可采用灌肠法，即溶于 50 ～ 100 ml 温水中，保留灌肠。

【剂型与规格】

散剂：每袋 3 g。

【临床用药指导】

1. 用药时间及要求　用于肠易激综合征、胃炎、结肠炎时宜餐前服用；用于腹泻时宜在两餐中间服用；用于食管炎、胃食管反流时宜餐后服用。如果儿童急性腹泻服用本品 1 天后、慢性腹泻服用 2 ～ 3 天后症状未改善，须去医院诊治。

2. 药物相互作用

（1）与诺氟沙星合用可提高对致病性细菌感染的疗效。

（2）可减轻红霉素的胃肠反应，提高红霉素的疗效。

3. 不良反应　偶见便秘、大便干结。如出现便秘，可减少剂量继续使用。

4. 常见用药误区　联合用药时，服用本品前后 1 小时内不宜服用其他药物。因本品可影响其他药物的吸收，如需服用其他药物，应当与本品间隔 1 小时。

5. 其他用药注意事项

（1）治疗急性腹泻时，首剂可加倍；慢性腹泻剂量酌减。

（2）治疗急性腹泻时应注意纠正脱水。

药用炭
Medicinal Charcol

【商品名或别名】

活性炭。

【临床应用】

食物、生物碱等中毒及腹泻、腹胀气等。

【用法与用量】

口服，用于腹泻、腹胀：小儿每次 0.3 ～ 0.5 g，每日 2 ～ 3 次，饭前服。用于治疗中毒：应在急性中毒后 30 分钟内给药，如已知毒物量，服药量应为毒物量的 5 ～ 10 倍，儿童一般剂量为 1.5 ～ 3.0 g，混悬于水中服下，服后应随即服泻药硫酸镁，以促进毒物与炭形成复合物排出，否则仍有中毒的可能。

【剂型与规格】

片剂：每片（1）0.15g；（2）0.3 g；（3）0.5 g。

【临床用药指导】

1. 用药时间及要求　用于腹泻、腹胀时宜饭前服。

2. 用药禁忌　3 岁以下儿童如患有长期的腹泻或

腹胀禁用本品。

3．药物相互作用

（1）能吸附维生素、抗生素、洋地黄类、生物碱、乳酶生及其他消化酶等类药物，并可影响蛋白酶、胰酶的活性，故不宜合用。

（2）用作解毒时，禁与吐根配伍用，因能被药用炭吸附，影响解毒效果。

4．不良反应　可出现恶心，长期服用可出现便秘。

5．其他用药注意事项　服用药用炭可影响小儿营养，不宜长期服用，禁止长期用于3岁以下小儿。

消旋卡多曲
Racecadotril

【商品名或别名】

杜拉宝。

【临床应用】

用于1月龄以上婴儿和儿童的急性腹泻，必要时与口服补液或静脉补液联合使用。

【用法与用量】

口服，每日3次，每次1.5 mg/kg，每日总剂量应不超过6 mg/kg，连续服用不得超过7天。一般推荐剂量如下：婴儿1～9月龄（体重小于9 kg），每次10 mg，每日3次；9～30月龄（体重9～13 kg），每次20 mg，

每日3次。儿童30月龄～9岁（体重13～27 kg），每次30 mg，每日3次；9岁以上（体重大于27 kg），每次60 mg，每日3次。

【剂型与规格】

片剂：每片30 mg。

颗粒剂：每袋（1）10 mg；（2）30 mg。

【临床用药指导】

1．用药禁忌　肝肾功能不全者；不能摄入果糖，对葡萄糖或半乳糖吸收不良，缺少蔗糖酶、麦芽糖酶者；对消旋卡多曲过敏者，以上情况的患者禁用。

2．药物相互作用

（1）红霉素、酮康唑等细胞色素酶P450-3A4抑制剂可能减少消旋卡多曲的代谢，增加毒性。

（2）利福平等细胞色素酶P450-3A4诱导剂可能降低消旋卡多曲的抗腹泻作用。

3．不良反应　偶见嗜睡、皮疹、便秘、恶心和腹痛等。

4．其他用药注意事项

（1）连续服用本品5天后，腹泻症状仍持续者应进一步就诊或采用其他药物治疗方案。

（2）本品可以和食物、水或母乳一起服用，请注意溶解混合均匀。

（3）本品请勿一次服用双倍剂量。

第七节　微生态药物

地衣芽孢杆菌制剂
Live Bacillus Licheniformis

【商品名或别名】

整肠生。

【临床应用】

用于细菌或真菌引起的急慢性肠炎、腹泻。也可用于其他原因引起的肠道菌群失调的防治。

【用法与用量】

口服，小儿每次0.25g，每日3次。服用时可将颗粒溶于水或牛奶中混匀后服用。

【剂型与规格】

胶囊（颗粒）剂：每粒（袋）0.25 g（含2.5亿活菌）。

【临床用药指导】

1．用药禁忌　对本品过敏者禁用。

2．药物相互作用

（1）抗菌药物与本品合用时可减低疗效，故不应同服，必要时可间隔3小时。

（2）铋剂、鞣酸、药用炭、酊剂等能抑制、吸附

活菌，不宜合用。

3．不良反应　不良反应轻微，偶见大便干结、腹胀，大剂量服用可见便秘。

4．其他用药注意事项

（1）本品为活菌制剂，切勿将本品置于高温处，溶解时水温不宜超过40℃。

（2）服用本品应停用抗菌药物和吸附剂，以免降低疗效。

蜡样芽孢杆菌制剂
Live Bacillus Cereus

【商品名或别名】

乐腹康、促均生、源首。

【临床应用】

用于婴幼儿腹泻，慢性腹泻、肠功能紊乱及肠炎的治疗。

【用法与用量】

口服，儿童一般剂量，每次1粒，每日3次。服用胶囊时可倒出药粉，加入少量温开水或奶液服用。婴幼

儿服用片剂时，可加入少量温开水或奶液溶散后服用。

【剂型与规格】

胶囊（片）剂：每粒（片）0.25 g（含活菌数不低于 2 亿）。

【临床用药指导】

1．用药时间及要求　宜在饭前 1 小时用温开水服用。

2．用药禁忌　对本品过敏者禁用。

3．药物相互作用　不宜与抗菌药物和吸附剂同时服用。

4．其他用药注意事项

（1）对腹泻严重的婴幼儿应注意采取措施预防脱水。

（2）本品为活菌制剂，切勿置于高温处。

嗜酸乳杆菌制剂
Lactobacillus

【商品名或别名】

乐托尔。

【临床应用】

用于急、慢性腹泻的对症治疗。

【用法与用量】

口服，胶囊剂，儿童每次 2 粒，每日 2 次。婴儿每次 1 ~ 2 粒，每日 2 次，首剂 2 粒。胶囊剂可用水吞服，也可倒出内容物混合于水中饮服。散剂，儿童一般剂量为每次 1 袋，每日 2 次。可将本品倒入半杯水或幼儿的奶瓶中，摇匀后服用。

【剂型与规格】

胶囊：每粒含灭活冻干的嗜酸乳杆菌 50 亿和中和后冻干的培养基 80 mg。

散剂：每袋含灭活冻干的嗜酸乳杆菌 100 亿和中和后冻干的培养基 160 mg。

【临床用药指导】

1．用药禁忌　由于本品含有乳糖，禁用于先天性半乳糖血症、葡萄糖和乳糖不耐受患儿，以及乳糖酶缺乏症患者。

2．常见用药误区　本品所含菌株已经灭活，故与抗生素同服时不影响本品疗效。

3．其他用药注意事项

（1）若 6 岁以下儿童或婴幼儿出现每日排水便 6 次以上，持续 24 小时并伴随体重降低；6 岁以上儿童出现服药 2 天后病情没有改善、发热和呕吐、大便带血或者黏液、感觉极度口渴或舌头发干等情况，需要马上送往医院处理。

（2）对于 6 岁以下儿童和婴幼儿患者，治疗同时应接受医师的进食指导，以确定是否可以和牛奶等奶制品同时服用；6 岁以上儿童，腹泻时应注意饮食，避免食用生冷食物和饮料。

（3）由于胶囊有被吞入气管的危险，6 岁以下的儿童不宜服用。

双歧杆菌活菌制剂
Live Bifidobacterium

【商品名或别名】

丽珠肠乐、回春生。

【临床应用】

主要用于肠菌群失调引起的肠功能紊乱，如急慢性腹泻、便秘等。

【用法与用量】

小于 3 岁者每次 1/3 ~ 1/2 粒，大于 3 岁以上每次 1/2 ~ 1 粒，早晚餐后各服 1 次，可将胶囊拔开，以凉开水或凉牛奶调服，较大儿童可直接以温开水送服。

【剂型与规格】

胶囊剂：0.35 g（含 0.5 亿活菌）。

散剂：1.0 g（含 1.0 亿活菌）。

【临床用药指导】

1．用药时间及要求　早晚餐后各服 1 次。

2．用药禁忌　对本品过敏者禁用。

3．药物相互作用

（1）抗酸药、抗菌药与本品合用时可减弱其疗效，应分开服用。

（2）铋剂、鞣酸、药用炭、酊剂等能抑制、吸附或杀灭活菌，故不能合用。

4．不良反应　尚未见不良反应。

5．特殊剂型要求　避光，于 2 ~ 8℃条件下密封保存。

6．其他用药注意事项

（1）本品为活菌制剂，切勿将本品置于高温处。

（2）避免与抗菌药同服。

双歧杆菌三联活菌制剂
Live Combined Bifidobacterium、Lactobacillus and Enterococcus

【商品名或别名】

培菲康、金双歧。

【临床应用】

主治肠道菌群失调引起的急慢性腹泻、便秘。也可用于治疗轻、中型急性腹泻，慢性腹泻及消化不良、腹胀，以及辅助治疗因肠道菌群失调引起的内毒素血症。

【用法与用量】

口服，儿童常用剂量，胶囊剂，1 岁以下，一次 0.5 粒；1 ~ 6 岁儿童，每次 1 粒；6 ~ 13 岁儿童，每次

1～2粒；以上均为每日2～3次，饭后半小时用温开水服用。婴幼儿服用时可将胶囊内药粉倒出，用温开水或温牛奶冲服。儿童用散剂，用温开水冲服，0～1岁儿童，一次0.5包；1～5岁，一次1包；6岁以上儿童，一次2包；每日3次。

【剂型与规格】

胶囊剂：每粒210 mg。

散剂：每包1g（含活菌数分别不低于0.1亿）。

【临床用药指导】

1．用药时间及要求　饭后半小时用温开水服用。

2．用药禁忌　对本品过敏者禁用。

3．药物相互作用　参见"双歧杆菌活菌制剂"。

4．不良反应　尚未见不良反应。

5．特殊剂型要求　避光，于2～8℃条件下密封保存。

6．其他用药注意事项　参见"双歧杆菌活菌制剂"。

枯草杆菌二联活菌
Live Combined Bacillus Subtilis and Enterococcus Faecium

【商品名或别名】

妈咪爱、美常安。

【临床应用】

治疗肠道菌群失调（抗生素、化疗药物等）引起的肠炎、腹泻、便秘、腹胀、消化不良、食欲减退等。

【用法与用量】

口服，儿童专用颗粒剂，2岁以下儿童，每次1袋，每日1～2次；2岁以上儿童，每次1～2袋，每日1～2次。用40℃以下温开水或牛奶冲服，也可直接服用。肠溶胶囊剂，适用于12岁以上儿童，每次1～2粒，每日2～3次。

【剂型与规格】

颗粒剂：每袋1 g，内含活菌冻干粉37.5 mg（枯草杆菌0.15亿个、屎肠球菌1.35亿个）、维生素C 10 mg、维生素B$_1$ 0.5 mg、维生素B$_2$ 0.5 mg、维生素B$_6$ 0.5 mg、维生素B$_{12}$ 1.0 μg、烟酰胺2.0 mg、乳酸钙20 mg、氧化锌1.25 mg。

胶囊：每粒0.25 g，内含枯草杆菌0.5亿个、屎肠球菌4.5亿个。

【临床用药指导】

1．用药禁忌　对微生态制剂过敏史者禁用。

2．药物相互作用　不宜与抗生素和吸附剂同时应用。

3．不良反应　推荐剂量未见明显不良反应，罕见腹泻次数增加，停药后可恢复。偶见恶心、头痛、头晕、心慌。

4．其他用药注意事项

（1）颗粒剂冲服时的水温不得超过40℃，小于

3岁婴幼儿不宜直接服用，注意避免呛咳。

（2）治疗1个月，症状仍无改善时，请停止用药。

酪酸梭菌活菌制剂
Live Clostridium Butyricum

【商品名或别名】

宝乐安、米雅。

【临床应用】

治疗和改善各种原因引起的肠道菌群紊乱所致的消化道症状。

【用法与用量】

口服，每次0.5 g，每日2～3次。用温开水冲服。急性腹泻，疗程3～7天；慢性腹泻，疗程14～21天。

【剂型与规格】

散剂：每袋0.5 g（含酪酸梭菌活菌数不低于0.15亿/克）。

【临床用药指导】

1．用药禁忌　对微生态制剂有过敏史者禁用。

2．药物相互作用

（1）酪酸梭菌对氨苄西林、头孢唑啉、头孢呋辛、四环素、氯霉素、呋喃唑酮、复方新诺明和诺氟沙星等敏感，与此类抗菌药物合用可减弱其疗效。

（2）与氨茶碱或异烟肼混合时，有时可使本品着色，故建议避免和这些药物混合使用。

3．其他用药注意事项　本品为活菌制剂，切勿将本品置于高温处，溶解时水温不得高于40℃。为避免药粉溶解时结块，可先将温开水倒入容器，再将药粉倒入水中搅拌溶解。

酪酸梭菌二联制剂
Live Combined Clostridium Butyricum and Bifidobacterium

【商品名或别名】

常乐康。

【临床应用】

适用于急性非特异性感染引起的急慢性腹泻，抗生素、慢性肝病等多种原因引起的肠道菌群失调及相关的急慢性腹泻和消化不良。

【用法与用量】

口服，胶囊，儿童每次1粒，每日2次。对不能吞服胶囊者，可取胶囊内容物粉末用凉开水、果汁或牛奶送服。散剂，儿童每次1袋，每日2次。可用凉开水、果汁或牛奶送服。

【剂型与规格】

散剂：每袋500 mg（有效期内含酪酸梭菌活菌数不低于0.1亿/克，婴儿型双歧杆菌活菌数不低于

0.01 亿 / 克)。

胶囊剂:每粒 420 mg (有效期内含酪酸梭菌活菌数不低于 0.1 亿 / 克,婴儿型双歧杆菌活菌数不低于 0.01 亿 / 克)

【临床用药指导】

1．用药禁忌 对微生态制剂有过敏史者禁用。

2．药物相互作用 本品不宜与抗菌药物和吸附剂同时服用。

3．不良反应 个别患者出现皮疹及胃部不适轻度不良反应。

4．其他用药注意事项

(1) 本品为活菌制剂,勿用热开水冲服。

(2) 应在 2 ～ 8℃避光保存。

第八节 肝脏疾病辅助治疗药

谷氨酸
Glutamic Acid

【商品名或别名】

麸氨酸。

【临床应用】用于血氨过多所致的肝性脑病,也用于其他精神症状如精神分裂症和癫痫小发作的辅助治疗。

【用法与用量】

口服,用于肝性脑病,小儿每次 1.0 ～ 2.5 g,每日 3 次,同时加用三磷腺苷 (ATP) 20 mg,肌内注射。用于癫痫辅助治疗,小儿每次 0.5 ～ 1 g,每日 3 ～ 4 次。

【剂型与规格】

片剂:每片 (1) 0.3 g;(2) 0.5g。

【临床用药指导】

1．用药禁忌 对本品过敏者禁用。

2．药物相互作用 不宜与碱性药合用;与抗胆碱药合用有可能减弱后者的药理作用。

3．不良反应 服药后约 20 分钟可出现面部潮红等症状。

4．其他用药注意事项 肾功能不全或无尿患者慎用。

谷氨酸钠
Sodium Glutamate

【临床应用】

用于血氨过多所致的肝性脑病及其他精神症状。

【用法与用量】

静脉滴注,用于肝性脑病,每次 20 ～ 60 ml,溶于 5% 葡萄糖注射液 100 ～ 250 ml 稀释,缓慢静脉滴注,必要时可于 8 ～ 12 小时后重复给药。因谷氨酸与氨结合时需要三磷腺苷供给能量,故需同时使用。

【剂型与规格】

注射液:每支 5.75 g (20 ml)。

【临床用药指导】

1．用药禁忌 对本品过敏、少尿、尿闭者禁用。

2．不良反应 大量谷氨酸钠治疗肝性脑病时,由于钠吸收过多,可导致严重的碱中毒与低钾血症,因此在治疗过程中须严密监测电解质浓度。静脉滴注过快可能出现流涎、潮红及呕吐等症状。过敏的先兆可有面部潮红、头痛与胸闷等症状出现。小儿可有震颤。合并焦虑状态的患者用后可出现晕厥、心动过速及恶心等反应。

3．其他用药注意事项

(1) 肾功能不全者慎用。

(2) 用药期间应注意电解质平衡,监测血二氧化碳结合力及钾、钠、氯含量。

(3) 用于肝性脑病时,与谷氨酸钾合用,二者比例一般为 3：1 或 2：1,钾低时为 1：1。

谷氨酸钾
Potassium Glutamate

【临床应用】

用于血氨过多所致的肝性脑病及其他精神症状。对低血钾患者适用,常与谷氨酸钠合用,以维持电解质平衡。

【用法与用量】

儿童一般每次 20 ～ 40 ml (每支 6.3 g) 加入 5% 葡萄糖注射液中缓慢静脉滴注。也可与谷氨酸钠合用,以维持电解质平衡,二者比例为 1：2 或 1：3。

【剂型与规格】

注射液:每支 6.3 g (20 ml)。

【临床用药指导】

1．用药禁忌 对本品过敏、少尿、尿闭或肾功能减退者禁用。因本品过量可致碱血症,故有碱血症者慎用或禁用。

2．药物相互作用 本品与抗胆碱药合用有可能减弱后者的药理作用。

3．不良反应 大剂量谷氨酸钾治疗肝性脑病时,可能会导致高钾血症。其余不良反应同谷氨酸钠。

4．其他用药注意事项 大剂量或高浓度注射可能导致心律失常,其余注意事项同谷氨酸钠。

氨酪酸
Aminobutyric Acid

【商品名或别名】

γ- 氨酪酸、γ- 氨基丁酸、GABA。

【临床应用】

治疗肝性脑病，尤以伴抽搐、躁动者效果较好。也可用于尿毒症、安眠药及煤气中毒所致昏迷的治疗。口服还可治疗因脑血管病变引起的偏瘫、记忆与语言障碍，对儿童智力发育延迟、精神幼稚症等，也有疗效。

【用法与用量】

口服，每次 0.5 ~ 1 g，每日 3 次。

静脉滴注，每次 0.5 ~ 2g，用 5% 或 10% 葡萄糖注射液稀释后 2 ~ 3 小时滴完，每日 1 ~ 2 次。

【剂型与规格】

片剂：每片 0.25 g。

注射液：每支 1 g（5 ml）。

【临床用药指导】

1. 用药禁忌 对本品过敏者禁用。

2. 不良反应 用药后偶见灼热感、恶心、头晕、失眠、便秘、腹泻。大剂量时可出现肌无力、运动失调、血压降低及呼吸抑制。

3. 其他用药注意事项

（1）静脉滴注前应充分稀释，然后缓慢滴注，以免引起血压急剧下降而导致休克。

（2）静脉滴注中如出现胸闷、气急、头晕、恶心等症状，应立即停药。

门冬氨酸钾镁
Potassium Magnesium Aspartate

【商品名或别名】

潘南金、脉安定。

【临床应用】

用于低钾血症，改善洋地黄中毒引起的心律失常、恶心、呕吐等中毒症状，用于心肌炎后遗症、慢性心功能不全等各种心脏病的辅助治疗。也可用于急慢性肝炎、肝硬化、胆汁分泌不足和肝性脑病等辅助治疗。

【用法与用量】

静脉滴注，每次 0.2 ~ 0.4 ml/kg，用 5% 或 10% 葡萄糖注射液 100 ~ 200 ml 稀释后，缓慢静脉滴注，每日 1 次，重症情况可 2 次。

治疗心律不齐，口服，儿童每次 1 ~ 2 片，每日 3 次，配合抗心律失常药物同时服用。由于本品各制剂的具体组分含量可能有所不同，使用前须详细阅读说明书，并按规定使用。

【剂型与规格】

片剂：每片含（1）门冬氨酸钾 79 mg（钾 18.1 mg）和门冬氨酸镁 70 mg（镁 5.9 mg）；（2）门冬氨酸钾 158 mg（钾 36.2 mg）和门冬氨酸镁 140 mg（镁 11.8 mg）。

注射液：每支（1）10 ml，含门冬氨酸钾 452 mg（钾 103.3 mg）、门冬氨酸镁 400 mg（镁 33.7 mg）；（2）20 ml，含门冬氨酸钾 900 mg（钾 205.4 mg）、门冬氨酸镁 800 mg（镁 66.7 mg）。

【临床用药指导】

1. 用药时间及要求 由于胃酸能影响其疗效，因此本品口服剂型应餐后服用。

2. 用药禁忌 高钾血症、高血镁、急慢性肾衰竭、艾迪生病、Ⅲ度房室传导阻滞、心源性休克（收缩压低于 90 mmHg）等情况禁用。本品不能作肌内注射或静脉注射，未经稀释不得进行注射。

3. 药物相互作用

（1）能抑制四环素类、铁盐、氟化钠的吸收。

（2）与保钾利尿药、血管紧张素转化酶抑制药配伍使用时，可能会发生高钾血症。

（3）不宜与其他呼吸抑制药及吗啡、异烟肼配伍。

4. 不良反应 静脉滴注速度过快可引起恶心、呕吐、血管疼痛、面色潮红、血压下降等症状，偶见心率减慢，一般减慢滴注速度或停药后可恢复。大剂量可能引致腹泻。口服给药可见食欲缺乏、恶心、呕吐等胃肠道反应，一般停药后可恢复。

5. 其他用药注意事项

（1）肾功能损害、房室传导阻滞患者慎用。

（2）有电解质紊乱的患者应常规性检测血钾、镁离子浓度。

（3）因本品能够抑制四环素、铁盐和氟化钠的吸收，故服用本品口服剂型与上述药物时应间隔 3 小时以上。

（参见第 11 章"心血管系统用药"第七节"心肌营养药"。）

原卟啉钠
Protoporphyrin Disodium

【商品名或别名】

保肝能、NAPP。

【临床应用】

用于各型肝炎的辅助治疗，也可用于高胆红素血症、胆囊炎、胆石症、早期肝硬化等。

【用法与用量】

口服，每次 0.2 ~ 0.4 mg/kg，每日 3 次。

【剂型与规格】

片剂：每片（1）10 mg；（2）20 mg。

【临床用药指导】

1．用药禁忌　对本品过敏、有遗传性卟啉症家族史者禁用。

2．不良反应　主要为皮肤色素沉着，一般停药或加服维生素 B_2 可减轻或消退。偶有恶心、上腹痛、腹泻、头晕、皮疹等。

3．特殊剂型要求　不宜嚼碎服用。

4．其他用药注意事项

（1）过敏体质者慎用。

（2）用药期间应避免日光照晒。

核糖核酸
Ribonucleic Acid

【临床应用】

用于慢性迁延性肝炎、慢性活动性肝炎及肝硬化的治疗。作为免疫调节药也适用于胰腺癌、肝癌、胃癌、肺癌及其他癌症的辅助治疗。也可用于其他免疫机能低下引起的疾病。

【用法与用量】

肌内注射，大于 12 岁儿童每次 3 ~ 6 mg，以 0.9% 氯化钠注射液 2 ml 溶解后，隔日 1 次，3 个月为 1 疗程。

静脉注射，每次 10 ~ 20 mg，以 0.9% 氯化钠注射液 20 ~ 40 ml 稀释后，每日 1 次或隔日 1 次，疗程可视病情而定。

【剂型与规格】

注射剂：每支（1）6 mg；（2）10 mg。

注射液：每支 10 mg（2 ml）。

【临床用药指导】

1．用药禁忌　对本品过敏者、结核病、糖尿病、血液病、肾病、胰腺病、中枢神经系统器质性病变、异常消瘦患者禁用。

2．药物相互作用　本品与甲磺酸培氟沙星葡萄糖注射液、硫酸依替米星注射液、葡萄糖酸依诺沙星注射液序贯使用时，可出现浑浊现象，在临床用药中应避免与上述药物直接接触，两种药物使用应间隔一段时间。

3．不良反应　可会引起头晕、恶心、胸闷、心悸、荨麻疹、体温升高等全身反应。给药后 10 分钟内如出现荨麻疹、体温升高者应停止使用。注射部位可能产生局部红肿疼痛，注射部位红肿直径 10 cm 以上者应停止使用。

4．其他用药注意事项

（1）过敏体质者慎用。

（2）药品与稀释液配药后，应现配现用，不可长时间放置。静脉滴注时，建议滴速小于 40 滴 / 分。首次用药，宜选用小剂量，慢速滴注。

水飞蓟宾
Silibinin

【商品名或别名】

水飞蓟素、益肝灵。

【临床应用】

用于慢性迁延性肝炎、慢性活动性肝炎、初期肝硬化及中毒性肝损伤等。

【用法与用量】

口服，小儿一般每次 1.2 mg/kg，每日 2 ~ 3 次。

【剂型与规格】

胶囊剂：每粒（1）35 mg；（2）140 mg。

【临床用药指导】

1．不良反应　偶见轻微的胃肠道症状（恶心、呃逆、轻度腹泻）和头晕、胸闷等。

2．其他用药注意事项　本品属于生物碱制剂，吸湿性强，应注意避光，干燥处保存。

牛磺酸
Taurine

【商品名或别名】

2-氨基乙磺酸、泰瑞宁。

【临床应用】

用于急慢性肝炎、脂肪肝、胆囊炎等，还可用于支气管炎、扁桃体炎、眼炎等感染性疾病。也用于缓解感冒初期的发热。

【用法与用量】

口服，治疗急慢性肝炎，儿童每次 0.5 g，每日 2 次。用于感冒初期发热，1 ~ 2 岁每次 1 袋；3 ~ 5 岁每次 1.5 袋；6 ~ 8 岁每次 2 袋；9 ~ 13 岁每次 2.5 ~ 3 袋；14 岁以上每次 3 ~ 4 袋，一日 3 次。

【剂型与规格】

片剂：每片 0.5 g。

胶囊剂：每粒 0.5 g。

颗粒剂：每袋含牛磺酸 0.4 g。

【临床用药指导】

1．药物相互作用　可增强脂溶性维生素、激素的吸收。

2．其他用药注意事项　用于缓解感冒初期发热时，仅限于发热初起、热度不高的患者，若连续应用 3 天症状未缓解，须前往医院诊治。

辅酶 A
Coenzyme A

【临床应用】

主要用于白细胞减少症、血小板减少症、血小板减少性紫癜、功能性低热等，对脂肪肝、肝性脑病、急慢性肝炎、心肌梗死、冠状动脉硬化、慢性动脉炎、肾病综合征、尿毒症、脑炎等有辅助治疗作用。

【用法与用量】

静脉滴注，每次 50～100 单位，每日 1～2 次，或隔日 1 次，用 0.9% 氯化钠注射液或 5% 葡萄糖注射液适量稀释后静脉滴注。

肌内注射，每次 50～100 单位，每日 1 次，用 0.9% 氯化钠注射液溶解后注射。

【剂型与规格】

粉针剂：（1）50 单位；（2）100 单位；（3）200 单位。

能量合剂：每支含辅酶 A 50 单位、三磷腺苷 20 mg、胰岛素 4 单位。

【临床用药指导】

1. 用药禁忌　对本品过敏、急性心肌梗死患者禁用。

2. 药物相互作用　与三磷腺苷、细胞色素 C 合用，效果更好。

3. 不良反应　根据病例报告，极少数患者使用本品后，偶见寒战、发热、呕吐、皮肤过敏（瘙痒）等症状，但不能肯定为辅酶 A 引起。

4. 其他用药注意事项　溶解后，如遇变色、结晶、浑浊、异物应禁用。

复方甘草酸苷
Compound Glycyrrhizin

【商品名或别名】

美能。

【临床应用】

用于慢性肝病，改善肝功能异常。也可用于湿疹、皮肤炎、斑秃。

【用法与用量】

口服，小儿一般 1 次 1 粒，1 日 3 次，饭后服用。可依年龄、症状适当增减。

静脉滴注，一般每次 1.5 ml/kg，每日 1 次。

【剂型与规格】

片（胶囊）剂：每片（粒）含甘草酸苷 25 mg、甘氨酸 25 mg、蛋氨酸 25 mg。

注射液：每支 20 ml，含甘草酸苷 40 mg、甘氨酸 400 mg、盐酸半胱氨酸 20 mg。

【临床用药指导】

1. 用药时间及要求　饭后服用。

2. 用药禁忌　醛固酮症患者、肌病患者、低钾血症患者（可加重低钾血症和高血压症），有血氨升高倾向的末期肝硬化患者（该制剂中含有的蛋氨酸的代谢物可以抑制尿素合成，而使对氨的处理能力低下），以上患者不宜给药。

3. 药物相互作用　与髓袢利尿剂（呋塞米等）和苄噻嗪类及其类似降压利尿剂（三氯甲噻嗪、氯噻酮等）合用可能会出现低钾血症（乏力感、肌力低下），需充分注意观察血清钾值。

4. 不良反应　大量或长期用药可见到低血钾、血压升高、钠及体液潴留、水肿、尿量减少、体重增加等假性醛固酮增多症状。另外可能出现乏力感、肌力低下、肌肉痛、四肢痉挛、麻痹等横纹肌溶解症的症状。

5. 其他用药注意事项

（1）由于该制剂中含有甘草酸苷，所以与其他含甘草制剂并用时，可增加体内甘草酸苷含量，容易出现假性醛固酮增多症，应予注意。

（2）用药过程中应注意观察血清钾、肌酸磷酸激酶等指标，如发现异常情况，应停止给药并给予适当处置。

（3）服药时请将片剂或胶囊剂从铝箔包装中取出后再服用，有报导将铝箔一起服用而导致食管黏膜损伤，其至穿孔引起纵隔炎症等危重并发症。

复方甘草酸单铵
Compound Ammonium Glycyrrhetate

【临床应用】

用于急性、慢性、迁延性肝炎引起的肝功能异常。对中毒性肝炎、外伤性肝炎以及癌症有一定的辅助治疗作用。也可用于食物中毒、药物中毒、药物过敏等。

【用法与用量】

肌内注射或皮下注射，小儿每次 2 ml，每日 1～2 次。

【剂型与规格】

注射剂：每支 20 ml。

【临床用药指导】

1. 用药禁忌　对本品过敏者、严重低钾血症、高钠血症、高血压、心力衰竭、肾衰竭患者禁用。

2. 药物相互作用　与呋塞米、噻嗪类利尿剂合用易出现低血钾。

3. 不良反应　可见低钾血症、血压升高、水钠潴留、水肿、假性醛固酮症等，偶有胸闷、口渴及过敏反应。另可见食欲缺乏、恶心、呕吐、腹胀、头痛、头晕、心悸等。

4. 其他用药注意事项　治疗过程中应定期检测血压和血清钾、钠浓度，如出现高血压、水钠潴留、低血钾等情况应停药或适当减量。

葫芦素
Cucurbitacin

【临床应用】

用于迁延性肝炎、慢性肝炎及原发性肝癌的辅助治疗。

【用法与用量】

儿童每次 0.05 ~ 0.1 mg，每日 3 次，饭后服用，疗程一般为 2 个月。

【剂型与规格】

片剂：每片 0.1 mg。

【临床用药指导】

1. 用药时间及要求　饭后服用。

2. 用药禁忌　对本品过敏、严重消化性溃疡患者禁用。

3. 不良反应　部分患者有食欲减退、恶心等胃肠道反应，经对症处理后一般可消退。

4. 其他用药注意事项　初服时可从低剂量开始，以后渐增，不得随意加大剂量。

抗乙肝免疫核糖核酸
Immunoglobulin Ribonuclelic Acid of Anti Hepatitis B

【临床应用】

用于治疗乙型病毒性肝炎（乙肝病毒携带者）、慢性活动性肝炎、慢性迁延性肝炎及肝硬化。

【用法与用量】

肌内注射或皮下注射，大于 4 岁儿童每次 2 mg，小于 4 岁者每次 1 mg，以少量 0.9% 氯化钠注射液或灭菌注射用水溶解后注射，第一个月隔日 1 次，第二个月后每周 2 次。3 个月为一个疗程。

【剂型与规格】

注射剂：每支（1）1 mg；（2）2 mg。

【临床用药指导】

1. 用药禁忌　对本品过敏者禁用。

2. 药物相互作用　应避免同时与免疫抑制剂并用。

3. 不良反应　可引起过敏反应，多数患者可有轻度发热、乏力及头痛，注射局部可引起疼痛、红肿，甚至硬块。严重者应停用。

4. 其他用药注意事项

（1）儿童慎用。

（2）溶解后应及时使用，药品性状发生改变时禁止使用。

奥拉米特
Orazamide

【商品名或别名】

乳清酸氨咪酰胺。

【临床应用】

用于急、慢性肝炎，脂肪肝和肝硬化的辅助治疗。缓解酒精性肝炎的症状。

【用法与用量】

口服，儿童每次 4 mg/kg，每日 3 次。

【剂型与规格】

片剂：每片 0.1 g。

【临床用药指导】

1. 不良反应　偶有胃肠道不适及恶心等。

2. 其他用药注意事项　本品性状发生改变时，禁止使用。

苯丙醇
Phenylpropanol

【商品名或别名】

利胆醇。

【临床应用】

用于胆囊炎、胆道感染、胆石症、胆道手术后综合征和高胆固醇血症等。

【用法与用量】

口服，儿童每次 2 ~ 4 mg/kg，每日 3 次，饭后服用。

【剂型与规格】

胶丸：每粒（1）0.1 g；（2）0.2 g。

【临床用药指导】

1. 用药时间及要求　饭后口服。

2. 用药禁忌　对本品过敏、胆道完全阻塞患者禁用。

3. 不良反应　偶有胃部不适，一般减量或停药后可消失。

4. 其他用药注意事项　连续用药时间不宜超过 1 周。

非布丙醇
Febuprol

【商品名或别名】

舒胆灵、苯丁氧丙醇。

【临床应用】

用于胆囊炎、胆石症及其术后高脂血症、脂性消化不良、肝炎等。

【用法与用量】

口服，每次 2 ~ 4 mg/kg，每日 3 次，饭后服。

【剂型与规格】

片剂：每片 50 mg。

胶丸：每粒（1）50 mg；（2）100 mg。

【临床用药指导】

1. 用药时间及要求　饭后口服。

2. 用药禁忌　肝功能不全或胆道梗阻者禁用，胃肠肿瘤、消化性溃疡肠道急性炎症者禁用。

3. 不良反应　个别患者可出现胃部不适等不良反应，用药初期会发生腹泻，但多为一过性。

4. 其他用药注意事项　用药初期会发生腹泻，此时应减量或停药数日，重新用药时由低剂量开始逐渐增加至所需剂量。

羟甲烟胺
Hydroxymethylnicotinanlide

【商品名或别名】

利胆素、羟甲基烟酰胺。

【临床应用】

用于胆囊炎和胆管炎、肝功能障碍、肝源性黄疸、胆石症、胃及十二指肠炎、急性肠炎、结肠炎、胃溃疡等。也可用于病毒性肝炎的辅助治疗。

【用法与用量】

口服，儿童每次 0.25 ~ 0.5 g，每日 3 次，连服 2 ~ 4 天后，可适当减量。严重病例可每 2 小时服 1 次。

静脉注射，每次 8 ~ 10 mg/kg，每日 1 次，缓慢静脉注射，病情缓解后可改为隔日 1 次。

【剂型与规格】

片剂：每片 0.5 g。

注射液：每支 0.4 g（10 ml）。

【临床用药指导】

1．用药禁忌　对本品过敏、肝性脑病、胆道阻塞者禁用。

2．不良反应　偶见胃部不适、头晕、腹胀、胸闷、皮疹等，一般不影响治疗，停药后可消失。

曲匹布通
Trepibutone

【商品名或别名】

舒胆通、三乙氧苯酰丙酸、胆灵。

【临床应用】

用于胆石症、胆囊炎、胆道运动障碍、胆囊术后综合征及慢性胰腺炎。

【用法与用量】

口服，大于 8 岁的儿童每次 20 ~ 40 mg，每日 3 次，饭后口服。

【剂型与规格】

片剂：每片 40 mg。

【临床用药指导】

1．用药时间及要求　饭后口服。

2．用药禁忌　对本品过敏者禁用。

3．不良反应　不良反应较轻微，偶见恶心、呕吐、食欲缺乏、唾液分泌过多、胃部不适、腹胀、腹泻和便秘等。尚可见皮疹、瘙痒、眩晕、头重感和倦怠。

4．其他用药注意事项　完全性胆道梗阻、急性胰腺炎患者须慎重使用。

羟甲香豆素
Hymecromone

【商品名或别名】

胆通。

【临床应用】

用于胆囊炎、胆道感染、胆石症、胆囊术后综合征。

【用法与用量】

口服，大于 10 岁儿童每次 7 mg/kg，每日 3 次，饭前服用。

【剂型与规格】

片剂：每片 0.2 g。

胶囊剂：每粒（1）0.2 g；（2）0.4 g。

【临床用药指导】

1．用药时间及要求　饭前口服。

2．用药禁忌　胆道完全阻塞者禁用。

3．不良反应　偶有头晕、胸闷、腹胀、腹泻、皮疹等，一般不需处理，停药后可自行消失。大剂量可引起胆汁分泌过度和腹泻。

4．其他用药注意事项　肝功能不全、梗阻性或传染性黄疸患者须慎用。

去氢胆酸
Dehydrocholic Acid

【商品名或别名】

脱氢胆酸。

【临床应用】

用于胆囊及胆道功能失调、胆囊切除后综合征、慢性胆囊炎、胆石症及某些慢性肝疾病。

【用法与用量】

口服，每次 6 mg/kg，每日 3 次。

静脉注射，每次 10 mg/kg，每日 1 次。

【剂型与规格】

片剂：每片 0.25 g。

注射液：每支（1）0.5 g（10 ml）；（2）1 g（5 ml）；（3）2 g（10 ml）。

【临床用药指导】

1．用药禁忌　对胆道完全阻塞及严重肝、肾功能减退患者禁用。

2．不良反应　偶有口苦、皮肤瘙痒等。长期服用胆汁可能重又减少，同时增加皮肤瘙痒感，应予注意。另可出现呼吸困难、心搏骤停、心律失常、肌痉挛和疲乏无力等症状。长期或大量应用可能导致电解质紊乱。

熊去氧胆酸
Ursodeoxycholic Acid

【商品名或别名】

优思弗。

【临床应用】

用于胆囊胆固醇结石（不适合手术者）、胆汁淤积性肝病、胆汁反流性胃炎等。

【用法与用量】

口服，每日 8 ~ 10 mg/kg，分早、晚两次服用或睡前顿服。

【剂型与规格】

片剂：每片 50 mg。

胶囊剂：每粒 50 mg。

【临床用药指导】

1．用药禁忌　急性胆囊炎和胆管炎发作期、胆道完全阻塞、严重肝功能减退者禁用。若胆囊不能在 X 线下被看到、胆结石钙化、胆囊不能正常收缩，以及经常性的胆绞痛等不能使用。

2．药物相互作用

（1）不宜与考来烯胺、考来替泊以及含有氢氧化铝和（或）蒙脱石等抗酸药合用，因为这些药可以在肠中和熊去氧胆酸结合，从而阻碍吸收，影响疗效。如果必须合用，应间隔 2 小时。

（2）可增加环孢素在肠道的吸收，服用环孢素的患者应做环孢素血清浓度监测，必要时需调整环孢素的剂量。

3．不良反应　常见稀便或腹泻，罕见便秘、过敏反应、胆结石钙化、瘙痒、头痛、头晕、胃痛、胰腺炎和心动过缓等。

4．其他用药注意事项

（1）需定期检查肝功能指标。

（2）长期使用本品可导致外周血小板数目升高。

亮菌甲素
Armillarisin A

【商品名或别名】

假蜜环菌素 A。

【临床应用】

用于治疗急性胆道感染，但对梗阻型者效果不明显。也可用于病毒性肝炎、慢性胃炎等。

【用法与用量】

治疗急性胆道感染，肌内注射，每次 0.02 ~

0.04 mg/kg，用 0.9% 氯化钠注射液或苯甲醇注射液溶解后，每 6 ~ 8 小时 1 次，急性症状控制后改为每日 2 次，7 ~ 10 天为一个疗程。

治疗病毒性肝炎，肌内注射，每次 0.04 mg/kg，用前面方法溶解后，每日 2 次，1 个月为一个疗程。

治疗慢性胃炎，口服，每次 0.2 mg/kg，每日 3 次，2 ~ 3 个月为一个疗程。

【剂型与规格】

片剂：每片 5 mg。

注射剂：每支 1 mg。

注射液：每支（1）1 mg（2 ml）；（2）2.5 mg（5 ml）；（3）5 mg（10 ml）。

【临床用药指导】

1．不良反应　偶有上腹不适或轻微腹泻，一般停药后症状可消失。偶见过敏反应。

2．其他用药注意事项

（1）严重梗阻及化脓性胆管炎慎用。

（2）治疗肝炎与胃炎，实验室检查改善不完整，因此不能单以此药治疗。

茴三硫
Anethole Trithione

【商品名或别名】

胆维他。

【临床应用】

用于胆囊炎、胆结石及消化不适，也用于急、慢性肝炎的辅助治疗。

【用法与用量】

口服：每次 0.5 mg/kg，每日 3 次。或按 5 ~ 10 岁，每日 25 ~ 50 mg；10 ~ 15 岁，每日 50 ~ 75 mg，分 3 次给予。

【剂型与规格】

片剂：（1）12.5 mg；（2）25 mg。

【临床用药指导】

1．用药禁忌　对本品过敏、胆道完全梗阻者禁用。

2．不良反应　偶有发生荨麻疹样红斑，一般停药后可消退，另可致发热、头痛等过敏反应。消化系统可发生腹胀、腹泻、腹痛、恶心、肠鸣等胃肠反应。泌尿系统可引起尿液变色。长期服用可致甲状腺功能亢进。

3．其他用药注意事项　甲状腺功能亢进患者慎用本品。

第九节 其他消化系统用药

美沙拉嗪
Mesalazine

【商品名或别名】

5-氨基水杨酸、艾迪莎、安萨科、莎尔福、惠迪。

【临床应用】

用于治疗溃疡性结肠炎和克罗恩病。

【用法与用量】

口服：大于2岁儿童，每日20～30 mg/kg，分次给药。

【剂型与规格】

片剂：每片（1）0.25 g；（2）0.4 g；（3）0.5 g。

缓释片：每片0.5 g。

缓释颗粒：每袋0.5 g。

栓剂：每粒1g。

【临床用药指导】

1．用药禁忌　对美沙拉嗪、水杨酸及其衍生物或本品种任何成分过敏者禁用。消化性溃疡活动期、小于2岁的儿童和严重肝功能不全或肾衰竭患者禁用。

2．不良反应　与柳氮磺吡啶类似，但发生率和严重程度明显较低。可能会出现腹泻、恶心、腹部不适、头痛、呕吐及皮疹，如荨麻疹和湿疹。偶见超敏和药物引起的发热。罕见肌肉和关节疼痛、暂时脱发、红斑狼疮样反应、气短、影响肝肾功能、心肌和胰腺炎及血液指标改变。

3．其他用药注意事项

（1）既往有使用柳氮磺吡啶引起不良反应病史者、幽门梗阻者、凝血机制异常者、肝肾功能不全者慎用。

（2）不建议用于肾损害的患者。应定期监测患者的肾功能，特别是在治疗初期。若患者在治疗期间出现肾功能障碍应怀疑美沙拉嗪引起的中毒性肾损害，可能出现出血、青肿、咽喉痛和发热、心肌炎、气短伴随的发热和胸痛。若出现上述不良反应，应酌情停止治疗。

柳氮磺吡啶
Sulfasalazine

【商品名或别名】

磺吡沙拉嗪、维柳芬、舒腹捷、长建宁、常态宁。

【临床应用】

用于轻度溃疡性结肠炎的治疗和重度溃疡性结肠炎的辅助治疗，以及预防溃疡性结肠炎复发。

【用法与用量】

口服，2岁以上儿童，初始剂量每日40～60 mg/kg，分3～6次服用。病情缓解后改为维持量治疗，每日30 mg/kg，分3～4次服用。

【剂型与规格】

片（胶囊）剂：每片（粒）0.25 g。

栓剂：每粒0.5 g。

【临床用药指导】

1．用药禁忌　对水杨酸或磺胺类药物过敏、支气管哮喘史、严重心肝肾功能损害、肠梗阻或泌尿系统梗阻、卟啉症患者，以及小于2岁的幼儿禁用。

2．药物相互作用

（1）与碱化尿液药合用可增强磺胺类药在碱性尿中的溶解度，使排泄增多。

（2）与口服抗凝药、口服降血糖药、甲氨蝶呤、苯妥英钠和硫喷妥钠等药物合用时，可取代这些药物的蛋白结合部位，或抑制其代谢，导致药物作用时间延长或毒性发生，可能需调整剂量。

（3）与骨髓抑制药合用时，可能增强其对造血系统的不良反应。如需合用时，应严密观察可能发生的毒性反应。

（4）溶栓药物与磺胺类药合用时，可能增大其潜在的毒性作用。

（5）肝毒性药物与磺胺类药合用，可能引起肝毒性发生率的增高。对此类患者、尤其是用药时间较长及既往有肝病史者应监测肝功能。

（6）与光敏药物合用时，可能发生光敏的相加作用。

（7）与洋地黄类或叶酸合用时，后者吸收减少，血药浓度降低，故须随时观察洋地黄类的作用和疗效。

3．不良反应　用于治疗溃疡性结肠炎时，常见的不良反应有厌食、头痛、恶心、呕吐、胃部不适等。偶见瘙痒、荨麻疹、皮疹、发热、变性珠蛋白小体贫血、溶血性贫血和发绀等。缺乏葡萄糖-6-磷酸脱氢酶患者使用后较易出现溶血性贫血及血红蛋白尿，在小儿中较成人多见。其他可见肝损害、肾损害等。

4．其他用药注意事项

（1）肝肾功能不全、血小板减少及粒细胞减少等血液系统障碍患者不应服用本品，除非其潜在获益大于风险。葡萄糖-6-磷酸脱氢酶缺乏、血紫质症、严重过敏、支气管哮喘患者应慎用。

（2）用于全身型幼年类风湿关节炎患儿时可能引起血清病样反应，因此不推荐用于此类患儿。

（3）口服可抑制叶酸的吸收和代谢，引起叶酸缺乏从而导致血液系统障碍（如巨红细胞症和血细胞减少症），可通过给予叶酸制剂使叶酸达到正常水平。

（4）服药期间应多饮水，保持足够尿量，以防结晶尿的发生，必要时可服用碱化尿液的药物。

（5）对呋塞米、砜类、噻嗪类利尿药、磺脲类、碳酸酐酶抑制药及其他磺胺类药物过敏者，可能对本品也会过敏。

（参见第 16 章"抗感染药物"第二节"化学合成的抗菌药物"）

奥沙拉嗪钠
Olsalazine Sodium

【商品名或别名】

奥柳氮钠、地泊坦。

【临床应用】

用于轻中度急、慢性溃疡性结肠炎。

【用法与用量】

口服，大于 2 岁儿童每日 20 ～ 40 mg/kg，分 3 ～ 4 次，饭时服用。长期维持治疗量为每日 15 ～ 30 mg/kg，分 2 次服用。

【剂型与规格】

片剂：每片 0.25 g。

胶囊剂：每粒 0.25 g。

【临床用药指导】

1．用药时间及要求　饭时服用。

2．用药禁忌　水杨酸过敏、严重肝肾功能损害者及小于 2 岁儿童禁用。

3．药物相互作用　与华法林同服可增加凝血酶原时间。

4．不良反应　常见腹泻，偶有恶心、呕吐、上腹不适、消化不良、腹部痉挛、皮疹、头痛、头晕、失眠、关节痛、白细胞减少及短暂性焦虑等。

5．其他用药注意事项　有胃肠道反应者慎用。一旦发现漏服可立即补服，但不要在同一时间服用两倍剂量。

甘草锌
Licorzine

【临床应用】

用于由锌缺乏症引起的儿童厌食、异食癖、生长发育不良。也可用于口腔溃疡、寻常型痤疮等。

【用法与用量】

口服，胶囊剂 5 岁以上儿童每次 1 粒（0.25 g），每日 3 次，饭后服用。颗粒剂，1 ～ 5 岁儿童，每次 0.5 袋（0.75 g）；6 ～ 10 岁，每次 1 袋（1.5 g）；11 ～ 15 岁，每次 1.5 袋（2.25 g）；每日 2 ～ 3 次，开水冲服。

【剂型与规格】

胶囊剂：每粒 0.25 g（相当于含锌 12.5 mg，甘草酸 73.5 mg）。

颗粒剂：每袋 1.5 g（相当于元素锌 3.6 ～ 4.35 mg，甘草酸 25.2 mg）。

【临床用药指导】

1．用药时间及要求　饭后服用，勿与牛奶同服。

2．用药禁忌　对本品过敏、急性或活动性消化道溃疡者禁用。

3．药物相互作用

（1）勿与铝盐、钙盐、碳酸盐、鞣酸等同时使用。

（2）可降低青霉胺、四环素类药品的作用。

4．不良反应　可见轻度恶心、呕吐和便秘等反应。大剂量长期使用，个别患者可能出现排钾潴钠和轻度水肿，停药后症状可自行消失。

5．其他用药注意事项

（1）心肾功能不全和高血压患者慎用。

（2）应在确诊为缺锌症时使用，如需长期服用，必须在医师指导下使用。

参考文献

[1] Van der Wouden JC，Van der Sande R，Kruithof EJ，et al．Interventions for cutaneous molluscum contagiosum．Cochrane Database of Systematic Reviews．2017，Issue 5．Art．No.：CD004767．

[2] Das Bibhuti B，Anton Kristin，Soares Nelia，et al．Cimetidine：A Safe Treatment Option for Cutaneous Warts in Pediatric Heart Transplant Recipients．Medical sciences，2018，6（2），DOI：10.3390/medsci6020030．

[3] 国家食品药品监督管理总局药品评价中心，国家药品不良反应监测中心．美国 FDA 警告氯吡格雷与奥美拉唑的相互作用．药物警戒快讯．2015，12．http://www.cdr-adr.org.cn/xinxigongkai/gongkaimulu/yaopinganquanxinxixin/yaowujingjiekuaixun1/201512．

[4] 国家药品监督管理局．药物警戒快讯 2015 年第 11 期（总第 151 期）．http：//www.nmpa.gov.cn/WS04/CL2156/319045.ht ml．

[5] 美国食品和药品管理局．http：//www.healthycanadians.gc.ca/recall-alert-rappel-avis/hc-sc/2015/43167a-eng.php．

[6] 国家药品监督管理局．总局关于修订多潘立酮制剂说明书的公告（2016 年第 152 号）．http://www.nmpa.gov.cn/WS04/CL2115/286679.html．

[7] 国家药品监督管理局．药物警戒快讯 2012 年第 8 期（总第 112 期）．http://www.nmpa.gov.cn/WS04/CL2156/319007.html．

[8] 国家食品药品监督管理总局药品评价中心，国家药品不良反应监测中心．英国警示洛哌丁胺高剂量使用的严重心血管风险．药物警戒快讯．2017，11.http://www.cdr-adr.org.cn/jjkx_258/ywjjkx/2017jjkx/201711/t20171130_19809.html．

（张　海　薛继杨）

第 11 章

心血管系统用药

第一节　治疗慢性心功能不全的药物

一、洋地黄糖苷类

地高辛
Digoxin

【商品名或别名】

狄戈辛、可力、Digoxine、Digoxinum。

【临床应用】

1. 用于高血压、瓣膜性心脏病、先天性心脏病等急、慢性心功能不全，尤其适用于伴有快速心室率的心房颤动；对于肺源性心脏病、心肌严重缺血、活动性心肌炎及心外因素（如严重贫血、甲状腺功能减退、维生素 B_1 缺乏症）所致的心功能不全疗效差。

2. 用于控制快速性心房颤动、心房扑动患者的心室率及室上性心动过速。

【用法与用量】

口服给药，洋地黄化总量：早产儿 0.02~0.03 mg/kg；1 个月以下新生儿 0.03 ~ 0.04 mg/kg；1 个月至 2 岁儿童 0.05 ~ 0.06 mg/kg；2 ~ 5 岁儿童 0.03 ~ 0.04 mg/kg；5 ~ 10 岁儿童 0.02 ~ 0.035 mg/kg；10 岁及 10 岁以上儿童同成人常用量；总剂量分 3 次给予或每 6 ~ 8 小时 1 次。维持剂量为洋地黄化总量的 1/5 ~ 1/3，分 2 次给予（每 12 小时 1 次或一日 1 次）。

【剂型与规格】

地高辛片：每片 0.25 mg；

地高辛注射液：每支（1）1 ml：0.1 mg；（2）2 ml：0.5 mg。

【临床用药指导】

1. 给药方式说明

本药注射液宜静脉注射，因肌内注射可致注射部位严重疼痛；如必须经肌内注射，应于深部肌内注射，单个注射部位的剂量不应超过 0.2 mg（儿童）。注射时间应为 5 分钟或更长，避免快速注射，以防止出现全身和冠状动脉的血管收缩。

2. 用药禁忌

（1）对本药或其他洋地黄类药过敏者。

（2）洋地黄制剂中毒者。

（3）室性心动过速、心室颤动患者。

（4）梗阻性肥厚型心肌病患者（若伴心力衰竭或心房颤动仍可考虑使用本药）。

（5）伴心房颤动或扑动的预激综合征患者。

3. 药物相互作用

（1）与奎尼丁合用可升高本药的血药浓度至中毒水平。停用本药后血药浓度仍可继续升高。

（2）血管紧张素转化酶抑制药、血管紧张素受体拮抗药、非甾体类抗炎药合用可影响本药的排泄。

（3）红霉素合用可增加本药在胃肠道的吸收。

（4）溴丙胺太林合用可使本药的生物利用度增加约 25%。

（5）螺内酯合用可延长本药的半衰期。

（6）两性霉素 B、皮质类固醇、失钾利尿药（如布美他尼、依他尼酸）合用可导致低钾血症，从而导致洋地黄中毒。

（7）抗心律失常药、钙盐注射剂、可卡因、泮库溴铵、萝芙木碱、琥珀胆碱、拟肾上腺素药合用可致心律失常。

（8）β- 肾上腺素受体阻断药合用可能导致房室传导阻滞、严重心动过缓。

（9）维拉帕米、地尔硫䓬、胺碘酮合用可升高本药的血药浓度，导致严重心动过缓。

（10）洋地黄化时经静脉给予硫酸镁（尤其是同时静脉注射钙盐），可出现心脏传导阻滞。

（11）甲氧氯普胺合用可使本药的生物利用度减少约 25%。

（12）制酸药（尤其是三硅酸镁）、止泻吸附药

（如白陶土、果胶）、阴离子交换树脂（如考来烯胺）、柳氮磺吡啶、新霉素、对氨基水杨酸钠合用可使强心苷作用减弱。

（13）肝素合用可能使肝素的抗凝作用减弱。

（14）P-糖蛋白诱导药或抑制药合用可能改变本药的药代动力学。

4．不良反应　主要为洋地黄的中毒反应。

（1）心血管系统：心律失常，频发室性期前收缩，呈二联律、三联律，干扰性房室脱节、房室传导阻滞等。

（2）代谢/内分泌系统：男子乳腺发育（长期用药）、低钾血症、低镁血症。

（3）免疫系统：过敏反应。

（4）神经系统：头痛、头晕、意识模糊、嗜睡、脑病。有三叉神经痛的个案报道。

（5）精神：情感淡漠、焦虑、抑郁、谵妄、幻觉。

（6）胃肠道：恶心、呕吐、腹痛、肠缺血、出血性肠坏死、腹泻。有吞咽困难的个案报道。

（7）血液：血小板减少。

（8）皮肤：皮疹、荨麻疹。

（9）其他：无力。

5．其他用药注意事项

（1）新生儿对本药的耐受性不定，肾清除减少；早产儿对本药敏感，应按其不成熟程度适当减少剂量。按体重或体表面积计，1个月以上婴儿比成人需用量略大。婴幼儿（尤其是早产儿和发育不全儿）应在血药浓度及心电监测下调整剂量。

（2）用药期间应监测血压、心功能（包括心率、心律、心电图）、电解质（尤其是血钾、钙和镁）、肾功能。

（3）由于新生儿和小婴儿血中内源性洋地黄类物质含量较高（地高辛浓度0.35～1.5 ng/ml），因此最好在应用洋地黄类药之前测定其基础值。一般认为儿童地高辛血药浓度大于2 ng/ml，婴儿大于3 ng/ml，新生儿大于3.5 ng/nl，有洋地黄中毒的可能，但若临床无洋地黄中毒的任何表现，也不能诊断洋地黄中毒；相反，若在洋地黄类药应用过程中出现严重心律失常，即使洋地黄血药浓度测定结果在正常值范围，也不能否定洋地黄中毒的发生。当血清地高辛药物浓度升高时，应了解血样采集的时间，采样时间在末次服药6小时内，检测值反映地高辛的分布相，该值升高未必提示地高辛中毒。如血样检测时间在末次服药8小时后，建议减少地高辛剂量。

（4）本品中毒时可发生各种类型的心律失常，儿童最易发生，最常见的为单源行或多源性的室性期前收缩和非阵发性房室交界性心动过速。二联律和三联律是本品中毒的特征性症状；心电图出现T波低平或倒置，ST段压低或抬高，PQ间期延长。若出现心律失常、频发室性期前收缩等中毒现象，应立即停药或加服氯化钾。

（5）使用地高辛时必须个体化，心肌缺血抑制$Na^+/K^+～ATP$酶的活性，增加心肌组织对地高辛的敏感性，使血清地高辛浓度升高。心肌缺血患者应选择较低的初始剂量（较常规剂量减少25%～50%）。

（6）NYHA心功能分级Ⅰ级患者不宜使用地高辛。

6．药物过量和处理

（1）药物过量表现：用药过量可见恶心、呕吐、厌食、疲乏、不适、高钾血症、心律失常（包括致命的心搏骤停、心室颤动）、头晕、黄视、绿视、肠系膜动脉缺血、嗜睡、行为紊乱（包括精神病发作）。

（2）过量的处理：应立即停用地高辛；纠正低钾血症和低镁血症，应予口服或静脉补钾，即使患者血钾水平在正常范围，除非患者是高钾血症或合并高度房室传导阻滞，补钾时也应监测血钾浓度；出现室性快速性心律失常，尤其是存在血流动力学障碍时，可考虑使用对房室传导影响最小的利多卡因或苯妥英钠；出现缓慢性心律失常，无症状者可密切观察；有症状者可给予阿托品，必要时临时起搏；电复律可诱发致命性心律失常，应尽量避免；血液透析不能清除体内的地高辛；地高辛中毒纠正后，建议仔细分析中毒原因，慎重选择剂量和血药浓度监测方案，避免再次发生中毒。

甲地高辛
Metildigoxin

【临床应用】

用于急、慢性心力衰竭。

【用法与用量】

轻者口服每次4～6 μg/kg，每日2次，连续服用2～3天后减半量，心力衰竭纠正后，以小量维持治疗，维持量为1/5饱和量。

【制剂与规格】

甲地高辛片：每片0.1 mg。

甲地高辛注射液：每支2 ml：0.2 mg。

【临床用药指导】

1．用药禁忌

（1）对洋地黄类药物过敏者。

（2）任何强心苷制剂中毒者。

（3）室性心动过速、心室颤动患者。

（4）梗阻性肥厚型心肌病患者。

（5）预激综合征伴心房颤动或扑动患者。

2．药物相互作用

同地高辛。

3．不良反应

（1）心血管系统：常见新发心律失常。

（2）神经系统：罕见嗜睡、头痛。

（3）精神：少见抑郁、精神错乱。

（4）胃肠道：常见食欲缺乏、恶心、呕吐（刺激延髓中枢）、下腹痛。少见腹泻。

（5）皮肤：罕见皮疹（如荨麻疹）。

（6）眼：少见视物模糊、黄视（中毒症状）。

（7）其他：常见异常无力、软弱。

4．其他用药注意事项

（1）新生儿对本药的耐受性不定，肾清除减少。早产儿对本药敏感，应按其不成熟程度减小剂量。按体重或体表面积计，1月以上婴儿比成人需用量略大。

（2）有严重或完全性房室传导阻滞，且血钾正常的洋地黄化患者不应同时应用钾盐，但噻嗪类利尿药与本药合用时，常须给予钾盐，以防止低钾血症。

（3）如患者在 2～3 周前用过任何洋地黄制剂，给予本药时宜予较小剂量，以免中毒。

（4）使用洋地黄类药的患者对电复律极敏感，应高度警惕。

（5）推荐剂量为平均剂量，须按患者需要调整每次用量。计算强心苷剂量应按标准体重，因脂肪组织不摄取强心苷。

（6）当患者由本药注射液改为口服时，为补偿药物间药动学差别，需要调整剂量。

（7）洋地黄中毒主要与游离部分的血浓度过高有关，疑有洋地黄中毒时应进行血药浓度测定。

（8）目前认为地高辛半衰期平均为 36 小时，口服一日 0.25 mg，经 5 个半衰期（6～8 日）可达最终血药浓度的 96%。如病情较急，为较快达到有效浓度，可先给予一定负荷剂量，但用量须个体化。

（9）用药前后及用药时应当检查或监测心电图、血压、心率及心律、心功能、电解质（尤其钾、钙、镁）、肾功能。

毒毛花苷 K
Strophanthin K

【商品名或别名】

毒毛苷 K、毒毛旋花子苷 K、Combetin、Kombetin 等。

【临床应用】

1．用于急性充血性心力衰竭，尤其适用于其他洋地黄类药无效的患者。

2．用于心率正常或心率缓慢的急性心力衰竭合并心房颤动者[1,2,3,4,8]。

【用法与用量】

1．急性心力衰竭　静脉注射一日 0.007～0.01 mg/kg 或 0.3 mg/m², 首剂给予一半剂量，其余均分，间隔 0.5～2 小时给予。

2．饱和量　小于 2 岁者 0.006～0.012 mg/kg，大于 2 岁者 0.005～0.01 mg/kg，加入 10% 葡萄糖注射液

10～20 ml 中缓慢静脉推注，推注时间大于 15 分钟。根据病情，8～12 小时后可重复 1 次。

【制剂与规格】

毒毛花苷 K 注射液：每支（1）1 ml：0.25 mg；（2）2 ml：0.5 mg。

【临床用药指导】

1．给药方式说明

本药宜静脉给药，因皮下或肌内注射可引起局部炎症反应，且肌内注射作用慢、生物利用度差。新生儿对本药的耐受性不定，肾清除减少。按体重或体表面积计，1 个月以上婴儿比成人需用量略大。

2．用药禁忌

（1）强心苷制剂中毒者。

（2）室性心动过速、心室颤动患者。

（3）梗阻性肥厚型心肌病患者（若伴心力衰竭或心房颤动时仍可考虑用药）。

（4）预激综合征伴心房颤动或扑动患者。

（5）Ⅱ度以上房室传导阻滞者。

（6）急性心肌炎患者。

（7）感染性心内膜炎患者。

（8）晚期心肌硬化者。

3．药物相互作用

（1）奎尼丁合用后即使停用本药，其血药浓度仍可继续上升。

（2）血管紧张素转化酶抑制药、血管紧张素受体拮抗药可使本药血药浓度升高。

（3）维拉帕米、地尔硫䓬、胺碘酮合用可使本药血药浓度升高，引起严重心动过缓。

（4）溴丙胺太林合用可提高本药生物利用度约 25%。

（5）螺内酯合用可延长本药半衰期。

（6）两性霉素 B、皮质激素、排钾利尿药（如布美他尼、依他尼酸）合用可引起低血钾而致洋地黄中毒。

（7）吲哚美辛合用有洋地黄中毒的风险。

（8）依酚氯铵合用可导致明显心动过缓。

（9）抗心律失常药、拟肾上腺素类药、钙盐注射药、可卡因、泮库溴铵、萝芙木碱、琥珀胆碱合用可因作用相加而导致心律失常。

（10）β-肾上腺素受体阻断药合用可导致房室传导阻滞而发生严重心动过缓。

（11）洋地黄化时静脉用硫酸镁，尤其是同时静注钙盐时，可发生心脏传导阻滞。

（12）抗酸药（尤其三硅酸镁）、止泻吸附药（如白陶土、果胶）、考来烯胺或其他阴离子交换树脂、柳氮磺吡啶、新霉素合用可减弱本药疗效。

（13）甲氧氯普胺合用可降低本药的生物利用度约 25%。

（14）本药可部分抵消肝素的抗凝作用，合用时需

调整肝素用量。

4．不良反应

（1）心血管系统：常见新发心律失常。

（2）神经系统：罕见嗜睡、头痛。

（3）精神：少见抑郁、精神错乱。

（4）胃肠道：常见食欲缺乏、恶心、呕吐（刺激延髓中枢）、下腹痛。少见腹泻。

（5）眼：少见视物模糊或色视（如黄视、中毒症状）。

（6）过敏反应：罕见过敏反应（如荨麻疹、皮疹）。

（7）其他：常见乏力、虚弱。皮下或肌内注射可引起局部炎症反应。

5．其他用药注意事项

（1）婴幼儿（尤其早产儿与未成熟儿）应在血药浓度及心电监测下调整剂量。由于早产儿与未成熟儿对本药敏感，还应按其不成熟程度减少剂量。

（2）已用全效量洋地黄类药者禁用本药，停药7日后慎用本药。

（3）近1周内使用过洋地黄制剂者不宜使用本药。

（4）给予负荷剂量前，需了解患者2～3周前是否使用过任何洋地黄制剂。如有洋地黄残余作用，需减少本药用量，以免中毒。

（5）用量须个体化，推荐剂量为平均剂量，必须按患者具体情况调整每次用量。计算强心苷剂量应按标准体重，因脂肪组织不摄取强心苷。

（6）当患者由强心苷注射液改为本药时，为补偿药物间药动学差别，需要调整剂量。

（7）用药前后及用药时应当监测心电图、血压、心率及心律、心功能，电解质（尤其钾、钙、镁），肾功能，疑有洋地黄中毒时应作血药浓度测定。

毛花苷 C
Lanatoside C

【商品名或别名】

西地兰、毛花丙苷、毛花苷丙。

【临床应用】

1．用于心力衰竭。

2．用于控制伴快速心室率的心房颤动、心房扑动的心室率；也可用于室上性心动过速，但起效慢。

【用法与用量】

静脉注射，全效量：2岁以下35 μg/kg，2岁以上25μg/kg。首剂量可用全效量的2/3，2～4小时后依病情酌加1/3。维持治疗改用口服洋地黄制剂。

【制剂与规格】

毛花苷 C 片：每片 0.5 mg。

毛花苷 C 注射液：每支 2 ml：0.4 mg。

【临床用药指导】

1．用药禁忌

（1）任何强心苷制剂中毒者。

（2）室性心动过速、心室颤动患者。

（3）梗阻性肥厚型心肌病患者。

（4）预激综合征伴心房颤动或扑动者。

2．药物相互作用 参见地高辛。

3．不良反应 参见地高辛。

4．其他用药注意事项

（1）新生儿对本药的耐受性不定，肾清除减少。

（2）早产儿对本药敏感，应按其不成熟程度适当减少剂量。

（3）按体重或体表面积计，1个月以上婴儿较成人用量略大。

（4）用药前后及用药时应当检查或监测心电图、血压、心率、心律、心功能，电解质（尤其是血钾、钙、镁），肾功能。

（5）严重心肌缺血、重症心肌炎伴严重心肌损伤的患者早期应尽量避免使用。低钾血症和低镁血症易引起洋地黄中毒，应监测血钾、镁水平。

（6）疑有洋地黄中毒时应进行血药浓度测定。

去乙酰毛花苷
Deslanoside

【商品名或别名】

去乙酰毛苷花丙、去乙酰毛花苷丙、西地兰 D、Cedilanid D 等。

【临床应用】

1．主要用于心力衰竭。由于其作用较快，适用于急性心功能不全或慢性心功能不全急性加重患者。

2．用于控制快速性心室率的心房颤动、心房扑动，终止阵发性室上性心动过速。

【用法与用量】

静脉注射

（1）早产儿、足月新生儿：洋地黄化，用量为0.022 mg/kg，分2～3次，间隔3～4小时给予。

（2）2周至3岁的患儿：洋地黄化，用量为0.025 mg/kg，分2～3次，间隔3～4小时给予。

（3）肾功能减退患儿：洋地黄化，用量为0.022 mg/kg，分2～3次，间隔3～4小时给予。

（4）心肌炎患儿：洋地黄化，用量为0.022 mg/kg，分2～3次，间隔3～4小时给予。

【制剂与规格】

去乙酰毛花苷注射液：每支 2 ml：0.4 mg。

【临床用药指导】

1．给药方式说明

本药宜静脉给药，因肌内注射有明显局部反应，且作用慢、生物利用度差。

2．用药禁忌

（1）对本药过敏者。

（2）强心苷制剂中毒者。

（3）室性心动过速、心室颤动患者。

（4）梗阻性肥厚型心肌病患者（若伴心力衰竭或心房颤动时仍可考虑用药）。

（5）预激综合征伴心房颤动或扑动患者。

3．药物相互作用

（1）奎尼丁合用后即使停用本药，其血药浓度仍可继续上升。

（2）血管紧张素转化酶抑制药、血管紧张素受体拮抗药可使本药血药浓度升高。

（3）维拉帕米、地尔硫䓬、胺碘酮合用可使本药血药浓度升高，引起严重心动过缓。

（4）溴丙胺太林合用可提高本药生物利用度约25%。

（5）螺内酯可延长本药半衰期。

（6）本药可部分抵消肝素的抗凝作用。

（7）两性霉素B、皮质激素合用可引起低血钾而致洋地黄中毒。

（8）排钾利尿药（如布美他尼、依他尼酸）合用可引起低血钾而致洋地黄中毒。

（9）吲哚美辛合用有洋地黄中毒的风险。

（10）依酚氯铵合用可导致明显心动过缓。

（11）抗心律失常药、拟肾上腺素类药、钙盐注射药、可卡因、泮库溴铵、萝芙木碱、琥珀胆碱合用可因作用相加而导致心律失常。

（12）米多君合用可增强或促使心动过缓、房室阻滞、心律失常。

（13）β-肾上腺素受体阻断药（如醋丁洛尔、阿普洛尔）合用可导致房室传导阻滞而发生严重心动过缓，有洋地黄中毒的风险。

（14）洋地黄化时静脉用硫酸镁，尤其是同时静注钙盐时，可发生心脏传导阻滞。

（15）抗酸药（尤其三硅酸镁）、止泻吸附药（如白陶土、果胶）、考来烯胺或其他阴离子交换树脂、柳氮磺吡啶、新霉素、对氨水杨酸合用可减弱本药疗效。

（16）左甲状腺素合用可减弱本药疗效。

（17）利福平合用可降低本药血药浓度，减弱其疗效。

（18）利福喷汀合用可减弱本药疗效。

（19）甲氧氯普胺合用可降低本药的生物利用度约25%。

（20）甲巯咪唑合用可影响本药的代谢。

4．不良反应

（1）心血管系统：常见新发心律失常，如室性期前收缩。可见心动过缓。

（2）代谢/内分泌系统：少见男子乳腺发育。

（3）神经系统：罕见嗜睡、头痛。

（4）精神：少见抑郁、精神错乱。还可见淡漠。

（5）胃肠道：常见食欲缺乏、恶心、呕吐（刺激延髓中枢）、下腹痛。少见腹泻。有用药后出现肠道缺血的个案报道。

（6）眼：少见视物模糊或色视（如黄视、中毒症状）。

（7）过敏反应：罕见过敏反应（如荨麻疹、皮疹）。

（8）其他：常见异常乏力、虚弱。

5．其他用药注意事项

（1）常以本药注射给药用于快速饱和，继后用其他慢速、中速类强心苷作维持治疗。本药静脉注射获满意疗效后，可改用地高辛常用维持量以保持疗效。

（2）本药用于终止室上性心动过速时起效慢，现已少用。

（3）有严重或完全性房室传导阻滞，且伴正常血钾者的洋地黄化患者不应同时应用钾盐，但噻嗪类利尿药与本药合用时常须给予钾盐，以防止低钾血症。

（4）给予负荷剂量之前，需了解患者在2～3周之前是否服过任何洋地黄制剂。如有洋地黄残余作用，需减少本药用量，以免中毒。

（5）用量须个体化，推荐剂量为平均剂量，必须按患者具体情况调整每次用量。计算强心苷剂量应按标准体重，因脂肪组织不摄取强心苷。

（6）当患者由强心苷注射液改为本药时，为补偿药物间药动学差别，需要调整剂量。

（7）治疗心力衰竭的传统方法是在数日（1～3日）内给予本药较大剂量（负荷剂量）以达到洋地黄化，随后逐日给予维持量以弥补消除量。目前认为本药半衰期较短（半衰期平均为36小时），一日口服0.25 mg，经5个半衰期（6～8日）亦可达最终血药浓度（洋地黄化）的96%，既达到治疗效果，又可避免洋地黄中毒。如不能达到治疗效果，可适当增加剂量。但如病情较急，为较快达到有效浓度，仍需先给予负荷量，但剂量须个体化。

（8）用药前后及用药时应当检查或监测心电图、血压、心率及心律、心功能，电解质（尤其钾、钙、镁），肾功能。

（9）疑有洋地黄中毒时应做血药浓度测定。

（10）新生儿对本药的耐受性不定，肾清除减少。早产儿对本药敏感，应按其不成熟程度适当减少剂量。按体重或体表面积计，1个月以上婴儿比成人需用量略大。

洋地黄毒苷
Digitoxin

【临床应用】

主要用于充血性心力衰竭，由于其作用慢而持久，适用于慢性心功能不全患者长期服用。尤其适用于伴肾功能损害的充血性心力衰竭患者。本品效价不稳定，有效剂量个体差异大，不易掌握，已被地高辛及其他洋地黄制剂取代。

【用法与用量】

口服给药，洋地黄化，按下列剂量分 3 次或每 6 小时 1 次给予：早产或足月新生儿，按 0.022 mg/kg 或 0.3 ~ 0.35 mg/m² 给药；2 周至 1 岁，按 0.045 mg/kg 给药；2 岁及 2 岁以上，按 0.03 mg/kg 给药。

速给法：首次用饱和量的 1/3 ~ 1/2，余量分 2 ~ 3 次给予，每 4 ~ 6 小时 1 次，18 小时达饱和量，末次用药后 12 小时可酌情给维持量。

缓给法：饱和量均分于前 2 天，每 6 ~ 8 小时 1 次，首次剂量加倍。

维持量为洋地黄化总量的 1/10，一日 1 次。

【制剂与规格】

洋地黄毒苷片：每片 0.1 mg。

【临床用药指导】

1．用药禁忌

（1）对洋地黄苷类过敏者。

（2）任何强心苷制剂中毒者。

（3）室性心动过速、心室颤动患者。

（4）梗阻性肥厚型心肌病（若伴收缩功能不全或心房颤动仍可考虑）患者。

（5）预激综合征伴心房颤动或扑动患者。

2．药物相互作用

（1）两性霉素 B、皮质激素、排钾利尿药（如布美他尼、依他尼酸）合用可引起低血钾而致洋地黄中毒。

（2）制酸药（尤其三硅酸镁）、止泻吸附剂（如白陶土、果胶）、考来烯胺或其他阴离子交换树脂、柳氮磺吡啶、新霉素合用可导致本药作用减弱。

（3）抗心律失常药、钙盐、可卡因、泮库溴铵、萝芙木碱、琥珀胆碱、拟肾上腺素类药合用可导致心律失常。

（4）苯妥英钠、苯巴比妥、保泰松、利福平合用可使本药浓度降低 50%。其余参见“地高辛”。

3．不良反应

（1）心血管系统：常见心律失常，还可见心电图改变。

（2）代谢 / 内分泌系统：低钾血症、低镁血症、雌激素过多（阴道鳞状上皮细胞增生、阴道细胞角质化），有男子乳腺发育的个案报道。

（3）神经系统：罕见嗜睡、头痛。

（4）精神：少见精神抑郁、精神错乱。

（5）胃肠道：常见食欲缺乏、恶心、呕吐、下腹痛，少见腹泻。有肠出血性坏死（表现为恶心、呕吐、轻微的腹痛、直肠出血）的个案报道。

（6）血液：有血小板减少。

（7）眼：少见视物模糊、黄视（中毒症状）、眼部肌肉麻痹相关的视敏度改变、瞳孔大小改变、球后视神经炎、视野中央盲点。

（8）过敏反应：罕见皮疹、荨麻疹。

（9）其他：常见异常的软弱无力。

4．其他用药注意事项

（1）有严重或完全性房室传导阻滞，且伴血钾正常的洋地黄化患者不应同时使用钾盐，但噻嗪类利尿药与本药合用时常需给予钾盐，以防止低钾血症。

（2）洋地黄苷类药排泄缓慢，易蓄积而中毒，故原则上 2 周内未使用过慢效洋地黄苷者，方可按常规给药，否则应按具体情况调整剂量。用药前需询问病史，近 1 ~ 2 周内是否用过洋地黄制剂。

（3）强心苷类药治疗量与中毒量之间相差较小，患者对其耐受性和消除速度差异大，多数用量为平均剂量，故应根据患者具体情况确定最佳剂量。

（4）新生儿对本药的耐受性不定，其肾清除减少。早产儿对本药敏感。

（5）本药可导致地高辛浓度的假性升高。

（6）用药期间应监测心电图、血压、心率及心律、心功能；血电解质（尤其钾、钙、镁）；肾功能；疑有洋地黄中毒时应进行本药血药浓度测定。

二、非洋地黄糖苷类

氨力农
Amrinone

【商品名或别名】

安诺可、氨吡酮、Amcoral、Amrinonum 等。

【临床应用】

用于对洋地黄类药、利尿药、血管扩张药治疗无效或效果欠佳的各种原因引起的急、慢性顽固性充血性心力衰竭。

【用法与用量】

静脉给药，负荷量为 0.5 ~ 1 mg/kg，用适量生理盐水稀释后，缓慢静脉注射（5 ~ 10 分钟），继之以 5 ~ 10 μg/（kg·min）维持静脉滴注。

【制剂与规格】

氨力农注射液：每支（1）2 ml：50 mg；（2）2 ml：100 mg；（3）10 ml：50 mg。

注射用氨力农：每支（1）50 mg；（2）100 mg。

【临床用药指导】

1．用药禁忌

（1）对本药或亚硫酸氢盐过敏者。

（2）严重低血压患者。

（3）严重肾功能不全患者。

2．药物相互作用

（1）血管紧张素转化酶抑制药、硝酸酯类药合用于心力衰竭患者有协同作用。

（2）儿茶酚胺类强心药、硝苯地平合用可增强疗效。

（3）肼屈嗪合用于治疗心力衰竭时疗效增强，并能减少不良反应，但需减量。

（4）本药可加强洋地黄类药的正性肌力作用。

（5）丙吡胺合用可导致血压过低。

3．不良反应

（1）心血管系统：可引起低血压；也可诱发心律失常，血钾过低可加重此作用。

（2）代谢/内分泌系统：可导致代谢性酸中毒、低钾血症。

（3）呼吸系统：可引起肺浸润性改变。

（4）肌肉骨骼系统：可见肌痛。

（5）泌尿生殖系统：可见肾损害。有口服本药期间出现肾性尿崩症的报道，但两者之间是否有必然的联系并未得到证实。此外，本药可能产生利尿作用，导致多尿。

（6）神经系统：可引起眩晕、头痛（头痛的原因可能为本药的扩血管效应）。

（7）精神：偶见精神症状。

（8）肝：可见肝损害。

（9）胃肠道：可见胃肠道反应（如恶心、呕吐、食欲缺乏）。偶见呕血。还可见腹痛、腹泻、消化性溃疡、味觉障碍。

（10）血液：可见血小板减少，常于用药后 2 ~ 4 周出现，减量或停药后即好转。

（11）皮肤：可出现斑丘疹、皮肤干燥、指（趾）甲褪色和注射部位烧灼样疼痛。

（12）眼：可引起泪液分泌减少。

（13）过敏反应：偶见过敏反应，可表现为发热、皮疹、心包炎、胸膜炎和腹水、伴有胸部 X 线间质性阴影和红细胞沉降率增快的心肌炎、低氧血症、黄疸、脉管炎。

（14）其他：

① 偶见静脉炎及注射部位局部刺激，漏于血管外可致组织坏死。

② 可出现嗅觉异常、胸痛、高热。

③ 可出现与病毒感染相似的症状，如咳嗽、关节痛。

④ 可产生耐药性。

4．其他用药注意事项

（1）本药长期口服不良反应大，甚至可增加病死率，故口服制剂已不再应用。现只限于对其他治疗无效的心力衰竭的短期静脉应用，常用于对强心药、利尿药及血管扩张药反应不佳的急性及难治性心力衰竭的短期治疗。

（2）本药应用期间不增加洋地黄类药的毒性，不增加心肌耗氧量，未见对缺血性心脏病有增加心肌缺血的征象，故不必停用洋地黄类药、利尿药及血管扩张药。

（3）用药前及用药过程中应纠正电解质紊乱（尤其是低钾血症、低镁血症）。

米力农
Milrinone

【商品名或别名】

甲氰吡酮、力康、Milrinonum 等。

【临床应用】

1．用于急性失代偿性心力衰竭的短期治疗。

2．主要应用于急性心力衰竭。

【用法与用量】

1．用于肾功能正常的感染性休克患儿，负荷剂量为 75 μg/kg，静脉注射，以后以每分钟 0.75 ~ 1 μg/kg 的速度静脉滴注，并建议每分钟增加 0.25 μg/kg，负荷剂量顺应增加 25 μg/kg。以便更快地达到稳态血药浓度。

2．用于儿童心脏外科手术后的低心排出量时，建议在心脏分流术后 5 分钟内静脉快速给予负荷剂量（小容积本药）为 50 μg/kg，10 分钟内缓慢静脉注射，随后给予维持剂量持续静脉滴注，具体参见下表。

维持剂量	滴注速度	日剂量
最小	0.375 μg/(kg·min)	0.59 mg/kg
标准	0.50 μg/(kg·min)	0.77 mg/kg
最大	0.75 μg/(kg·min)	1.13 mg/kg

【制剂与规格】

注射用米力农：每支（1）5mg；（2）10mg；（3）20mg。

米力农注射液（以米力农计）：每支（1）5 ml：5 mg；（2）10 ml：10 mg。

【临床用药指导】

1．用药禁忌　对本药过敏者。

2．药物相互作用　见"氨力农"。

3．不良反应

（1）心血管系统：室性心律失常（包括室性异位搏动、非持续性室性心动过速、持续性室性心动过速、心室颤动）、室上性心律失常、低血压、心绞痛、胸痛。

（2）代谢/内分泌系统：低钾血症。

（3）呼吸系统：有支气管痉挛的个案报道。

（4）神经系统：头痛、震颤。

（5）血液：血小板减少。

4．其他用药注意事项

（1）本药可能会加重主动脉下肥厚狭窄引起的流出道梗阻，故不用于治疗严重梗阻性主动脉瓣或肺动脉瓣性疾病，应代之以外科手术解除梗阻。

（2）如疑似因使用强效利尿药而导致心脏充盈压显著降低，应在监测血压、心率和临床症状的条件下慎用本药。

（3）心输出量增加可导致多尿，需减少利尿药的剂量。

（4）过度利尿引起钾丢失过多，可增加洋地黄化患者发生心律失常的风险，故使用本药前或用药期间补钾，以纠正低钾血症。

（5）对于存在肾功能不全、低血压或心律失常的患者，应用时需要调整剂量。

第二节　抗心律失常药

溴苄铵
Bretylium

【商品名或别名】

溴苄乙铵、特兰新、Darenthin。

【临床应用】

1．用于增加电转复室性心动过速或心室颤动的成功机会。

2．用于常规抗心律失常药及电转复治疗无效的复发性室性心动过速，可防止或终止其发作。

3．用于治疗锑剂所引起的阿—斯综合征。

【用法与用量】

静脉给药

（1）儿童最低稀释液浓度为 10 mg/ml，给药时间至少 8 分钟。在威胁生命的情况下，本药可以在 30 秒钟内直接（不经稀释）快速静脉注射。用药时应观测患儿是否出现严重的低血压症状。

（2）推荐最大静脉用量为一次 5 ～ 10 mg/kg，一日 40 mg/kg。

【制剂与规格】

托西酸溴苄铵注射液：2 ml：0.25g。

【临床用药指导】

1．用药禁忌

（1）对本药过敏者。

（2）洋地黄类药导致的心律失常患者。

（3）低血压患者。

（4）严重的主动脉狭窄和肺动脉狭窄患者。

2．药物相互作用

（1）本药可增加洋地黄类药毒性，加重后者造成的心律失常。

（2）肾上腺素、去甲肾上腺素、多巴胺合用可使血压明显升高。

（3）三环类抗抑郁药可对抗连续使用本药产生的血管扩张及血压下降作用。

（4）类似奎尼丁样抗心律失常作用的药物（奎尼丁、普鲁卡因胺、利多卡因）合用有相互拮抗作用。但实践证明，用利多卡因维持量无效者，静脉注射本药仍可有效控制严重的室性心律失常。

（5）钙离子可能与本药有拮抗作用。

3．不良反应

（1）心血管系统

① 少见心动过缓、心律失常、心绞痛发作。

② 由于本药可阻断交感神经节后纤维，有 50% ～ 70% 的患者用药后可产生直立性低血压。用药开始可产生一过性血压升高。以上血压改变对冠心病患者有较重要的临床意义。

③ 用药早期，因肾上腺素能神经末梢儿茶酚胺释放可造成短暂的高血压、心律失常加重或出现其他心律失常、心绞痛发作等。

（2）呼吸系统：少见鼻充血。

（3）神经系统：少见头晕、头痛。

（4）胃肠道：少见腹泻、腹痛。

（5）皮肤：少见潮红、多汗、过敏性皮疹。

（6）眼：少见轻度结膜炎。

（7）其他：少见发热。肌内注射可产生局部坏死和肌肉萎缩，静脉注射过快时可发生恶心、呕吐。

4．其他用药注意事项

（1）在治疗危及生命的室性心律失常时，使用本药时应进行持续心电图监护。因本药抗心律失常作用起效可能有延迟，故不应替代快速起效的抗心律失常药物。本药仅推荐作为短期用药。

（2）因本药达作用高峰较慢，故宜尽早用药。

（3）尽管已在少数儿童患者中使用了本药，但本药对儿童的安全性和有效性尚未确定。

（4）肌内注射有局部刺激，可产生组织坏死、肌肉萎缩，每次肌内注射不宜超过 5 ml，并应变换注射部位。静脉注射时患者应取卧位。快速静脉内给药可引起严重的恶心、呕吐或直立性低血压，其稀释液的静脉滴注不应少于 8 分钟。当用于治疗心室颤动时，本药可在不稀释的情况下尽快注射。

（5）用药期间应严密监测患者的血压、心电图。

苯噻啶
Pizotifen

【商品名或别名】

新度美安、Litec、Pizotifenum 等。

【临床应用】

1．主要用于预防和治疗偏头痛，可减轻症状及发作次数。

2．可用于血管神经性水肿、红斑性肢痛症。

3．可用于慢性荨麻疹、皮肤划痕症等。

4．可用于房性、室性期前收缩。

【用法与用量】

1．防治偏头痛　口服给药，分次服用，最大日剂量为 1.5 mg，每晚顿服最大剂量为 1 mg。

2．预防呕吐　口服给药，5 ～ 12 岁儿童，连续 6 个月，每晚服用 1.5 mg。

【制剂与规格】

苯噻啶片：每片 0.5 mg。

【临床用药指导】

1．用药禁忌

（1）对本药过敏者。

（2）青光眼患者。

（3）前列腺增生者。

2．药物相互作用

（1）普鲁卡因胺合用有相加的抗迷走神经效应（additive antivagal），从而影响房室结传导。

（2）本药可降低西沙必利的疗效。

（3）本药可降低胍乙啶的降压作用。

3．不良反应

（1）心血管系统：偶见心动过速（与抗胆碱能效应相关）。

（2）代谢 / 内分泌系统：常见体重增加，偶见体液潴留。

（3）肌肉骨骼系统：偶见肌肉痛。

（4）神经系统：常见嗜睡，可出现头痛，偶见头晕。还可见麻刺感。

（5）精神：可见抑郁。

（6）肝：有老年患者用药后出现胆汁淤积性黄疸的个案报道。

（7）胃肠道：可见腹泻、食欲增加。偶见恶心、口干。还可出现便秘。

（8）皮肤：偶见面红。

（9）眼：可见视物模糊。

（10）其他：常见乏力，可见水肿。还可见四肢发凉。部分患者会出现耐受性，可在治疗数月后停药一段时间。

4．其他用药注意事项

（1）本药不宜与单胺氧化酶抑制药合用。

（2）本药不应用于偏头痛急性发作，因药效发挥一般需要数周时间。

（3）用药后不可突然停药，应在停药前两周内逐渐减量。

（4）连续给药半年后可暂停半个月至 1 个月，以观察停药后的效果，且避免药物在体内蓄积，如病情复发可继续使用。

（5）用药时应当监测心率，治疗期间应监测肝、肾功能及血清电解质，长期服药应监测血象。

（6）本药可用牛奶送服或与食物同服，可避免胃部刺激。

（7）本药毒性较小，可长期服用。

维拉帕米
Verapamil

【商品名或别名】

异博定、Veraloc、Verapamilum。

【临床应用】

1．口服给药

（1）心绞痛：变异型心绞痛、不稳定型心绞痛、慢性稳定型心绞痛。

（2）心律失常：与地高辛联用于控制慢性心房颤动和（或）心房扑动时的心室率；预防阵发性室上性心动过速的反复发作；房性期前收缩。

（3）原发性高血压。

（4）肥厚型心肌病。

2．静脉给药

（1）快速阵发性室上性心动过速的转复 [使用本药前应首选抑制迷走神经的手法（如 Valsalva 手法）治疗]。

（2）心房扑动或心房颤动心室率的暂时控制 [心房扑动或心房颤动合并房室旁路通道（预激综合征和 LGL 综合征）时除外]。

【用法与用量】

心律失常：

1．口服给药

片剂：1 ～ 5 岁儿童，一日 4 ～ 8 mg/kg，分 3 次服用；或一次 40 ～ 80 mg，每 8 小时 1 次。5 岁以上儿童，一次 80 mg，每 6 ～ 8 小时 1 次。

2．静脉注射

（1）0 ～ 1 岁儿童，首剂为 0.1 ～ 0.2 mg/kg（通常

单剂 0.75 ~ 2 mg)，稀释后静脉注射至少 2 分钟。如效果不佳可在首剂给药后 30 分钟再给予 0.1 ~ 0.2 mg/kg（通常单剂 0.75 ~ 2 mg）。

（2）1 ~ 15 岁儿童，首剂 0.1 ~ 0.3 mg/kg（通常单剂 2 ~ 5 mg），不超过 5 mg，稀释后静脉注射至少 2 分钟。如效果不佳可在首剂给药后 30 分钟再给予 0.1 ~ 0.3 mg/kg（通常单剂 2 ~ 5 mg）。

【制剂与规格】

盐酸维拉帕米片：每片 40 mg。

盐酸维拉帕米缓释片：每片（1）120 mg；（2）240 mg。

盐酸维拉帕米缓释胶囊：每粒（1）120 mg；（2）180 mg；（3）240 mg。

注射用盐酸维拉帕米：每支（1）5 mg；（2）10 mg。

盐酸维拉帕米注射液：每支 2 ml：5 mg。

【临床用药指导】

1．用药禁忌

（1）对本药过敏者。

（2）心源性休克患者。

（3）低血压（收缩压 < 90mmHg）患者。

（4）重度充血性心力衰竭患者（继发于室上性心动过速而对本药有应答者除外）。

（5）严重左心室功能不全者。

（6）伴心动过缓、显著低血压和左心功能不全的急性心肌梗死患者。

（7）Ⅱ 或 Ⅲ 度房室传导阻滞患者（已安装心脏起搏器并行使功能者除外）。

（8）病态窦房结综合征患者（已安装心脏起搏器并行使功能者除外）。

（9）心房扑动或心房颤动合并房室旁路通道患者。

（10）洋地黄中毒者禁用本药注射剂。

（11）室性心动过速者禁用本药注射剂。

2．药物相互作用

（1）细胞色素 P450(CYP) 3A4 抑制药（如红霉素、利托那韦、泰利霉素、西咪替丁）合用可升高本药的血药浓度。本药与泰利霉素合用可见低血压、心动过缓和乳酸酸中毒。

（2）β- 肾上腺素受体阻断药合用可能对心率、房室传导和（或）心脏收缩力有相加的负性作用。

（3）其他降压药（如血管扩张药、血管紧张素转化酶抑制药、利尿药）合用通常有相加的降压作用，合用时应适当监测。

（4）氟卡尼合用可能对心肌收缩力、房室传导和复极化有相加作用，可能导致相加的负性肌力作用和延长房室传导。

（5）吸入性麻醉药合用可能导致过度的心血管抑制。

（6）长期使用本药的患者开始使用地高辛的第 1 周可见地高辛的血药浓度升高 50% ~ 75%，进而可引起洋地黄中毒（尤其是肝硬化患者）。

（7）CYP 3A4 底物 [如羟甲基戊二酸单酰辅酶 A（HMG ~ CoA）还原酶抑制药（辛伐他汀、洛伐他汀、阿托伐他汀）、卡马西平、环孢素、伊伐布雷定] 合用可升高 CYP 3A4 底物的血药浓度。有本药与 HMG ~ CoA 还原酶抑制药合用引起肌病或横纹肌溶解的报道。本药与伊伐布雷定合用可能加剧心动过缓和传导阻滞。

（8）与单用阿司匹林相比，合用可延长出血时间。

（9）茶碱合用可能升高茶碱的血药浓度。

（10）临床资料和动物试验表明，本药可能增强神经肌肉阻滞药的作用（如箭毒样作用和去极化）。

（11）可乐定有合用引起需住院和安装起搏器的窦性心动过缓的报道。

（12）CYP 3A4 诱导药（如利福平、苯巴比妥）合用可降低本药的血药浓度。

（13）本药可显著抵消奎尼丁对房室传导的影响；有本药增加奎尼丁血药浓度的报道。此外，少部分肥厚型心肌病患者合用本药和奎尼丁可导致显著的低血压。

（14）葡萄柚汁合用可增加本药的血药浓度。

3．不良反应

（1）心血管系统

① 低血压、心动过缓（心率 < 50 次 / 分）、房室传导阻滞、心脏停搏、心动过速、心悸、心力衰竭或心力衰竭加重。

② 还可见心绞痛、房室脱节、心肌梗死、血管炎（表现为紫癜），但与本药的相关性尚不明确。

（2）代谢 / 内分泌系统

① 糖耐量降低、高密度脂蛋白胆固醇升高。

② 还可见男子乳腺发育、溢乳、高催乳素血症、月经紊乱，但与本药的相关性尚不明确。

（3）呼吸系统：肺水肿、呼吸困难、上呼吸道感染、支气管痉挛、呼吸衰竭。

（4）肌肉骨骼系统

① 踝部水肿、肌痛、肌肉疲劳、重症肌无力加重、Lambert-Eaton 肌无力综合征（LEMS）、晚期杜氏肌营养不良。

② 还可见肌肉痉挛、关节痛，但与本药的相关性尚不明确。

（5）泌尿生殖系统：尿频、阳痿，但与本药的相关性尚不明确。

（6）免疫系统：超敏反应（支气管或喉部痉挛伴瘙痒和荨麻疹）。

（7）神经系统

① 头晕、头痛、昏睡、睡眠障碍、感觉异常、癫痫发作、嗜睡、眩晕、神经病变、震颤。

② 还可见晕厥、脑血管意外、平衡失调、锥体外系症状，但与本药的相关性尚不明确。

（8）精神

① 抑郁、神经质、过度紧张。

② 还可见意识模糊、精神病症状，但与本药的相关性尚不明确。

（9）肝：肝酶升高。

（10）胃肠道

① 消化不良、便秘、恶心、可逆的非阻塞性麻痹性肠梗阻、腹部不适、腹痛、腹胀。

② 还可见腹泻、口干、牙龈增生，但与本药的相关性尚不明确。

（11）血液：瘀斑，但与本药的相关性尚不明确。

（12）皮肤

① 皮肤发红、皮疹、面部潮红、多汗、红斑性肢痛病、光照性皮炎。有头发颜色改变的个案报道。

② 还可见脱发、角化过度、斑疹、Stevens-Johnson综合征、多形性红斑，但与本药的相关性尚不明确。

（13）眼

① 旋转性眼球震颤。

② 还可见视物模糊，但与本药的相关性尚不明确。

（14）耳：耳鸣，但与本药的相关性尚不明确。

（15）其他

① 外周水肿、疲乏、热感。

② 还可见胸痛、跛行，但与本药的相关性尚不明确。

4．其他用药注意事项

（1）本药不改变血清钙浓度，但也有高于正常范围的血钙水平可能影响本药疗效的报道。

（2）静脉注射本药引起的血压下降一般是一过性和无症状的，但也可能发生眩晕。静脉注射本药前静脉给予钙剂可预防该血流动力学反应。

（3）使用本药前48小时或使用后24小时内不应使用丙吡胺。

（4）口服给药：本药缓释胶囊不可咀嚼或溶解于水，吞咽困难者可打开胶囊直接服用内容物。

（5）静脉给药：必须在持续心电监测和血压监测下静脉给药。

5．药物过量

（1）过量的表现：本药过量主要表现为低血压和心动过缓（如房室脱节、高度房室传导阻滞、心脏停搏）、精神错乱、昏迷、恶心、呕吐、肾功能不全、代谢性酸中毒和高血糖。

（2）过量的处理：过量时的对症治疗包括使用阿托品、异丙肾上腺素、血管收缩药、钙溶液（如10%氯化钙注射液）、正性肌力药；给予心脏起搏、静脉输液。本药不能经血液透析清除。

阿托品
Atropine

【商品名或别名】

Atropen、Atropinum、Dl-Hyoscyamine。

【临床应用】

1．用于内脏绞痛，如胃肠绞痛、膀胱刺激症状，但对胆绞痛、肾绞痛疗效较差。

2．用于迷走神经过度兴奋所致的窦房传导阻滞、房室传导阻滞等缓慢性心律失常，亦可用于继发于窦房结功能低下而出现的室性异位节律。

3．用于抗休克。

4．用于解救有机磷中毒、锑剂引起的阿斯综合征。

5．用于全身麻醉前给药、严重盗汗和流涎症。

6．本药眼用制剂用于散瞳、虹膜睫状体炎。

【用法与用量】

1．内脏绞痛

（1）口服给药：一次 0.01 ~ 0.02 mg/kg，一日 3 次。

（2）皮下注射：一次 0.01 ~ 0.02 mg/kg，一日 2 ~ 3 次。

2．抗心律失常、有机磷中毒

口服给药：一次 0.01 ~ 0.02 mg/kg，一日 3 次。

3．麻醉前用药

皮下注射：体重 3 kg 以下者，单次 0.1 mg；体重为 7 ~ 9 kg 者，单次 0.2 mg；体重为 12 ~ 16 kg 者，单次 0.3 mg；体重为 20 ~ 27 kg 者，单次 0.4 mg；体重 32 kg 以上者，单次 0.5 mg。

【制剂与规格】

硫酸阿托品片：每片 0.3 mg。

硫酸阿托品注射液：每支（1）1 ml：0.5 mg；（2）1 ml：1 mg；（3）1 ml：5 mg；（4）1 ml：10 mg；（5）2 ml：1 mg；（6）2 ml：10 mg；（7）5 ml：25 mg。

注射用硫酸阿托品：每支 0.5 mg。

硫酸阿托品眼膏：每支 2g：20 mg。

硫酸阿托品眼用凝胶：每支（1）2.5 g：25 mg；（2）5 g：50 mg。

【临床用药指导】

1．用药禁忌

（1）青光眼患者。

（2）前列腺增生患者。

（3）高热患者。

2．药物相互作用

（1）尿碱化药（包括含镁或钙的制酸药）、碳酸酐酶抑制药、碳酸氢钠、枸橼酸盐合用可使本药排泄延迟，作用时间和（或）毒性增加。

（2）其他抗胆碱药、三环类抗抑郁药、吩噻嗪类药、扑米酮、普鲁卡因胺、金刚烷胺、H₁ 受体阻断药合用可加重阿托品的不良反应。

（3）单胺氧化酶抑制药（包括呋喃唑酮、丙卡巴肼）合用可加重抗 M 胆碱作用的不良反应。

（4）甲氧氯普胺合用可拮抗甲氧氯普胺的促肠胃运动作用。

（5）本药可降低美西律的吸收率而不改变其口服相对生物利用度。

3．不良反应

（1）本药全身给药后不同剂量下的不良反应如下：

① 0.5 mg：轻微心率减慢，略有口干及少汗。

② 1 mg：口干、心率加快、瞳孔轻度扩大。

③ 2 mg：心悸、显著口干、瞳孔扩大，有时出现视物模糊。

④ 5 mg：上述症状加重，并有语言不清、烦躁不安、皮肤干燥发热、小便困难、肠蠕动减少。

⑤ 10 mg 以上：上述症状更重，脉速而弱，中枢兴奋现象严重，呼吸加快加深，出现谵妄、幻觉、惊厥，更严重时可由中枢兴奋转入抑制，产生昏迷和呼吸麻痹。

（2）本药眼部用药后可能出现视物模糊、短暂的眼部烧灼感和刺痛、畏光；少数患者出现过敏反应（如结膜充血，眼睑瘙痒、红肿）；还可因全身吸收出现口干、皮肤或黏膜干燥、发热、面部潮红、心动过速等。

4．其他用药注意事项

（1）儿童脑部对本药敏感（尤其发热时），易引起中枢障碍，应慎用。

（2）眼部给药：本药滴眼后应压迫泪囊部以减少全身性吸收，防止或减轻不良反应。

（3）气管内给药：经气管内导管给药时，本药注射液 1～2 mg 以不超过 10 ml 的注射用水或生理盐水稀释后使用。

（4）对其他颠茄生物碱不耐受者，对本药亦不耐受。

（5）用药后可出现视物模糊（尤其是看近物体时），出现瞳孔散大畏光时，在阳光和强烈灯光下可戴太阳眼镜。

（6）本药可能使局部幽门狭窄转变为完全性幽门梗阻。

（7）如出现过敏反应，应立即停药。

（8）用药前后及用药时应当监测监测心率、血压、脉搏、精神状态，静脉给药需监测心脏。

5．药物过量

（1）过量的表现：本药过量可引起动作不协调、神志不清、抽搐、呼吸困难、心率异常加快。最低致死量：成人为 80～130 mg，儿童约为 10 mg。

（2）过量的处理：过量后除洗胃等措施外，还可注射新斯的明、毒扁豆碱或毛果芸香碱等解救。血液透析

不能清除本药。

奎尼丁
Quinidine

【商品名或别名】

异奎宁、Quinidex、Quinidinum 等。

【临床应用】

用于心房颤动或心房扑动经电转复律后的维持治疗。

【用法与用量】

口服给药，小儿常用量为一次 6 mg/kg 或 180 mg/m²，一日 3～5 次。

由于其特殊的药代动力学，用于心房颤动和心房扑动的复律时，先试用 2 mg/kg，观察 2 小时无不良反应，然后开始正规治疗，每次 5～6 mg/kg，每 2 小时 1 次，连用 5 次，次日同样用法，以后每 2 日递增每次 1～2 mg/kg，共用 5～6 日，每日测血压及 QT 间期，一旦复律成功，以有效单剂量作为维持量，每 6～8 小时给药 1 次。若 3 日无效者应立即停药，改用其他抗心律失常药物。

【制剂与规格】

硫酸奎尼丁片：每片 0.2 g。

硫酸奎尼丁缓释片：每片 0.3 g。

【临床用药指导】

1．用药禁忌

（1）对本药或金鸡纳生物碱过敏者。

（2）Ⅱ 或 Ⅲ 度房室传导阻滞者（已安装起搏器者除外）。

（3）病态窦房结综合征患者。

（4）心源性休克者。

（5）严重心肌损害者。

（6）严重肝或肾功能损害者。

（7）使用本药曾引起血小板减少性紫癜者。

（8）室内传导阻滞者。

（9）重症肌无力患者。

2．药物相互作用

（1）与其他抗心律失常药（如维拉帕米、胺碘酮）合用可使作用相加。维拉帕米、胺碘酮还可使本药血药浓度上升。

（2）尿液碱化药（如乙酰唑胺）、抗酸药、碳酸氢盐合用时在常用剂量即出现毒性反应。

（3）西咪替丁合用可使本药代谢减少而引起血药浓度升高。

（4）大剂量抗组胺药可增强本药的作用。

（5）异丙肾上腺素可能加重本药过量所致的心律失常，但对 QT 间期延长致"R on T"所诱发的多形性室性心动过速有利。

（6）吩噻嗪类药（如氯丙嗪）合用可加重传导系统阻滞。

（7）本药可加强血管扩张药、β-肾上腺素受体阻断药及其他降压药的作用，与β-肾上腺素受体阻断药合用还可加重对窦房结及房室结的抑制作用。

（8）本药可增加地高辛血药浓度，以致达到中毒水平，也可使洋地黄毒苷血药浓度升高。在洋地黄类药过量时，本药可加重心律失常。

（9）抗胆碱药合用可增强抗胆碱能效应。

（10）本药可使神经肌肉阻滞药（尤其是筒箭毒碱、琥珀胆碱及泮库溴铵）的呼吸抑制作用增强并延长抑制时间。

（11）口服抗凝药合用可使凝血因子 Ⅱ 进一步减少，同时本药与蛋白质的结合也减少。

（12）肝药酶诱导药（如苯巴比妥、苯妥英钠、利福平）合用可降低本药血药浓度。

（13）本药可减弱拟胆碱药、抗胆碱酯酶药的效应。

（14）柠檬汁合用时在常用剂量即出现毒性反应。

3．不良反应

（1）心血管系统：有致心律失常作用，可出现心脏停搏及传导阻滞，较多见于原有器质性心脏病患者。也可出现室性期前收缩、室性心动过速，甚至心室颤动。心电图可表现为 PR 间期延长、QRS 波增宽，一般与剂量有关。如出现 QT 间期明显延长、巨大 U 波形成、R on T，可能诱发尖端扭转型室性心动过速或心室颤动。尖端扭转型室性心动过速或心室颤动可反复自发自停，发作时伴晕厥现象，与剂量无关，可发生于血药浓度在治疗范围内或以下时。本药也可因血管扩张而引起低血压。个别患者可出现脉管炎。

（2）肌肉骨骼系统：可使重症肌无力加重，肌酸磷酸激酶（CPK）增高。

（3）肝：常见小叶性肝炎。

（4）胃肠道：常见恶心、呕吐、痛性痉挛、腹泻、食欲下降、食管炎。

（5）血液：可出现急性溶血性贫血、血小板减少、粒细胞减少、白细胞分类出现核左移。

（6）过敏反应：可出现与剂量无关的过敏反应，如各种皮疹，尤以荨麻疹、瘙痒多见。也可出现发热、哮喘或虚脱。

（7）其他：

① 金鸡纳反应：表现为耳鸣、胃肠功能障碍、心悸、惊厥、头痛、面红、视力障碍（如视物模糊、畏光、复视、色觉障碍、瞳孔散大、暗点及夜盲）、听力障碍、发热、荨麻疹、局部水肿、眩晕、震颤、兴奋、昏迷、忧虑，一般与剂量有关。

② 特异质反应：可出现与剂量无关的特异质反应，

表现为头晕、恶心、呕吐、冷汗、休克、发绀、呼吸抑制或停止。在预防心房扑动和心房颤动病例的综合分析中，本药引起的病死率较对照组高 3 倍。在非致命室性心动过速患者中，本药引起的病死率亦高于其他抗心律失常药。

4．其他用药注意事项

（1）口服给药：餐后 2 小时或餐前 1 小时服药并多次饮水可加快本药吸收。与食物或牛奶同服可减少药物对胃肠道的刺激，而不影响生物利用度。

（2）应避免在夜间给药。白天给药量较大时，夜间应注意心率及血压。

（3）对于有用药指征，但血压偏低或处于休克状态的患者，应先提高血压、纠正休克，然后再用本药。如血压偏低是由于心动过速、心排血量低所致，则应在升高血压的同时使用本药。

（4）转复心房扑动或心房颤动时，为防止房室间隐匿性传导减轻而导致 1∶1 下传，应先给予洋地黄制剂或β-肾上腺素受体阻断药，以免心室率过快。

（5）心房颤动的患者当心律转至正常时，可能诱发心房内血栓脱落，产生栓塞性病变，如脑栓塞、肠系膜动脉栓塞等，应严密观察。

（6）当一日用量超过 1.5 g 时，应监测心电图及血药浓度；超过 2 g 时应特别注意心脏毒性。

（7）本药虽对房性期前收缩、阵发性室上性心动过速、预激综合征伴室上性心动过速、室性期前收缩以及室性心动过速有效，并有转复心房颤动或心房扑动的作用，但由于其安全范围小，用量个体差异大，不良反应较多，目前已较少用。肌内注射及静脉注射已不再使用。

（8）本药中毒剂量与治疗剂量接近，安全范围小。预防过量的最佳方法是连续测定心电图的 QT 间期和 QRS 时间，当 QRS 时间延长超过原来的 25%～35%，QRS 时间超过 146 毫秒，QT 或 QTc 间期超过 500 毫秒，则应减量或调整治疗方案。

（9）用于预防或延迟心房颤动、心房扑动的复发时，本药引起的死亡率较对照组高 3 倍。

普鲁卡因胺
Procainamide

【商品名或别名】

奴佛卡因胺、普鲁卡因酰胺、Amidoprocaine 等。

【临床应用】

本药曾用于各种心律失常的治疗，但因其促心律失常作用以及其他不良反应，现仅推荐用于危及生命的室性心律失常。

【用法与用量】

儿童口服常用量每次 5～12.5 mg/kg 或 375 mg/m^2，每

日 4 次。

静脉给药剂量尚未明确，可参考 3 ～ 6 mg/kg 静脉注射，时间 5 分钟，静脉滴注维持量每分钟 0.025 ～ 0.05 mg/kg。

1．治疗室性心动过速、心室纤颤等危急病例时可静脉推注，每次 1.4 mg/kg，加入 10% 葡萄糖注射液 10 ～ 20 ml 中，每 5 分钟重复 1 次，直到有效或出现毒性症状，总量不超过 10 ～ 15 mg/kg。静脉滴注时可将 0.05 ～ 0.1 g 稀释为 1 mg/ml 应用，有效后以 1 ～ 4 mg/min 维持，总量小于 1 g。心律转复后，改用其他口服抗心律失常药物。

2．治疗室性期前收缩、心房颤动和心房扑动可肌内注射或口服给药。肌内注射剂量每次为 5 ～ 6 mg/kg，每 6 小时 1 次，直至心律不齐消失或毒性作用出现，其最大量乳幼儿每天小于 0.2 g，年长儿每天小于 0.5 g。口服给药每日 40 ～ 60 mg/kg，分 4 次；对于快速性房性心律失常可每次 12 ～ 14 mg/kg，2 小时 1 次，每日 5 次，见效后改为 6 小时 1 次。期前收缩消失后改小剂量维持治疗，剂量因个体差异而不同。

3．治疗幽门痉挛可于吃奶前 15 分钟服用，每次 15 mg。

【制剂与规格】

盐酸普鲁卡因胺片：每片（1）0.125 g；（2）0.25 g。

盐酸普鲁卡因胺注射液：每支（1）1 ml：0.1 g；（2）2 ml：0.2 g；（3）5 ml：0.5 g；（4）10 ml：1 g。

【临床用药指导】

1．用药禁忌

（1）对本药、普鲁卡因或其他酯类局麻药过敏者。

（2）红斑狼疮患者（包括有既往史）。

（3）病态窦房结综合征患者（已安置起搏器者除外）。

（4）Ⅱ度或Ⅲ度房室传导阻滞者（已安置起搏器者除外）

（5）低钾血症患者。

（6）重症肌无力患者。

（7）地高辛中毒者。

（8）尖端扭转型室性心动过速者（国外资料）。

2．药物相互作用

（1）其他抗心律失常药合用可使抗心律失常效应相加。

（2）抗胆碱药合用可使两者抗胆碱效应相加。

（3）降压药合用（尤其是本药静脉注射时）可使降压作用增强。

（4）西咪替丁可抑制本药的排泄，延长其半衰期。

（5）雷尼替丁可影响本药在肾的清除。

（6）口服胺碘酮可以改变本药静脉给药的药动学特性，降低其清除率，延长其半衰期。

（7）甲氧苄啶可降低普鲁卡因胺和其代谢产物 N-乙酰卡尼（NAPA）的肾清除率。

（8）神经肌肉阻滞药（包括去极化型和非去极化型）合用时可使此类药物神经肌肉接头的阻滞作用增强，作用时间延长。

（9）本药可抑制拟胆碱药对横纹肌的效应。

（10）抗酸药可降低本药生物利用度。

3．不良反应

（1）心血管系统：可出现心脏停搏、传导阻滞及室性心律失常。心电图可出现 PR 间期及 QT 间期延长、QRS 波增宽、"R on T"、多形性室性心动过速（尖端扭转型室性心动过速）或心室颤动。快速静脉注射可使血管扩张，从而导致低血压。

（2）肌肉骨骼系统：偶见进行性肌病、Sjogren 综合征（干燥综合征）。

（3）泌尿生殖系统：偶见肾病综合征。

（4）免疫系统：约 50% 患者用药数周至数月可出现抗核抗体阳性（为红斑狼疮样综合征的早期征象），停药后通常可以消失。长期用药者较多发生，但也有仅用药数次即出现者。

（5）神经系统：少见头晕。

（6）精神：少见精神抑郁或伴有幻觉的精神失常。

（7）肝：大剂量较易引起肝大，碱性磷酸酶、胆红素、乳酸脱氢酶及谷丙转氨酶升高等。偶见肉芽肿性肝炎。

（8）胃肠道：大剂量较易引起口苦、畏食、恶心、呕吐、腹泻。

（9）血液：可出现溶血性或再生障碍性贫血、粒细胞减少、血小板减少、中性粒细胞减少、骨髓抑制及骨髓肉芽肿。血浆凝血酶原时间及部分凝血活酶时间可延长。

（10）过敏反应：少见荨麻疹、斑丘疹、瘙痒、血管神经性水肿。

4．其他用药注意事项

（1）静脉给药：静脉应用本药易出现低血压，故静脉用药速度宜慢。静脉注射时患者应取卧位，并需连续监测血压及心电图。

（2）本药仅用于危及生命的室性心律失常。

（3）长期用药可致抗核抗体滴度升高，抗核抗体阳性时用药应权衡利弊。

（4）本药可引起粒细胞缺乏、骨髓抑制、再生障碍性贫血、血小板减少、中性粒细胞减少，有引起致死的报道。

（5）在用药的前 3 个月，每周进行 1 次血小板计数、全血细胞计数及分类计数检查，此后定期检查。

（6）有使用本药指征但血压偏低者，应先用升压药（如间羟胺）升高血压后再用本药。

（7）如心房颤动或心房扑动的心室率较快，应先用洋地黄类药控制心室率在每分钟 70～80 次以后再用本药。

（8）在开始治疗前和整个治疗过程中应纠正电解质紊乱（尤其低钾血症和低镁血症）。

（9）血液透析可清除本药，故透析后应加用一剂。

（10）用药 3 日后，如仍未恢复窦性心律或心动过速无改善，应考虑换药。

（11）用药期间一旦心室率明显减低，应立即停药。使用本药治疗前应监测患者心电图，如 QT 间期延长≥25% 时应停药或减量。

丙吡胺
Disopyramide

【临床应用】

本药曾用于治疗各种心律失常，但由于其有致心律失常作用，现仅推荐用于其他药物无效的致命性室性心律失常。

【用法与用量】

致命性室性心律失常

1. 口服给药　剂量尚未确定，需根据血药浓度逐渐增量。参考用量为：1 岁以下者，一日 10～30 mg/kg；1～4 岁者，一日 10～20 mg/kg；4～12 岁者，一日 10～15 mg/kg；12～18 岁者，一日 6～15 mg/kg。分 3～4 次口服。

2. 静脉注射　儿童常用量尚未确定，需根据血药浓度逐渐增量。

【制剂与规格】

磷酸丙吡胺片：每片 100 mg。

磷酸丙吡胺注射液：每支（1）2 ml：50 mg；（2）5 ml：50 mg；（3）2 ml：100 mg。

【临床用药指导】

1. 用药禁忌

（1）对本药过敏者。

（2）Ⅱ 或 Ⅲ 度房室传导阻滞及双束支传导阻滞者（已安置起搏器者除外）。

（3）病态窦房结综合征患者。

（4）心源性休克者。

（5）青光眼患者。

（6）尿潴留（多由前列腺增生引起）患者。

（7）重症肌无力患者。

（8）先天性 QT 间期延长者。

2. 药物相互作用

（1）其他抗心律失常药（尤其奎尼丁、普鲁卡因胺、维拉帕米、美西律、普罗帕酮）、普萘洛尔及其他 β- 肾上腺素受体阻断药合用可进一步延长传导时间及减少心排血量。

（2）西沙必利合用可引起严重的心律失常。

（3）大环内酯类抗生素（如红霉素、阿奇霉素、克拉霉素）合用可使本药血药浓度升高。

（4）西咪替丁合用可使本药血药浓度升高。

（5）利托那韦合用可使本药的血药浓度明显升高，心脏毒性增加。

（6）本药可增强华法林的抗凝作用。

（7）吡斯的明、氯贝胆碱合用可减少本药的抗胆碱不良反应。

（8）肝药酶诱导药（如苯巴比妥、苯妥英钠、磷苯妥英、利福平）合用可使本药疗效降低。

（9）乙醇合用可导致低血糖及低血压的发生率增高。

3. 不良反应

（1）心血管系统：本药的负性肌力作用（本药最严重的不良反应）可诱发心力衰竭，无心力衰竭史者发生率小于 5%，而有心力衰竭史者约 50% 可能复发。心力衰竭严重时可致低血压，甚至休克。静脉注射时偶见血压升高。有静脉注射时产生明显的冠状动脉收缩的报道。

（2）代谢 / 内分泌系统：偶见低血糖、水潴留。

（3）泌尿生殖系统：常见抗胆碱作用引起的尿潴留、尿频、尿急。偶见阳痿。

（4）神经系统：可见失眠。

（5）精神：可见抑郁、精神失常。

（6）肝：可见胆汁淤积、肝功能异常。

（7）胃肠道：常见抗胆碱作用引起的口干、便秘。也可见胃肠不适、恶心、呕吐、畏食、腹泻。

（8）血液：可见粒细胞减少。

（9）皮肤：偶见过敏性皮疹、光敏感性皮炎、皮肤潮红、紫癜。

（10）眼：常见抗胆碱作用引起的青光眼加重、视物模糊。

4. 其他用药注意事项

（1）本药仅用于致命性室性心律失常。

（2）本药禁止与其他可延长 QT 间期的药 [如喹诺酮类（加替沙星、司帕沙星）、多非利特、匹莫齐特] 合用。

（3）本药剂量必须个体化，并逐渐增量（视疗效及耐受性而定），肝、肾功能不全及体重较轻者应适当减量。

（4）在治疗心房颤动或心房扑动时，为防止用药后房室传导突然加快和心室率增加，应先洋地黄化。

（5）服用硫酸奎尼丁或盐酸普鲁卡因胺者如需换用本药，应在停服硫酸奎尼丁 6～12 小时或盐酸普鲁卡因胺 3～6 小时后才能使用本药，且不能使用负荷剂量。

（6）首次服药 300 mg 后，0.5～3 小时可起治疗作用，但不良反应也相应增加。

（7）开始治疗时应严密监测心电图（尤其QT间期）。

莫雷西嗪
Moracizine

【商品名或别名】

安脉静、吗拉西嗪、Moricizine。

【临床应用】

用于室性心律失常，包括室性期前收缩及室性心动过速。

【用法与用量】

1．期前收缩　口服，每次4～6 mg/kg，每日3次，或每日200 mg/m²，分4次服用；期前收缩消失后以小剂量维持治疗。

2．阵发性心动过速或心房颤动　每次1 mg/kg，加入生理盐水注射液10～20 ml中静脉注射，心律转复后改口服维持治疗。

【制剂与规格】

盐酸莫雷西嗪片：50 mg。

盐酸莫雷西嗪注射液：2 ml：50 mg。

【临床用药指导】

1．用药禁忌

（1）对本药过敏者。

（2）心源性休克者。

（3）Ⅱ或Ⅲ度房室传导阻滞，或双束支传导阻滞且未安置心脏起搏器者。

（4）严重低血压患者。

（5）严重肝、肾功能不全者。

2．药物相互作用

（1）西咪替丁合用可使本药血药浓度增加1.4倍。

（2）普鲁卡因胺合用可导致低血压、心律失常、房室传导阻滞等。

（3）有心脏毒性的药物（如阿莫沙平、阿米替林、氯米帕明等）合用可增加心脏毒性（QT间期延长、尖端扭转型室性心动过速、心脏停搏等）。

（4）地尔硫䓬合用可增高本药血药浓度，降低地尔硫䓬血药浓度。

（5）华法林合用可增加出血的风险。

（6）茶碱类药合用可缩短茶碱类药的半衰期。

3．不良反应

（1）心血管系统：可见心律失常（包括室性期前收缩、室性心动过速）、充血性心力衰竭、低血压，还可提高纤维除颤器起搏阈值。

（2）呼吸系统：可见呼吸困难。

（3）泌尿生殖系统：可见尿潴留。

（4）神经系统：可见头晕、头痛、嗜睡、感觉异常。还可见眩晕、口舌麻木。

（5）精神：可见兴奋、欣快。

（6）肝：少见胆红素升高、血清转氨酶升高、黄疸。

（7）胃肠道：可见恶心、呕吐、腹痛、消化不良、口干、便秘。还可见腹泻、腹部不适。

（8）皮肤：可见多汗，个别患者可见瘙痒。有出现严重皮疹的个案报道，停药即消失。

（9）眼：可见复视。

（10）其他：可见乏力。肌内注射可见局部疼痛；静脉注射可引起短暂眩晕和血压下降。还可见体温升高。

4．其他用药注意事项

（1）本药仅用于致命性室性心律失常患者。

（2）在使用本药前，其他抗心律失常药物应停用1～2个半衰期。

（3）用药时，应注意本药的致心律失常作用与原有心律失常加重的鉴别，用药早期最好进行监测。

（4）用药期间应监测血压、心电图及肝功能。

安他唑啉
Antazoline

【商品名或别名】

安他啉、安他心、Phenazolinum。

【临床应用】

1．用于房性期前收缩、室性期前收缩、室性心动过速、心房颤动等心律失常。

2．用于过敏性疾病。

【用法与用量】

1．期前收缩　口服每日2～3 mg/kg，每日3次，待期前收缩控制后减量维持治疗。

2．阵发性室上性心动过速　静脉注射每次1～2 mg/kg，加入10%葡萄糖注射液10～20 ml中缓慢静脉注射，待心律转复后改口服维持治疗。

3．荨麻疹　采用软膏外用。

【制剂与规格】

盐酸安他唑啉片：0.1g。

安他唑啉滴眼液：含0.5%磷酸安他唑啉和0.05%盐酸萘甲唑啉。

【临床用药指导】

1．用药禁忌

闭角型青光眼患者。

2．药物相互作用

与奎尼丁、普鲁卡因胺、普萘洛尔、美西律或妥卡尼合用时，本品的毒性增加，甚至引起窦性停搏。

3．不良反应

（1）心血管系统：少见高血压、心律不齐，有导致

1：1 的房室传导阻滞的个案报道。

（2）呼吸系统：有出现过敏性肺炎的个案报道。

（3）泌尿生殖系统：有血红蛋白尿和急性肾衰竭的报道。

（4）神经系统：可见中枢神经系统抑制、意识丧失、昏迷。儿童，尤其是婴儿，可见明显体温降低。有出现手臂震颤的个案报道，停药即消失。

（5）胃肠道：可见轻度胃肠道不适。

（6）血液：有发生免疫性溶血性贫血的个案报道。长期用药可致免疫性血小板减少性紫癜。

（7）眼：经眼给药后可见瞳孔扩大、轻度的一过性刺痛、灼烧感、流泪、眼压升高或降低、弥散性上皮浑浊。

利多卡因
Lidocaine

【商品名或别名】

达络、利度卡因、Lidocainum、Lidoderm。

【临床应用】

1. 用于浸润麻醉、硬膜外麻醉、表面麻醉（包括在胸腔镜检查、上消化道内镜检查、经尿道施行检查或腹腔手术时作黏膜麻醉用）及神经传导阻滞。

2. 本药注射液亦可用于急性心肌梗死后室性期前收缩和室性心动过速，以及洋地黄中毒、心脏外科手术及心导管引起的室性心律失常。但对室上性心律失常通常无效。

3. 本药注射液（溶剂用）和氯化钠注射液可作为肌内注射用青霉素的溶媒，以减轻注射部位疼痛。

【用法与用量】

1. 心律失常

（1）静脉注射：盐酸利多卡因注射液：$1 \sim 1.5$ mg/kg（一般 $50 \sim 100$ mg）作为首次负荷量静脉注射 $2 \sim 3$ 分钟，必要时每 5 分钟重复 $1 \sim 2$ 次。1 小时内最大负荷量为 4.5 mg/kg（或 300 mg）。

（2）静脉滴注：盐酸利多卡因注射液：用负荷量 $1 \sim 1.5$ mg/kg 后以 $1 \sim 4$ mg/min 或 $0.015 \sim 0.03$ mg/（kg·min）的速度静脉滴注维持。最大维持剂量为 4 mg/min。

2. 心力衰竭、心源性休克、肝血流量减少者用于抗心律失常时应减少用量，盐酸利多卡因注射液（0.1%）以 $0.5 \sim 1$ mg/min 的速度静脉滴注，每小时不超过 100 mg。心功能不全者用碳酸盐注射液作硬膜外阻滞时也应酌减用量。

3. 局部麻醉

局部给药：盐酸利多卡因注射液：常用量应个体化，单次剂量不超过 $4 \sim 4.5$ mg/kg。常用浓度为 $0.25\% \sim 0.5\%$，特殊情况可使用 1% 浓度。

【制剂与规格】

盐酸利多卡因注射液：（1）2 ml：4 mg（溶剂用）；（2）2 ml：20 mg；（3）2 ml：40 mg；（4）5 ml：50 mg；（5）5 ml：100 mg；（6）10 ml：200 mg；（7）20 ml：400 mg。

碳酸利多卡因注射液（以利多卡因计）：（1）5 ml：86.5 mg；（2）10 ml：173 mg。

盐酸利多卡因氯化钠注射液：2 ml（盐酸利多卡因 5 mg、氯化钠 17 mg）。

利多卡因气雾剂：（1）25 g：1.75 g；（2）50 g：1.2 g。

盐酸利多卡因胶浆（Ⅰ）：（1）10 g：200 mg；（2）20 g：400 mg。

盐酸利多卡因凝胶：2%。

【临床用药指导】

1. 用药禁忌

（1）对局部麻醉药过敏者。

（2）阿 - 斯综合征（急性心源性脑缺血综合征）患者。

（3）预激综合征患者。

（4）严重心脏传导阻滞（包括窦房、房室及心室内传导阻滞）患者。

（5）严重高血压患者。

（6）未控制的癫痫患者。

（7）卟啉病患者。

2. 药物相互作用

（1）西咪替丁、β- 肾上腺素受体阻断药（如普萘洛尔、美托洛尔、纳多洛尔）合用可引起心脏和神经系统不良反应。

（2）巴比妥类药合用可引起心动过缓、窦性停搏。

（3）普鲁卡因胺合用可引起一过性谵妄、幻觉，但不影响本药的血药浓度。

（4）去甲肾上腺素合用可使本药的总清除率降低。

（5）异丙肾上腺素合用可使本药的总清除率升高。

3. 不良反应

（1）心血管系统：血压升高、脉搏加快、低血压、心动过缓。血药浓度过高可引起心房传导速度减慢、房室传导阻滞、心室颤动、心搏骤停。

（2）呼吸系统：呼吸抑制、支气管痉挛。

（3）免疫系统：超敏反应。

（4）神经系统：嗜睡、感觉异常、肌肉震颤、惊厥、昏迷。

4. 其他用药注意事项

（1）新生儿用药可引起中毒，本药在早产儿中的半衰期为 3.16 小时，较正常婴儿（1.8 小时）长，故新生儿和早产儿慎用。婴儿禁用本药注射液（溶剂用）和氯化钠注射液作为肌内注射用青霉素溶媒。

（2）本药体内代谢较普鲁卡因慢，有蓄积作用，可引起中毒而发生惊厥，应严格掌握浓度和用药总量。

（3）用药期间应监测血压、心电图、电解质、血药浓度。

（4）本药过量可引起惊厥、心搏骤停。

妥卡尼
Tocainide

【临床应用】

口服给药用于治疗严重室性心律失常，包括室性期前收缩及室性心动过速。

【用法与用量】

严重室性心律失常，口服给药：一次 7.5 mg/kg，一日 3 次。

【制剂与规格】

盐酸妥卡尼片：200 mg。

盐酸妥卡尼胶囊：200 mg。

盐酸妥卡尼注射液：（1）5 ml：100 mg；（2）10 ml：200 mg；（3）15 ml：750 mg。

【临床用药指导】

1．用药禁忌

（1）对本药或酰胺类麻醉药过敏者。

（2）未安装起搏器的 Ⅱ 至 Ⅲ 度房室传导阻滞患者。

（3）双束支传导阻滞者。

2．药物相互作用

（1）碳酸氢钠合用可致本药的肾清除减少。

（2）丙胺卡因、利多卡因合用可增加心脏毒性的风险。本药与利多卡因合用还可出现中枢神经系统毒性（如惊厥）。

（3）β- 肾上腺素受体阻断药（如美托洛尔）合用对血流动力学及传导的抑制更明显。如与美托洛尔合用，对肺楔压和心脏指数均有影响。

（4）利福平、利福喷汀合用可减弱本药效应。

（5）西咪替丁合用可减弱本药疗效。

3．不良反应

（1）心血管系统：对心房扑动或心房颤动患者，可使心室率加快。还可见心动过缓、心电图改变（血药浓度高时可能导致 QRS 波加宽）、心力衰竭、低血压、心包炎、窦房阻滞、心室颤动。另有个案报道，一例美托洛尔治疗的急性心肌梗死患者，静脉给予本药后导致心脏指数低幅下降、肺毛细血管楔压和全身血管阻力增加。

（2）呼吸系统：有出现肺纤维化、间质性肺炎、纤维性肺泡炎、肺水肿等的报道（多发生于重症患者）。

（3）泌尿生殖系统：可引起肾毒性反应，如肉眼血尿。有出现尿潴留和多尿的报道。

（4）免疫系统：据报道，本药治疗后患者出现抗核抗体阳性的狼疮样综合征，以及免疫介导的不良反应，如贫血、发热、心包炎、关节炎、关节疼痛。

（5）神经系统：常见眩晕、头痛、嗜睡、震颤，停药后可自行消失。还可见感觉异常、头晕、共济失调、健忘。有出现惊厥、强直阵挛发作、意识错乱、谵妄、言语不清的报道。

（6）精神：有出现幻觉、偏执的报道。

（7）肝：有报道，本药治疗 2 个月后出现肝炎和肝功能衰竭，停用本药后，肝功能检测于 6 周内恢复正常。另有用药后出现 AST 和 ALT 升高的个案报道。

（8）胃肠道：常见畏食、恶心、呕吐、便秘，停药后可自行消失。还可见腹痛、味觉倒错。

（9）血液：有发生中性粒细胞减少、粒细胞缺乏、骨髓抑制、白细胞减少、再生障碍性贫血、血小板减少等的报道，多在用药 12 周内发生。

（10）皮肤：常见多汗，偶见皮疹，停药后可自行消失。还可见脱发、多型性红斑、剥脱性皮炎的报道。

（11）眼：可见视物模糊、眼球震颤。

（12）耳：常见耳鸣，停药后可自行消失。

（13）其他：个别患者出现发热、寒战。

4．其他用药注意事项

（1）本药不用于心肌梗死后无症状或症状极轻的非致命性室性心律失常，并避免用于无症状的室性期外收缩。

（2）静脉给药对神经系统的不良反应明显，仅用于其他药抢救无效者。

（3）正在使用其他抗心律失常药者应慎用本药。利多卡因基本可预示本药的疗效，原用利多卡因换用本药时，应先停用利多卡因 6 ～ 8 小时；原用本药需换用其他抗心律失常药时，应先停用本药 8 小时。

（4）本药对地高辛化和非地高辛化患者均有效。

（5）患者宜于住院期间停药。

美西律
Mexiletine

【商品名或别名】

脉克定、脉律定、Mexitil 等。

【临床应用】

1．口服给药用于慢性室性心律失常，包括室性期前收缩及室性心动过速。

2．静脉给药用于急性室性心律失常（如持续性室性心动过速）。应避免用于无症状的室性期前收缩。

【用法与用量】

1．室性期前收缩　口服每日 15 ～ 20 mg/kg，分 3 ～ 4 次给予；或每次 3 ～ 5 mg/kg，每 6 ～ 8 小时 1 次，首剂加倍；期前收缩消失后逐渐减量维持治疗，其维持量不出现期前收缩为准，因个体而差异。

2．室性心动过速、心室颤动　静脉注射每次 1 ～ 2 mg/kg，加入 10% 葡萄糖注射液 5 ～ 10 ml 中，

10 分钟注完，心律转复后停用，必要时可再重复 1 次。

【制剂与规格】

盐酸美西律片：（1）50 mg；（2）100 mg；（3）250 mg。

盐酸美西律胶囊：（1）50 mg；（2）100 mg；（3）200 mg；（4）400 mg。

盐酸美西律注射液：（1）2 ml：50 mg；（2）2 ml：100 mg；（3）10 ml：250 mg。

【临床用药指导】

1．用药禁忌

（1）对本药过敏者（国外资料）。

（2）Ⅱ或Ⅲ度房室传导阻滞及双束支阻滞者（已安置起搏器者除外）。

（3）心源性休克者。

（4）病态窦房结综合征患者。

（5）哺乳期妇女。

2．药物相互作用

（1）其他抗心律失常药（如胺碘酮、奎尼丁、丙吡胺）合用可能有协同作用。

（2）利托那韦合用可使本药毒性增强。

（3）尿碱化药合用可使本药药效增强。

（4）制酸药可降低本药口服的生物利用度，但也可因尿 pH 增高，使血药浓度升高。

（5）西咪替丁合用可使本药血药浓度发生变化。

（6）止吐药（如甲氧氯普胺）合用可使本药的吸收速度加快。

（7）茶碱合用可使茶碱毒性增强。

（8）肝药酶诱导药（如苯妥英钠、苯巴比妥、利福平或利福布汀）合用可降低血药浓度。

（9）尿酸化药合用可使本药药效减弱。

（10）在急性心肌梗死早期，吗啡使本药吸收延迟并减少。

（11）阿托品可延迟本药的吸收，但不影响本药的吸收量。

3．不良反应

（1）心血管系统：窦性心动过缓及窦性停搏一般较少发生。偶见胸痛、室性心动过速、低血压及心力衰竭加重。在治疗致命性室性心律失常时有可能使心律失常恶化。

（2）呼吸系统：极少见肺纤维化。

（3）神经系统：可见头晕、震颤（最先出现手细颤）、眼球震颤、共济失调、昏迷、惊厥、嗜睡失眠。

（4）精神：可见精神失常。

（5）肝：有肝功能异常的报道，可出现谷丙转氨酶升高。

（6）胃肠道：常见恶心、呕吐。还可见便秘、腹泻。

（7）血液：极个别患者有白细胞及血小板减少。

（8）眼：可见复视、视物模糊。

（9）过敏反应：可见皮疹。

4．其他用药注意事项

（1）口服给药：建议与食物或抗酸药同服。

（2）静脉用药时神经系统不良反应大，故仅用于其他药抢救无效者，且应同时监测心电图及血压。

（3）本药疗效及不良反应与血药浓度相关，治疗指数低，有效血药浓度为 0.5 ~ 2 μg/ml，超过 2 μg/ml 则不良反应明显增加，故应按需进行血药浓度监测。

（4）换用其他抗心律失常药物前，应停用本药至少 1 个半衰期（12 小时以上）。

（5）本药用于治疗心肌梗死后无症状或症状轻微的非致命性室性心律失常时，可增加病死率。

（6）用药前及治疗过程中应纠正电解质紊乱（尤其低血钾、低血镁）。

（7）用药期间应注意检查血压、心电图及血药浓度。

阿普林定
Aprindine

【商品名或别名】

安宝律定、安搏律定、Aprindinum。

【临床应用】

用于室性及房性期前收缩、阵发性室上性心动过速、心房颤动等，对多种快速型心律失常有效。

【用法与用量】

1．室性期前收缩　口服每次 1 mg/kg，每日 3 次，期前收缩消失后逐渐减量维持治疗，以不出现期前收缩为准。

2．室性心动过速　静脉注射每次 1 mg/kg，加入 10% 葡萄糖注射液 5 ~ 10 ml 中，5 分钟注完，注意心率变化。心律转复后立即停用，改口服维持治疗，剂量每日 1 mg/kg，每日 3 次，病情稳定后逐渐减量。

【制剂与规格】

阿普林定片：（1）25 mg；（2）50 mg。

阿普林定胶囊：50 mg。

阿普林定注射液：（1）5 ml：50 mg；（2）10 ml：100 mg；（3）20 ml：200 mg。

【临床用药指导】

1．用药禁忌

（1）对本药过敏者。

（2）窦性心动过缓者。

（3）Ⅱ或Ⅲ度房室传导阻滞或室内传导阻滞患者。

（4）严重心、肾功能不全者。

（5）血象异常者。

（6）黄疸患者。

（7）癫痫患者。

（8）帕金森病患者。

2．药物相互作用

（1）引起 QT 间期延长的药物（如乙酰卡尼、阿奇利特、溴苄铵、多非利特等）合用可增加心脏毒性（QT 间期延长、尖端扭转型室性心动过速、心脏停搏）。

（2）胺碘酮合用可增加心脏毒性（QT 间期延长、尖端扭转型室性心动过速、心脏停搏）和本药的不良反应（震颤、共济失调、复视）。

（3）氯氮平与Ⅰ类抗心律失常药合用可增加两者的血药浓度。

3．不良反应

（1）心血管系统：少数患者可见心电图 PR 间期延长。还有诱发多种类型的室性心动过速的报道，如阵发性室性心动过速、尖端扭转型室性心动过速等。阵发性室性心动过速表现为 QT 间期延长和复发性晕厥，某些患者能自动终止，而某些患者则需要电击复律。静脉注射本药可能对心血管疾病患者的左心室功能产生严重影响。

（2）神经系统：当血药浓度超过 2 μg/ml 时，神经系统症状最常见。常见眩晕、感觉异常、手颤，严重可致癫痫样抽搐，可见共济失调、谵妄。还有引起头晕、震颤、记忆缺陷、幻觉的报道，症状与剂量有关。

（3）肝：可见胆汁淤积性黄疸，少数患者可见血清转氨酶升高。还有引起肝炎的报道。

（4）胃肠道：可见恶心、腹泻。还有呕吐、腹胀的报道。

（5）血液：少数患者可见白细胞数降低。还有引起粒细胞减少的报道，严重者可致命。

（6）皮肤：有皮疹、中毒性皮肤病的报道。

（7）眼：可见复视。还有视物模糊的报道。

4．其他用药注意事项

（1）本药治疗量与中毒量相当接近，安全范围较小。

（2）本药可能导致严重中枢性不良反应，与麻醉药及中枢神经抑制药合用时应慎重。

（3）普鲁卡因或利多卡因浸润麻醉时，应减量或停止本药治疗 2 ～ 3 日。

（4）治疗期间应定期监测心电图、血常规和肝功能。

普罗帕酮
Propafenone

【商品名或别名】

苯丙酰苯心安、苯丙酰心安、Proliekofen、Propafenonum。

【临床应用】

用于阵发性室性心动过速及室上性心动过速（包括伴预激综合征）、心房扑动或心房颤动，也可用于治疗期前收缩。

【用法与用量】

1．阵发性室性心动过速及室上性心动过速（包括伴预激综合征）

（1）口服给药：预防：一次 1 ～ 3 mg/kg，一日 2 ～ 3 次。

（2）静脉滴注：推荐剂量为 20 ～ 40 mg/h。

2．心房扑动或心房颤动、期前收缩

口服给药：一次 1 ～ 3 mg/kg，一日 2 ～ 3 次。

【制剂与规格】

盐酸普罗帕酮片：（1）50 mg；（2）100 mg；（3）150 mg。

盐酸普罗帕酮胶囊：（1）100 mg；（2）150 mg。

盐酸普罗帕酮注射液：（1）5 ml；17.5 mg；（2）10 ml；35 mg；（3）20 ml；70 mg。

【临床用药指导】

1．用药禁忌

（1）对本药过敏者（国外资料）。

（2）无起搏器保护的窦房结功能障碍（如病态窦房结综合征）患者。

（3）Ⅱ或Ⅲ度房室传导阻滞、严重窦房传导阻滞、双束支传导阻滞（未安置人工心脏起搏器）者。

（4）严重充血性心力衰竭患者。

（5）心源性休克者（心律失常引起者除外）。

（6）严重低血压患者。

（7）显著电解质紊乱（尤其是钾）者。

（8）支气管痉挛或严重阻塞性肺疾病患者。

（9）重症肌无力患者。

2．药物相互作用

（1）其他抗心律失常药（如维拉帕米、胺碘酮、奎尼丁、普鲁卡因胺）合用可能提高抗心律失常药疗效，但也可能增加不良反应。

（2）利托那韦、氟西汀合用可使本药血药浓度升高，毒性增强。

（3）舍曲林合用可能抑制本药的代谢。

（4）西咪替丁合用可使本药稳态血药浓度升高，但对其电生理参数无影响。

（5）降压药可使本药的降压作用增强。

（6）利多卡因合用可增加神经系统不良反应（如头晕、感觉异常）。

（7）本药可使地高辛的血药浓度升高，一日给予 450 mg 时，地高辛血药浓度升高 35%；一日给予 900 mg 时，地高辛血药浓度可升高 85%。

（8）本药可增加普萘洛尔、美托洛尔的血药浓度和消除半衰期，但临床上未出现明显不良反应。

（9）华法林、苯丙香豆素合用可增加出血的危险。

（10）环孢素合用可增加环孢素的毒性反应。

（11）茶碱合用可增强茶碱的毒性反应。

（12）本药与地昔帕明及其他三环类抗抑郁药（如

阿米替林、去甲替林、普罗替林、氯米帕明、曲米帕明、多塞平、丙米嗪）合用可引起后者在治疗浓度时出现毒性反应，但尚无本药与其他三环类抗抑郁药合用发生不良反应的报道。

（13）肝酶诱导药（如苯巴比妥、利福平）合用可使本药疗效减弱。

3．不良反应

（1）心血管系统

① 可见房室传导阻滞、窦房传导阻滞、室内传导阻滞、心动过缓、心动过速（如发展为室性心动过速）。罕见心室扑动、心室颤动。

② 有 QT 间期延长、PR 间期轻度延长、QRS 时间延长的个案报道。

③ 有促心律失常作用（使原有的心律失常恶化或引起新的心律失常，损害心脏功能，甚至导致心搏骤停）。

④ 可使原有的心力衰竭恶化，甚至出现心源性休克。

⑤ 偶见直立性低血压（尤其心功能不全的老年患者）。

（2）呼吸系统：罕见易感染患者出现支气管痉挛。

（3）泌尿生殖系统：有大剂量用药后出现性能力下降、精子数量减少的报道，停药后可逆转。

（4）免疫系统：有出现抗核抗体增加、红斑狼疮样综合征的个案报道，停药后可逆转。

（5）神经系统：可见头痛、头晕、目眩、手指震颤、癫痫发作。起始剂量大时可出现感觉异常。罕见噩梦、入睡障碍、锥体外系症状。

（6）精神：可见抑郁。罕见焦虑、精神错乱、躁动。

（7）肝：有连续服用两周后出现胆汁淤积性肝损伤的报道，停药后 2 ～ 4 周各酶的活性均恢复正常。罕见黄疸。

（8）胃肠道：可见口干、舌唇麻木，可能是由于其局部麻醉作用所致。还可见恶心、呕吐、便秘、食欲减退。偶见腹胀、口苦。

（9）血液：有引起白细胞减少、粒细胞减少、血小板减少的报道，停药后可逆转。还有粒细胞缺乏的报道。

（10）皮肤：少见皮肤过敏反应（如红斑、瘙痒、皮疹、荨麻疹）。

（11）眼：起始剂量大时可见视物模糊。

（12）其他：罕见乏力。对于心肌梗死后无症状或症状轻微的非致命性室性心律失常，使用本药可能增加患者的病死率。

4．其他用药注意事项

（1）使用时宜从小剂量开始，逐渐加量。不宜与负性肌力药物合用，尤其在静脉给药时。

（2）静脉给药时需严密监测血压及心电图。当心率小于 50 次 / 分、血压下降、新出现各种传导阻滞或原有传导阻滞加重或发生新的心律失常等应及时停药，

并采取相应治疗措施。

（3）本药血药浓度与剂量不成比例，故在增量时应小心，以防血药浓度过高产生不良反应。

（4）本药可能对起搏阈值有影响，在治疗期间应注意监测和调试起搏器。

（5）需换用其他抗心律失常药时，应先停用本药 1 日；反之，各种抗心律失常药至少停用一个半衰期，再换用本药；对严重急性心律失常则可酌情缩短停用时间，但需注意药物相互作用。

（6）本药可能影响患者驾驶或操作机械的能力（尤其饮酒后）。

（7）口服给药：本药有局部麻醉作用，口服制剂宜与饮料或食物同时服用，不得嚼碎。

恩卡尼
Encainide

【临床应用】

用于室性期前收缩、室性心动过速及心室颤动，也可用于室上性心动过速。对折返性心动过速，尤其是预激综合征有效。

【用法与用量】

抗心律失常

1．口服给药 一日 60 ～ 120 mg/m² 或 2 ～ 7.5 mg/kg，分 3 ～ 4 次服用。常从小剂量开始，在严密观察下逐渐增量。

2．预激综合征合并室上性心动过速 静脉注射每次 0.5 ～ 1 mg/kg，加入 10% 葡萄糖注射液 10 ml 中缓慢注射 15 分钟，待心律转复后改口服以巩固治疗。

【制剂与规格】

恩卡尼胶囊：（1）25 mg；（2）35 mg；（3）50 mg。

恩卡尼注射液：（1）1 ml：25 mg；（2）2 ml：50 mg。

【临床用药指导】

1．用药禁忌

（1）对本药过敏者（国外资料）。

（2）先前存在 Ⅱ度 或 Ⅲ度 房室传导阻滞者（国外资料）。

2．药物相互作用

（1）奎尼丁、丙吡胺合用可抑制室内传导。

（2）三氧化二砷、阿司咪唑、氯丙嗪、膦甲酸、卤泛群、伊拉地平、美索达嗪、丙氯拉嗪、硫利达嗪、三氟拉嗪合用可增加心脏毒性（如 QT 间期延长、尖端扭转型室性心动过速、心脏停搏）的风险。

（3）氨磺必利、恩氟烷、红霉素、氟哌啶醇、氟烷、异氟烷、奥曲肽、喷他脒、匹莫齐特、喹硫平、利培酮、舍吲哚、舒托必利、泰利霉素、加压素、佐替平合用可增加心脏毒性（如 QT 间期延长、尖端扭转型室

性心动过速、心脏停搏）的风险。

（4）氟哌利多合用可增加心脏毒性（如 QT 间期延长、尖端扭转型室性心动过速、心脏停搏）的风险。

（5）度洛西汀合用可增加心脏毒性（QT 间期延长、尖端扭转型室性心动过速、心脏停搏）的风险。

（6）帕罗西汀合用可增加本药毒性（心律失常）的风险。

（7）利托那韦合用可增加心律失常的风险。

3．不良反应

（1）心血管系统：可见室内传导阻滞、窦性心动过缓、暂时性低血压。心律失常抑制实验（CAST）的数据显示，在心肌梗死后接受本药或氟卡尼的患者中，可观察到心律失常引起的病死率增高。有心肌病史者（主要为有恶性室性心动过速史者）常出现心律失常。本药对患有严重慢性心力衰竭（左室射血分数低于 40%）的患者可产生明显的不良血流动力学和临床效应。有大剂量（一日 200 mg 以上）用药增加起搏阈值的报道。有出现缺血性症状的个案报道，包括胸骨下胸痛、呼吸困难、多汗、恶心。

（2）代谢／内分泌系统：有临界高血糖症的患者，接受本药治疗时可升高血糖水平的报道。还有低白蛋白血症的个案报道。

（3）肌肉骨骼系统：可见小腿痉挛。

（4）神经系统：可见头晕、头痛、震颤、共济失调。有出现噩梦、脑病（表现为注意力下降、近期记忆受损、家庭成员名字混淆、激动和扑翼样震颤）的个案报道。

（5）肝：罕见黄疸性肝炎的报道。

（6）胃肠道：可见胃肠道不适、口舌金属味。

（7）皮肤：可见皮疹。

（8）眼：可见视物模糊、复视、眶周水肿。有发生一过性视力障碍（如调节困难）症状。

（9）过敏反应：有出现过敏反应的个案报道，包括发热、寒战、多汗、肌痛。

4．其他用药注意事项

由于在心律失常抑制试验（CAST）中发现心肌梗死后患者使用本药或氟卡尼可增加患者的病死率，因此两药目前都仅用于治疗致命性的严重心律失常，不宜用于心肌梗死后无症状或症状轻微的患者。

胺碘酮
Amiodarone

【商品名或别名】

安律酮、胺碘达隆、Trangorex。

【临床应用】

1．本药口服制剂用于下述心律失常

（1）房性心律失常（心房扑动、心房颤动转律、

转律后窦性心律的维持）。

（2）结性心律失常。

（3）室性心律失常（治疗危及生命的室性期前收缩、室性心动过速；预防室性心律过速、心室颤动）。

（4）伴预激综合征（WPW 综合征）的心律失常。

2．本药注射剂用于不宜口服的严重心律失常：

（1）房性心律失常伴快速室性心律。

（2）WPW 综合征的心动过速。

（3）严重室性心律失常。

（4）体外电除颤无效的心室颤动相关心脏停搏的心肺复苏。

【用法与用量】

1．期前收缩　口服给药。

（1）负荷剂量：一日 7.5 ～ 15 mg/kg，每日 3 次，用药 1 ～ 2 周后前期收缩减少时，减为每日 2 次，共 5 ～ 7 天，以后每天 1 次，维持 1 ～ 2 个月。

（2）维持剂量：宜使用最低有效剂量，根据个体反应，因本药的治疗作用持续时间较长，可隔日给药。已有推荐每周停药 2 日的间歇性治疗方案。

2．反复发作的室上性心动过速、心房颤动、心房扑动、室性心动过速、心室颤动、预激综合征合并室上性心动过速等快速性心律失常。

静脉注射：负荷量为 3 ～ 5 mg/kg，加入 10% 葡萄糖注射液 10 ～ 20 ml 中缓慢注入，于 10 分钟内注入，5 ～ 10 分钟发挥作用，若心律转复后可给予口服维持治疗，剂量及用法同前；若 1 次静脉注射心律未转复者，可于 10 ～ 15 分钟后重复静脉注射 1 次，之后以 1 ～ 1.5 mg/kg 静脉滴注 6 小时，再根据病情逐渐减量到每分钟 0.5 mg，24 小时总量不超过 1.2 g。

【制剂与规格】

盐酸胺碘酮片：200 mg。

盐酸胺碘酮分散片：200 mg。

盐酸胺碘酮胶囊：（1）100 mg；（2）200 mg。

注射用盐酸胺碘酮：150 mg。

盐酸胺碘酮注射液：（1）2 ml：150 mg；（2）3 ml：150 mg。

【临床用药指导】

1．用药禁忌

（1）对本药或碘过敏者。

（2）未安置人工起搏器的窦性心动过缓、窦房传导阻滞患者。

（3）未安置人工起搏器的窦房结疾病患者（存在窦性停搏的风险）。

（4）未安置人工起搏器的高度房室传导阻滞患者。

（5）未安置永久人工起搏器的双分支或三分支传导阻滞患者。

（6）心动过缓引起晕厥者。

（7）严重低血压患者。

（8）循环衰竭患者。

（9）甲状腺功能异常者。

（10）多种原因引起的弥漫性肺间质纤维化患者。

（11）心源性休克者。

（12）低血压、严重呼吸衰竭、心肌病、心力衰竭（可能导致病情恶化）患者禁止静脉注射本药。

（13）禁止用于3岁以下儿童肌内注射。

2．药物相互作用

（1）Ⅰa类抗心律失常药（如奎尼丁、双氢奎尼丁、丙吡胺）、Ⅲ类抗心律失常药（如多非利特、依布利特、索他洛尔）、精神抑制药、喷他脒（注射给药）、苄普地尔、西沙必利、二苯马尼、红霉素（静脉注射）、螺旋霉素（静脉注射）、长春胺（静脉注射）、咪唑斯汀、莫西沙星、舒托必利、砷化合物、西酞普兰、艾司西酞普兰、多拉司琼（静脉给药）、左氧氟沙星、美喹他嗪、普芦卡必利、托瑞米芬、多潘立酮、决奈达隆合用可增加发生室性心律失常（尤其是尖端扭转型室性心动过速）的风险。

（2）钙通道阻滞药（如地尔硫䓬、维拉帕米）合用有导致心动过缓、房室传导阻滞的风险。

（3）卤泛群、本苏醇合用可增加发生室性心律失常（尤其是尖端扭转型室性心动过速）的风险。

（4）吩噻嗪类药（如氯丙嗪、氰美马嗪、左美丙嗪、硫利达嗪、氟奋乃静、哌泊塞嗪）、苯酰胺类药（如氨磺必利、舒必利、硫必利、维拉必利）、丁酰苯类药（如氟哌利多、氟哌啶醇、珠氯噻醇、匹莫齐特、匹泮哌隆）、其他神经镇静药（如舍吲哚）合用可增加发生室性心律失常（尤其是尖端扭转型室性心动过速）的风险。

（5）β-肾上腺素受体阻断药（如比索洛尔、卡维地洛、美托洛尔）合用对自律性紊乱、心脏传导障碍有协同作用，并伴有过度心动过缓的风险。

（6）低钾制剂［低钾利尿药、刺激性通便药、抗菌酶素B（静脉途径）、糖皮质激素（系统途径）、促皮质素］合用可导致低钾血症，从而增加发生室性心律失常（尤其是尖端扭转型室性心动过速）的风险。

（7）经细胞色素P450（CYP）3A4代谢的他汀类药物（如辛伐他汀、阿托伐他汀、洛伐他汀）合用可增加发生横纹肌溶解的风险。

（8）本药可增强光敏性药物的作用。

（9）芬太尼合用可导致低血压、心动过缓、心排血量降低。

（10）达卡他韦/索磷布韦、雷迪帕韦/索磷布韦、索磷布韦、其他直接作用于丙肝病毒（HCV）抗病毒药（DAA）（如西美瑞韦）合用可出现严重甚至致命的心动过缓。

（11）美沙酮合用可增加发生室性心律失常（尤其尖端扭转型室性心动过速）的风险。

（12）芬戈莫德合用可诱导心动过缓，并可能致命。

（13）CYP 3A4抑制药、CYP 2C8抑制药可增加本药的暴露水平。

（14）特拉瑞韦合用可增加发生心脏自律性和传导障碍伴过度心动过缓的风险。

（15）可比司他合用可增加发生本药相关不良反应的风险。

（16）艾司洛尔合用可导致传导性、自律性和收缩性紊乱。

（17）伏立康唑合用可增加发生室性心律失常（尤其尖端扭转型室性心动过速）的风险。

（18）可乐定、甲氟喹、抗胆碱类药（多奈哌齐、加兰他敏、卡巴拉汀、他克林、安贝氯铵、吡斯的明、新斯的明）、毛果芸香碱合用可增加发生心动过缓的风险。

（19）右美沙芬长期（>2周）合用可影响右美沙芬的代谢，升高其血药浓度。

（20）环孢素合用可升高环孢素的血药浓度，增加发生肾毒性的风险。

（21）利多卡因合用可能升高利多卡因的血药浓度，引起神经系统和心脏的不良反应。

（22）苯妥英钠、磷苯妥英合用可升高以上药物的血浆浓度，出现用药过量征象，尤其是神经系统征象。合用可降低肝对苯妥英钠的代谢。

（23）口服抗凝药合用可升高抗凝药的血药浓度，增加出血风险。

（24）洋地黄类药物（如地高辛）合用可抑制自律性（如心动过缓），导致房室传导阻滞。若合用地高辛，可升高地高辛的血药浓度。

（25）氟卡尼合用可升高氟卡尼的血药浓度。

（26）非达霉素合用可升高非达霉素的血药浓度。

（27）达比加群合用可升高达比加群的血药浓度，增加发生出血的风险。

（28）本药可增加CYP 1A1、CYP 1A2、CYP 3A4、CYP 2C9、CYP 2D6和P-糖蛋白底物的暴露水平。

（29）本药可升高他克莫司的血药浓度。

（30）本药可增加坦洛新发生相关不良反应的风险。

（31）奥利司他合用可能降低本药及本药活性代谢物的血药浓度。

处理：合用时应谨慎，并根据需要进行临床和心电图监测。

3．不良反应

（1）心血管系统：心律失常、心脏停搏、血管炎、潮红、低血压、充血性心力衰竭、心动过缓、窦房结功能障碍、心脏传导异常、休克、QT 间期延长、窦性停搏、心悸、心动过速（包括室性心动过速、尖端扭转型室性心动过速）、房室传导阻滞、一过性血压下降、循环衰竭。

（2）代谢 / 内分泌系统：三碘甲状腺原氨酸（T_3）轻微降低、血清甲状腺素（T_4）升高、甲状腺功能减退、甲状腺功能亢进、抗利尿激素分泌失调综合征、血钙降低、甲状腺毒症。还有甲状腺结节、甲状腺癌的报道。

（3）呼吸系统：弥漫性间质性肺病、闭塞性细支气管炎伴机化性肺炎（BOOP）、胸膜炎、支气管痉挛、急性呼吸窘迫综合征、肺出血、呼吸暂停、呼吸困难、呼吸急促、憋气、咳嗽、气短、一过性哮喘、肺水肿、过敏性肺炎、肺泡性肺炎、肺纤维化、肺浸润、嗅觉异常。还有嗜酸细胞性肺炎、咯血、喘鸣、缺氧、肺部肿块、肺泡出血、胸腔积液的报道。

（4）肌肉骨骼系统：肌病、背痛、肌无力、腰痛、肌痛。有 Charcot 足（神经源性关节病）的个案报道。还有肌痉挛、横纹肌溶解的报道。

（5）泌尿生殖系统：肌酸酐升高、性欲缺乏、性欲降低。还有急性肾衰竭、附睾炎、阳痿的报道。

（6）免疫系统：过敏样反应、过敏性休克。有红斑狼疮的个案报道。

（7）神经系统：震颤、睡眠障碍、周围神经病（包括感觉、运动或混合性周围神经病）、共济失调、良性颅内高压（假性脑瘤）、头痛、头晕、意识丧失、意识模糊、抽搐、麻木、谵妄、不自主运动、步态异常、感觉异常。还有帕金森症状（如运动不能、运动迟缓）、脱髓鞘性多发性神经病、定向力障碍的报道。

（8）精神：幻觉。

（9）肝：转氨酶升高、黄疸、肝炎、肝脂肪浸润、慢性肝功能异常、肝衰竭。还有肝硬化、碱性磷酸酶升高、血乳酸脱氢酶升高的报道。

（10）胃肠道：恶心、呕吐、味觉障碍、便秘、食欲下降、腹泻、腹痛、唾液分泌异常、胰腺炎（包括急性胰腺炎）。还有口干的报道。

（11）血液：血小板减少、溶血性贫血、再生障碍性贫血、白细胞减少、粒细胞缺乏、凝血异常。还有全血细胞减少、中性粒细胞减少、粒细胞增多的报道。

（12）皮肤：光敏反应、色素沉着、皮疹、脱发、风疹、血管神经性水肿、多汗、荨麻疹、面部潮红、自发性瘀斑、Stevens-Johnson 综合征、中毒性表皮坏死松解症、大疱性皮炎、药物疹伴嗜酸粒细胞增多和系统症状（DRESS）。还有多形性红斑、剥脱性皮炎、湿疹、皮肤癌、皮肤瘙痒的报道。

（13）眼：角膜微沉淀、视神经病变、视神经炎、视力障碍。还有视野缺损、视物模糊的报道。

（14）其他：注射部位反应（包括瘙痒、皮疹、疼痛、红斑、水肿、坏死、渗出、浸润、炎症、硬化、静脉炎、血栓性静脉炎、感染、色素沉着、蜂窝织炎）、不适、疲乏、水肿、发热。还有肉芽肿的报道。

4．其他用药注意事项

（1）葡萄柚汁可抑制 CYP 3A4 介导的本药在肠黏膜的代谢，使用本药口服制剂期间不应饮用葡萄柚汁。

（2）静脉注射：因存在血流动力学风险（严重低血压、循环衰竭），不推荐静脉注射，优先采用静脉滴注。用于"体外电除颤无效的心室颤动相关心脏停搏的心肺复苏"应快速注射，并应在持续监护（心电图、血压）下进行，推荐在重症监护室中使用。用于其他适应证时应至少注射 3 分钟。首次注射后 15 分钟内不得重复注射。

（3）本药有潜在的致命性毒性（包括肺毒性、肝毒性、心脏毒性），故仅用于危及生命的心律失常。

（4）患者对本药反应的个体差异大，调整剂量时应注意密切监测。

（5）本药诱导的甲状腺功能亢进可能导致心律失常爆发或恶化，若出现新的心律失常症状，应考虑与甲状腺功能亢进相关。

（6）本药与其他可延长 QT 间期的药物合用时应权衡利弊。

（7）用药期间建议患者避免暴露于阳光或紫外光下。

（8）不推荐本药与喹诺酮类药（除外左氧氟沙星、莫西沙星）合用。

第三节　周围血管扩张药

肼屈嗪
Hydralazine

【商品名或别名】

阿比西林、肼苯哒嗪、肼酞嗪、Aiselazine、Apresoline、Apressine。

【临床应用】

1．用于高血压。

2．用于心力衰竭。

【用法与用量】

1．口服给药　一日 0.75 mg/kg 或 25 mg/m²，分 2 ~ 4 次服用，1 ~ 4 周内渐增至最大剂量一日 7.5 mg/kg

或 300 mg。

2．肌内注射或静脉注射　开始时每次 10 mg，一日 3～4 次；第二周以后可逐渐增至每次 50 mg，一日 3～4 次。每天用量不宜超过 400 mg。

【制剂与规格】

盐酸肼屈嗪片：（1）10 mg；（2）25 mg；（3）50 mg。

盐酸肼屈嗪缓释片：50 mg。

盐酸肼屈嗪注射液：1 ml：20 mg。

【临床用药指导】

1．用药禁忌

（1）对本药过敏者。

（2）脑血管硬化、脑卒中患者。

（3）严重肾功能障碍者。

（4）冠状动脉病变、主动脉瘤患者。

（5）心动过速、心绞痛患者。

2．药物相互作用

（1）二氮嗪及其他降压药可增强本药的降压作用。

（2）拟交感胺类药、非甾体类抗炎药可使本药的降压作用减弱。

3．不良反应

（1）心血管系统：常见心悸、心动过速、心绞痛。少见低血压。

（2）呼吸系统：少见鼻塞。

（3）泌尿生殖系统：偶见尿潴留。

（4）免疫系统：罕见变态反应，长期大量应用（日剂量 400 mg 以上）可引起皮疹、瘙痒、胸痛、淋巴结肿大、周围神经炎、水肿、系统性红斑狼疮、类风湿关节炎。

（5）神经系统：常见头痛、眩晕、震颤。

（6）精神：常见抑郁、焦虑。

（7）肝：偶见肝炎。

（8）胃肠道：常见恶心、呕吐、腹泻。少见便秘。

（9）血液：偶见骨髓造血功能抑制。

（10）皮肤：少见面部潮红。

（11）眼：少见流泪。偶见结膜炎。

4．其他用药注意事项

（1）食物可增加本药的生物利用度，宜在餐后服用本药。

（2）单独使用本药疗效欠佳，且易引起不良反应，故常与利舍平、氢氯噻嗪及胍乙啶合用以增加疗效。

（3）日剂量超过 200 mg 易发生不良反应。

（4）长期给药可产生血容量增大、液体潴留，反射性交感兴奋而心率加快、心排血量增加，使本药的降压作用减弱。缓慢增加剂量或合用 β- 肾上腺素受体阻断药可使不良反应减少。

（5）停用本药时须缓慢减量，以免血压突然升高。

（6）长期大量用药引起类风湿关节炎、播散性红斑狼疮综合征时应立即停药。

（7）用药期间应随访检查抗核抗体、血常规。

（8）本药与硝酸异山梨酯联合用于治疗心力衰竭时可减少心力衰竭患者心血管疾病发生率和病死率。

哌唑嗪
Prazosin

【商品名或别名】

降压新、脉哌斯、Furazosin。

【临床应用】

用于轻、中度高血压，嗜铬细胞瘤，亦可用于治疗急性充血性心力衰竭。

【用法与用量】

口服给药：7 岁以下儿童，一次 0.25 mg，一日 2～3 次；7～12 岁儿童，一次 0.5 mg，一日 2～3 次。均按疗效调整剂量。

【制剂与规格】

盐酸哌唑嗪片：（1）0.5 mg；（2）1 mg；（3）2 mg；（4）5 mg。

【临床用药指导】

1．用药禁忌

对本药或其他喹唑啉类药过敏者。

2．药物相互作用

（1）β- 肾上腺素受体阻断药、噻嗪类利尿药合用可使降压作用增强而水钠潴留减轻。

（2）钙拮抗药及其他降压药合用可使降压作用增强，易致首剂效应。

（3）拟交感胺类药物合用可使降压作用减弱。

（4）非甾体类解热镇痛药（尤其是吲哚美辛）合用可使本药的降压作用减弱。

3．不良反应

（1）心血管系统：可见心悸、心动过速。在服首剂后 0.5～2 小时容易出现直立性低血压，增加剂量时也可发生，表现为从卧位或坐位起立时发生眩晕、头晕、甚至晕厥，运动可使反应加重。血容量小或限钠过度者、老年人更易发生。少见心绞痛加重。

（2）代谢 / 内分泌系统：常见下肢水肿、体重增加。

（3）呼吸系统：常见鼻充血。可见鼻塞、鼻出血。

（4）泌尿生殖系统：可见尿频、阳痿、阴茎异常勃起。

（5）免疫系统：偶见抗核抗体阳性。

（6）神经系统：可见感觉异常、头痛、嗜睡、大小便失禁、失眠、疲劳、多梦、定向力障碍。少见手足麻木。

（7）精神：可见情绪改变、抑郁、易激动、幻觉、神经质。

（8）肝：可见肝功能异常。

（9）胃肠道：常见食欲缺乏。可见恶心、呕吐、腹泻、便秘、腹部不适、腹痛、胰腺炎。偶见口干。

（10）皮肤：可见皮疹、瘙痒、脱发、扁平苔藓。偶见多汗。

（11）眼：可见视物模糊、巩膜充血。

（12）耳：偶见耳鸣。

（13）过敏反应：曾有出现急性多发性关节炎、结节性红斑、反复发作性荨麻疹、面部水肿及哮喘的个案报道。

（14）其他：偶见发热。

4．其他用药注意事项

（1）剂量必须个体化，以降压反应为准。

（2）首次给药及以后加大剂量时，均建议在卧床时给药，不做快速起立动作，以免发生直立性低血压反应。

（3）在治疗心力衰竭时可出现耐药性。早期耐药是由于降压后反射性交感兴奋，后期耐药是由于水钠潴留。前者可暂停给药或增加剂量以克服，后者则宜暂停给药而改用其他血管扩张药。

（4）停药时，应监测血压并在1周或1周以上的时间内逐渐减量。

硝普钠
Sodium Nitroprusside

【商品名或别名】

万祥、亚硝基铁氰化钠、Acetest。

【临床应用】

1．用于高血压急症，如恶性高血压、高血压危象、高血压脑病、嗜铬细胞瘤手术前后阵发性高血压等的紧急降压。

2．用于麻醉期间控制性降压。

3．用于急性心力衰竭，如急性心肌梗死或瓣膜（左房室瓣或主动脉瓣）关闭不全时的急性心力衰竭。

【用法与用量】

高血压急症、麻醉期间控制性降压、急性心力衰竭：

静脉滴注：常用剂量为 1.4 µg/（kg·min），按疗效逐渐调整用量。

【制剂与规格】

硝普钠注射用浓溶液：2 ml：50 mg。

注射用硝普钠：（1）25 mg；（2）50 mg。

【临床用药指导】

1．用药禁忌

（1）对本药过敏者。

（2）代偿性高血压（如伴动静脉分流或主动脉缩窄的高血压）患者。

（3）外周血管阻力降低引起的充血性心力衰竭。

（4）症状性低血压患者。

（5）视神经萎缩者。

（6）烟草中毒性弱视患者。

2．药物相互作用

（1）其他降压药（如甲基多巴、可乐定）合用可使血压急剧下降。

（2）多巴酚丁胺合用可使心排血量增加，而肺毛细血管楔嵌压降低。

（3）西地那非合用可加重本药的降压反应。

（4）磷酸二酯酶Ⅴ抑制药合用可增强本药的降压作用。

（5）与维生素 B_{12} 合用可预防本药所致的氰化物中毒反应及维生素 B_{12} 缺乏症。

（6）拟交感胺类药合用可使本药的降压作用减弱。

3．不良反应

（1）心血管系统：血压下降过快过剧，可出现眩晕、大汗、头痛、肌肉抽搐、神经紧张或焦虑、烦躁、胃痛、反射性心动过速、心律不齐，症状与给药速度有关，与总量关系不大。麻醉期间控制性降压时突然停用本药，尤其是血药浓度较高而突然停药时，可能发生反跳性血压升高。有本药引起体循环血流量减少、肺-体循环血流量比率增加的报道。

（2）代谢/内分泌系统：可引起甲状腺功能减退。还可能导致代谢性酸中毒，可作为氰化物中毒最早和最可靠的指征。

（3）呼吸系统：可能引起血二氧化碳分压（$PaCO_2$）、pH、碳酸氢盐浓度降低。有本药损害心力衰竭患者的肺换气功能的报道。

（4）泌尿生殖系统：有本药导致尿量减少、氮质血症（肾功能不全）的报道。

（5）神经系统：可见头痛、头晕、嗜睡、谵妄。也有本药引起颅内压增高的个案报道。

（6）精神：可见精神亢奋、幻觉。

（7）胃肠道：可引起恶心、呕吐、腹部痉挛。

（8）血液：有引起高铁血红蛋白血症的报道。

（9）皮肤：可能引起光敏感反应［与疗程及剂量有关，表现为皮肤石板蓝样色素沉着，停药后经较长时间（1～2年）才渐退］、过敏性皮疹（停药后消退较快）。

（10）其他：本药毒性反应主要由其代谢产物（氰化物和硫氰酸盐）引起：硫氰酸盐中毒，可出现视物模糊、眩晕、运动失调、头痛、谵妄、意识丧失、恶心、呕吐、气短以及血浆硫氰酸盐浓度增高。氰化物中毒，可出现皮肤粉红色、呼吸浅快、昏迷、低血压、脉搏消失、反射消失、瞳孔散大、心音遥远以及血浆氰化物浓度增高。有产生耐受性的报道。

4．其他用药注意事项

（1）本药只宜静脉滴注，不可直接推注，长期使用者应置于重病监护室内。为达合理降压，最好使用输液泵，以便精确调节滴速。抬高床头可增强降压效果。药液有局部刺激性，应谨防外渗，推荐作中心静脉滴注。本药常规给药速率为 0.5～10 μg/（kg·min），如滴速已达 10 μg/（kg·min），经 10 分钟而降压效果仍不理想，应考虑停药，改用或加用其他降压药。

（2）本药不宜直接注射，静脉滴注前应以 5% 葡萄糖溶液进一步稀释。

（3）本药可引起血压急剧下降，应持续监测血压以防止血压急剧下降导致的不可逆的缺血性损伤或死亡。

（4）除短暂使用或以较低输液速率［< 2 μg/（kg·min）］使用外，本药可能使氰根离子升高到毒性、潜在致死水平。以最大给药速率 10 μg/（kg·min）滴注不得超过 10 分钟。用药中应监测酸碱平衡、静脉血氧浓度，同时观察氰化物中毒指征。

（5）用于麻醉期间控制性降压时，患者如有贫血或低血容量，应先予纠正再给药。左心衰竭伴有低血压时，须同时加用心肌正性肌力药（如多巴胺或多巴酚丁胺）。

（6）撤药时应给予口服降压药巩固疗效。

（7）应用本药时偶可出现明显耐药性，应视为中毒的先兆征象，此时减慢滴速可使其消失。

（8）用药时应监测血压、心率。肾功能不全者应用本药超过 48～72 小时，须每日监测血浆氰化物或硫氰酸盐浓度。肝功能减退患者应监测血浆氰化物浓度。急性心肌梗死患者应用本药时须测定肺动脉舒张压或楔嵌压。

硝酸甘油
Nitroglycerin

【商品名或别名】

保欣宁、海弘、护心乐。

【临床应用】

1．用于预防和迅速缓解因冠状动脉疾病引起的心绞痛发作。

2．用于治疗充血性心力衰竭。

3．用于降低血压。

4．用于治疗肛裂并缓解肛裂引起的疼痛。

【用法与用量】

1．心绞痛

（1）口腔给药：舌下片。

①0.5 mg 规格：一次 0.25～0.5 mg，舌下含服，每 5 分钟可重复给予 0.5 mg，直至疼痛缓解。于活动或大便前 5～10 分钟使用可避免诱发心绞痛。

②0.6 mg 规格：心绞痛急性发作时于舌下或口腔

颊黏膜处含服本药 1 片。可每 5 分钟重复一次直至症状缓解。如 15 分钟内给药 3 片胸痛仍不缓解或疼痛加剧，应立即采取其他医疗措施。于进行可能导致心绞痛发作的活动前 5～10 分钟使用可避免诱发心绞痛。

（2）静脉滴注：初始剂量为 5 μg/min。

（3）经皮给药：贴片：用于预防慢性心绞痛，一次 25 mg，贴敷于左前胸皮肤，一日 1 次。

2．充血性心力衰竭、降低血压

静脉滴注：初始剂量为 5 μg/min，可每 3～5 分钟增加 5 μg/min，如在 20 μg/min 时无效可以 10 μg/min 递增，以后可以 20 μg/min 递增。具体剂量应根据血压、心率和其他血流动力学参数调整。

【制剂与规格】

硝酸甘油舌下片：（1）0.5 mg；（2）0.6 mg。

硝酸甘油注射液：（1）1 ml：1 mg；（2）1 ml：5 mg。

硝酸甘油贴片：25 mg。

【临床用药指导】

1．用药禁忌

（1）对本药、其他硝酸酯类药或亚硝酸酯类药过敏者。

（2）严重贫血患者。

（3）青光眼患者。

（4）颅内压升高患者。

（5）脑出血或颅外伤患者。

（6）早期心肌梗死患者。

（7）急性循环衰竭患者。

（8）心包填塞、梗阻性肥厚型心肌病、缩窄性心包炎患者。

（9）严重低血压（收缩压 < 90mmHg）患者。

2．药物相互作用

（1）其他降压药、血管扩张药合用可增强本药致直立性低血压的作用。

（2）5 型磷酸二酯酶（PDE_5）抑制药（如西地那非、伐地那非、他达那非）合用可增强降压作用，禁止合用。

（3）精神药物、沙丙蝶呤合用可增强降压作用。

（4）阿司匹林单剂合用本药和阿司匹林可使本药的血药峰浓度增加 67%，曲线下面积增加 73%，可能增强本药的血流动力学效应和血管舒张作用。

（5）三环类抗抑郁药（如阿米替林、地昔帕明、多塞平）、抗胆碱药可能导致口干和唾液分泌减少，可能使本药舌下片溶解困难。此外，本药与三环类抗抑郁药合用还可增强降压作用。

（6）麦角胺可显著降低双氢麦角碱的首过代谢，进而增加其口服生物利用度，避免合用，如必须合用，需监测麦角中毒症状。

（8）乙酰胆碱、组胺、拟交感胺类药合用可能减弱本药疗效。

（9）肝素合用可减弱肝素的抗凝作用，合用时应监测活化部分凝血活酶时间。

（10）组织纤溶酶原激活药（t-PA）（如阿替普酶）合用可降低 t-PA 的血药浓度，减弱 t-PA 的溶栓作用。

3．不良反应

（1）心血管系统：低血压（包括直立性低血压）、心悸、心动过缓、心绞痛加重、反射性心动过速、一过性冠状动脉闭塞。

（2）代谢／内分泌系统：有静脉给药引起乳酸酸中毒、高渗透压和昏迷的个案报道。

（3）呼吸系统：有一过性低氧血症的报道。

（4）肌肉骨骼系统：肌肉震颤。

（5）神经系统：头痛、眩晕、晕厥、头晕、感觉异常、脑脊液增多、颅内压升高。有短暂性脑缺血发作、展神经麻痹的个案报道。还有嗜睡的报道。

（6）精神：烦躁、焦虑。

（7）胃肠道：恶心、呕吐、干呕、腹痛、口干。有味觉丧失的个案报道。本药口腔喷雾给药后还可引起口腔黏膜发麻、舌肿胀。本药肛门内给药还可引起直肠出血、肛管瘙痒或灼热感、肠蠕动减慢。

（8）血液：出血时间延长。有血小板减少的个案报道。

（9）皮肤：颈部潮红、面部潮红、药疹、剥脱性皮炎、多汗、苍白。本药贴片可引起轻微的局部皮肤刺激。还有皮肤血管扩张的报道。

（10）眼：视物模糊。

（11）其他：疼痛、虚脱、虚弱、胸骨后不适。

4．其他用药注意事项

（1）用药时患者应尽可能取坐位，以免因头晕而摔倒。

（2）本药过量使用可能产生耐受性，应使用最低有效剂量。

（3）本药可引起头晕、头痛、视物模糊。

（4）对其他硝酸酯或亚硝酸酯类药过敏者对本药也可能过敏，但罕见。

5．药物过量

（1）过量的表现：本药过量可引起严重低血压、心动过速、心动过缓、传导阻滞、心悸、循环衰竭、晕厥、持续搏动性头痛、眩晕、视力障碍、颅内压升高、瘫痪、昏迷、抽搐、面部潮红、多汗、恶心、呕吐、腹部绞痛、腹泻、呼吸困难及高铁血红蛋白血症。

（2）过量的处理：尚无本药扩血管作用的特殊拮抗药。因本药过量导致的低血压是因静脉扩张和动脉血容量不足引起，治疗时应直接采取扩充中心血容量的方法，抬高患者下肢即可能有效，也需静脉滴注生理盐水或类似

液体。不推荐使用肾上腺素或其他动脉血管收缩药。肾病或充血性心力衰竭患者扩充中心血容量存在风险，此时处理本药过量的难度较大，需有创性血流动力学监测。

（3）如出现高铁血红蛋白血症，需静脉给予 1 ～ 2 mg/kg 亚甲蓝。

（4）如出现头痛，可使用止痛药（如对乙酰氨基酚）。如头痛剧烈或持久，应立即停药。

酚苄明
Phenoxybenzamine

【商品名或别名】

苯苄胺、苯苄明、苯甲苄胺。

【临床应用】

1．用于嗜铬细胞瘤的治疗和术前准备。

2．用于周围血管痉挛性疾病。

3．用于前列腺增生引起的尿潴留。

【用法与用量】

嗜铬细胞瘤的治疗和术前准备、周围血管痉挛性疾病、前列腺增生引起的尿潴留：

口服给药：初始剂量为一次 0.2 mg/kg，一日 2 次；或一次 6 ～ 10 mg/m²，一日 1 次。以后每 4 日增加一次剂量，直至获得疗效。维持剂量为一日 0.4 ～ 1.4 mg/kg 或 12 ～ 36 mg/m²，分 3 ～ 4 次服用。

【制剂与规格】

盐酸酚苄明片：（1）5 mg；（2）10 mg。

【临床用药指导】

1．用药禁忌

（1）对本药过敏者。

（2）低血压患者。

（3）心绞痛、心肌梗死患者。

2．药物相互作用

（1）胍乙啶合用易发生直立性低血压。

（2）拟交感胺类药合用可致拟交感胺类药升压效应减弱或消失。

（3）二氮嗪合用可拮抗二氮嗪抑制胰岛素释放的作用。

（4）本药可阻断左旋去甲肾上腺素引起的体温过高。

（5）本药可阻断利舍平引起的体温过低。

3．不良反应

（1）心血管系统：直立性低血压、反射性心率加快、心绞痛、心肌梗死。

（2）呼吸系统：鼻塞。

（3）泌尿生殖系统：阳痿。

（4）神经系统：神志模糊、倦怠、头痛、嗜睡。

（5）胃肠道：口干、胃肠道刺激。

（6）眼：瞳孔缩小。

4. 其他用药注意事项

（1）用药期间应监测血压。

（2）用于嗜铬细胞瘤时，建议定时监测尿儿茶酚胺及其代谢物以决定用药量。

妥拉唑林
Tolazoline

【商品名或别名】

苯甲唑啉、苄唑啉、Tolazolinum。

【临床应用】

用于治疗经给氧和（或）机械呼吸而系统动脉血氧浓度仍达不到理想水平的新生儿持续性肺动脉高压，以及治疗动脉痉挛所致的周围血管病变。

【用法与用量】

新生儿持续性肺动脉高压：

静脉给药：初始剂量 1～2 mg/kg 静脉注射，于 10 分钟内注射完。可通过头皮静脉或回流至上腔静脉的其他静脉注射，以使本药最大量地到达肺动脉。维持剂量为 0.2 mg/（kg·h）静脉滴注。动脉血气稳定后逐渐减量，必要时在维持输注中可重复最初剂量。负荷量为 1 mg/kg。

【制剂与规格】

盐酸妥拉唑林片：25 mg。

盐酸妥拉唑林注射液：1 ml：25 mg。

【临床用药指导】

1. 用药禁忌

（1）对本药过敏者。

（2）缺血性心脏病或冠状动脉疾病患者。

（3）低血压患者。

（4）脑血管意外患者。

2. 药物相互作用

（1）大剂量的本药与肾上腺素、去甲肾上腺素合用，可导致反常性的血压下降，随后发生反跳性的剧烈升高。

（2）有研究已证实，本药与雷尼替丁、法莫替丁、西咪替丁合用可降低本药的作用。

（3）本药可拮抗大剂量多巴胺所致的外围血管收缩作用。

（4）本药可降低麻黄碱的升压作用。

（5）间羟胺合用可降低间羟胺的升压作用。

（6）使用本药后再使用甲氧明、去氧肾上腺素，将阻滞后者的升压作用，可能出现严重的低血压。

3. 不良反应

（1）心血管系统：

① 常见心动过速、直立性低血压（新生儿较常见）。

② 较少见反射性心动过速，曾有心律失常和心肌梗死的报道。

③ 口服给药还可见心悸。新生儿胃肠外给予本药，

有引起高血压的报道。

④ 有个案报道，成年患者动脉给药后，出现期外收缩并伴随明显的血压升高。

（2）代谢/内分泌系统：常见低氯性碱中毒（继发于胃的高分泌状态）。

（3）呼吸系统：有个案报道，静脉给药治疗新生儿低氧血症时引起致死性肺出血；另有成人肺动脉内给药治疗继发于左房室瓣狭窄的肺动脉高压时，出现肺动脉压升高、肺血管阻力增加的报道，引起严重的呼吸困难。

（4）泌尿生殖系统：

① 常见急性肾功能不全。

② 在治疗新生儿缺氧、肺血管痉挛、肺动脉高压时，有引起肾衰竭的报道。本药还可降低肾小球滤过率和肾血流量，这种效应可使已存在的低氧血症恶化。

（5）神经系统：可出现头痛；在一项研究中，口服本药治疗冻疮的患者中有 5% 出现眩晕。

（6）肝：可致肝炎。

（7）胃肠道：

① 常见胃肠道出血。

② 较少见恶心、呕吐、上腹痛、腹泻。

③ 还可使消化性溃疡恶化，也有腹胀的报道。

（8）血液：常见血小板减少。还可见白细胞减少。

（9）皮肤：较少见多汗、周围血管扩张、皮肤潮红、竖毛活动增加，引起鸡皮现象（Goose flesh 现象）。

（10）眼：罕见瞳孔扩大。有个案报道，2 例早产儿用本药后出现瞳孔放大时间延长及对光反应迟钝。

（11）其他：较少见麻刺感、寒冷、发抖，动脉内注射可引起注射肢体有烧灼感。还可见水肿。

4. 其他用药注意事项

（1）本药用于治疗新生儿肺动脉高压时，应在婴幼儿监护病房中使用。监护病房应具备受过婴幼儿重症监护专门培训的医护人员及完善的抢救设施。

（2）对新生儿不应使用含有苯甲醇的稀释液，因一种致命性的中毒综合征（包括代谢性酸中毒、中枢性神经系统抑制、呼吸障碍、肾衰竭、低血压、癫痫及颅内出血）与苯甲醇的使用有关。

罂粟碱
Papaverine

【商品名或别名】

帕帕非林、怕怕非林。

【临床应用】

1. 用于治疗脑、心及外周血管痉挛所致的缺血。

2. 用于肾、胆或胃肠道等内脏痉挛。

【用法与用量】

缺血、内脏痉挛：

1．口服　一次 30 ～ 60 mg，一日 3 次。

2．肌内注射　一次 0.5 ～ 1.5 mg/kg，一日 1 ～ 4 次。

3．静脉注射　同"肌内注射"剂量。

4．静脉滴注　同"肌内注射"剂量。

【制剂与规格】

盐酸罂粟碱片：30 mg。

盐酸罂粟碱注射液：1 ml：30 mg。

注射用盐酸罂粟碱：（1）30 mg；（2）60 mg；（3）120 mg。

【临床用药指导】

1．用药禁忌

（1）对本药过敏者。

（2）完全性房室传导阻滞者（因大剂量静脉注射可抑制房室和室内传导，延长心肌不应期，引起严重心律失常）。

（3）帕金森病患者。

（4）出血性脑梗死患者。

（5）出血或有出血倾向者。

（6）脑梗死发病后 24 小时至 2 周内有脑水肿及颅内高压、血压下降或血压有下降趋势患者。

2．药物相互作用

（1）左旋多巴合用可降低左旋多巴疗效。

（2）吸烟时因烟碱作用，可降低本药疗效。

3．不良反应

（1）心血管系统：可见高血压、快速型心律失常。极少数患者可出现晕厥。本药大剂量可引起低血压和心动过速。在快速输注（通常是多血管输注）时，可降低灌注压，故需持续监测血压。

（2）代谢 / 内分泌系统：本药能抑制线粒体氧化反应，大量摄取后可引起严重的乳酸酸中毒、血酮升高、严重呼吸性碱中毒、轻度高血糖和低钾血症。

（3）呼吸系统：可致呼吸加深。极少数患者可出现呼吸暂停。

（4）泌尿生殖系统：阴茎海绵体腔内注射本药引起的最严重的急性不良反应是阴茎持续勃起。其他的局部反应可见血肿、感染以及长期治疗引起的纤维化和阴茎变形。

（5）神经系统：可出现头痛、嗜睡、头晕、眩晕。静脉给药可引起颅内压升高，颅内压升高超过 1.33 kPa（1.36×10^3 mmH$_2$O）的患者更易发生不良反应。

（6）肝：可因肝功能受损而出现黄疸（表现为眼及皮肤黄染），谷草转氨酶、碱性磷酸酶、谷丙转氨酶、胆红素增高。

（7）胃肠道：可见腹部不适、恶心、呕吐、食欲缺乏、便秘、腹泻。

（8）血液：用药期间可出现嗜酸性粒细胞增多。还可引起血小板减少。

（9）皮肤：可出现皮疹、瘙痒、化脓性肉芽肿、颜面潮红、出汗。

（10）眼：极少数患者可出现瞳孔散大。

（11）过敏反应：可出现过敏反应。

（12）其他：

① 胃肠道外给药可引起注射部位红肿或疼痛。注射过快可出现呼吸加深、面色潮红、心率加快、低血压伴眩晕，静脉注射过量或速度过快可致房室传导阻滞、心室颤动。

② 极少数患者可出现发热。

4．其他用药注意事项

（1）对于高血压、心绞痛、幽门痉挛、胆绞痛、肠绞痛、支气管哮喘等，本药在一般剂量下疗效并不显著。

（2）由于本药对脑及冠状血管的扩张作用不及对周围血管，可使中枢神经系统缺血区的血流进一步减少，出现"窃流现象"，故应慎用于心绞痛、新近心肌梗死或脑卒中。

（3）长期应用本药有成瘾性，故不宜久用。

（4）本药用于勃起功能障碍时禁止体内注射（可能导致持续勃起）。

酚妥拉明
Phentolamine

【商品名或别名】

苯胺唑胺、苄胺唑啉、酚胺唑啉、甲苄胺唑啉、Phentolaminum。

【临床应用】

1．用于治疗嗜铬细胞瘤所致的高血压发作，包括手术切除时出现的阵发性高血压，也可用于协助诊断嗜铬细胞瘤（酚妥拉明试验）。

2．用于心力衰竭（如左心室衰竭）时减轻心脏负荷。

3．用于预防和治疗静脉注射去甲肾上腺素外溢引起的皮肤坏死。

【用法与用量】

1．嗜铬细胞瘤手术

肌内注射 / 静脉注射：术前 1 ～ 2 小时静脉或肌内注射 1 mg，亦可 0.1 mg/kg 或 3 mg/m^2，必要时可重复。术时静脉注射 1 mg，亦可 0.1 mg/kg 或 3 mg/m^2。

2．酚妥拉明试验

（1）肌内注射：一次 3 mg。

（2）静脉注射：一次 1 mg，亦可 0.1 mg/kg 或 3 mg/m^2。

【制剂与规格】

甲磺酸酚妥拉明片：（1）25 mg；（2）40 mg。

甲磺酸酚妥拉明分散片：（1）40 mg；（2）60 mg。

甲磺酸酚妥拉明胶囊：40 mg。

甲磺酸酚妥拉明颗粒：60 mg。

甲磺酸酚妥拉明注射液：（1）1 ml：5 mg；（2）1 ml：10 mg。

注射用甲磺酸酚妥拉明：10 mg。

【临床用药指导】

1．用药禁忌

（1）对本药过敏者。

（2）严重动脉硬化者。

（3）严重肾功能不全者。

（4）肝功能不全者。

（5）胃炎或胃溃疡患者（因本药有拟胆碱及组胺样作用，可使胃肠平滑肌兴奋，胃酸分泌增加）。

（6）低血压患者。

（7）冠心病、心绞痛、心肌梗死及其他心脏器质性损害患者。

2．药物相互作用

（1）纳洛酮合用可及时改善呼吸衰竭导致的心脑功能低下，减少并发症，提高治愈率。

（2）多巴胺合用于治疗伴有强烈血管收缩的休克患者，可以提高疗效。

（3）抗高血压药（如利舍平、降压灵）、镇静催眠药（如苯巴比妥、格鲁米特、甲喹酮）合用可增强本药的降压作用。

（4）抗组胺药与本药有协同作用。

（5）东莨菪碱与本药有协同作用，合用时可增强 α 受体阻断作用。

（6）胍乙啶合用可使直立性低血压或心动过缓的发生率升高。

（7）强心苷合用可使强心苷毒性反应增强。

（8）普萘洛尔可阻滞本药降压和增加心率的效应。

（9）二氮嗪合用可减弱二氮嗪抑制胰岛素释放的作用。

（10）拟交感胺类药合用可抵消或减弱拟交感胺类药的周围血管收缩作用。

3．不良反应

（1）心血管系统：少见心悸、心动过速（注射剂则较常见）、低血压。极少见直立性低血压（注射剂则较常见）、突发性胸痛（心肌梗死）。

（2）呼吸系统：常见鼻塞。可见鼻充血。有引起原发性肺动脉高压加重的个案报道。

（3）泌尿生殖系统：常见尿道感染。本药和罂粟碱联合于海绵体内注射，可引起阴茎异常勃起、海绵体纤维化。

（4）神经系统：常见头痛（注射剂则极少见）、头晕。少见乏力。注射剂还极少引起言语含糊、共济失调。还可引起虚弱、眩晕。

（5）精神：常见一次性轻微幻觉。注射剂还极少引起意识模糊。

（6）胃肠道：常见消化不良、腹泻。少见恶心、呕吐（注射剂则较常见）。

（7）皮肤：常见面色潮红、皮疹。可见瘙痒。

（8）其他：可见胸闷、耐药性。牙科治疗时还可见注射部位疼痛。

4．其他用药注意事项

（1）本药禁止与硝酸甘油类药物、铁剂合用。

（2）治疗急性左心衰竭伴肺水肿时，呋塞米与本药合用有临床效益。

（3）用药自小剂量开始，逐渐加量，并严密监测血压。

（4）做酚妥拉明试验时，患者应平卧于安静而略暗的房间内，静脉注射应快速，待静脉穿刺对血压的影响消失后，即予注入。表现为阵发性高血压或分泌儿茶酚胺不太多的嗜铬细胞瘤患者，本试验可能出现假阴性结果；尿毒症或使用了降压药、巴比妥类、阿片类镇痛药、镇静药均可造成本试验假阳性，故试验前 24 小时应停用；用降压药者必须待血压回升至治疗前水平方可给药。做酚妥拉明试验时，在给药前、静脉注射给药后 3 分钟内每 30 秒、以后 7 分钟内每分钟测 1 次血压；或在肌内注射后 30 ～ 45 分钟内每 5 分钟测 1 次血压。

硝酸异山梨酯
Isosorbide Dinitrate

【商品名或别名】

爱倍、爱信、硝酸异山梨醇酯、Angiolong。

【临床应用】

1．用于治疗心绞痛（包括严重或不稳定性心绞痛、心肌梗死后持续心绞痛）。

2．用于预防心绞痛。

3．用于治疗充血性心力衰竭。

4．用于左心室衰竭（包括急性心肌梗死后继发的左心室衰竭）。

5．用于急性心肌梗死，预防及缓解由心导管引起的冠状动脉痉挛，延长经皮腔内冠状动脉成形术（PTCA）期间对心肌缺血的耐受性。

6．用于治疗肺动脉高压。

【用法与用量】

成人常规剂量：

心绞痛：

1．舌下给药　片剂：一次 5 mg。

2．口服给药　由于个体反应不同，剂量需个体化。

（1）片剂：预防心绞痛时一次 5 ～ 10 mg，一日 2 ～ 3 次。

（2）缓释片：一次 20 mg，每 8 ～ 12 小时 1 次。

（3）缓释胶囊：一次 20 ～ 40 mg，一日 2 次。

3．静脉滴注　剂量需根据病情和临床反应进行调整。

（1）常规剂量为每小时 2 ～ 7 mg，必要时可增至每小时 10 mg。初始剂量为 30 μg/min，观察 0.5 ～ 1 小时，如无不良反应可将剂量加倍。一日 1 次，10 日为一疗程。

（2）初始剂量亦可为每小时 1 ～ 2 mg，最大剂量为每小时 8 ～ 10 mg。当患者伴有心力衰竭时，剂量需达每小时 10 mg，个别病例可达每小时 50 mg。

【制剂与规格】

硝酸异山梨酯片：5 mg。

硝酸异山梨酯缓释片：20 mg。

硝酸异山梨酯注射液：（1）5 ml：5 mg；（2）10 ml：10 mg；（3）50 ml：50 mg；（4）100 ml：10 mg；（5）200 ml：20 mg。

注射用硝酸异山梨酯：（1）2.5 mg；（2）5 mg；（3）10 mg；（4）20 mg；（5）25 mg。

【临床用药指导】

1．用药禁忌

（1）对硝酸盐类药过敏者。

（2）青光眼患者。

（3）循环衰竭或严重低血压患者。

（4）心源性休克患者（除非采取措施以维持适当的舒张压，如合用增强心肌收缩力的药物）。

（5）低血容量患者。

（6）梗阻性肥厚型心肌病患者。

（7）缩窄性心包炎或心包填塞患者。

（8）明显贫血患者。

（9）脑出血或头颅外伤患者。

2．药物相互作用

（1）其他血管扩张药合用可使血管扩张作用增强。

（2）其他降压药（如钙通道阻滞药、β- 肾上腺素受体阻断药）、精神抑制药、三环类抗抑郁药合用可使

降压作用增强。

（3）磷酸二酯酶抑制药（包括勃起功能障碍药：西地那非、他达那非、伐地那非）合用可致严重低血压、晕厥、心肌缺血。

（4）双氢麦角碱合用可使双氢麦角碱的血药浓度升高、升压作用增强。

（5）类固醇类抗炎药合用可降低本药疗效。

3．不良反应

（1）心血管系统：心动过速（包括反射性心动过速）、脑供血不足、低血压、心绞痛加重、心动过缓、高血压反跳。

（2）呼吸系统：低氧血症（冠状动脉疾病患者可表现为心肌缺氧）。

（3）神经系统：头痛、头晕（如直立性头晕）、嗜睡、晕厥、眩晕。

（4）胃肠道：恶心、呕吐。

（5）血液：葡萄糖 -6- 磷酸脱氢酶缺乏性贫血。

（6）皮肤：面部潮红、皮肤过敏（如皮疹）、剥脱性皮炎。

（7）其他：乏力、虚脱、外周水肿。

4．其他用药注意事项

（1）口服给药：本药缓释片应于餐后整片吞服，不可咀嚼。

（2）用药期间宜保持卧位，站立时应缓慢，以防突发直立性低血压。

（3）长期连续用药可产生耐药性，故不宜长期连续用药。长期使用本药乳膏的患者，临时静脉注射本药的疗效会明显下降。

（4）不应突然停用本药，以避免出现反跳现象。

（5）长期从事接触有机硝酸酯类药工作的患者，易出现耐药性及生理依赖性，突然不再接触可见胸痛、急性心肌梗死、猝死。

（6）用药期间应密切监测血压和脉搏，以便及时调整剂量。

第四节　降　压　药

一、β 受体阻滞剂

阿替洛尔
Atenolol

【商品名或别名】

阿坦乐尔、氨酰心安、Alenolol、Alinor。

【临床应用】

1．用于高血压。

2．用于心绞痛。

3．用于心肌梗死。

4．用于心律失常。

【用法与用量】

口服给药：应从小剂量开始，一次 0.25 ～ 0.5 mg/kg，一日 2 次。

【制剂与规格】

阿替洛尔片：（1）12.5 mg；（2）25 mg；（3）50 mg；（4）100 mg。

阿替洛尔注射液：10 ml：5 mg。

【临床用药指导】

1．用药禁忌

（1）对本药过敏者。

（2）心源性休克患者。

（3）Ⅱ～Ⅲ度房室传导阻滞患者。

（4）病态窦房结综合征及严重窦性心动过缓者。

（5）明显心力衰竭患者。

2．药物相互作用

（1）α_1-肾上腺素受体阻断药可加重此类药物的首剂反应，除哌唑嗪外其他 α_1-肾上腺素受体阻断药较少出现。

（2）胺碘酮合用可出现明显的心动过缓和窦性停搏。

（3）丙吡胺合用可导致心排血量明显下降。

（4）奎尼丁合用可引起直立性低血压。

（5）儿茶酚胺耗竭药（如利舍平）合用可能出现眩晕、晕厥或直立性低血压。

（6）二氢吡啶类钙通道阻滞药合用治疗心绞痛或高血压有效，但也可引起严重的低血压或心力储备降低。

（7）地尔硫䓬可增强 β-肾上腺素受体阻断药的药理作用，对心功能正常的患者有利。但合用后也有引起低血压、左心室衰竭和房室传导阻滞的

（8）维拉帕米合用可能引起低血压、心动过缓、充血性心力衰竭和传导障碍。在左心室功能不全、主动脉狭窄或两药用量均大时危险性增加。

（9）咪贝地尔合用可引起低血压、心动过缓或心力储备降低。

（10）地高辛合用可导致房室传导时间延长，并可使地高辛的血药浓度升高。

处理：合用时应仔细监测心电图和地高辛血药浓度，并相应地调整剂量。

（11）可乐定联合治疗时，突然撤去可乐定可能使高血压加重。

（12）莫索尼定合用时，如突然撤去莫索尼定可引起高血压反跳。

（13）与多拉司琼两药同时静脉给药时，可增加多拉司琼发生不良反应的风险。机制：本药可减少多拉司琼活性代谢产物的清除。

（14）醋甲胆碱合用可加重或延长支气管收缩。

（15）拟交感胺类（如肾上腺素、去氧肾上腺素等）合用可引起血压显著升高、心率过慢、房室传导阻滞。

（16）甲基多巴合用时极少数患者对内源性或外源性儿茶酚胺出现异常的反应，如高血压、心动过速或心

律失常。

（17）非甾体类抗炎药合用可引起血压升高。

（18）氨苄西林、氨苄西林/舒巴坦合用可降低本药的血药浓度。

（19）抗酸药合用可降低本药的生物利用度和疗效。

（20）阿布他明有 β 受体激动作用，如与本药合用则该作用减弱。

（21）β-肾上腺素受体阻断药可拮抗 β_2-肾上腺素受体激动药利托君的作用。

3．不良反应

（1）心血管系统：常见低血压、心动过缓。可见直立性低血压伴晕厥、病态窦房结综合征。罕见敏感患者的心脏传导阻滞。

（2）代谢/内分泌系统：本药不影响非糖尿病患者的糖耐量，但可能减少患者的胰岛素敏感性。

（3）呼吸系统：临床试验中出现支气管痉挛、肺栓塞。

（4）肌肉骨骼系统：可引起重症肌无力。

（5）泌尿生殖系统：可见阳痿、佩罗尼病（Peyronie's disease，慢性阴茎海绵体炎）。

（6）免疫系统：罕见系统性红斑狼疮，表现为无病原性发热和抗核抗体滴度升高。

（7）神经系统：可见头晕、头痛。还可见嗜睡、失眠。

（8）精神：可见抑郁、幻觉、精神病。还可见意识模糊。

（9）肝：可见肝酶或胆红素升高。

（10）胃肠道：可见肠胃不适、口干。还可见恶心、腹泻。个别患者可引起腹膜后纤维变性。

（11）血液：可见血小板减少。

（12）皮肤：可见脱发、牛皮癣样皮肤反应、牛皮癣恶化、皮疹、紫癜。还可见银屑病状皮肤反应、银屑病恶化。还可引起脉管炎。

（13）眼：可见眼干、视力障碍。

（14）过敏反应：有过敏史的患者使用本药后，可导致患者对过敏原（如蜂毒）的反应升高，对肾上腺素治疗失效。

（15）其他：可见四肢冰冷、疲劳、乏力。还可见发热。

4．其他用药注意事项

（1）口服给药：避免在进食时服用本药。

（2）接受本药治疗的冠状动脉疾病患者不应突然停止治疗。心绞痛患者突然中止 β-肾上腺素受体阻断药治疗，有出现心绞痛症状加重、心肌梗死和室性心律失常的报道。

（3）本药的临床效应与血药浓度不完全平行，剂量调节应以临床效应为准。但达到最佳降压效果需 1～2 周时间不等，故应观察一段时间才能判断治疗效果。

（4）本药的停药过程至少 3 日，常可达 2 周，同时应尽可能减少体力活动。如有撤药症状，如心绞痛发作，则暂时再给药，待稳定后渐停用。

（5）心脏选择性 β- 肾上腺素受体阻断药较少引起 2 型糖尿病患者的葡萄糖耐量降低，但糖尿病患者在联用本药与降糖药时仍应谨慎。

（6）术前多数患者不可停用 β- 肾上腺素受体阻断药，使用对心肌有抑制作用的麻醉药时应尤其谨慎。如出现迷走神经兴奋，可静脉注射阿托品 1 ~ 2 mg。使用多巴酚丁胺或异丙肾上腺素可逆转本药对心脏的作用。

（7）突然停用 β- 肾上腺素受体阻断药可导致甲状腺危象，故可能会发生甲状腺危象的患者在停用本药时应密切监测。

（8）用药时应监测血压、心率、心电图。

艾司洛尔
Esmolol

【商品名或别名】

Esmololum

【临床应用】

1．用于心房颤动、心房扑动时控制心室率，也可用于窦性心动过速。

2．用于围术期高血压。

【用法与用量】

静脉滴注：按 0.3 mg/（kg·min）静脉滴注，持续监测心率、血压，以确定 β 受体阻滞作用是否起效（心率降低 10% 以上）。必要时每 10 分钟增加 0.05 ~ 0.1 mg/（kg·min）。平均有效剂量为 0.535 mg/（kg·min），较成人高得多。

【制剂与规格】

盐酸艾司洛尔注射液：（1） 1 ml：100 mg；（2） 2 ml：200 mg；（3） 10 ml：100 mg；（4） 10 ml：250 mg。

注射用盐酸艾司洛尔：（1） 100 mg；（2） 200 mg。

【临床用药指导】

1．用药禁忌

（1）对本药过敏者。

（2）难治性心功能不全者。

（3）Ⅱ度或Ⅲ度房室传导阻滞者。

（4）窦性心动过缓者。

（5）心源性休克者。

（6）明显的心力衰竭者。

（7）严重慢性阻塞性肺疾病患者。

（8）支气管哮喘或有支气管哮喘病史者。

2．药物相互作用

（1）α₁- 肾上腺素受体阻断药（如哌唑嗪）：本药可加重 α₁- 肾上腺素受体阻断药的首剂反应。

（2）胺碘酮合用可出现明显的心动过缓和窦性停搏。

（3）二氢吡啶类钙通道阻滞药合用治疗心绞痛或高血压有效，但也可引起严重的低血压或储备心力降低。

（4）地尔硫䓬可增强 β- 肾上腺素受体阻断药的药理作用，对心功能正常的患者有利。但合用后也有引起低血压、左室衰竭和房室传导阻滞的报道。

（5）维拉帕米合用可引起低血压、心动过缓、充血性心力衰竭和传导阻滞，甚至引起致命性心脏停搏。在左室功能不全、主动脉狭窄或两药用量均大时危险性增加。

（6）咪贝地尔合用可引起低血压、心动过缓或储备心力降低。

（7）奥洛福林合用可引起低血压或高血压伴心动过缓。

（8）儿茶酚胺耗竭药（如利舍平等）合用可能导致眩晕、晕厥、直立性低血压、明显的心动过缓。

（9）芬太尼麻醉时，使用本药可引起严重的低血压。

（10）吗啡合用可增加本药的血药浓度及毒性反应。

（11）地高辛合用可导致房室传导时间延长，并可使地高辛的血药浓度升高。

（12）琥珀酰胆碱合用可使神经肌肉阻滞的恢复延迟。

（13）甲基多巴合用时，极少数患者对内源性或外源性儿茶酚胺可出现异常的反应，如高血压、心动过速或心律失常。

（14）阿布他明合用可减弱阿布他明的 β 受体激动作用。

3．不良反应

（1）心血管系统：可见有症状的低血压（多汗、眩晕）、无症状性低血压、外周缺血、心动过缓、晕厥、心脏传导阻滞。有不伴有室上性心动过速的严重冠状动脉疾病（心肌后下部梗死或不稳定型心绞痛）患者出现严重心动过缓、窦性停搏、心脏停搏的个案报道，停药后恢复。

（2）代谢／内分泌系统：本药对糖尿病患者的血糖、胰岛素和胰高血糖素的影响较小。对脂质代谢的影响也较小。β- 肾上腺素受体阻断药可使血钾轻度升高，但体内的总钾量不变。

（3）呼吸系统：可见肺水肿、支气管痉挛、喘息、呼吸困难、鼻充血、干啰音、湿啰音、打鼾。还可引起哮喘或慢性支气管炎患者的哮喘发作。

（4）肌肉骨骼系统：可见肩胛中部疼痛。

（5）泌尿生殖系统：可见尿潴留。本药较少引起性功能减退。

(6) 神经系统：可见眩晕、嗜睡、头痛、感觉异常、思维异常、癫痫、语言障碍、偏瘫。还可见惊厥。

(7) 精神：可见精神错乱、激动、焦虑、抑郁。

(8) 胃肠道：可见恶心、呕吐、食欲缺乏、消化不良、便秘、口干、腹部不适。有味觉倒错的报道。

(9) 皮肤：可见苍白、面色潮红。还可见皮疹。

(10) 眼：可见视觉异常。

(11) 其他：可见疲乏、虚弱、胸痛、寒战、发热、注射部位可出现炎症、硬结、水肿、红斑、皮肤变色、灼热、外渗性皮肤坏死、血栓性静脉炎。

4. 其他用药注意事项

(1) 本药不能用于伴有低体温的血管收缩引起的高血压的控制。

(2) 静脉给药时可能需要大量液体，对于储备心力降低的患者应注意。

(3) 低血压虽可在任何剂量下发生，但呈剂量依赖性，故不推荐剂量超过 0.2 mg/（kg·min）。使用本药时应严密监测，尤其是给药前低血压的患者，当出现血压过低时，减少剂量或停止给药，通常可在 30 分钟内恢复血压。

(4) 突然停止滴注本药，不会产生与其他 β- 肾上腺素受体阻断药类似的撤药症状（如心绞痛或高血压反跳），但仍需谨慎。建议按以下方法减量：

① 心率控制以及病情稳定后，改用其他抗心律失常药，如普萘洛尔、地高辛、维拉帕米。

② 第 1 剂替代药物给药 30 分钟后，本药的输注速率降低一半。

③ 给予第 2 剂替代药物后应监测患者反应，如在 1 小时内达到控制效果，可停用本药。

(5) 心脏选择性 β- 肾上腺素受体阻断药较少引起 2 型糖尿病患者的葡萄糖耐量降低，但糖尿病患者在联用本药与降糖药时仍应谨慎。

(6) 静脉给药

① 本药临床作用快而强，因此推荐开始剂量宜小，严格控制输注速度，最好采用定量输液泵。

② 高浓度给药（> 10 mg/ml）会造成严重的静脉反应（包括血栓性静脉炎）。浓度为 20 mg/ml 的药液若溢出血管外可造成严重的局部反应，甚至引起皮肤坏死，故药液浓度应避免 > 10 mg/ml，且应尽量通过大静脉给药，避免小静脉给药或通过蝴蝶管给药。

美托洛尔
Metoprolol

【商品名或别名】

伯他乐安、美多洛尔、Metoprololum。

【临床应用】

用于治疗高血压、心肌梗死、心绞痛、肥厚型心肌病、主动脉夹层、心律失常、甲状腺功能亢进、心脏神经官能症、心力衰竭。

【用法与用量】

高血压：

1. 口服给药　缓释片：6 岁及以上儿童，起始剂量一次 1 mg/kg，一日 1 次。

2. 静脉给药　最大起始剂量为一次 50 mg，一日 1 次。可根据临床反应调整剂量。

【制剂与规格】

酒石酸美托洛尔片：（1）25 mg；（2）50 mg；（3）100 mg。

酒石酸美托洛尔缓释片：（1）25 mg：（2）50 mg；（3）100 mg。

琥珀酸美托洛尔缓释片：（1）23.75 mg（相当于酒石酸美托洛尔 25 mg）；（2）47.5 mg（相当于酒石酸美托洛尔 50 mg）；（3）95 mg（相当于酒石酸美托洛尔 100 mg）；（4）190 mg（相当于酒石酸美托洛尔 200 mg）。

酒石酸美托洛尔控释片：（1）25 mg；（2）50 mg；（3）100 mg。

酒石酸美托洛尔注射液：（1）2 ml：2 mg（另含氯化钠 18 mg）；（2）5 ml：5 mg（另含氯化钠 45 mg）。

注射用酒石酸美托洛尔：（1）2 mg；（2）5 mg。

【临床用药指导】

1. 用药禁忌

(1) 对本药或其他 β- 肾上腺素受体阻断药过敏者。

(2) 心源性休克患者。

(3) 不稳定性、失代偿性心力衰竭、肺水肿、低灌注或低血压患者。

(4) 病态窦房结综合征、Ⅱ ～ Ⅲ度房室传导阻滞患者。

(5) 有症状的心动过缓或低血压患者。

(6) 伴有坏疽风险的严重周围血管疾病患者。

(7) 心率低于 45 次/分、PR 间期大于 0.24 秒、收缩压低于 13.33 kPa（100 mmHg）的疑似急性心肌梗死患者。

2. 药物相互作用

(1) 普罗帕酮合用可使本药的血药浓度升高 2 ～ 5 倍，可能引起本药相关的不良反应。

(2) 地尔硫䓬合用可引起明显的心动过缓。

(3) Ⅰ类抗心律失常药合用有相加的负性肌力作用。

(4) 肼屈嗪、西咪替丁合用可升高本药的血药浓度。

(5) 奎尼丁合用可使本药的血药浓度显著升高、β- 肾上腺素受体阻滞作用增强。

(6) 苯海拉明合用可增强本药的作用。

（7）氟西汀合用可增强本药的作用。

（8）胺碘酮合用可引起明显的窦性心动过缓。

（9）维拉帕米合用可能引起心动过缓、血压下降。

（10）肾上腺素合用可引起明显的高血压和心动过缓。

（11）心功能受损者合用硝苯地平与 β- 肾上腺素受体阻断药可能促发低血压和心力衰竭。

（12）当无法动员肝糖原（如营养不良或禁食）时，β- 肾上腺素受体阻断药可能增强胰岛素、磺酰脲的低血糖效应。

（13）可乐定合用可能加重可乐定突然停用时所发生的反跳性高血压。

（14）巴比妥类药可增加本药的代谢。

（15）非甾体类抗炎药（NSAID）可抵消 β- 肾上腺素受体阻断药的抗高血压作用。

（16）利福平合用可降低本药的血药浓度。

3．不良反应

（1）心血管系统：心率减慢、传导阻滞、血压降低、雷诺症、肢端发冷、心动过缓、心悸、心力衰竭加重、房室传导时间延长、心律失常。伴有血管疾病的患者可出现坏疽。急性心肌梗死患者可出现心源性休克。

（2）代谢 / 内分泌系统：体重增加。

（3）呼吸系统：鼻炎、气短。支气管哮喘或有哮喘症状者可出现支气管痉挛。

（4）肌肉骨骼系统：关节痛、肌肉疼痛性痉挛。

（5）泌尿生殖系统：可逆性性功能异常。

（6）神经系统：头痛、头晕、睡眠障碍、感觉异常、晕厥、记忆力损害、注意力损害、眩晕、失眠。

（7）精神：梦魇、抑郁、精神错乱、神经质、焦虑、幻觉。

（8）肝：转氨酶升高、肝炎。

（9）胃肠道：腹痛、恶心、呕吐、腹泻、便秘、味觉改变、口干、胃痛。

（10）血液：血小板减少。

（11）皮肤：多汗、脱发、银屑病加重、光敏感、瘙痒。

（12）眼：视觉损害、眼干、眼刺激、结膜炎样症状、眼痛。

（13）耳：耳鸣、耳聋。

（14）过敏反应：皮肤过敏反应。

（15）其他：疲乏、胸痛、水肿、腹膜后腔纤维变性。

4．其他用药注意事项

（1）突然停用 β- 肾上腺素受体阻断药可出现心绞痛恶化甚至心肌梗死。故计划停药时应在 1 ～ 2 周内逐渐减量，并严密监测，尤其是缺血性心脏病患者。如停药后出现显著心绞痛恶化或急性冠状动脉功能不全，应立即重新用药，并采取其他适当措施治疗不稳定型心绞痛。

（2）口服给药：本药片剂应空腹服用。本药缓释片宜早晨服用；可掰开，但不可咀嚼或压碎。

（3）重大手术前是否停药尚无统一意见，β- 肾上腺素受体阻滞后心脏对反射性交感兴奋的反应降低，使全麻和手术的风险增加，但可用多巴酚丁胺或异丙肾上腺素逆转。尽管如此，接受全麻的患者术前宜停用本药，如有可能应在术前 48 小时停用。

（4）突然撤除 β- 肾上腺素受体阻断药可能使慢性心力衰竭病情恶化，并增加发生心肌梗死和猝死的风险，故本药应尽可能逐渐撤药，整个撤药过程至少需 2 周（每次剂量减半，直至减至一次 25 mg，并至少持续该剂量 4 日）。

（5）持续地或间歇地接受 β- 肾上腺素受体激动药正变力性治疗的患者禁用本药。

（6）治疗已确诊或疑似的急性心肌梗死时，如出现呼吸困难或冷汗现象加重，则不应再给予第 2 或第 3 次剂量。

（7）本药与洋地黄类药合用时应谨慎。

（8）用于急性心脏疾病的治疗时，静脉给药需监测心电图和血压，口服给药需监测心率和血压；如尚未明确患者对 β- 肾上腺素受体阻滞作用的反应（如给予起始剂量后或剂量改变时），需监测静脉给药前后的心率和血压。密切监测糖尿病患者的血糖水平，因 β- 肾上腺素受体阻断药可能影响糖耐量。

纳多洛尔
Nadolol

【商品名或别名】

康格多、康加尔多、Anabet。

【临床应用】

1．用于高血压，可单用或与其他药物合用。

2．用于心绞痛。

3．用于心律失常。

【用法与用量】

口服给药：对 3 个月至 15 岁的儿童，推荐的抗心律失常（如室上性心动过速）的初始剂量为一次 0.5 ～ 1 mg/kg，一日 1 次，每 3 ～ 4 日以 1 mg/（kg·d）的增幅逐渐加量，最大剂量为一日 2.5 mg/kg。

【制剂与规格】

纳多洛尔片：（1）20 mg；（2）40 mg；（3）80 mg。

【临床用药指导】

1．用药禁忌

（1）支气管哮喘患者。

（2）心源性休克患者。

（3）明显心力衰竭患者。

（4）Ⅱ度或Ⅲ度房室传导阻滞患者。

（5）窦性心动过缓患者。

2．药物相互作用

（1）苯乙肼合用可致心动过缓。

（2）胺碘酮合用可致低血压、心动过缓或心脏停搏。

（3）二氢吡啶类钙通道阻断药、维拉帕米、地尔硫䓬合用可致低血压、心动过缓，与地尔硫䓬合用还可导致房室传导障碍。

（4）咪贝地尔合用可致低血压、心动过缓和房室传导障碍。

（5）苄普地尔、氟桂利嗪、戈洛帕米、利多氟嗪、哌克昔林合用可致低血压、心动过缓和房室传导阻滞。

（6）麦角胺、美西麦角合用可致外周缺血。

（7）利尿药合用可增强 β-肾上腺素受体阻断药对脂质的不良反应。

（8）地高辛合用可能增加地高辛的生物利用度，导致房室传导阻滞和地高辛毒性。

（9）醋甲胆碱合用可加重或延长支气管收缩。

（10）使用 β-肾上腺素受体阻断药的患者，可加重 α_1 肾上腺素受体阻断药的首剂低血压效应。

（11）可乐定合用可加剧可乐定的撤药反应（急性高血压）。

（12）莫索尼定合用过程中突然停用莫索尼定可致反跳性高血压。

（13）非甾体类抗炎药合用可减弱本药的降压效应。

（14）甲基多巴合用时在生理应激或接触外源性儿茶酚胺类药的情况下可致高血压反应、心悸和心律失常加重。

（15）本药可拮抗利托君的作用。

（16）肾上腺素合用可致高血压、心动过缓、过敏反应的肾上腺素抵抗。

（17）抗糖尿病药合用可致低血糖或高血糖、高血压。

3．不良反应

（1）心血管系统：约 2% 的患者出现心动过缓和外周血管疾病的症状（通常是雷诺型），约 1% 的患者出现低血压、充血性心力衰竭和心律失常。

（2）代谢 / 内分泌系统：1 型糖尿病（胰岛素依赖）患者使用 β-肾上腺素受体阻断药可出现低血糖，且低血糖反应可延长、加重或出现症状改变。2 型糖尿病（非胰岛素依赖）患者使用 β-肾上腺素受体阻断药后低血糖的发生率明显降低，更常见高血糖。大多数研究表明，无内源性拟交感活性（ISA）的非心脏选择性 β-肾上腺素受体阻断药可使三酰甘油（TG）、低密度脂蛋白胆固醇（LDL-C）、极低密度脂蛋白胆固醇（VLDL-C）和某些病例的总胆固醇（TC）升高，高密度脂蛋白胆固醇（HDL-C）降低。有研究表明，本药将显著升高慢性无尿症透析患者禁食期的血钾。

（3）呼吸系统：可见支气管痉挛（约 0.1%）。0.1% ～ 0.5% 的患者出现咳嗽和鼻充血。有引起过敏性肺炎的个案报道。

（4）泌尿生殖系统：可见阳痿或性欲下降（0.1% ～ 0.5%）。

（5）神经系统：约 2% 的患者出现头晕和疲乏，约 0.6% 的患者出现感觉异常、镇静和行为改变。罕见头痛和口齿不清。还可出现失眠。

（6）精神：可见抑郁、意识模糊。

（7）胃肠道：0.1% ～ 0.5% 的患者出现口干、畏食、恶心、腹部不适、腹胀、腹泻、便秘等。亦有引起急性胰腺炎的个案报道。

（8）血液：有牙龈出血的个案报道。

（9）皮肤：0.1% ～ 0.5% 的患者出现可逆性脱发、皮疹、瘙痒、皮肤干燥和多汗。

（10）眼：可见眼干（0.1% ～ 0.5%）。另有发生视神经盘水肿的个案报道，但与本药的因果关系尚未明确。

（11）过敏反应：可能使过敏反应加重或治疗困难（肾上腺素抵抗），也可能加重患者对已知过敏原（如蜂毒）的正常过敏反应。

（12）其他：突然停用 β-肾上腺素受体阻断药可引起反跳性高血压或撤退性高血压。某些心绞痛患者突然停用 β-肾上腺素受体阻断药，可显著增加心绞痛的严重程度、频率，延长持续时间，导致严重的心血管疾患，如心肌梗死、重度心律失常、猝死（反跳性心绞痛可能是由于 β 受体对儿茶酚胺继发上调的高度敏感所致，停药后 24 ～ 48 小时心肌敏感性升高，4 ～ 8 日达高峰，2 周内消失）。

4．其他用药注意事项

（1）尚无普萘洛尔与本药之间的剂量转换方案，但推荐本药的起始剂量应为普萘洛尔用量的一半，一日给药 1 次，此后可依病情个性化给药。

（2）心肌梗死患者在发病早期用 β-肾上腺素受体阻断药治疗时，应先静脉给药后改为口服给药持续治疗，可取得较好疗效。但停用 β-肾上腺素受体阻断药后，可能再导致心肌梗死和（或）不稳定型心绞痛。

（3）甲状腺功能亢进者的高摄取率可致本药的清除率增加，当患者的甲状腺功能正常时，可能需要减少本药剂量。

（4）长期使用 β-肾上腺素受体阻断药治疗的患者不应在重大手术前停药。

普萘洛尔
Propranolol

【商品名或别名】

心得安、恩得来、恩特来。

【临床应用】

1. 用于高血压，作为第一线用药，可单独或与其他降压药物联合应用。

2. 用于心律失常，适用于纠正快速性室上性心律失常、室性心律失常，特别是与儿茶酚胺相关或洋地黄类药引起的心律失常。

3. 用于劳累性心绞痛。

4. 作为心肌梗死二级预防用药，可降低患者的心血管病死亡率。

5. 用于降低肥厚型心肌病流出道压差，减轻心绞痛、心悸与晕厥等症状。

6. 与 α- 肾上腺素受体阻断药合用于控制嗜铬细胞瘤患者的心动过速。

7. 用于控制甲状腺功能亢进时的心动过速，也可用于甲状腺危象。

【用法与用量】

1. 口服给药　儿童用量尚未确定，通常一日 0.5 ~ 1 mg/kg，分次服用。

2. 静脉注射　一次 0.05 ~ 0.1 mg/kg，缓慢注射，一次用量不宜超过 1 mg。

【制剂与规格】

盐酸普萘洛尔片：10 mg。

盐酸普萘洛尔缓释片：40 mg。

盐酸普萘洛尔缓释胶囊：40 mg。

盐酸普萘洛尔注射液：5 ml：5 mg。

注射用盐酸普萘洛尔：(1) 2 mg；(2) 5 mg。

【临床用药指导】

1. 用药禁忌

(1) 对本药过敏者。

(2) 支气管哮喘、慢性阻塞性支气管疾病以及有支气管痉挛史的患者。

(3) 心源性休克患者。

(4) Ⅱ ~ Ⅲ度房室传导阻滞者。

(5) 严重或急性心力衰竭患者。

(6) 窦性心动过缓以及病态窦房结综合征患者。

(7) 代谢性酸中毒患者。

(8) 长期禁食后的患者。

(9) 低血压患者。

2. 药物相互作用

(1) 奎尼丁合用时，奎尼丁的半衰期不变，但消除率明显降低，血药峰值浓度明显增高，此外，奎尼丁可增加本药的生物利用度。

(2) 普罗帕酮可提高本药血药浓度，引起卧位血压明显降低。

(3) 二氢吡啶类钙通道阻滞药合用治疗心绞痛或高血压有效，但也可引起严重的低血压或心力储备降低。

(4) 地尔硫䓬可增强 β- 肾上腺素受体阻断药的作用，对心功能正常的患者有利。但合用后也有引起低血压、左室衰竭和房室传导阻滞的报道。

(5) 肼屈嗪可增加本药的生物利用度，空腹服药多见，而对本药缓释制剂的影响较小。

(6) 甲氧氯普胺合用可升高本药的血药浓度。

(7) 环丙沙星可升高本药血药浓度，引起低血压和心动过缓。

(8) 呋塞米可升高本药的血药浓度，合用可导致低血压、心搏徐缓。

(9) 氟西汀合用可使本药血药浓度升高，毒性增大。

(10) 氯丙嗪、肼屈嗪合用可使本药生物利用度增加。

(11) 利多卡因、安替比林合用可使以上药物血药浓度升高。

(12) 本药可使筒箭毒碱药效增强，作用时间延长。

(13) 本药可升高丙米嗪的血药浓度。

(14) 华法林合用可增加出血的危险性。

(15) 可卡因合用可增加血管阻力，降低冠脉循环血流。

(16) 本药可延长降糖药对胰岛素的作用。

(17) 泛影酸盐类造影剂合用时可能加重此类药物的类过敏反应。

(18) 与胺碘酮合用可引起明显的心动过缓和窦性停搏。与丙吡胺、氟卡尼合用，也可引起心动过缓。

(19) 维拉帕米合用可能引起低血压、心动过缓、充血性心力衰竭和传导障碍。在左室功能不全、主动脉狭窄或两药用量均大时危险性增加。

(20) 咪贝地尔合用可引起低血压、心动过缓或房室传导阻滞。

(21) 地高辛合用可导致房室传导时间延长，并且本药可使地高辛血药浓度升高。

(22) 本药有增加洋地黄类药物毒性的作用，可发生房室传导阻滞而使心率减慢。

(23) α- 肾上腺素受体阻断药合用可加重 α- 肾上腺素受体阻断药的首剂反应，但除哌唑嗪外其他 α- 肾上腺素受体阻断药较少出现。

(24) 本药与可乐定联合治疗时，突然停用可乐定可使高血压加重。

(25) 莫索尼定合用时如突然撤去莫索尼定可引起高血压反跳。

(26) 甲基多巴合用时极少数患者对内源性或外源

性儿茶酚胺可出现异常的反应，如高血压、心动过速或心律失常。

3. 不良反应

（1）心血管系统：诱发或加重充血性心力衰竭是本药最常见的不良反应。少见心动过缓、高血压（此时应停药）。还可引起严重的心动过缓伴眩晕和晕厥。心电图可出现 PR 间期轻度延长、QT 间期轻度缩短，也可引起房室传导阻滞。大剂量或长期应用可出现反常性高血压。无症状外周动脉病患者使用本药偶可诱发间歇性跛行。

（2）代谢／内分泌系统：可见血糖降低，血中脂蛋白、钾、三酰甘油升高，而糖尿病患者可能出现血糖升高。

对甲状腺的影响：有报道，数例无甲状腺病史患者用药后出现甲状腺功能亢进，停药或减量后表现出格雷夫斯病（Graves disease，又称突眼性甲状腺肿或毒性弥漫性甲状腺肿）的典型症状，如心悸、突眼、神经过敏、出汗。有报道甲状腺功能正常患者首次服药后出现甲状腺功能亢进，但也有报道出现三碘甲状腺原氨酸（T_3）水平下降（甲状腺功能降低）、逆 -T_3（rT_3）水平升高。

对甲状旁腺的影响：原发性以及透析继发性甲状旁腺功能亢进症患者用药后，血清甲状旁腺素 PTH 水平降低。但也有不引起改变的报道。

其他：个别肝硬化患者出现血氨浓度上升。长期使用可能引起体重增加。

（3）呼吸系统：少见支气管痉挛及呼吸困难。还可引起哮喘。有嗜铬细胞瘤患者用药后发生肺水肿的个案报道。其他还可引起鼻腔水性分泌物增加，可能是由鼻黏膜过敏反应引起。

（4）肌肉骨骼系统：极少数患者可出现四肢肌肉无力及肌强直。有报道可引起多发性关节炎，长期用药（2～5 年或更长）患者可出现关节病。

（5）泌尿生殖系统：可见血中尿素氮、肌酸酐、尿酸升高。还可引起阳痿。少见蛋白尿、少尿和间质性肾炎。本药可降低肾血流量和肾小球滤过率，对肾功能正常者无明显临床意义，但对潜在肾功能不全和（或）糖尿病的患者，应注意监测肾功能。

（6）免疫系统：极少见系统性红斑狼疮。

（7）神经系统：可见眩晕、头晕（低血压所致）、反应迟钝、头痛、感觉异常、嗜睡、失眠、多梦。还可见噩梦、认知功能障碍。此外，有本药急性中毒引起强直阵挛性癫痫发作的个案报道。个别患者长期用药可出现腕管综合征。

（8）精神：可见意识模糊（特别是老年人）、幻觉、抑郁、焦虑、注意力分散。

（9）胃肠道：可见恶心、呕吐、腹胀、腹痛、腹泻、便秘、咽痛、口干、肠系膜血栓形成、缺血性结肠炎。还可引起食欲减退、消化不良、嘴唇溃疡、颊黏膜炎、黏膜白斑样改变。本药可能与腹膜后纤维化有关。此外，本药有引起胃酸分泌减少的报道。个别肝硬化患者突然停药后可出现继发于食管静脉曲张破裂的急性胃肠道出血。

（10）血液：少见出血倾向（血小板减少）、紫癜。有引起粒细胞缺乏的个案报道。

（11）皮肤：可见皮肤干燥、皮疹、Stevens-Johnson 综合征、中毒性表皮坏死松解症、剥脱性皮炎、多形性红斑、荨麻疹。还可见角化过度、指甲改变、瘙痒、溃疡性苔藓样皮疹，少见脱发。也有引起接触性皮炎（湿疹）的报道。

（12）眼：可见眼干。少见结膜充血、泪液减少、视力下降和瞳孔散大，停药后上述症状可缓解。

（13）其他：可引起雷诺综合征样四肢冰冷、指（趾）麻木、倦怠。极少见发热。有过敏史的患者服用本药后，可导致患者对过敏原（如蜂毒）的反应增高，对肾上腺素治疗失效。

4. 其他用药注意事项

（1）口服给药：本药可空腹服用，也可与食物同时服用。

（2）若根据体重计算儿童用量，本药血药浓度治疗范围与成人相似。但是按体表面积计算的儿童用量，本药血药浓度治疗范围高于成人。有报道认为，唐氏综合征（先天愚型）患儿服用本药时，血药浓度升高，从而提高生物利用度。

（3）有突然停用本药出现心绞痛恶化甚至心肌梗死的报道。故计划停药时，至少应在数周内逐渐减量。如中止治疗后心绞痛恶化，通常建议重新用药，同时采取其他适当措施处理不稳定心绞痛。因冠状动脉疾病未被诊断，有隐匿性动脉粥样硬化性心脏病风险的患者在使用本药治疗其他适应证时，应谨慎遵循以上建议。

（4）本药用量必须个体化，不同个体、不同疾病用量不尽相同。首次用药时需从小剂量开始，逐渐增加剂量并密切观察反应以免发生意外。

（5）本药血药浓度不能完全预示药理效应，故应根据心率及血压等临床征象指导临床用药，心动过缓（通常小于 50～55 次／分）时，剂量不能再增加。

（6）静脉给药可快速控制心率及心肌收缩力。研究表明，在心肌梗死症状发作几小时内，静脉给药效果优于口服。而心肌梗死后先静脉给药，然后改口服维持比单用其中一种方法更好。

（7）冠心病患者不宜骤停本药，否则可出现心绞痛、心肌梗死或室性心动过速；甲状腺功能亢进患者也不可骤停本药，否则使甲状腺功能亢进症状加重。因此，长期用药者撤药须逐渐减量，至少经过 3 日，通常为 2 周。

（8）外科手术前是否停药尚有争议，因为停药可引起心绞痛和（或）高血压反跳，其危险性可能比手术本身产生的心脏抑制更大。故本药在术前应逐渐减量，但不可完全停药，直到手术进行。术前使用乙醚、环丙烷和三氯乙烷之类的麻醉药时须十分谨慎，如出现迷走神经优势，可用阿托品（1 ～ 2 mg，静脉注射）纠正。

索他洛尔
Sotalol

【商品名或别名】

甲磺胺心定、Sotalolum。

【临床应用】

1. 用于转复、预防室上性心动过速，尤其是房室结折返性心动过速，也可用于预激综合征伴室上性心动过速。

2. 用于心房扑动、心房颤动。

3. 用于室性心律失常，包括室性期前收缩、持续性及非持续性室性心动过速。注射剂可用于危及生命的室性快速型心律失常。

4. 用于急性心肌梗死并发严重心律失常。

【用法与用量】

1. 口服给药　2 岁以下儿童剂量依赖于年龄、肾功能、心率和 QT 间期。2 岁及以上儿童起始剂量一次 30 mg/m²，一日 3 次，必要时可根据临床反应、心率和 QT 间期调整至最大剂量 60 mg/m²，一日 3 次。

2. 静脉给药　每次 0.5 ～ 2.0 mg/kg，紧急情况时应用，注射时间不短于 5 分钟，并监测心率和血压，必要时 6 小时后重复 1 次。

【制剂与规格】

盐酸索他洛尔片：（1）20 mg；（2）40 mg；（3）80 mg；（4）160 mg；（5）200 mg；（6）240 mg。

盐酸索他洛尔注射液：2 ml：20 mg。

注射用盐酸索他洛尔：40 mg。

【临床用药指导】

1. 用药禁忌

（1）对本药过敏者。

（2）支气管哮喘患者。

（3）心动过缓者。

（4）病态窦房结综合征患者。

（5）Ⅱ～Ⅲ度房室传导阻滞患者。

（6）QT 间期延长患者。

（7）休克患者。

（8）未得到控制的心力衰竭患者。

（9）低血压患者。

（10）低钾血症患者。

（11）肌酐清除率小于 40 ml/min 者。

2. 药物相互作用

（1）Ⅰa 类抗心律失常药（如丙吡胺、奎尼丁或普鲁卡因胺）以及其他Ⅲ类抗心律失常药（如胺碘酮）合用有协同作用，可能导致不应期延长。

（2）其他Ⅱ类抗心律失常药（β- 肾上腺素受体阻断药）合用可导致Ⅱ类抗心律失常药作用累加。

（3）已知能延长 QT 间期的药物（如吩噻嗪类、三环类抗忧郁药、特非那定）合用可使 QT 间期延长。

（4）钙通道阻滞药（如维拉帕米、地尔硫䓬）合用可加重传导阻滞，进一步抑制心室功能、降低血压，引起低血压、心动过缓、传导障碍和心力衰竭。

（5）地高辛合用更易发生心律失常。

（6）排钾利尿药合用可能增加发生尖端扭转型室性心动过速的危险。

（7）儿茶酚胺类药（如利舍平、胍乙啶）合用可导致严重的低血压和心动过缓。

（8）降血糖药（胰岛素或口服降糖药）合用可减弱降血糖药的效果。

3. 不良反应

（1）心血管系统：致心律失常作用为其最重要的不良反应，表现为加重已有的心律失常或诱发新的心律失常，包括室上性心律失常、室性期前收缩、非持续性室性心动过速、持续性室性心动过速，甚至可引起尖端扭转型室性心动过速或心室颤动。经验表明，尖端扭转型室性心动过速的危险因素有以下：QT 间期延长、心率减慢、血清钾和镁浓度下降（如使用利尿药所致）、血药浓度高（如用药过量或肾功能不全）以及与其他可能延长 QT 间期的药物（如抗抑郁药或其他抗心律失常药）合用时。尖端扭转型室性心动过速发作呈剂量依赖性，多出现在治疗的早期或在逐步增加剂量时，大多可自动终止，但也可能发展成心室颤动。其他可见心动过缓、低血压、传导阻滞、胸痛、心悸、心力衰竭、晕厥、外周血管异常、心血管异常、血管舒张、高血压、AICD（埋藏式自动心复律 - 除颤器，automatic implantable cardioverter -defibrillator）放电。

（2）代谢 / 内分泌系统：可见高脂血症、体重改变，还可使糖尿病患者的血糖水平升高。

（3）呼吸系统：可见呼吸困难、肺水肿、肺部异常、上呼吸道异常、哮喘。

（4）肌肉骨骼系统：可引起末梢疼痛、背痛、痉挛、肌痛。

（5）泌尿生殖系统：可见泌尿生殖紊乱、性功能障碍。

（6）神经系统：可见眩晕、轻微头痛、睡眠障碍、感觉异常、脑卒中、运动失调、瘫痪。

（7）精神：可见抑郁、焦虑、情绪改变、意识改变、意识模糊。

（8）胃肠道：可见味觉异常、恶心、呕吐、腹泻、消化不良、腹痛、胃肠异常。

（9）血液：可见出血、血小板减少、嗜酸性粒细胞增多、白细胞减少。

（10）皮肤：可见皮疹、光敏感、瘙痒、脱发。

（11）眼：可见视力障碍。

（12）耳：可见听力障碍。

（13）其他：可见疲倦、无力、虚弱、感染、发热、局部疼痛。

4. 其他用药注意事项

（1）本药剂量取决于患者对治疗的反应和耐受性，可能具有明显个体差异。

（2）低钾血症和低镁血症患者应在纠正后再用本药治疗，对于长期腹泻或同时服用利尿药的患者尤需注意。与排钾利尿药合用时应注意补钾。心房颤动患者应当进行抗凝治疗。

（3）用药前的基础 QT 间期必须不大于 440 毫秒，如大于 450 毫秒则不得使用本药。如 QT 间期延长超过基线 25% 或大于 500 ms，应注意观察其致心律失常作用，警惕治疗的危险性。

（4）本药所引起的严重致心律失常作用多发生在开始用药的最初 7 日或调整药物剂量后的最初 3 日，故患者宜住院观察，密切监测血药浓度和血钾、血镁、血钙浓度及心电图的变化。

（5）开始用药及调整剂量时要求具备心肺复苏设施，并能进行持续心电监护和肌酐清除率测定。服用维持量也应至少持续监护 3 日，经过电转复律或药物复律后 12 小时内，不得允许患者出院。

（6）本药不宜与抑制心脏的麻醉药（如乙醚）合用。与 β_2 肾上腺素受体激动药（如沙丁胺醇、特布他林和异丙肾上腺素）合用时须增加本药剂量。

（7）从其他抗心律失常药换用本药时，应在严密监测下将以前所用的药物逐渐减量至停药，至少停用 2 ～ 3 个半衰期后再使用本药。从胺碘酮换为本药时，须待 QT 间期恢复正常后再给予本药。

（8）有报道，突然停用 β- 肾上腺素受体阻断药偶可加剧心绞痛和心律失常，还可能引起心肌梗死，故长期使用本药停药时应谨慎，宜在 1 ～ 2 周内逐渐减量，特别是有缺血性心脏病的患者应仔细监控。甲状腺功能亢进患者突然停药可能引起甲状腺功能亢进症状加重，甚至出现甲状腺危象。

（9）β- 肾上腺素受体阻断药与可乐定联合治疗时，突然撤去可乐定可出现反弹性高血压。因此可乐定应在

β- 肾上腺素受体阻断药停用几日后逐渐停用。

（10）长期使用 β- 肾上腺素受体阻断药治疗的患者不应在重大手术前停药。

（11）为尽量减少诱导心律失常的风险，患者开始或重新开始使用本药时，应在有心脏复苏设备和持续心电图监测的观察室中至少监测 3 日。

（12）用药前需进行肌酐清除率测定。

拉贝洛尔
Labetalol

【商品名或别名】

拉平他乐、柳胺苄心安、Albetol。

【临床应用】

1. 用于治疗多种类型高血压（尤其是高血压危象），包括伴有冠心病的高血压、伴有心绞痛或心力衰竭史的高血压、妊娠高血压。

2. 用于外科手术前控制血压。

3. 用于嗜铬细胞瘤的降压治疗。

【用法与用量】

1. 口服给药　初始剂量为一日 1 ～ 3 mg/kg，分 2 次服用。最大剂量为一日 10 ～ 12 mg/kg（不超过一日 1.2g），分 2 次服用。

2. 静脉注射　3 ～ 15 岁儿童，初始剂量为 0.2 ～ 1 mg/kg。

3. 静脉滴注　3 ～ 15 岁儿童，以每小时 0.25 ～ 1.5 mg/kg 的速度连续滴注。

【制剂与规格】

盐酸拉贝洛尔片：（1）50 mg；（2）100 mg；（3）200 mg。

注射用盐酸拉贝洛尔：（1）25 mg；（2）50 mg。

【临床用药指导】

1. 用药禁忌

（1）对本药过敏者。

（2）支气管哮喘患者。

（3）心源性休克患者。

（4）Ⅱ ～ Ⅲ度房室传导阻滞患者。

（5）重度或急性心力衰竭患者。

（6）重度窦性心动过缓患者。

（7）严重持续低血压患者。

2. 药物相互作用

（1）西咪替丁可增加本药的生物利用度。

（2）甲氧氯普胺可增强本药的降压作用。

（3）三环类抗抑郁药合用时可产生震颤。

（4）本药可减弱硝酸甘油的反射性心动过速，但具有协同降压作用。

（5）本药可增强氟烷对血压的作用。

3．不良反应

（1）心血管系统：个别患者可出现直立性低血压。还可见室性心律失常。部分患者可出现反弹性或停药性心绞痛或高血压（可能是儿茶酚胺过敏所致）。有引起水肿、雷诺现象、心功能不全的报道。尚有房室传导延迟的个案报道。

（2）代谢／内分泌系统：1 型糖尿病患者（胰岛素依赖型）可有低血糖反应。

（3）呼吸系统：偶见哮喘加重。还可见鼻塞、呼吸困难、支气管痉挛。

（4）肌肉骨骼系统：有出现中毒性肌病、肌痉挛、肌疼痛的个案报道。

（5）泌尿生殖系统：静脉注射后可见血尿素氮和血浆肌酸酐暂时升高、排尿困难、尿潴留、尿痛、夜尿、尿频、阳痿、射精障碍。

（6）神经系统：偶见头晕、疲乏、感觉异常。还可见眩晕。较少见多梦、头痛、震颤。尚有长期用药导致腕管综合征的个案报道。

（7）精神：较少见抑郁。

（8）肝：有出现肝坏死、肝炎、胆汁阻塞性黄疸的报道。

（9）胃肠道：偶见胃肠道不适（恶心、呕吐、消化不良、腹痛、腹泻、便秘）。还可见味觉异常。

（10）皮肤：有出现皮肤瘙痒、斑丘疹、苔癣样改变、荨麻疹、大疱性扁平苔藓、银屑病、面部红斑、头皮刺痛、可逆性脱发、出汗、痤疮、湿疹、剥脱性皮炎的报道。

（11）眼：偶见视力异常。

4．其他用药注意事项

（1）静脉给药时患者应处于卧位，注射完毕后静卧 10 ～ 30 分钟。滴注时应控制滴速，以防降压过快。

（2）本药可与其他降压药或利尿药合用，与维拉帕米类钙拮抗药合用时需谨慎。

（3）用药时应逐渐加量，因少数患者可在用药后 2 ～ 4 小时出现直立性低血压。同时应避免突然停药，建议 1 ～ 2 周内逐渐停药。

（4）本药可与 α- 肾上腺素受体阻断药合用于嗜铬细胞瘤的降压治疗，但偶有反常性血压升高现象，故用药时应谨慎。

（5）本药可能掩盖甲状腺功能亢进的症状（如心动过速）。如怀疑患者存在甲状腺功能亢进，应谨慎用药并密切监测，突然停药可能加重甲状腺功能亢进的症状或导致甲状腺危象。

二、钙通道阻滞剂

氨氯地平
Amlodipine

【商品名或别名】

阿洛地平、阿莫洛地平。

【临床应用】

1．用于治疗高血压，可单用或与抗高血压药联用。

2．用于慢性稳定型心绞痛的对症治疗，可单用或与抗心绞痛药联用。

3．用于治疗疑似或确诊的血管痉挛性心绞痛，可单用或与抗心绞痛药联用。

4．用于经血管造影证实为冠心病（CAD），但射血分数 ≥ 40%、且无心力衰竭的患者。

【用法与用量】

口服给药：6 ～ 17 岁儿童推荐剂量为一次 2.5 ～ 5 mg，一日 1 次。

【制剂与规格】

苯磺酸氨氯地平片（以氨氯地平计）：（1）2.5 mg；（2）5 mg；（3）10 mg。

马来酸氨氯地平片（以氨氯地平计）：5 mg。

甲磺酸氨氯地平片（以氨氯地平计）：5 mg。

门冬氨酸氨氯地平片（以氨氯地平计）：5 mg。

【临床用药指导】

1．用药禁忌

（1）对本药及二氢吡啶类药过敏者。

（2）严重低血压患者。

（3）重度主动脉瓣狭窄患者。

2．药物相互作用

（1）细胞色素 P450（CYP）3A4 抑制药（红霉素、地尔硫䓬、酮康唑、伊曲康唑、利托那韦）：与红霉素合用未见对本药系统暴露量有显著影响；与地尔硫䓬合用可见本药系统暴露量增加；与酮康唑、伊曲康唑、利托那韦合用，本药血浆浓度增加可能较与地尔硫䓬合用时更多。

（2）辛伐他汀合用可使辛伐他汀的暴露量增加。

（3）舌下含服硝酸甘油、长效硝酸酯类药合用可增强抗心绞痛作用。

（4）环孢素、他克莫司合用可使以上药物的系统暴露量增加。

3．不良反应

（1）心血管系统：心绞痛、心悸、低血压、心肌梗死。

（2）代谢／内分泌系统：乳腺增生、阳痿、男子乳腺发育。

（3）呼吸系统：肺水肿、咳嗽。

（4）肌肉骨骼系统：有跟腱炎的个案报道。有肌张力增高的报道。

（5）泌尿生殖系统：有急性间质性肾炎的个案报道。

（6）免疫系统：过敏反应。

（7）神经系统：头痛、头晕、嗜睡、锥体外系疾病。

（8）肝：有黄疸、肝酶升高、胆汁淤积、肝炎的报道。

（9）胃肠道：消化不良、恶心、腹痛、肠梗阻、味觉错乱。

（10）皮肤：面部潮红、Stevens-Johnson 综合征、剥脱性皮炎。有苔藓样皮炎、线状 IgA 皮肤病、中毒性表皮坏死松解症的个案报道。还有脱发、皮肤变色的报道。

（11）其他：水肿（包括外周水肿）、疲乏。

4．其他用药注意事项

（1）本药与 CYP 3A4 诱导药合用时应密切监测血压水平。

（2）外科手术前无须停药。

（3）本药对 6 岁以下儿童血压的影响尚不明确。

硝苯地平

Nifedipine

【商品名或别名】

艾克迪平、艾克地平。

【临床应用】

1．用于心绞痛（变异型心绞痛、不稳定型心绞痛、慢性稳定型心绞痛）。

2．用于高血压，单用或与其他降压药联用。

3．本药注射液用于高血压危象。

【用法与用量】

1．高血压　口服或舌下含化，小儿剂量为每次 0.25～0.5 mg/kg，每 8 小时 1～2 次。

2．心力衰竭　用于心力衰竭应慎重，主要用于舒张性心力衰竭，对于收缩性心力衰竭不宜适用。剂量同上。

3．肥厚型心肌病　口服给药：每 24 小时给药 0.6～0.9 mg/kg，分 3～4 次服用。

4．高原肺水肿　口服给药：速释剂：一次 0.5 mg/kg（最大剂量为一次 20 mg），每 8 小时 1 次。

【制剂与规格】

硝苯地平片：（1）5 mg；（2）10 mg。

硝苯地平缓释片：（1）10 mg；（2）20 mg；（3）30 mg。

硝苯地平控释片：（1）30 mg；（2）60 mg。

硝苯地平胶囊：（1）5 mg；（2）10 mg。

硝苯地平缓释胶囊：20 mg。

硝苯地平滴丸：5 mg。

硝苯地平注射液：5 ml：2.5 mg。

【临床用药指导】

1．用药禁忌

（1）对本药过敏者。

（2）心源性休克患者。

（3）严重主动脉瓣狭窄患者。

（4）最近 4 周内心肌梗死患者。

2．药物相互作用

（1）其他降压药、三环类抗抑郁药合用可增强本药降压作用。

（2）奎奴普丁 / 达福普汀合用可导致本药血药浓度升高。

（3）西沙必利合用可使本药血药浓度升高。

（4）西咪替丁合用可升高本药血药浓度，从而增强抗高血压作用。

（5）硝酸酯类药合用可使心率增加、血压降低。

（6）地高辛合用可使地高辛清除率降低，血药浓度升高。

（7）茶碱合用可使茶碱血药浓度升高。

（8）头孢菌素类药（如头孢克肟）合用可使头孢菌素类药的生物利用度增加 70%。

（9）他克莫司和本药均通过 CYP 3A4 系统代谢，合用时应监测他克莫司的血药浓度，必要时降低他克莫司的用药剂量。

（10）苯妥英钠合用可使本药生物利用度降低，从而导致疗效下降。

（11）利福平合用可使本药生物利用度降低，从而降低疗效。

（12）地尔硫䓬合用可减少本药的清除。

（13）香豆素类抗凝药合用有凝血时间增加的报道。

（14）奎尼丁合用可使奎尼丁血药浓度下降，或停服本药后可见奎尼丁的血药浓度明显升高。

（15）长春新碱合用可减慢长春新碱的排泄，增加其不良反应。

（16）葡萄柚汁合用可使本药血药浓度升高，降压作用增强。

3．不良反应

（1）心血管系统：心绞痛、心悸、胸闷、心肌梗死、充血性心力衰竭、心律失常、传导阻滞、血管扩张（面红、热感）、低血压（包括直立性低血压）、心动过速、心房颤动、心动过缓、心脏停搏、期前收缩、静脉炎、皮肤血管异位。

（2）代谢 / 内分泌系统：乳房充血、痛风、血糖升高、男性乳腺发育、乳房疼痛、低钾血症、高钾血症。有高钙血症恶化的个案报道。

（3）呼吸系统：鼻塞、气短、肺水肿、呼吸困难、鼻炎、鼻出血、咳嗽增加、啰音、咽炎、上呼吸道感染、鼻窦炎、咽喉痛、喘鸣、呼吸短促。

（4）肌肉骨骼系统：骨骼肌发炎、关节僵硬、肌肉痉挛、红斑性肢痛、关节炎、腿痛、颈痛、骨盆痛、关节痛、关节不适、肌痛、上下肢麻刺感、背痛。有横纹肌溶解的个案报道。

（5）泌尿生殖系统：夜尿、多尿、阳痿、排尿困难、尿结石、遗尿、性冲动减少、一过性肾功能恶化、血尿、蛋白尿、子宫内膜萎缩。

（6）免疫系统：淋巴结病、过敏反应［如皮肤及黏膜肿胀、喉头水肿、支气管肌肉痉挛（包括致命性呼吸窘迫）］。

（7）神经系统：头晕、晕厥、平衡失调、感觉迟钝、感觉异常、震颤、张力亢进、头痛（如偏头痛）、味觉异常、共济失调、记忆力和学习能力损害、脑缺血、脑卒中。

（8）精神：精神紧张、神经过敏、睡眠紊乱、抑郁、偏执、焦虑、梦魇、谵妄。

（9）肝：过敏性肝炎、谷丙转氨酶升高、天冬氨酸转氨酶升高、黄疸、门静脉高压。

（10）胃肠道：牙龈增生、恶心、便秘、腹泻、胃肠痉挛、腹胀、腹痛、口干、消化不良、厌食、嗳气、胃肠道不适、牙龈炎、呕吐、食管炎、肠胃出血、粪石、吞咽困难、肠梗阻、肠道溃疡、胃结石、胃食管反流、黑便、胃灼热。

（11）血液：贫血、白细胞减少、血小板减少、紫癜、粒细胞缺乏。

（12）皮肤：面部潮红、皮疹、剥脱性皮炎、瘙痒、蜂窝组织炎、血管神经性水肿、脓疱疹、多汗、荨麻疹、大疱疹、光敏感性皮炎、中毒性表皮坏死松解症、红斑、秃头症。有天疱疮的个案报道。还有 Stevens-Johnson 综合征的报道。

（13）眼：视物模糊、血药峰浓度时瞬间失明、视觉异常、眼部不适、眼痛、弱视、结膜炎、复视、异常流泪。

（14）耳：耳鸣。

（15）其他：乏力、虚弱、水肿（包括眶周水肿、外周水肿、面部水肿）、不适、疼痛（包括胸痛、胸骨下疼痛）、寒战、发热、体重下降、体重增加。静脉给药时可出现穿刺部位疼痛或烧灼感。

4．其他用药注意事项

（1）口服给药：本药控释剂型不可咀嚼或掰开后服用，用药时间不受就餐时间限制。本药缓释剂型应空腹或餐后服用，不可咀嚼，与食物同服可延缓但不减少本药吸收。两次给药间隔应不少于 4 小时，若某次服药剂量过低或漏服，不可一次服用双倍剂量的本药，应按给药间隔服用正常剂量。

（2）长期用药者不宜骤停本药，以避免发生停药综合征而出现反跳现象。

（3）近期停用 β- 肾上腺素受体阻断药的患者可能出现撤药综合征伴心绞痛加重，本药可能加重此反应，故开始使用本药前应逐渐停用 β- 肾上腺素受体阻断药，不可突然停用。

（4）合用本药和 β- 肾上腺素受体阻断药的患者在进行冠状动脉分流术时，使用大剂量芬太尼可出现严重低血压和（或）需增加血容量。该情况亦可能在单用本药、低剂量芬太尼、其他外科手术期间或使用其他麻醉药时出现。使用本药的患者需在手术中使用大剂量芬太尼时，应注意，如若可能，手术前应停用本药至少 36 小时。

（5）本药控释片含有不可变形的物质，可能造成梗阻，故严重胃肠道狭窄患者慎用，KOCK 小囊患者（直肠结肠切除后作回肠造口）禁用。

（6）本药控释片有不可吸收的外壳，可在粪便中找到完整的空药片。

伊拉地平
Isradipine

【商品名或别名】

导脉顺、Dynacirc、Dynacirine。

【临床应用】

用于儿童高血压。

【用法与用量】

高血压

口服给药：初始剂量为一日 0.15 ～ 0.2 mg/kg，分 3 ～ 4 次服用。最大日剂量为 0.8 mg/kg（可高达一日 20 mg）。

【制剂与规格】

伊拉地平缓释片：（1）5 mg；（2）10 mg。

伊拉地平胶囊：（1）2.5 mg；（2）5 mg。

【临床用药指导】

1．用药禁忌　对本药过敏者。

2．药物相互作用

（1）西咪替丁合用本药平均 C_{max} 升高 36%，AUC 升高 50%。

（2）安普那韦、福沙那韦合用可增加本药的血药浓度。

（3）沙奎那韦合用可增加本药的血药浓度。

（4）茚地那韦合用可增加本药的血药浓度。

（5）地拉韦啶合用可增加本药的血药浓度。

（6）氟康唑合用可增加本药的血药浓度及毒性反应（如头晕、低血压、面部潮红、头痛、外周水肿），还可增加发生心脏毒性（如 QT 间期延长、尖端扭转型室性心动过速、心脏停搏）的风险。

（7）三唑类抗真菌药（如伊曲康唑）、咪唑类抗真菌药（如酮康唑）合用可增加本药的血药浓度及毒性反应（如头晕、低血压、面部潮红、头痛、外周水肿）。

（8）达福普汀、奎奴普丁合用可增加发生本药毒性反应（如头晕、低血压、面部潮红、头痛、外周水肿）的风险。

（9）Ⅲ类抗心律失常药（如乙酰卡尼、胺碘酮）、Ⅰ类抗心律失常药（如阿义马林、阿普林定）、吩噻嗪类药（如醋奋乃静、氯丙嗪）、三环类抗抑郁药（如阿米替林、地昔帕明）、某些抗精神病药（氨磺必利、氟哌啶醇、喹硫平、利培酮、舍吲哚、佐替平）、其他可延长 QT 间期的药物（如三氧化二砷、阿司咪唑、水合氯醛、氯喹、克拉霉素、多拉司琼）合用可增加发生心脏毒性（如 QT 间期延长、尖端扭转型室性心动过速、心脏停搏）的风险。

（10）苄普地尔、西沙必利、美索达嗪、硫利达嗪、匹莫齐特、齐拉西酮合用可增加发生心脏毒性（如 QT 间期延长、尖端扭转型室性心动过速、心脏停搏）的风险。

（11）红霉素合用可增加发生心脏毒性（如 QT 间期延长、尖端扭转型室性心动过速、心脏停搏）的风险。

（12）昂丹司琼合用可增加发生心脏毒性（如 QT 间期延长、尖端扭转型室性心动过速、心脏停搏）的风险。

（13）表柔比星合用可增加发生心力衰竭的风险。

（14）非甾体类抗炎药（如醋氯芬酸、阿西美辛）合用可增加发生胃肠道出血的风险和（或）拮抗降压作用。

（15）镁剂合用可引起低血压。

（16）依非韦伦、奈韦拉平合用可降低本药的血药浓度。

（17）薄荷油合用可减弱本药的疗效。

（18）利福平、利福喷汀合用可减弱本药的疗效。

（19）圣约翰草合用可降低本药的血药浓度，减弱本药的降压作用。

（20）育亨宾合用可减弱本药的疗效。

（21）氯吡格雷合用可减弱氯吡格雷的抗血小板作用，增加发生血栓形成的风险。

3．不良反应

（1）心血管系统：心悸、心动过速、低血压、心房或心室颤动、心肌梗死、心力衰竭。

（2）代谢／内分泌系统：有总胆固醇降低、低密度脂蛋白降低、高密度脂蛋白升高的个案报道。

（3）呼吸系统：呼吸困难、鼻塞、鼻出血、咳嗽、呼吸短促、喉部不适。

（4）肌肉骨骼系统：背痛、关节痛、颈部疼痛或僵硬、腿痛、腿或脚部肌肉痉挛。

（5）泌尿生殖系统：尿频、阳痿、排尿困难、夜尿症、性欲降低、性冷淡。

（6）神经系统：头痛、头晕、晕厥、困倦、失眠、

嗜睡、感觉异常（包括麻木、刺痛）、一过性脑缺血发作、脑卒中。

（7）精神：神经质、抑郁。

（8）肝：肝酶升高。

（9）胃肠道：便秘、腹泻、腹部不适（如腹胀）、恶心、呕吐、食欲增强或减退、口干。

（10）血液：白细胞减少、血小板聚集减少。

（11）皮肤：面部潮红、皮疹、瘙痒、荨麻疹、多汗。

（12）眼：视觉障碍。

（13）过敏反应：血管神经性水肿。

（14）其他：水肿（包括外周水肿）、疲乏、胸痛、体重增加、药物热。充血性心力衰竭患者用药可见体重降低。钙通道阻滞药停药后可见戒断症状（如心绞痛加重或发生率增加）。

4．其他用药注意事项

（1）口服给药：本药缓释片应整片吞服，不得嚼碎或掰开。

（2）本药日剂量大于 10 mg 时，不良反应的发生率增加。

（3）本药缓释片可能含有非变形性辅料，病理性或医源性严重胃肠道狭窄患者慎用。

（4）食物可使本药缓释制剂的生物利用度降低 25%。食物可使本药普通制剂的 T_{max} 延长约 1 小时，但不影响其生物利用度。

三、血管紧张素Ⅱ受体阻滞剂

奥美沙坦
Olmesartan

【商品名或别名】

傲坦、兰沙、Olmetec。

【临床应用】

用于治疗高血压，可单用，亦可与利尿药或其他降压药联用。

【用法与用量】

高血压：口服给药

（1）6 ～ 16 岁且体重为 20 ～ 35 kg（不包括 35 kg）者：剂量应个体化，推荐初始剂量为一次 10 mg，一日 1 次。经 2 周治疗后仍需进一步降低血压的患者，剂量可增至一次 20 mg，一日 1 次。

（2）6 ～ 16 岁且体重 ≥ 35 kg 者：剂量应个体化，推荐初始剂量为一次 20 mg，一日 1 次。经 2 周治疗后仍需进一步降低血压的患者，剂量可增至一次 40 mg，一日 1 次。

【制剂与规格】

奥美沙坦片：（1）20 mg；（2）40 mg。

【临床用药指导】

1．用药禁忌 对本药过敏者。

2．药物相互作用

（1）其他作用于 RAS 系统（肾素 - 血管紧张素系统）的药物［如血管紧张素转化酶（ACE）抑制药、血管紧张素Ⅱ受体阻断药、肾素抑制药（如阿利吉仑）］合用可增加发生低血压、高钾血症、肾功能改变（包括急性肾衰竭）的风险。

（2）有锂剂合用使血清锂浓度升高并出现锂中毒的报道。

（3）非甾体类抗炎药（包括选择性环氧合酶 -2 抑制药）合用可能减弱本药的降压效果。老人、血容量不足者（包括使用利尿药者）或肾功能损害者合用还可引起肾功能恶化（包括急性肾衰竭），但该影响通常可逆。

（4）盐酸考来维仑合用可降低本药的全身暴露量和血药峰浓度。

（5）抗酸药合用未见本药的生物利用度发生显著改变。

（6）地高辛、华法林合用未见明显的药物相互作用。

3．不良反应

（1）心血管系统：心动过速。糖尿病患者大剂量使用本药可能增加心血管风险。

（2）代谢 / 内分泌系统：高血糖症、高三酰甘油血症。还有高钾血症的报道。

（3）呼吸系统：支气管炎、咽炎、鼻炎、鼻窦炎、咳嗽。

（4）肌肉骨骼系统：背痛、肌酸磷酸激酶升高。还可见关节炎、关节痛、肌痛，但与本药的相关性尚不明确。还有横纹肌溶解的报道。

（5）泌尿生殖系统：血尿。还有急性肾衰竭、血肌酸酐升高的报道。

（6）免疫系统：有过敏反应的报道。

（7）神经系统：头晕、头痛。还可见眩晕。

（8）肝：肝酶升高、血清胆红素升高。

（9）胃肠道：腹泻。还可见腹痛、消化不良、胃肠炎、恶心，但与本药的相关性尚不明确。还有呕吐、口炎性腹泻样肠病的报道。

（10）血液：血红蛋白轻度减少、血细胞比容轻度降低。

（11）皮肤：皮疹，但与本药的相关性尚不明确。还有血管神经性水肿、脱发、瘙痒、荨麻疹的报道。还有迟发性皮肤卟啉病的个案报道。

（12）其他：面部水肿、流感样症状。还可见胸痛、外周水肿，但与本药的相关性尚不明确。还有虚弱的报道。

4．其他用药注意事项

（1）口服给药：本药可与或不与食物同服。

（2）如出现口炎性腹泻样肠病，应停药。

（3）6 岁以下儿童使用本药未显示出有效性。1 岁以下儿童不能使用本药。

厄贝沙坦
Irbesartan

【商品名或别名】

安博维、安来、Aprovel、Avapro。

【临床应用】

1．用于治疗原发性高血压。

2．用于治疗伴高血压的 2 型糖尿病肾病。

3．用于减慢儿童马方综合征患者的主动脉根部内径扩张速度。

【用法与用量】

1．高血压 口服给药：6 ～ 12 岁，初始剂量为每次 75 mg，每日 1 次，必要时可增至每日 150 mg。13 ～ 16 岁，初始剂量为每次 150 mg，每日 1 次，必要时增至每日 300 mg，但一日用量不宜超过 300 mg。

2．马方综合征 口服给药：14 个月至 16 岁儿童，初始剂量为一日 1.4 mg/kg，可增至最大剂量一日 2 mg/kg，但不得超过一日 300 mg。

【制剂与规格】

厄贝沙坦片：（1）75 mg；（2）150 mg；（3）300 mg。

厄贝沙坦分散片：75 mg。

厄贝沙坦胶囊：（1）75 mg；（2）150 mg。

【临床用药指导】

1．用药禁忌 对本药过敏者。

2．药物相互作用

（1）细胞色素 P450（CYP）2C9 抑制药（如胺碘酮）合用可升高本药的血药浓度。

（2）其他作用于肾素 - 血管紧张素系统的药物（如 ACE 抑制药、血管紧张素Ⅱ受体阻断药、肾素抑制药阿利吉仑）合用可增加发生低血压、高钾血症、肾功能改变（包括急性肾衰竭）的风险。

（3）保钾利尿药、补钾药、含钾的盐替代物或其他可增加血清钾水平的药物（如肝素）合用可导致血清钾升高。

（4）锂剂合用可致血清锂可逆性升高并出现毒性反应。

（5）非甾体类抗炎药合用可使本药的抗高血压作用减弱。

（6）麻黄合用可减弱血管紧张素Ⅱ受体拮抗药的降压作用。

（7）育亨宾合用可减弱血管紧张素Ⅱ受体拮抗药的降压作用。

（8）CYP 2C9 诱导药（如达拉非尼）合用可降低本药的暴露量。

3．不良反应

（1）心血管系统：常见心悸。可见直立性低血压、心动过速。

（2）代谢／内分泌系统：有高钾血症的报道。

（3）呼吸系统：可见咽炎、鼻炎。有咳嗽的报道。

（4）肌肉骨骼系统：可见血清肌酸激酶升高。有肌肉痛、关节痛的报道。

（5）泌尿生殖系统：可见尿路感染。有肾功能损害（包括肾衰竭）的报道。

（6）免疫系统：有过敏反应（如皮疹、荨麻疹、血管神经性水肿）的报道。

（7）神经系统：有眩晕、头痛的报道。

（8）精神：可见焦虑、神经质。

（9）肝：有胆汁淤积的个案报道。有肝炎、肝酶升高、黄疸的报道。

（10）胃肠道：可见胃灼热、腹痛、呕吐。有恶心、消化不良、腹泻、味觉缺失的报道。

（11）血液：有血小板减少的报道。

（12）皮肤：临床试验中可见皮疹。有荨麻疹的报道。

（13）耳：有耳鸣的报道。

（14）其他：临床试验中可见胸痛、水肿、流行性感冒。有虚弱的报道。

4．其他用药注意事项

（1）国内尚缺乏有关 18 岁以下者应用本药治疗儿童原发性高血压及伴高血压的 2 型糖尿病肾病的安全性的资料。已有国外资料显示，本药可用于 6 岁以上儿童。

（2）用药前应监测血电解质（如血钠、血钾、碳酸盐）、血尿素氮、血肌酸酐、尿常规。

（3）开始用药后 2 周和 4 周、剂量调整后约 2 周应复查血肌酸酐及血钾。无肾功能恶化风险因素的患者，在稳定的维持治疗期间应每 3 ~ 6 个月复查血肌酸酐与血钾。

坎地沙坦
Candesartan

【商品名或别名】

奥必欣、搏力高、Atacand、Blopress。

【临床应用】

用于治疗原发性高血压，可单独使用，亦可与其他抗高血压药联用。

【用法与用量】

高血压：口服给药：一日 1 次或分 2 次服用，根据血压状况调整剂量。

（1）1 ~ 5 岁儿童，一日 0.05 ~ 0.4 mg/kg，推荐初始剂量为 0.2 mg/kg。

（2）6 ~ 16 岁儿童：体重＜50 kg 者，一日 2 ~ 16 mg，推荐初始剂量为 4 ~ 8 mg。体重＞50 kg 者，一日 4 ~ 32 mg，推荐初始剂量为 8 ~ 16 mg。

【制剂与规格】

坎地沙坦片：（1）4 mg；（2）8 mg；（3）16 mg。

坎地沙坦分散片：4 mg。

坎地沙坦胶囊：（1）4 mg；（2）8 mg。

【临床用药指导】

1．用药禁忌

（1）对本药过敏者。

（2）严重肝功能不全或胆汁淤积者。

（3）1 岁以下儿童。

2．药物相互作用

（1）其他可升高血钾水平的药物（如保钾利尿药、补钾药、含钾盐替代物）合用可出现高血钾症。

（2）其他降压药（如呋塞米、三氯噻嗪）合用可能增强降压作用。

（3）其他作用于肾素 - 血管紧张素系统的药物（如 ACEI、血管紧张素 Ⅱ 受体阻断药、肾素抑制药阿利吉仑）合用可增加发生低血压、高钾血症、肾功能改变（包括急性肾衰竭）的风险。

（4）有锂剂与血管紧张素 Ⅱ 受体拮抗药（包括本药）合用引起血清锂升高并出现锂中毒的报道。

（5）非甾体类抗炎药（包括选择性环氧化酶 -2 抑制药合用可能减弱本药的降压作用。老年患者、血容量不足或肾功能损害者合用可导致肾功能可逆性恶化（包括急性肾衰竭）。

3．不良反应

（1）心血管系统：心悸、期前收缩、心房颤动、心绞痛、心肌梗死、面部潮红、低血压。

（2）代谢／内分泌系统：血钾升高、总胆固醇升高、血清总蛋白减少、低钠血症。

（3）呼吸系统：鼻出血、咳嗽、间质性肺炎（可表现为发热、咳嗽、呼吸困难、胸部 X 线检查异常）、上呼吸道感染、咽炎、鼻炎。

（4）肌肉骨骼系统：横纹肌溶解［可表现为肌痛、虚弱、肌酸磷酸激酶（CPK）升高、血中和尿中出现肌球蛋白］、背痛。

（5）泌尿生殖系统：血尿素氮升高、肌酸酐升高、尿酸升高、蛋白尿、血尿、尿频、急性肾衰竭。有急性肾炎的个案报道。

（6）免疫系统：血管神经性水肿（表现为面部、口唇、舌、咽、喉头等水肿）。

（7）神经系统：头晕或起立时头晕、蹒跚、头痛、头重、失眠、嗜睡、舌部麻木、肢体麻木。

（8）肝：谷丙转氨酶升高、谷草转氨酶升高、碱性磷酸酶升高、乳酸脱氢酶升高、γ-谷氨酰基转移酶升高、黄疸。有老年女性患者使用本药引起急性肝损害、胆汁淤积的个案报道。还有肝炎的报道。

（9）胃肠道：恶心、呕吐、食欲缺乏、胃部不适、剑突下疼痛、腹泻、口腔炎、味觉异常。

（10）血液：粒细胞缺乏、贫血、白细胞减少或增多、嗜酸性粒细胞增多、血小板减少。还有中性粒细胞减少的报道。

（11）过敏反应：湿疹、皮疹、荨麻疹、瘙痒、光过敏。

（12）其他：发热、倦怠、乏力、水肿、血浆 C 反应蛋白（CPR）升高。

4．其他用药注意事项

（1）在国外资料中，有 1 岁及 1 岁以上儿童的用药资料，但 1 岁以下儿童禁用本药。肾小球滤过率低于 $30 \, ml/(min \cdot 1.73m^2)$ 的儿童不应使用本药（尚未进行相关研究）。

（2）口服给药：不能吞服本药片剂者，可将本药片剂配制成浓度为 0.1 ～ 2.0 mg/ml 的混悬液使用。

（3）正使用其他血管扩张药的患者慎用本药。

（4）本药有时可引起血压急剧下降，特别对下列患者应从小剂量开始，增加剂量时应仔细观察患者状况并缓慢进行：①血液透析患者。②严格进行限盐疗法的患者。

（5）手术前 24 小时宜停用本药。

缬沙坦
Valsartan

【商品名或别名】

达乐、代文、Diovan。

【临床应用】

用于治疗轻至中度原发性高血压。

【用法与用量】

高血压：口服给药：6 ～ 16 岁儿童：初始剂量为一次 1.3 mg/kg（≤ 40 mg），一日 1 次。根据血压情况调整剂量。尚无日剂量高于 2.7 mg/kg（≤ 160 mg）的研究数据。

【制剂与规格】

缬沙坦片：（1）40 mg；（2）80 mg；（3）160 mg；（4）320 mg。

缬沙坦分散片：（1）40 mg；（2）80 mg。

缬沙坦胶囊：（1）40 mg；（2）80 mg；（3）160 mg。

【临床用药指导】

1．用药禁忌

（1）对本药过敏者。

（2）重度肾功能损害 [肌酐清除率（Ccr）<30 ml/min] 者（尚无此类患者用药的研究数据）。

2．药物相互作用

（1）摄取型转运体抑制药（利福平、环孢素）、外排型转运体抑制药（利托那韦）合用可能增加本药的系统暴露量。

（2）血管紧张素转化酶抑制药（ACEI）、阿利吉仑合用可能增加低血压、高钾血症、肾功能异常（包括急性肾衰竭）的发生风险。

（3）有锂剂合用引起血清锂水平可逆性升高、锂中毒的报道。

（4）保钾利尿药（如螺内酯、氨苯蝶啶、阿米洛利）、补钾药或含钾盐代用品合用可导致血钾升高，还可引起心力衰竭患者出现血清肌酸酐升高。

（5）非甾体类抗炎药（NSAIDs）[包括选择性环氧合酶 -2（COX-2）抑制药] 合用可能减弱本药的降压作用。此外，对正使用 NSAIDs 的肾功能损害者、老年人、血容量不足患者（包括正接受利尿药治疗的患者），合用还可能增加肾功能损害恶化的发生风险，如需合用本药或调整本药的剂量，应监测肾功能。

3．不良反应

（1）心血管系统：血管炎、心悸、直立性低血压。

（2）代谢 / 内分泌系统：血清钾升高、高钾血症。

（3）呼吸系统：咳嗽、咽炎、鼻炎、鼻窦炎、上呼吸道感染、呼吸困难。

（4）肌肉骨骼系统：肌痛、关节痛、背痛、肌痉挛。

（5）泌尿生殖系统：血清肌酸酐升高、肾功能损害、肾衰竭、性欲减退、阳痿。

（6）神经系统：眩晕、头晕、头痛、失眠、偏头痛、嗜睡、感觉异常、晕厥、共济失调。

（7）精神：焦虑。

（8）肝：肝功能指标升高（包括血清胆红素升高）。还有肝炎的报道。

（9）胃肠道：腹痛、腹泻、恶心、呕吐、便秘、消化不良、肠胃胀气、口干、厌食、味觉障碍。

（10）血液：血红蛋白减少、血细胞比容降低、中性粒细胞减少、血小板减少、白细胞减少。

（11）皮肤：血管神经性水肿、皮疹、皮肤瘙痒、大疱性皮炎、荨麻疹。还有脱发的报道。

（12）眼：视物模糊。

（13）过敏反应：超敏反应（包括血清病）。

（14）其他：疲乏、无力、水肿、病毒感染、胸痛。

4．其他用药注意事项

（1）应予以曾于子宫内暴露于本药的新生儿密切观察，以监测血压，保证足够的尿量，以及防止高钾血症。

（2）尚无接受透析或肾小球滤过率（GFR）小于 $30 \, ml/（min \cdot 1.73m^2）$ 的儿童使用本药的研究数据。

（3）口服给药：本药可伴或不伴食物服用，建议于每日同一时间用药（如早晨）。儿童用药时，如吞咽困难或依体重计算所得剂量无相应规格的片剂可用，可将本药片剂配制成浓度为 4 mg/ml 的混悬液使用。如需由混悬液改用片剂，可能需增加剂量，因使用混悬液的暴露量较片剂高 1.6 倍。

氯沙坦
Losartan

【商品名或别名】

科莱亚、洛沙坦。

【临床应用】

1．用于治疗原发性高血压。

2．用于不适用血管紧张素转化酶抑制药（ACEI）治疗（尤其是有咳嗽或禁忌证时）的慢性心力衰竭。适用患者的左心室射血分数应 ≤ 40%，处于临床稳定状态，且已接受慢性心力衰竭的既定治疗方案。

【用法与用量】

1．高血压　口服给药：6 岁及 6 岁以上儿童，推荐初始剂量通常为一次 0.7 mg/kg（≤ 50 mg），一日 1 次。应根据血压情况调整剂量，尚无一日剂量高于 1.4 mg/kg（或 > 100 mg）的研究数据。

2．减慢马方综合征（Marfan Syndrome）儿童主动脉根部的扩张速度　口服给药：14 个月至 16 岁儿童：初始剂量为一日 0.6 mg/kg，可增量至最大日剂量 1.4 mg/kg（≤ 100 mg）。

3．Alport 综合征（眼 - 耳 - 肾综合征）样遗传性肾炎　口服给药：一日 0.44 ～ 2.23 mg/kg，如体重 < 50 kg，最大剂量为一日 50 mg；如体重 ≥ 50 kg，最大剂量为一日 100 mg。

【制剂与规格】

氯沙坦钾片：(1) 25 mg；(2) 50 mg；(3) 100 mg。

氯沙坦钾胶囊：50 mg。

【临床用药指导】

1．用药禁忌　对本药过敏者。

2．药物相互作用

(1) 补钾药、含钾盐替代品、保钾利尿药（如螺内酯、氨苯蝶啶、阿米洛利）合用可引起血清钾水平升高。

(2) 锂剂合用可引起血清锂水平升高，有锂中毒的报道。

(3) 其他肾素 - 血管紧张素 - 醛固酮系统（RASS）抑制药（包括血管紧张素Ⅱ受体阻断药、ACEI、阿利吉仑）合用可能增加低血压、晕厥、高钾血症、肾功能改变（包括急性肾衰竭）的发生风险。

(4) 肾功能损害者、老人、血容量不足者（包括接受利尿药治疗的患者）合用非甾体类抗炎药（NSAIDs）[包括选择性环氧合酶 -2（COX-2）抑制药]

可能加重肾功能损害（包括急性肾衰竭），作用通常可逆。

3．不良反应

(1) 心血管系统：低血压（包括直立性低血压）、心悸、心动过速、心绞痛、Ⅱ度房室传导阻滞、心血管意外、心肌梗死、心律不齐（包括心房颤动）、窦性心动过缓、心室颤动、晕厥、左心室肥厚。

(2) 代谢 / 内分泌系统：痛风、血钾升高、高钾血症、低血糖症。还有低钠血症的报道。

(3) 呼吸系统：咳嗽、咽炎、咽部不适、鼻出血、鼻炎、呼吸道充血、鼻窦疾病、上呼吸道感染、呼吸困难、支气管炎。

(4) 肌肉骨骼系统：背痛、肌痉挛、臂痛、髋部疼痛、膝痛、骨骼肌肉痛、肩痛、关节痛、关节炎、关节肿痛、纤维肌痛、肌无力、肌痛、僵硬。还有横纹肌溶解的报道。

(5) 泌尿生殖系统：夜尿、尿频、尿路感染、肾功能损害、肾衰竭、血清肌酸酐升高、血尿素氮升高、性欲降低、阳痿。还有勃起功能障碍的报道。

(6) 免疫系统：有非典型皮肤淋巴组织样增生的个案报道。

(7) 神经系统：头晕、头痛、失眠、眩晕、共济失调、意识模糊、感觉减退、感觉异常、记忆力减退、偏头痛、周围神经病、嗜睡、震颤、脑血管意外。有帕金森病恶化的个案报道。还有癫痫大发作的报道。

(8) 精神：焦虑、抑郁、梦境异常、神经过敏、恐惧。有急性精神病（表现为偏执妄想、幻视）的个案报道。

(9) 肝：肝酶升高、血清胆红素升高。有肝损伤（包括肝纤维化、肝坏死）的个案报道。还有肝炎的报道。

(10) 胃肠道：腹痛、腹泻、消化不良、食欲减退、便秘、牙痛、口干、胃肠胀气、胃炎、恶心、呕吐、味觉倒错。

(11) 血液：血红蛋白轻度减少、血细胞比容轻度降低、瘀斑、贫血。还有血小板减少的报道。

(12) 皮肤：皮疹、面部水肿、脱发、皮炎、皮肤干燥、红斑、潮红、光敏反应、皮肤瘙痒、多汗、荨麻疹。有银屑病的个案报道。还有红皮病的报道。

(13) 眼：视物模糊、眼部灼烧感、眼部刺痛感、结膜炎、视力下降。

(14) 耳：耳鸣。

(15) 过敏反应：有血管神经性水肿、血管炎 [包括急性血管性紫癜（Henoch-Schonlein 紫癜）] 的报道。

(16) 其他：疲乏、胸痛、水肿、发热。还有不适的报道。

4．其他用药注意事项

(1) 不推荐对 ACEI 抑制药疗效稳定的心力衰竭患者改用本药治疗。

（2）不推荐肾小球滤过率（GFR）小于 30 ml/（min·1.73m²）或肝功能损害的儿童使用本药。

（3）曾于子宫内暴露于本药的新生儿，如出现少尿或高血压，应直接进行血压支持和肾灌注。伴血容量不足的儿童，应于使用本药前纠正。

（4）口服给药：本药可与或不与食物同服。儿童用药时，可将本药片剂配制成浓度为 2.5 mg/ml 的混悬液使用。

（5）本药片剂含有乳糖，故遗传性半乳糖不耐受、Lapp 乳糖酶缺乏或葡萄糖 - 半乳糖吸收不良的患者不应服用。

（6）对肾功能部分依赖于 RAS 激活的患者（如肾动脉狭窄、慢性肾病、严重充血性心力衰竭或血容量不足的患者）用药期间定期监测肾功能。定期监测血清钾水平。监测卧位血压、全血细胞计数。

四、血管紧张素转化酶抑制剂

贝那普利
Benazepril

【商品名或别名】

白那泽卜特、苯那普利。

【临床应用】

1. 用于治疗高血压。

2. 用于对洋地黄类药和（或）利尿药疗效不佳的充血性心力衰竭［纽约心脏协会（NYHA）分级为Ⅱ～Ⅳ级］的辅助治疗。

【用法与用量】

口服给药：6 岁及 6 岁以上儿童：单用本药，初始剂量一次 0.1 mg/kg，一日 1 次，推荐最大剂量为一日 0.6 mg/kg 或 40 mg。

【制剂与规格】

盐酸贝那普利片：（1）5 mg；（2）10 mg；（3）20 mg。

盐酸贝那普利胶囊：10 mg。

【临床用药指导】

1. 用药禁忌

（1）对本药过敏者。

（2）有血管神经性水肿病史者。

2. 药物相互作用

（1）其他作用于肾素 - 血管紧张素系统的药物（如 ACEI、血管紧张素Ⅱ受体阻断药、阿利吉仑）合用可增加发生低血压、高钾血症、肾功能改变的风险。

（2）利尿药合用可能出现血压过低。处理：参见"用法与用量"项。

（3）其他降压药合用可增强降压作用。

（4）丙磺舒合用可能增强 ACEI 的药理作用。

（5）非甾体类抗炎药（吲哚美辛）合用可减弱本药降压作用，可能增加肾损害和高钾血症的风险。

（6）钾补充药、保钾利尿药、钾盐、环孢素、肝素合用可引起血钾升高。

（7）降糖药（胰岛素、口服降糖药）有合用引起低血糖的报道。

（8）ACEI 与二肽基肽酶 -4 抑制药合用可能增加发生血管神经性水肿的风险。

（9）促红细胞生成素合用可能降低患者对促红细胞生成素的反应。

3. 不良反应

（1）心血管系统：心电图改变、心悸、直立不耐受症状、症状性低血压、胸痛、心绞痛、心律失常、心肌梗死。

（2）代谢 / 内分泌系统：低钠血症、血糖升高、血清胆固醇降低。还有高钾血症的报道。

（3）呼吸系统：咽痛、鼻炎、咳嗽、上呼吸道感染症状、哮喘、支气管炎、呼吸困难、鼻窦炎。有使用其他 ACEI 引起嗜酸粒细胞性肺炎的报道。

（4）肌肉骨骼系统：肌肉痉挛、关节痛、关节炎、肌痛、背痛、肌张力亢进。

（5）泌尿生殖系统：尿频、血尿素氮升高、血肌酸酐升高、肾功能受损、尿酸升高、尿路感染、性欲减退、阳痿、蛋白尿。

（6）免疫系统：血管神经性水肿。

（7）神经系统：运动失调、头痛、眩晕、失眠、嗜睡、感觉异常、晕厥、头晕。

（8）精神：抑郁、焦虑、神经质、紧张。

（9）肝：肝酶升高、血清胆红素升高、肝炎（主要为胆汁淤积性肝炎）、胆汁淤积性黄疸。

（10）胃肠道：消化不良、胃肠胀气、胃肠道功能紊乱、腹泻、便秘、恶心、呕吐、腹痛、味觉障碍、胰腺炎、黑便、胃炎。

（11）血液：血红蛋白减少、白细胞减少、嗜酸性粒细胞增多、溶血性贫血、血小板减少。还有粒细胞缺乏、中性粒细胞减少的报道。

（12）皮肤：潮红、皮疹、瘙痒、光敏反应、天疱疮、Stevens-Johnson 综合征、脱发、多汗。

（13）眼：有视觉损害的报道。

（14）耳：耳鸣。

（15）其他：流感样症状、疲乏、唇及面部水肿、虚弱、肢体水肿。

4. 其他用药注意事项

（1）口服给药：不能吞服本药片剂者，可将本药片剂配制成浓度为 2.0 mg/ml 的混悬液使用。单用本药时，如一日 1 次给药方式的降压效果不明显，可增加剂量或采用分次给药的方式。

（2）不建议肾小球滤过率低于 30 ml/min 或 6 岁以下的儿童使用本药。

（3）患者因接受大量利尿药、对饮食中钠摄入进行控制、接受透析治疗、发生腹泻或呕吐而导致严重缺钠或血容量不足时，使用本药治疗可出现低血压。用药前数日停用利尿药或采取其他措施补充体液，可降低发生低血压的风险。

（4）用药前后及用药时应当检查或监测肾功能，胶原血管性疾病（尤其与肾功能损害相关时）患者应定期监测白细胞计数，监测血清钾，本药用于充血性心力衰竭时，首次使用有引起血压急剧下降的风险，故用药期间需密切监测。

（5）首次用药后应测量血压，随后定期监测。

福辛普利
Fosinopril

【商品名或别名】

磷诺普利、磷洗洛普利、Fosfenopril。

【临床应用】

1. 用于高血压的单药治疗或辅助治疗［与其他药物（如利尿药）联用］。

2. 用于心力衰竭的辅助治疗（与利尿药联用）。

【用法与用量】

1. 高血压　口服给药：12 岁以上儿童用法用量同成人。

（1）单药治疗：剂量范围为一次 10 ~ 40 mg，一日 1 次。初始剂量为一次 10 mg，一日 1 次。用药约 4 周后可根据血压反应适当调整剂量。剂量超过一日 40 mg，不增强降压作用。如单用本药不能完全控制血压，可加用利尿药。

（2）与利尿药联用：使用本药前应停用利尿药数日，以减少血压过度下降的风险。如使用本药 4 周后未充分控制血压，可恢复使用利尿药。如无法停用利尿药，则给予本药初始剂量 10 mg 后，应严密观察数小时，直至血压稳定。

2. 心力衰竭　口服给药：12 岁以上儿童用法用量同成人。

与利尿药联用。本药初始剂量为一次 10 mg，一日 1 次。如患者耐受良好，可逐渐增量至一次 40 mg，一日 1 次。即使在给予初始剂量后出现低血压，亦应继续谨慎增加剂量。

【制剂与规格】

福辛普利钠片：10 mg。

福辛普利钠胶囊：10 mg。

【临床用药指导】

1. 用药禁忌　对本药或其他血管紧张素转化酶抑制药（ACEI）过敏者。

2. 药物相互作用

（1）其他降压药（如 β- 肾上腺素受体阻断药、甲基多巴、钙离子拮抗药、利尿降压药）合用可增强降压作用。

（2）保钾利尿药、补钾药合用可增加高钾血症的发生风险。处理：合用应谨慎，且需频繁监测血清钾浓度。

（3）抗酸药可能影响本药的吸收。

3. 不良反应

（1）心血管系统：心悸、低血压（包括直立性低血压）。

（2）代谢 / 内分泌系统：总胆固醇降低。

（3）呼吸系统：咳嗽、上呼吸道症状。

（4）肌肉骨骼系统：骨骼肌肉痛。

（5）泌尿生殖系统：尿素氮轻度升高。

（6）神经系统：头晕、感觉异常。

（7）胃肠道：恶心、呕吐、腹泻、腹痛、味觉障碍。

（8）血液：一过性血红蛋白轻度减少、一过性红细胞轻度减少、血小板聚集减少。

（9）皮肤：皮疹、皮肤瘙痒。有局限性硬皮病的个案报道。

（10）过敏反应：苔癣样皮疹。

（11）其他：胸痛、疲乏。

4. 其他用药注意事项

（1）以下心力衰竭的高风险患者应在医院内开始治疗：严重心功能不全患者（纽约心脏协会分级为 Ⅳ 级）、对首剂有低血压特殊风险的患者［如使用多种或高剂量利尿药（如呋塞米 > 80 mg）、使用高剂量血管扩张药、血容量减少、血钠过低（< 130 mmol/L）、不稳定型心功能不全、低血压（收缩压 < 90 mmHg）的患者］。

（2）接受 ACEI 治疗的患者在使用高流量透析膜（如 AN69）进行血液透析、使用硫酸聚糖吸收分离低密度脂蛋白及脱敏治疗（膜翅目毒素）时可能发生类过敏反应，应避免此类联合治疗。

用药前后及用药时应当检查或监测血压，用药前及用药期间应监测肾功能，监测血清钾。

卡托普利
Captopril

【商品名或别名】

安汀、邦德美。

【临床应用】

1. 用于治疗高血压。

2. 用于治疗心力衰竭。

【用法与用量】

高血压、心力衰竭：口服给药：普通制剂，初始剂量为一次 0.3 mg/kg，一日 3 次，必要时每隔 8 ~ 24 小时增量 0.3 mg/kg，直至最低有效剂量。

【制剂与规格】

卡托普利片：（1）12.5 mg；（2）25 mg。

卡托普利缓释片：37.5 mg。

卡托普利滴丸：6.25 mg。

卡托普利注射液：1 ml：25 mg。

注射用卡托普利：（1）12.5 mg；（2）25 mg；（3）50 mg。

【临床用药指导】

1．用药禁忌　对本药或其他血管紧张素转化酶抑制药（ACEI）过敏者。

2．药物相互作用

（1）利尿降压药合用可增强降压作用，可能引起严重低血压。

（2）保钾利尿药（如螺内酯、氨苯蝶啶、阿米洛利）合用可能引起血钾过高。

（3）其他扩血管药合用可致低血压。

（4）内源性前列腺素合成抑制药（如吲哚美辛）合用可减弱本药的降压作用。

3．不良反应

（1）心血管系统：心悸、心动过速、心律不齐、高血压。有心包炎的个案报道。

（2）代谢 / 内分泌系统：血钾升高、低钠血症。有男子乳腺发育、锌缺乏的个案报道。

（3）呼吸系统：咳嗽。

（4）肌肉骨骼系统：关节痛、肌痛。

（5）泌尿生殖系统：蛋白尿、血尿素氮升高、肌酸酐升高。

（6）免疫系统：抗核抗体阳性、免疫球蛋白缺乏。

（7）神经系统：眩晕、头痛、晕厥、癫痫发作（早产儿）。

（8）肝：肝酶升高。

（9）胃肠道：味觉减退、胃肠道溃疡。

（10）血液：嗜酸性粒细胞增多、白细胞减少、粒细胞减少、凝血功能障碍。有贫血的个案报道。

（11）皮肤：皮疹（表现为斑丘疹、荨麻疹，可伴瘙痒和发热）、面红、苍白、血管神经性水肿。

（12）其他：胸痛、发热、寒战。有亨廷顿病恶化的个案报道。

4．其他用药注意事项

（1）口服给药：本药片剂宜于餐前 1 小时服用。

（2）有婴儿用药后可引起持续性血压过度下降，并伴少尿与抽搐的报道，故本药仅用于其他降压治疗无效的儿童。

（3）用药初始 3 个月每 2 周检查 1 次白细胞计数及分类计数，随后定期检查，有感染迹象时亦应进行检查。每个月检查 1 次尿蛋白。监测尿素氮、血清肌酸酐、电解质水平、血压。

复方卡托普利
Compound Captopril

【组成成分】

本药主要成分为卡托普利和氢氯噻嗪。

【临床应用】

1．用于治疗高血压，可单用或与其他降压药联用。

2．用于治疗心力衰竭，可单用或与强心利尿药联用。

【用法与用量】

高血压、心力衰竭：口服给药：初始剂量一次 0.3 mg（以卡托普利计）/kg，一日 3 次，必要时每隔 8 ~ 24 小时增加 0.3 mg（以卡托普利计）/kg，以最低有效剂量服用。

【制剂与规格】

复方卡托普利片：10 mg/6 mg（卡托普利 / 氢氯噻嗪）。

【临床用药指导】

1．用药禁忌　对本药或其他血管紧张素转化酶抑制药（ACEI）过敏者。

2．药物相互作用

（1）利尿药合用可使降压作用增强。与保钾利尿药合用还可能引起血钾过高。

（2）其他血管扩张药合用可致低血压。

（3）内源性前列腺素合成抑制药（如吲哚美辛）合用可使本药的降压作用减弱。

3．不良反应

（1）心血管系统：心悸、心动过速、心率加快伴心律不齐。

（2）代谢 / 内分泌系统：可能升高血钾。

（3）呼吸系统：咳嗽。

（4）泌尿生殖系统：蛋白尿、血尿素氮升高、肌酸酐升高。

（5）神经系统：眩晕、头痛、晕厥。

（6）肝：血清肝酶升高。

（7）胃肠道：味觉迟钝。

（8）血液：白细胞减少、粒细胞减少。

（9）皮肤：皮疹（斑丘疹、荨麻疹）、面部及手足血管神经性水肿、面部潮红或苍白。

（10）其他：胸痛。

4．其他用药注意事项

（1）口服给药：本药宜在餐前 1 小时服用。

（2）曾有报道，本药可引起婴儿血压过度与持久降低并伴少尿与抽搐，故使用本药仅限于其他降压治疗无效者。

（3）用药时应当检查或监测白细胞计数及分类计数，最初 3 个月每 2 周一次，此后定期检查，有感染迹象时随即检查。尿蛋白每月一次。

依那普利
Enalapril

【商品名或别名】

苯丙脯酸、苯丁酯脯酸。

【临床应用】

1．用于治疗原发性高血压。

2．用于治疗肾血管性高血压。

3．用于治疗心力衰竭。

4．用于预防症状性心力衰竭。

5．用于预防无症状性左心室功能不全者出现冠状动脉缺血。

【用法与用量】

1．高血压　口服给药：1 个月以上的儿童：初始剂量为一次 0.08 mg/kg（≤ 5 mg），一日 1 次。随后根据血压反应调整剂量。尚无儿童用药剂量＞ 0.58 mg/kg（＞ 40 mg）的研究资料。

2．Alport 综合征　口服给药：一日 0.07 ～ 0.72 mg/kg，最大剂量为一日 40 mg。

【制剂与规格】

马来酸依那普利片：（1）2.5 mg；（2）5 mg；（3）10 mg；（4）20 mg。

马来酸依那普利分散片：5 mg。

马来酸依那普利口腔崩解片：10 mg。

马来酸依那普利胶囊：（1）5 mg；（2）10 mg。

马来酸依那普利散：150 mg（另附稀释液 150 ml）。

【临床用药指导】

1．用药禁忌

（1）对本药或其他血管紧张素转化酶抑制药（ACEI）过敏者。

（2）单侧或双侧肾动脉狭窄患者。

（3）原发性醛固酮增多症患者。

（4）肾移植术后患者。

（5）遗传性或特发性血管神经性水肿、使用 ACEI 曾引起血管神经性水肿的患者。

（6）原发性肝病、肝功能衰竭患者。

2．药物相互作用

（1）肾素 - 血管紧张素系统双重阻断药（如血管紧张素受体拮抗药、其他 ACEI、阿利吉仑）合用可增加发生低血压、高钾血症、肾功能改变（包括急性肾衰竭）的风险。

（2）非甾体类抗炎药（包括选择性环氧化酶 -2 抑制药）老年患者、血容量不足（包括使用利尿药）、肾功能减退的患者合用可导致肾功能恶化（包括肾衰竭），以上作用通常可逆。

（3）接受利尿药治疗（尤其是近期开始利尿药治疗）者开始合用本药后可能出现血压过度下降。

（4）哺乳动物类雷帕霉素靶蛋白抑制药（如替西罗莫司、西罗莫司、依维莫司）合用可增加发生血管神经性水肿的风险。

（5）保钾利尿药、补钾药、含钾的药物合用可明显升高血钾。

3．不良反应

（1）心血管系统：低血压（包括直立性低血压）、心肌梗死、心悸、心律失常、心绞痛、雷诺（Raynaud）现象、血管炎、胸痛、晕厥、心脏停搏。

（2）代谢 / 内分泌系统：抗利尿激素分泌失调综合征、低血糖、高钾血症、低钠血症、男子乳腺发育。

（3）呼吸系统：咳嗽（包括干咳）、肺浸润、支气管痉挛、哮喘、呼吸困难、流涕、咽痛、声音嘶哑、支气管炎、鼻炎、鼻窦炎、肺炎（包括嗜酸细胞性肺炎）、肺栓塞、肺梗死、肺水肿、鼻溢、上呼吸道感染、嗅觉丧失、喉痛。

（4）肌肉骨骼系统：肌痉挛、肌痛、肌炎、关节痛、关节炎。

（5）泌尿生殖系统：肾衰竭（包括急性肾衰竭）、少尿、血尿素氮升高、血清肌酸酐升高、蛋白尿、肾功能损害、肾功能损害加重、尿路感染、胁腹疼痛、阳痿。

（6）免疫系统：抗核抗体阳性、过敏反应。

（7）神经系统：眩晕、头痛、嗜睡、失眠、感觉异常、脑血管意外、昏迷、意识丧失、平衡失调、意识模糊、共济失调、周围神经病、头晕。

（8）精神：抑郁、精神错乱、神经过敏、梦境异常。

（9）肝：肝衰竭、肝细胞性肝炎、胆汁淤积型肝炎、黄疸、肝酶升高、血清胆红素升高。

（10）胃肠道：恶心、腹泻、肠梗阻、胰腺炎、腹痛、呕吐、消化不良、便秘、厌食、胃炎、味觉改变、舌炎、口干、口腔炎、偏侧味觉缺失、上腹不适、黑便。

（11）血液：红细胞沉降率加快、嗜酸性粒细胞增多、血红蛋白减少、血细胞比容降低、中性粒细胞减少、血小板减少、骨髓抑制、贫血（包括溶血性贫血）。

（12）皮肤：皮疹、多汗、多形性红斑、剥脱性皮炎、Stevens-Johnson 综合征、中毒性表皮坏死松解症、天疱疮、皮肤瘙痒、荨麻疹、脱发、潮红、光过敏、带状疱疹。有扁平苔癣、中毒性脓皮病的个案报道。

（13）眼：视物模糊、结膜炎、眼干、流泪。

（14）耳：耳鸣。

（15）其他：疲乏、虚弱、发热、浆膜炎、胸闷。

4．其他用药注意事项

（1）1个月至16岁的儿童可较好的耐受本药，且用药的不良反应与成人相似。

尚无新生儿及肾小球滤过率（GFR）低于 30 ml/（min·1.73m²）的儿童的用药资料，故不推荐以上患者使用本药。

（2）口服给药：本药可于餐前、餐中或餐后服用。服用本药口腔崩解片时，将药片置于舌上，待其完全崩解后吞服，无需以水送服。使用本药散剂前，应先取约 75 ml 稀释液加至散剂中，充分振摇 30 秒，随后再将剩余稀释液加入，再充分振摇 30 秒。

（3）本药可引起高钾血症，出现高钾血症的风险因素还包括：肾功能不全、糖尿病、合用保钾利尿药、钾补充药和（或）含钾盐替代品。应避免随高盐饮食服用。

（4）有接受 ACEI 治疗的患者出现持续性干咳的报道，停药后症状通常可消除，对咳嗽进行鉴别诊断时需考虑 ACEI 诱发的咳嗽作用。

（5）用药前后应密切监测血压和肾功能，用药前及用药期间应监测血象，监测血钾。

五、其他类降压药

胍法辛
Guanfacine

【商品名或别名】

氯苯乙胍、氯苄酰胍、氯酰胍。

【临床应用】

1．用于治疗高血压，可单用或与其他降压药联用。

2．用于治疗注意缺陷与多动障碍（ADHD），可单用或作为兴奋药治疗的辅助用药。

3．用于治疗抽动秽语综合征（Tourette 综合征）。

【用法与用量】

1．高血压　口服给药：片剂：12 岁及 12 岁以上儿童用法用量同成人。

2．ADHD　口服给药：缓释片：用于 6 岁及 6 岁以上儿童。

（1）初始剂量为一次 1 mg，一日 1 次，于早晨或晚上给药（尽量于每日同一时间给药）。应根据临床反应和耐受情况调整剂量，增量不得超过一周 1 mg。

（2）单药治疗时，推荐目标剂量为一日 0.05 ~ 0.12 mg/kg（一日 1 ~ 7 mg），具体如下：体重为 25 ~ 33.9 kg 者，目标剂量为一日 2 ~ 3 mg。体重为 34 ~ 41.4 kg 者，目标剂量为一日 2 ~ 4 mg。体重为 41.5 ~ 49.4 kg 者，目标剂量为一日 3 ~ 5 mg。体重为

49.5 ~ 58.4 kg 者，目标剂量为一日 3 ~ 6 mg。体重为 58.5 ~ 91 kg 者，目标剂量为一日 4 ~ 7 mg。体重大于 91 kg 者，目标剂量为一日 5 ~ 7 mg。

（3）本药与兴奋药联用时，多数患者的最佳剂量在一日 0.05 ~ 0.12 mg/kg 范围内，尚无剂量超过一日 4 mg 的研究资料。

（4）如患者漏服 2 次或 2 次以上，应根据耐受性调整剂量。

（5）停药时，应逐渐降低剂量，3 ~ 7 日内减量不得超过 1 mg。

3．Tourette 综合征　口服给药：片剂：用于 6 ~ 16 岁儿童。初始剂量为一次 0.5 mg，一日 1 次，睡前给药，连用 3 日；随后一次 0.5 mg，一日 2 次，连用 4 日；再随后一次 0.5 mg，一日 3 次，7 日后可根据临床反应进一步增至最大剂量一日 4 mg，分 3 次给药。

【制剂与规格】

盐酸胍法辛片（以胍法辛计）：（1）1 mg；（2）2 mg。

盐酸胍法辛缓释片（以胍法辛计）：（1）1 mg；（2）2 mg；（3）3 mg；（4）4 mg。

【临床用药指导】

1．用药禁忌　对本药有过敏史者。

2．药物相互作用

（1）强效或中效细胞色素 P450（CYP）3A4 抑制药（如酮康唑、氟康唑）合用可升高本药的暴露量。

（2）其他中枢神经系统抑制药合用可能产生相加的镇静作用。

（3）其他交感神经阻滞药合用可增强交感神经阻滞作用。

（4）强效或中效 CYP 3A4 诱导药（如利福平、依非韦伦、卡马西平）合用可降低本药的暴露量。

（5）乙醇合用可能产生相加的镇静作用。

（6）本药缓释片不得与高脂肪餐同服。

3．不良反应

（1）心血管系统：低血压、心动过速、心动过缓、窦性心律失常、血压升高（包括高血压）、房室传导阻滞、面色苍白、心悸。还有心房颤动、充血性心力衰竭、心肌梗死的报道。

（2）代谢/内分泌系统：体重增加。

（3）呼吸系统：哮喘、支气管痉挛、喘鸣。还有呼吸困难的报道。与利尿药联用还可见鼻炎。

（4）肌肉骨骼系统：有关节痛、腿部痉挛、腿部疼痛、肌痛的报道。与利尿药联用还可见运动功能减退。

（5）泌尿生殖系统：遗尿、尿频、阳痿。还有急性肾衰竭的报道。与利尿药联用还可见性欲降低。

（6）免疫系统：超敏反应。

（7）神经系统：嗜睡、镇静、昏睡、头晕、头痛、

失眠、晕厥、意识丧失、惊厥。还有脑血管意外、意识模糊、感觉异常、眩晕、震颤的报道。与利尿药联用还可见遗忘、轻瘫。

(8) 精神：易激惹、噩梦、情绪不稳、焦虑、激越、神经质、抑郁。还有幻觉的报道。

(9) 肝：谷草转氨酶升高。

(10) 胃肠道：恶心、呕吐、口干、食欲减退、腹痛、便秘、腹泻、腹部或胃部不适、消化不良。还有味觉改变的报道。与利尿药联用还可见吞咽困难。

(11) 皮肤：皮疹、瘙痒。还有脱发、皮炎（包括剥脱性皮炎）的报道。与利尿药联用还可见紫癜、多汗。

(12) 眼：有视物模糊的报道。与利尿药联用还可见结膜炎、虹膜炎。

(13) 耳：与利尿药联用可见耳鸣。

(14) 其他：疲乏、虚弱、胸痛。还有水肿、不适的报道。

4．其他用药注意事项

(1) 用药期间突然停药，可增加血浆和尿液中儿茶酚胺水平，引起神经质和焦虑症状，还可引起血压显著高于用药前水平。

(2) 本药片剂超过一日 3 mg 时，可显著增加不良反应的发生率。

(3) 6 岁以下儿童使用本药缓释片的安全性和有效性尚不明确。尚无 6～12 岁儿童剂量超过一日 4 mg 及 13～17 岁儿童剂量超过一日 7 mg 的研究资料。

(4) 口服给药：本药缓释片应整片吞服，不应压碎、咀嚼或掰开，否则将增加本药的释放速率。

甲基多巴
Methyldopa

【商品名或别名】

爱道美、甲多巴。

【临床应用】

适用于轻、中度高血压，尤其适用于肾性高血压。

【用法与用量】

高血压：口服给药：一日 10 mg/kg（或 300 mg/m²），分 2～4 次服用，以后每 2 日调整一次剂量至达到疗效。一日量不宜超过 65 mg/kg（或 3000 mg）。

【制剂与规格】

甲基多巴片：(1) 125 mg；(2) 250 mg；(3) 500 mg。

盐酸甲基多巴注射液：5 ml：250 mg。

【临床用药指导】

1．用药禁忌

(1) 对本药过敏者。

(2) 活动性肝病（如急性肝炎、活动性肝硬化）患者。

(3) 直接抗人球蛋白（Coombs）试验阳性者。

2．药物相互作用

(1) 本药与其他降压药有协同作用。

(2) 利舍平合用可加重中枢抑制。

(3) 本药可增强口服抗凝药的抗凝作用。

(4) 本药可增强中枢神经抑制药的药理作用。

(5) 左旋多巴合用可使中枢神经毒性作用增强。

(6) 本药可增强氟哌啶醇的抗精神失常作用。

(7) 三环类抗抑郁药、非甾体类解热镇痛药、拟交感胺类药可减弱本药的降压作用。

(8) 本药可干扰溴隐亭的作用。

(9) 本药可降低多巴胺、去甲肾上腺素、肾上腺素、5- 羟色胺在组织中的浓度。

(10) 单胺氧化酶抑制药（如帕吉林）合用可诱发中枢兴奋和血压升高。

3．不良反应

(1) 心血管系统：较常见水钠潴留所致的下肢水肿、直立性低血压。较少见晕厥。少见颈动脉窦敏感性升高和直立性低血压时间延长、窦性心动过缓、心肌炎、心包炎、血管炎。偶见心绞痛和心力衰竭加重。还可见血压升高。有发生肉芽肿性心肌炎的报道。

(2) 代谢 / 内分泌系统：较少见乳房增大。少见体重增加、高泌乳素血症、类风湿因子阳性、男性乳腺发育、泌乳。另外可见血钾、血钠增高。

(3) 呼吸系统：少见鼻塞。

(4) 肌肉骨骼系统：少见关节痛（可伴关节肿胀）、肌肉痛。

(5) 泌尿生殖系统：较少见性功能减低。少见尿素氮升高、闭经。放置的尿液可呈黑色（因本药及其代谢产物的破坏所致）。本药由于溶解不良，可成为肾结石的核心。有出现性欲减退、阳痿及射精障碍的报道。

(6) 免疫系统：较少见抗核抗体阳性、LE 细胞阳性。少见狼疮样综合征。

(7) 神经系统：较常见嗜睡。少见帕金森病症状、震颤麻痹、反应迟钝、不自觉舞蹈症、脑血管供血不足症状、衰弱、感觉异常。头痛、乏力多于开始用药和加量时出现，通常是一过性。初期治疗或增加剂量时可见健忘、疲劳，继续用药症状常消失。还可见噩梦。有帕金森综合征患者使用小剂量本药致病情恶化的报道。还有引起一过性急性器质性脑综合征伴谵语的个案报道。

(8) 精神：较少见精神改变（抑郁或焦虑、梦呓、失眠）。少见精神错乱如多梦。

(9) 肝：较少见肝功能变化（可能属免疫性或过敏性）。少见肝功能损害。罕见致命性肝细胞坏死。严重者可发生亚急性重型肝炎（可能属免疫性或过敏性）。

（10）胃肠道：较常见口干。较少见恶心、呕吐、腹泻。少见胰腺炎、结肠炎、唾液腺炎、舌痛或舌黑、便秘、腹胀。有长期用药后引起胃窦部萎缩性胃炎的个案报道。

（11）血液：较少见嗜酸性粒细胞增多。少见骨髓抑制、血小板减少、溶血性贫血、白细胞减少。罕见粒细胞减少（停药后即恢复正常）。还可引起血红蛋白减少伴或不伴 Coombs 试验阳性。

（12）皮肤：少见表皮坏死、皮疹。还可引起中毒性或过敏性皮肤反应，如丘疹、湿疹、溃疡性苔藓样皮疹。

（13）其他：较少见药物热。

4．其他用药注意事项

（1）本药宜从晚间开始加量，以避免过度镇静作用。

（2）手术前不必撤药，但与麻醉药合用须减少麻醉药的剂量。

（3）与锂剂合用时须防备锂剂的毒性作用。

（4）对亚硫酸盐过敏者不得使用本药注射液。

（5）因本药作用时间较短，停用口服制剂后 48 小时内需给予其他降压治疗。用药 2 ~ 3 个月后可产生耐药性，给予利尿药或增加本药剂量可恢复疗效。

（6）不推荐本药用作肌内或皮下注射。

可乐定
Clonidine

【商品名或别名】

可乐宁、氯压定、催压降、血压得平。

【临床应用】

1．用于治疗高血压（不作为一线用药），也可用于高血压急症。

2．用于血管性头痛的治疗。

【用法与用量】

1．各种高血压　轻者口服，小儿每次 1 ~ 2 µg/kg，每日 3 次。重症高血压一般不作为首选药。

2．血管性头痛　口服，每次 1 ~ 2 µg/kg，每日 3 次，症状消失后停用。

3．肌内注射或静脉注射　每次 0.15 ~ 0.3 mg，必要时可 6 小时重复 1 次。

【制剂与规格】

盐酸可乐定片：(1) 0.075 mg；(2) 0.1 mg；(3) 0.15 mg。

盐酸可乐定注射液：1 ml：0.15 mg。

【临床用药指导】

1．用药禁忌

（1）对本药过敏者。

（2）伴有脑血管病、冠心病、近期心肌梗死、雷诺病、窦房结功能低下、血栓闭塞性脉管炎，以及抑郁症患者。

（3）有出血倾向者（硬膜外给药）。

2．药物相互作用

（1）中枢神经抑制药（如巴比妥类、镇静药）合用可增强本药的中枢抑制作用。

（2）影响窦房结功能或房室传导的药物（如地高辛、钙通道阻滞药、β- 肾上腺素受体阻断药）合用可能产生相加作用（如心动过缓、房室传导阻滞）。与 β- 肾上腺素受体阻断药合用后停药，可增加本药的撤药综合征危象的发生率。

（3）三环类抗抑郁药合用可减弱本药的降压作用。处理：合用时本药须加量。

（4）非甾体类抗炎药合用可减弱本药的降压作用。

（5）哌甲酯合用有发生严重不良反应的报道，但因果关系尚未确立。尚未对两药合用的安全性进行系统评价。

（6）乙醇合用可增强本药的中枢抑制作用。

3．不良反应

（1）心血管系统：雷诺现象、充血性心力衰竭、心电图异常（如心动过缓、心动过速、病态窦性障碍、心律不齐）、胸痛、直立性低血压症状、晕厥、血压升高、心悸。

（2）代谢 / 内分泌系统：男子乳腺发育、乳腺增生、体重增加。此外，本药临床试验中还可见血糖或肌酸磷酸激酶升高。还可见体温升高。

（3）呼吸系统：本药临床试验中可见鼻黏膜干燥。还可见窒息、哮喘、鼻出血、上呼吸道感染、下呼吸道感染、鼻塞、鼻涕、鼻炎。

（4）肌肉骨骼系统：肌肉或关节疼痛、腿痉挛。

（5）泌尿生殖系统：排尿困难、性欲丧失、性活动减少。此外，本药临床试验中还可见夜尿、尿潴留、性功能障碍。还可见尿频。

（6）神经系统：脑血管意外、局部麻木、行为改变、多梦、梦魇、嗜睡。此外，本药临床试验中还可见疲劳、头痛、昏睡、失眠、头晕、行为改变。还可见麻痹、感觉异常、意识模糊、震颤、睡眠障碍。

（7）精神：谵妄、暂时性精神错乱、抑郁、幻觉、局部麻木、烦躁不安、焦虑、激动、易怒。此外，本药临床试验中还可见镇静、精神紧张。

（8）肝：本药临床试验中可见肝功能轻微异常、肝炎。

（9）胃肠道：厌食、呕吐。此外，本药临床试验中还可见口干、咽干、便秘、恶心、味觉改变、腮腺炎、假性肠梗阻、腹痛。还可见咽喉疼痛、病毒性胃肠炎。

（10）血液：本药临床试验中可见血小板减少、白细胞减少。

（11）皮肤：血管神经性水肿、局部或全身皮疹、风疹、接触性皮炎、瘙痒、脱发、局部刺激或着色过度。此外，本药临床试验中还可见红斑、局部起泡、水肿、脱皮、灼痛、丘疹、皮肤变白、全身斑疹。还可见皮肤出汗。

（12）眼：视物模糊、眼睛灼痛、眼干。

（13）耳：耳部疼痛、耳鸣。

（14）过敏反应：本药临床试验中可见乙醇过敏。

（15）其他：发热、不适、虚弱、停药症状。

4．其他用药注意事项

（1）本药禁用于使用单胺氧化酶抑制药（MAO I）的患者。

（2）静脉注射时，在产生降压作用前可能出现短暂的升压现象。

（3）长期用药可因液体潴留及血容量扩充出现耐药性，而使降压作用减弱，与利尿药同用可减少耐药性并增强疗效。

（4）突然停药或连续漏服数剂药物，可发生反跳性血压增高，多于停药后 12 ～ 48 小时出现，可持续数日，此时可有 5% ～ 20% 患者伴有精神紧张、胸痛、头痛、失眠、面红、恶心、呕吐、唾液增多、手指颤动等症状。每日用量超过 1.2 mg 时突然停药或停用原用的 β-肾上腺素受体阻断药时，反跳性高血压的发生率增加。

（5）为避免本药所致的反跳性血压升高，停药时须在 1 ～ 2 周内逐渐减量，并同时考虑其他降压治疗；血压过高时可给予二氮嗪或 α- 肾上腺素受体阻断药，或再用本药；若因手术必须停服本药时，应在术前 4 ～ 6 小时停药，术中静脉滴注其他降压药，术后再复用本药。

（6）如使用其他抗高血压药物患者改为本药贴片治疗，不可立即停用原药，原药物剂量应逐步减小，使用本药贴片 3 日后才可停用原药。

（7）本药缓释片不得与速释片互换服用，且本药缓释片不得与其他剂型等剂量互换。

（8）儿童用药常引起伴呕吐症状的胃肠道疾病，故不能坚持服药而易突发高血压。儿童伴重度顽固性疼痛的癌症患者，如对其他止痛药、硬膜外或脊髓给予阿片类药物无效，可硬膜外给予本药缓解疼痛。

环轮宁
Cycleanine Dimethobromide

【临床应用】

用于心血管和脑外科、颌面外科及一般外科手术麻醉期间控制血压。

【用法与用量】

静脉注射：在全麻期间根据指征用药。剂量为 0.8 ～ 1.2 mg/kg，如注射后血压下降不理想或降压作用消失，则可重复注射，用量为开始剂量的 1/2 ～ 2/3。

【制剂与规格】

环轮宁注射液：2 ml：10 mg。

【临床用药指导】

1．用药禁忌

重症肌无力患者禁用。

2．药物相互作用

本品与氯化戊烯双季胺有协同作用。

3．不良反应

（1）心血管系统：心率略有减慢，少数患者出现颜面潮红。

（2）呼吸系统：静脉注射常可引起呼吸抑制，多数患者在手术完毕时自发呼吸即已恢复。新斯的明可促进呼吸抑制的恢复。

（3）眼：可见瞳孔扩大，停药后 4 ～ 6 小时可恢复，一般不影响视力。

（4）皮肤：少数患者用药后，出现面部和静脉注射局部潮红。

4．其他用药注意事项

（1）环轮宁的降压效果与剂量大小、麻醉深度及用药前血压水平均存在一定程度的关系，使用剂量须根据需要降压的时间及手术的要求决定。

（2）使用环轮宁后，如出现血压过低的情况，可静脉注射麻黄素、阿拉明、多巴胺或 50% 葡萄糖升压。

利舍平
Reserpine

【商品名或别名】

利血平、脉舒静、血安平、蛇根碱、Reserpoid 等。

【临床应用】

用于早期轻、中度高血压，与其他降压药合用于重度及晚期或急性高血压

【用法与用量】

1．急性肾炎高血压、轻及中度高血压　口服，小儿每日 0.005 ～ 0.02 mg/kg，或按体表面积 0.15 ～ 0.6 mg/m^2，分 2 ～ 3 次给予，血压正常后逐渐减量停用。

2．高血压危象、高血压脑病　肌内注射或静脉注射，小儿每次 0.07 mg/kg，极量为每次 1.25 mg，每日 2 次，见效后减半量，血压稳定或临床症状好转后可改口服维持治疗。

【制剂与规格】

利舍平片：（1）0.1 mg；（2）0.25 mg。

利舍平注射液：（1）1 ml：1 mg；（2）1 ml：2.5 mg。

【临床用药指导】

1．用药禁忌

（1）对本药或萝芙木制剂过敏者。

（2）活动性胃溃疡患者。

（3）溃疡性结肠炎患者。

（4）抑郁症（尤其是有自杀倾向的抑郁症）患者。

2．药物相互作用

（1）利尿药或其他降压药合用可使降压作用增强。

（2）中枢神经抑制药合用可使中枢抑制作用增强。

（3）β-肾上腺素受体阻断药合用可使 β-肾上腺素受体阻断药作用增强。

（4）胍乙啶及其同类药合用可增加直立性低血压、心动过缓及精神抑郁等不良反应。

（5）洋地黄毒苷、奎尼丁合用可引起心律失常。

（6）直接性拟肾上腺素药（如肾上腺素、异丙肾上腺素、去甲肾上腺素、间羟胺、去氧肾上腺素）合用可使以上药物的作用时间延长。

（7）左旋多巴合用可引起帕金森病发作。

（8）间接性拟肾上腺素药（如麻黄碱、苯丙胺）合用可使以上药物的作用受抑制。

（9）三环类抗抑郁药合用可使本药的降压作用减弱，抗抑郁药作用也受干扰。

（10）本药可使美芬丁胺无效。

（11）育亨宾合用可使本药的降压作用减弱。

（12）乙醇合用可使中枢抑制作用增强。

3．不良反应

（1）心血管系统：常见晕厥。较少见心律失常、室性期前收缩、心动过缓、心绞痛。可导致低血压，包括直立性低血压。偶见充血性心力衰竭。

（2）代谢/内分泌系统：可见乳房充血、非产褥期泌乳。偶见体重增加。

（3）呼吸系统：大剂量时可见鼻塞。较少见支气管痉挛。偶见鼻充血、鼻出血。

（4）肌肉骨骼系统：偶见肌肉疼痛。

（5）泌尿生殖系统：常见性欲减退、阳痿。

（6）神经系统：常见头痛、多梦、梦呓、清晨失眠。较少见手指强硬颤动。停药后可出现眩晕。还可见头晕、噩梦。

（7）精神：常见精神抑郁、紧张、焦虑、注意力不集中。精神抑郁的发生较隐匿，可致自杀，可出现于停药之后，并持续数月。

（8）肝：可促发胆石症患者胆绞痛。有肝损害及无菌性胆囊炎的个案报道。

（9）胃肠道：可见口干、食欲减退、恶心、呕吐、腹泻、唾液分泌增加。大剂量时可见胃酸分泌增加。较少见腹痛、呕血、柏油样大便。

（10）血液：偶见血栓性血小板减少性紫癜。

（11）皮肤：偶见瘙痒、皮疹、皮肤潮红。

（12）眼：偶见瞳孔缩小、视神经萎缩、色素层炎、青光眼、视物模糊。

（13）耳：偶见耳聋。

（14）其他：常见倦怠。停药后可出现乏力。偶见体液潴留、水肿、冷敏感、前列腺术后出血过多。

4．其他用药注意事项

（1）如用药久不见效，宜与其他降压药（如氯噻嗪类、肼屈嗪等）合用，而不应增加本药的剂量。

（2）应用本药的患者手术时可不停药，可于术前给予阿托品以防止心动过缓；若血压过度下降，可用肾上腺素纠正。

（3）正在服用本药的患者不能进行电休克治疗，因小的惊厥性电休克剂量即可引起严重的甚至是致命的反应。应在停用本药至少 7 日后才可开始电休克治疗。

（4）本药停药后仍可出现中枢或心血管反应。

（5）对萝芙木制剂过敏者对本药也过敏。

乌拉地尔
Urapidil

【商品名或别名】

芳哌嗪啶二酮、Urapidilum、Urapridil。

【临床应用】

1．本药口服制剂用于原发性高血压、肾性高血压以及嗜铬细胞瘤引发的高血压。

2．本药注射剂用于治疗高血压危象、重度和极重度高血压、难治性高血压，以及控制围术期高血压。

【用法与用量】

恶性高血压：静脉给药：婴儿和儿童在心血管手术后静脉滴注本药能有效地控制高血压危象。初始滴速为 3.5 mg/（kg·h），范围为 1 ～ 14 mg/（kg·h）。以后维持静脉滴注速度为 1.1 mg/（kg·h），范围为 0.2 ～ 3.3 mg/（kg·h）。婴儿剂量略减，初始剂量为 2.1 mg/（kg·h），以后以 0.8 mg/（kg·h）的滴速维持。

【制剂与规格】

乌拉地尔缓释片：30 mg。

盐酸乌拉地尔注射液：（1）5 ml：25 mg（乌拉地尔）；（2）10 ml：50 mg（乌拉地尔）。

注射用盐酸乌拉地尔：（1）25 mg（乌拉地尔）；（2）50 mg（乌拉地尔）。

【临床用药指导】

1．用药禁忌

（1）对本药过敏者。

（2）主动脉峡部狭窄、动静脉分流患者（肾透析时的分流除外）。

2．药物相互作用

（1）降压药合用或患者存在血容量不足的情况时，降压效应增强。

（2）促尿钠排泄药、β-肾上腺素受体阻断药、肌源性血管舒张药、钙离子拮抗药合用可增强本药降血压作用。

（3）西咪替丁可使本药血药浓度升高，最高升高 15%。

（4）乙醇可增强本药的降压作用。

3．不良反应

（1）心血管系统：可见血压降低引起的暂时症状（如头痛、头晕、出汗、烦躁、乏力、恶心、呕吐、心悸、心律失常、心动过速或过缓、上胸部压迫感、呼吸困难等），均可在数分钟内消失，不必停药。

（2）代谢 / 内分泌系统：有引起血清钾水平轻度升高的报道。

（3）呼吸系统：本药对患有慢性阻塞性肺疾病的高血压患者的换气功能无不良影响。在某些患者中观察到本药有剂量依赖性的支气管扩张作用。就对呼吸功能的影响而言，本药优于 β-肾上腺素受体阻断药，因而对患有气道阻塞性疾病的患者，本药是一种合适的替代药物。

（4）肌肉骨骼系统：偶见肌酸磷酸激酶（CPK）升高。

（5）泌尿生殖系统：有引起老年患者遗尿的个案报道。

（6）神经系统：可见失眠。有引起颅内压增高的个案报道。

（7）精神：可见神经质。

（8）肝：偶见谷丙转氨酶、谷草转氨酶升高。

（9）胃肠道：偶见食欲缺乏、胃部不适、腹泻。还可见胃胀、腹泻。持续治疗这些不良反应可消失，与食物同服可减少胃肠道不良反应。

（10）血液：极个别患者可出现血小板减少，但血液免疫学研究未证实其因果关系。此外，本药口服治疗期间有嗜酸性粒细胞增多的报道。

（11）过敏反应：少见瘙痒、皮肤发红、皮疹等。

（12）其他：偶见水肿。

4．其他用药注意事项

（1）本药不宜与血管紧张素转化酶抑制药合用。

（2）如本药不是最先使用的降压药，则在使用本药前应间隔相应的时间，使前者显示效应，必要时调整本药的剂量，否则导致的血压骤然下降可能引起心动过缓甚至心脏停搏。

（3）口服给药：本药缓释制剂不宜咀嚼或咬碎服用，以防止一过性血药浓度上升。

（4）静脉给药：本药注射液单次、重复静脉注射及长时间静脉输入均可，亦可在静脉注射后持续静脉输入以维持血压的稳定，静脉给药时患者应取卧位，疗程一般不超过 7 日。

特拉唑嗪
Terazosin

【商品名或别名】

四喃唑嗪。

【临床应用】

1．用于治疗轻度或中度高血压。

2．用于治疗良性前列腺增生。

【用法与用量】

口服给药：首剂一次 1 mg，一日 1 次。根据需要逐渐增加剂量，最大日剂量为 20 mg。

【制剂与规格】

盐酸特拉唑嗪片（以特拉唑嗪计）：（1）1 mg；（2）2 mg；（3）5 mg。

盐酸特拉唑嗪胶囊（以特拉唑嗪计）：（1）1 mg；（2）2 mg。

盐酸特拉唑嗪滴丸（以特拉唑嗪计）：1 mg。

【临床用药指导】

1．用药禁忌　对本药或其类似物过敏者。

2．药物相互作用

（1）5 型磷酸二酯酶（PDE-5）抑制药合用可引起低血压。

（2）维拉帕米合用可使本药的曲线下面积（AUC）、血药峰浓度（C_{max}）和血药谷浓度（C_{min}）均升高，血药浓度达峰时间（t_{max}）缩短。

（3）非那雄胺合用可使非那雄胺的 C_{max} 明显升高，AUC 显著降低。非那雄胺对本药的药代动力学无明显影响。

（4）非甾体类解热镇痛药（如吲哚美辛）合用可减弱本药的降压作用。

（5）雌激素合用可减弱本药的降压作用。

（6）拟交感胺类药合用可使拟交感胺类药的升压作用与本药的降压作用均减弱。

3．不良反应

（1）心血管系统：低血压（包括直立性低血压）、心悸、心动过速、心律失常、血管舒张。还有心房颤动的报道。

（2）代谢 / 内分泌系统：体重增加、痛风、总蛋白减少、白蛋白减少。

（3）呼吸系统：鼻充血、鼻炎、鼻出血、鼻窦炎、呼吸困难、支气管炎、咳嗽加重、咽炎。

（4）肌肉骨骼系统：背痛、四肢疼痛、颈痛、肩痛、关节痛、关节炎、关节不协调、肌痛。

（5）泌尿生殖系统：尿频、尿失禁（多见于绝经后妇女）、尿道感染、阳痿、性欲减退。还有阴茎异常勃起的报道。

（6）免疫系统：上市后有过敏反应的报道。

（7）神经系统：头痛、晕厥、头晕、眩晕、嗜睡、感觉异常、失眠。

（8）精神：抑郁、神经质、焦虑。

（9）胃肠道：恶心、腹痛、便秘、腹泻、消化不良、胃肠胀气、呕吐、口干。

（10）血液：血细胞比容减少、血红蛋白减少、白细胞减少。还有血小板减少的报道。

（11）皮肤：瘙痒、皮疹、多汗。

（12）眼：视物模糊、弱视、视力异常、结膜炎。有正使用或先前接受过 α_1- 肾上腺素受体阻断药治疗的患者在白内障手术中出现术中虹膜松弛综合征（IFIS）的报道。

（13）耳：耳鸣。

（14）其他：虚弱、疲乏、流感综合征、外周水肿、发热、胸痛、面部水肿。

4．其他用药注意事项

（1）由于前列腺癌与良性前列腺增生（benign prostate hyperplasia，BPH）的症状相似，故使用本药治疗前列腺疾病前应先排除前列腺癌。患者在开始用药和增加剂量时应避免突然性姿势变化或行动。

（2）本药可引起低血压（包括直立性低血压、晕厥），故首次用药后 12 小时、增加剂量后或中断给药后又重新开始使用时，应避免驾驶及操作机械。

（3）国内资料认为儿童使用本药的安全性和有效性尚不明确，但国外有资料表明本药可用于儿童高血压。

（4）口服给药：为减少晕厥或过度低血压，用药应从 1 mg 开始，以后逐渐递增，且首剂应于睡前服用。如中断本药数日后重新给药，仍应使用初始剂量进行治疗。

多沙唑嗪
Doxazosin

【商品名或别名】

Alfadil、Benur、Cardular。

【临床应用】

用于高血压。

【用法与用量】

口服给药：速释剂：1 ～ 17 岁儿童，一次 1 mg，一日 1 次。最大剂量为一日 4 mg。

【制剂与规格】

甲磺酸多沙唑嗪片（以多沙唑嗪计）：（1）1 mg；（2）2 mg；（3）4 mg。

甲磺酸多沙唑嗪控释片（以多沙唑嗪计）：4 mg。

甲磺酸多沙唑嗪缓释片（以多沙唑嗪计）：4 mg。

甲磺酸多沙唑嗪胶囊（以多沙唑嗪计）：（1）1 mg；（2）2 mg。

【临床用药指导】

1．用药禁忌

（1）对本药或其他喹唑啉类药过敏者。

（2）近期心肌梗死患者。

（3）有胃肠道梗阻、食管梗阻或任何程度胃肠道腔径缩窄病史者。

2．药物相互作用

1，5 型磷酸二酯酶（PDE₅）抑制药合用可使降压作用增强，引起症状性低血压。

3．不良反应

（1）心血管系统：低血压（如直立性低血压）、心悸、心动过速、外周局部缺血。还有心动过缓、心绞痛、心肌梗死、心律失常、脑血管意外的报道。

（2）代谢 / 内分泌系统：痛风、低血钾、脂质异常（血清胆固醇、低密度脂蛋白胆固醇及三酰甘油水平显著降低，高密度脂蛋白胆固醇升高）。还有男子乳腺发育的报道。

（3）呼吸系统：呼吸道感染、支气管炎、呼吸困难、鼻炎、咳嗽、鼻窦炎、咽炎。还有支气管痉挛加重、鼻出血的报道。

（4）肌肉骨骼系统：背痛、肌痛、关节炎。还有关节痛、肌肉痉挛、肌无力的报道。

（5）泌尿生殖系统：尿路感染、膀胱炎、尿失禁、肾结石。还有排尿困难、血尿、排尿异常、尿频、夜尿、多尿、阳痿、阴茎异常勃起、逆向射精的报道。

（6）免疫系统：过敏反应、淋巴疾病。

（7）神经系统：眩晕、头晕、头痛、嗜睡、运动障碍、共济失调、肌张力亢进、感觉迟钝、局部麻痹、抽搐、偏头痛、注意力不集中、嗅觉异常、味觉异常、思维混乱。还有感觉减退、感觉异常、晕厥、震颤的报道。

（8）精神：兴奋、健忘、梦魇、易怒、人格分裂。有急性精神病的个案报道。还有激越、焦虑、抑郁、神经质、失眠的报道。

（9）肝：有胆汁淤积、肝炎（包括胆汁淤积型肝炎）、黄疸、肝功能异常的报道。

（10）胃肠道：腹痛、消化不良、恶心、口干、食欲增加、大便失禁、胃肠炎。还有胃肠道梗阻、食欲减退、便秘、腹泻、胃肠胀气、呕吐的报道。

（11）血液：紫癜。还有白细胞减少、血小板减少的报道。

（12）皮肤：瘙痒、面红、面色苍白、面部水肿、多汗、皮肤干燥、湿疹。还有脱发、紫癜、皮疹、荨麻疹的报道。

（13）眼：视力异常、结膜炎、眼痛、畏光、流泪。还有视物模糊、术中虹膜松弛综合征的报道。

（14）耳：耳鸣、耳痛。

（15）其他：乏力、外周水肿、类流感样症状、胸痛、体重减轻、水肿。还有不适、疼痛、体重增加、潮热的报道。

4．其他用药注意事项

（1）因本药可能引起晕厥和直立性症状，尤其是在治疗开始时、增加剂量后或中断治疗后重新开始时。本药还可能引起嗜睡。

（2）虽然 α_1- 肾上腺素受体阻断药（包括本药）引起的阴茎异常勃起（持续数小时，性生活和自淫均不能解决）极少见，但处理不及时可导致永久性阳痿，须特别注意。

（3）胃肠道滞留时间显著增加（如慢性便秘患者）时可增加本药控释片、缓释片的暴露量和不良反应的发生率。

（4）本药为细胞色素 P450（CYP）3A4 的底物，与强效 CYP 3A4 抑制药（如阿扎那韦、克拉霉素、茚地那韦、伊曲康唑、酮康唑、奈法唑酮、奈非那韦、利托那韦、沙奎那韦、泰利霉素、伏立康唑）合用时应谨慎。

（5）国内资料表明，儿童用药的安全性和有效性尚不明确，但国外有儿童用法用量。

（6）口服给药：国内资料表明，服用本药控释片、缓释片时，不受进食的影响；但国外资料建议本药缓释片应与早餐同服。本药控释片、缓释片应以水整片吞服，不得咀嚼、掰开或碾碎。

地巴唑
Bendazol

【商品名或别名】

苄苯咪唑、Dibasol。

【临床应用】

1．用于轻度高血压，也可用于妊娠高血压综合征。

2．用于脑血管痉挛、胃肠平滑肌痉挛。

3．滴眼剂用于治疗青少年假性近视。

【用法与用量】

1．轻度及中度高血压　小儿每次 0.5～1 mg/kg，每日 3 次，血压正常后逐渐减量并停用。

2．脑血管疾病及高血压危象　静脉注射，每次 0.1～0.2 mg/kg，加入 10% 葡萄糖注射液 10～20 ml 中缓慢注射，每日 2～3 次，待血压正常及临床症状好转后改口服治疗，剂量为每次 0.2～0.5 mg/kg，每日 3 次。

【制剂与规格】

地巴唑片：（1）10 mg；（2）20 mg。

地巴唑滴眼液：8 ml：8 mg。

地巴唑注射液：1 ml：10 mg。

【临床用药指导】

1．用药禁忌

（1）单纯疱疹病毒感染者禁用本药滴眼液。

（2）血管硬化症患者禁用。

2．不良反应

（1）心血管系统：大剂量用药可见血压降低。

（2）神经系统：大剂量用药可见轻度头痛、头晕。

（3）胃肠道：大剂量用药可见恶心。

（4）皮肤：大剂量用药可见多汗、面部潮红。

（5）眼：使用本药滴眼液可见眼部一过性刺激。

3．其他用药注意事项

（1）使用本药滴眼液前，应明确假性近视的诊断。

（2）使用本药滴眼液时定期检查视力，根据矫正情况调整用药。

依普利酮
Eplerenone

【商品名或别名】

依普里酮、Inspra。

【临床应用】

1．用于提高急性心肌梗死后左心室收缩功能障碍（射血分数 ≤ 40%）并伴有充血性心力衰竭（CHF）临床征象的稳定患者的生存率。

2．用于治疗高血压（单用或与其他降压药联用）。

【用法与用量】

高血压：口服给药：推荐初始剂量为一次 50 mg，一日 1 次。如血压控制不理想，可将剂量增至一次 50 mg，一日 2 次。

【制剂与规格】

依普利酮片：（1）25 mg；（2）50 mg。

【临床用药指导】

1．用药禁忌

（1）用药前血清钾 > 5.5 mEq/L 者。

（2）肌酐清除率 ≤ 30 ml/min 者。

（3）本药用于治疗高血压时禁用于以下患者：伴微量蛋白尿的 2 型糖尿病患者。血清肌酸酐 > 2.0 mg/dl 的男性患者或血清肌酸酐 > 1.8 mg/dl 的女性患者。肌酐清除率 < 50 ml/min 者。

2．药物相互作用

（1）细胞色素 P450（CYP）3A4 抑制药 [如强效抑制药（酮康唑、奈法唑酮、伊曲康唑、醋竹桃霉素、克拉霉素、奈非那韦、利托那韦）、中效抑制药（如红霉素、沙奎那韦、维拉帕米、氟康唑）] 合用可增加本药的暴露量。

（2）血管紧张素转化酶（ACE）抑制药、血管紧张素Ⅱ受体阻断药合用可增加发生高钾血症的风险。

3．不良反应

（1）心血管系统：心绞痛、心肌梗死。

（2）代谢 / 内分泌系统：男子乳腺发育、高钾血症、低钾血症、促甲状腺素（TSH）升高。

（3）泌尿生殖系统：阴道异常出血、肌酸酐升高、肾功能异常。

（4）神经系统：头晕、头痛。

（5）肝：γ- 谷氨酰转移酶（GGT）升高。

（6）皮肤：有血管神经性水肿、皮疹的报道。

4．其他用药注意事项

（1）有研究表明，4 ～ 16 岁儿童使用本药剂量高达一日 100 mg 时，其暴露量与成人相似，但降血压效果不理想。上述研究及另一项 5 ～ 17 岁儿童用药安全性的研究还表明，儿童用药不良反应的发生率与成人相似。尚无本药用于治疗儿童心力衰竭或 4 岁以下儿童高血压的相关研究资料。

（2）本药用于治疗高血压时，禁止与补钾药、保钾利尿药（如氨苯蝶啶、阿米洛利、螺内酯）合用。

（3）本药用于治疗高血压时，剂量超过 100 mg 降压作用无明显增强，但发生高钾血症的风险增大，故不推荐剂量超过 100 mg。

（4）用药前、开始用药或调整剂量后第 1 周内及第 1 个月时应监测血清钾，随后应定期监测血清钾。

（5）用药前及用药期间应定期监测血压及肾功能。

波生坦
Bosentan

【商品名或别名】

全可利、Tracleer。

【临床应用】

1．用于治疗世界卫生组织（WHO）分期为Ⅲ期和Ⅳ期的原发性肺高压患者的肺动脉高压。

2．用于治疗硬皮病引起的肺高压。

【用法与用量】

口服给药：初始剂量一次 62.5 mg，一日 2 次，持续 4 周，随后增至维持剂量一次 125 mg，一日 2 次。

【制剂与规格】

波生坦片：（1）62.5 mg；（2）125 mg。

【临床用药指导】

1．用药禁忌　对本药过敏者。

2．药物相互作用

（1）环孢素合用可显著升高本药的血药浓度，降低环孢素的血药浓度。

（2）本药同时与 CYP 2C9 抑制药（如氟康唑、胺碘酮）和强效 CYP 3A 抑制药（如酮康唑、伊曲康唑）或中效 CYP 3A 抑制药（如安普那韦、红霉素、氟康唑、地尔硫䓬）合用，可能显著升高本药的血药浓度。

（3）本药与洛匹那韦 / 利托那韦合用时，可升高本药血药谷浓度，对洛匹那韦 / 利托那韦的药动学无实质影响。

（4）他克莫司动物试验中，合用可显著升高本药的血药浓度。

（5）本药（一次 125 mg、一日 2 次）与西地那非（一次 80 mg，一日 3 次）合用可使本药的血药浓度升高 50%，西地那非的血药浓度降低 63%，但不认为这些改变具有临床意义。

（6）利福平合用可升高本药的血药谷浓度，但亦可降低本药的稳态血药浓度。

（7）格列本脲合用可降低两者的血药浓度，增加发生转氨酶升高的风险。

（8）经 CYP 2C9 或 CYP 3A 代谢的药物（如辛伐他汀、洛伐他汀、阿托伐他汀）合用可降低以上药物的血药浓度。

（9）本药可能使激素类避孕药失效。

（10）华法林合用可降低 S- 华法林和 R- 华法林的血药浓度，但未见国际标准化比值（INR）有临床意义的改变。

（11）地高辛、尼莫地平合用无显著的药动学相互作用。

（12）氯沙坦合用对本药的血药浓度无显著影响。

3．不良反应

（1）心血管系统：低血压、心悸。有高血压、心动过速的个案报道。

（2）代谢 / 内分泌系统：体液潴留。

（3）呼吸系统：呼吸道感染、鼻窦炎。还有鼻充血的报道。

（4）肌肉骨骼系统：关节痛。

（5）泌尿生殖系统：精子数减少。

（6）免疫系统：有超敏反应 [如药物反应伴嗜酸性粒细胞增多和全身性症状（DRESS）] 的报道。

（7）神经系统：头痛、晕厥。

（8）肝：血清转氨酶异常（ALT 或 AST 升高）、胆红素升高。还有肝衰竭、黄疸、不明原因的肝硬化的报道。

（9）血液：贫血、血红蛋白减少、血细胞比容降低。还有血小板减少、中性粒细胞减少、白细胞减少的报道。

（10）皮肤：面部潮红。还有皮疹、血管神经性水肿的报道。

（11）其他：水肿、胸痛。

4．其他用药注意事项

（1）口服给药：本药可伴或不伴食物同服，于早晨和晚间用药。

（2）本药可引起转氨酶升高、胆红素升高，故用药前应监测转氨酶水平，随后每个月监测一次。用药前转氨酶大于正常值上限（ULN）3 倍者应避免使用本药。

用药期间如出现转氨酶升高伴肝毒性症状（如恶心、呕吐、发热、腹痛、黄疸、异常嗜睡或疲乏）或胆红素升高至 ULN 的 2 倍及 2 倍以上，应停药。

（3）如需停药，应于停药前 3 ～ 7 日将剂量减半，以避免症状突然恶化。

卡维地洛
Carvedilo

【商品名或别名】

达力全、Dilatrend、Kredex。

【临床应用】

1. 用于治疗原发性高血压，可单用或与其他降压药（尤其是噻嗪类利尿药）联用。

2. 用于治疗有症状的充血性心力衰竭，可降低病死率和心血管疾病患者的住院率，改善患者一般情况并减慢疾病进展，既可作为标准治疗的附加治疗，亦可用于不耐受血管紧张素转化酶抑制药（ACEI）或未使用洋地黄类药、肼屈嗪、硝酸盐类药治疗的患者。

【用法与用量】

1. 高血压 儿科尚无统一的剂量，年长儿可从每日 6.25 mg 开始，根据血压情况情况调整剂量。

2. 充血性心力衰竭 剂量应个体化，应逐渐加量。最初 2 周，年长儿可从每日 3.125 mg 开始，如耐受良好，可在 2 周内增加剂量至每日 6.25 mg，以后每 2 周增加剂量 1 次，直到患者能耐受的最大剂量。

【制剂与规格】

卡维地洛片：（1）6.25 mg；（2）10 mg；（3）12.5 mg；（4）20 mg；（5）25 mg。

卡维地洛分散片：12.5 mg。

卡维地洛胶囊：10 mg。

【临床用药指导】

1. 用药禁忌

（1）对本药过敏者。

（2）糖尿病酮症酸中毒、代谢性酸中毒患者。

（3）重度肝功能不全者。

（4）严重心动过缓（心率 < 50 次 / 分）、病态窦房结综合征（包括窦房阻滞）、Ⅱ ～ Ⅲ度房室传导阻滞患者。

（5）严重心力衰竭（如纽约心脏病协会分级为Ⅳ级的失代偿性心力衰竭，需静脉使用正性肌力药）患者。

（6）心源性休克患者。

（7）严重低血压（收缩压 < 85 mmHg）患者。

（8）哮喘、伴有支气管痉挛的慢性阻塞性肺疾病（COPD）、过敏性鼻炎患者。

2. 药物相互作用

（1）细胞色素 P450（CYP）2D6 抑制药（如醋酸阿比特龙、去甲文拉法辛）合用可能升高本药的血药浓度。

（2）其他 CYP 2D6 底物（如氯氮平）合用可能升高两者的血药浓度。

（3）肝药酶抑制药（如西咪替丁）合用可升高本药的血药浓度。

（4）钙通道阻滞药（如地尔硫草、维拉帕米）合用可增强降压作用，个别患者合用本药与地尔硫草可出现心脏传导障碍。

（5）甲基多巴合用可增强降压作用。

（6）α- 肾上腺素受体阻断药（如莫西赛利）合用可增强 α- 肾上腺素受体阻断药首剂的降压作用。

（7）非诺多泮合用可加重低血压反应。

（8）胺碘酮合用可出现低血压、心动过缓或心脏停搏。

（9）麻醉药合用可产生协同的负性肌力作用及低血压等。

（10）决奈达隆合用可增加心动过缓的发生率。

（11）克唑替尼合用可增加发生心动过缓的风险。

（12）洋地黄类药（如地高辛）合用可增加发生心动过缓的风险，可能出现洋地黄中毒的症状。

（13）甲巯咪唑合用可改变 β- 肾上腺素受体阻断药的代谢。

（14）本药可增强胰岛素、口服降糖药的作用，且低血糖的症状（尤其是心动过速）可能被掩盖。

（15）环孢素合用可增加发生环孢素毒性（如肾功能不全、胆汁淤积、感觉异常）的风险。

（16）P- 糖蛋白底物（如尼洛替尼、匹克生琼、泊马度胺、罗米地辛、曲贝替定、长春新碱）合用可增加 P- 糖蛋白底物的暴露量。

（17）肝药酶诱导药（如利福平、利福喷汀、圣约翰草）合用可减弱本药的作用。

（18）非甾体类抗炎药可减弱本药的降压作用。

（19）β₂- 肾上腺素受体激动药（如沙丁胺醇、利托君）合用可引起严重的支气管痉挛，并减弱 β_2- 肾上腺素受体激动药的疗效。

（20）多巴酚丁胺合用可减弱多巴酚丁胺的疗效。

（21）肾上腺素合用可引起高血压、心动过缓，并在过敏反应中拮抗肾上腺素的作用。

3. 不良反应

（1）心血管系统：低血压（直立性低血压）、心动过缓、心动过速、房室传导阻滞（如Ⅲ度房室传导阻滞）、束支传导阻滞、心肌缺血、脑血管障碍、高血容量、低血容量、心绞痛恶化或新发心绞痛、心力衰竭加重、心悸、休克。

（2）代谢 / 内分泌系统：高脂血症、糖尿病、呼吸性碱中毒、高密度脂蛋白降低、体重增加、痛风、低血糖、尿糖、低钠血症、低钾血症、高钾血症、高三酰甘油血症、高胆固醇血症。

（3）呼吸系统：鼻塞、鼻炎、咽炎、鼻窦炎、气管炎、呼吸困难、哮喘、气管痉挛、肺水肿、上呼吸道感染、支气管痉挛、咳嗽、干湿啰音。还有间质性肺炎的报道。

（4）肌肉骨骼系统：背痛、关节痛、肌痛、运动功能减退、四肢疼痛。

（5）泌尿生殖系统：排尿障碍、肾衰竭、泌尿道感染、胆红素尿、血尿、高尿酸尿、尿频、尿素氮升高、黑便、白蛋白尿、男性性欲下降、勃起功能障碍、阳痿。有佩罗尼病（Peyronie病）的个案报道。还有尿失禁的报道。

（6）免疫系统：过敏反应、光敏反应。

（7）神经系统：眩晕、晕厥、失眠、嗜睡、睡眠紊乱、注意力不集中、惊厥、头痛（如偏头痛）、神经痛、健忘症、感觉减退、头晕、感觉异常。有肌阵挛的个案报道。

（8）精神：抑郁或抑郁加重、焦虑、思维异常、情绪不稳定。

（9）肝：转氨酶升高（如谷草转氨酶升高、谷丙转氨酶升高）、碱性磷酸酶升高。

（10）胃肠道：腹痛、腹泻、口干、恶心、呕吐、胃肠道出血、牙周炎、便秘。

（11）血液：血小板减少、贫血、白细胞减少、全血细胞减少、紫癜。

（12）皮肤：瘙痒、红斑、斑丘疹、多汗、脱发、剥脱性皮炎、变态反应性皮疹、荨麻疹、扁平苔癣样皮肤反应。

（13）眼：视觉异常、眼干、眼部刺激感。

（14）耳：耳鸣、听力下降。

（15）其他：乏力、水肿（如体位性水肿、下肢水肿）、感染（如病毒感染）、四肢缺血、疼痛（胸骨下疼痛、胸痛）、发热、脱水、不适、流感样症状、四肢发凉。

4．其他用药注意事项

（1）口服给药：本药须与食物同服，以减缓吸收，降低直立性低血压的发生率。

（2）本药通常需长期使用，不可突然停药，必须用1～2周以上的时间逐渐停药，尤其是伴冠心病的患者。停药后2～3周内应尽量减少体力活动，以避免心绞痛恶化或出现其他严重的心血管疾病。

（3）同其他β-肾上腺素受体阻断药，本药可能掩盖甲状腺功能亢进的症状。如疑似出现甲状腺功能亢进，应谨慎用药并密切监测，突然停药可能加重甲状腺功能亢进的症状或导致甲状腺危象。

（4）本药可能影响驾驶和操作机械的能力，用药开始、剂量改变或饮酒时更为明显。

（5）长期用药应定期检测心、肝、肾功能。糖尿病患者用药的开始阶段应定期监测血糖。

吲达帕胺
Indapamide

【商品名或别名】

寿比山、吲达胺、Indamol、钠催离、Natrilix、高易消、万伯安等。

【临床应用】

用于治疗原发性高血压。

【用法与用量】

婴幼儿禁用，年长儿每日1次，每次0.8～1.25 mg。

【制剂与规格】

吲达帕胺片：2.5 mg。

吲达帕胺缓释片：1.5 mg。

吲达帕胺胶囊：2.5 mg。

吲达帕胺缓释胶囊：1.5 mg。

吲达帕胺滴丸：2.5 mg。

【临床用药指导】

1．用药禁忌

（1）对本药或其他磺胺类药过敏者。

（2）严重肾衰竭（肌酐清除率＜30 ml/min）患者。

（3）肝性脑病患者。

（4）严重肝功能损害者。

（5）低钾血症患者。

2．药物相互作用

（1）多巴胺合用可使利尿作用增强。

（2）其他类降压药合用可使降压作用增强。

（3）巴氯芬合用可使降压作用增强。

（4）血管紧张素转化酶抑制药（ACEI）合用时，先前存在缺钠（特别是肾动脉狭窄）的患者有发生突发性低血压和（或）急性肾衰竭的风险。

（5）碘造影剂在利尿药导致的脱水情况下，碘造影剂可增加发生急性肾衰竭的风险，尤其是高剂量时。

（6）保钾利尿药（阿米洛利、螺内酯、氨苯蝶啶）合用可能导致低钾血症或高钾血症，尤其是肾衰竭和糖尿病患者。

（7）三环类抗抑郁药（如丙米嗪）、精神安定药合用具有抗高血压作用，并可增加发生直立性低血压的风险。

（8）Ⅰa类抗心律失常药（奎尼丁、双氢奎尼丁、丙吡胺）、Ⅲ类抗心律失常药（胺碘酮、索他洛尔、多非利特、伊布利特）、吩噻嗪类药（氯丙嗪、氰美马嗪、左美丙嗪、硫利达嗪、三氟拉嗪）、苯甲酰胺类药（氨磺必利、舒必利、舒托必利、硫必利）、丁酰苯类药（氟哌利多、氟哌啶醇）、苄普地尔、西沙必利、二苯马尼、红霉素（静脉给药）、卤泛群、咪唑斯汀、喷他脒、司帕沙星、莫西沙星、长春胺（静脉给药）合用可增加发生室性心律失常的风险，尤其是尖端扭转型室性心动过速。

（9）钙盐合用可使尿中排钙减少，增加发生高钙血症的风险。

（10）环孢素、他克莫司在不增加循环中环孢素水平，甚至无水钠缺失的情况下，合用仍存在发生血肌酐升高的风险。

（11）洋地黄类药低钾血症易诱发洋地黄类药的毒性作用。处理：合用时须谨慎，注意监测血钾、心电图，必要时调整治疗。

（12）二甲双胍、利尿药（尤其是髓袢利尿药）可能诱发肾功能不全，从而增加二甲双胍引起的乳酸性酸中毒的发生风险。

（13）其他可引起低钾血症的化合物［（如两性霉素 B（静脉注射）、肾上腺糖皮质激素（全身给药）、肾上腺盐皮质激素（全身给药）、替可克肽、刺激性泻药］合用可增加发生低钾血症的风险。此外，由于皮质激素造成的水钠潴留，使本药的抗高血压疗效降低。

（14）拟交感药合用可使降压作用减弱。

（15）非甾体类抗炎药［包括选择性环氧化酶（COX)-2 抑制药、高剂量的水杨酸盐（一日＞3 g)］合用可能使本药的抗高血压作用减弱。高剂量水杨酸盐可导致脱水患者存在急性肾衰竭的风险（肾小球滤过率降低）合用时须谨慎，注意补液，开始治疗前还应监测肾功能。

（16）口服抗凝药合用可使抗凝血作用减弱。

3．不良反应

（1）心血管系统：心律失常、尖端扭转型室性心动过速、低血压、QT 间期延长。

（2）代谢/内分泌系统：高钙血症、低钾血症、低钠血症、血糖升高、血尿酸升高、低氯性碱中毒。

（3）泌尿生殖系统：肾衰竭。

（4）免疫系统：超敏反应、急性系统性红斑狼疮加

重、过敏反应（如皮疹、瘙痒）。

（5）神经系统：头晕、头痛、感觉异常、晕厥、失眠、眩晕。

（6）肝：肝功能损害、肝性脑病、肝炎、肝酶升高。

（7）胃肠道：呕吐、恶心、便秘、口干、胰腺炎、食欲减退。

（8）血液：粒细胞缺乏、再生障碍性贫血、溶血性贫血、白细胞减少、血小板减少、骨髓发育不全。

（9）皮肤：斑丘疹、紫癜、血管神经性水肿、荨麻疹、中毒性表皮坏死松解症、Stevens-Johnson 综合征、光敏反应。

（10）眼：近视、视物模糊、视力障碍。

（11）其他：疲乏。

4．其他用药注意事项

（1）口服给药：本药用于利尿时，宜早晨服用，以免起夜排尿。

（2）用药期间须做手术时，无需停药，但须告知麻醉医师用药情况。

（3）噻嗪类及其相关利尿药的主要风险为引起缺钾而致的低钾血症。高危［如老年人、营养不良和（或）服用多种药物、肝硬化合并水肿和腹水、冠心病、心力衰竭］患者须预防低钾血症，因其可增加发生心律失常的风险。

（4）噻嗪类和噻嗪样利尿药仅在肾功能正常或轻微损害（成人血肌酐＜25 mg/L，即 220 μmol/L）时方可发挥全效。在利尿药治疗初期，由于引起水钠丢失而造成的低血容量使肾小球滤过减少，可能导致血尿素和肌酐升高，这种短暂的功能性肾功能不全对肾功能正常者无影响，但对原有肾功能不全者可能导致肾功能进一步恶化。

（5）本药不影响警觉，但可降低患者驾驶和操作机械的能力。

（参见第13章"泌尿系统用药"第一节"利尿剂"。）

第五节　抗休克血管活性药

多巴胺
Dopamine

【商品名或别名】

3-羟酪胺、儿茶酚乙胺、Catabon。

【临床应用】

1．用于心肌梗死、创伤、内毒素败血症、心脏手术、肾衰竭、充血性心力衰竭等引起的休克综合征。

2．用于补充血容量疗效不佳的休克，尤其有少尿及周围血管阻力正常或较低的休克。

3．由于本药可增加心排血量，也可用于洋地黄类药及利尿药无效的心功能不全。

【用法与用量】

严重低血压：静脉滴注：初始剂量为 2 ～ 5 μg/（kg·min)，按 5 ～ 10 μg/（kg·min）增加剂量，最大剂量为 30 μg/（kg·min)。

【制剂与规格】

盐酸多巴胺注射液：2 ml：20 mg。

注射用盐酸多巴胺：（1）5 mg；（2）10 mg；（3）20 mg。

【临床用药指导】

1．用药禁忌

（1）对本药过敏者。

（2）环丙烷麻醉者。

（3）快速型心律失常者（如心室颤动）。

2．药物相互作用

（1）其他正性肌力药、血管扩张药、心脏活性药合用可产生比单用本药更有益的血流动力学效应。

（2）单胺氧化酶（MAO）抑制药合用可增强和延长本药效应。

（3）胍乙啶合用可加强本药的升压效应，减弱胍乙啶的降压作用，可能导致高血压及心律失常。

（4）三环类抗抑郁药合用可引起心律失常、心动过速、高血压。

（5）利尿药合用可增强利尿作用。

（6）全麻药（尤其是环丙烷或卤代碳氢化合物）可使心肌对本药异常敏感，致室性心律失常。

（7）与苯妥英钠同时静脉滴注可产生低血压与心动过缓。

（8）β-肾上腺素受体阻断药可拮抗本药对心脏的 β_1 受体作用。

（9）硝酸酯类药合用可减弱硝酸酯的抗心绞痛作用及本药的升压效应。

（10）大剂量本药与 α-肾上腺素受体阻断药（如酚苄明、酚妥拉明、妥拉唑林）合用，后者的扩血管效应可被本药的周围血管收缩作用拮抗。

（11）硝普钠、异丙肾上腺素、多巴酚丁胺合用可引起心排血量的改变。

3．不良反应

（1）心血管系统：常见胸痛、心悸、心律失常（尤其是大剂量时）、心搏快而有力。少见心率减慢。有引起血压升高或下降的报道。

（2）呼吸系统：常见呼吸困难。

（3）泌尿生殖系统：有引起氮质血症的报道。有使用多巴胺受体激动药治疗帕金森综合征后出现性欲增强、性欲亢进的报道，尤其在高剂量时，降低剂量或停药后一般可逆转。

（4）神经系统：少见头痛。

（5）胃肠道：少见恶心、呕吐。

（6）其他：常见全身软弱无力。长期大剂量或小剂量用于周围血管病的患者，可出现手足疼痛或手足发冷，周围血管长期收缩可能导致局部组织坏死或坏疽。

有使用多巴胺受体激动药治疗帕金森综合征后出现病理性期前收缩的报道，尤其在高剂量时，降低剂量或停药后一般可逆转。

4．其他用药注意事项

（1）本药为治疗低血压最常见的药物，具有收缩外周血管的作用，常与多巴酚丁胺联合应用以降低多巴酚丁胺诱发血管舒张的低血压效应。低血压患者未纠正低血容量前不得使用本药或多巴酚丁胺。

（2）本药可作用于颈动脉体的多巴胺受体，抑制其化学感受器反射，还可抑制心力衰竭患者的呼吸并引起肺血管分流，减少每分通气量和血氧饱和度，对呼吸功能障碍患者不利。

（3）应监测血压、心电图、心率、中心静脉压、右房压、血糖、肾功能、尿量；如安装肺动脉导管应监测心脏指数、肺毛细血管楔压、全身血管阻力、肺血管阻力。

（4）应持续监测心脏、血流动力学情况，住院患者应频繁监测静脉滴注部位。

（5）静脉给药：应选用粗大的静脉作静脉注射或静脉滴注，同时防止药液外渗而导致局部组织缺血性腐烂和坏死；静脉滴注时，应根据血压、心率、尿量、外周血管灌注以及异位搏动出现与否等控制滴速和时间。当休克纠正后即应减慢滴速；遇有外周血管过度收缩而引起舒张压不成比例升高以至脉压减小或出现尿量减少、心率增快甚至心律失常时，滴速必须减慢或暂停滴注。

多巴酚丁胺
Dobutamine

【商品名或别名】

杜丁胺、多丁胺。

【临床应用】

作为短期支持治疗，用于器质性心脏病患者因心肌收缩力下降引起的心力衰竭，包括心脏直视手术后所致的低排血量综合征。

【用法与用量】

静脉滴注：每次 10～20 mg，滴注速度为 2.5～10 μg/（kg·min），一般从小剂量开始，具体治疗时间和给药速度根据患者反应（如心率、血压、尿量及是否出现异位搏动，可能的情况下还包括中心静脉压、肺楔压和心排血量）决定。剂量低于 15 μg/（kg·min）时，心率和外周血管阻力基本无变化；剂量偶可高于 15 μg/（kg·min），但需注意，剂量过大可能加快心率，并引起心律失常。

【制剂与规格】

注射用盐酸多巴酚丁胺（以多巴酚丁胺计）：（1）20 mg；（2）125 mg；（3）250 mg。

盐酸多巴酚丁胺注射液（以多巴酚丁胺计）：2 ml：20 mg。

盐酸多巴酚丁胺葡萄糖注射液：(1) 100 ml（多巴酚丁胺 50 mg、葡萄糖 5 g）；(2) 250 ml（多巴酚丁胺 125 mg、葡萄糖 12.5 g）；(3) 250 ml（多巴酚丁胺 250 mg、葡萄糖 12.5 g）；(4) 250 ml（多巴酚丁胺 500 mg、葡萄糖 12.5 g）。

【临床用药指导】

1．用药禁忌

(1) 对本药有过敏史者。

(2) 特发性肥厚性主动脉下狭窄患者。

2．药物相互作用

(1) 硝普钠合用可致心排血量微增，肺楔压略降。

(2) 全麻药（尤其是环丙烷、氟烷）合用可增加发生室性心律失常的风险。

(3) β- 肾上腺素受体阻断药合用可增加外周血管总阻力。

(4) α- 肾上腺素受体阻断药合用可导致心悸和血管舒张。

3．不良反应

(1) 心血管系统：心悸、血压升高、低血压、心率加快、心室异位搏动、心绞痛。

(2) 代谢 / 内分泌系统：血清钾轻度降低。

(3) 呼吸系统：呼吸短促。

(4) 免疫系统：超敏反应（包括皮疹、发热、嗜酸性粒细胞增多、支气管痉挛）。

(5) 神经系统：头痛。

(6) 胃肠道：恶心。

(7) 血液：血小板减少。

(8) 其他：①胸痛、滴注部位反应（如静脉炎、皮肤坏死）。②连续滴注 72 小时或更长时间可发生部分耐受性。

4．其他用药注意事项

(1) 在儿童中，本药的某些血流动力学作用在定量和定性方面可能与成人不同，出现心率加快和血压升高的频率可能较成人更高且更严重。同成人一样，儿童的肺楔压可能不会下降，或反而升高（特别是小于 1 岁的婴儿）。因此，儿童使用本药时，必须进行严密的监测，密切注意药效变化。

(2) 本药用于早产儿升高血压时，在不导致过度的心动过速的情况下，其疗效弱于多巴胺。对于已接受多巴胺最佳治疗的早产儿，本药无增效作用。

(3) 由于本药的半衰期短，故必须以连续静脉滴注的方式给药。继开始常速滴注或继改变滴注速度后，约在 10 分钟之内本药的血药浓度可达稳态。因此，无需且不推荐给予负荷剂量或大剂量快速注射。

(4) 停用本药时应逐渐减少剂量。

(5) 用药期间应定期或持续监测心电图、血压、心排血量，必要或可能时监测肺楔压。应监测血清钾。

(6) 应用前应先补充血容量，长期应用易产生耐药性。

5．药物过量

(1) 过量的表现：本药的毒性通常是由于对心脏的 β- 肾上腺素受体过度刺激引起的，作用持续时间较短，毒性症状包括食欲缺乏、恶心、呕吐、震颤、焦虑、心悸、头痛、呼吸短促、心绞痛和不明确的胸痛。本药对心脏的正性肌力及正性变时性作用可能导致高血压、快速性心律失常、心肌局部缺血和心室颤动。血管扩张可能导致低血压。

(2) 过量的处理：本药过量时，应先停用本药，气管插管以确保供氧和通气，并迅速采用复苏措施。使用普萘洛尔或利多卡因可能有效地治疗严重的快速性室性心律失常。出现高血压时，通常减小剂量或停止治疗有效。必要时对患者的生命体征、血气、血清电解质等进行精确的监测并予以维持。

若本药意外口服，可给予药用炭减少药物吸收（在多数情况下，给予药用炭比呕吐或洗胃更有效，故应考虑使用药用炭代替胃排空或将两者联用），在一定时间内重复给予药用炭可能有助于清除已经吸收的药物。

尚未证实加强利尿、腹膜透析、血液透析或药用炭血液灌注有利于清除过量的本药。

间羟胺

Metaraminol

【商品名或别名】

阿拉明、Aramine、Metaradrine、Pressonex。

【临床应用】

1．用于防治椎管内阻滞麻醉时发生的急性低血压。

2．用于因出血、药物过敏、手术并发症及脑外伤或脑肿瘤合并休克而发生的低血压的辅助性对症治疗。

3．用于心源性休克或败血症所致的低血压。

【用法与用量】

1．多种原因所致低血压

(1) 静脉滴注：0.4 mg/kg 或 12 mg/m²，以 0.9% 氯化钠注射液稀释至每 25 ml 含间羟胺 1 mg 的溶液后静脉滴注，调整滴速以维持理想的血压。

(2) 静脉注射：用量同"静脉滴注"项，微泵调控静脉注射。

2．严重休克

(1) 皮下注射：一次 0.1 mg/kg。

(2) 肌内注射：同"皮下注射"项。

【制剂与规格】

重酒石酸间羟胺注射液：(1) 1 ml：10 mg (以间羟胺计，相当于重酒石酸间羟胺 19 mg)；(2) 5 ml：50 mg (以间羟胺计，相当于重酒石酸间羟胺 95 mg)。

【临床用药指导】

1．用药禁忌　对本药过敏者。

2．药物相互作用

(1) 单胺氧化酶抑制药可增强本药的升压作用，引起高血压危象 (头痛、高热、高血压)。

(2) 环丙烷、氯烷、其他卤化羟类麻醉药合用易致心律失常。

(3) 洋地黄类药、其他拟肾上腺素药合用可致异位心律。

3．不良反应

(1) 心血管系统：可见心律失常，其发生率随用量及患者的敏感性而异。有高血压、心绞痛、室性二联律、心肌梗死的个案报道。长期用药可产生蓄积作用，以致停药后血压仍偏高。长期用药骤然停药可见低血压。

(2) 代谢/内分泌系统：长期用药可引起代谢性酸中毒。

(3) 呼吸系统：有肺水肿的个案报道。

(4) 泌尿生殖系统：可见急性肾小管坏死。

(5) 血液：有白血病样反应的个案报道。

(6) 其他：静脉给药时药液外溢，可引起局部血管严重收缩，导致组织坏死糜烂或红肿硬结形成脓肿。大剂量用药可见头痛、头晕、神经过敏、心悸、胸部压迫感、震颤。升压反应过快、过猛可致急性肺水肿、心律失常、心脏停搏。

4．其他用药注意事项

(1) 本药不能代替补充血容量，用药前应先纠正血容量不足。

(2) 短期内连续用药，可使药效逐渐减弱，产生快速耐受性。

(3) 连续给药时，因本药间接在肾上腺素神经囊泡中取代递质，可使递质减少，内在效应减弱，故不得突然停药，应逐渐减量，以免发生低血压反跳。

(4) 用药后如血压上升不明显，须至少观察 10 分钟才决定是否增加剂量，以免贸然增量致使血压上升过高。

肾上腺素
Adrenaline

【商品名或别名】

副肾素、Adren、Epinephrine。

【临床应用】

1．用于因支气管痉挛所致的严重呼吸困难 (如支

气管哮喘)。

2．用于缓解药物等引起的过敏性休克 (如青霉素引起的过敏性休克)。

3．用于延长浸润麻醉用药的作用时间。

4．用于抢救多种原因 (如麻醉和手术中的意外、药物中毒、心脏传导阻滞) 引起的心脏骤停 (对电击引起的心脏骤停，可用本药配合电除颤仪或利多卡因等进行抢救)。

5．用于治疗荨麻疹、花粉症、血清反应。

6．用于制止鼻黏膜和齿龈出血。

【用法与用量】

1．过敏反应

(1) 皮下注射：①体重 30 kg 以下者：注射于大腿前外侧，一次 0.01 mg/kg，单次最高剂量为 0.3 mg，必要时可每 5 ~ 10 分钟重复注射一次。②体重 30 kg 及 30 kg 以上者用法用量同成人。

(2) 肌内注射：参见"皮下注射"项。

2．对初期除颤无效的心室颤动 (VF)、室性心动过速 (VT) 和心动过缓

(1) 静脉给药：每 3 ~ 5 分钟 0.01 mg/kg，直至恢复自主循环。单次最高剂量为 1 mg。

(2) 骨内给药：参见"静脉给药"项。

(3) 气管内给药：每 3 ~ 5 分钟 0.1 mg/kg，直至静脉给药、骨内给药途径建立或恢复自主循环。单次最高剂量为 2.5 mg。

3．对容量复苏无效的低血压或休克

静脉滴注：持续滴注，速率为 0.1 ~ 1 μg/(kg·min)，如有需要最高可达 5 μg/(kg·min)。

【制剂与规格】

盐酸肾上腺素注射液：1 ml ： 1 mg (1 ： 1000)。

【临床用药指导】

1．用药禁忌

(1) 器质性心脏病患者。

(2) 高血压患者。

(3) 冠状动脉疾病患者。

(4) 心源性哮喘患者。

(5) 糖尿病患者。

(6) 甲状腺功能亢进者。

(7) 外伤性或出血性休克患者。

(8) 洋地黄中毒者。

2．药物相互作用

(1) β-肾上腺素受体阻断药 (如普萘洛尔) 合用时可增强本药的升压作用及致心律失常作用。

(2) 拟交感神经药、儿茶酚胺甲基转移酶 (COMT) 抑制药 (如恩他卡朋)、可乐定、多沙普仑、缩宫素、单胺氧化酶 (MAO) 抑制药、三环类抗抑郁药合用可增

强本药的升压作。

（3）环丙烷或卤代烃类麻醉药（如氟烷）、抗组胺药、甲状腺激素、强心苷类药（如洋地黄糖苷）、奎尼丁合用可增强本药的致心律失常作用。

（4）排钾利尿药、皮质激素、茶碱：合用可增强本药的降血钾作用。

（5）利尿药合用可拮抗本药的升压作用，但可增强本药的致心律失常作用。

（6）胍乙啶合用可致高血压和心动过速。

（7）利舍平合用可致高血压和心动过速。

（8）硝酸酯类药合用可拮抗本药的升压作用，同时减弱硝酸酯类药的抗心绞痛效应。

（9）α- 肾上腺素受体阻断药（如酚妥拉明）、血管扩张药、其他降压药、麦角生物碱类药合用可拮抗本药的升压作用。

（10）吩噻嗪类药可逆转本药的升压作用。

3．不良反应

（1）心血管系统：心律失常、心悸、血压升高、心动过速（包括室上性心动过速）、心肌缺血、心肌梗死、心绞痛、血管收缩、心室异位。

（2）代谢／内分泌系统：低血糖症、高血糖症、胰岛素抵抗、低钾血症、乳酸酸中毒。

（3）呼吸系统：肺水肿、呼吸困难、啰音。

（4）泌尿生殖系统：肾功能不全。

（5）神经系统：头痛、震颤、眩晕、头晕、嗜睡、麻刺感、记忆障碍、定向障碍、神经质、感觉异常、脑卒中、中枢神经系统出血、去神经增敏。

（6）精神：兴奋、坐立不安、精神运动性激越、焦虑、恐惧。

（7）胃肠道：恶心、呕吐。

（8）血液：一过性血小板增多。

（9）皮肤：多汗、皮肤苍白、竖毛、药物溢出性皮肤坏死。

（10）其他：胸痛、肢体缺血、四肢发凉、无力、用药局部反应（如水肿、充血、炎症）。

4．其他用药注意事项

（1）本药用于抗过敏性休克时，须补充血容量。用于与脓毒性休克相关的低血压前应尽可能充分地纠正血容量，但作为急救措施时，因必须维持主动脉血压以防止脑部动脉或冠状动脉局部缺血，故本药可在血容量恢复前或恢复过程中使用。

（2）本药皮下注射误入血管时，可引起血压骤升，甚至诱发脑出血。

（3）用于指、趾局麻时，药液中不宜加用本药，以免肢端组织供血不足而致坏死。

麻黄碱
Ephedrine

【商品名或别名】

盐酸麻黄碱、麻黄素、Efedrina、Ephetonin、Sanedrine。

【临床应用】

1．用于蛛网膜下隙麻醉或硬膜外麻醉引起的低血压症及慢性低血压症。

2．用于缓解荨麻疹和血管神经性水肿等过敏反应。

3．用于缓解支气管哮喘的发作。

4．本药滴鼻液用于缓解鼻黏膜充血肿胀引起的鼻塞。

【用法与用量】

一般用法：口服给药：一次 0.5 ～ 1 mg/kg，一日 3 次。

【制剂与规格】

盐酸麻黄碱片：（1）15 mg；（2）25 mg；（3）30 mg。

盐酸麻黄碱注射液：1 ml：30 mg。

盐酸麻黄碱滴鼻液：1%。

【临床用药指导】

1．用药禁忌

（1）对本药过敏者。

（2）心绞痛患者。

（3）甲状腺功能亢进患者。

（4）高血压患者。

（5）动脉硬化患者。

（6）鼻腔干燥、萎缩性鼻炎患者禁用本药滴鼻液。

2．药物相互作用

（1）多沙普仑合用可使两者的加压作用均增强。

（2）尿碱化药（如制酸药、钙或镁的碳酸盐、枸橼酸盐、碳酸氢钠）合用可出现麻黄碱中毒，需调整剂量。

（3）全麻药（如三氯甲烷、氟烷、异氟烷甲氧氟烷、环丙烷）合用可使心肌对拟交感胺类药反应更敏感，有发生室性心律失常的风险，甚至猝死。

（4）洋地黄苷类、奎尼丁合用可致心律失常。

（5）麦角新碱、麦角胺、缩宫素合用会增加高血压的风险。

（6）单胺氧化酶（MAO）抑制剂合用可出现高血压。

（7）α- 肾上腺素受体阻断药（如酚妥拉明、哌唑嗪、妥拉唑林、吩噻嗪类药）可对抗本药的加压作用。

（8）三环类抗抑郁药合用可减弱本药的加压作用，并增加发生心律失常的风险。

（9）本药可增加肾上腺皮质激素的代谢清除率。

处理：合用时需调整皮质激素的剂量。

3．不良反应

（1）心血管系统：血压升高。大剂量或长期使用可引起心痛、心前区不适、心悸、心动过速。

（2）呼吸系统：本药滴鼻液可引起鼻刺痛感、鼻烧灼感等局部刺激症状；高浓度、频繁或长期使用可损害鼻黏膜。

（3）泌尿生殖系统：前列腺增生者可引起排尿困难。

（4）神经系统：大剂量或长期使用可引起头晕、严重头痛、震颤、失眠。

（5）精神：大剂量或长期使用可引起精神兴奋、焦虑、妄想、幻觉。

4．其他用药注意事项

（1）短期内反复用药，作用可逐渐减弱（快速耐受现象），停药数小时后可恢复。若每日用药不超过 3 次，则耐受现象不明显。

（2）对其他拟交感胺类药（如肾上腺素、异丙肾上腺素）过敏者，也对本药过敏。

美芬丁胺
Mephentermine

【临床应用】

用于心源性休克及严重内科疾病引起的低血压，也可用于麻醉后的低血压和消除鼻黏膜充血等。

【用法与用量】

一般用法

（1）肌内注射：单剂量 0.4 mg/kg 或 12 mg/m²，必要时可重复注射。

（2）静脉注射：单剂量 0.4 mg/kg 或 12 mg/m²，必要时可重复注射。

（3）静脉滴注：将本药加于 5% 葡萄糖注射液配制为 0.1% 溶液滴注，速度随反应调节。

【制剂与规格】

硫酸美芬丁胺片：12.5 mg。

硫酸美芬丁胺注射液：（1）1 ml：（2）20 mg。

【临床用药指导】

1．用药禁忌

（1）对本药过敏者（国外资料）。

（2）由吩噻嗪引起的低血压患者（国外资料）。

（3）高血压患者。

（4）甲状腺功能亢进症患者。

2．药物相互作用

（1）全麻药（如三氯甲烷、环丙烷、氟烷）合用可使心肌对拟交感胺药反应更敏感，有发生严重室性心律失常的风险。

（2）麦角胺类制剂：合用可使血管收缩增强。

（3）左旋多巴合用可致心律失常。

（4）洋地黄类药合用可增加心律失常的风险。

（5）单胺氧化酶抑制药合用可导致高血压危象。

（6）三环类抗抑郁药合用可减弱本药的升压作用。

（7）硝酸盐类药合用可减弱本药的升压作用及硝酸盐类药的抗心绞痛作用。

（8）降压药（如利舍平、胍乙啶）合用可使本药及降压药的作用均减弱。

（9）β- 肾上腺素受体阻断药合用可使两者效应相互抵消，还可因 α 受体作用不被对抗而有高血压、心动过缓的风险。

（10）吩噻嗪类药（尤其氯丙嗪）合用可使此类药物的抗精神病作用减弱。

3．不良反应

（1）心血管系统：少见心律失常，尤其是原有心脏病者。还可见高血压。意外动脉内注射本药可能导致缺血，并可能导致远端坏死（可用妥拉唑林逆转血管收缩作用，但严重病例有必要做星状神经节阻滞）。

（2）神经系统：少见抽搐。还可见情感活动异常及运动性癫痫大发作。有出现嗜睡、语无伦次的报道。

（3）精神：少见焦虑、不安。还可见欣快感。

（4）耳：有因耳鸣导致停药的报道。

（5）其他：有对本药产生依赖性伴慢性精神病的报道。有骤然停药出现严重头痛、虚弱、神经质、沮丧、焦虑、恐惧、耳鸣及多汗的个案报道。

4．其他用药注意事项

（1）本药升高血压的作用可用 α- 肾上腺素受体阻断药（如酚妥拉明）拮抗。

（2）本药不能代替血容量补充，低血压或休克时血容量不足者应予纠正。

（3）对其他拟交感胺药不耐受者，对本药也不耐受。

异丙肾上腺素
Isoprenaline

【商品名或别名】

异丙基肾上腺素、Aludrine、Isuprel。

【临床应用】

1．用于治疗心源性或感染性休克。

2．用于治疗完全性房室传导阻滞、心搏骤停。

3．用于治疗支气管哮喘。

【用法与用量】

支气管哮喘：气雾吸入：气雾剂：一次 1 ～ 2 揿，一日 2 ～ 4 次。最大单次剂量为 0.4 mg，最大日剂量为 2.4 mg。重复使用的间隔时间不得少于 2 小时。

【制剂与规格】

盐酸异丙肾上腺素注射液：（1）2 ml：（2）1 mg。

盐酸异丙肾上腺素气雾剂：每揿 0.175 mg。

【临床用药指导】

1．用药禁忌

（1）心绞痛患者。

（2）心肌梗死患者。

（3）甲状腺功能亢进患者。

（4）嗜铬细胞瘤患者。

2．药物相互作用

（1）其他拟肾上腺素药合用有协同作用，但不良反应可增加。

（2）普萘洛尔可拮抗本药的作用。

3．不良反应

（1）心血管系统：心悸、心率加快。

（2）神经系统：眩晕、震颤。

（3）胃肠道：口咽发干、恶心。

（4）皮肤：颜面潮红、多汗。

（5）其他：乏力。

4．其他用药注意事项

对其他肾上腺素类药过敏者，对本药也可能过敏。

5．药物过量

过量、反复使用本药气雾剂可产生耐受性，不仅使 β- 肾上腺素受体激动药之间产生交叉耐受性，且对内源性肾上腺素递质也产生耐受性，使支气管痉挛加重，疗效减弱，甚至增加病死率。

（参见第 9 章 "呼吸系统用药" 第三节 "平喘药"。）

去甲肾上腺素
Norepinephrine

【商品名或别名】

去甲肾、正肾上腺素、Noradrenaline、Levarterenol、Adrenor。

【临床应用】

1．用于治疗急性心肌梗死、体外循环等引起的低血压。

2．对血容量不足所致的休克、低血压，或嗜铬细胞瘤切除术后的低血压，本药作为急救时补充血容量的辅助治疗，以使血压回升，暂时维持脑与冠状动脉灌注，直到补充血容量的治疗发生作用。

3．用于椎管内阻滞时的低血压及心脏停搏复苏后血压维持。

【用法与用量】

低血压、休克：静脉滴注：开始以每分钟 0.02 ～ 0.1 μg/kg 速度滴注，并按需调整滴速。

【制剂与规格】

重酒石酸去甲肾上腺素注射液：（1）1 ml：1 mg；（2）1 ml：2 mg；（3）2 ml：10 mg。

【临床用药指导】

1．用药禁忌

（1）缺血性心脏病、高血压、动脉硬化患者。

（2）少尿或无尿患者。

（3）微循环障碍的休克患者。

（4）可卡因中毒者。

（5）心动过速者。

（6）出血性休克患者。

2．药物相互作用

（1）甲基多巴合用可使本药升压作用增强。

（2）其他拟交感胺类药合用可增强心血管作用。

（3）三环类抗抑郁药合用可引起心律失常、心动过速、高血压、高热。

（4）麦角制剂（如麦角胺、麦角新碱）、缩宫素合用可引起严重高血压、心动过缓。

（5）甲状腺激素合用可使两者作用均增强。

（6）全麻药合用易发生室性心律失常。

（7）洋地黄类药合用易致心律失常。

（8）β- 肾上腺素受体阻断药合用可使两者疗效相互抵消，且可发生高血压、心动过缓。

（9）降压药合用可抵消或减弱降压药的作用。

（10）妥拉唑林合用可引起血压下降，继以血压过度反跳上升。

（11）本药不宜与碱性药物（如磺胺嘧啶钠、乳酸钠、氨茶碱、谷氨酸钠等）配伍注射，以免降低升压作用。

3．不良反应

（1）心血管系统：本药强烈的血管收缩作用可使器官血流减少，组织供血不足导致缺氧和酸中毒；持久或大量使用时，可使回心血流量减少，外周血管阻力增高，心排血量减少。在缺氧、电解质平衡失调、器质性心脏病患者中或过量时，可出现心律失常；血压升高后可出现反射性心率减慢。

（2）泌尿生殖系统：本药滴注时间过长或剂量过大时，可使肾血管剧烈收缩，产生无尿和肾实质损伤，以至出现急性肾衰竭。

（3）过敏反应：个别患者因过敏而出现皮疹、面部水肿。

（4）其他：①静脉滴注本药时沿静脉路径处皮肤变白、发绀或发红，甚至出现严重眩晕，上述反应虽少见，但后果严重，应谨慎。②药液外漏可引起局部组织坏死。

4．其他用药注意事项

（1）低血压伴低血容量时，应在补足血容量后才使用本药，但在紧急状况下可先用或合用本药，以提高血压、防止脑和冠状动脉血供不足。

（2）静脉给药时必须防止药液漏出血管外，用药当中须随时测量血压，调整给药速度，使血压保持在正常范围内。如发生药液外漏，应将 5 ～ 10 mg 酚妥拉明用氯化钠注射液稀释至 10 ～ 15 ml，迅速在外漏处作局部浸润注射，12 小时内可能有效；为防止组织进一步损伤，可在含本药的每 1000 ml 输液中加入酚妥拉明5 ~ 10 mg，后者不减弱本药的升压作用。

（3）本药不宜长期滴注，如必须长期滴注，应定期更换滴注部位，并在滴注前对受压部位（如臀位）采取措施，减轻压迫（如垫棉垫）。若滴注静脉沿途皮肤苍白或已出现缺血性坏死，除使用血管扩张药外，应尽快热敷并给予大剂量普鲁卡因封闭，同时更换滴注部位。

（4）以下反应如持续出现须引起注意：焦虑不安、眩晕、头痛、苍白、心悸、失眠等。

（5）停药时应逐渐减慢滴速，骤然停药常致血压突然下降。

（6）本药遇光即渐变色，应避光贮存，如呈棕色或有沉淀，则不能使用。

去氧肾上腺素
Phenylephrine

【商品名或别名】

苯福林、新福林、苯肾上腺素、Metaoxedrinum、新交感酚、新辛内弗林。

【临床应用】

1．用于治疗休克以及麻醉时维持血压。

2．用于控制阵发性室上性心动过速的发作。

3．法洛四联症患儿缺氧发作。

【用法与用量】

休克、低血压、阵发性室上性心动过速

1．肌内注射　一次 0.1 ~ 0.25 mg/kg，1 ~ 2 小时 1 次。

2．皮下注射　参见"肌内注射"项。

【制剂与规格】

盐酸去氧肾上腺素注射液：1 ml：10 mg。

注射用盐酸去氧肾上腺素：10 mg。

去氧肾上腺素滴眼液：2% ~ 5%。

去氧肾上腺素滴鼻液：0.25% ~ 0.5%。

【临床用药指导】

1．用药禁忌

（1）对本药过敏者。

（2）高血压患者。

（3）冠心病患者。

（4）甲状腺功能亢进患者。

（5）糖尿病患者。

（6）心肌梗死患者。

（7）闭角型青光眼患者（国外资料）。

（8）低体重儿童禁用本药 10% 的滴眼液。

2．药物相互作用

（1）三环类抗抑郁药合用可增强本药的升压作用。

（2）胍乙啶合用可降低胍乙啶的作用，并增加本药的升压作用。

（3）甲状腺素合用可使两者作用均增强。

（4）全麻药（尤其环丙烷或卤代碳氢化合物）合用时易引起室性心律失常。

（5）单胺氧化酶抑制药（MAOI）合用可发生高血压、蛛网膜下隙出血及室性心律失常。

（6）缩宫素合用可引起严重的高血压。

（7）拟交感神经药合用可加重拟交感神经药的不良反应。

（8）硝酸盐类药合用可使本药的升压作用与硝酸盐类药的抗心绞痛作用均减弱。

（9）降压药合用可使降压药作用减弱。

（10）本药滴眼液与缩瞳药具有相互拮抗作用。

3．不良反应

（1）心血管系统：少见胸部不适或疼痛。

（2）呼吸系统：少见呼吸困难。用本药滴鼻治疗鼻充血时，可引起局部刺激症状。

（3）神经系统：本药在治疗剂量内较少引起中枢神经系统兴奋。少见眩晕、震颤、虚弱。

（4）精神：少见易激动。

（5）眼：本药滴眼液滴眼时可产生局部刺激症状，如烧灼感、刺痛感等。另外，还可引起过敏性结膜炎，通常在用药 3 ~ 4 小时后出现，持续 12 小时，72 小时内逐渐消退。

4．其他用药注意事项

（1）先用 α- 肾上腺素受体阻断药（如吩噻嗪类、酚妥拉明、酚苄明或妥拉唑林等）后再用本药，可减弱本药的升压作用。

（2）在使用本药治疗休克或低血压时，不能忽视对血容量的补充，须及早、足量补充血容量。

（3）酸中毒或缺氧时本药的疗效减弱。

（4）皮下注射可引起组织坏死或溃烂。静脉注射时应防止药液外渗引起组织缺血性坏死。如出现外渗，可将酚妥拉明 5 ~ 10 mg 用 0.9% 氯化钠注射液 10 ~ 15 ml 稀释后作局部浸润注射。

血管紧张素胺
Angiotensinamide

【临床应用】

1．用于感染中毒性休克、外伤性休克或手术后休克。

2．用于全身麻醉或腰椎麻醉及巴比妥中毒所致的低血压。

【用法与用量】

一般用法：静脉滴注：一次 0.5 ~ 1 mg，加入 5% 葡萄糖氯化钠注射液 200 ml 中滴注，依血压情况调整滴速。

【制剂与规格】

注射用血管紧张素胺：1 mg。

【临床用药指导】

1．用药禁忌　尚不明确。

2．药物相互作用　尚不明确。

3．不良反应　可见眩晕、头痛，偶见心绞痛。

4．其他用药注意事项

（1）对因失血过多导致的低血压患者，用药时应补充血容量。

（2）停药时剂量应逐渐减少，不宜突然停药。

5．药物过量　药物过量时可致心动过缓。

第六节　血脂调节药

阿托伐他汀
Atorvastatin

【商品名或别名】

阿伐他汀、多华、Ale、Atovastatin。

【临床应用】

1．用于经饮食治疗和其他非药物治疗疗效仍不满意的原发性高胆固醇血症（包括杂合子家族性高胆固醇血症）、混合型高脂血症（相当于 Fredrickson 分类法的 Ⅱa 型和 Ⅱb 型），以降低升高的血浆总胆固醇（TC）、低密度脂蛋白胆固醇（LDL-C）、载脂蛋白 B（ApoB）和三酰甘油（TG）水平。

2．与其他降脂疗法［如低密度脂蛋白（LDL）血浆透析法］合用或单独（无其他治疗手段时）用于治疗纯合子家族性高胆固醇血症，以降低 TC 和 LDL-C。

3．用于冠心病或存在冠心病风险因素（如糖尿病、症状性动脉粥样硬化性疾病）合并高胆固醇血症或混合型血脂异常的患者，以降低非致死性心肌梗死、致死性和非致死性卒中、血管重建术、因充血性心力衰竭而入院、心绞痛的发生风险。

【用法与用量】

1．杂合子家族性高胆固醇血症

口服给药：10～17 岁少年儿童推荐起始剂量为一日 10 mg。

2．纯合子家族性高胆固醇血症

口服给药：4～17 岁少年儿童推荐起始剂量为一日 10 mg。

【制剂与规格】

阿托伐他汀钙片（以阿托伐他汀计）：（1）10 mg；（2）20 mg；（3）40 mg。

阿托伐他汀钙分散片（以阿托伐他汀计）：（1）10 mg；（2）20 mg。

阿托伐他汀钙胶囊（以阿托伐他汀计）：（1）10 mg；（2）20 mg。

【临床用药指导】

1．用药禁忌

（1）对本药过敏者。

（2）活动性肝病或不明原因的 AST 和（或）ALT 持续升高者。

2．药物相互作用

（1）强效细胞色素 P450（CYP）3A4 抑制药（如克拉霉素、蛋白酶抑制药、伊曲康唑）合用可使本药的血药浓度显著升高。

（2）有机阴离子转运多肽 1B1（OATP1B1）抑制药（如环孢素）合用可增加本药的生物利用度。

（3）其他贝特类药合用可能增加发生肌病的风险。

（4）吉非罗齐合用可增加发生肌病或横纹肌溶解的风险。

（5）烟酸合用可能增加发生肌病的风险。

（6）秋水仙碱合用有出现肌病（包括横纹肌溶解）的报道。

（7）地高辛合用可使地高辛的稳态血浆浓度增加约 20%。

（8）口服避孕药（炔诺酮、炔雌醇）合用可使炔诺酮、炔雌醇的曲线下面积（AUC）分别增加 30% 和 20%。

（9）CYP 3A4 诱导药（如利福平、依非韦伦）合用可使本药的血浆浓度产生不同水平的降低，在利福平给药后给予本药可引起本药的血浆浓度显著降低。

3．不良反应

（1）心血管系统：出血性卒中。

（2）代谢／内分泌系统：高血糖。还有他汀类药引起糖耐量异常、糖化血红蛋白升高、新发糖尿病、血糖控制恶化、低血糖的报道。

（3）呼吸系统：鼻咽炎、咽喉痛、鼻出血。

（4）肌肉骨骼系统：肌痛、关节痛、四肢痛、骨骼肌痛、肌肉痉挛、肌肉疲劳、颈痛、关节肿胀、肌酸磷酸激酶（CPK）升高。还有横纹肌溶解、肌炎、肌腱断裂、免疫介导性坏死性肌病的报道。

（5）泌尿生殖系统：泌尿道感染、尿白细胞阳性。有因横纹肌溶解引起肌红蛋白尿继发急性肾衰竭的报道。

（6）免疫系统：有过敏反应（如血管神经性水肿）的报道。

（7）神经系统：失眠。有头晕、周围神经病变的报道。还有他汀类药引起认知障碍（如记忆力丧失、记忆力下降、思维混乱）的报道。

（8）精神：梦魇。还有抑郁的报道。

（9）肝：肝酶（如ALT、AST、血碱性磷酸酶）升高、肝炎、胆汁淤积、肝功能检查结果异常。还有致死性或非致死性肝衰竭的报道。

（10）胃肠道：腹泻、恶心、消化不良、腹部不适、暖气、胃肠胀气。还有胰腺炎的报道。

（11）皮肤：荨麻疹。还有大疱疹（包括多形性红斑、Stevens-Johnson综合征、中毒性表皮坏死松解症）的报道。

（12）眼：视物模糊。

（13）耳：耳鸣。

（14）其他：不适、发热。还有疲乏的报道。

4．其他用药注意事项

（1）口服给药：本药日剂量可于一日内任一时间顿服，且不受进餐影响。

（2）治疗前应进行标准的低胆固醇饮食控制，且在治疗期间也应维持合理膳食。并根据治疗前的LDL-C水平、治疗目标和治疗效果确定个体化剂量。

（3）出现弥散性肌痛、肌肉压痛、肌无力和（或）CPK显著升高的患者，需考虑肌病的可能性。

（4）他汀类药可干扰胆固醇的合成，理论上可抑制肾上腺和（或）性腺类固醇物质的合成，故本药与可降低内源性类固醇激素水平或活性的药物（如酮康唑、螺内酯、西咪替丁）合用时应谨慎。

（5）治疗前、治疗开始后12周和剂量增加后12周监测肝功能，之后定期（如每半年）监测肝功能。治疗前监测CPK，并于出现肌病症状时复测。用药2～4周后监测血脂水平，随后以不低于4周的间期监测LDL-C。

氟伐他汀
Fluvastatin

【临床应用】

用于饮食疗法无法控制的原发性高胆固醇血症和原发性混合型血脂异常（Fredrickson Ⅱa和Ⅱb型）。

【用法与用量】

杂合子家族性高胆固醇血症：口服给药：9～16岁儿童：起始剂量为一次20 mg，一日1次。根据治疗目标使用个体化剂量，可于6周内逐渐调整至最大剂量一日80 mg（胶囊一次40 mg、一日2次；缓释片一次80 mg、一日1次）。

【制剂与规格】

氟伐他汀钠缓释片：80 mg。

氟伐他汀钠胶囊：（1）20 mg；（2）40 mg。

【临床用药指导】

1．用药禁忌

（1）对本药过敏者。

（2）活动性肝病患者。

（3）不明原因的血清转氨酶持续升高者。

（4）重度肾功能不全（血清肌酸酐＞260 μmol/L，肌酐清除率＜30 ml/min）者。

2．药物相互作用

（1）苯扎贝特合用可使本药的生物利用度增加约50%。

（2）细胞色素P450（CYP）2C9抑制药（如氟康唑）合用可使本药的暴露量（AUC）和血药峰浓度（C_{max}）升高。

（3）免疫抑制药（如环孢素）、吉非贝齐、红霉素合用对本药的耐受性无影响，但可增加发生肌病的风险。肾移植患者使用环孢素可使本药的AUC和C_{max}升高。

（4）烟酸合用对本药的耐受性及生物利用度无影响，但可增加发生肌病的风险。

（5）秋水仙碱有合用出现肌病（包括横纹肌溶解）的报道。处理：合用时应谨慎。

（6）西咪替丁、雷尼替丁、奥美拉唑合用可使本药的生物利用度增加，但无临床意义。

（7）香豆素类衍生物（如华法林）有合用出现出血和（或）凝血酶原时间延长的个案报道。

（8）格列本脲、苯妥英钠合用可使以上药物的暴露量增加。

（9）利福平合用可使本药的生物利用度减少约50%。

3．不良反应

（1）心血管系统：心房颤动、高血压、间歇性跛行、血管炎。

（2）代谢/内分泌系统：有男性乳房发育、甲状腺功能异常的报道。

（3）呼吸系统：鼻窦炎、支气管炎、鼻咽炎、呼吸困难。还有间质性肺疾病的报道。

（4）肌肉骨骼系统：肌痛、肌无力、肌病、横纹肌溶解、肌炎、血清肌酸激酶（CK）升高、关节炎、四肢疼痛。还有肌痉挛的报道。

（5）泌尿生殖系统：泌尿道感染。还有性欲减退、勃起功能障碍的报道。

（6）免疫系统：红斑狼疮样反应、过敏反应。

（7）神经系统：失眠、头痛、头晕、晕厥。还有脑神经功能障碍（包括眼外运动障碍、面轻瘫）、震颤、眩晕、感觉异常、感觉减退、周围神经病变（包括周围神经麻痹）、认知障碍（如记忆丧失、记忆障碍、意识模糊）的报道。

（8）精神：有焦虑、抑郁、精神障碍的报道。

（9）肝：肝炎、转氨酶升高。还有胆汁淤积性黄疸、肝脂肪变性、肝硬化、暴发性肝坏死、肝肿瘤、肝衰竭、碱性磷酸酶升高、γ-谷氨酰转移酶升高、胆红素升高的报道。

（10）胃肠道：腹痛、消化不良、腹泻、恶心、胃肠胀气、牙病、便秘、胃病。还有味觉异常、胰腺炎、厌食、呕吐的报道。

（11）血液：血小板减少。

（12）皮肤：血管神经性水肿、疱疹。还有皮疹（包括湿疹）、皮炎（包括大疱性皮炎）、脱发、瘙痒、皮肤结节、皮肤变色、皮肤黏膜干燥、毛发或指甲改变的报道。

（13）眼：有白内障进展、眼肌麻痹的报道。

（14）其他：疲乏、胸痛、流感样症状、意外创伤、外周水肿。

4．其他用药注意事项

1．口服给药　本药应于晚餐时或临睡前服用。

2．用药前和用药期间须坚持低胆固醇饮食。

3．用药前和用药期间定期监测肝功能。

4．易患横纹肌溶解及其并发症［如肾损伤、甲状腺功能减退、有遗传性肌病史或家族史、使用他汀类或贝特类药曾发生肌毒性、酗酒、脓毒血症、低血压、创伤、大手术、重度代谢内分泌疾病或电解质紊乱、未控制的癫痫、高龄（＞70岁）］者用药前应监测CK；如用药前CK显著升高（＞正常值上限的5倍），5～7日后复查仍显著升高，则不应开始本药治疗。

5．用药前监测血脂［总胆固醇、高密度脂蛋白（HDL）、低密度脂蛋白（LDL）、三酰甘油］，开始用药或调整剂量后4～12周内监测一次，随后每3～12个月监测一次。若连续两次监测血脂水平时出现LDL水平低于40 mg/dl，应考虑减量。

普伐他汀
Pravastatin

【商品名或别名】

Eptastatin。

【临床应用】

用于高脂血症。

【用法与用量】

杂合子家族性高胆固醇血症：口服给药：

（1）8～13岁儿童：一次5～20 mg，一日1次。

（2）14～18岁少年：一次40 mg，一日1次。

【制剂与规格】

普伐他汀钠片：（1）10 mg；（2）20 mg；（3）40 mg。

普伐他汀钠胶囊：（1）5 mg；（2）10 mg。

【临床用药指导】

1．用药禁忌

（1）对本药过敏者。

（2）活动性肝病或不明原因的血清转氨酶持续升高者。

2．药物相互作用

（1）环孢素合用可增加发生肌病/横纹肌溶解的风险。

（2）大环内酯类抗生素（如克拉霉素、红霉素、阿奇霉素）合用可增加发生肌病/横纹肌溶解的风险。

（3）秋水仙碱合用可增加发生肌病/横纹肌溶解的风险。

（4）吉非贝齐与羟甲基戊二酸单酰辅酶A（HMG-CoA）还原酶抑制药合用可增加发生肌病/横纹肌溶解的风险。

（5）烟酸合用可增强对骨骼肌的影响。处理：合用时应考虑降低本药剂量。

（6）伊曲康唑（P-糖蛋白抑制药）合用可使本药的 C_{max} 和 AUC 分别增加 1.7 倍和 2.5 倍，平均半衰期不受影响。

（7）胆酸结合树脂（如考来烯胺、考来替泊）合用可增强降低总胆固醇（TC）和低密度脂蛋白胆固醇（LDL-C）的作用，但同时服用可使本药的平均 AUC 降低 40%～50%。

（8）安替比林合用对安替比林的清除无影响。

3．不良反应

（1）心血管系统：心绞痛。

（2）代谢/内分泌系统：男子乳腺发育，但与本药的相关性尚不明确。有高密度脂蛋白胆固醇（HDL-C）降低的个案报道。还有甲状腺功能异常的报道。他汀类药还有高血糖、糖耐量异常、糖化血红蛋白升高、新发糖尿病、血糖控制恶化、低血糖的报道。

（3）呼吸系统：感冒、鼻炎、咳嗽、呼吸困难。有双侧胸腔积液的个案报道。还有间质性肺病的报道。

（4）肌肉骨骼系统：肌痛、骨骼痛（包括关节痛）、肌酸磷酸激酶升高。还可见横纹肌溶解、肌病，但与本药的相关性尚不明确。还有肌腱病变、多发性肌炎的报道。

（5）泌尿生殖系统：排尿异常（排尿困难、尿频、夜尿）、尿素氮升高、血清肌酸酐升高。还可见性功能障碍、性欲改变，但与本药的相关性尚不明确。

（6）免疫系统：过敏反应、头颈部水肿、红斑狼疮样综合征、风湿病、皮肌炎、结节性脉管炎、紫癜、溶血性贫血抗核抗体阳性、红细胞沉降率增快、关节炎、无力、光敏反应、寒战、不适、中毒性表皮坏死松解症、多形性红斑、Stevens-Johnson综合征，但与本药的相关性尚不明确。

（7）神经系统：头痛、头晕、睡眠障碍。还可见感觉异常、眩晕、记忆损害、震颤、神经病（包括周围神经病）、面瘫，但与本药的相关性尚不明确。他汀类药还有认知障碍的报道。

（8）精神：抑郁、焦虑、紧张。还有梦魇的报道。

（9）肝：血清转氨酶升高。还可见肝炎（包括慢性活动性肝炎）、胆汁淤积型黄疸、脂肪肝、肝硬化、暴发性肝坏死、肝细胞瘤，但与本药的相关性尚不明确。

（10）胃肠道：恶心、呕吐、腹泻、腹痛、便秘、胃肠胀气、胃灼热感、消化不良。还可见食欲减退、味觉障碍、胰腺炎，但与本药的相关性尚不明确。

（11）血液：无症状性嗜酸性粒细胞增多。

（12）皮肤：皮疹。还可见瘙痒、皮炎、皮肤干燥、头皮头发异常（包括脱发）、荨麻疹、潮红、皮肤结节、皮肤色素沉着、指甲改变，但与本药的相关性尚不明确。

（13）眼：视觉障碍（包括视物模糊、复视）。还可见晶状体浑浊、眼球外肌肉运动障碍，但与本药的相关性尚不明确。

（14）其他：胸痛、疲乏。还可见发热，但与本药的相关性尚不明确。

4．其他用药注意事项

（1）本药可与或不与食物同服。

（2）用药前和用药期间患者应坚持标准的低脂饮食。

（3）治疗前应排除继发性高脂血症。

（4）本药用于纯合子家族性高胆固醇血症的有效性尚不明确［有报道认为，由于此类患者缺乏低密度脂蛋白（LDL）受体，故疗效较差］。

（5）HMG-CoA 还原酶抑制药可能影响类固醇合成，故本药与其他可能降低类固醇激素水平的药物合用时应特别谨慎。

（6）推荐用药前、调整剂量前或临床需要时监测肝功能。开始用药或调整剂量后 4 周或 4 周以上应检测脂质水平。

瑞舒伐他汀
Rosuvastatin

【商品名或别名】

罗舒伐他汀。

【临床应用】

1．用于经饮食控制和其他非药物治疗（如运动治疗、减轻体重）不能适当控制血脂异常的原发性高胆固醇血症（Ⅱa 型，包括杂合子家族性高胆固醇血症）或混合型血脂异常症（Ⅱb 型）。

2．用于纯合子家族性高胆固醇血症，作为饮食控制和其他降脂措施［如低密度脂蛋白（LDL）去除疗法］的辅助治疗，或上述方法不适用时。

【用法与用量】

1．杂合子家族性高胆固醇血症　口服给药：

（1）8 ～ 10 岁（不包括 10 岁）儿童：推荐剂量范围为一次 5 ～ 10 mg，一日 1 次。

（2）10 ～ 17 岁儿童：推荐剂量范围为一次 5 ～ 20 mg，一日 1 次。

2．纯合子家族性高胆固醇血症　口服给药：7 ～ 17 岁儿童，推荐剂量为一次 20 mg，一日 1 次。

【制剂与规格】

瑞舒伐他汀钙片（以瑞舒伐他汀计）：（1）5 mg；（2）10 mg；（3）20 mg。

瑞舒伐他汀钙分散片（以瑞舒伐他汀计）：20 mg。

瑞舒伐他汀钙胶囊（以瑞舒伐他汀计）：（1）5 mg；（2）10 mg；（3）20 mg。

【临床用药指导】

1．用药禁忌

（1）对本药过敏者。

（2）肌病患者。

（3）重度肾功能损害（Ccr < 30 ml/min）者。

（4）活动性肝病患者［包括不明原因的血清转氨酶持续升高或转氨酶升高超过正常值上限（ULN）3 倍的患者］。

2．药物相互作用

（1）环孢素合用可使本药的曲线下面积（AUC）升高 7 倍，但不影响环孢素的血浆浓度。

（2）贝特类药（如吉非贝齐、非诺贝特、苯扎贝特）与 HMG-CoA 还原酶抑制药合用可增加发生肌病的风险。

（3）司普瑞韦、阿扎那韦/利托那韦、洛匹那韦/利托那韦合用可使本药的 AUC 增加最高达 3 倍。

（4）本药与降脂剂量（≥一日 1g）的烟酸合用可增加发生骨骼肌不良反应的风险。

（5）口服避孕药、激素替代治疗（HRT）：本药可使炔雌醇和炔诺孕酮的 AUC 分别增加 26% 和 34%。尚无同时使用本药和 HRT 的药代动力学数据，故不能排除存在类似相互作用的可能。但在临床试验中，此种联合用药较常见，且患者耐受良好。

（6）香豆素类抗凝药合用可显著增加国际标准化比值（INR）。

（7）秋水仙碱合用有肌病（包括横纹肌溶解）的报道。处理：合用时需谨慎。

（8）维生素 K 拮抗药（如华法林）：使用维生素 K 拮抗药的患者，在使用本药初期或逐渐增加本药剂量时，可导致 INR 升高；停用本药或逐渐减少本药剂量时可导致 INR 降低。

（9）红霉素合用可导致本药的 AUC_{0-t} 下降 20%、

C_{max} 下降 30%。

（10）抗酸药：同时使用本药和一种含氢氧化铝镁的抗酸药混悬液，可使本药的血浆浓度降低约 50%。若使用本药 2 小时后再给予抗酸药，上述影响可减轻。

（11）福沙那韦 / 利托那韦、替拉那韦 / 利托那韦合用对本药暴露量的影响极小或无影响。

（12）地高辛合用不存在有临床相关的相互作用。

3．不良反应

（1）代谢 / 内分泌系统：甲状腺功能异常、血糖升高、糖尿病、糖化血红蛋白升高。还有男子乳腺发育的报道。

（2）肌肉骨骼系统：肌痛、关节痛、血清肌酸激酶（CK）升高、肌病、横纹肌溶解。

（3）泌尿生殖系统：蛋白尿、镜下血尿、勃起功能障碍。

（4）免疫系统：超敏反应（包括血管神经性水肿、皮疹、瘙痒、荨麻疹）。

（5）神经系统：头痛、头晕。还有多发性神经疾病、记忆丧失、周围神经病变的报道。他汀类药还有认知障碍（包括记忆下降、意识模糊）的报道。

（6）精神：有抑郁、睡眠障碍（包括失眠、噩梦）的报道。

（7）肝：肝酶升高 [如 ALT、AST 升高、碱性磷酸酶升高、谷氨酰转移酶升高]、胆红素升高。还有黄疸、肝炎、肝衰竭的报道。

（8）胃肠道：便秘、恶心、腹痛、胰腺炎。

（9）血液：有血小板减少的报道。

（10）其他：无力。

4．其他用药注意事项

（1）国内资料指出，儿童用药的安全性和有效性尚不明确，儿科使用的经验局限于少数纯合子家族性高胆固醇血症的患儿（年龄 ≥ 8 岁），故不建议儿童使用本药。但国外有用于治疗 8 ～ 17 岁儿童的杂合子家族性高胆固醇血症及 7 ～ 17 岁儿童的纯合子家族性高胆固醇血症的用法用量。

（2）本药可于一日中任何时间给予，可与或不与食物同服。

（3）用药前应进行标准的降胆固醇饮食控制，并在用药期间保持饮食控制。

（4）本药的使用应遵循个体化原则，综合考虑患者的胆固醇水平、预期的心血管风险及发生其他不良反应的潜在风险。

（5）尚不明确本药对驾驶和操作机械的影响，但应考虑用药期间可能出现的头晕。

（6）若用药前血清肌酸激酶（CK）明显升高（> ULN 的 5 倍），应于 5 ～ 7 日内复测以核实结果，若复测结果确认患者的 CK 高于 ULN 的 5 倍，则不可开始用药。

（7）与其他 H MG-CoA 还原酶抑制药一样，本药不良反应发生率有随剂量增加而增加的趋势。

（8）用药前及用药第 3 个月监测肝功能。某些患者需监测 CK 水平，但不应在剧烈运动后或存在 CK 升高的可疑因素时监测。无需对无症状的患者定期监测 CK 水平。用药前监测血脂 [总胆固醇、LDL、高密度脂蛋白（HDL）、三酰甘油]，开始用药或调整剂量后 4 ～ 12 周内监测 1 次，随后每 3 ～ 12 个月监测 1 次。若连续两次监测血脂水平时出现 LDL 水平低于 40 mg/dl，应考虑减量。

辛伐他汀
Simvastatin

【商品名或别名】

博占同、福康敏、Sinvacor。

【临床应用】

1．用于高胆固醇血症和混合型高脂血症。

2．用于冠心病和脑卒中的防治。

【用法与用量】

杂合子家族性高胆固醇血症：口服给药：10 ～ 17 岁儿童，起始剂量为一日 10 mg，晚上服用。剂量范围为一日 10 ～ 40 mg，最大剂量为一日 40 mg。

【制剂与规格】

辛伐他汀片：（1）5 mg；（2）10 mg；（3）20 mg；（4）40 mg。

辛伐他汀分散片：（1）5 mg；（2）10 mg；（3）20 mg；（4）40 mg。

辛伐他汀咀嚼片：10 mg。

辛伐他汀胶囊：（1）5 mg；（2）10 mg；（3）20 mg。

辛伐他汀滴丸：5 mg。

辛伐他汀干混悬剂：10 mg。

【临床用药指导】

1．用药禁忌

（1）对本药过敏者。

（2）不明原因的血清转氨酶持续升高者。

（3）活动性肝病患者。

2．药物相互作用

（1）洛美他派合用可使本药暴露量加倍。

（2）贝特类药物（如吉非贝齐）、降脂剂量（一日 ≥ 1g）的烟酸合用可致发生肌病的风险增加。

（3）细胞色素 P450（CYP）3A4 强效抑制药（如伊曲康唑、酮康唑、红霉素、克拉霉素、HIV 蛋白酶抑制药、奈法唑酮）合用可增加发生肌病的风险。

（4）环孢素合用可致发生肌病的风险增加。

（5）胺碘酮、氨氯地平、雷诺嗪、维拉帕米、地尔硫䓬合用可增加发生肌病和横纹肌溶解的风险。

（6）达那唑合用可增加发生肌病和横纹肌溶解的风险。

（7）香豆素类抗凝药合用可中度提高香豆素类抗凝药的抗凝效果。

（8）本药可使地高辛的血药浓度轻度升高。

（9）考来替泊、考来烯胺可使本药生物利用度降低。葡萄柚汁如在本药治疗期内大量饮用（每日超过1 L），可明显升高本药的血药浓度。

3．不良反应

（1）心血管系统：心绞痛、心房颤动、低血压。

（2）代谢/内分泌系统：血糖浓度升高、糖尿病、辅酶Q水平降低。有他汀类药引起糖耐量异常、糖化血红蛋白升高、血糖控制恶化的报道。

（3）呼吸系统：间质性肺炎、上呼吸道感染。

（4）肌肉骨骼系统：肌肉痉挛、肌痛、横纹肌溶解、血清肌酸激酶（CK）升高，还可出现小腿骨筋膜室综合征、肌病、嗜酸性粒细胞性筋膜炎综合征、重症肌无力、多发性肌炎、肌腱断裂、肌腱炎。

（5）泌尿生殖系统：阳痿、肌红蛋白尿，罕见横纹肌溶解所致的肾衰竭。

（6）免疫系统：罕见过敏反应综合征，包括血管神经性水肿、狼疮样综合征、风湿性多发性肌痛、脉管炎、血小板减少、嗜酸性粒细胞增多、红细胞沉降率升高、关节炎、关节痛、荨麻疹、光敏感、发热、潮红、呼吸困难以及不适。

（7）神经系统：头痛、眩晕、周围神经病变、感觉异常、失眠，还可出现噩梦、健忘、肌萎缩性脊髓侧索硬化症。罕有他汀类药引起认知障碍（表现为记忆力丧失、记忆力下降、思维混乱）的报道。

（8）精神：抑郁、易怒。

（9）肝：罕见黄疸、血清转氨酶显著持续升高，也有引起碱性磷酸酶和γ谷氨酸转肽酶升高的报道，还可出现自身免疫性肝炎、胆汁淤积性肝炎、肝衰竭。

（10）胃肠道：腹痛、便秘、胃肠胀气、恶心、腹泻、消化不良、胰腺炎、呕吐、味觉障碍，还可出现溃疡性结肠炎。

（11）血液：贫血。

（12）皮肤：皮疹、瘙痒、脱发，还可出现急性泛发性发疹性脓疱病、皮肌炎、湿疹、扁平苔藓、皮肤损害。

（13）眼：视物模糊，还可出现白内障、复视、眼肌麻痹、眼睑下垂。

（14）其他：乏力。

4．其他用药注意事项

（1）口服给药：本药宜与食物同服，以利吸收。本药单独应用或与胆酸螯合剂合用均有效。

（2）10岁以下或月经初潮前儿童用药的安全性和有效性尚未确立。

（3）由于不能确知短期中断治疗的不良继发症，在较大的外科手术前数日及发生较严重的急性内科或外科疾病时，应停止本药的治疗。

（4）患者在接受本药治疗以前应接受标准降胆固醇饮食并在治疗过程中继续维持。

（5）应用本药期间如出现低血压、严重急性感染、创伤、代谢紊乱等，须注意可能出现继发于横纹肌溶解后的肾衰竭。

（6）用药期间定期检查血胆固醇、肝功能、血清肌酸激酶（CK）。

考来替泊
Colestipol

【临床应用】

1．用于Ⅱa型高脂蛋白血症、冠心病危险性大而控制饮食治疗无效者。

2．用于胆管不完全阻塞所致的瘙痒。

3．用于胆汁酸分泌过度引起的腹泻。

【用法与用量】

原发性高胆固醇血症：口服给药：推荐以下两种用法：

（1）7岁以上，一次5 g，一日2次。

（2）7～20岁（平均15岁），一日10～15 g。

【制剂与规格】

考来替泊散：5 g。

【临床用药指导】

1．用药禁忌

（1）对本药过敏者。

（2）苯丙酮尿症患者。

2．药物相互作用

（1）本药可引起维生素K的消耗而增强抗凝药的作用，亦可在胃肠道内与口服抗凝药结合而降低其作用。

（2）使用本药而洋地黄血浓度达到稳定状态时，撤除本药有发生洋地黄严重中毒的危险性。

（3）鹅去氧胆酸、熊去氧胆酸合用可减弱以上药物的疗效，同时增加胆汁中胆固醇的饱和度。

（4）利尿药、青霉素G、保泰松、普萘洛尔、四环素、双氯芬酸、地尔硫䓬、依折麦布、非诺贝特、吉非贝齐、氢化可的松、吗替麦考酚酯、霉酚酸酯钠、霉酚酸、烟酸、普伐他汀、磷酸钾、磷酸钠同时口服可减弱以上药物的疗效。

（5）甲状腺激素（包括右旋甲状腺素）合用可减弱甲状腺激素的作用。

（6）万古霉素同时口服可导致万古霉素在粪便中

的浓度降低，且其抗菌活性明显减弱。

（7）本药可降低脂溶性维生素的吸收。

3．不良反应

（1）心血管系统：少见胸痛、咽峡炎、心动过速。

（2）代谢/内分泌系统：血清氯、磷浓度可能升高，血清钾、钠浓度可能降低。还可见高氯性酸中毒、高钙血症、维生素缺乏、甲状腺功能减退。

（3）呼吸系统：少见气短、呼吸困难。

（4）神经系统：较少见眩晕、头痛（包括偏头痛和窦性头痛）。

（5）肝：较少见胆石症。碱性磷酸酶、谷丙转氨酶可能升高。还可见一过性谷草转氨酶轻度升高。罕见胆囊炎。

（6）胃肠道：较常见便秘，通常较轻微且短暂，但可能较严重，以致引起肠梗阻。较少见胃肠道出血或胃溃疡、胃痛、脂肪泻或吸收不良综合征（每日用量超过30 g时更易发生）、腹泻、嗳气、恶心、呕吐。还可见腹胀、消化不良、食欲缺乏、肛周瘙痒、出血性痔疮、血便。

（7）血液：凝血酶原时间可能延长。还可见出血倾向。

（8）皮肤：可见皮炎、皮疹、皮肤干燥。

（9）眼：有一过性视力减退的个案报道。

4．其他用药注意事项

（1）尚缺乏本药作用与儿童年龄关系的研究。因胆固醇为儿童生长发育所必需，2岁以下儿童不推荐使用。

（2）部分患者血清胆固醇浓度在治疗开始时降低，但随后又恢复或超过原先水平。撤药1个月左右，胆固醇浓度恢复至治疗前水平。

（3）用于治疗高脂血症时，若发生血浆胆固醇浓度反常性升高或用药3个月后无效，应停药。但治疗结节性黄瘤可能需时1年。

（4）疗程中应注意随访血胆固醇及三酰甘油浓度、凝血酶原时间、血清钙浓度。

考来维仑
Colesevelam

【商品名或别名】

考莱塞兰、Welchol。

【临床应用】

1．作为饮食和运动疗法的辅助，用于治疗成人原发性高脂血症（Ⅱa型），以降低低密度脂蛋白胆固醇（LDL-C）（美国FDA批准适应证）。

2．用于治疗10～17岁男性和月经初潮后少女杂合子型家族性高胆固醇血症经充分的饮食治疗后仍存在以下情况者：

（1）LDL-C ≥ 190 mg/dl。

（2）LDL-C ≥ 160 mg/dl，且有家族性早发性心血管疾病史或有2个及2个以上心血管疾病风险因子（美

国FDA批准适应证）。

3．作为饮食和运动疗法的辅助，用于改善成人2型糖尿病患者的血糖控制（美国FDA批准适应证）。

【用法与用量】

10～17岁男性和月经初潮后少女杂合子型家族性高胆固醇血症：口服给药：

（1）干混悬剂：每次1.875 g，每天2次，或1次顿服3.75 g。

（2）片剂：每次3片（1.875 g），每天2次，或1次顿服6片（3.75 g），与食物同服。

【制剂与规格】

盐酸考来维仑片：0.625g。

盐酸考来维仑干混悬剂：(1) 1.875g；(2) 3.75g。

【临床用药指导】

1．用药禁忌

（1）有肠梗阻史者、肠功能紊乱者。

（2）有高三酰甘油血症导致胰腺炎史者。

（3）血清三酰甘油（TG）浓度大于500 mg/dl者。

2．药物相互作用

（1）二甲双胍缓释制剂合用可增加二甲双胍的暴露量。

（2）苯妥英钠合用可降低苯妥英钠的血浆浓度，增加癫痫发作的频率。

（3）华法林合用可降低国际标准化比值（INR）。

（4）环孢素合用可降低环孢素的暴露量。

（5）格列美脲、格列吡嗪、格列苯脲、左甲状腺素、奥美沙坦酯、含炔雌醇和炔诺酮的口服避孕药合用可降低以上药物的暴露量。

（6）地尔硫䓬合用可降低地尔硫䓬的生物利用度。

（7）依折麦布合用可降低依折麦布的血浆浓度。

（8）非诺贝酸合用可降低非诺贝酸的疗效。

（9）洛美他派合用可降低洛美他派的暴露量。

（10）吗替麦考酚酯、霉酚酸合用可降低霉酚酸（吗替麦考酚酯的活性代谢物）的暴露量。

（11）烟酸合用可降低烟酸的暴露量。

（12）普伐他汀合用可降低普伐他汀的暴露量。

（13）考来维仑可使丙戊酸缓释剂（CalanSR）的Cmax和AUC分别降低31%和11%。

3．不良反应

（1）心血管系统：2型糖尿病患者同时使用本药与其他抗糖尿病药时可出现高血压、心肌梗死、主动脉瓣狭窄、心动过缓。

（2）代谢/内分泌系统：高血糖、血清TG浓度升高。2型糖尿病患者同时使用本药与其他抗糖尿病药时可出现低血糖。还可见高三酰甘油血症。

（3）呼吸系统：咳嗽、咽炎、鼻炎、鼻咽炎、上呼吸道感染。

（4）肌肉骨骼系统：肌痛、肌酸磷酸激酶升高、背痛。

（5）免疫系统：过敏反应（如皮疹、口腔起泡）。

（6）神经系统：头痛。

（7）肝：有转氨酶升高的报道。

（8）胃肠道：便秘、消化不良、恶心、呕吐、腹痛、腹泻、胃食管反流、牙脓肿。还有吞咽困难、食管梗阻、肠梗阻、粪便嵌塞、胰腺炎、腹胀、痔疮加重的报道。

（9）其他：意外伤害、虚弱、流感样综合征、疲乏、皮肤感染、C 反应蛋白升高。

4．其他用药注意事项

（1）尚无本药用于 10 岁以下儿童或月经初潮前少女家族性高胆固醇血症的研究数据，亦无本药用于儿童 2 型糖尿病患者的研究数据。

（2）本药用于治疗高脂血症时可单独使用，亦可与羟甲基戊二酸单酰辅酶 A（HMG CoA）还原酶抑制药（如他汀类药）合用（同服或分开服用均可）。

（3）血脂调节药应作为限制饱和脂肪和胆固醇摄入的补充，并在膳食和其他非药物治疗疗效不充分的情况下使用。

（4）冠心病或有冠心病风险（如糖尿病）目标 LDL-C 浓度应小于 100 mg/dl。如 LDL-C 已达目标浓度但 TG 浓度大于 200 mg/dl，应将降低非高密度脂蛋白（HDL-C）[总胆固醇（TC）减去 HDL-C] 作为次要治疗目标。

（5）高血清 TG 的患者的目标非 HDL-C 浓度应较 LDL-C 高 30 mg/dl。

（6）尚无本药用于 Ⅰ、Ⅲ、Ⅳ、Ⅴ 型高脂血症的研究数据，亦不明确本药是否可降低大血管疾病的风险。

（7）胆汁酸螯合剂可减少脂溶性维生素（如维生素 A、D、E、K）的吸收，但尚无本药与补充维生素治疗合用时影响后者吸收的研究数据，维生素应于服用本药前至少 4 小时服用。

（8）尚无本药与二肽基肽酶 -4 抑制药或噻唑烷二酮类药合用的研究数据。

（9）应于服用本药前至少 4 小时进行甲状腺素素替代治疗。

（10）与可能干扰药物血浓度的其他药物同服时，药物的有效性和安全性可能受到影响。用药时应考虑进行药物血浓度监测。

考来烯胺
Colestyramine

【商品名或别名】

胆苯烯胺、胆酪胺、消胆胺、降胆敏、消胆胺脂、Cholestyraminum。

【临床应用】

1．用于 Ⅱ a 型高脂血症、高胆固醇血症。

2．用于胆管不完全阻塞（胆石症）、肝硬化所致的瘙痒。

3．用于动脉粥样硬化。

【用法与用量】

口服给药：初始剂量为一日 4 g，分 2 次服用；维持剂量为一日 2 ~ 24 g，分 2 次或多次服用。

【制剂与规格】

考来烯胺散：4 g。

【临床用药指导】

1．用药禁忌

（1）对本药过敏者。

（2）完全性胆道梗阻者。

2．药物相互作用

（1）恩他卡朋合用可导致恩他卡朋不良反应加重（如腹泻、运动障碍）。

（2）头孢氨苄、非诺贝特、非诺贝酸、美他环素、青霉素 G、苯巴比妥、四环素、对乙酰氨基酚、甲磺酸洛美他派、烟酸、萘普生、帕拉骨化醇、普伐他汀、保泰松、普萘洛尔、洛哌丁胺、孕激素、雄激素、甲状腺制剂（如左甲状腺素、碘塞罗宁、甲状腺球蛋白）合用可导致以上药物的吸收减少、疗效降低。

（3）西立伐他汀合用可导致西立伐他汀的吸收减少、疗效降低。

（4）洋地黄毒苷、地高辛、依折麦布、甲硝唑合用可导致以上药物的吸收减少、疗效降低。

（5）利尿药（如氯噻嗪、呋塞米、氢氯噻嗪）合用可导致利尿药的疗效降低。

（6）吡罗昔康、替诺昔康合用可导致以上药物的吸收减少、疗效降低。

（7）苯扎贝特、氟伐他汀合用可导致以上药物的吸收减少、疗效降低。

（8）格列吡嗪合用可导致格列吡嗪的吸收减少、疗效降低，并使血糖升高。

（9）铁剂合用可导致铁剂的疗效降低。

（10）舒林酸、丙戊酸合用可导致以上药物的血药浓度减少、生物利用度降低。

（11）胺碘酮合用可导致胺碘酮的肠肝循环减弱、疗效降低。

（12）茴茚二酮合用可导致茴茚二酮的吸收减少、疗效降低。

（13）维生素 D_3 合用可导致维生素 D_3 的吸收减少、浓度降低。

（14）地拉罗司合用可干扰地拉罗司的肠肝循环，导致血药浓度降低。

（15）双氯芬酸合用可导致双氯芬酸的胃肠道吸收减少、生物利用度降低。

（16）甲氨蝶呤合用可导致甲氨蝶呤的疗效降低。

（17）雷洛昔芬合用可导致雷洛昔芬的吸收减少、疗效降低。

（18）地尔硫䓬合用可导致地尔硫䓬的生物利用度降低。

（19）氢化可的松、替硝唑合用可导致以上药物的吸收减少、疗效降低。

（20）来氟米特合用可导致来氟米特的疗效降低。

（21）甲基叶酸合用可导致甲基叶酸的吸收减少、血药浓度降低。

（22）苯丙香豆素、华法林合用可导致以上药物的吸收减少、疗效降低。

（23）吗替麦考酚酯、霉酚酸合用可导致吗替麦考酚酯的暴露量降低。

（24）曲格列酮合用可导致曲格列酮的吸收减少。

（25）美洛昔康合用可导致美洛昔康的清除率增加。

3．不良反应

（1）代谢／内分泌系统：年轻患者使用较大剂量易出现高氯性酸中毒（有腹泻、肾功能减退患儿服用本药后出现高氯血症或高氯性酸中毒的报道，建议监测使用本药的腹泻患者的血电解质和 pH）。还可引起维生素缺乏症。

（2）肌肉骨骼系统：长期服用偶见骨质疏松。

（3）泌尿生殖系统：有引起尿路结石的个案报道。

（4）神经系统：较少见眩晕、头痛。

（5）肝：较少见胆石症。

（6）胃肠道：较常见便秘（通常程度较轻、短暂，但严重者可引起肠梗阻）、恶心、呕吐、消化不良、胃灼热（烧心）。较少见嗳气、胃肠出血、胃溃疡、脂肪泻、吸收不良综合征、胰腺炎。还可引起牙齿变色、胃肠胀气。

（7）血液：有引起低凝血因子Ⅱ血症致出血倾向的报道。

（8）其他：较少见肿胀。

4．其他用药注意事项

（1）由于本药是阴离子交换树脂的氯化物形式，因此长期使用后可造成高氯性酸中毒，尤其是儿童。有报道，患高氯血症的儿童服用本药可导致血叶酸浓度下降，故建议治疗期间补充叶酸。

（2）合并甲状腺功能减退、糖尿病、肾病、血蛋白异常或阻塞性肝病的患者，服用本药同时应对上述疾病进行治疗。

（3）长期服用可使肠内结合胆盐减少，引起脂肪吸收不良，应适当补充维生素 A、D、K 等脂溶性维生素及钙盐（以肠道外给药途径为佳），并注意出血倾向。

（4）本药治疗高脂血症时如血浆胆固醇浓度反常性地增高，应停药；治疗 3 个月仍无效者，亦需停药。

（5）本药味道难闻，可用调味剂伴服。

烟酸
Nicotinic Acid

【商品名或别名】

尼古丁酸、尼克丁酸、Niacin。

【临床应用】

1．用于防治烟酸缺乏症（如糙皮病）。

2．用于扩张小血管，缓解血管痉挛症状，改善局部供血。

3．作为原发性高胆固醇血症和混合性血脂紊乱（Ⅱa 和Ⅱb 型）的患者仅控制饮食不足以降低总胆固醇（TC）、三酰甘油（TG）、低密度脂蛋白胆固醇（LDL-C）、载脂蛋白 B-100（Apo B）的水平和升高高密度脂蛋白胆固醇（HDL-C）水平的辅助用药。

4．与胆汁酸螯合物联用，作为原发性高胆固醇血症（Ⅱa 型）患者仅控制饮食或控制饮食加单一疗法不足以降低 TC、LDL-C 水平的辅助用药。

5．作为有胰腺炎风险的患者（Ⅳ型和Ⅴ型高脂血症）仅控制饮食不足以降低 TG 水平的辅助用药。

6．用于降低有心肌梗死和高胆固醇血症病史者非致命性心肌梗死复发的风险。

7．与胆汁酸螯合物联用，延缓有冠心病（CAD）和高胆固醇血症病史者动脉粥样硬化的病变进展或促进病变消退。

【用法与用量】

烟酸缺乏症

1．口服给药 片剂：用于糙皮病，一次 25～50 mg，一日 2～3 次。

2．静脉注射 一次 25～100 mg，一日 2 次，缓慢注射。

【制剂与规格】

烟酸片：（1）50 mg；（2）100 mg。

烟酸缓释片：（1）250 mg；（2）500 mg；（3）750 mg。

烟酸缓释胶囊：250 mg。

烟酸注射液：（1）2 ml：20 mg；（2）2 ml：100 mg。

注射用烟酸：（1）25 mg；（2）50 mg；（3）100 mg。

【临床用药指导】

1．用药禁忌

（1）对本药过敏者。

（2）肝病或原因不明的转氨酶升高患者。

（3）活动性消化性溃疡患者。

（4）动脉出血患者。

2．药物相互作用

（1）降压药（如神经节阻断药、作用于血管的药物）合用可引起直立性低血压。

（2）羟甲基戊二酸单酰辅酶 A（H MG-CoA）还原酶抑制药（如洛伐他汀、辛伐他汀）合用可增加发生横纹肌溶解的风险。

（3）贝特类药有合用导致骨骼肌肉事件增加的报道。

（4）阿司匹林合用可能降低本药的代谢清除。

（5）吩噻嗪衍生物合用可使吩噻嗪衍生物的作用增强。

3．不良反应

（1）心血管系统：心律失常（包括心动过速、心悸、心房颤动）、低血压。

（2）代谢/内分泌系统：糖耐量降低、痛风、LDL升高、空腹血糖升高、血尿酸升高、血磷降低。

（3）呼吸系统：呼吸短促。

（4）肌肉骨骼系统：肌痛。

（5）神经系统：眩晕、晕厥、失眠、偏头痛、头痛。大剂量用药可出现头晕。

（6）肝：黄疸、血清转氨酶升高、总胆红素升高。

（7）胃肠道：活动性胃溃疡、恶心、呕吐、腹泻、溃疡加重、大剂量用药可出现胃痛。

（8）血液：血小板减少、凝血酶原时间延长。

（9）皮肤：皮肤潮红、皮肤温热、瘙痒（如蚁走样瘙痒）、皮肤麻刺感、多汗、色素沉着过度、斑丘疹、黑棘皮病、风疹、皮肤干燥、荨麻疹。

（10）眼：中毒性弱视、眼内囊肿。大剂量用药可出现眼干。

（11）其他：寒战、水肿、无力。

4．其他用药注意事项

（1）16岁以下儿童用药的安全性和有效性尚不明确。2岁以下小儿胆固醇为正常发育所需，不推荐应用本药降低血脂。

（2）口服给药：本药缓释制剂应于睡前进食低脂饮食后服用，且应整片或整粒吞服，不可压碎、掰开。先前服用过其他烟酸制剂的患者改用本药缓释制剂时，应按推荐的起始剂量开始治疗，并根据患者个体情况不断调整。如停用缓释制剂，重新用药时应从起始剂量开始。本药缓释制剂不可用同等剂量的烟酸速释制剂替代，否则可能发生严重肝毒性（包括暴发性肝坏死）。

（3）用药前应排除引起高胆固醇血症的继发因素（如难治性糖尿病、甲状腺功能减退、肾病综合征、蛋白异常血症、梗阻性肝病、药物所致、酒精中毒）。

（4）本药与胆汁酸螯合物（如考来替泊、考来烯胺）合用时，给药时间应尽可能间隔 4～6 小时。

美曲普汀
Metreleptin

【临床应用】

辅助饮食用作治疗先天性或获得性全身脂肪代谢障碍患者的瘦素缺乏并发症的替代疗法。

【用法与用量】

先天性或获得性全身脂肪代谢障碍的瘦素缺乏并发症

皮下注射：根据临床反应（如代谢控制不充分）或其他注意事项［如耐受性、体重急剧下降（尤其儿童）］增减本药剂量。推荐剂量如下：

（1）体重 ≤ 40 kg 的患者，起始日剂量为 0.06 mg/kg（0.012 ml/kg），剂量调整幅度为 0.02 mg/kg（0.004 ml/kg），最大日剂量为 0.13 mg/kg（0.026 ml/kg）。

（2）体重＞ 40 kg 的男性患者，起始日剂量为 2.5 mg（0.5 ml），剂量调整幅度为 1.25 mg（0.25 ml）～ 2.5 mg（0.5 ml），最大日剂量为 10 mg（2 ml）。

（3）体重＞ 40 kg 的女性患者，起始日剂量为 5 mg（1 ml），剂量调整幅度为 1.25 mg（0.25 ml）～ 2.5 mg（0.5 ml），最大日剂量为 10 mg（2 ml）。

【制剂与规格】

注射用美曲普汀：11.3 mg。

【临床用药指导】

1．用药禁忌

（1）对本药有严重过敏反应史者。

（2）与先天性瘦素缺乏无关的普通肥胖患者。

2．药物相互作用

（1）胰岛素、胰岛素分泌促进药（如磺酰脲类）合用可增加发生低血糖症的风险。

（2）治疗指数较窄的经细胞色素 P450（CYP）代谢的药物合用可影响以上药物的疗效或血药浓度。

3．不良反应

（1）代谢/内分泌系统：低血糖、体重减轻、代谢控制恶化（糖化血红蛋白升高、三酰甘油升高）。

（2）呼吸系统：上呼吸道感染。

（3）肌肉骨骼系统：关节痛、背痛。

（4）泌尿生殖系统：卵巢囊肿、蛋白尿。

（5）免疫系统：产生抗美曲普汀抗体。有周围T细胞淋巴瘤的个案报道［出现于用药前有免疫缺陷和明显血液学异常（包括严重骨髓异常）的患者］，亦有间变性大细胞淋巴瘤的个案报道，但淋巴瘤的出现和进展与本药的因果关系尚不明确。有自身免疫性肝炎和膜性增生性肾小球肾炎进展的个案报道，但自身免疫性疾病的出现和进展与本药的因果关系尚不明确。

（6）神经系统：头痛、头晕、感觉异常。

（7）胃肠道：腹痛、恶心、腹泻、胰腺炎（出现于有胰腺炎病史的患者）。

（8）血液：贫血。

（9）耳：耳部感染。

（10）过敏反应：有全身性过敏反应（如荨麻疹或全身性皮疹）的报道。

（11）其他：严重感染、疲劳、发热、注射部位红斑或荨麻疹。

4．其他用药注意事项

（1）本药不得静脉注射或肌内注射（避免于最小的皮下脂肪组织中肌内注射）。皮下注射部位为腹部、大腿或上臂（注射于同一区域时，每日改变注射部位）

（2）本药可于日间任意时间注射（不考虑进餐时间），但应维持每日注射时间恒定。若漏用一剂，应尽早补用，次日仍按原注射计划给药。

（3）日剂量超过 1 ml 时可均分 2 次注射（依次注射），以减少因注射量所致的注射部位不适。

（4）接受本药治疗的患者体内可产生具有中和活性的抗美曲普汀抗体，这些中和抗体的影响尚不完全明确，但包括抑制内源性瘦素活性和（或）降低本药疗效。

（5）有本药引起严重感染和（或）代谢控制恶化的报道。治疗期间有本药药效降低的可疑体征或出现严重感染时应检测是否出现抗美曲普汀抗体。

（6）有获得性全身脂肪代谢障碍患者出现 T 细胞淋巴瘤的报道（无论是否接受本药治疗），有明显血液学异常的获得性全身脂肪代谢障碍患者使用本药应权衡利弊。

（7）本药不用于未并发先天性或获得性全身脂肪代谢障碍的代谢性疾病（包括糖尿病、高三酰甘油血症）。

（8）本药用于治疗局部脂肪代谢障碍的安全性和有效性尚不明确。

（9）本药用于治疗肝病［包括非酒精性脂肪性肝炎（NASH）］的安全性和有效性尚不明确。

依折麦布
Ezetimibe

【商品名或别名】

益适纯、Ezetrol、Zetia。

【临床应用】

1．用于原发性（杂合子家族性或非家族性）高胆固醇血症，可单独或与羟甲基戊二酸单酰辅酶 A（H MG-CoA）还原酶抑制药（他汀类）联合应用。

2．用于纯合子家族性高胆固醇血症（HoFH）。

3．用于纯合子谷固醇血症（或植物固醇血症）。

【用法与用量】

口服给药：10 岁及以上儿童，一次 10 mg，一日 1 次。

对于高胆固醇血症、纯合子谷固醇血症，口服给药：一次 10 mg，一日 1 次，单用或与他汀类药或非诺贝特合用。

【制剂与规格】

依折麦布片：10 mg。

【临床用药指导】

1．用药禁忌

（1）对本药过敏者。

（2）活动性肝病、原因不明的血清转氨酶持续升高患者。

2．药物相互作用

（1）环孢素合用可升高本药的血药浓度。

（2）贝特类药非诺贝特和吉非贝齐可分别使本药的血药浓度升高 1.5 倍和 1.7 倍。与贝特类药合用还可增加发生胆石症的风险。

（3）考来烯胺合用可降低本药平均曲线下面积（AUC）值约 55%。在考来烯胺基础上加用本药以增强降 LDL-C 的作用时，其增强效果可能因上述相互作用而减弱。

（4）抗酸药合用可降低本药的吸收速度，但不影响其生物利用度。

（5）香豆素类抗凝药（如华法林）、氟茚二酮合用不显著影响抗凝药的生物利用度及凝血时间。

（6）西咪替丁合用对本药的生物利用度无影响。

（7）他汀类药（如阿托伐他汀、辛伐他汀、普伐他汀、洛伐他汀、氟伐他汀、瑞舒伐他汀）合用时未见有临床意义的药动学相互作用。

3．不良反应

（1）呼吸系统：可见鼻窦炎。

（2）肌肉骨骼系统：可见关节痛、肌痛、肌酸磷酸激酶（CPK）升高（≥正常值上限的 10 倍）；罕见肌病、横纹肌溶解症。

（3）神经系统：可见头痛。

（4）肝、胆：可见谷丙转氨酶（ALT）升高、谷草酸转氨酶（AST）升高、肝炎、胆结石、胆囊炎。

（5）胃肠道：可见恶心、呕吐、腹胀、腹痛、腹泻、便秘、胰腺炎。

（6）血液：可见血小板减少。

（7）过敏反应：可见速发型过敏反应、血管神经性水肿、皮疹、荨麻疹。

（8）其他：可见疲乏。

4．其他用药注意事项

（1）本药在 10 ～ 18 岁儿童和青少年体内的药动学与成人无差异。尚无小于 10 岁儿童的药动学资料，不推荐 10 岁以下儿童使用。

（2）口服给药：本药可空腹或进食时服用，可于一日中任何时间服用，但每日服药时间应相同。

（3）与胆酸螯合药合用时，应在胆酸螯合药服用前至少 2 小时或服用后至少 4 小时服用本药。

（4）用药期间应坚持适当的低脂饮食。用药前已进行标准降胆固醇食疗者，用药期间应继续食疗。

第七节　心肌营养药

腺苷
Adenosine

【商品名或别名】

艾朵、艾吉伴、Adenocard。

【临床应用】

主要用于治疗心肌炎、肺原性心脏病、各种急慢性肝炎、胆囊炎、中心视网膜炎、视神经萎缩等，亦可用于白细胞减少和血小板减少，同时适用于阵发性室上性心动过速，尤其对于房室结参与折返者疗效最佳。

【用法与用量】

1．阵发性室上性心动过速

静脉注射：

（1）体重 < 50 kg 的儿童，首剂为 0.05 ~ 0.1 mg/kg，经中心静脉或外周静脉快速弹丸式注射，随后以生理盐水快速冲洗；如心动过速未在 1 ~ 2 分钟内缓解，可将单次剂量增加 0.05 ~ 0.1 mg/kg，重复该过程直至恢复窦性节律或达最大剂量 0.3 mg/kg（或 12 mg）。若出现重度房室传导阻滞，则不得再增加用量。

（2）体重 ≥ 50 kg 的儿童，静脉注射或静脉滴注，每次 200 ~ 600 mg，每日 1 ~ 2 次。

2．室上性心动过速的高级生命支持

静脉注射：初始剂量为 0.1 mg/kg（最大剂量为 6 mg），随后以生理盐水冲洗，必要时重复给药 0.2 mg/kg（最大剂量为 12 mg）。

3．肌内注射　体重 ≥ 50 kg 的儿童，每次 100 ~ 200 mg，每日 1 ~ 2 次。

【制剂与规格】

腺苷注射液：（1）2 ml：6 mg；（2）30 ml：90 mg。

【临床用药指导】

1．用药禁忌

（1）对本药过敏者。

（2）病态窦房结综合征而未安置心脏起搏器者。

（3）Ⅱ或Ⅲ度房室传导阻滞而未安置心脏起搏器者。

（4）已知或疑似有支气管狭窄或支气管痉挛的肺部疾病（如哮喘）患者。

2．药物相互作用

（1）有报道，双嘧达莫可使本药的作用增强 4 倍，并引起不良反应（如低血压、呼吸困难、呕吐）。

（2）卡马西平合用可加重心脏传导阻滞。

（3）其他作用于心脏的药物（如 β- 肾上腺素受体阻断药、强心苷类药、钙通道阻滞药）合用可能对窦房结和房室结有相加或协同的抑制作用。

（4）地高辛、维拉帕米合用可增加发生心室颤动的风险。还有研究表明，以上药物对本药终止室上性心律失常的作用无明显影响。

（5）腺苷受体拮抗药（如咖啡因、茶碱、氨茶碱）合用可能抑制本药的血管活性。

（6）尼古丁合用可引起心率加快、血压轻微降低。

（7）不能与氯霉素、硫喷妥钠注射液配伍。

3．不良反应

（1）心血管系统：低血压、高血压、非致命性心肌梗死、ST 段压低、T 波改变、心律失常、心悸、心动过缓、心脏停搏。在转复为正常的窦性心律时，心电图可出现室性期前收缩、房性期前收缩、窦性心动过缓、窦性心动过速、窦性停搏和（或）房室传导阻滞。诱发的心动过缓可引起心室应激性异常，包括心室颤动和尖端扭转型室性心动过速。还有心房颤动、心力衰竭的报道。

（2）呼吸系统：呼吸困难、支气管痉挛、胸部压迫感、过度换气、咳嗽、鼻充血、呼吸性碱中毒。慢性阻塞性肺疾病患者可能出现呼吸衰竭。还有呼吸抑制、喉部发紧的报道。

（3）泌尿生殖系统：尿急、阴道压迫感、与剂量相关的一过性肾血流量减少。

（4）免疫系统：过敏样反应。还有超敏反应的报道。

（5）神经系统：震颤、麻木、感觉异常、嗜睡、癫痫、头晕、头部压迫感、眩晕、头痛。有颅内压升高恶化的个案报道。还有脑血管意外（包括颅内出血、意识丧失）的报道。

（6）精神：神经质、情绪不稳、焦虑。

（7）胃肠道：恶心、口腔金属味、口干、呕吐。

（8）皮肤：皮肤发红、面部潮红、多汗、灼烧感。

（9）眼：盲点、视物模糊。

（10）其他：无力、寒战、不适（包括胸部不适、咽喉部不适、颈部不适、胃肠道不适、上臂不适、背部不适、下肢不适、耳部不适、舌部不适）、颈痛、手臂痛、背痛、胸痛（包括心绞痛样胸痛）。还有注射部位反应（包括注射部位疼痛）的报道。

4. 其他用药注意事项

（1）阵发性室上性心动过速患者使用本药前，建议先采用适当的迷走神经刺激方法。

（2）对于 QRS 波群增宽的心动过速，使用本药较为安全。若为室上性心动过速，则本药有效；若为室性心动过速，本药虽然无效，但不会引起明显的血流动力学障碍。

（3）本药不能将心房扑动、心房颤动或室性心动过速转为窦性心律，但房室传导的减慢有助于诊断心房活动。

（4）用药前及用药期间应纠正电解质紊乱（尤其低钾血症、低镁血症）。

（5）用药前应配备复苏设备。

复合辅酶
Coenzyme Complex

【组成成分】

本药主要成分为辅酶 A、辅酶 I、还原型谷胱甘肽等。

【临床应用】

1. 用于急性或慢性肝炎、原发性血小板减少性紫癜、化疗及放疗引起的白细胞和血小板减少。

2. 用于冠状动脉硬化、慢性动脉炎、心肌梗死、肾功能不全引起的少尿、尿毒症等的辅助治疗。

【用法与用量】

1. 肌内注射 一次 1 ~ 2 支，一日 1 ~ 2 次或隔日 1 次，加入 0.9% 氯化钠注射液 1 ~ 2 ml 溶解后使用。

2. 静脉滴注 一次 1 ~ 2 支，一日 1 ~ 2 次或隔日 1 次，加入 5% 葡萄糖注射液稀释后使用。

【制剂与规格】

注射用复合辅酶：（1）每支含辅酶 A 100 U、辅酶 I 100 μg；（2）每支含辅酶 A 200 U、辅酶 I 200 μg。

【临床用药指导】

1. 用药禁忌

（1）对本药过敏者。

（2）脑出血初期患者。

（3）房室传导阻滞者。

（4）妊娠期妇女。

2. 药物相互作用 尚不明确。

3. 不良反应 本药静脉滴注速度过快可引起短暂低血压、眩晕、颜面潮红、胸闷、气促。

4. 其他用药注意事项 本药严禁用于静脉推注。

三磷腺苷
Adenosine Triphosphate

【商品名或别名】

三磷酸腺苷、腺三磷、Atriphos、ATP。

【临床应用】

用于进行性肌萎缩、脑出血后遗症、心功能不全、心肌疾患及肝炎等的辅助治疗。

【用法与用量】

1. 口服给药 一次 20 ~ 40 mg，一日 3 次，用量可根据年龄及症状酌情增减。

2. 肌内注射 一次 10 ~ 20 mg，一日 10 ~ 40 mg。

3. 静脉注射 参见"肌内注射"项。

【制剂与规格】

三磷腺苷二钠片：20 mg。

三磷腺苷二钠注射液：（1）1 ml：10 mg；（2）2 ml：20 mg。

注射用三磷腺苷二钠：（1）10 mg；（2）20 mg。

【临床用药指导】

1. 用药禁忌

（1）对本药过敏者。

（2）脑出血初期患者。

（3）病态窦房结综合征、窦房结功能不全者。

2. 其他用药注意事项

本药静脉注射时应缓慢，以免引起头晕、头胀、胸闷、低血压等。

门冬氨酸钾镁
Potassium Magnesium Aspartate

【商品名或别名】

补佳美、迪双安、潘南金、Aspara。

【组成成分】

本药主要成分为门冬氨酸钾、门冬氨酸镁。

【临床应用】

用于低钾血症、洋地黄中毒引起的心律失常（主要是室性心律失常）以及心肌炎后遗症、充血性心力衰竭、心肌梗死的辅助治疗。

【用法与用量】

1. 口服给药

（1）片剂：一次 316 mg（以门冬氨酸钾计），一日 3 次。预防用药，一次 158 mg（以门冬氨酸钾计），一日 3 次。

（2）口服溶液：一次 451 mg（以门冬氨酸钾计），一日 3 次。

2. 静脉滴注

（1）粉针剂：一次 500 ~ 1000 mg（以门冬氨酸钾计），必要时可在 4 ~ 6 小时后重复此剂量。

（2）注射液：一次 452 ~ 904 mg（以门冬氨酸钾计），必要时可在 4 ~ 6 小时后重复此剂量。

（3）门冬氨酸钾镁、木糖醇注射液：一次 850 ~ 1700 mg（以门冬氨酸钾计），一日 1 次。

【制剂与规格】

门冬氨酸钾镁片：（1）每片含无水门冬氨酸钾 79 mg、无水门冬氨酸镁 70 mg；（2）每片含无水门冬氨酸钾 158 mg、无水门冬氨酸镁 140 mg。

注射用门冬氨酸钾镁：（1）1.0 g（门冬氨酸钾 0.5 g、门冬氨酸镁 0.5 g）；（2）2.0 g（门冬氨酸钾 1.0 g、门冬氨酸镁 1.0 g）。

门冬氨酸钾镁注射液：（1）10 ml（无水门冬氨酸钾 452 mg、无水门冬氨酸镁 400 mg）；（2）20 ml（无水门冬氨酸钾 904 mg、无水门冬氨酸镁 800 mg）。

门冬氨酸钾镁木糖醇注射液：250 ml（门冬氨酸 1.7 g、钾 228 mg、镁 84 mg、木糖醇 12.5 g）。

【临床用药指导】

1．用药禁忌

（1）对本药过敏者。

（2）高镁血症患者。

（3）高钾血症患者。

（4）急、慢性肾衰竭患者。

（5）艾迪生病患者。

（6）Ⅲ度房室传导阻滞患者。

（7）心源性休克患者（收缩压低于 90 mmHg）。

（8）胰岛素诱发的低血糖患者禁用本药木糖醇注射液。

（9）活动性消化性溃疡患者禁用本药片剂。

2．药物相互作用

（1）保钾利尿药、血管紧张素转化酶抑制药（ACEI）合用可能发生高钾血症。

（2）本药可抑制四环素、铁盐、氟化钠的吸收。

3．不良反应

（1）口服给药：可见食欲缺乏、恶心、呕吐、腹泻等胃肠道反应。

（2）静脉滴注：滴注速度过快可引起高钾血症和高镁血症，还可出现恶心、呕吐、面部潮红、胸闷、血压下降、血管刺激性疼痛、心率减慢。大剂量用药可致腹泻。此外，还有严重过敏反应的报道。

4．其他用药注意事项

（1）静脉滴注：本药静脉滴注速度宜缓慢，不可肌内注射和静脉注射。

（2）本药木糖醇注射液仅用于糖尿病、糖耐量异常的患者。

（3）电解质紊乱者应常规性检查血钾、血镁浓度。

（参见第 10 章"消化系统用药"第八节"肝疫病辅助治疗药"。）

肌苷
Inosine

【商品名或别名】

安琪米瑞、次黄嘌呤核苷。

【临床应用】

1．用于急、慢性肝炎的辅助治疗。

2．用于白细胞减少、血小板减少、心力衰竭、心绞痛的辅助治疗。

3．用于视神经萎缩、中心性视网膜炎的辅助治疗。

【用法与用量】

轻者口服给药：一次 0.2 ～ 0.4 g，一日 3 次。重者静脉滴注：一次 0.2 ～ 0.4 g，一日 1 ～ 2 次。

【制剂与规格】

肌苷片：（1）0.1 g；（2）0.2 g。

注射用肌苷：（1）0.2 g；（2）0.3 g；（3）0.4 g；（4）0.5 g；（5）0.6 g。

肌苷注射液：（1）2 ml：0.05 g；（2）2 ml：0.1 g；（3）5 ml：0.1 g；（4）5 ml：0.2 g。

【临床用药指导】

1．用药禁忌　对本药过敏者。

2．不良反应

（1）胃肠道：注射本药可见恶心。口服本药可见胃部不适。

（2）皮肤：注射本药可见颜面潮红。

（3）其他：注射本药可见胸部灼热感。

3．其他用药注意事项

静脉滴注本药有引起心脏停搏和过敏性休克死亡的报道，使用时应缓慢滴注并严密观察生命指征变化及有无过敏反应。

（参见第 12 章"血液及造血系统用药"第五节"升白细胞药"。）

磷酸肌酸
Creatine Phosphate

【临床应用】

1．用于缺血状态下心肌代谢异常。

2．用于心脏手术时加入心脏停搏液中保护心肌。

【用法与用量】

静脉注射：新生儿每次 0.3 g，每 8 小时 1 次；婴儿每次 0.5 g，每 12 小时 1 次，年长儿每次 1.0 g，每 12 小时 1 次。急性心力衰竭 3 ～ 5 天为 1 疗程，慢性心力衰竭 14 天为 1 疗程。

【制剂与规格】

注射用磷酸肌酸钠：（1）0.5 g；（2）1 g。

【临床用药指导】

1．用药禁忌 对本药过敏者。

2．不良反应

（1）心血管系统：快速静脉注射 1 g 以上本药可引起血压下降。

（2）代谢/内分泌系统：大剂量（一日 5 ～ 10 g）给药引起大量磷酸盐摄入，可影响钙代谢和调节稳态的激素的分泌及嘌呤代谢。

3．其他用药注意事项 大剂量用药（一日 5 ～ 10 g）需谨慎，且仅可短期使用。

1, 6- 二磷酸果糖
Fructose 1, 6-Diphosphate

【商品名或别名】

二磷酸果糖、Delciner、Esafosfina。

【临床应用】

用于急性情况（如输血、体外循环下手术、胃肠外营养）或慢性疾病（如慢性酒精中毒、长期营养不良、慢性呼吸衰竭）中出现的低磷酸血症。

亦用于治疗心肌炎、心肌缺血、心源性休克、复合外伤、大面积烧伤、体外循环及多次输血后患者的辅助治疗。

【用法与用量】

低磷酸血症：静脉滴注：推荐剂量为一日 70 ～ 160 mg/kg，根据磷酸缺乏程度调整剂量。较大剂量时建议一日分 2 次给药。

【制剂与规格】

注射用 1, 6- 二磷酸果糖：5 g（附双蒸馏水 50 ml）。

【临床用药指导】

1．用药禁忌

（1）对本药或果糖过敏者。

（2）高磷酸血症患者。

（3）肾衰竭患者。

2．不良反应 可见过敏反应，罕见过敏性休克。静脉给药时，若滴速超过 1 g/min 时，可引起面部潮红、心悸、手足蚁走感；若药液漏出血管，可引起局部疼痛和刺激。

3．其他用药注意事项 肌酐清除率低于 50 ml/min 的患者，应监测血磷酸盐浓度。

泛癸利酮
Ubidecarenone

【商品名或别名】

癸烯醌、泛醌 10、辅酶 Q10、Co-Enzyme Q10、Co-Q10。

【临床应用】

1．用于心血管疾病（如充血性心力衰竭、冠心病、心律失常、病毒性心肌炎、慢性心功能不全）的辅助治疗。

2．用于肝炎（如病毒性肝炎、慢性活动性肝炎、亚急性重型肝炎）的辅助治疗。

3．用于高血压、继发性醛固酮增多症、颈部外伤后遗症、脑血管障碍、失血性休克的辅助治疗。

4．用于恶性肿瘤的综合治疗，可减轻放疗、化疗引起的不良反应。

【用法与用量】

1．轻型心肌炎 口服，每次 5 ～ 10 mg，每日 3 次，2 ～ 4 周为 1 疗程。

2．重型心肌炎、心源性休克 静脉滴注，每次 10 ～ 20 mg，加入 10% 葡萄糖注射液 100 ～ 200 ml 中，每日 1 次。

【制剂与规格】

辅酶 Q$_{10}$ 片：（1）5 mg；（2）10 mg；（3）15 mg。

辅酶 Q$_{10}$ 胶囊：（1）5 mg；（2）10 mg；（3）15 mg。

辅酶 Q$_{10}$ 注射液：2 ml：5 mg。

【临床用药指导】

1．用药禁忌 对本药过敏者。

2．药物相互作用

（1）调血脂药合用可使高脂血症患者的内源性泛癸利酮血浆浓度降低。

（2）口服降血糖药口服降血糖药可抑制本药的疗效。

（3）抗凝血药（如醋硝香豆素、华法林）合用可降低抗凝血药的疗效。

3．不良反应

本药不良反应轻微。

（1）心血管系统：可见心悸。

（2）神经系统：罕见头痛、头晕。

（3）精神：罕见易怒、激越。

（4）肝：口服用量较大时可见血清转氨酶升高。

（5）胃肠道：可见食欲减退、恶心、胃部不适、腹泻。还可见上腹部不适、胃灼热。

（6）血液：有血小板减少的个案报道。

（7）皮肤：偶见皮疹、荨麻疹。还罕见瘙痒。

（8）眼：罕有畏光的报道。

（9）其他：有流感样症状的个案报道。

4．其他用药注意事项

（1）静脉滴注：本药注射液见光易分解，应于 2 小时内完成滴注，若长时间滴注，应采取避光措施。

（2）用药中若延长疗程或适当增加剂量可提高疗效。

（3）用药时应监测肝功能、血压、心率。充血性心力衰竭患者用药期间应定期监测超声心动图、心电图、胸部 X 线片。

三磷腺苷辅酶胰岛素
Adenosine Disodium Triphosphate，
Coenzyme A and Insulin

【商品名或别名】

凯同（三磷腺苷辅酶胰岛素）、天武（三磷腺苷辅酶胰岛素）、万舒（三磷腺苷辅酶胰岛素）、新百强能（三磷腺苷辅酶胰岛素）。

【组成成分】

本药主要成分为三磷腺苷二钠、辅酶 A、胰岛素。

【临床应用】

用于肝炎、肾炎、肝硬化、心力衰竭等疾病的症状改善。

【用法与用量】

改善肝炎、肾炎、肝硬化、心力衰竭等疾病的症状。

1．肌内注射　一日 1 支，2 ～ 6 周为一疗程。

2．静脉注射　参见"肌内注射"项。

3．静脉滴注　参见"肌内注射"项。

【制剂与规格】

注射用三磷腺苷辅酶胰岛素：每支含三磷腺苷二钠 20 mg、辅酶 A 50 U、胰岛素 4 U。

【临床用药指导】

1．用药禁忌　对胰岛素过敏者。

2．不良反应　本药中胰岛素可引起局部红肿、瘙痒、荨麻疹、血管神经性水肿。

3．其他用药注意事项　严重肝、肾疾病患者应密切监测血糖变化。

前列地尔
Alprostadil

【商品名或别名】

保达新、比法尔。

【临床应用】

1．用于慢性动脉闭塞症（如血栓闭塞性脉管炎、闭塞性动脉硬化症）引起的四肢溃疡及微血管循环障碍引起的四肢静息疼痛。

2．用于脏器移植后的抗栓治疗，可抑制移植后血管内的血栓形成。

3．用于动脉导管依赖性先天性心脏病，可缓解低氧血症，保持导管血流以等待手术治疗时机。

4．用于慢性肝炎的辅助治疗。

5．用于心肌梗死、视网膜中央静脉血栓。

6．用于治疗勃起功能障碍。

【用法与用量】

先天性心脏病：静脉滴注时推荐滴速为每分钟 0.005 μg/kg。

【制剂与规格】

前列地尔注射液：(1) 1 ml：5 μg；(2) 2 ml：10 μg。

注射用前列地尔：(1) 20 μg；(2) 30 μg；(3) 100 μg；(4) 200 μg。

【临床用药指导】

1．用药禁忌

(1) 对本药过敏或有过敏史者。

(2) 严重心力衰竭患者。

(3) 未经适当治疗的心律失常、冠心病患者。

(4) 左房室瓣或主动脉瓣狭窄者。

(5) 疑似肺水肿或肺浸润者。

(6) 严重慢性阻塞性通气障碍者。

(7) 镰状细胞贫血、血小板增多、红细胞增多、白血病患者。

(8) 多发性骨髓瘤患者。

(9) 有静脉血栓倾向或高血黏滞度者禁用本药治疗勃起功能障碍（可能导致阴茎异常勃起）。

(10) 阴茎异常、尿道狭窄、龟头炎、急慢性尿道炎、尿路严重下裂或弯曲者禁用本药治疗勃起功能障碍。

(11) 阴茎移植者禁用本药治疗勃起功能障碍（国外资料）。

2．药物相互作用

(1) 磷酸二酯酶抑制药（如双嘧达莫）合用可相互增强疗效。

(2) 延迟血液凝固的药物（抗凝药、血小板凝集抑制药）合用可增加出血倾向。

(3) 抗高血压药、血管扩张药、治疗冠心病药合用可增强以上药物的疗效。

(4) 非甾体类抗炎药（如阿司匹林）与本药有药理拮抗作用。

3．不良反应

(1) 心血管系统：可见心律失常（如心动过速）、高血压、腿部静脉怒张、血压降低、心力衰竭加重、胸部发紧、心悸。偶见休克。罕见心绞痛。新生儿可见心脏停搏、充血性心力衰竭、心动过缓、右心室功能障碍（如右心室痉挛）、部分性房室传导阻滞、心室颤动。有心肌梗死的个案报道。

(2) 代谢／内分泌系统：新生儿可见高钾血症、低钾血症、低血糖症。

(3) 呼吸系统：可见肺水肿、呼吸道感染、鼻炎、鼻窦炎。新生儿可见呼吸暂停、呼吸抑制、呼吸困难、呼吸缓慢、呼吸短促、喘鸣、高碳酸血症。

(4) 肌肉骨骼系统：可见背痛。罕见关节症状。有长骨可逆性肥厚的报道。新生儿可见颈部伸展过度。

(5) 泌尿生殖系统：经尿路给药可见一过性尿道或

睾丸轻微疼痛、尿道烧灼感或出血、会阴疼痛、睾丸疼痛或肿胀、尿频、尿急、排尿困难。阴茎海绵体注射后可见阴茎疼痛、阴茎异常勃起、注射部位反应（淤血、水肿或纤维化）。新生儿可见无尿、血尿。

（6）神经系统：可见晕厥、头晕、头痛。偶见麻木感。罕见中枢性惊厥。新生儿可见昏睡、脑出血、癫痫发作。

（7）精神：罕见意识混乱。新生儿可见易激惹。

（8）肝：可见转氨酶升高。新生儿可见高胆红素血症。

（9）胃肠道：可见腹胀、腹泻、不适。偶见腹痛、呕吐、便秘、食欲缺乏、口腔肿胀感。新生儿可见消化道梗阻、腹膜炎、胃反流。

（10）血液：偶见白细胞减少、嗜酸性粒细胞增多。罕见白细胞增多。新生儿可见贫血、弥散性血管内凝血、血小板减少。

（11）皮肤：偶见面部潮红、荨麻疹、脱发。罕见多汗。

（12）眼：偶见视力下降。

（13）其他：可见流感样症状、盆骨痛、创伤或非创伤性损伤、发热、疲乏、注射部位反应（血管痛、血管炎、发红）。偶见四肢疼痛、水肿、注射部位硬结或瘙痒。罕见寒战、过敏反应、C-反应蛋白（CRP）改变。新生儿可见低温过低。

4．其他用药注意事项

（1）本药用于治疗慢性动脉闭塞症、微血管循环障碍时仅为对症治疗，停药后有复发的风险。

（2）使用本药期间应警惕是否发生低血压症状。

（3）使用本药 3 周后应评估其疗效，如患者已不再对治疗有所反应，应停药。疗程不得超过 4 周。

（4）有出血倾向的新生儿慎用本药。不推荐有呼吸窘迫综合征的新生儿使用本药。

（参见第 12 章"血液及造血系统用药"第六节"抗血小板药"。）

参考文献

[1] 国家卫生计生委合理用药专家委员会，中国药师协会．心力衰竭合理用药指南（第 2 版）．中国医学前沿杂志（电子版），2019，11（7）：1-78．

[2] 中华医学会心血管病学分会心力衰竭学组，中国医师协会心力衰竭专业委员会，中华心血管病杂志编辑委员会．中国心力衰竭诊断和治疗指南 2018．中华心血管病杂志，2018，46（10）：760-789．

[3] 中华医学会心电生理和起搏分会，中国医师协会心律学专业委员会．室性心律失常中国专家共识．中华心律失常学杂志，2016，20（4）：279-326．

[4] 中国高血压防治指南修订委员会，高血压联盟（中国）中华医学会心血管病学分会，中国医师协会高血压专业委员会，等．中国高血压防治指南（2018 年修订版）．中国心血管杂志，2019，24（1）：24-56．

[5] 中华医学会，中华医学会杂志社，中华医学会全科医学分会，等．高血压基层诊疗指南（实践版·2019）．中华全科医师杂志，2019，18（8）：723-731．

[6] 陈源源，王增武，李建军，等．高血压患者血压血脂综合管理中国专家共识．中华高血压杂志，2019，27（7）：605-614．

[7] 中华医学会心血管病学分会心血管急重症学组，中华心血管病杂志编辑委员会．心原性休克诊断和治疗中国专家共识（2018）．中华心血管病杂志，2019，47（4）：265-277．

[8] 中国医师协会急诊医师分会，中国研究型医院学会休克与脓毒症专业委员会．中国脓毒症/脓毒性休克急诊治疗指南（2018）．中国急救医学，2018，38（9）：741-756．

[9] 中华医学会，中华医学会杂志社，中华医学会全科医学分会，等．血脂异常基层诊疗指南（2019 年）．中华全科医师杂志，2019，18（5）：406-416．

[10] 中国成人血脂异常防治指南修订联合委员会．中国成人血脂异常防治指南（2016 年修订版）．中华心血管病杂志，2016，44（10）：833-853．

（舒向荣）

第 12 章

血液及造血系统用药

第一节　促凝血药

维生素 K₁
Vitamin K₁

【商品名或别名】

叶绿醌、植物甲萘醌、Phytomenadione、Phytonadione。

【临床应用】

用于防治各种原因引起的维生素 K 缺乏症导致的出血，如梗阻性黄疸、胆瘘、慢性腹泻所致出血，香豆素类、水杨酸钠等所致的低凝血酶原血症，新生儿出血，以及长期应用广谱抗生素所致的体内维生素 K 缺乏。

【用法与用量】

1. 低凝血酶原血症　肌内或深部皮下注射，每次 2 ~ 10 mg，每日 1 ~ 3 次。

2. 预防新生儿出血　可于分娩前 12 ~ 24 小时给母亲肌内注射或缓慢静脉注射 2 ~ 5 mg，也可在新生儿出生后肌内注射 1 mg（< 1500 g 的早产儿用 0.5 mg）[1]。

3. 新生儿出血症　肌内或皮下注射，每次 1 mg，8 小时后可重复给药。

【剂型与规格】

维生素 K₁ 注射液：1 ml：10 mg。

【临床用药指导】

1. 用药禁忌　严重肝疾患或肝功不良者禁用。

2. 药物相互作用

（1）不能与苯妥英钠、维生素 C、维生素 B₁₂ 及右旋糖酐混合使用，因为会发生混浊或沉淀。

（2）口服抗凝剂（如双香豆素类）会拮抗本品作用。

（3）水杨酸类、磺胺类、奎宁、奎尼丁等也可影响维生素 K₁ 的效应。

3. 不良反应

（1）静脉注射过快，超过 5 mg/min，可引起面部潮红、出汗、支气管痉挛、心动过速、低血压等，曾有快速静脉注射致死的报道。

（2）肌内注射可引起局部红肿和疼痛。

（3）新生儿应用本品后可能会出现高胆红素血症、

黄疸和溶血性贫血。

（4）维生素 K₁ 注射液可能引起严重药物不良反应，如过敏性休克，甚至死亡。给药期间应对患者密切观察，一旦出现过敏症状，应立即停药并进行对症治疗[2]。

4. 其他用药注意事项

（1）本品用于静脉注射宜缓慢，给药速度不应超过 1 mg/min[2]。

（2）本品对肝素引起的出血倾向无效，且外伤出血无必要使用本品。

（3）有肝功能损伤的患者，使用本品疗效不明显，且盲目加量会加重肝损伤。

（4）葡萄糖 -6- 磷酸脱氢酶缺陷者，补给维生素 K₁ 时需特别慎重，有可能诱发溶血。

（5）当维生素 K 依赖因子缺乏而发生严重出血时，须先输注新鲜血液、血浆或凝血酶原复合物。

（6）本品应避免冻结，如有油滴析出或分层则不宜使用，但可在避光条件下加热至 70 ~ 80℃，振摇使其自然冷却，如澄明度正常则仍可继续使用。

（7）维生素 K₁ 遇光快速分解，使用过程中应避光[2]。

（参见第 16 章"调节水电解质及营养药物"第五节"维生素类"。）

维生素 K₃
Vitamin K₃

【商品名或别名】

亚硫酸氢钠甲萘醌、Menadione Sodium Bisulfite。

【临床应用】

参见"维生素 K₁"。

【用法与用量】

凝血与止血

1. 口服　一次 1 ~ 2 mg，一日 3 次。

2. 肌内注射　一次 4 mg，一日 2 ~ 3 次。

【剂型与规格】

维生素 K₃ 片：4 mg。

维生素 K₃ 注射液：1 ml：4 mg。

【临床用药指导】

1. 用药禁忌

（1）对本品过敏者禁用。

（2）维生素 K₃ 对新生儿、早产儿、红细胞内葡萄糖 -6 磷酸脱氢酶缺陷的患者可致溶血性贫血，应禁用。

2. 药物相互作用　同维生素 K₁。

3. 不良反应

（1）局部可见红肿和疼痛。

（2）较大剂量可致新生儿、早产儿溶血性贫血、高胆红素血症及黄疸。

（3）红细胞 6- 磷酸脱氢酶缺乏症患者使用本品可诱发急性溶血性贫血。

（4）本品还可致肝损害，肝功能不良者不宜使用，可改用维生素 K₁。

4. 其他用药注意事项

（1）维生素 K 可导致过敏反应。

（2）当患者因维生素 K 依赖因子缺乏而发生严重出血时，短期应用常不足以即刻生效，可先静脉输注凝血酶原复合物、血浆或新鲜血。

（3）用于纠正口服抗凝剂引起的低凝血酶原血症时，应先试用最小有效剂量，通过凝血酶原时间测定再予以调整；过量的维生素 K 可给以后持续的抗凝治疗带来困难。

（4）肝硬化或晚期肝病患者出血，以及肝素所致出血使用本品无效。

（5）较大剂量维生素 K₃ 可在新生儿特别是早产儿引起溶血性贫血、高胆红素血症及核黄疸症，但维生素 K₁ 则较少见。

（6）应于避光、干燥、低温处保存。

氨基己酸
Aminocaproic Acid

【商品名或别名】

6- 氨基己酸、氨己酸、EACA。

【临床应用】

适用于防治纤维蛋白溶解亢进引起的各种出血。

1. 前列腺、子宫、尿道、肺、胰、肾上腺、甲状腺、脑等富有纤溶酶原激活物脏器的外伤或手术出血，组织纤溶酶原激活物（t-PA）、链激酶或尿激酶过量引起的出血。

2. 弥散性血管内凝血晚期，以防继发性纤溶亢进症。

3. 可作为血友病患者拔牙或口腔手术后出血或月经过多的辅助治疗。

4. 可用于上消化道出血、咯血、原发性血小板减少性紫癜和白血病等各种出血的对症治疗，对一般慢性渗血效果显著。

5. 局部应用　0.5% 溶液冲洗膀胱用于膀胱术后出血；拔牙后可用 10% 溶液漱口和蘸本药的棉球填塞伤口；亦可用 5% ～ 10% 溶液纱布浸泡后敷贴伤口。

【用法与用量】

口服：儿童每次 0.1 g/kg，每日 3 ～ 4 次。连用 3 ～ 4 日或视病情酌定。

维持给药法：初用量小儿 0.05 ～ 0.10g /kg，溶于 5% ～ 10% 葡萄糖注射液或 0.9% 氯化钠注射液 30 ～ 50 ml 中（浓度 5%），在 15 ～ 30 分钟内滴注完，维持量为每小时 0.02 g/kg，维持时间依病情而定，一般维持 12 ～ 24 小时或视病情酌定。儿童每日量不超过 10 g。

【剂型与规格】

氨基己酸片：0.5 g。

氨基己酸注射液：（1）20 ml：4 g；（2）10 ml：2 g；（3）100 ml：4 g。

【临床用药指导】

1. 用药禁忌　有血栓形成倾向或过去有血管栓塞者忌用。

2. 药物相互作用

（1）链激酶或尿激酶的作用可被氨基己酸对抗，故前者过量时亦可使用氨基己酸对抗。

（2）本品即刻止血作用较差，对急性大出血宜与其他止血药物配伍应用。

（3）不宜与酚磺乙胺混合注射。

（4）使用避孕药或雌激素者，服用氨基己酸时可增加血栓形成的倾向。

3. 不良反应

（1）本药有一定的不良反应，剂量增大，不良反应增多，症状加重。而且药效维持时间较短。现已逐渐少用。

（2）常见的不良反应为恶心、呕吐和腹泻，其次为眩晕、瘙痒、头晕、耳鸣、全身不适、鼻塞、皮疹等。当每日剂量超过 16 g 时，尤易发生。

（3）快速静脉注射可出现低血压、心动过速、心律失常，少数人可发生惊厥及心脏或肝损害。

（4）大剂量或疗程超过 4 周可产生肌痛、软弱、疲劳、肌红蛋白尿，甚至肾衰竭等，停药后可缓解恢复。

4. 其他用药注意事项

（1）本品排泄快，需持续给药，否则难以维持稳定的有效血浓度。

（2）有报道认为，本品与肝素并用可解决纤溶与弥散性血管内凝血同时存在的矛盾。相反的意见则认为两者并用有拮抗作用，疗效不如单独应用肝素者。近年来认为，两者的使用应按病情及化验检查结果决定。在弥散性血管内凝血早期，血液呈高凝趋势，继发性纤溶尚未发生，不应使用抗纤溶药。弥散性血管内凝血进入低凝期并有继发性纤溶时，肝素与抗纤溶药可考虑并用。

（3）本品不能阻止小动脉出血，术中有活动性动脉出血时，仍需结扎止血。

（4）肾功能不全者慎用。

（5）本品从尿中排泄快，尿浓度高，能抑制尿激酶的纤溶作用，可形成血凝块，阻塞尿路。因此，泌尿科术后有血尿的患者应慎用。

氨甲苯酸
Aminomethylbenzoic Acid

【商品名或别名】

止血芳酸、对羧基苄胺、抗血纤溶芳酸、PAMBA。

【临床应用】

1. 主要适用于纤维蛋白溶解亢进所致的各种出血，如外科手术的异常出血、白血病、严重肝病出血、上消化道出血、血尿、咯血、痰中带血、紫癜病等。

2. 对一般慢性渗血效果较好，但对癌症出血及创伤出血无止血作用。

3. 还用于链激酶、尿激酶过量引起的出血。

【用法与用量】

1. 静脉注射或静脉滴注 新生儿每次 0.02～0.03 g，儿童每次 0.1 g，以 5% 葡萄糖注射液或 0.9% 氯化钠注射液适量稀释后缓慢静脉注射或静脉滴注，每日 2～3 次。每日最大量：儿童 0.3g。

2. 口服：小儿每次 0.125～0.25 g，每日 3 次。

【剂型与规格】

氨甲苯酸片：0.25 g。

氨甲苯酸注射液：(1) 100 ml：100 mg；(2) 100 ml：200 mg；(3) 100 ml：500 mg；(4) 5 ml：0.05 g；(5) 10 ml：0.1 g。

注射用氨甲苯酸：(1) 25 mg。(2) 50 mg。(3) 100 mg。

【临床用药指导】

1. 药物相互作用

（1）与青霉素或尿激酶等溶栓剂有配伍禁忌。

（2）口服避孕药、雌激素或凝血酶原复合物浓缩剂与本品合用，有增加血栓形成的危险。

2. 不良反应 本品与 6- 氨基己酸相比，抗纤溶活性强 5 倍。不良反应极少见。长期应用未见血栓形成，偶有头晕、头痛、腹部不适。

3. 其他用药注意事项

（1）应用本品的患者要监护血栓形成并发症的可能性。

（2）本品一般不单独用于弥散性血管内凝血所致的继发性纤溶性出血，以防进一步血栓形成，影响脏器功能，特别是急性肾衰竭。如有必要，应在肝素化的基础上才应用本品。

（3）如与其他凝血因子（如因子Ⅸ）等合用，应警惕血栓形成。一般认为在凝血因子使用后 8 小时再用本品较为妥善。

（4）由于本品可导致继发肾盂和输尿管凝血块阻塞，血友病或肾盂实质病变发生大量血尿时要慎用。

（5）慢性肾功能不全时用量酌减，给药后尿液浓度常较高。治疗前列腺手术出血时，用量也应减少。

（6）对大量创口出血（如癌症、创伤等）无止血作用。

（7）有心肌梗死倾向者应慎用。

血凝酶
Haemocoagulase

【商品名或别名】

速乐涓、立芷雪、蛇毒血素酶、巴曲酶、邦亭、巴曲亭、Batrxobin、Reptilase。

【临床应用】

本品可用于需要减少流血或止血的各种医疗情况；也可用来预防出血，可避免或减少手术部位及手术后出血。

【用法与用量】

临用前，用灭菌注射用水使溶解后，静脉注射、肌内注射或皮下注射，也可局部用药。

1. 一般出血 儿童 0.3～0.5 克氏单位（KU）。

2. 紧急出血 立即静注 0.25～0.5 KU，同时肌内注射 1 KU。

3. 各类外科手术 术前一天晚上肌内注射 1 KU，术前 1 小时肌内注射 1 KU，术前 15 分钟静脉注射 1 KU，术后 3 天，每天肌内注射 1 KU。

4. 咯血 静脉滴注、肌内注射或皮下注射，儿童 0.3～0.5KU，每 12 小时注射一次[3]。

5. 异常出血 剂量加倍，间隔 6 小时肌内注射 1 KU，至出血完全停止。

6. 局部外用 本药溶液可直接以注射器喷射于血块清除后的创面局部，并酌情以敷料压迫（如拔牙、鼻出血等）。

【剂型与规格】

注射用血凝酶：(1) 0.5 KU；(2) 1 KU；(3) 2 KU。

血凝酶注射液：1 ml：1 KU。

【临床用药指导】

1. 用药禁忌

（1）有血栓病史者禁用。

（2）对本品或同类药品过敏者禁用。

2. 药物相互作用

（1）不能与无水乙醇、乙氧乙醇混合注射。否则可降低止血疗效。

（2）结合钙的物质（如 EDTA）会减弱本品疗效。

3. 不良反应　不良反应发生率较低，偶见过敏样反应。如出现此类情况，可按一般抗过敏方法处理，给予抗组胺药和（或）糖皮质激素及对症治疗。

上市后不良反应监测收集到以下不良事件[4]：

（1）全身性损害：过敏性休克、喉头水肿、过敏反应、寒战、面部水肿、发热、多汗等。

（2）呼吸系统：呼吸困难、喉头水肿、胸闷、呼吸急促等。

（3）神经系统：头晕、头痛、肢体麻木、感觉异常等。

（4）消化系统：恶心、呕吐、腹痛、腹泻、腹部不适等。

（5）心血管系统：心悸、血压升高、心律失常等。

（6）皮肤及附件：皮疹、瘙痒、红斑、潮红等。

（7）血液系统：凝血障碍、血栓等。

（8）局部症状：用药部位疼痛、用药部位瘙痒等。

4. 其他用药注意事项

（1）凝血因子缺乏时，本品无代偿作用，应在补充相应缺乏的因子或输注新鲜血液的基础上应用本品。

（2）在纤溶系统亢进的情况下，应与抗纤溶酶药联合使用。

（3）做心瓣膜替换术者临床尚未考虑应用本品。

（4）用药期间注意观察患者的出、凝血时间。

（5）弥散性血管内凝血及血液病所致的出血不宜使用本品。

（6）应注意防止用药过量，否则其止血作用会降低。

（7）有血栓形成风险患者慎用[4]。

酚磺乙胺
Etamsylate

【商品名或别名】

止血敏、止血定、羟苯磺乙胺、Dicynone。

【临床应用】

防治外科手术出血和其他病理性出血（血小板功能不良、血管脆性增加等）。

【用法与用量】

肌内注射、静脉注射或静脉滴注：儿童每次 10 mg/kg，每日 2 ~ 3 次。

【剂型与规格】

注射用酚磺乙胺：（1）250 mg；（2）500 mg；（3）1000 mg。

酚磺乙胺注射液：（1）2 ml：250 mg；（2）2 ml：500 mg；（3）5 ml：1000 mg；（4）100 ml：500 mg。

【临床用药指导】

1. 用药禁忌

（1）对本品过敏者禁用。

（2）急性卟啉症患者禁用。

2. 药物相互作用

（1）本品可与维生素 K 注射液混合使用，但不可与氨基己酸注射液混合使用。

（2）不得与碳酸氢钠注射液配伍使用，以免引起变色反应。

（3）勿与氨基酸混合注射，以免引起中毒。

（4）右旋糖酐抑制血小板聚集，延长出血及凝血时间，理论上与本品呈拮抗作用。

3. 不良反应　偶有皮疹、恶心、头痛、暂时性低血压等。也有报道静脉注射时可发生过敏性休克。

4. 其他用药注意事项

（1）有血栓形成史者慎用。

（2）高分子血浆扩充剂应在本品使用之后使用。

（3）血栓栓塞性疾病（缺血性卒中、肺栓塞、深静脉血栓形成）患者或有此病史者慎用。

（4）本品主要以原型从肾排出，肾功能不全者慎用。

二乙酰氨乙酸乙二胺
Ethylenediamine Diaceturate

【商品名或别名】

新凝灵、双乙酰氨乙酸乙二胺。

【临床应用】

用于治疗各种出血，如外科手术出血、消化道出血、眼出血、鼻出血、子宫出血、痔疮出血等，疗效较好。但对肝功能损害严重和血小板数量减少的出血、咯血、颅内出血及泌尿系统出血等疗效不佳。

【用法与用量】

1. 肌内注射　小儿每次 4 mg/kg，每日 1 ~ 2 次。

2. 静脉注射　小儿每次 4 ~ 8 mg/kg，加入 5% ~ 10% 葡萄糖注射液 10 ~ 20 ml，稀释后缓慢静脉注射，每日 1 ~ 2 次。

3. 静脉滴注　小儿每次 4 ~ 10 mg/kg，以 5% ~ 10% 葡萄糖注射液 100 ~ 250 ml 稀释后应用。

【剂型与规格】

二乙酰氨乙酸乙二胺注射液：（1）2 ml：200 mg；（2）2 ml：400 mg；（3）5 ml：300 mg；（4）5 ml：600 mg；（5）10 ml：600 mg；（6）100 ml：200 mg；（7）100 ml：300 mg；（8）100 ml：600 mg；（9）250 ml：600 mg。

注射用二乙酰氨乙酸乙二胺：（1）200 mg；（2）300 mg；（3）400 mg；（4）600 mg。

【临床用药指导】

1. 用药禁忌　禁用于对本品过敏者。

2. 不良反应　可能出现的不良反应有头晕、心率减慢、乏力、皮肤麻木、发热感、口干、呕吐、恶心等。大多能自行消失或停药后消失。

卡巴克络
Carbazochrome

【商品名或别名】

安络血、肾上腺色腙、安特诺新、Adrenosem、Adrenobazone。

【临床应用】

1．用于毛细血管损伤及通透性增强引起的出血，如视网膜出血、咯血、也可用于胃肠道出血、血尿等。也可用于血小板减少性紫癜，但止血效果不十分理想。

2．用于局部外伤出血、外科手术局部出血，尤其适用于肝、脾等缝合或结扎的脏器出血。本品止血效果好，能被人体组织吸收。

【用法与用量】

1．口服 小儿不足5岁者每次1.25～2.5 mg，大于5岁者每次2.5～5 mg，每日3次。

2．肌内注射 小儿不足5岁者每次2.5～5 mg，大于5岁者每次5～10 mg，每日2～3次。

【剂型与规格】

卡巴克络片：(1) 1 mg；(2) 2.5 mg；(3) 5 mg。

卡巴克络注射液：(1) 1 ml：5 mg；(2) 2 ml：10 mg。

止血棉：由卡巴克络、药用明胶、依地酸二钠、甲醛等经严密消毒后制成的海绵状物。

【临床用药指导】

1．用药禁忌 对水杨酸过敏者禁用。

2．药物相互作用

(1) 忌与四环素类药物混合给药。

(2) 抗组胺药、抗胆碱药的扩血管作用会拮抗本品的止血作用。

(3) 本品可降低抗癫痫药的疗效。

3．不良反应

(1) 本品毒性低，可产生水杨酸样反应，如恶心、呕吐、头晕、耳鸣、视力减退等。

(2) 对癫痫患者可引起异常脑电活动。

(3) 注射部位有痛感。

4．特殊剂型要求 如注射液中含有苯甲醇，禁用于儿童肌内注射。

5．超说明书用药 止血棉用法：外用，将其剪成大于伤面的所需形状，覆盖于出血处，按压1分钟以上，至出血停止。如果是外部出血，先用止血棉覆盖局部，再用绷带包扎。

6．其他用药注意事项

(1) 有癫痫史及精神病史的患者慎用。

(2) 本品如变为棕红色，即不得供药用。

(3) 本品中含有水杨酸，长期反复应用可产生水杨酸反应。

人凝血因子Ⅷ
Human Coagulation Factor Ⅷ

【商品名或别名】

抗血友病球蛋白、抗甲种血友病因子、海莫莱士、Hemoroas、AHG。

【临床应用】

适用于防治甲型血友病（先天性凝血因子Ⅷ缺乏）和获得性凝血因子Ⅷ缺乏而致的出血。

【用法与用量】

本品仅供静脉注射或静脉滴注。使用时以50～100 ml注射用水或0.9%氯化钠注射液溶解后静脉滴注。滴速为每分钟60滴。输注1 IU/kg约提高血中凝血因子Ⅷ 2%，所需剂量依病情轻重而定。一般推荐剂量如下：

1．轻度至中度出血 单剂量10～15 IU/kg，将凝血因子Ⅷ水平提高到正常人水平的20%～30%。

2．较严重出血或小手术 首次剂量15～25 IU/kg，根据需要可给予维持量10～15 IU/kg，每8～12小时1次，宜将凝血因子Ⅷ水平提高到正常人水平的30%～50%。

3．大出血 首次剂量40 IU/kg，以后每8～12小时给予维持量20～25 IU/kg。疗程视病情而定。

4．治疗获得性凝血因子Ⅷ抑制物增多症患者，其用量为治疗血友病剂量的1倍以上。

【剂型与规格】

注射用人凝血因子Ⅷ：(1) 100 IU（复溶后体积为10 ml）；(2) 200 IU（复溶后体积为10 ml）；(3) 250 IU（复溶后体积为10 ml）；(4) 300 IU（复溶后体积为10 ml）；(5) 400 IU（复溶后体积为10 ml）；(6) 500 IU（复溶后体积为10 ml）；(7) 1000 IU（复溶后体积为10 ml）；(8) 200 IU（复溶后体积为20 ml）；(9) 300 IU（复溶后体积为20 ml）。

【临床用药指导】

1．用药禁忌

(1) 对本品过敏者禁用。

(2) 有血栓形成倾向或过去有栓塞性疾病的患者禁用。

2．药物相互作用 应单独输注，不可与其他药物合用。

3．不良反应

(1) 注射部位局部反应、寒战、发热、嗜睡、头晕、头痛、血压升高、颜面潮红、恶心、呕吐、便秘、味觉改变、皮疹、瘙痒、中耳炎等。

(2) 偶见肝功能障碍及过敏反应。

(3) 大剂量使用可引起罕见的肺水肿、急性溶血性贫血、出血倾向增加或高纤维蛋白原血症。

4．其他用药注意事项

（1）大量反复输入本品时，应注意出现过敏反应、溶血反应及肺水肿的可能性，对有心脏病的患者尤应注意。

（2）本品溶解后，一般为澄清略带乳光的溶液，允许微量细小蛋白颗粒存在，为此用于输注的输血器必须带有滤网装置，但如发现有大块不溶物时，则不可使用。

（3）本品对于因缺乏凝血因子Ⅸ所致的乙型血友病，或缺乏凝血因子Ⅺ所致的丙型血友病均无疗效，故在用前应确诊患者系属凝血因子Ⅷ缺乏，方可使用本品。

（4）输注速度过快可能出现发绀、心悸，大量给药可能引起血管内栓塞症，应慎重给药。

（5）多次输注可能出现凝血因子Ⅷ抗体，应定期作抗体滴定；大量或多次输注，应注意检测血细胞比容变化。

（6）不能完全排除因给药感染 B19 病毒（人类微小病毒 B19）或其他未知病原体的可能。免疫功能低下或抑制者感染风险高。

（7）本品不得用于静脉以外的注射途径。

（8）本品一旦被溶解后应立即使用，未用完部分必须弃去。

（9）儿童应视病情、权衡利弊慎重使用。

（10）溶解后置于 2～8℃ 干燥处存放，切勿冻结。

重组人凝血因子Ⅷ
Recombinant Coagulation Factor Ⅷ

【商品名或别名】

注射用重组人凝血因子Ⅷ、拜科奇、百因止。

【临床应用】

适用于防治甲型血友病（先天性凝血因子Ⅷ缺乏）患者的出血。因为本品不含有具有药效作用剂量的 Von Willebrand 因子，因此不适用于血管性血友病。

【用法与用量】

静脉推注。复溶后的药物必须在药物溶解后 3 小时内注射完毕。建议使用包装内提供的静脉注射用器具。

一般性治疗方法和疗效评估：下述剂量提供了一般性指导原则。需强调的是不同患者达到止血所需要的本品剂量各不相同，应视患者的需要、凝血因子Ⅷ缺乏的严重程度、出血的严重程度、抗体存在的情况和期望达到的凝血因子Ⅷ水平而定。治疗期间监控患者的凝血因子Ⅷ尤为重要，凝血因子Ⅷ水平为疗效评估的重要因素。为达到满意疗效，必要时使用剂量可高于计算值。如果按公式计算的剂量注射后未达到预期的凝血因子Ⅷ水平，或出血未得到控制应怀疑患者体内是否存在抗体。通过实验室检查可检测和定量抗体。存在抗体时，不同患者所需的凝血因子Ⅷ剂量差异较大，可根据疗效优化治疗方案。某些低抗体滴度（＜10 BU）的患者应

用凝血因子Ⅷ制剂成功治疗后，并未产生免疫记忆应答和抗体滴度升高。通过评估凝血因子Ⅷ的水平和临床疗效进行适宜治疗。对凝血因子Ⅷ产生的记忆应答或具有高滴度抗体的患者，必要时可选择其他治疗药物，如凝血因子Ⅸ复合物抑制剂、抗血友病因子（猪源性）、重组激活凝血因子Ⅶ a 或抗抑制剂凝血因子复合物。

对于不同部位出血，有不同的疗程和剂量：

1．轻微出血（表层出血、早期出血、出血到关节）给予 10～20 IU/kg，如进一步出血，按上述剂量再次注射。

2．中等出血（肌肉、口腔、关节出血和外伤）、手术（小手术）给予 15～30 IU/kg，必要时在 12～24 小时之间再按上述剂量注射 1 次。疗程 1～2 天。

3．危及到生命的出血（颅内、腹内或胸廓内出血、胃肠出血、中枢神经系统出血、咽喉或腹膜后或髂腰肌膜出血）、骨折、颅部外伤 开始剂量 40～50 IU/kg，每 8～12 小时按 20～25 IU/kg 注射 1 次。疗程 7～10 天。

4．手术（小型手术）15～30 IU/kg，每 12～24 小时重复给药，直到出血得到控制。

5．手术（较大外伤）围手术剂量 50 IU/kg，术前确定凝血因子Ⅷ活性为 100%，必要时开始注射，6～12 小时后按上述剂量重复注射，持续 10～14 天直至痊愈。

6．既往没有关节损伤的 A 型血友病儿童的常规预防推荐剂量为 25 IU/kg，隔日用药。

【剂型与规格】

注射用重组人凝血因子Ⅷ：（1）250 IU；（2）500 IU；（3）1000 IU；（4）1500 IU。

【临床用药指导】

1．用药禁忌

（1）对本品过敏者禁用。

（2）对小鼠或仓鼠蛋白有过敏者禁用。

2．不良反应 本品含有痕量的小鼠和仓鼠蛋白质，可能出现过敏反应，严重者血压下降甚至休克；注射局部烧灼感或炎症；偶见头晕、疲乏、口干、鼻出血、恶心及呕吐等。

3．其他用药注意事项

（1）本品对因缺乏凝血因子Ⅸ所致的乙型血友病或缺乏凝血因子Ⅺ所致的丙型血友病无效。

（2）对未接受过和接受过少量本品的患儿（$n = 62$）已进行了安全性和有效性的研究。本品适用所有年龄的儿童，包括新生儿、婴儿、儿童和青少年。

（3）大剂量输注本品会引起肺水肿，应注意。

（4）人体对这些药品产生反应后可能会形成抗体，特别是在首次使用凝血因子Ⅷ治疗的患者中。这将阻断药物的作用，并导致无法控制出血。低滴度抗体导致严重出血风险低于高滴度抗体导致的风险 [5]。

（5）输液器必须带有滤网终端装置，以除去药液中可能存在的细小微粒。

（6）2 ~ 8℃干燥处存放，切勿冻结。

（7）溶解时轻轻摇动，溶解后1小时内输完。

重组人血小板生成素
Recombinant Human Thrombopoietin Injection

【商品名或别名】

特比澳、rhTPO、rhuTPO。

【临床应用】

1．本品用于治疗实体瘤化疗后所致的血小板减少症，适用对象为血小板低于 50×10^9/L、且医生认为有必要升高血小板治疗的患者。

2．儿童原发性免疫性血小板减少症[6]。

【用法与用量】

1．恶性实体肿瘤化疗时，预计药物剂量可能引起血小板减少及诱发出血且需要升高血小板时，可于给药结束后6 ~ 24小时皮下注射本品，儿童酌情使用，剂量为每日300 U/kg，每日1次，连续应用14天；用药过程中待血小板计数恢复至 100×10^9/L以上，或血小板计数绝对值升高 $\geq 50 \times 10^9$/L时即应停用。当化疗中伴发白细胞严重减少或出现贫血时，本品可分别与重组人粒细胞集落刺激因子（rhG-CSH）或重组人红细胞生成素（rhEPO）合并使用。

2．用于儿童原发性免疫性血小板减少症时，剂量为300 U/kg，每日1次，连续应用14天，观察疗效，若不足14天时，血小板计数已经升至 > 100×10^9/L时，则停止使用。

【剂型与规格】

重组人血小板生成素注射液：（1）1 ml：7500 U。（2）1 ml：15 000 U。

【临床用药指导】

1．用药禁忌

（1）禁用于对本品及其中成分过敏者。

（2）严重心、脑血管疾病者禁用本品。

（3）患有其他血液高凝状态疾病者，近期发生血栓病患者禁用本品。

（4）合并严重感染，宜控制感染后再使用本品。

2．不良反应 该药儿童应用不良反应轻微，患儿可耐受[6]。偶有发热、寒战、肌肉酸痛、膝关节痛、头晕、头痛、血压升高等，一般不需处理，多可自行恢复。个别患者症状明显时可对症处理。

3．其他用药注意事项

（1）本品过量应用或常规应用于特异体质者可造成血小板过度升高，必须在三甲医院并在有经验的临床医师指导下使用。

（2）本品应在化疗结束后6 ~ 24小时开始使用。

（3）使用本品过程中应定期检查血常规，一般应隔日1次，密切注意外周血小板计数的变化，血小板计数达到所需指标时，应及时停药。

（4）为了将发生血栓形成/血栓栓子的风险降到最低，在应用本品时不应试图使血小板计数达到正常值。

（5）在用药过程中以及用药之后的随访中监测包括血小板计数和外周血涂片在内的血常规。在应用本品前检查外周血分类，建立红细胞和白细胞异常形态的基线水平。停药后定期监测至少2周。

（6）本品对造血细胞表面的TPO受体的刺激可能会增加恶性血液病的发生风险。

（7）除治疗糖皮质激素治疗无效的特发性血小板减少性紫癜（ITP）外，本品不用于治疗骨髓增生异常综合征（MDS）或者其他原因引起的血小板减少症。

（8）2 ~ 8℃避光保存和运输。

重组人白介素 -11
Recombinant Human Interleukin-11

【商品名或别名】

百杰依、依星、特尔康、巨和粒、迈格尔。

【临床应用】

用于实体瘤、非髓性白血病化疗后Ⅲ、Ⅳ度血小板减少症的治疗；实体瘤及非髓性白血病患者，前一疗程化疗后发生Ⅲ/Ⅳ度血小板减少症（即血小板数不高于 5.0×10^9/L）者，下一疗程化疗前使用本品，以减少患者因血小板减少引起的出血和对血小板输注的依赖性。同时有白细胞减少症的患者必要时可合并使用重组人粒细胞刺激因子（重组人 G-CSF）。

【用法与用量】

用法：用规定体积的注射用水溶解后，皮下注射。

用量：根据本品临床研究结果，推荐本品应用剂量为25 ~ 50 μg/kg，于化疗结束后24 ~ 48小时开始或发生血小板减少症后皮下注射，每日1次，疗程一般7 ~ 14天。血小板计数恢复后应及时停药。

【剂型与规格】

重组人白介素 -11 注射液：（1）0.75 mg（600 万单位）；（2）1.5 mg（1200 万单位）；（3）1 mg（800 万单位）；（4）2 mg（1600 万单位）；（5）3 mg（2400 万单位）；（6）4 mg（3200 万单位）；（7）5 mg（4000 万单位）。

【临床用药指导】

1．用药禁忌 对重组人白介素 -11 及本品中其他成分过敏者禁用。

2．药物相互作用

（1）未发现使用重组人白介素 -11 的同时使用G-CSF对二者疗效产生任何不良影响。

（2）重组人白介素 -11 与 P450 药酶的一些已知底物之间不会有相互作用。

3．不良反应　上市后监测已收集到本品引起的过敏反应报告，临床使用过程中应警惕可能发生的过敏反应，应告知患者出现过敏症状后需及时报告医务人员。已报道的过敏反应相关体征和症状包括面部、舌头或喉部水肿、呼吸急促、喘息、胸痛、低血压（包括休克）、发音困难、意识丧失、精神状态改变、皮疹、荨麻疹、潮红和发热等。过敏反应在本品首次给药或多次给药后均可能发生，一旦发生过敏反应，应永久停用[7]。

重组人白介素 -11 的大部分不良反应均为轻至中度，且停药后均能迅速消退。约有 10% 的临床患者在观察期间有下列一些不良事件出现，包括乏力、疼痛、寒战、腹痛、感染、恶心、便秘、消化不良、瘀斑、肌痛、骨痛、神经紧张及脱发等。发生率高于安慰剂对照组的不良反应包括：

（1）全身性：水肿、头痛、发热及中性粒细胞减少性发热。

（2）心血管系统：心动过速、血管扩张、心悸、晕厥、心房颤动及心房扑动。

（3）消化系统：恶心、呕吐、黏膜炎、腹泻、口腔假丝酵母菌（念珠菌）感染。

（4）神经系统：眩晕、失眠。

（5）呼吸系统：呼吸困难、鼻炎、咳嗽次数增加、咽炎、胸膜渗出。

（6）其他：皮疹、结膜充血、偶见用药后一过性视物模糊。

此外，弱视、感觉异常、脱水、皮肤褪色、表皮剥脱性皮炎及眼出血等不良反应，治疗组患者中的发生率高于安慰剂对照组，但统计处理不能确定这些不良反应事件的发生与重组人白介素 -11 的使用有关联性。

实验室检查中用药组患者最常见的化验指标异常为因血浆容量的扩张引起的血红蛋白浓度降低。血浆容量的扩张还引起白蛋白等其他一些血浆蛋白如转铁蛋白和 γ- 球蛋白浓度的降低。血钙浓度也相应降低，但无临床表现。

每日皮下注射给药，重组人白介素 -11 可以引起血浆纤维蛋白原浓度升高 2 倍。其他一些急性期蛋白的血浆浓度也相应升高。停药后这些指标均可恢复正常。此外，健康受试者中，观察到重组人白介素 -11 可以引起血浆中以正常多聚体形式存在的 Von willebrand 因子（vWF）的浓度升高。

4．其他用药注意事项

（1）本品应在化疗后 24 ~ 48 小时开始使用，不宜在化疗前或化疗过程中使用。

（2）使用本品过程中应定期检查血象（一般隔日 1 次），注意血小板数值的变化，在血小板升至 100×10^9/L 时应及时停药。

（3）使用期间应注意毛细血管渗漏综合征的监测。

（4）该药仅供医嘱或在医生指导下使用。

（5）对血液制品、大肠埃希菌表达的其他生物制剂有过敏史者慎用。

（6）器质性心脏病患者，尤其充血性心力衰竭及心房颤动、心房扑动病史的患者慎用。

鱼精蛋白
Protamine

【商品名或别名】

硫酸鱼精蛋白、Protamine Sulfate。

【临床应用】

主要用于肝素过量所致的自发性出血。

【用法与用量】

儿童用：静脉滴注：抗自发性出血，每日 5 ~ 8 mg/kg，分 2 次，间隔 6 小时，每次以 300 ~ 500 ml 灭菌生理盐水稀释后使用，3 天后改用半量，一次用量不超过 25 mg。

静脉注射：抗肝素过量，用量与最后 1 次肝素使用量相当。一般用其 1% 溶液，每次不超过 2.5 ml（25 mg），缓慢静注，1 mg 硫酸鱼精蛋白可中和 100 单位肝素。

【剂型与规格】

硫酸鱼精蛋白注射液：（1）5 ml：50 mg；（2）10 ml：100 mg。

【临床用药指导】

1．用药禁忌　对本品过敏者禁用。

2．药物相互作用

（1）与特定抗生素不相容，包括几种头孢菌素及青霉素类抗生素[8]。

（2）碱性药物可使其失去活性。

3．不良反应

（1）硫酸鱼精蛋白静脉注射可导致血压下降、心动过缓、过敏性休克，大多因注射过快所致。

（2）其他不良反应包括：短暂的面部潮红伴温热感，呼吸困难、恶心、呕吐和疲倦。在接受心脏插管等手术的清醒患者中，有背痛的不良事件报告。

（3）严重不良反应

① 过敏反应导致的严重呼吸窘迫、循环衰竭和毛细血管渗漏，有报告称既往无过敏史的患者出现致死性过敏反应。

② 过敏反应伴随循环衰竭、毛细血管渗漏，以及非心源性肺水肿。

③ 急性肺动脉高压。

④ 严重、潜在的不可逆循环衰竭伴心肌衰竭和心

输出量减少。

⑤ 在接受心脏手术并行心肺旁路术的患者中，报告了与使用鱼精蛋白相关的高蛋白血症、非心源性肺水肿[8]。

4．其他用药注意事项

（1）禁与碱性物质接触。

（2）本品易破坏，口服无效。

（3）本品过敏反应少，但对鱼类过敏者应用时应注意。有鱼类过敏史的患者可能对鱼精蛋白发生超敏反应。使用含鱼精蛋白胰岛素或在肝素中和期间暴露于鱼精蛋白的患者容易发生不良反应。接受大剂量鱼精蛋白静脉注射后可能出现危及生命的反应。有男性不育症或输精管切除术史者的血清中存在抗鱼精蛋白抗体的报告，提示有以上病史或手术史患者在使用硫酸鱼精蛋白时可发生过敏反应。对接受心脏手术的患者进行术后密切监测非常重要。

（4）本品静脉注射速度过快可引起严重低血压及过敏反应。应配备抢救治疗设备。因为已有硫酸鱼精蛋白给药后致死性过敏反应和过敏性反应的报告，本品只能在配备复苏设备的条件下使用[8]。

凝血酶
Thrombin

【商品名或别名】

凝血素、舒平莱士。

【临床应用】

通常用于防治外伤、手术、口腔、鼻腔、消化道等出血。

【用法与用量】

1．局部止血　用 0.9% 氯化钠注射液溶解成每毫升含凝血酶 50 ～ 200 单位的溶液喷雾或直接用本品干粉喷洒于患面。

2．消化道出血　用适量温开水（不超过 37℃）或 0.9% 氯化钠注射液溶解成每毫升含凝血酶 10 ～ 100 单位的溶液，口服或局部灌注，也可根据出血部位、程度增减用量和次数。

【剂型与规格】

凝血酶冻干粉：（1）200 单位；（2）500 单位；（3）600 单位；（4）1000 单位；（5）2000 单位；（6）5000 单位；（7）8000 单位；（8）10 000 单位。

【临床用药指导】

1．用药禁忌

（1）严禁注射，因可导致血栓形成、局部坏死，甚至危及生命。

（2）对本品有过敏史者禁用。

2．药物相互作用

（1）加温、酸、碱、重金属盐类可使本品活力下降，失去作用。

（2）为提高上消化道出血的止血效果，宜先口服一定量制酸剂中和胃酸后再服本品，或同时静脉给予抑酸剂。

（3）可用磷酸盐缓冲液（pH7.6）溶解，口服可用冷牛奶溶解，如用阿拉伯胶、明胶、果糖胶、蜂蜜等配制成乳胶状溶液，可提高凝血酶的止血效果，并可适当减少本品用量。

3．不良反应

（1）偶可致过敏反应，应及时停药。

（2）外科止血中应用本品曾有致低热反应的报道。

4．其他用药注意事项

（1）溶解后很快失效，故应新鲜配制使用。

（2）本品必须直接与创面接触才能起止血作用。

凝血酶原复合物
Prothrombin Complex Concentrate

【商品名或别名】

人凝血酶复合物、人浓缩因子Ⅸ、复合因子Ⅸ浓缩剂、舒普莱士、PPSB。

【临床应用】

用于治疗先天性和获得性凝血因子Ⅱ、Ⅶ、Ⅸ、Ⅹ缺乏症（单独或联合缺乏）。

【用法与用量】

本品专供静脉输注，应在临床医师的严格监督下使用。

用前应先将本品和灭菌注射用水或 5% 葡萄糖注射液预温至 20 ～ 30℃，按瓶签标示量注入预温的灭菌注射用水或 5% 葡萄糖注射液，轻轻转动直至本品完全溶解（注意勿使产生很多泡沫）。

用 5% 葡萄糖注射液或 0.9% 氯化钠注射液稀释至 50 ～ 100 ml，然后用带有滤网的输血器进行静脉滴注。开始时滴速要缓慢，15 分钟后可稍快些，但每分钟不宜超过 60 滴。滴注时，医师要随时注意使用情况。若发现弥散性血管内凝血的临床症状，要立即终止使用，并用肝素拮抗。

使用剂量随所缺乏的因子而异，一般每千克体重输 10 ～ 20 IU，以后凝血因子Ⅶ缺乏者每隔 6 ～ 8 小时，凝血因子Ⅸ缺乏者每隔 24 小时，凝血因子Ⅱ和凝血因子Ⅹ缺乏者每隔 24 ～ 48 小时，酌情减少用量，一般历时 2 ～ 3 天。在出血量较大或大手术时可根据病情适当增加剂量。凝血酶原时间延长（如拟作脾切除）患者，要先于手术前用药，术中和术后根据病情决定是否使用。

新生儿的生理机能减低，故应慎重用药。

【剂型与规格】

注射用凝血酶原复合物（按凝血因子Ⅸ的效价）：（1）100 IU（复溶后体积为 10 ml）；（2）200 IU（复溶后体积为 10 ml）；（3）300 IU（复溶后体积为 10 ml）；（4）400 IU（复溶后体积为 10 ml）；（5）1000 U（复

溶后体积为 10 ml）；（6）200 IU（复溶后体积为 20 ml）；（7）300 IU（复溶后体积为 20 ml）。

【临床用药指导】

1. 用药禁忌　对本品过敏者禁用。

2. 药物相互作用

抗纤溶药氨基己酸、氨甲环酸等常用于预防与控制血友病患者手术时出血，与本品同时应用，可增加血栓性并发症发生的风险，因此上述药物宜在给予本品 8 小时后使用。

3. 不良反应

（1）本品滴速过快可出现一过性发热、头痛、潮红及刺痛感，减慢或停止滴注，上述症状即可消失。

（2）偶有报道大量输注可导致弥散性血管内凝血、深静脉血栓、肺栓塞等。

（3）有血栓形成史患者接受外科手术时应权衡利弊，慎用本品。

4. 其他用药注意事项

（1）本品不得用于静脉外的注射途径。

（2）宜新鲜配制后立即供静脉滴注用（不得超过 3 小时），使用的输液器要带有滤网装置。

（3）禁止与任何其他药物或指定外的其他液体混合使用。

（4）除肝出血患者外，使用本品前应先明确患者所缺的凝血因子，方能对症下药。

（5）静脉滴注时，医师要随时注意使用情况，若发现弥散性血管内凝血或血栓的临床症状和体征，要立即终止使用，并用肝素拮抗。

（6）据以前的临床经验，婴幼儿对本品更敏感，易发生血栓性并发症，必要时权衡利弊，小心使用。

（7）肝功不良或近期接受过大手术者易发生血栓、弥散性血管内凝血、纤维蛋白溶解，应慎用。

（8）2 ～ 8℃ 避光保存。

重组人凝血因子Ⅶa
Recombinant Coagulation Factor Ⅶa

【商品名或别名】

注射用重组人凝血因子Ⅶa、诺其。

【临床应用】

本品用于下列患者的出血发作及预防在外科手术过程中或有创操作中的出血。

1. 凝血因子Ⅷ或Ⅸ的抑制物 >5 BU 的先天性血友病患者。

2. 预计对注射凝血因子Ⅷ或Ⅸ具有高记忆应答的先天性血友病患者。

3. 获得性血友病患者。

4. 先天性凝血因子Ⅶ缺乏症患者。

5. 具有 GPⅡb- Ⅲa 和（或）HLA 抗体和既往或现

在对血小板输注无效或不佳的血小板无力症患者。

【用法与用量】

静脉推注。不同患者达到止血所需要的本品剂量各不相同。一般推荐剂量如下：

1. 伴有抑制物的血友病甲或乙或获得性血友病　推荐剂量为 90 μg/kg，每 2 ～ 3 小时给药一次，根据止血效果，可延长至每 4、6、8 或 12 小时给药。

2. 出血发作　早期干预剂量为 90 μg/kg，间隔 2 ～ 3 小时给药，根据止血效果，可延长间隔时间，大出血发作，可治疗 2 ～ 3 周。

3. 较大的外科手术　手术前予 90 μg/kg，间隔 2 ～ 4 小时给药，连续 6 ～ 7 天，在接下来的 2 周治疗中，用药间隔可增至 6 ～ 8 小时。

4. 凝血因子Ⅶ缺乏症　推荐剂量范围为 15 ～ 30 μg/kg，每隔 4 ～ 6 小时给药，直至达到止血效果。

5. 血小板无力症　推荐剂量为 90 μg/kg，用药间隔为 2 小时。为确保有效地止血，应至少给药 3 次。对于非难治性患者血小板输注是血小板无力症的一线治疗方法。

尽管儿童比成人消除要快，但依目前的临床经验，并未显示儿童与成人用药存在普遍的差异。因此，儿科患者可能需要更高剂量的重组人凝血因子Ⅶa（rFⅦa）以达到与成人相似的血药浓度。

【剂型与规格】

注射用重组人凝血因子Ⅶa：（1）1 mg（50 kIU）；（2）2 mg（100 kIU）；（3）5 mg（250 kIU）。

【临床用药指导】

1. 用药禁忌　对本品中含有的活性成分、赋形剂，或小鼠、仓鼠或牛血清蛋白有过敏反应的患者禁用。

2. 药物相互作用

（1）应避免激活的或未激活的凝血酶原复合体浓缩物与本品同时使用。

（2）抗纤维蛋白溶解药物能降低血友病患者外科手术中的失血，尤其在矫形外科手术以及纤维蛋白溶解活性高的区域，例如口腔中进行的手术。但使用抗纤维蛋白溶解药物与本品同时治疗的用药经验有限。

（3）基于非临床研究，不推荐 rFⅦa 与重组人凝血因子ⅩⅢ（rFⅩⅢ）联合使用。

（4）本品不得与输液混合，也不可以静脉滴注方式给药。

3. 不良反应　可引起过敏反应、头痛、动脉血栓栓塞事件、头痛、恶心、皮疹、瘙痒和荨麻疹、血管神经性水肿、发热、凝血功能异常、纤维蛋白降解产物水平增加，以及谷草转氨酶、碱性磷酸酶、乳酸脱氢酶和凝血酶原水平升高等。

4. 特殊剂型要求　本品辅料中含有蔗糖，故患有罕见的果糖不耐受、葡萄糖吸收不良或蔗糖 - 麦芽糖酶缺乏等遗传问题的患者不应使用本品。

5．其他用药注意事项

（1）在组织因子表达强度可能高于正常的病理情况下，使用本品有发生血栓事件或导致弥散性血管内凝血的潜在风险。此种情况可能包括晚期动脉粥样硬化疾病、压碎伤、败血症或弥散性血管内凝血患者。

（2）由于血栓并发症的风险，有冠心病史、肝疾病、大手术术后、新生儿及有栓塞风险或弥散性血管内凝血的患者，用药时需要谨慎，应充分评估应用本品治疗的潜在利益及可能发生的并发症。

（3）由于本品可能含有痕量的小鼠 IgG、牛 IgG 和其他残余培养蛋白（仓鼠和牛血清蛋白），因此使用本品治疗的患者存在对这些蛋白质过敏的极小可能性。在这种情况下，应考虑静脉注射抗组胺剂。如果过敏或过敏样反应发生，需立即停止给药。万一发生过敏性休克，应给予标准的医学处理。患者应被提前告知过敏反应的早期征兆。如果出现这种征兆，应建议患者立即停止使用本品并与医生取得联系。

（4）如果出现严重出血，最好应在专业治疗伴有凝血因子Ⅷ或Ⅸ抑制物的血友病的医院内注射本品，若不能在此医院治疗时，应与专业治疗血友病的医生保持密切联系。如果未能止血，须到医院就诊。患者 / 监护者应尽早地告知医生 / 监护医院关于本品的使用情况。

（5）在注射本品前后，应监测凝血因子Ⅶ缺乏症患者的凝血酶原时间和凝血因子Ⅶ的凝血活性。如果使用推荐剂量治疗后，凝血因子Ⅶ活性未达到预期水平或出血未得到控制，应怀疑是否产生了抗体并应进行抗体分析。

（6）有报道称，凝血因子Ⅶ缺乏的患者手术期间使用本品后出现血栓，但凝血因子Ⅶ缺乏症患者使用本品后形成血栓的风险尚不明确。

抑肽酶
Aprotinin

【商品名或别名】

赫泰林、特血乐、Gordox、Antikrein、Trasylol。

【临床应用】

1．防治各种纤维蛋白溶解所致的急性出血。

2．预防创伤及手术后肠粘连。

3．治疗急性出血性、水肿性、慢性胰腺炎及坏死性胰腺炎的急性发作。

【用法与用量】

静脉注射或静脉滴注，要根据病情调节剂量。

1．治疗各种纤维蛋白溶解所致的出血　首次剂量小儿 1000 ~ 2000 IU/kg，缓慢静脉推注或短时静脉滴注（最大滴速每分钟 5 ml）。随后改为静脉滴注维持，每 2 小时

1000 IU/kg，直至出血停止。儿童用量一般每日 20 万 IU/kg。

2．治疗胰腺炎　小儿每日 1000 ~ 2000 IU/kg，分 4 次缓慢静脉注射，或持续静脉滴注。

3．预防手术后肠粘连　在手术切口闭合前腹腔内直接注入 400 ~ 800 IU/kg，注意药物勿与伤口接触。

4．小儿体外循环心内直视手术时在麻醉诱导后及胸骨切开前缓慢静脉注射或输注（20 ~ 30 分钟内)10 万 ~ 13 万 IU，同时再向心肺机泵中加入 10 万 ~ 13 万 IU，使达到全负荷量，以后每小时输注 2.5 万 ~ 3.2 万 IU 至手术结束。

【剂型与规格】

注射用抑肽酶：（1）28 万 IU；（2）50 万 IU；（3）56 万 IU；（4）278 万 IU。

抑肽酶注射液：（1）20 ml：139 万 IU；（2）20 ml：278 万 IU；（3）50 ml：278 万 IU；（4）100 ml：556 万 IU；（5）200 ml：1112 万 IU。

【临床用药指导】

1．用药禁忌　禁用于对本品过敏者。

2．药物相互作用

（1）因为本品对纤维蛋白溶酶（如阿替普酶、阿尼普酶、链激酶、尿激酶等）有拮抗作用，所以可用于抑制这些药品所引起的出血。

（2）本品避免与 β- 内酰胺类抗生素合用。

（3）本品可抑制血管紧张素转化酶抑制剂（如卡托普利）的降压作用（曾有报道，但尚无结论性意见）。

（4）本品可干扰下列检验：出凝血时间、血清肌酐激酶（CK）、血清肌酐、转氨酶等的检验值。

3．不良反应

（1）少数过敏体质患者在使用中可引起过敏反应，应立即停止用药，并进行急救。

（2）要注意测试剂量也可能导致严重（甚至致命）的过敏 / 类过敏反应，即使对二次使用抑肽酶耐受无症状的患者，此后用药也可能导致过敏 / 类过敏反应。

（3）注射过快有时出现恶心、皮疹、发热、血管痛等，多次注射可发生静脉炎及脉搏加快等。

（4）极少数患者有血清肌酐一次性增高。

4．其他用药注意事项

（1）本品粉针剂临用前用 5% 葡萄糖注射液稀释。

（2）本品加到肝素化血液中会延长全血的凝血时间，用本品高剂量治疗时会延长激活全血凝血时间（ACT），因而影响肝素水平，故推荐 ACT 保持在 750 秒以上。

（3）对肾功能减退的患者，本品一般不需调整剂量。

（4）做过敏反应试验应使用每 1 ml 含 1.4 IU 抑肽酶的溶液，静脉注射 1 ml，严密观察 15 分钟。如发生过敏反应，则不能使用。推荐使用抑肽酶的同时，静脉给予 H_2- 拮抗剂（抗组胺剂）。

第二节 抗凝血药

肝素
Heparin Sodium

【商品名或别名】

稀保、法安明、海普林、美得喜、Hepathrom、Lipohepin、Panheprin。

【临床应用】

1．治疗弥散性血管内凝血（但毒蛇咬伤导致的弥散性血管内凝血除外），尤其在高凝状态，能减少凝血因子的消耗。

2．防治血栓形成或栓塞性疾病（如深部静脉血栓、肺动脉栓塞、脑血栓形成、心肌梗死）。

3．防治术后血栓形成，可采用小剂量法。

4．用于其他体内外抗凝血，如心导管检查、心脏手术体外循环、血液透析等。

【用法与用量】

1．静脉注射　一次注入 50 单位 / 千克，以后每 4 小时给予 50 ~ 100 单位。

2．静脉滴注　首次注入 50 单位 / 千克，以后 24 小时给予每日 2 万单位 / 平方米，加入氯化钠注射液中缓慢滴注。

【剂型与规格】

肝素钠注射液：(1) 2 ml：1000 单位；(2) 2 ml：5000 单位；(3) 2 ml：12 500 单位。

【临床用药指导】

1．用药禁忌　对肝素过敏者、除弥散性血管内凝血以外自发出血倾向者、血液凝固迟缓者（如血友病、紫癜，血小板减少）、溃疡病患者、颅内出血者、创伤及严重肝功能不全者、无其他应用指征的感染性心内膜炎患者禁用。

2．药物相互作用

(1) 本品与下列药物合用，可加重出血危险：

① 香豆素及其衍生物，可导致严重的凝血因子 Ⅸ 缺乏而致出血；

② 阿司匹林及非甾体类消炎镇痛药，包括甲芬那酸、水杨酸等均能抑制血小板功能，并能诱发胃肠道溃疡出血；

③ 双嘧达莫、右旋糖酐等可能抑制血小板功能；

④ 肾上腺皮质激素、促肾上腺皮质激素等易诱发胃肠道溃疡出血；

⑤ 其他尚有利尿酸、组织纤溶酶原激活物（t-PA）、尿激酶、链激酶等。

(2) 肝素并用碳酸氢钠、乳酸钠等纠正酸中毒的药物可促进肝素的抗凝作用。

(3) 肝素与透明质酸酶混合注射，既能减轻肌内注射疼痛，又可促进肝素吸收。但肝素可抑制透明质酸酶活性，故两者应临时配伍使用，药物混合后不宜久置。

(4) 肝素可与胰岛素受体作用，从而改变胰岛素的结合与作用。已有肝素致低血糖的报道。

(5) 下列药物与本品有配伍禁忌：硫酸庆大霉素、卡那霉素、阿米卡星、柔红霉素、乳糖酸红霉素、多黏菌素 B、多柔比星、妥布霉素、万古霉素、头孢孟多、头孢氧酮、头孢噻吩钠、氢化可的松琥珀酸钠、氯喹、氯丙嗪、异丙嗪、麻醉性镇痛药。

(6) 甲巯咪唑，丙硫氧嘧啶与本品有协同作用。

3．不良反应

(1) 过量可有出血。

(2) 偶可发生过敏反应，表现为皮疹、发热、哮喘、结膜炎等，严重者可出现心前区紧迫感、呼吸困难、甚至心脏停搏。

(3) 长期使用可致脱发、骨质疏松、自发性骨折和腹泻等，这与本品干扰了毛囊和消化道黏膜中磺化黏多糖代谢有关。

(4) 本品引起的血小板减少症有两种类型，一种为轻型（Ⅰ型），血小板计数常呈中度降低，不出现血栓或出血症状，一般发生在用药后 2 ~ 4 日，即使继续应用肝素，血小板也常可自行恢复；另一种为重症（Ⅱ型），由于体内产生了肝素依赖性抗血小板抗体，血小板大量聚集而致循环血中血小板显著减少，一般发生于用药后 2 ~ 8 日，可由于血栓栓塞而导致皮肤、肢体或脏器坏死。

(5) 肝功能不良者长期使用可引起 AT-III 耗竭而有血栓形成倾向。

4．其他用药注意事项

(1) 本品毒性较低，用药过量可导致自发性出血。肝素代谢迅速，轻微过量时停用即可；严重过量时应用硫酸鱼精蛋白缓慢静脉注射予以中和，鱼精蛋白 1 mg 能中和肝素 100 单位；如果肝素注射后已超过 30 分钟，鱼精蛋白用量需减半。

(2) 由于本品可引起血小板减少，故使用本品应注意监测血小板计数。

(3) 临床上一般均按活化部分凝血活酶时间（APTT）调整用量，使 APTT 为治疗前的 1.5 ~ 2.5 倍，随时调整肝素用量及间隔给药时间。

(4) 肝素应用于弥散性血管内凝血时，需同时补充消耗过多的凝血因子和血小板。

（5）若血浆中 AT-Ⅲ 降低，则肝素疗效较差，此时需输注血浆或 AT-Ⅲ。

肝素钙
Heparin Calcium

【商品名或别名】

钙保明、钙肝素。

【临床应用】

预防和治疗血栓栓塞性疾病及血栓形成。

【用法与用量】

1. 静脉注射　首次剂量 50 IU/kg，之后每 4 小时 50 ~ 100 IU/kg，或根据凝血试验监测结果调整。

2. 静脉滴注　首次 50 IU/kg，之后每 4 小时 50 ~ 100 IU/kg，或 1 万 ~ 2 万 IU/m²，24 小时持续点滴，亦可根据部分凝血活酶时间（APTT 或 KPTT）试验结果确定。

3. 对于心血管外科手术，其首次剂量及持续 60 分钟以内的手术用量同成人常用量。对于弥散性血管内凝血，每 4 小时 25 ~ 50 IU/kg 持续静脉点滴。若 4 ~ 8 小时后病情无好转即刻停用。

【剂型与规格】

肝素钙注射液：（1）1 ml：500 IU；（2）1 ml：5000 IU；（3）1 ml：7500 IU；（4）1 ml：10 000 IU；（5）2 ml：10 000 IU。

【临床用药指导】

1. 用药禁忌

（1）对本品任何成分过敏者禁用。

（2）有普通肝素或低分子肝素诱发的严重Ⅱ型血小板减少症（HIT）病史者。

（3）自发出血倾向者、产后出血者、凝血功能不全者（如血友病、紫癜、血小板减少）及严重肝功能不全者。

2. 药物相互作用　同"肝素"。

3. 不良反应　参见"肝素"，但皮下注射局部疼痛刺激较肝素为轻。

4. 其他用药注意事项

（1）用药过量可致自发性严重出血，可静脉注射硫酸鱼精蛋白拮抗，1 mg 硫酸鱼精蛋白可中和 1.66 IU 本品。

（2）由于本品可引起血小板较少，故使用本品应注意监测血小板计数。

（3）临床上一般均按活化部分凝血活酶时间（APTT）调整用量，使 APTT 为治疗前的 1.5 ~ 2.5 倍，随时调整肝素钙用量及间隔给药时间。

（4）肝素钙应用于弥散性血管内凝血时，需同时补充消耗过多的凝血因子和血小板。

（5）若血浆中抗凝血酶Ⅲ antithrombin Ⅲ，（AT-Ⅲ）降低，则肝素钙疗效较差，此时需输注血浆或 AT-Ⅲ。

华法林
Warfarin

【商品名或别名】

苄丙酮香豆素钠、Coumadin、Panawarfin、Marevan。

【临床应用】

用于防治深静脉血栓及肺栓塞，减少外科大手术、人工置换心瓣膜术等的静脉血栓发生率，还可用于心肌梗死的辅助用药。

【用法与用量】

儿童抗凝治疗的开始及跟踪需要由儿科专业医生执行，按表 12-1 所示调整剂量。

表12-1　儿童应用华法林的剂量调整方案

治疗第 1 日，若自然 INR 介于 1.0 ~ 1.3	启动剂量：口服 0.2 mg/kg
治疗第 2 ~ 4 日，若 INR 介于	维持剂量
1.1 ~ 1.3	重复启动剂量
1.4 ~ 1.9	50% 启动剂量
2.0 ~ 3.0	50% 启动剂量
3.1 ~ 3.5	25% 启动剂量
3.5	停止直至 INR < 3.5，之后，以最后服用剂量下降 50%，重新开始
维持治疗，若 INR 介于	行动（每周剂量）
1.1 ~ 1.4	剂量增加 20%
1.5 ~ 1.9	剂量增加 10%
2.0 ~ 3.0	不改变
3.1 ~ 3.5	剂量下降 10%
3.5	停止直至 INR < 3.5，之后，以最后服用剂量下降 20%，重新开始

【剂型与规格】

华法林片：（1）2.5 mg；（2）3 mg；（3）5 mg。

【临床用药指导】

1. 用药禁忌

（1）对本品过敏、严重肝肾功能损害、凝血功能障碍、严重高血压、近期颅内出血、伴有出血倾向、活动性溃疡、外伤、近期手术、感染性心内膜炎者禁用。

（2）服用华法林的患者禁用非处方药咪康唑口腔凝胶，应密切监测，遇到任何出血迹象应停止使用咪康唑口腔凝胶并立即就医[9]。

2. 药物相互作用

（1）与本品合用使抗凝作用增强的药物

① 能促进本品与受体结合的药物，如奎尼丁、甲状腺素、苯乙双胍等。

② 肝微粒体酶抑制剂，如氯霉素、甲硝唑、西咪替丁、胺碘酮、咪康唑[9]等。

③ 干扰血小板功能，使抗凝作用更明显的药物，如苯海拉明、氯丙嗪、前列腺素合成酶抑制剂等。

④ 减少维生素 K 族吸收和影响凝血酶原合成的药物，如各种广谱抗生素、考来烯胺等。

⑤ 与血浆蛋白亲和力高的药物，如阿司匹林、保泰松、磺胺类、氯贝丁酯等。

⑥ 其他药物如苯妥英钠、肾上腺皮质激素、口服降糖药、链激酶、尿激酶、二氮嗪等，也能协同本品的抗凝作用。

（2）与本品合用使抗凝作用减弱的药物

① 能促使凝血因子 Ⅱ、Ⅶ、Ⅸ、Ⅹ 合成的药物，如雌激素、维生素 K 族等。

② 抑制本品吸收的药物，如抗酸药、利福平。

③ 肝药酶诱导剂，如巴比妥、卡马西平、灰黄霉素等。

（3）不能与本品合用的药物：盐酸肾上腺素、阿米卡星、盐酸万古霉素、氯丙嗪、维生素 B_{12}、缩宫素、间羟胺等。

（4）本品与水合氯醛合用，其药效和毒性均增强，应减量慎用。

3．不良反应

（1）过量易致各种出血。早期表现有瘀斑、紫癜、牙龈出血、鼻出血、伤口出血经久不愈、月经量过多等。出血可发生在任何部位，特别是泌尿和消化道。肠壁血肿可致亚急性肠梗阻，也可见硬膜下颅内血肿和穿刺部位血肿。

（2）偶见不良反应有恶心、呕吐、腹泻、瘙痒性皮疹，过敏反应及皮肤坏死。大量口服甚至出现双侧乳房坏死，微血管病或溶血性贫血，以及大范围皮肤坏疽，一次量过大的尤其危险。

4．其他用药注意事项

（1）严格掌握适应证，在无凝血酶原测定的条件时，切不可滥用本品。

（2）个体差异较大，治疗期间应严密观察病情，并依据凝血酶原时间（INR）值调整用量。治疗期间还应严密观察口腔黏膜、鼻腔、皮下出血及大便隐血、血尿等，用药期间应避免不必要的手术操作，择期手术者应停药 7 天，急诊手术者需纠正凝血酶原时间 - 国际标准化比率（PT-INR）值 ≤ 1.6，避免过度劳累和易致损伤的活动。

（3）若发生轻度出血，或凝血酶原时间已显著延长至正常的 2.5 倍以上，应立即减量或停药。严重出血可静脉注射维生素 K_1 10 ~ 20 mg，用以控制出血，必要时可输全血、血浆或凝血酶原复合物。

（4）由于本品系间接作用抗凝药，半衰期长，给药 5 ~ 7 日后疗效才可稳定，因此，维持量足够与否务必观察 5 ~ 7 天后方能定论。

（5）由于本品起效慢，如需立即开始抗凝作用，应同时联用肝素或低分子肝素直至本品充分发挥抗凝作用。

（6）因为饮食中大量供应维生素 K 会降低华法林的抗凝作用，所以为了维持华法林稳定的抗凝作用，在治疗期间进食含维生素 K 的食物应尽量稳定。

链激酶
Streptokinase

【商品名或别名】

法链结、溶栓酶、Streptase，Kabikinase。

【临床应用】

用于治疗新近形成的血栓栓塞性疾病，如急性肺栓塞、血管外科手术后的血栓形成、导管给药所致血栓形成、心肌梗死、川崎病冠状动脉病变等。

【用法与用量】

川崎病冠状动脉病变：单剂：1000 ~ 4000 IU/kg，30 分钟以上，持续输注：4400 IU/（kg·h）[10]。

【剂型与规格】

注射用链激酶：（1）10 万 IU；（2）50 万 IU。

【临床用药指导】

1．用药禁忌　由于溶栓治疗会导致严重出血甚至脑出血，在下列情况下应禁忌溶栓治疗。

（1）活动性内脏出血（月经除外）。

（2）颅内肿瘤。

（3）可疑主动脉夹层。

（4）不能压迫的大血管穿刺。

（5）既往任何时间的出血性脑卒中和 1 年以内的缺血性脑卒中和 1 年以内的缺血性脑卒中或脑血管事件（包括 TIA）。

（6）凝血功能障碍及出血性疾病患者。

（7）入院时严重且不能控制的高血压（>170/110 mmHg）或严重高血压病史。

（8）近期（1 个月）内外伤（包括头部外伤）和大手术。

（9）近期（2 ~ 4 周）脏器出血史。

（10）活动性消化性溃疡。

（11）已知出血倾向或目前正在使用治疗剂量的抗凝剂。

（12）糖尿病合并视网膜病变。

（13）感染性心内膜炎、二尖瓣病变伴心房颤动，且疑有左心房内血栓者。

（14）严重肝、肾功能障碍及进展性疾病。

（15）创伤性或较长时间（>10 分钟）心肺复苏。

（16）对本品过敏或对氨苄西林钠有过敏史者。

2．药物相互作用

（1）本品与阿司匹林联合应用，可增加疗效，且不显著增加严重出血发生率。

（2）本品与肝素联用，可能轻度降低再梗死发生率，但也增加出血发生率。

3．不良反应

（1）出血：出血发生率各家报道差异很大，轻度出血通常局限于血管穿刺部位。严重内脏出血可发生在胃肠道（包括肝出血）、泌尿生殖道、腹膜后以及颅内出血，可导致死亡。如发生不能控制的出血时，应立即停止本品静脉输注，必要时输血或输红细胞、纤维蛋白原等，也可试用氨基己酸。

（2）过敏反应：本品为异体蛋白质，静脉输注时，有 1% ～ 4% 的患者出现发热、寒战等过敏反应。偶见严重过敏反应，如支气管痉挛和血管神经性水肿。其他轻度过敏反应尚有荨麻疹、瘙痒、潮红、恶心、头痛和肌痛等。过敏性休克极为少见（文献报道 <0.1%）。轻至中等度过敏反应可给予抗组胺药和（或）皮质激素。严重过敏反应需立即停药，静脉注射肾上腺素、抗组胺药和（或）皮质激素。

（3）其他不良反应：个别报道输注后有一过性血清转氨酶升高，其发生机制、临床意义尚不明。个别报道由于溶栓后可发生继发性栓塞或胆固醇结晶栓塞，致相关器官的损害。本品用于急性心肌梗死溶栓治疗时可出现再灌注心律失常，偶见缓慢心律失常、加速性室性自搏性心律、室性早搏或心室颤动。

4．其他用药注意事项

（1）在使用本品过程中，如发生过量出血，可应用 6- 氨基己酸止血，输新鲜血浆或全血。

（2）在使用本品过程中，应尽量避免肌内注射及动脉穿刺，因可能引起血肿。

（3）溶栓成功后可发生再灌注性心律失常，溶栓过程中必须严密监测，并给予相应治疗。

（4）由于本品输注后可产生抗体，在 5 天～ 1 年内重复给药，其疗效可能降低，故一年中内不宜重复用药。

（5）用本品血管再通后，发生再梗死，可用其他溶栓药。

（6）本品输注过快可引起低血压，其发生率为 1% ～ 10%，在输注时必须严密观察血压，发现血压降低应减慢本品滴速。

（7）急性心肌梗死溶栓治疗应尽早开始，争取发病 12 小时内开始治疗。

（8）本品使用前用 5% 葡萄糖溶液溶解，溶解液应在 4 ～ 6 小时内使用。本品溶解时勿剧烈振荡，以免活力下降。溶解后极不稳定，室温下应立即使用，放置稍久可能活力丧失，5℃ 左右可保存 12 小时。

第三节　血容量扩充药

右旋糖酐 40
Dextran 40

【商品名或别名】

低分子右旋糖酐、Low Molecular Dextran。

【临床应用】

用于治疗创伤、失血、烧伤等引起的休克和血栓栓塞性疾病，预防术后血栓形成。

【用法与用量】

静脉滴注：儿童每日 10 ml/kg，婴儿 5 ml/kg，疗程视病情而定。

【剂型与规格】

右旋糖酐 40 注射液：（1）100 ml：6 g；（2）100 ml：10 g；（3）250 ml：15 g；（4）250 ml：25 g；（5）500 ml：30 g；（6）500 ml：50 g。

【临床用药指导】

1．用药禁忌

（1）充血性心力衰竭及其他血容量过多的患者禁用。

（2）严重血小板减少，凝血障碍等出血患者禁用。

（3）少尿或无尿者禁用。

2．药物相互作用

（1）与肝素合用时，由于有协同作用而增加出血可能。

（2）与庆大霉素、巴龙霉素合用会增加肾毒性。

（3）本品不应与维生素 C、维生素 B_{12}、维生素 K、双嘧达莫在同一溶液中混合给药。

3．不良反应

（1）少数患者可出现过敏反应，表现为皮肤瘙痒、荨麻疹、恶心、呕吐、哮喘，重者口唇发绀、虚脱、血压剧降、支气管痉挛，个别患者甚至出现过敏性休克，甚至死亡。过敏反应的发生率为 0.03% ～ 4.7%。过敏体质者用前应做皮试。

（2）偶见发热、寒战、淋巴结肿大、关节炎等。

（3）可引起凝血障碍，使出血时间延长，该反应常与剂量有关。

4．其他用药注意事项

（1）首次输用本品，开始几毫升应缓慢静滴，并在注射开始后严密观察 5 ～ 10 分钟，出现所有不正常征象（寒战、皮疹等）都应马上停药。

（2）因本品可从肾快速排泄，增加尿黏度，对严重的肾功能不全、尿量减少患者，可能导致少尿或肾衰竭，因此，本品禁用于少尿患者。一旦使用中出现少尿或无尿应停用。

（3）重度休克时，如大量输注右旋糖酐，应同时给予一定数量的全血，以维持血液携氧功能。如未同时输血，由于血液在短时间内过度稀释，则携氧功能降低，组织供氧不足，而且影响血液凝固，出现低蛋白血症。

（4）某些手术创面渗血较多的患者，不应过多使用本品，以免增加渗血。

（5）伴有急性脉管炎者，不宜使用本品，以免炎症扩散。

（6）对于脱水患者，应同时纠正水、电解质平衡紊乱。

（7）每日用量不宜超过 1500 ml，否则易引起出血倾向和低蛋白血症。

（8）本品能吸附于细胞表面，与红细胞形成假凝集，干扰血型鉴定。输血患者的血型检查和交叉配血试验应在使用右旋糖酐前进行，以确保输血安全。

（9）运动员慎用。

（10）活动性肺结核患者慎用。

（11）有过敏史者慎用。

（12）心、肝、肾功能不良患者慎用。

右旋糖酐 70
Dextran 70

【商品名或别名】

中分子右旋糖酐、Medium Molecular Dextran。

【临床应用】

主要用作血浆代用品，防治低血容量性休克（如出血性休克、创伤性休克、烧伤性休克），也可用于防治术后血栓形成、血栓性静脉炎等。

【用法与用量】

静脉滴注：小儿每次 5 ~ 15 ml/kg，最大量不得超过 30 ml/kg，每日 1 次，于 1 小时内滴完，用于防治血栓时，可与阿司匹林联合用。

【剂型与规格】

右旋糖酐 70 注射液：500 ml：30 g。

【临床用药指导】

1. 用药禁忌

（1）充血性心力衰竭及其他血容量过多的患者禁用。

（2）严重血小板减少，凝血障碍等出血患者禁用。

2. 药物相互作用

（1）与卡那霉素、庆大霉素、巴龙霉素合用可增加肾毒性。

（2）与维生素 B_{12}、维生素 C、维生素 K、双嘧达莫混合可发生变化，故不可在同一溶液中混合给药。

（3）含盐右旋糖酐注射液与促肾上腺皮质激素（ACTH）、氢化可的松琥珀酸钠不能混合使用。

3. 不良反应

（1）少数人可出现过敏反应，表现为皮肤红斑、丘疹、瘙痒，也可引起哮喘发作，甚至出现过敏性休克，多发生在静脉滴注后几分钟，表现为胸闷、面色苍白、血压下降，通过及时抢救一般可恢复，故初次静脉滴注时，应严密观察 5 ~ 10 分钟，如有症状立即停药。

（2）由于抗血栓作用强，易引起出血，如鼻出血、齿龈出血、皮肤黏膜出血、血尿等。

（3）发热反应可表现两种情况：一种为热原反应，多发生在第 1 ~ 2 次用药时，表现为寒战、高热，短期内可恢复，另一种在多次用药或长期用药停药后，出现周期性高热或持续性低热。少数可见淋巴结肿大和关节痛。

（4）红细胞聚集作用：随着右旋糖酐的分子量加大，红细胞聚集更多、更明显。

4. 其他用药注意事项

（1）首次输用本品，开始几毫升应缓慢静滴，并在注射开始后严密观察 5 ~ 10 分钟，出现的所有不正常征象（寒战、皮疹等）都应立即停药。

（2）对严重的肾功能不全，应降低剂量并严密监测尿量和肾功能。

（3）避免用量过大及重复使用超过 5 天，尤其是动脉粥样硬化或补液不足者。

（4）重度休克时，如大量输注右旋糖酐，应同时给予一定数量的血液，以维持血液携氧功能。如未同时输血，由于血液在短时间内过度稀释，则携氧功能降低，组织供氧不足，而且影响血液凝固，出现低蛋白血症。

（5）对于脱水患者，应同时纠正水、电解质紊乱情况。

（6）每日用量不宜超过 1500 ml，否则易引起出血倾向和低蛋白血症。

（7）本品能吸附于细胞表面，与红细胞形成假凝集，干扰血型鉴定。输血患者的血型检查和交叉配血试验应在使用右旋糖酐前进行，以确保输血安全。

（8）心、肝、肾功能不良患者慎用。

（9）有过敏史者慎用。

羟乙基淀粉 40
Hydroxyethyl Starch 40

【商品名或别名】

淀粉代血浆、706 代血浆、低分子羟乙基淀粉。

【临床应用】

临床用于手术、外伤、烧伤及感染中毒性休克患者的急救，在紧急情况下代替血浆使用。

【用法与用量】

静脉滴注：用量视病情而定，一般每次 10 ～ 20 mg/kg，对失血性休克患者，输注速度宜快，但对烧伤或感染性休克等宜缓慢滴入。

【剂型与规格】

羟乙基淀粉 40 注射液：(1) 250 ml：15 g；(2) 500 ml：30 g。

【临床用药指导】

1．用药禁忌　严重心、肝、肾疾病患者和对淀粉过敏者禁用。

2．不良反应　偶可引起过敏反应，出现皮肤瘙痒和荨麻疹等，亦可出现发热、寒战及流感样症状，此时应立即停用本药，给予脱敏药，并对症处理。

3．其他用药注意事项

(1) 本品不能完全代替全血或血浆，失血过多时应配合全血使用。

(2) 大量应用可致一过性出血时间延长。

(3) 一次用量不宜过大，以免发生自发性出血。

(4) 有出血倾向者慎用。

(5) 心、肾功能不全者慎用。

(6) 大量输入可致钾排泄增多，应适当补钾。

(7) 注射液温度应接近 37℃。

人血白蛋白
Human Albumin

【商品名或别名】

贝林、上生、Baxter。

【临床应用】

用于预防和抢救失血性、创伤性休克及严重烧伤。还用于治疗肾病、肝硬化、营养不良性低蛋白血症以及新生儿高胆红素血症等。

【用法与用量】

静脉滴注。

1．防治休克　每次 2 ～ 2.2 mg/kg，根据病情，可 4 ～ 6 小时重复 1 次。平均日用量儿童 40 ～ 80 ml，婴儿 10 ～ 40 ml，新生儿 5 ～ 10 ml。

2．治疗低蛋白血症　0.5 ～ 1 g/kg，用至水肿消失，白蛋白恢复正常。

3．防治新生儿核黄疸　每次 1 g/kg，每日 1 ～ 2 次。

【剂型与规格】

人血白蛋白注射液：(1) 10 ml：2 g；(2) 20 ml：2 g；(3) 25 ml：5 g；(4) 50 ml：5 g；(5) 50 ml：10 g；(6) 50 ml：12.5 g；(7) 62.5 ml：12.5 g；(8) 100 ml：20 g。

【临床用药指导】

1．用药禁忌　有下列情况之一者禁用本品：

(1) 对白蛋白有严重过敏者。

(2) 高血压患者，急性心脏病患者、正常血容量及高血容量的心力衰竭患者。

(3) 严重贫血患者。

(4) 肾功能不全者。

2．药物相互作用　不宜与血管收缩药、蛋白水解酶或含乙醇的制剂混合使用。

3．不良反应　使用本品一般不会产生不良反应，偶可出现寒战、发热、颜面潮红、皮疹、恶心、呕吐等症状，快速输注可引起血管超负荷导致肺水肿，偶有过敏反应。

4．特殊剂型要求　本品不可用灭菌注射用水稀释，因灭菌注射用水可引起接受者溶血。存在由于不当使用灭菌注射用水作为 20% 或更高浓度人血白蛋白溶液稀释剂，而导致潜在的致命性溶血和急性肾衰竭的风险。可接受的稀释剂包括 0.9% 氯化钠注射液或 5% 葡萄糖注射液。

5．其他用药注意事项

(1) 为防止机体组织脱水，可用 5% 葡萄糖注射液或 0.9% 氯化钠注射液稀释成 5% 溶液缓慢滴注，15 分钟后滴速可逐渐加快，但不得超过每分钟 2 ml。肾病患者不宜用 0.9% 氯化钠注射液稀释。

(2) 一般情况下请勿快速输注。输注时应密切监视患者静脉压的增高，输注过程中如发现患者有不适反应，应立即停止输用。

(3) 有明显脱水者应同时补液。

(4) 严格掌握用药指征，不合理的临床应用为补充营养、肾病综合征、慢性肝硬化[11]。

(5) 本品为人血液制品，尽管经过筛检及灭活病毒处理，仍不能完全排除含有病毒等未知病原体而引起血源性疾病传播的可能。使用人血白蛋白时应查验和记录所用产品的生产企业和批号。

(6) 遇有混浊成沉淀时不可使用。

(7) 本品开启后，应一次输注完毕，不得分次或给第二人输用。

(8) 运输及贮存过程中严禁冻结。

(9) 避光，液体在 2 ～ 8℃ 冷藏保存。

聚明胶肽
Polygeline

【商品名或别名】

尿联明胶、血脉素、血代。

【临床应用】

用于补充或预防血浆或全血容量缺乏引起的循环功

能不全。

【用法与用量】

静脉滴注：小儿每日 10 ~ 20 ml/kg，输注速度依个人情况而定。

【剂型与规格】

聚明胶肽注射液：(1) 250 ml：1.6 g；(2) 500 ml：3.2 g。

【临床用药指导】

1．用药禁忌

(1) 严重肝、肾功能损害，肾性或肾后性无尿者禁用。

(2) 充血性心力衰竭、肺水肿、心源性休克患者禁用。

(3) 高血压患者、食管静脉曲张、出血性疾病患者禁用。

(4) 已知对本制剂过敏或具有高组胺释放高危因素患者禁用。

2．药物相互作用

(1) 使用强心苷的患者，应考虑到钙剂与其有协同作用。

(2) 不可配伍药液：氨苄西林、头孢曲松、甲泼尼龙、丙咪嗪、阿昔洛韦。本品不可与含枸橼酸盐的血液混合使用，但含枸橼酸盐的血液可在输入本品之前或之后输注，或分通道同时输注。

3．不良反应 偶可出现一过性皮肤过敏反应（荨麻疹）、恶心、呕吐、低血压、心动过速、心动过缓、呼吸困难、发热或寒战。休克等严重反应病例，极少见。如出现上述情况，应立即停止输注，并给予对症处理。

4．其他用药注意事项

(1) 使用本品不受血型限制，如配合输血时，应先查好血型，以防出现红细胞假凝集现象。

(2) 在体外循环或人工肾使用过程中，本品只能与加肝素的血液混合使用，不得直接与库血混合使用。

(3) 如因温度较低，本品黏度加大，可稍加温后使用。

(4) 输注本品可导致暂时性红细胞沉降率加快。

(5) 应注意可能存在的低蛋白血症，并注意用药剂量。

第四节 抗贫血药

硫酸亚铁
Ferrous Sulfate

【商品名或别名】

硫酸低铁、Iron Sulfate。

【临床应用】

主要用于预防缺铁性贫血，治疗营养性缺铁性贫血、失血性贫血及其他原因引起的缺铁性贫血。

【用法与用量】

口服。预防量：每日 5 mg/kg。治疗量：1 岁以下，每次 60 mg，每日 3 次；1 ~ 5 岁，每次 120 mg，每日 3 次；6 ~ 12 岁，每次 0.3 g，每日 2 次。

【剂型与规格】

硫酸亚铁片：0.3 g。

硫酸亚铁含片：15 mg。

硫酸亚铁缓释片：(1) 0.25 g；(2) 0.45 g。

硫酸亚铁糖浆剂：4%。

【临床用药指导】

1．用药时间及要求 宜在饭后或饭时服用，以减轻胃部刺激。本品不应与浓茶同服。

2．用药禁忌

(1) 肝、肾功能严重损害，尤其是伴有未经治疗的尿路感染者禁用。

(2) 铁负荷过高、血色病或含铁血黄素沉着症患者禁用。

(3) 不伴缺铁的其他贫血患者禁用。

(4) 对本品过敏者禁用。

3．药物相互作用

(1) 稀盐酸或维生素 C 可使铁剂易于吸收，抗酸药可影响铁的吸收。

(2) 与茶、咖啡、碳酸氢钠、鞣酸蛋白、钙剂等同服，可致铁盐沉着，妨碍其吸收。

(3) 与四环素类易形成络合物，二者同服会相互妨碍吸收。

4．不良反应 偶见食欲低下、腹痛、腹泻、恶心、呕吐、便秘等。可从半量开始服用，待胃肠道症状消失后改为常用量。

5．特殊剂型要求 缓释片不可掰开服用。

6．其他用药注意事项

(1) 用于日常补铁时，应采用预防量。

(2) 不得长期使用，应在医师确认为缺铁性贫血后使用，在治疗期间需做下列检查：血红蛋白测定、网织红细胞计数、血清铁蛋白及血清铁测定。在血红蛋白正常后继续补铁 2 个月，恢复机体储存铁水平[12]。

（3）大便可因服用铁剂变成黑色，须预先对患者讲清楚，以免产生顾虑。

（4）下列情况慎用：肝炎、酒精中毒、急性感染、肠道炎症、胰腺炎、溃疡性肠炎、胃与十二指肠溃疡。

（5）本品应保存于干燥、避光处。若氧化变质，则不宜使用。

葡萄糖酸亚铁
Ferrous Gluconate

【商品名或别名】

Iron Gluconate。

【临床应用】

用于防治各种原因引起的缺铁性贫血，如慢性失血、营养不良、儿童生长期等所致的缺铁性贫血。

【用法与用量】

预防量：每天 10 ～ 15 mg/kg，治疗量：每天 30 mg/kg，分 3 次口服。

【剂型与规格】

葡萄糖酸亚铁片：（1）0.1 g；（2）0.3 g。

葡萄糖酸亚铁胶囊：（1）0.25 g；（2）0.3 g；（3）0.4 g。

葡萄糖酸亚铁糖浆：（1）10 ml：0.25 g；（2）10 ml：0.3 g。

【临床用药指导】

1．用药时间及要求　宜在饭后或饭时服用，以减轻胃部刺激。

2．用药禁忌

（1）肝、肾功能严重损害，尤其是伴有未经治疗的尿路感染者禁用。

（2）铁负荷过高、血色病或含铁血黄素沉着症患者禁用。

（3）不伴缺铁的其他贫血患者禁用。

（4）对本品过敏者禁用。

3．药物相互作用

（1）服药后 2 小时内忌饮茶水和食用含鞣酸的食物或药物。

（2）与维生素 C 同服，可促进铁剂吸收。

4．不良反应　偶有胃肠道刺激症状，饭后服用可减轻此症状。

5．其他用药注意事项

（1）不得长期使用，应在医师确诊为缺铁性贫血后使用，且治疗期间应定期检查血象和血清铁水平。

（2）下列情况慎用：肝炎、酒精中毒、急性感染、肠道炎症、胰腺炎、溃疡性肠炎、胃与十二指肠溃疡。

（3）细菌感染患者不宜服用本品。

（4）服药后排黑色便易与大便潜血混淆，应注意辨别。

（5）于密闭、避光、干燥处存放。

多糖铁复合物
Polysaccharide Iron Complex

【商品名或别名】

力蜚能、红源达、Niferex。

【临床应用】

主治慢性失血所致的缺铁性贫血和营养不良、儿童发育期等引起的缺铁性贫血。

【用法与用量】

6 岁以下，每次 37.5 ～ 75 mg，每日 1 次；6 ～ 12 岁每次 75 ～ 150 mg，每日 1 次。

【剂型与规格】

多糖铁复合物胶囊：150 mg（按铁计算）。

【临床用药指导】

1．用药时间及要求　宜在饭后或饭时服用，以减轻胃部刺激。不应与茶、咖啡同时服用，否则影响铁的吸收。

2．用药禁忌

（1）肝、肾功能严重损害，尤其是伴有未经治疗的尿路感染患者禁用。

（2）铁负荷过高、血色病或含铁血黄素沉着症患者禁用。

（3）不伴缺铁的其他贫血患者禁用。

（4）对本品过敏者禁用。

3．药物相互作用

（1）长期大量补锌可影响铁的代谢[13]。

（2）与鞣酸盐、磷酸盐及其他过渡元素、茶叶和含鞣酸较多的食物或中药等同时服用，会阻碍铁的吸收利用。

（3）维生素 C、枸橼酸盐、乙醇、糖、氨基酸能促进铁的吸收。

（4）制酸剂及四环素抑制铁的吸收。

4．不良反应　极少出现胃肠刺激或便秘。

5．其他用药注意事项

（1）不得长期使用，应在医师确认为缺铁性贫血后使用，在治疗期间需做下列检查：血红蛋白测定、网织红细胞计数、血清铁蛋白及血清铁测定。

（2）婴幼儿补铁过量时，易发生大肠埃希菌感染。

（3）铁过量还会加重缺乏维生素 E 的早产儿的红细胞溶血现象。

（4）服用本品可能产生黑便，是由于铁未完全吸收所致，不影响用药。

（5）下列情况慎用：肝炎、酒精中毒、急性感染、肠道炎症、胰腺炎、溃疡性肠炎、胃与十二指肠溃疡。

（6）本品应保存于干燥、避光处。若氧化变质，则不宜使用。

叶酸
Folic Acid

【商品名或别名】

维生素 M、维生素 B_c、Vitamin M、Vitamin B_c。

【临床应用】

治疗由于各种原因所致的叶酸缺乏及叶酸缺乏所致的巨幼红细胞性贫血，并可预防慢性溶血性贫血和因长期服用止痛药、抗惊厥药、长期慢性溶血引起的叶酸缺乏。

【用法与用量】

1．口服片剂

（1）治疗量：儿童每次 5 mg，每日 3 次，或每日 1 ~ 3 片，分 3 次给予。连用 2 周后改为每日 5 mg，至血红蛋白正常。

（2）预防量：每次 0.4 mg，每日 1 次。

2．肌内注射　每次 5 mg，每日 1 次，或复方叶酸注射液，肌内注射，每日 1 ~ 2 ml。

【剂型与规格】

叶酸片：5 mg。

叶酸注射液：（1）1 ml：15 mg；（2）1 ml：30 mg。

复方叶酸注射液：含叶酸 5 mg、维生素 B_{12} 30 μg。

【临床用药指导】

1．用药禁忌

（1）维生素 B_{12} 缺乏引起的巨幼红细胞贫血不能单用叶酸治疗。

（2）对本品过敏者禁用。

2．药物相互作用

（1）维生素 C、维生素 B_1、维生素 B_6 会抑制叶酸在胃肠道中的吸收。

（2）与柳氮磺吡啶、胰酶合用，可减少合用药物的吸收。

（3）与苯妥英钠、苯巴比妥、扑米酮合用，可减弱合用药物的作用。

（4）与甲氨蝶呤、乙胺嘧啶合用，药物疗效均可降低。

3．不良反应　少数患者长期服用后可出现厌食、恶心、腹胀等胃肠道症状，偶见过敏反应。

4．其他用药注意事项

（1）一般不用维持治疗，除非是吸收不良的患者。

（2）静脉注射可致不良反应，不宜使用。

（3）大量服用叶酸时，可使尿液呈黄色。

（4）营养性巨幼红细胞贫血常合并缺铁，应同时补充铁，并补充蛋白质及其他 B 族维生素。

（5）口服大剂量叶酸，可以影响微量元素锌的吸收。

（6）大剂量持续服用叶酸可降低血清维生素 B_{12} 的含量，加重神经系统症状，因此当诊断不明而需用叶酸作为诊断性治疗时，每日用量宜不超过 0.4 mg。

维生素 B_{12}
Vitamin B_{12}

【商品名或别名】

氰钴胺、钴胺素、氰基钴胺、Cyanocobalamin。

【临床应用】

主要用于因内因子缺乏所致的巨幼红细胞性贫血，也可用于亚急性联合变性神经系统病变，如神经炎的辅助治疗。

【用法与用量】

维生素 B_{12} 缺乏症

肌内注射：每次 25 ~ 50 μg，隔日 1 次，疗程共 2 周；以后每个月肌内注射 1 次。避免同一部位反复给药，且对新生儿、早产儿、婴儿、幼儿要特别小心。

【剂型与规格】

维生素 B_{12} 注射液：（1）1 ml：0.05 mg；（2）1 ml：0.1 mg；（3）1 ml：0.25 mg；（4）1 ml：0.5 mg；（5）1 ml：1 mg。

【临床用药指导】

1．用药禁忌

（1）家族性遗传性球后视神经炎患者禁用。

（2）恶性肿瘤患者、对本品过敏者禁用。

2．药物相互作用

（1）应用维生素 B_{12} 后 1 小时内不应大量摄入维生素 C，因维生素 C 可破坏维生素 B_{12}。

（2）重金属盐类及微生物均能使之失效。

（3）与氯霉素合用时，会抵消维生素 B_{12} 的造血反应，故应避免二者同时使用。

（4）对氨基水杨酸可减弱本品的作用。

（5）与葡萄糖液有配伍禁忌。

（6）与叶酸有协同作用。

3．不良反应　肌内注射偶可引起皮疹、瘙痒、腹泻及过敏性哮喘，但发生率低，极个别有过敏性休克。可引起低钾血症及高尿酸血症。

4．其他用药注意事项

（1）利伯病（Leber disease）即家族遗传性球后视神经炎及烟草性弱视症。血清中维生素 B_{12} 异常升高，如使用维生素 B_{12} 治疗可使视神经萎缩迅速加剧。

（2）治疗期间可能出现缺铁性贫血，应补充铁剂。

（3）在开始用药后 48 小时，应检查血钾浓度并及时补钾。痛风患者如使用本品，由于核酸降解加速，血尿酸升高，可诱发痛风发作，应加以注意。

（4）神经系统损害者，在诊断未明确前不宜应用维生素 B_{12}，以免掩盖亚急性联合变性的临床表现。

（5）心脏病患者注射维生素 B_{12} 有可能增加血容

量，导致肺水肿或充血性心力衰竭的发生。

（6）维生素 B₁₂ 缺乏可同时伴有叶酸缺乏，如以维生素 B₁₂ 治疗，血象虽能改善，但可掩盖叶酸缺乏的临床表现，对该类患者宜同时补充叶酸，才能取得较好疗效。

（7）抗生素可影响血清和红细胞内维生素 B₁₂ 测定，特别是应用微生物学检查方法，可产生假性低值。在治疗前后随访测定血清维生素 B₁₂ 时，应加以注意。

（8）恶性贫血口服维生素 B₁₂ 无效，必须肌内注射，并终身使用。

（9）口服用于营养不良引起的维生素 B₁₂ 缺乏症且肠道吸收功能正常者。小肠病变或回盲部切除后引起的维生素 B₁₂ 缺乏症，本品口服无效。

（10）与维生素 B₁₂ 代谢无关的各种贫血、营养不良、病毒性肝炎、多发性硬化、三叉神经痛、皮肤或精神疾病等，应用维生素 B₁₂ 治疗均无疗效，不应滥用。

（11）维生素 B₁₂ 不得静脉注射。

腺苷钴胺
Cobamamide

【商品名或别名】

辅酶维生素 B₁₂、辅酶维 B₁₂、Coenzyme Vitamin B₁₂。

【临床应用】

治疗巨幼红细胞性贫血、营养不良性贫血、多发性神经炎、神经根炎、神经麻痹等，还可用于因放射线、药物等引起的白细胞减少症。

【用法与用量】

治疗巨幼红细胞性贫血：口服：每次 0.25 mg，每日 1～3 次。肌内注射：每次 0.25～0.5 mg，每日 1 次。疗程同维生素 B₁₂。

治疗多发性神经炎、神经根炎、神经麻痹等，多采用注射剂，每次 0.5 mg，每日 1 次，疗程视病情而定。

治疗因放射线、药物等引起的白细胞减少症，剂量用法同上。

【剂型与规格】

腺苷钴胺片：0.25 mg。

注射用腺苷钴胺：(1) 0.5 mg；(2) 1.0 mg；(3) 1.5 mg。

【临床用药指导】

1．用药禁忌 对本品过敏者禁用。

2．药物相互作用

（1）氯霉素可减少其吸收。考来烯胺可结合维生素 B₁₂ 减少其吸收。

（2）不宜与氯丙嗪、维生素 C、维生素 K 等混合于同一容器中。

（3）与葡萄糖液有配伍禁忌。

（4）与对氨基水杨酸钠不能并用。

3．不良反应 口服偶可引起过敏反应；肌内注射偶可引起皮疹、瘙痒、腹泻、过敏性哮喘，长期应用可出现缺铁性贫血。

4．其他用药注意事项

（1）应避光、密封保存，注射剂溶解后应尽快使用，以免失效。

（2）治疗后期可能出现缺铁性贫血，应补充铁剂。

甲钴胺
Mecobalamin

【商品名或别名】

弥可保、弥尔神、钴宾酰胺。

【临床应用】

治疗因缺乏维生素 B₁₂ 引起的巨幼红细胞性贫血、末梢神经障碍。

【用法与用量】

口服：儿童每日 1 片，分 3 次服用。

肌内注射：儿童每次 200～300 µg，每周 3 次。用药 2 个月后，继续以维持量治疗 1～3 个月。

【剂型与规格】

甲钴胺片：0.5 mg。

甲钴胺分散片：0.5 mg。

甲钴胺胶囊：0.5 mg。

甲钴胺注射液：1 ml：0.5 mg。

【临床用药指导】

1．用药禁忌 对本品过敏者禁用，过敏反应表现为：血压下降、呼吸困难等。

2．药物相互作用 本品可促进汞及其化合物的吸收，从事相关工作人员，不宜长期大量服用本品。

3．不良反应

（1）口服出现食欲减退、恶心、腹泻等。

（2）肌内注射部位偶有疼痛、硬结及出现发热、头痛、出汗、皮疹等。

4．其他用药注意事项

（1）如果使用 1 个月后仍不见效，则不必继续无目的地使用。

（2）肌内注射时，避免同一部位反复注射，且对新生儿、早产儿、婴儿、幼儿要特别小心。

（3）注意避开神经分布密集的部位。注意针头扎入时，如有剧痛、血液逆流的情况，应立即拔出针头，换部位注射。

（4）本品的用量应视年龄、病情轻重酌情增减。

（5）本品易分解，应避光、室温下保存，开封后立即使用。

促红素
Erythropoietin

【商品名或别名】

红细胞生成素、怡发津、促红细胞生成素、益比奥、rHuEPO。

【临床应用】

主要用于慢性肾衰竭患者的肾性贫血。对于多发性骨髓瘤有关的贫血、骨髓异常增殖综合征（MDS）及慢性疾病引起的贫血等亦有一定疗效。

【用法与用量】

肾性贫血：静脉注射或皮下注射：初始剂量 50 ~ 100 IU/kg，每周 3 次，使血细胞比容（HCT）增加到 30% ~ 33% 或血红蛋白达到 100 ~ 120 g/L，HCT 不宜超过 35%，在此基础上调整用药剂量。一般维持量减半，每周 2 ~ 3 次，然后每 2 ~ 4 周检查血细胞比容，以调整剂量，避免红细胞生成过速，维持血细胞比容和血红蛋白在适当水平。对非肾性贫血，剂量可适当增加。

【剂型与规格】

促红素注射液：（1）0.5 ml：1500 IU；（2）0.5 ml：3000 IU；（3）1 ml：1000 IU；（4）1 ml：2000 IU；（5）1 ml：3000 IU；（6）1 ml：3500 IU；（7）1 ml：4000 IU；（8）1 ml：6000 IU。

【临床用药指导】

1. 用药禁忌

（1）铅中毒者禁用。

（2）未控制的重度高血压患者禁用。

（3）合并感染，宜控制感染后再使用本品。

（4）对本品及其他哺乳动物细胞衍生物过敏者，对人血清白蛋白过敏者禁用。

2. 药物相互作用

（1）叶酸或维生素 B_{12} 不足、严重铝过多都会降低本品疗效。

（2）用药期间应补充叶酸或维生素 B_{12}。

3. 不良反应

（1）过敏反应表现为皮疹或荨麻疹等。

（2）用药期间可有血压升高、血液黏度增加，偶可诱发脑血管意外和癫痫，故在应用期间，要严格监测血压、血栓情况，必要时应减量或停药，并调整降压药物的使用。

（3）偶有谷草转氨酶、谷丙转氨酶的上升。

（4）有时会有胃肠道不良反应。

4. 其他用药注意事项

（1）本品不能立即纠正严重贫血，故不能代替急救输血。

（2）本品用药期间应定期检查血细胞比容（用药初期每星期一次，维持期每两星期一次），注意避免过度的红细胞生成（确认血细胞比容 36vol% 以下），如发现过度的红细胞生长，应采取暂停用药等适当处理。

（3）应用本品有时会引起血清钾轻度升高，应适当调整饮食，若发生血钾升高，应调整剂量。

（4）治疗期间因出现有效造血，铁需求量增加。通常会出现血清铁浓度下降，如果患者血清铁蛋白低于 100 ng/ml，或转铁蛋白饱和度低于 20%，应每日补充铁剂。

（5）癫痫患者慎用。

（6）对心肌梗死、肺梗死、脑梗死患者，有药物过敏史的患者及有过敏倾向的患者应慎重给药。

（7）腹膜透析患者使用大剂量促红素能快速提高患者血红蛋白水平。

富马酸亚铁
Ferrous Fumarate

【商品名或别名】

富马酸铁、富马铁、红红。

【临床应用】

用于治疗各种原因引起的缺铁性贫血、失血性贫血及营养不良、儿童发育期等引起的缺铁性贫血。

【用法与用量】

口服。1 岁以下，每次 35 mg，每日 3 次；1 ~ 5 岁，每次 70 mg，每日 3 次；6 ~ 12 岁，每次 140 mg，每日 3 次。轻者疗程 2 ~ 4 周，重症患者 3 ~ 4 周。

【剂型与规格】

富马酸亚铁片：（1）0.2 g；（2）0.05 g。

富马酸亚铁咀嚼：100 mg。

富马酸亚铁胶囊：0.2 g。

富马酸亚铁颗粒剂：2 g。

富马酸亚铁混悬剂：（1）10 ml：105 mg；（2）10 ml：140 mg；（3）10 ml：300 mg。

【临床用药指导】

1. 用药时间及要求　宜在饭后或饭时服用，以减轻胃部刺激。本品不应与浓茶同服。

2. 用药禁忌

（1）肝、肾功能严重损害，尤其是伴有未经治疗的尿路感染患者禁用。

（2）铁负荷过高、血色病或含铁血黄素沉着症患者禁用。

（3）不伴缺铁的其他贫血患者禁用。

（4）对本品过敏者禁用。

3. 药物相互作用

（1）与维生素 C 同服时，有利于本品的吸收。

（2）与磷酸盐类、四环素类、鞣酸及抗酸药等同服，可妨碍铁的吸收。

（3）本品可减少左旋多巴、卡比多巴、甲基多巴及喹诺酮类药物的吸收。

4．不良反应　偶见恶心、呕吐、便秘等。排黑便勿与大便潜血混淆。

5．其他用药注意事项

（1）治疗剂量不得长期使用，应在医师确诊为缺铁性贫血后使用。治疗期间应定期检查血象和血清铁水平。如服用过量或出现严重不良反应，应立即就医。

（2）缺铁性贫血患儿长期每天服用 3 次铁剂进行治疗，其肠黏膜吸收的铁可发生超载，进而会降低铁的吸收和利用率。

（3）下列情况慎用：肝炎、酒精中毒、急性感染、肠道炎症、胰腺炎、溃疡性肠炎、胃与十二指肠溃疡。

（4）本品性状发生改变时禁止使用。

右旋糖酐铁
Iron Dextran

【商品名或别名】

右糖酐铁、葡聚糖铁、科莫非、Cosmofer。

【临床应用】

适用于缺铁性贫血有下列情况者：有胃肠道疾病，如慢性腹泻，影响铁的吸收。确诊缺铁性贫血，口服铁剂无效，又找不出其他原因。口服各种铁剂均有严重反应，虽经改变剂量和用药方法，仍无效者。

【用法与用量】

用量计算方法：需元素铁总量（mg）=（120 − 患者血红蛋白量）×80× 体重（kg）×3.4×1.5×0.001。

注释：120 为正常血红蛋白量 g/L；80 为血容量 ml/kg；3.4 为转变血红蛋白 1g 所需元素铁 mg 数；1.5 为补充组织储存铁的量。

用法：将总量分数次深部肌内注射或静脉注射，静脉注射用 0.9% 氯化钠注射液或 5% 葡萄糖液稀释，在 2 ~ 3 分钟内注射完。每次注射量 0.5 ~ 1 mg/kg，首次剂量宜小，每 2 ~ 3 天 1 次，如无不良反应，每日 1 次。

【剂型与规格】

右旋糖酐铁注射液：（1）2 ml：50 mg（按 Fe 计算）；（2）2 ml：100 mg（按 Fe 计算）；（3）4 ml：100 mg（按 Fe 计算）。

【临床用药指导】

1．用药禁忌

（1）非缺铁性贫血患者禁用。

（2）铁超负荷或铁利用紊乱患者禁用。

（3）已知对铁单糖或双糖过度敏感的患者禁用。

（4）代偿失调的肝硬化患者禁用。

（5）传染性肝炎患者禁用。

（6）急慢性感染的患者，哮喘、湿疹或其他特应性变态反应患者禁用。

（7）严重肝、肾功能不全患者禁用。

2．药物相互作用

（1）右旋糖酐铁不能和口服铁制剂同时服用，因为口服铁的吸收会降低。

（2）与维生素 C 合用可增加药物的吸收和利用，增强药效。

（3）该药物可能会导致血清胆红素水平的升高和血清钙水平的降低。

3．不良反应　注射后偶有面部潮红、头疼、头晕，重者有恶心、呕吐、腹泻、寒战、发热、肌肉关节酸痛、荨麻疹，甚至气促、心率加快、出汗、休克、昏迷。全身反应可发生在注射后数分钟，也可在注射几小时后。缓慢注射可降低急性过敏反应。

4．特殊剂型要求　如本品中含有苯甲醇，禁用于儿童肌内注射。

5．其他用药注意事项

（1）注射后血红蛋白未见逐渐升高者，应立即停药。

（2）任何右旋糖酐铁的肠道外给药都可能引起致命性的过敏反应。对药物有过敏史的患者这种可能性增加。右旋糖酐铁只能在可立即采取紧急措施的情况下给药。

（3）给有自身免疫性疾病或有炎症的患者用药，可能会引起 III 型变态反应。

（4）静脉注射过快可能会引起低血压。

（5）肠道外途径给予铁剂可能引起过敏或中毒反应。对有感染的儿童可能会产生不利影响。

（6）血浆铁蛋白在静脉注射后 7 ~ 9 天达到峰浓度，而在 3 周后又缓慢地回到基线。

（7）测定骨髓的铁储备在右旋糖酐铁治疗的延长期没有意义，因为残留的右旋糖酐铁可能滞留于网状内皮细胞。

（8）动物和人体的资料显示，在同一部位反复肌内注射可出现肉瘤。

（9）静脉注射不可溢出血管外，因可引起剧烈疼痛及炎症反应。本品注射液不可作皮下注射。肌内注射后不应按摩局部。

亚叶酸钙
Calcium Folinate

【商品名或别名】

甲叶钙、甲酰四氢叶酸钙、同奥、Calcium Leucovorin、CF。

【临床应用】

（1）治疗由于叶酸缺乏引起的巨幼红细胞性贫血。

（2）用作叶酸拮抗剂（如甲氨蝶呤、乙胺嘧啶或甲氧苄啶等）的解毒剂。

（3）用于防治大、中剂量甲氨蝶呤（MTX）所引起的严重毒性作用。

（4）与 5-氟尿嘧啶合用，用于治疗晚期结肠、直肠癌。

【用法与用量】

1．口服 作为抗叶酸药（甲氨蝶呤）的解救药。首剂 5～15 mg，6～8 小时 1 次，连续 2 天，根据血中甲氨蝶呤浓度调节剂量。

2．肌内或静脉注射 作为抗叶酸药（甲氨蝶呤）的解救药，6～15 mg/m²，每 6～8 小时 1 次，直到甲氨蝶呤浓度在 5×10^{-8} mol/L 以下，一般需持续 2 天。也用于叶酸缺乏所致的巨幼细胞贫血口服效果不佳者，一日 1～3 mg。

【剂型与规格】

亚叶酸钙片：（1）5 mg；（2）15 mg；（3）25 mg。

亚叶酸钙分散片：15 mg。

亚叶酸钙胶囊：25 mg。

亚叶酸钙注射液：每瓶 3 mg；5 mg；25 mg；30 mg；50 mg；100 mg；120 mg；200 mg；100 mg（100 ml）；200 mg（100 ml）；每支 15 mg（2 ml）；50 mg（5 ml）；100 mg（10 ml）；300 mg（30 ml）。

【临床用药指导】

1．用药禁忌 恶性贫血、维生素 B_{12} 缺乏引起的巨幼红细胞性贫血禁用。

2．药物相互作用 较大剂量使用本品时，如与苯巴比妥、扑米酮或苯妥英钠合用，会影响其抗癫痫作用。

3．不良反应 本品不良反应较少见，偶见荨麻疹、哮喘等过敏反应。

4．其他用药注意事项

（1）当患者有下列情况者，本品应慎用于甲氨蝶呤的"解救"治疗：酸性（pH < 7）、腹水、失水、胃肠道梗阻、胸腔渗液或肾功能障碍。有上述情况时，甲氨蝶呤毒性较显著，且不易从体内排出；病情急需者，本品剂量要加大。

（2）接受大剂量甲氨蝶呤而用本品"解救者"应进行下列各种实验室监测：

① 治疗前观察肌酐廓清试验；

② 应用甲氨蝶呤治疗前及以后每 12～24 小时应测定血浆或血清甲氨蝶呤浓度，以调整本品剂量和应用时间，当甲氨蝶呤浓度低于 5×10^{-8} mol/L 时，可以停止实验室监测；

③ 应用甲氨蝶呤治疗前及以后每 24 小时测定血清肌酐量，用药后 24 小时肌酐量大于治疗前 50%，指示有严重肾毒性，要慎重处理；

④ 甲氨蝶呤用药前和用药后每 6 小时应监测尿液酸度，要求尿液 pH 保持在 7 以上，必要时用碳酸氢钠和水化治疗，在注射当天及注射后 2 天（每日补液量在 3000 ml/m²）以防肾功能不全；

⑤ 本品不宜与甲氨蝶呤同时使用，以免影响后者抗叶酸作用，应一次大剂量甲氨蝶呤后 24～48 小时再启用本品，并且对给药剂量有特殊要求，即要求给药后期血药浓度≥甲氨蝶呤浓度。

（3）本品可同时与乙胺嘧啶或甲氧苄啶应用，以预防后者引起的继发性巨幼红细胞性贫血。

（4）对维生素 B_{12} 缺乏所致的贫血不宜单用本品。

（5）服用抗癫痫药的儿童应慎用本品。

（6）本品应避免光线直接照射及热接触。

第五节　升白细胞药

重组人粒细胞集落刺激因子
Recombinant Human Granulocyte Clony Stimulating Factor Injection

【商品名或别名】

非格司亭、格拉诺赛特、特尔津、瑞血新、惠尔血、赛格力、赛强、吉粒芬、Filgrastim。

【临床应用】

治疗骨髓移植和肿瘤放、化疗引起的中性粒细胞减少、再生障碍性贫血、骨髓增生异常综合征、急性淋巴细胞性白血病化疗后的中性粒细胞减少以及先天性、特发性中性粒细胞减少症。

【用法与用量】

1．用于化疗所致的中性粒细胞减少症等 儿童患者化疗后中性粒细胞数降至 0.5×10^9/L（白细胞计数 1×10^9/L）以下者，在开始化疗后 2～5 µg/kg，每日 1 次，皮下或静脉注射给药。当中性粒细胞数回升至 5×10^9/L（白细胞计数 1×10^9/L）以上时停止给药。

2．急性白血病化疗所致的中性粒细胞减少症 白血病患者化疗后白细胞计数不足 1×10^9/L，骨髓中的原粒细胞明显减少，外周血液中未见原粒细胞的情况下，儿童患者 2 µg/kg，每日 1 次，皮下或静脉注射给药。当中性粒细胞数回升至 5×10^9/L（白细胞计数 1×10^9/L）以上时，停止给药。

3．周期性中性粒细胞减少症、自身免疫性中性粒细胞减少症和慢性中性粒细胞减少症 儿童患者中性粒细胞低于 $1×10^9$/L 时，1 μg/kg，每日 1 次，皮下或静脉注射给药。中性粒细胞数回升至 $5×10^9$/L 以上时，酌情减量或停止给药。

4．用于促进骨髓移植患者中性粒细胞增加 儿童在骨髓移植的第 2 天至第 5 天开始用药，2 μg/kg，每日 1 次，皮下或静脉注射给药。中性粒细胞回升至 $5×10^9$/L（白细胞计数 $1×10^9$/L）以上时，停止给药。

【剂型与规格】

重组人粒细胞集落刺激因子注射液：每支 50 μg；75 μg；100 μg；150 μg；200 μg；300 μg；450 μg。

【临床用药指导】

1．用药时间及要求

一般宜在化疗药物给药结束后 24 ～ 48 小时后开始应用本品。

2．用药禁忌

（1）对粒细胞集落刺激因子有过敏反应者以及对大肠埃希菌表达的其他制剂过敏者禁用。

（2）严重肝、肾、肺、心功能损害者禁用。

（3）骨髓中幼稚细胞未显著减少的髓系白血病患者或外周血中检出幼稚粒细胞的骨髓性白血病患者禁用。

3．药物相互作用

（1）本品不宜与其他注射液混合使用，尤其是化疗药物（因为迅速分化的造血祖细胞对化疗药敏感，有可能影响本品的疗效）。

（2）对促进白细胞释放之药物（如锂剂）应慎用。

4．不良反应

（1）可见皮疹、皮肤发红、恶心、呕吐、发热、头痛等；也可见骨痛、胸痛、腰痛、关节痛等症状。

（2）有时会出现食欲缺乏的现象，或肝谷丙转氨酶、谷草转氨酶升高。

（3）偶见休克、间质性肺炎、幼稚细胞增加。

（4）毛细血管渗漏综合征[14]。

5．其他用药注意事项

（1）儿童患者慎用，并给予适当监测。由于该药对新生儿和婴幼儿的安全性尚未确定，建议不用该药。每日用药的 4 个月 ～ 17 岁患者未发现长期毒性效应，其生长、发育、性征和内分泌均未改变。

（2）静脉滴注时，用 5% 葡萄糖注射液或 5% 葡萄糖氯化钠注射液稀释后使用，滴速宜慢。

（3）使用本品过程中应定期每周监测血象 2 次，特别是中性粒细胞数目变化的情况。

（4）于 2 ～ 8℃ 避光保存，忌冰冻，忌振摇。

（5）对于血小板正常的粒细胞减少患儿，皮下注射或为首选方式，但为明确皮下和静脉注射两种给药方式的利弊，尚需更大样本的多中心试验来确证。

维生素 B₄
Vitamin B₄

【商品名或别名】

氨基嘌呤、腺嘌呤、Adenine。

【临床应用】

用于治疗各种原因（如放疗、化疗、苯中毒、抗甲状腺药物等）引起的白细胞减少，也用于急性粒细胞减少症。

【用法与用量】

口服：小儿每次 5 ～ 10 mg，每日 2 次。

【剂型与规格】

维生素 B₄ 片：10 mg。

【临床用药指导】

1．不良反应 推荐剂量下，未见明显不良反应。

2．其他用药注意事项

（1）由于此药是核酸前体，故肿瘤放、化疗并用时，应考虑其是否有促进肿瘤发展的可能性，权衡利弊后选用。

（2）另外，本品需连续使用 1 个月左右才能显效。

鲨肝醇
Batiol

【商品名或别名】

鯿二醇、Batylalcohol。

【临床应用】

治疗各种原因引起的粒细胞减少症及缺乏症，并可预防抗肿瘤药物、放射治疗等引起的白细胞减少症和缺乏症。用于恶性贫血及小儿粒细胞缺乏症。

【用法与用量】

口服：儿童每次 1 ～ 2 mg/kg，每日 3 次，4 ～ 6 周为 1 疗程。

【剂型与规格】

鲨肝醇片：（1）20 mg；（2）50 mg。

【临床用药指导】

1．药物相互作用 本品与茜草双酯有协同作用。

2．不良反应 偶见口干、肠鸣音亢进等，剂量过大可引起腹泻等。

3．其他用药注意事项

（1）治疗期间定期（每周 1 次）检查白细胞总数及分类。

（2）对病程较短、病情较轻及骨髓造血功能尚好者疗效较好。

（3）临床疗效与剂量相关，过大或过小均影响效果，故应寻找最佳剂量。

利血生

Leucogen

【商品名或别名】

利可君、莱克、Leucongen。

【临床应用】

防治由于放、化疗引起的白细胞减少症；治疗血小板减少症、再生障碍性贫血等。

【用法与用量】

口服。每次 5 ~ 10 mg，每日 2 ~ 3 次，4 周为 1 疗程。

【剂型与规格】

利可君片：(1) 10 mg；(2) 20 mg。

【临床用药指导】

1. 用药禁忌　对本品过敏者禁用。

2. 不良反应　尚未发现有关不良反应报道。

3. 其他用药注意事项

(1) 本品性状发生改变后，禁止使用。

(2) 密闭保存

(3) 急、慢性髓细胞白血病患者慎用。

肌苷

Inosine

【商品名或别名】

肌苷 A、肌苷 B、次黄嘌呤核苷、5'- 肌苷酸钠。

【临床应用】

治疗各种原因引起的白细胞减少、血小板减少及急、慢性肝炎、胆囊炎、心肌炎、风湿性心脏病、肺源性心脏病、高血压性心脏病等。对视神经萎缩、中心性视网膜炎等眼科疾病也有一定疗效。

【用法与用量】

1. 口服　小儿每次 0.1 ~ 0.2 g，每日 2 ~ 3 次，必要时剂量加倍。

2. 静脉滴注　小儿每次 0.1 ~ 0.2 g，每日 1 ~ 2 次。

【剂型与规格】

肌苷片：0.2 g。

肌苷胶囊：0.2 g。

肌苷颗粒剂：0.2 g。

肌苷口服液：每支 0.2 g (10 ml)；0.2 g (20 ml)；0.4 g (20 ml)。

肌苷注射液：每瓶 0.2 g；0.3 g；0.4 g；0.5 g；0.6 g；0.2 g (100 ml)；0.3 g (100 ml)；0.5 g (100 ml)；0.6 g (100 ml)；0.4 g (200 ml)；0.5 g (250 ml)；0.6 g

(250 ml)；每支 0.05 g (2 ml)；0.1 g (2 ml)；0.1 g (5 ml)；0.2 g (5 ml)。

【临床用药指导】

1. 用药禁忌　对本品过敏者禁用。

2. 药物相互作用

(1) 本品禁与下列注射液配伍：乳清酸、氯霉素、双嘧达莫、盐酸山梗菜碱、硫酸阿托品、氢溴酸东莨菪碱、利舍平、马来酸麦角新碱、盐酸普鲁卡因、硫喷妥钠、苯妥英钠、氯氮䓬、盐酸去甲肾上腺素、盐酸丁卡因、硝普钠、二氮嗪、呋塞米、依他尼酸钠、促皮质素、维生素 B_{12}、盐酸苯海拉明、马来酸氯苯那敏、盐酸氯丙嗪、盐酸异丙嗪、细胞色素 C、盐酸万古霉素、盐酸四环素、二盐酸奎宁、盐酸阿糖胞苷、硫酸长春新碱，以及所有菌苗和疫苗。

(2) 酚磺乙胺、盐酸多巴胺和维生素 C 注射液应先稀释后再与本品混合。

3. 不良反应

(1) 口服偶见胃部不适。

(2) 静脉滴注偶有恶心、颜面潮红、胸部灼热感等。

4. 特殊剂型要求　颗粒剂用温开水冲服。

5. 其他用药注意事项　室温下，肌苷和在 5% 葡萄糖注射液中配伍后，4 小时内稳定。

（参见第 11 章"心血管系统用药"第七章"心肌管营养药"。）

氨肽素

Ampeptide Elemente

【临床应用】

常用于治疗原发性血小板减少性紫癜、慢性白细胞减少症和再生障碍性贫血。

【用法与用量】

口服：8 岁以上儿童每次 1 g，4 ~ 7 岁每次 0.4 ~ 0.6 g，3 岁以下每次 0.2 ~ 0.4 g，均每日 3 次。疗程 4 周以上，有效者继续服用。

【剂型与规格】

氨肽素片：(1) 0.2 g；(2) 0.5 g。

【临床用药指导】

1. 用药禁忌　对本品过敏者禁用。

2. 药物相互作用　与抗体、补体、干扰素等合用时有协同作用，可以提高机体免疫功能。

3. 不良反应　长期服用者偶见腹部不适。

4. 其他用药注意事项　当药品性状发生改变时禁止使用。

第六节　抗血小板药

阿司匹林
Aspirin

【商品名或别名】

乙酰水杨酸、醋柳酸、Acetylsalicylic Acid、拜阿司匹灵。

【临床应用】

本品对血小板聚集有抑制作用，可以防止血栓形成，临床上用于预防一过性脑缺血发作、心肌梗死的血栓形成；也可用于治疗不稳定型心绞痛。

【用法与用量】

1. 用于血小板增多、血液呈高凝状态　每日 5 ~ 10 mg/kg，每日 1 次。

2. 当新生儿动脉缺血性脑卒中存在以下情况：确定血栓来源于心脏者，多发性脑或全身血栓，严重易栓症患儿，或复发的新生儿动脉缺血性脑卒中患儿，可选用阿司匹林口服 2 ~ 4 mg/kg[15]。

3. 川崎病冠状动脉病变　3 ~ 5 mg/（kg·d），1 次服用，不超过 100 mg[10]。

【剂型与规格】

阿司匹林肠溶片：（1）25 mg；（2）40 mg；（3）50 mg；（4）75 mg；（5）100 mg。

阿司匹林缓释片：（1）50 mg；（2）75 mg。

阿司匹林分散片：50 mg。

【临床用药指导】

1. 用药禁忌

（1）已知对本品过敏的患者禁用。

（2）服用阿司匹林或其他非甾体类抗炎药后诱发哮喘、荨麻疹或过敏反应的患者禁用。

（3）禁用于冠状动脉旁路移植手术（CABG）围术期疼痛的治疗。

（4）有应用非甾体类抗炎药后发生胃肠道出血或穿孔病史的患者禁用。

（5）有活动性消化道溃疡 / 出血，或者既往曾复发溃疡 / 出血的患者禁用。

（6）重度心力衰竭患者禁用。

（7）严重的肝功能衰竭患者禁用。

（8）严重的肾衰竭患者禁用。

（9）禁与甲氨蝶呤（剂量为 15 mg/w 或更多）合用。

（10）出血体质患者禁用。

2. 药物相互作用

（1）与其他非甾体类抗炎药合用时疗效并不加强，因为本品可以降低其他非甾体类抗炎药的生物利用度，胃肠道不良反应（包括溃疡和出血）却增加；此外，由于对血小板聚集的抑制作用加强，还可增加其他部位出血的危险。与对乙酰氨基酚长期大量合用可引起肾病变（包括肾乳头坏死、肾癌或膀胱癌）。

（2）与任何可引起低凝血酶原血症、血小板减少、血小板聚集功能降低或胃肠道溃疡出血的药物合用时，会加重凝血障碍和增加出血的危险。

（3）与抗凝药（双香豆素、肝素等）、溶栓药（链激酶、尿激酶）同用，会增加出血的危险。

（4）尿碱化药（碳酸氢钠等）、抗酸药（长期大量应用）可增加本品在尿中的排泄量，使血药浓度下降。但当本品血药浓度已达稳定状态而停用碱性药物，又可使本品血药浓度升高到毒性水平。碳酸酐酶抑制药可使尿碱化，但可引起代谢性酸中毒，不仅能使血药浓度降低，而且使本品透入脑组织中的量增多，从而增加毒性反应。

（5）尿酸化药可减低本品的排泄，使其血药浓度升高，毒性反应增加。

（6）目前临床上不主张将本品与糖皮质激素同时应用，原因如下：①糖皮质激素可增加本品的排泄，同时服用时为了维持本品的血药浓度，应增加本品的剂量。②与糖皮质激素长期同用，尤其是大量应用时，会增加胃肠溃疡和出血的危险性。

（7）可加强胰岛素或口服降糖药物的降糖效果。

（8）与甲氨蝶呤（MTX）同用时，可减少后者与蛋白质的结合，也可减少其经肾的排泄，使血药浓度升高而增加毒性反应。

（9）可降低丙磺舒或磺吡酮的排尿酸作用，当水杨酸盐的血药浓度 >50 μg/ml 时即明显降低，> 100 ~ 150 μg/ml 时更甚。此外，丙磺舒可降低水杨酸盐自肾的清除率，从而使后者的血药浓度升高。

3. 不良反应

（1）较常见的有恶心、呕吐、上腹部不适或疼痛（由于本品对胃黏膜的直接刺激引起）等胃肠道反应（发生率 3% ~ 9%），停药后多可消失，长期或大剂量服用可有胃肠道出血或溃疡。

（2）过敏反应：出现于 0.2% 的患者，表现为哮喘、荨麻疹、血管神经性水肿或休克。多为易感者，服药后迅速出现呼吸困难，严重者可致死亡，称为阿司匹林哮喘，有的是阿司匹林过敏、哮喘和鼻息肉三联症，往往与遗传和环境因素有关。

（3）肝、肾功能损害：与剂量大小有关，尤其是剂量过大使血药浓度达 250 mg/ml 时易发生，损害均是可逆性的，停药后可恢复。但有引起肾乳头坏死的报道。

（4）出血，如牙龈出血、鼻出血、胃肠道出血、脑出血等。

4．特殊剂型要求

（1）肠溶片应饭前用适量水送服。

（2）缓释片宜在饭后用温水整片吞服，不可空腹服用。

（3）缓释制剂不适用于急性心肌梗死患者的紧急应用。

5．其他用药注意事项

（1）有胃及十二指肠溃疡者慎用，可配合口服抗酸药。

（2）长期大量使用本品时，应定期检查血细胞比容、肝功能及血清水杨酸含量。

（3）对于需行手术者（包括拔牙等小手术）能增加出血倾向。

（4）对于重度葡萄糖 -6- 磷酸脱氢酶（G6PD）缺乏症患者，阿司匹林可能诱导溶血或溶血性贫血。可增加溶血风险的因素，如高剂量、发热或急性感染。

（5）低剂量阿司匹林减少尿酸的排泄，对易感者可能引起痛风。

（6）患有发热性疾病的儿童或青少年不得服用阿司匹林肠溶片，除非有医嘱并且其他治疗措施已失败。此类疾病出现持续性呕吐可能是瑞氏综合征（Reye 综合征）的信号。Reye 综合征是一种极罕见的危及生命的疾病，需立即进行药物治疗。

（7）如未咨询医生，不得长期或高剂量服用含有阿司匹林的药物。

（参见第 7 章"中枢神经系统用药"第三节"解热镇痛抗炎及抗风湿药"。）

曲克芦丁
Troxerutin

【商品名或别名】

维脑路通、羟乙基芦丁、维生素 P_4、Venoruton。

【临床应用】

用于闭塞综合征、血栓性静脉炎、毛细血管出血等。对痔疮静脉曲张所致的严重肿胀及溃疡也有效。

【用法与用量】

1．口服　小儿每日 0.1 ～ 0.3 g，分 3 次服用。

2．肌内注射　0.1 g，分 2 次使用，疗程视病情酌定，也可参照成人（20 天为 1 疗程，可用 1 ～ 3 个疗程，每 1 疗程间隔 3 ～ 7 天）。

3．静脉滴注　0.2 g，每天 1 次，用 5% ～ 10% 葡萄糖注射液或低分子右旋糖酐注射液，稀释后使用。

【剂型与规格】

曲克芦丁片：（1）60 mg；（2）120 mg；（3）180 mg。

曲克芦丁胶囊：120 mg。

曲克芦丁颗粒剂：每袋 7 g：3.5 g（以曲克芦丁计）。

曲克芦丁口服溶液：10 ml：0.3 g。

曲克芦丁注射液：每瓶（1）60 mg；（2）100 mg；（3）120 mg；（4）150 mg；（5）200 mg；（6）250 mg；（7）300 mg；（8）320 mg；（9）400 mg；（10）480 mg；（11）0.3 g（100 ml）；（12）0.4 g（100 ml）；（13）0.24 g（250 ml）；（14）0.32 g（250 ml）；（15）0.4 g（250 ml）；（16）0.48 g（250 ml）。

每支：（1）60 mg（2 ml）；（2）100 mg（2 ml）；（3）150 mg（5 ml）；（4）250 mg（5 ml）；（5）240 mg（10 ml）；（6）300 mg（10 ml）；（7）480 mg（10 ml）；（8）500 mg（10 ml）；（9）240 mg（20 ml）。

【临床用药指导】

1．用药禁忌　对本品过敏或有严重不良反应病史者禁用[16]。

2．不良反应

（1）消化系统：恶心、呕吐、腹痛等，有肝生化指标异常病例报告。

（2）呼吸系统：胸闷、憋气、呼吸困难、呼吸急促。

（3）全身性反应：寒战、发热、水肿、过敏反应、过敏性休克等。

（4）皮肤：皮疹、瘙痒、荨麻疹、红斑疹、斑丘疹、多形性红斑等。

（5）神经系统：头晕、头痛、震颤、意识模糊等。

（6）心血管系统：心悸、发绀、心律失常等。

（7）其他：潮红、紫癜[16]。

3．特殊剂型要求　本品颗粒剂要求饭后服用。

4．其他用药注意事项

（1）用药前仔细询问患者有无家族过敏史和既往药物过敏史，过敏体质患者应谨慎用药，如确需用药，应在用药过程中加强监护。

（2）加强对首次用药患者及肝、肾功能障碍患者的监护。

（3）用药后一旦出现潮红、皮疹、心悸、胸闷、憋气、血压下降等可能与严重不良反应有关的症状时，应立即停药并及时救治[16]。

（4）用药期间避免阳光直射、高温及过久站立。

前列地尔
Alprostadil

【商品名或别名】

前列腺素 E1、凯时、力邦喜通、Prostaglandin E1、

PCE1。

【临床应用】

1. 治疗血栓性疾病,如血栓闭塞性脉管炎、闭塞性动脉硬化症、视网膜血管闭塞、雷诺综合征等。

2. 脏器移植术后抗栓治疗,用以抑制移植后血管内的血栓形成。

3. 动脉导管依赖性先天性心脏病,用以缓解低氧血症,保持导管血流以等待时机手术治疗。

4. 用于慢性肝炎的辅助治疗。

【用法与用量】

新生儿用于维持动脉导管:通常国外推荐用法为初始剂量每分钟 0.05 ~ 0.1 μg/g,经大静脉或脐动脉内置入的导管持续输注,若有效,则剂量逐渐减小,如从每分钟 0.1 μg/kg 减为每分钟 0.05 μg/kg、每分钟 0.025 μg/kg、每分钟 0.01 μg/kg,直至维持疗效的最小剂量。

【剂型与规格】

前列地尔注射液:每支(1)5 μg(1 ml);(2)10 μg(2 ml)。每瓶(1)20 μg;(2)30 μg;(3)100 μg;(4)200 μg。

【临床用药指导】

1. 用药禁忌

(1)严重心力衰竭(心功能不全)患者禁用。

(2)既往对本制剂有过敏史的患者禁用。

2. 药物相互作用

(1)与磷酸二酯酶抑制剂有协同作用,可相互加强疗效,细胞内 cAMP 倍增。

(2)本品还可增强降压药、血管扩张药、抗凝药、抗血小板药物的作用。

(3)避免与血浆增溶剂(右旋糖酐、明胶制剂等)混合。

3. 不良反应

(1)休克:偶见休克。要注意观察,发现异常现象时,立刻停药,采取适当的措施。

(2)注射部位:有时出现血管痛、血管炎、发红、偶见发硬、瘙痒等。

(3)循环系统:有时出现加重心力衰竭、肺水肿、胸部发紧感、血压下降等症状,一旦出现立即停药。另外,偶见脸面潮红、心悸。

(4)消化系统:有时出现腹泻、腹胀、不愉快感,偶见腹痛、食欲缺乏、呕吐、便秘、转氨酶升高等。

(5)精神和神经系统:有时头晕、头痛、发热、疲劳感,偶见发麻。

(6)血液系统:偶见嗜酸性粒细胞增多、白细胞减少。

(7)其他:偶见视力下降、口腔肿胀感、脱发、四肢疼痛、水肿、荨麻疹。

4. 其他用药注意事项

下述患者慎用本品:

(1)心力衰竭(心功能不全)患者,有报告可加重心功能不全的倾向。

(2)青光眼或眼压亢进的患者,有报告可使眼压增高。

(3)既往有胃溃疡合并症的患者,有报告可使胃出血。

(4)间质性肺炎的患者,有报告可使病情恶化。用于治疗慢性动脉闭塞症、微小血管循环障碍的患者。由于本药的治疗是对症治疗,停止给药后,有再复发的可能性。

(5)给药时注意:

① 出现不良反应时,应采取减慢给药速度、停止给药等适当措施。

② 本制剂与输液混合后在 2 小时内使用,残液不能再使用。

③ 不能使用冻结的药品。

(参见第 11 章 "心血管系统用药" 第七节 "心肌营养药"。)

参考文献

[1] 中华医学会围产医学分会,中华护理学会妇产科专业委员会,中国疾病预防控制中心妇幼保健中心.新生儿早期基本保健技术的临床实施建议(2017年,北京).中国综合临床,2018(1):5-8.

[2] 总局关于修订维生素 K₁ 注射液说明书的公告(2017年第115号)

[3] 中华医学会儿科学分会呼吸学组,《中华实用儿科临床杂志》编辑委员会.儿童咯血诊断与治疗专家共识.中华实用儿科临床杂志,2016,31(20):1525-1530.

[4] 食品药品监管总局办公厅关于修订注射用血凝酶说明书的通知食药监办药化管〔2013〕88号.

[5] 欧盟药物警戒风险评估委员会证实凝血因子Ⅷ类药物产生抗体的风险.中国药物评价,2017(5):354.

[6] 中华医学会儿科学分会血液学组,《中华儿科杂志》编辑委员会.儿童原发性免疫性血小板减少症诊疗建议.中华儿科杂志,2013,51(5).

[7] 国家药品监督管理局关于修订重组人白介素 -11 注射剂说明书的公告(2018年第44号).

[8] 总局关于修订硫酸鱼精蛋白注射液说明书的公告(2016年第53号).

[9] 英国警示外用咪康唑与华法林的严重相互作用风险.中国药物评价,2016(4):230.

[10] 中华医学会儿科学分会心血管学组,中华医学会儿科学分会免疫学组.川崎病冠状动脉病变的临床处理建议.

中华儿科杂志，2012，50（10）．

[11] 常花蕾，史涛．人血白蛋白临床不合理应用及改进措施．中国药物应用与监测，2014（1）：52-54．

[12]《中华儿科杂志》编辑委员会，中华医学会儿科学分会血液学组，中华医学会儿科学分会儿童保健学组．儿童缺铁和缺铁性贫血防治建议．中华儿科杂志，2008，46（7）．

[13] 国家基本药物临床应用指南和处方集编委会．国家基本药物处方集［M］．2010．

[14] 国家药品不良反应监测中心．药物警戒快讯．中国药物警戒，2014，11（11）：700-705．

[15] 中国医师协会新生儿科医师分会神经专业委员会．新生儿动脉缺血性脑卒中临床诊治专家共识．中国当代儿科杂志，2017（6）．

[16] 国家食品药品监督管理总局关于修订曲克芦丁制剂说明书的公告（2015年第162号）．

（刘学英）

第 13 章

泌尿系统用药

第一节 利 尿 剂

呋塞米
Fursemide

【商品名或别名】

速尿、呋喃苯胺酸、利尿磺胺、速尿灵、利尿灵、Frusemede、Lasix。

【临床应用】

1. 水肿性疾病 包括心脏性水肿、肾性水肿（肾炎、肾病及各种原因所致的急、慢性肾衰竭）、肝硬化腹水、功能障碍或血管障碍所引起的周围性水肿，尤其是应用其他利尿药效果不佳时，应用本品仍可有效。静脉给药或与其他药物合用，可治疗急性肺水肿和急性脑水肿等。

2. 高血压 不作为原发性高血压的首选药，但当噻嗪类药物疗效不佳，尤其当伴有肾功能不全或出现高血压危象时，适用本品。

3. 预防急性肾衰竭 用于各种原因导致的肾血流灌注不足，例如失水、休克、中毒、麻醉意外以及循环功能不全等，及时应用可减少急性肾小管坏死的机会。

4. 高钾血症及高钙血症。

5. 稀释性低钠血症，尤其是当血钠浓度低于 120 mmol/L 时。

6. 抗利尿激素分泌过多症。

7. 急性药物中毒，用本品可加速毒物排泄。

【用法与用量】

1. 儿童剂量 口服：每次 1 mg/kg，2～3 天；肌内注射、静脉注射或静脉滴注，每次 0.5～1 mg/kg，1～2 天或隔日 1 次。新生儿的血药半衰期明显延长，故新生儿用药间隔时间应适当延长。

2. 治疗儿童水肿性疾病

（1）口服：起始量 2 mg/kg，必要时每 4～6 小时追加 1～2 mg/kg。

（2）静脉注射：起始量 1 mg/kg，必要时每 2 小时追加 1 mg/kg，一日最大剂量可达 6 mg/kg，新生儿应延长用药间隔时间。

【剂型与规格】

呋塞米片：20 mg。

呋塞米注射液：2 ml：20 mg。

复方呋塞米片：每片含呋塞米 20 mg 和阿米洛利 2.5 mg。

【临床用药指导】

1. 用药禁忌

（1）对本品及噻嗪类利尿药或其他磺酰胺类药物过敏者。

（2）低钾血症、肝性脑病、超量服用洋地黄类药者。

2. 药物相互作用

（1）本品与两性霉素 B、头孢菌素类、氨基糖苷类等抗菌药物合用时可增加肾毒性和耳毒性，尤其是原有肾损害时。

（2）与抗组胺药合用时耳毒性增加，易出现耳鸣、头晕、眩晕。

（3）与锂盐合用时肾毒性明显增加，应避免。

（4）本品引起的低钾可增强强心苷的毒性，故二者合用时应补钾。

（5）本品加强非去极化肌松药的作用（如氯化筒箭毒碱），手术中如用筒箭毒碱作肌松药，于术前一周应停用本品。

（6）糖皮质激素、盐皮质激素、促肾上腺皮质激素及雌激素能降低本品的利尿作用，并增加电解质紊乱尤其是低钾血症发生的机会。

（7）非甾体类抗炎镇痛药能降低本品的利尿作用，肾损害机会也增加，此与前者抑制前列腺素合成、减少肾血流量有关。

（8）与拟交感神经药及抗惊厥药物合用，利尿作用减弱。

（9）与苯妥英钠合用，可降低本品的利尿效应达 50%。

（10）本品能增强降压药作用，合用时，降压药的剂量应适当减少。

（11）与氯贝丁酯合用，两药的作用均增强，并可出现肌肉酸痛、强直等全身不适症状。

（12）与多巴胺合用，利尿作用加强。

（13）饮酒及合用含乙醇制剂或引起血压下降的药物，能增强本药的利尿和降压作用。与巴比妥类药物、麻醉药合用，易引起直立性低血压。

（14）本品可使尿酸排泄减少，血尿酸升高，故与治疗痛风的药物合用时后者的剂量应做适当调整。

（15）本品可降低降血糖药物的疗效。

（16）本品降低抗凝药物（如肝素、链激酶、尿激酶等）和抗纤溶药物的作用。

（17）服用水合氯醛后静脉注射本品，可致出汗、面色潮红和血压升高。

（18）与碳酸氢钠合用，发生低氯性碱中毒机会增加。

（19）与美托拉宗（利尿药）合用，可引起严重的电解质紊乱。

（20）本品与阿司匹林相互竞争肾小管分泌，故两者合用可使后者排泄减少。

（21）丙磺舒可减弱本品的利尿作用。

（22）本品注射液的 pH 约为 9，故不能用葡萄糖等酸性溶液稀释，否则易析出沉淀。

（23）本品与华法林、非诺贝特合用，可竞争性地与血浆蛋白结合，使后两者的血浆内的游离药物浓度增加，作用加强，从而导致不良反应增加。

3．不良反应

（1）常见口干、口渴、心律失常、肌肉酸痛、疲乏无力、恶心，呕吐等，主要与电解质紊乱有关。还可引起低血 Na^+、低血 K^+、低血 Ca^{2+}，长期用药可发生低 Cl^- 碱中毒。

（2）可引起高尿酸血症、高血糖、直立性低血压、听力障碍、视物模糊，有时可发生起立性眩晕等。

（3）极少数病例可发生胰腺炎、中性粒细胞减少、血小板减少性紫癜、皮疹、多形性红斑、肝功能障碍而出现黄疸，长期应用可致胃及十二指肠溃疡。

4．超说明书用药

（1）雾化用药：癌症患者呼吸困难。

（2）舌下给药。

（3）儿童高血压。

（4）重型支气管肺炎患儿静脉注射呋塞米，可加快肺部啰音消失，促进肺部炎症提前愈合，缩短病程，值得在临床中大力推广 [1-2]。

5．其他用药注意事项

（1）在新生儿体内的半衰期明显延长，故新生儿的用药间隔应延长。

（2）下列情况慎用

1）无尿或严重肾功能损害者，后者因需加大剂量，故用药间隔应延长，以免出现耳毒性等不良反应。

2）糖尿病患者应用后可使血糖增高。

3）严重肝功能损害者，可因本品所致电解质紊乱而诱发肝性脑病。

4）急性心肌梗死患者，过度利尿可促发休克。

5）高尿酸血症或有痛风史者。

6）胰腺炎或有此病史者。

7）有低钾血症倾向者，尤其是应用洋地黄类药物或有室性心律失常者。

8）红斑狼疮，本药可加重病情。

9）前列腺增生。

（3）用药时应注意下列问题：

1）药物剂量应个体化，从最小有效剂量开始，然后根据利尿反应调整剂量，以减少水、电解质紊乱等不良反应。

2）肠道外给药宜静脉给药，不主张肌内注射。常规剂量静脉注射应超过 1～2 分钟，大剂量静脉注射时每分钟不超过 4 mg。静脉用药剂量为口服剂量的一半时即可达到同样疗效。

3）本品注射剂为加碱制成的钠盐，碱性较高，故静脉注射时宜用氯化钠注射液稀释，而不宜用葡萄糖注射液稀释。

4）存在低钾血症或低钾血症倾向时，应注意补钾。

5）如每日用药 1 次，应早晨服药，以免夜间排尿次数增多。

6）少尿或无尿患者应用本品最大剂量后 24 小时仍无效时应停药。

（4）大剂量静脉注射过快时，可出现听力减退或暂时性耳聋，故应缓慢注射。

（5）在治疗进展中的肾疾患而有血清尿素氮值增加和少尿现象发生时，应立即停止使用本品。

（6）随访检查

1）血电解质，尤其对合用洋地黄类药物或皮质激素类药物、肝肾功能损害者更应注意。

2）血压，尤其是用于降压，大剂量应用或用于老年患者。

3）肾功能。

4）肝功能。

5）血糖。

6）血尿酸。

7）酸碱平衡情况。

8）听力。

（7）对诊断的干扰：可致血糖升高、尿糖阳性，尤其是糖尿病或糖尿病前期患者。过度脱水可使血尿酸和尿素氮水平暂时性升高，血 Na^+、Cl^-、K^+、Ca^{2+} 和 Mg^{2+} 浓度下降。

（8）对磺胺类药和噻嗪类利尿药有交叉过敏可能。

（9）应用洋地黄类药以及室性心律失常、低钾血症、水电解质紊乱、无尿或严重肾功能损害患者慎用。

（10）有头晕、头痛、恶心、呕吐、腹痛、腹泻、口渴、皮疹、瘙痒、视物模糊、乏力、倦怠、肌痉挛等。

（11）偶有粒细胞减少、血小板减少、再生障碍性贫血、肝功能损害。

（12）大剂量能导致肾小球滤过率下降，出现少尿、水及电解质紊乱、失水、低钾、低钠，偶亦出现低氯性碱中毒症状。

（13）能引起高尿酸血症和高血糖症。

（14）大剂量应用可引起暂时性耳聋或听力减退。

（15）肾病患者不宜频繁使用。

（16）应定期检查血中电解质浓度。

（17）不宜与两性霉素 B、头孢菌素类、氨基糖苷类等抗菌药物及抗组胺药物、锂制剂合用。

布美他尼
Bumex

【商品名或别名】

丁苯氧酸、丁尿胺、利尿胺、Aquazone。

【临床应用】

同呋塞米。本品对某些呋塞米无效的病例仍可有效。具体如下：

1. 水肿性疾病　包括充血性心力衰竭、肝硬化、肾疾病（肾炎、肾病及各种原因所致的急、慢性肾衰竭），尤其是应用其他利尿药效果不佳时，应用本品仍然有效。与其他药物合用治疗急性脑水肿和急性肺水肿等。

2. 高血压　在使用利尿药治疗高血压时，本品不作为原发性高血压的首选药，但当噻嗪类药物疗效不佳时，尤其是当伴有肾功能不全或出现高血压危象时，应用本品尤为适用。

3. 预防急性肾衰竭　用于各种原因导致的肾血流灌注不足，例如失水、休克、中毒、麻醉意外以及循环功能不全等，在纠正血容量不足的同时及时应用，可减少急性肾小管坏死的机会。

4. 高钾血症及高钙血症。

5. 稀释性低钠血症，尤其是当血钠浓度低于 120 mmol/L 时。

6. 抗利尿激素分泌过多症。

7. 急性药物或毒物中毒，如巴比妥类药物中毒等。

【用法与用量】

儿童剂量：口服，> 6 个月，每次 0.01 ~ 0.02 mg/kg，

必要时 4 ~ 6 小时 1 次。肌内注射、静脉注射或静脉滴注，用量用法同口服。

【剂型与规格】

布美他尼片：1 mg。

布美他尼注射液：2 ml：0.5 mg。

【临床用药指导】

1. 用药禁忌　禁用于对本品、磺胺类药和噻嗪类利尿药过敏者、妊娠期妇女。

2. 药物相互作用

（1）本品与两性霉素 B、头孢菌素类、氨基糖苷类等抗菌药物合用，肾毒性和耳毒性增加，尤其是原有肾损害时。

（2）与抗组胺药合用时耳毒性增加，易出现耳鸣、头晕、眩晕。

（3）与锂盐合用肾毒性明显增加，应避免。

（4）本品引起的低钾可增强强心苷的毒性，故二者合用时应补钾。

（5）本品加强非去极化肌松药的作用（如氯化筒箭毒碱）。手术中如用筒箭毒碱作肌松药，于术前一周应停用本品。

（6）糖皮质激素、盐皮质激素、促肾上腺皮质激素及雌激素能降低本品的利尿作用，并增加电解质紊乱尤其是低钾血症的发生机会。

（7）非甾体类抗炎镇痛药能降低本品的利尿作用，肾损害机会也增加，此与前者抑制前列腺素合成，减少肾血流量有关。

（8）与拟交感神经药及抗惊厥药物合用，利尿作用减弱。

（9）与苯妥英钠合用，可降低本品的利尿效应达 50%。

（10）本品能增强降压药作用，合用时，降压药的剂量应适当减少。

（11）与氯贝丁酯合用，两药的作用均增强，并可出现肌肉酸痛、强直等全身不适症状。

（12）与多巴胺合用，利尿作用加强。

（13）饮酒及合用含乙醇制剂或引起血压下降的药物，能增强本药的利尿和降压作用。与巴比妥类药物、麻醉药合用，易引起直立性低血压。

（14）本品可使尿酸排泄减少，血尿酸升高，故与治疗痛风的药物合用时，后者的剂量应做适当调整。

（15）本品可降低降血糖药物的疗效。

（16）本品降低抗凝药物（如肝素、链激酶、尿激酶等）和抗纤溶药物的作用，其原因主要与利尿后血容量下降，致血中凝血因子浓度升高，以及肝合成凝血因子增多有关。

（17）服用水合氯醛后静脉注射本品，可致出汗、面色潮红和血压升高，此与甲状腺素由结合状态转为游

离状态增多、导致分解代谢加强有关。

（18）与碳酸氢钠合用，发生低氯性碱中毒机会增加。

（19）与美托拉宗（利尿药）合用，可引起严重的电解质紊乱。

（20）本品与阿司匹林相互竞争肾小管分泌，两者合用可使后者排泄减少。

（21）丙磺舒可减弱本品的利尿作用。

（22）本品注射液的 pH 约为 9，故不能用葡萄糖等酸性溶液稀释，否则析出沉淀。

（23）本品与华法林、非诺贝特合用，可竞争性地与血浆蛋白结合，使后两者血浆内的游离药物浓度增加，作用加强，从而导致不良反应增加。

3. 不良反应 同呋塞米，如引起低盐综合征、低氯血症、低钾血症、高尿酸血症和高血糖等。但低钾血症的发生率较噻嗪类利尿药、呋塞米为低，长期或大量应用本品应定期检查电解质。另外肾功能不全患者大剂量使用时，可发生皮肤、黏膜及肌肉疼痛，但多数轻微。1 ～ 3 小时后可自行缓解，如持续过久应停药。少数男性患者可出现乳房发育，偶见未婚男性遗精和阴茎勃起困难。

4. 超说明书用药 布美他尼可减少儿童孤独症的某些症状，起效较快，而没有明显的不良反应[3]。

5. 其他用药注意事项

（1）6 个月以下婴儿避免使用，儿童慎用。

（2）一般不用注射给药。

（3）可有短暂的中性粒细胞降低、血小板减少等。

（4）偶见恶心、呕吐、皮疹等。

（5）不宜将本品加入酸性输液中静脉滴注，以免发生沉淀。

（6）长期或大量使用本品者应定期检查电解质。

（7）其余参阅呋塞米。

托拉塞米
Torasemide

【商品名或别名】

托拉沙得、伊迈格、特苏尼、Torasemide。

【临床应用】

1. 各种原因所致水肿 如由于原发或继发性肾疾病及各种原因所致急、慢性肾衰竭、充血性心力衰竭以及肝硬化等所致的水肿，与其他药物合用治疗急性脑水肿等。

2. 急、慢性心力衰竭。

3. 原发或继发性高血压。

4. 急、慢性肾衰竭 本品可增加尿量，促进尿钠排出。

5. 肝硬化腹水。

6. 急性毒物或药物中毒 本品通过强效、迅速的利尿作用，配合充分的液体补充，不仅可加速毒性物质和药物的排泄，而且由于其肾保护作用，还可减轻有毒物质对近曲小管上皮细胞的损害。

【用法与用量】

1. 心力衰竭 口服或静脉注射（用 5% 葡萄糖注射液或 0.9% 氯化钠注射液稀释），初始剂量一般为一次 5 ～ 10 mg，一日 1 次；递增至一次 10 ～ 20 mg，一日 1 次。

2. 急性或慢性肾衰竭 口服，开始 5 mg，可增加至 20 mg，均为一日 1 次。需要时可静脉注射，一次 10 ～ 20 mg，一日 1 次。必要时可由初始剂量逐渐增加为每日 100 ～ 200 mg。

3. 肝硬化腹水 口服，开始 5 ～ 10 mg，一日 1 次，以后可增加至一次 20 mg，一日 1 次。但最多不超过 40 mg。静脉注射同口服，一日剂量不超过 40 mg。

4. 高血压 口服，开始每日 2 mg 或 5 mg，需要时可增至每日 10 mg。单用或与其他降压药合用。

【剂型与规格】

托拉塞米片：（1）2.5 mg；（2）5 mg；（3）10 mg；（4）20 mg。

托拉塞米注射液：（1）1 ml：（2）10 mg；（3）2 ml：20 mg。

【临床用药指导】

1. 用药禁忌 禁用于肾衰竭无尿、肝性脑病、低血压、低血容量、尿路梗阻所致严重排尿困难，以及对本品或其他磺酰胺类药物过敏者。

2. 药物相互作用

（1）本品与水杨酸盐在肾小管的分泌竞争，合用时可增加后者的毒性。

（2）本品与血管紧张素转化酶抑制药（ACEI）合用时，可引起直立性低血压。

（3）本品与考来烯胺合用，使口服本品的吸收率下降，故不推荐合用。

（4）氯吡格雷可能干扰本品的代谢，其机制在于氯吡格雷高浓度时可抑制 P450 2C9 系统，而本品部分被 P450 2C9 代谢。

（5）其余参见呋塞米。

3. 不良反应 本品不良反应类似呋塞米，但产生失钾程度轻，对尿酸、血糖、血脂影响小，耐受性好。可能发生的不良反应：

（1）神经系统：头痛、头晕、虚弱、疲乏等。

（2）消化系统：恶心、呕吐、消化不良、食欲缺乏、便秘、腹泻、食管出血等。

（3）内分泌代谢系统：高血糖、低血钾、高尿酸血症等。

（4）心血管系统：心房颤动、胸痛、心电图异常等。

（5）呼吸系统：鼻炎、咳嗽、咽喉痛。

（6）肌肉骨骼系统：肌肉痉挛、关节及肌肉痛。

（7）泌尿生殖系统：排尿过多、阳痿、肾前性氮质血症。

（8）血液系统：低血容量、血栓形成。

（9）过敏反应：个别患者可出现皮肤过敏，偶见瘙痒、皮疹、光敏反应。

（10）其他：罕见视觉障碍。快速静脉注射或口服，可见耳鸣和听力下降（通常可恢复）。

4．其他用药注意事项

（1）快速静脉注射可能发生听力短时障碍，故单次注射不宜超过 10 mg，注射时间不短于 2 分钟。

（2）下列情况慎用：

1）儿童和哺乳期妇女。

2）妊娠期妇女用药应权衡利弊。

3）肝硬化脱水患者慎用。以防水、电解质平衡急剧失调而致肝性脑病。

（3）应用本品时应注意过度利尿引起的水、电解质失衡或血肌酐增高，此时须停用本品，待纠正后再用。

（4）长期大量应用本品应定期检查电解质、血尿素氮、肌酸酐、尿酸、血糖、血脂。托拉塞米注射液用于儿童肾病综合征合并高度水肿的治疗效果优良，且对患儿的电解质影响相对较小，安全性较高[4]。

（5）目前临床治疗儿童急性心力衰竭的药物中，托拉塞米推荐使用剂量是建立在成人药动学 / 药效学（PK/PD）研究基础上，故不符合儿童药物代谢特点，导致临床治疗效果不佳。因此必须借助托拉塞米血药浓度监测，利用群体 PK/PD 模型，探索出符合儿童特征的托拉塞米给药方案，才能为儿童心力衰竭的治疗提供科学依据[5]。

依他尼酸
Ethacrvnic Acid

【商品名或别名】

利尿酸、Edercrin。

【临床应用】

1．水肿 仅用于其他利尿药无效者。口服，一次 25 mg。一日 1 ～ 3 次，如效果不佳可逐渐加量，一般一日剂量不宜超过 100 mg，3 ～ 5 为一疗程。

2．急性肺水肿 将本品 25 ～ 50 mg 溶于 20 ～ 40 ml 0.9% 氯化钠注射液中，用 10 ～ 20 分钟缓慢静脉注射或滴注。根据病情可增加剂量，但每次剂量不宜超过 100 mg。

3．急性肾衰竭 用于早期，可减轻急性肾小管坏死的发生。以本品 25 ～ 50 mg 溶于 40 ～ 50 ml 氯化钠注射液中缓慢静脉注射，一次剂量不宜超过 100 mg。必要时可于 24 小时后再注射一次，第二次注射时宜更换注射部位。

【用法与用量】

儿童剂量：> 5 岁，口服，每次 0.5 ～ 1 mg/kg，一日 1 ～ 3 次，3 ～ 5 天为 1 个疗程。静脉注射或静脉滴注，每次 0.5 ～ 1 mg/kg，必要时 8 ～ 12 小时可重复注射，以 5% 葡萄糖注射液或生理盐水稀释成 2 mg/ml 于 5 分钟内静脉注射，或稀释至 50 ml 后静脉滴注。稀释后在 24 小时内用毕，3 ～ 5 日为 1 个疗程。

成人剂量：口服，每次 25 mg，一日 1 ～ 3 次，如效果不佳，可逐渐加量，最高剂量不宜超过 100 mg/d，3 ～ 5 天为 1 个疗程。静脉注射或静脉滴注，每次 25 ～ 30 mg，溶于 20 ～ 50 ml 生理盐水注射液中缓慢静脉注射或静脉滴注，可根据病情适当增加剂量，但每次不宜超过 100 mg。

【剂型与规格】

注射用依他尼酸钠：内含依他尼酸钠 25 mg、甘露醇 31.25 mg。

依他尼酸钠片：25 mg。

【临床用药指导】

1．用药时间及要求

（1）药物剂量应个体化，从最小有效剂量开始，然后根据利尿反应调整剂量，以减少水、电解质紊乱等不良反应的发生。每日 1 次给药，应于早晨服用。

（2）存在低钾血症或低钾血症倾向时，应注意补充钾盐。

（3）与降压药合用时，后者剂量应酌情调整。

（4）少尿或无尿患者应用最大剂量后 24 小时仍无效时应停药。

2．用药禁忌

（1）对本药过敏者。

（2）严重水样腹泻患者。

（3）婴幼儿。

（4）妊娠期妇女。

3．药物相互作用

（1）与多巴胺合用可使利尿作用增强。

（2）与氯贝丁酯合用可使两药的作用均增强，并可出现肌肉酸痛、痉挛。

（3）本药可增强非去极化肌松药的作用。

（4）巴比妥类药物、麻醉药合用可能引起直立性低血压。

（5）血管紧张素转化酶抑制药合用可增加发生直立性低血压（首剂）的风险。

（6）苄普地尔合用可导致低钾血症，随后即可发生尖端扭转型室性心动过速。

（7）多非利特、索他洛尔合用可增加以上药物对心脏的毒性（QT 期间延长、尖端扭转型室性心动过速、心脏停搏）。

（8）氟哌利多合用可增加氟哌利多对心脏的毒性（QT 间期延长、尖端扭转型室性心动过速、心脏停搏）。

（9）左旋美沙酮、三氧化二砷合用可增加 QT 间期延长的风险。

（10）洋地黄毒苷合用可能导致洋地黄中毒。

（11）地高辛合用可能导致地高辛毒性（表现为恶心、呕吐、心律失常）。

（12）棉酚合用可增加低钾血症发生的风险。

（13）两性霉素 B、头孢霉素类、氨基糖苷类（如阿米卡星、奈替米星、庆大霉素、卡那霉素、新霉素、妥布霉素、链霉素）等抗菌药物合用可使肾毒性和耳毒性增加，尤其是患者原有肾功能损害时。

（14）抗组胺药合用可使耳毒性增加，易出现耳鸣、头晕、眩晕。

（15）呋塞米合用可使耳毒性增加。

（16）锂盐合用可增加锂的浓度和毒性（表现为虚弱、震颤、过度口渴、意识模糊）。

（17）碳酸氢钠合用可增加低氯性碱中毒的风险。

（18）酮色林合用可导致室性心律失常。

（19）甘草合用可增加低钾血症发生的风险和（或）减弱本药疗效。

（20）肾上腺糖皮质激素（如可的松、氟氢可的松、氢化可的松）、盐皮质激素、促肾上腺皮质激素、雌激素合用能减弱本药的利尿作用，并增加发生电解质紊乱（尤其是低钾血症）的风险。

（21）非甾体类抗炎药能减弱本药疗效，并可导致肾损害。

（22）拟交感神经药物、抗惊厥药物合用可使利尿作用减弱。

（23）锗、人参合用可减弱本药利尿作用。

（24）育亨宾合用可减弱本药疗效。

（25）降血糖药合用可减弱降血糖药的疗效。

（26）抗纤溶药物合用可减弱抗纤溶药物的疗效。

（27）治疗痛风的药物合用可减弱此类药物的作用。

（28）使用水合氯醛后静脉注射本药，可致出汗、面色潮红和血压升高。

4．不良反应

（1）心血管系统：常见直立性低血压、休克、心律失常。

（2）代谢／内分泌系统：常见低钾血症、低氯血症、低钠血症、低钙血症、低氯性碱中毒，少见高血糖症、高尿酸血症、原有糖尿病加重。本药对糖代谢的影响较呋塞米轻，还可出现碱中毒、低血糖症、低镁血症，电解质失衡严重时还可引起肝性脑病。

（3）肌肉骨骼系统：常见肌肉酸痛，少见肌肉痉挛。还可出现腿痛性痉挛。

（4）泌尿生殖系统：可见血尿素氮升高、血尿，在高钙血症时可引起肾结石。

（5）神经系统：常见乏力，少见头晕、头痛、感觉异常（指、趾）。还可出现意识模糊、眩晕、疲劳。

（6）精神：焦虑、不安。

（7）肝：少见肝功能损害。还有出现黄疸并导致肝性脑病的个案报道。

（8）胃肠道：可见消化道出血、口干。少见胰腺炎。还有引起胃肠道溃疡的个案报道。

（9）血液：少见骨髓抑制导致的粒细胞减少、血小板减少性紫癜、再生障碍性贫血。还可出现血小板减少、粒细胞缺乏。

（10）眼：少见视物模糊、黄视症、对光敏感。

（11）耳：本药具有较强的耳毒性（比呋塞米强）。耳鸣、听力障碍多见于大剂量静脉快速注射时（剂量大于 4～15 mg/min），多为暂时性，少数为不可逆性，尤其当与其他耳毒性药物合用时。还可出现暂时性或永久性听力丧失。

（12）过敏反应：少数患者可发生过敏反应（表现为皮疹、间质性肾炎，甚至心脏停搏）。

（13）其他：有本药加重特发性水肿的报道。还可出现虚弱。

5．其他用药注意事项

（1）尿闭患者和婴儿禁用，＜5 岁儿童不宜使用。

（2）低钾血症、超量服用洋地黄类药物、肝性脑病患者禁用，晚期肝硬化患者慎用。

（3）可有口干、乏力、肌痉挛、感觉异常、食欲减退、恶心、皮疹、头痛、视物模糊等不良反应。

（4）偶见永久性或暂时性耳聋或高尿酸血症，应避免与氨基糖苷类抗菌药物合用。

（5）静脉注射可有出血倾向以及肝细胞损害、粒细胞及血小板减少等。

（6）应用期间应检查血清电解质、二氧化碳结合力等，如有异常，应减少用量或停药。

（7）应用期间应注意补充氯化钾。

（8）由于本品利尿作用强大、迅速，故达到利尿效果后，可采用间歇疗法，以最小量隔日使用或用药 3～5 天后，停药数日后再用，以免引起电解质紊乱。

（9）静脉注射时不宜与普鲁卡因、青霉素、氯霉素等配伍，以免使本品失效。

氢氯噻嗪
Hydrodiuril

【商品名或别名】

双氢氯噻嗪、双氢克尿塞、Esidrex、Hydrodiuril、Oretic。

【临床应用】

1. 各种水肿性疾病　排泄体内过多的钠和水，减少细胞外液容量，消除水肿。常见的适应证包括充血性心力衰竭、肝硬化腹水、肾病综合征、急慢性肾炎水肿、慢性肾衰竭早期、肾上腺皮质激素和雌激素治疗所致的钠、水潴留。

2. 高血压可　单独或与其他降压药联合应用，主要用于治疗原发性高血压。

3. 肾性尿崩症、中枢性尿崩症　单独用于肾性尿崩症，与其他抗利尿剂联合亦可用于中枢性尿崩症。

4. 肾结石　主要用于预防含钙成分形成的结石。

【用法与用量】

儿童剂量：口服，一日 1～2 mg/kg 或 30～60 mg/m²，分 1～2 次服用，并按疗效调整剂量。<6 个月的婴儿剂量可达一日 3 mg/kg。

成人剂量：口服，每次 25 mg，一日 3 次，或每次 50 mg，一日 2 次，必要时可加至 100～200 mg/d，分 2～3 次服用。

【剂型与规格】

氢氯噻嗪片：(1) 10 mg；(2) 25 mg；(3) 50 mg。

【临床用药指导】

1. 用药禁忌　对本品或其他含磺酰胺基类药物过敏者禁用。

2. 药物相互作用

(1) 本品引起的低血钾可增强洋地黄类药物的毒性。

(2) 糖皮质激素、促肾上腺皮质激素、雌激素、两性霉素 B（静脉用药），能降低本品的利尿作用，增加发生电解质紊乱的机会，尤其是低钾血症。

(3) 本品可升高尿酸及血糖水平，同用抗痛风药或降血糖药时应注意调整剂量。

(4) 非甾体类抗炎药尤其是吲哚美辛或交感神经节阻断药可减弱本品的利尿作用。

(5) 与多巴胺合用利尿作用加强。

(6) 与降压药合用利尿、降压作用均加强。

(7) 本品可使抗凝药作用减弱，主要是由于利尿后机体血浆容量下降，血中凝血因子水平升高，加上利尿使肝血液供应改善，合成凝血因子增多。

(8) 与锂盐合用，因本品可减少肾对锂的清除，从而增加锂的肾毒性。

(9) 考来烯胺能减少胃肠道对本品的吸收，故应在口服考来烯胺 1 小时前或 4 小时后服用本品。

(10) 乌洛托品与本品合用，转化为甲醛受抑制，因而疗效下降。

(11) 本品与可激动 α 受体的拟肾上腺素类药物合用，利尿作用减弱。

(12) 强心苷、胺碘酮等药物与本品合用时，应慎防因低钾血症引起的不良作用。

(13) 本品能增强非去极化型肌松药的肌松作用，此与血钾下降有关。

(14) 本品与碳酸氢钠合用，发生低氯性碱中毒机会增加。

3. 不良反应　本品虽毒性较低，但长期应用可出现乏力、倦怠、眩晕、食欲缺乏、恶心、呕吐、腹泻及血压降低等症状，减量或调节电解质失衡后症状即可消失。

(1) 低钠血症、低氯血症和低钾血症性碱中毒，尤其低钾血症是本品最常见的不良反应，为预防应采取间歇疗法，或与留钾利尿药合用，或及时补充钾盐。

(2) 高血糖症：长期服用可致糖耐量降低，血糖升高。这对一般患者影响不大，停药即可恢复，但对糖尿病患者可致病情加重，隐性糖尿病患者可因此出现症状。

(3) 高尿酸血症：可干扰尿酸自近曲小管的分泌而发生高尿酸血症。对一般患者，此为可逆性，临床上无多大意义。但对于有痛风史者，可引起痛风发作。

(4) 氮质血症：可降低肾小球滤过率，减少血容量，可加重氮质血症，对于肾功能严重损害者，可诱发肾衰竭。

(5) 升高血氨：长期应用时 H⁺ 分泌减少，尿液偏碱性。在碱性环境中，肾小管腔内的 NH₃，不能转变为 NH₄⁺ 并排出体外，血氨随之升高。对于肝功能严重损害者，有诱发肝性脑病的危险。

(6) 长期用药可引起血清总胆固醇及三酰甘油中度升高，低密度脂蛋白和极低密度脂蛋白升高，高密度脂蛋白降低。

(7) 其他：可有电解质失衡的早期症状，如口干、嗜睡、肌痛、腱反射消失等，此时应立即停药或减量。少数病例可发生皮疹、瘙痒症、光敏性皮炎。对于发生急性胰腺炎、高血钙、中性粒细胞减少、血小板减少及肝内阻塞型黄疸而致死均有过报道，应加以注意。

4. 超说明书用药　Dent 病是一种罕见的 X 连锁隐形遗传性疾病，在 1964 年首次由 Dent 报道，是肾小管性蛋白尿的重要病因。诊断 Dent 病后，加用氢氯噻嗪 12.5 mg/d 口服治疗[6]。

5. 其他用药注意事项

(1) 服用应从最小有效剂量开始，以减少不良反应。每日用药 1 次时，应早晨用药，以免夜间排尿次数增多。停药时应逐渐减量，突然停药可能引起钠、氯及水的潴留。

(2) 与磺胺类药有交叉过敏反应。

(3) 可透过胎盘，有可能使胎儿、新生儿产生黄疸、血小板减少症等，故一般妊娠期妇女不应使用。

(4) 可自乳汁分泌，故哺乳期妇女不宜使用。

(5) 糖尿病患者、高尿酸血症或有痛风史者，严重肝、肾功能损害者，高钙血症、低钠血症、红斑狼疮、胰腺炎患者及有黄疸的患儿，均应慎用。

（6）少尿或有严重肾功能障碍者，一般在最大剂量用药后24小时内如无利尿作用时应停用。

（7）老年人应用本品较易发生低血压、电解质紊乱和肾功能损害。

（8）可使糖耐量降低，血钙、血尿酸水平上升，可干扰蛋白结合碘的测定。

（9）随访检查：①血电解质；②血糖；③血尿酸；④血肌酐、尿素氮；⑤血压。

（10）肝、肾功能减退或无尿患者、高钙血症、低钠血症、有黄疸的婴儿慎用。

（11）水、电解质紊乱所致的不良反应较为常见，有口干、烦渴、肌痉挛、恶心、呕吐和极度疲乏无力等。

（12）应从最小有效剂量开始用药，以减少不良反应的发生，现大多主张间歇用药，即隔日用药或每周用药1～2次。

（13）大剂量可致水、电解质紊乱，出现低钠、低钾症状和腱反射消失、低氯性碱中毒或低氯、低钾性碱中毒，有低钾血症倾向的患者，应酌情补钾或与留钾利尿药合用。

（14）可有恶心、呕吐、腹泻、腹胀等胃肠道反应。

（15）与磺胺类药物、呋塞米、布美他尼、碳酸酐酶抑制药有交叉过敏反应，过敏者可有皮疹、荨麻疹、瘙痒、结晶尿、敏感性皮炎。

（16）偶见白细胞减少或缺乏症、血小板减少性紫癜等，减量或停药后消失。

（17）用药期间应检查：血电解质、血糖、血尿酸、血肌酐、尿素氮及血压等。

（18）肾上腺皮质激素、促肾上腺皮质激素、雌激素、两性霉素B（静脉用药），能降低本药的利尿作用，增加发生电解质紊乱的机会，尤其是低钾血症。

（19）与拟交感胺类药物合用，利尿作用减弱，与多巴胺合用，利尿作用加强，可使抗凝药物作用减弱。

（20）与洋地黄类药物、胺碘酮等合用时，应慎防因低钾血症引起的不良反应。

（21）药物过量应尽早洗胃，给予支持、对症处理，并密切随访血压、电解质和肾功能。

苄氟噻嗪
Bendrofluazide

【商品名或别名】

Benuron、Maturetin。

【临床应用】

治疗各种水肿，常见的包括充血性心力衰竭、肝硬化腹水、肾病综合征、急慢性肾炎水肿、慢性肾衰竭早期、肾上腺皮质激素和雌激素治疗所致的钠、水潴留。亦可单独或与其他降压药联合应用治疗原发性高血压。另外，还可用于中枢性或肾性尿崩症及肾石症，用于预防含钙盐成分形成的肾结石。

【用法与用量】

儿童剂量：口服，治疗水肿性疾病或尿崩症，开始一日 0.4 mg/kg 或 12 mg/m²，单次或分 2 次服用，维持量一日 0.05～0.1 mg/kg 或 1.5～3 mg/m²。

治疗高血压，一日 0.05～0.4 mg/kg 或 1.5～12 mg/m²，分 1～2 次服用，并酌情调整剂量。

【剂型与规格】

苄氟噻嗪片：（1）2.5 mg；（2）5 mg；（3）10 mg。

【临床用药指导】

1. 用药禁忌

（1）对本品或含磺酰胺基类药物过敏者。

（2）肝性脑病或有肝性脑病趋势的患者。

（3）哺乳期妇女不宜使用。

2. 药物相互作用

（1）本品引起的低血钾可增强洋地黄类药物的毒性。

（2）糖皮质激素、促肾上腺皮质激素、雌激素、两性霉素B（静脉用药），能降低本品的利尿作用，增加发生电解质紊乱的机会，尤其是低钾血症。

（3）本品可升高尿酸及血糖水平，同用抗痛风药或降血糖药时应注意调整剂量。

（4）非甾体类抗炎药尤其是吲哚美辛或交感神经节阻断药可减弱本品的利尿作用。

（5）与多巴胺合用，利尿作用加强。

（6）与降压药合用，利尿、降压作用均加强。

（7）本品可使抗凝药作用减弱，主要是由于利尿后机体血浆容量下降，血中凝血因子水平升高，加上利尿使肝血液供应改善，合成凝血因子增多。

（8）与锂盐合用，因本品可减少肾对锂的清除，从而增加锂的肾毒性。

（9）考来烯胺能减少胃肠道对本品的吸收，故应在口服考来烯胺1小时前或4小时后服用本品。

（10）乌洛托品与本品合用，转化为甲醛受抑制，因而疗效下降。

（11）本品与可激动 α 受体的拟肾上腺素类药物合用，利尿作用减弱。

（12）强心苷、胺碘酮等药物与本品合用时，应慎防因低钾血症引起的不良作用。

（13）本品能增强非去极化型肌松药的肌松作用，此与血钾下降有关。

（14）本品与碳酸氢钠合用，发生低氯性碱中毒机会增加。

3．不良反应

（1）心血管系统：可见直立性低血压（尤其是与其他药物或乙醇合用时）、心律失常（继发于电解质紊乱）。

（2）代谢／内分泌系统：常见水、电解质紊乱（如低钾血症、低氯性碱中毒、低钾性碱中毒、低钠血症），表现为口干、烦渴、肌肉痉挛、恶心、呕吐、极度疲乏无力等。可见高血糖症、高尿酸血症、代谢性酸中毒。

（3）呼吸系统：可见呼吸窘迫、肺炎。

（4）肌肉骨骼系统：可见肌肉痉挛、肌无力、坐立不安。

（5）泌尿生殖系统：罕见性功能减退。

（6）神经系统：有头晕、头痛、眩晕的报道。

（7）肝：罕见胆囊炎。有肝炎、肝内胆汁淤积性黄疸的报道。

（8）胃肠道：有恶心、呕吐、厌食、胃刺激、痉挛、腹胀、腹泻、便秘、胰腺炎、唾液腺炎的报道。

（9）血液：有白细胞减少、粒细胞缺乏、血小板减少、再生障碍性贫血和溶血性贫血的报道。

（10）皮肤：可见血小板减少性紫癜，罕见光敏感，还可见剥脱性皮炎、瘀斑、瘙痒、坏死性脉管炎。有变应性接触性皮炎的个案报道。

（11）眼：罕见色觉障碍，还可见视物模糊。

（12）过敏反应：少见过敏反应（如皮疹、荨麻疹）。

4．其他用药注意事项

（1）注意纠正体内电解质的不平衡。

（2）不必忌盐，长期使用者要给予钾盐，或与保钾利尿药合用。

（3）与磺胺类药物、呋塞米、布美他尼、碳酸酐酶抑制剂有交叉过敏反应。

（4）可致糖耐量减低、血糖、尿糖、血胆红素、血钙、血尿酸、血胆固醇、三酰甘油和低密度脂蛋白浓度均升高，血镁、钾、钠及尿钙降低。

（5）下列情况慎用：

1）无尿或严重肾功能减退者。

2）糖尿病。

3）高尿酸血症或有痛风病史者。

4）严重肝功能损害者，水、电解质紊乱可诱发肝性脑病。

5）高钙血症。

6）低钠血症。

7）红斑狼疮，可加重病情或诱发活动。

8）胰腺炎。

9）交感神经切除术（降压作用加强）。

10）有黄疸的婴儿。

（6）随访检查：

1）血电解质。

2）血糖。

3）血尿酸。

4）血肌酐、尿素氮。

5）血压。

（7）应从最小有效剂量开始用药，以减少不良反应，减少反射性肾素和醛固酮分泌。

（8）每日用药 1 次时，应在早晨用药，以免夜间排尿次数增多。间歇用药（非每日用药）能减少电解质紊乱发生的机会。

（9）妊娠期妇女慎用。

（10）老年人用药较易发生低血压、电解质紊乱和肾功能损害，故慎用。

（11）肝、肾功能严重减退或无尿患者慎用。

（12）已用过洋地黄类药或肾上腺皮质激素的患者或有黄疸的婴儿慎用。

（13）偶见头晕、恶心、腹泻、食欲缺乏等，停药后症状可消失。

（14）不宜与吩噻嗪类、巴比妥类、阿司匹林、麻醉药等药物以及单胺氧化酶抑制药并用。

氯噻酮
Chlorthalidone

【商品名或别名】

Hygroton。

【临床应用】

用于治疗各种水肿和高血压症。

【用法与用量】

儿童剂量：口服，每次 2 mg/kg，每日 1 次，每周连服 3 天，并根据疗效调整剂量。

成人剂量：口服，每次 25 ～ 50 mg，每日 1 次，或每次 100 mg，隔日 1 次，严重患者可每次 150 ～ 200 mg，每日或隔日 1 次。

【剂型与规格】

氯噻酮片：（1）25 mg；（2）50 mg；（3）100 mg。

【临床用药指导】

1．用药禁忌

（1）对本品或其他含磺酰胺基类药物过敏者。

（2）严重肝、肾功能不全者。

（3）冠状动脉或脑动脉严重硬化者。

2．药物相互作用

（1）与降压药合用利尿降压作用均加强（与钙拮抗药合用时减弱）。

（2）多巴胺合用利尿作用加强。

（3）本药可增强非去极化肌松药的作用。

（4）锂制剂合用可增加锂的肾毒性。

（5）血管紧张素转化酶抑制药（ACEI）合用可导

致直立性低血压。

（6）碳酸氢钠合用增加低氯性碱中毒发生的机会。

（7）维生素 D 合用可引起高血钙。

（8）肾上腺皮质激素、促肾上腺皮质激素、雌激素、两性霉素 B（静脉用药）合用可降低本药的利尿作用，增加发生电解质紊乱（尤其是低钾血症）发生的机会。

（9）非甾体类解热镇痛药（尤其是吲哚美辛）可降低本药的利尿作用。

（10）拟交感胺类药物合用利尿作用减弱。

（11）考来烯胺合用可减少胃肠道对本药的吸收。

（12）乌洛托品合用可抑制乌洛托品转化为甲醛，疗效下降。

（13）本药可降低降糖药的作用。

（14）本药可使抗凝药作用减弱。

3．不良反应 偶见胃肠道反应，轻度眩晕、疲倦。有时会引起高尿酸血症，加重急性痛风发作。出现高血糖和高尿糖，加重糖尿病。可致低钾血症。偶见急性胰腺炎、重症肝病、粒细胞和血小板减少等。

4．超说明书用药 儿童高血压。

5．其他用药注意事项

（1）有乏力、眩晕、心悸、头痛、恶心、呕吐等不良反应。

（2）偶见黄疸、肝性脑病、高血糖、高尿酸血症、胰腺炎、粒细胞或血小板减少性紫癜等。

（3）久用易引起低血钾，宜补充钾盐。

（4）与促皮质素或洋地黄类药物并用，注意血钾过低。

（5）其他参阅"氢氯噻嗪"。

吲达帕胺
Indapamide

【商品名或别名】

寿比山、钠催离、Natrilix、吲达胺、吲满胺、高易消、万伯安、Indamol。

【临床应用】

1．水肿、利尿 口服，一次 2.5 mg；必要时 5 mg。一日 1 次。

2．降压 一次 2.5 mg。一日 1 次，维持量可每 2 日 2.5 ~ 5 mg。

【用法与用量】

速释制剂：一次 2.5 mg，一日 1 次，宜早餐后服用。一日不应超过 2.5 mg。

缓释制剂：一次 1.5 mg，一日 1 次，宜早餐后服用。

【剂型与规格】

吲哒帕胺片：2.5 mg。

吲哒帕胺缓释片：1.5 mg。

吲哒帕胺胶囊：2.5 mg。

吲哒帕胺缓释胶囊：1.5 mg。

吲哒帕胺滴丸：2.5 mg。

【临床用药指导】

1．用药时间及要求

（1）速释制剂：一次 2.5 mg，一日 1 次，宜早餐后服用。一日不应超过 2.5 mg。

（2）缓释制剂：一次 1.5mg，一日 1 次，宜早餐后服用。

2．用药禁忌

（1）对本药及磺胺类药过敏者。

（2）严重肾功能不全者。

（3）肝性脑病或严重肝功能衰竭者。

（4）低钾血症患者。

3．药物相互作用

（1）多巴胺合用可使本药利尿作用增强。

（2）其他类降压药合用可使降压作用增强。

（3）巴氯芬合用可增强降压作用。

（4）其他可导致低血钾的药物（如两性霉素 B、刺激性泻药等）合用可使低钾血症的危险性增加。

（5）洋地黄类药合用可因失钾而致洋地黄中毒。

（6）血管紧张素转化酶抑制药（ACEI）合用时，已有低钠血症的患者（特别是肾动脉狭窄的患者）可出现突然的低血压和（或）急性肾衰竭。

（7）二甲双胍合用易出现乳酸性酸中毒。

（8）碘造影剂合用可使发生急性肾衰竭的危险性增加，尤其高剂量时。

（9）保钾利尿药（阿米洛利、螺内酯、氨苯蝶啶）合用可能导致低钾血症或高钾血症，对肾衰竭和糖尿病患者，更易出现高钾血症。

（10）三环类抗抑郁药（如丙米嗪）、镇静药合用可增强抗高血压作用并增加发生直立性低血压的风险。

（11）锂剂合用可升高血锂浓度并出现过量的征象。

（12）I a 类抗心律失常药（奎尼丁、双氢奎尼丁、丙吡胺）、胺碘酮、溴苄铵、素他洛尔、阿司咪唑、苄普地尔、红霉素（静脉给药）、喷他脒、舒托必利、特非那定、长春胺合用可引起尖端扭转型室性心动过速。

（13）替可克肽、肾上腺糖皮质激素、肾上腺盐皮质激素合用可减弱本药的降压作用，增加低钾血症的危险性。

（14）拟交感药合用可使降压作用减弱。

（15）本药可使口服抗凝药的抗凝血作用减弱。

（16）非甾体类解热镇痛药合用可使本药的利钠作用减弱。高剂量水杨酸盐可导致脱水患者急性肾衰竭。

4．不良反应 本药大部分不良反应呈剂量依赖性，可采用最低有效剂量来减少不良反应。

（1）心血管系统：常见直立性低血压，罕见心律失常，还可引起 QT 间期延长。

（2）代谢/内分泌系统：可见低血钠、低血钾、低氯性碱中毒、血容量减少、蛋白结合碘降低、血糖升高、血浆肾素活性升高、血尿酸增加（常在正常范围内）。罕见高钙血症。还可引起痛风加重、代谢性脑病（临床表现为呕吐、嗜睡、木僵、昏迷和癫痫发作等）。曾有本药引起高渗性非酮症糖尿病昏迷的报道。

（3）呼吸系统：可引起流涕。

（4）泌尿生殖系统：可引起或加重氮质血症（肾功能不全），另有本药引起尿频、夜尿及阳痿的报道。

（5）免疫系统：可加重已有的急性系统性红斑狼疮。

（6）神经系统：常见失眠，较少见头痛、眩晕、感觉异常。

（7）肝：罕见肝功能改变，肝功能不全的患者，有可能诱发肝性脑病（应立即停药）。

（8）胃肠道：较少见腹泻、食欲缺乏、反胃、口干、恶心、便秘、胰腺炎，还可见腹痛。

（9）血液：罕见血小板减少、白细胞减少、粒细胞缺乏、骨髓发育不全、溶血性贫血。

（10）皮肤：可见斑丘疹、紫癜，还可见结节性脉管炎、皮肤发红，有引起中毒性表皮松解坏死的个案报道。

（11）过敏反应：少见皮疹、瘙痒等过敏反应（有过敏和哮喘病史的患者更易发生）。吲达帕胺引起的不良反应中低血钾及过敏反应的发生概率较高[7]。

（12）其他：较少见疲劳。

5．特殊剂型要求　速释制剂以及缓释制剂不可掰开使用。

6．其他用药注意事项

（1）为减少电解质平衡失调的可能，宜用较小的有效剂量。

（2）用药期间须做手术时，不必停药，但须告知麻醉医师用药情况。

（3）在低盐饮食时，本药可增加血液中锂离子含量，并出现锂盐过量的表现（尿液中锂排泄量降低）。同时服用利尿药时，必须密切检测血液中锂含量，并根据检测结果调整剂量。

（4）低血钠在早期时是无症状的，因此必须定期检测。对于一些高危患者，如老年人和肝硬化患者，应更频繁地定期检测血钠含量。

（5）噻嗪类及其有关的利尿药的主要风险是引起缺钾和低钾血症，还可降低尿钙排泄量，造成轻微、短暂的血钙含量增加。对某些高危患者，如老年人和（或）营养不良和（或）服用多种药物的患者、肝硬化合并水肿和腹水的患者、冠心病和心力衰竭患者等，须预防低钾血症，因其增加心律失常发生的风险。心电图中长 QT 间期的患者无论是先天性还是医源性的，用药均有一定风险。低钾血症和心动过缓均为严重心律失常

尤其是有致命风险的尖端扭转型室性心动过速的诱发因素。上述所有情况均需频繁检测血钾含量，出现低钾血症后应予以纠正。

（6）本药不影响警觉，但可降低患者驾驶和操作机械的能力。

（7）噻嗪类及其相关利尿药仅在肾功能正常或轻微受损（成人血肌酸酐含量低于 25 mg/L，即 220 μmol/L）时，才能完全发挥作用。使用利尿药后早期，所引起的水、钠丢失还可造成血容量减少，从而使肾小球滤过率降低。由此可能引起血液中尿素和肌酸酐含量增加。这种功能性短暂的肾功能不足对于原来肾功能正常的个体不会造成严重后果，但可恶化原已存在的肾功能不全。

（参见第 11 章"心血管系统用药"第四节"降压药"。）

螺内酯
Aldactione

【商品名或别名】
安体舒通、螺旋内酯固醇、Antistreone。

【临床应用】

1．治疗与醛固酮升高有关的顽固性水肿，故对肝硬化和肾病综合征的患者较有效，而对充血性心力衰竭效果较差（除非因缺钠而引起继发性醛固酮增多者外）。也可用于特发性水肿的治疗。单用本品时利尿作用往往较差，故常与噻嗪类、髓袢利尿药合用，既能增强利尿效果，也可防止低血钾。

2．治疗高血压，可作为原发性或继发性高血压的辅助用药，尤其是应用于有排 K+ 作用的利尿药时。

3．原发性醛固酮增多症的诊断与治疗。

4．低钾血症的预防，与噻嗪类利尿药合用，增强利尿效果并预防低钾血症。

【用法与用量】
儿童剂量：治疗水肿性疾病，口服，开始一日 1～3 mg/kg 或 30～90 mg/m²，顿服或分 2～4 次服用，连服 5 日后酌情调整剂量。最大剂量为一日 3～9 mg/kg 或 90～270 mg/m²。与氢氯噻嗪合用效果较好。

【剂型与规格】
螺内酯片：20 mg。
螺内酯胶囊：20 mg（微粒制剂 20 mg；与普通制剂 100 mg 的疗效相仿）。
螺内酯-噻嗪片：每片含螺内酯 25 mg、氢氯噻嗪 25 mg。

【临床用药指导】

1．用药禁忌　对本品或其他磺酰胺类药物过敏者、高钾血症及肾衰竭患者禁用。

2．药物相互作用

（1）本品可与利尿药氢氯噻嗪合用，两者取长补

短。本品虽然作用慢、弱，但维持时间较长，被后者作用较快、较强的特点所弥补，而后者的排钾作用被前者所抵消。故此二药合用，疗效增加，不良反应减轻。

（2）本品与引起血压下降的药物合用，可增强利尿和降压作用，与此类药物同用时应注意调整剂量。

（3）多巴胺可加强本品的利尿作用。

（4）与下列药物合用时，发生高钾血症的机会增加，如含钾药物、库存血（含钾 30 mmol/L，如库存 10 日以上时含钾可高达 65 mmol/L、血管紧张素转化酶抑制剂、血管紧张素 II 受体拮抗剂、环孢素 A 以及其他保钾利尿药等。

（5）雌激素能引起水钠潴留，从而减弱本品的利尿作用。

（6）甘草类制剂具有醛固酮样作用，可降低本品的利尿作用。

（7）拟交感神经药物可降低本品的降压作用。

（8）肾上腺皮质激素及促肾上腺皮质激素，能减弱本品的利尿作用，而拮抗本品的潴钾作用。

（9）非甾体类抗炎镇痛药，尤其是吲哚美辛，能降低本品的利尿作用，且合用时肾毒性增加。

（10）与锂盐合用，锂排出减少，血锂浓度增高。

（11）与肾毒性药物合用时，肾毒性增加。

（12）与氯化铵合用时，易发生代谢性酸中毒。

（13）与华法林、双香豆素等抗凝血药合用，降低抗凝作用。

（14）本品可使血糖升高，不宜与抗糖尿病药合用。

（15）本品能使地高辛半衰期延长，可引起中毒。

（16）与葡萄糖胰岛素注射液、碱剂、钠型降钾交换树脂合用，发生高钾血症的机会减少。

3．不良反应

（1）常见不良反应

1）高钾血症最为常见，尤其单用药、进食高钾饮食、与钾剂或含钾药物合用及肾功能损害、少尿、无尿时，即使与噻嗪类利尿药合用，高钾血症的发生率仍可达 8.6% ~ 26%，且以心律失常为首发表现，故用药期间必须密切监测血钾和心电图。

2）胃肠道反应，如恶心、呕吐、胃痉挛和腹泻。尚有报道可致消化性溃疡。

（2）少见不良反应

1）低钠血症（单独应用时少见，与其他利尿药合用时发生率增高）。

2）抗雄激素样作用或对其他内分泌系统的影响，长期服用本品可致男性乳房发育、勃起障碍、性功能低下，可致女性乳房胀痛、声音变粗、毛发增多、月经失调、性功能下降。

3）中枢神经系统表现，长期大量服用本品可发生头痛、嗜睡、精神紊乱、运动失调等。

（3）罕见不良反应

1）过敏反应，出现皮疹，甚至呼吸困难。

2）暂时性血浆肌酐、尿素氮升高，主要与过度利尿、有效血容量不足，引起肾小球滤过率下降有关。

3）轻度高氯性酸中毒。

4．超说明书用药

（1）妇女多毛症。

（2）男性性早熟。

（3）儿童高血压。

（4）寻常痤疮。

5．其他用药注意事项

（1）服用时应注意以下事项

1）给药应个体化，从最小有效剂量开始使用，以减少电解质紊乱等不良反应。

2）如每日给药 1 次，应于早晨给药，以免夜间排尿次数多。

3）用药前应了解患者血钾浓度（但在某些情况下血钾浓度并不能真正反映体内钾潴留，如酸中毒时钾从细胞内转移至细胞外而易出现高钾血症，酸中毒纠正后血钾浓度即可下降）。

4）服药期间如出现高钾血症，应立即停药。

5）应于进食时或餐后服药，以减少胃肠道反应，并可能提高本品的生物利用度。

（2）可通过胎盘，但对胎儿的影响尚不清楚，妊娠期妇女慎用为宜。

（3）其代谢物坎利酮可从乳汁分泌，哺乳期妇女慎用。

（4）老年人较易发生高钾血症及利尿过度，应注意。

（5）用药期间应注意监测血钾水平。如出现高钾血症。应立即停药。

（6）在用药过程中切不可盲目使用氯化钾，以免引起钾中毒。

（7）下列情况慎用

1）无尿。

2）肾功能不全。

3）肝功能不全，因本品可引起电解质紊乱，诱发肝性脑病。

4）低钠血症。

5）酸中毒，本品可加重酸中毒或促发高钾血症。

6）乳房增大或月经失调者。

（8）干扰下列检验项目：

1）可干扰用荧光法测定血浆皮质醇的浓度，故取血前 40 日应停用本品或改用其他测定方法。

2）服药后血浆肾素浓度升高。

3）失钠脱水时，血尿素氮及肌酐浓度可升高，尤其是对于肾功能不全者。

4）可使血清钾、镁升高。

5）尿钙排出可增高，干扰有关钙代谢紊乱疾病的诊断。

（9）高钾血症患者禁用。

（10）肾功能不全、无尿、肝功能不全、低钠血症、酸中毒患者慎用。

（11）有头痛、嗜睡、皮疹、精神错乱、运动失调等，停药后可消失。

（12）可见恶心、呕吐、胃痉挛和腹泻等，可于餐时或餐后服药，以减少胃肠道不良反应。

（13）本品起作用较慢，而维持时间较长，故首日剂量可增加至常规剂量的 2 ～ 3 倍，以后酌情调整剂量，用药期间如出现高钾血症，应立即停药。

（14）长期应用可引起月经失调、乳房不适、多毛，男性偶见乳房特殊发育。

（15）大剂量或长期应用可引起高钾低钠血症。

（16）避免与肾毒性药物合用，以减少肾毒性的发生。

（17）用药期间可使血浆肌酐、尿素氮、血浆肾素、血清镁、钾测定值偏高。

氨苯蝶啶
Urocaudol

【商品名或别名】

三氨蝶啶、Dyrenium、Pterofen。

【临床应用】

用于治疗各类水肿，如心力衰竭、肝硬化及慢性肾炎引起的水肿或腹水，以及糖皮质激素治疗过程中发生的水钠潴留。常与排钾利尿药合用。亦用于氢氯噻嗪或螺内酯无效的病例。

【用法与用量】

儿童剂量：口服，开始一日 2 ～ 4 mg/kg 或 120 mg/m²，分 2 次服，每日或隔日疗法。以后酌情调整剂量。最大剂量不超过一日 6 mg/kg 或 300 mg/m²，一般 5 ～ 7 天为 1 个疗程。

成人剂量：口服，开始每次 25 ～ 50 mg，一日 2 次，饭后服，最大剂量不宜超过 300 mg/d，维持可采用隔日给药。

【剂型与规格】

氨苯蝶啶片：50 mg。

氨苯蝶啶 - 氢氯噻嗪片：每片含氨苯蝶啶 50 mg、氢氯噻嗪 25 mg。

【临床用药指导】

1．用药禁忌　对本品过敏者，高钾血症，严重肝、肾功能不全者禁用。

2．药物相互作用　本品基本同螺内酯。此外尚有以下情况出现：

（1）因本品可使血尿酸升高，与噻嗪类和袢利尿剂合用时可进一步使血尿酸升高，故应与治疗痛风的药物合用。

（2）与氯磺丙脲合用，可导致严重低钠血症。

（3）与吲哚美辛合用，可发生可逆性急性肾衰竭，应避免同时应用。

（4）为避免血钾升高，应避免与其他保钾利尿剂合用。

（5）依他尼酸药物联合氨苯蝶啶治疗高血压疗效显著，不良反应的发生率较低[8]。

3．不良反应

（1）大剂量长期使用或与螺内酯合用，可出现血钾过高现象，停药后症状可逐渐消失（如症状严重可作相应处理）。

（2）长期应用可使血糖升高。

（3）可见胃肠道反应（如恶心、呕吐、胃痉挛、轻度腹泻）、低钠血症、头痛、头晕、嗜睡、软弱、口干及皮疹、光敏反应等。

（4）偶见肝损害。

（5）罕见：过敏反应，如皮疹、呼吸困难。血液系统损害，如粒细胞减少症、血小板减少性紫癜、巨红细胞性贫血（干扰叶酸代谢）、肾结石等。

4．超说明书用药　儿童高血压。

5．其他用药注意事项

（1）服药后多数患者出现淡蓝色荧光尿。

（2）下列情况慎用

1）无尿。

2）肝、肾功能不全。

3）糖尿病。

4）低钠血症。

5）酸中毒。

6）高尿酸血症或有痛风史者。

7）肾结石或有此病史者。

8）妊娠期妇女及哺乳期妇女。

（3）老年人应用较易发生高钾血症和肾损害。

（4）给药应个体化，从最小有效剂量开始使用，以减少电解质紊乱等不良反应。

（5）用药前应了解血钾浓度。但在某些情况下血钾浓度并不能真正反映体内钾潴留，如酸中毒时钾从细胞内转移至细胞外而易出现高钾血症，酸中毒纠正后血钾浓度即可下降。

（6）应于进食时或餐后服用，以减少胃肠道反应，并可能提高生物利用度。

（7）对诊断的干扰

1）因与奎尼丁有相同的荧光光谱，可干扰奎尼丁的血药浓度测定结果。

2）使下列测定值升高：血糖（尤其是糖尿病患者）、血肌酐和尿素氮（尤其是有肾功能损害时）、血浆肾素、血钾、血镁、血尿酸及尿中尿酸排泄量。

3）使血钠下降。

4）尿钙排出可增高，干扰有关钙代谢紊乱疾病的诊断。

（8）高钾血症患者禁用。

（9）严重肝肾功能不全、无尿、低钠血症、酸中毒、高尿酸血症、肾结石者慎用。

（10）偶见肝肾功能损害、粒细胞减少症、血小板减少性紫癜、巨幼红细胞性贫血等。

（11）给药应个体化，从最小有效剂量开始使用，以减少电解质紊乱等不良反应。

（12）可见血钾升高，用药前应了解血钾浓度，服药期间如发生高钾血症，应立即停药，并作相应处理。

（13）本品可使地高辛半衰期延长，应加强监测。

阿米洛利
Amipromizide

【商品名或别名】

氨氯吡咪、Guanamprazine、Midamor、MK-870。

【临床应用】

本品同氨苯蝶啶，主要用于治疗水肿性疾病，亦可用于难治性低钾血症的辅助治疗。氨苯蝶啶和螺内酯均大部分经肝代谢，当肝功能严重损害时，剂量不易控制，此时则可应用不经肝代谢的本品。另外，本品可增加氢氯噻嗪和依他尼酸等利尿药的作用，并减少钾的丢失，故一般不单独应用。

【用法与用量】

儿童剂量：口服，一日 0.2 ~ 0.4 mg/kg，分 2 ~ 3 次口服。

【剂型与规格】

阿米洛利片：（1）2.5 mg；（2）5 mg。

复方盐酸阿米洛利片（武都力）：每片含阿米洛利 2.5 mg，氢氯噻嗪 25 mg。

复方呋塞米片（福洛必，FLB）：每片含阿米洛利 2.5 mg、呋塞米 20 mg。

【临床用药指导】

1．用药时间及要求

（1）复方盐酸阿米洛利片：一次 1 ~ 2 片，一日 1 次，必要时一日 2 次，早晚各 1 次，与食物同服。

（2）复方呋塞米片：一次 1 片，一日 1 次（晨服为佳），必要时可增至每日 2 片。

2．用药禁忌 对本品过敏、严重肾功能减退、高钾血症者禁用。

3．药物相互作用

（1）本品与碘造影剂合用，可增加急性肾功能不全的危险，因此在给予造影剂之前应补足水分。

（2）本品与他克莫司合用，可发生致死性高钾血症，尤其是肾功能不全者，避免合用。

（3）本品与吲哚美辛合用，可发生可逆性急性肾衰竭，避免同时应用。

（4）本品与含钾药物或其他保钾利尿药合用，可增加高钾血症的发生机会。

（5）与其他药物相互作用 参阅螺内酯。

4．不良反应 单独使用时，高钾血症较常见，偶尔引起低钠血症、高钙血症、轻度代谢性酸中毒，胃肠道反应（如恶心、呕吐、腹痛、腹泻或便秘）。头痛、头晕、性功能下降，过敏反应（表现为皮疹，甚至呼吸困难）。也有关于发生直立性低血压的报道。

5．超说明书用药

（1）锂诱导的多尿症。

（2）儿童高血压。

（3）预防与排钾利尿药无关的低血钾。

6．其他用药注意事项

（1）老年人应用较易出现高钾血症和肾损害等，用药期间应密切观察。

（2）本品可能引起胎盘出血和胎儿营养不良，故妊娠期妇女慎用。目前尚无试验证实本品能否经乳汁分泌，哺乳期妇女不用为宜。

（3）下列情况慎用：

1）少尿。

2）肾功能损害。

3）糖尿病。

4）酸中毒和低钠血症。

（4）对诊断的干扰，可使下列测定值升高：血糖（尤其是糖尿病患者）、血肌酐、尿酸和尿素氮（尤其是老年人和已有肾功能损害者）、血钾、血镁及血浆肾素浓度，血钠浓度下降。

（5）用药前应监测血钾浓度（但在某些情况下血钾浓度并不能真正反映体内钾潴量，如酸中毒时钾从细胞内转移至细胞外而易出现高钾血症，酸中毒纠正后血钾浓度即可下降）。长期应用本品的患者应定期检查钾、钠、氯浓度水平。

（6）其他：见螺内酯。

（7）高钾血症时禁用。无尿、肾功能损害、糖尿病、酸中毒和低钠血症患者慎用。

（8）可有恶心、呕吐、腹痛、腹泻或便秘及感觉异常、口干、头晕、皮疹、瘙痒、疲倦、乏力、肌痉挛、精神和视力改变等。

（9）可发生直立性低血压。

（10）长期服药应定期查血钾、钠、氯水平。

乙酰唑胺
Acetazolamide

【商品名或别名】

醋唑磺胺、醋氮酰胺、Diamox。

【临床应用】

用于治疗青光眼、心脏性水肿、脑水肿，亦用于癫痫小发作。

【用法与用量】

儿童剂量：口服，治疗心脏性水肿，每次5 mg/kg，一日3次，早餐后服用；治疗慢性脑积水、脑水肿，每次5 mg/kg，一日2～3次，治疗青光眼，每次5～10 mg/kg，一日2～3次，一日或300～900 mg/m²，分2～3次服用。

成人剂量：口服，治疗心脏性水肿，每次250～500 mg，一日1次，早餐后服用。治疗慢性脑积水、脑水肿每次250 mg，一日2～3次。治疗青光眼，每次250 mg，一日2～3次。

【剂型与规格】

乙酰唑胺片：0.25 g。

注射用乙酰唑胺：500 mg。

【临床用药指导】

1. 用药禁忌

（1）对本品或其他碳酸酐酶抑制药、磺胺类药、噻嗪类利尿药过敏者。

（2）肾上腺功能衰竭及肾上腺皮质功能减退者（艾迪生病）。

（3）酸中毒、肝肾功能不全及肝硬化患者，特别是有肝性脑病患者。

（4）有尿道结石、菌尿和膀胱手术者。

（5）严重糖尿病患者（本品可增高血糖和尿糖浓度）。

2. 药物相互作用

（1）口服本品和拉坦前列腺素滴剂有相加作用。

（2）在口服本品的同时服用等量或二倍量的碳酸氢钠，能够减轻患者的感觉异常和胃肠道症状，还能缓冲电解质失衡，减轻酸中毒和低钾血症的发生。

（3）本品与枸橼酸钾合用，不仅能控制眼压，而且能防止尿结石的发生和复发。

（4）与甘露醇或尿素联合应用，在增强降眼压作用的同时可增加尿量。

（5）与缩瞳药同时应用，可使本品作用增强。

（6）与促皮质激素、糖皮质激素、盐皮质激素合用，可导致严重低血钾。并造成骨质疏松。在与上述药物合用时，应注意监测血钾的浓度及心脏功能。

（7）与洋地黄苷类药物合用，可增加洋地黄的毒性，发生低钾血症。

（8）与抗糖尿病药（如胰岛素）联合应用，可减少低血糖反应，但因本品可造成高血糖和尿糖，故应调整剂量。

（9）本品不宜与排钾利尿药（如噻嗪类）合用，以免增加低钾血症的发生。

（10）本品可减少锂盐在近曲小管的重吸收，降低锂的血浓度。

（11）钙、碘及广谱抗菌药物可增强碳酸酐酶的活力而减弱本品的作用。

（12）本品与苯巴比妥、卡马西平或苯妥英钠联合应用，可使骨软化发病率上升。

（13）不宜与氯化铵合用，因氯化铵为酸性盐，可减弱本品的效力。

（14）勿与奎尼丁并用，因在碱性尿中增加奎尼丁在肾小管的再吸收量，使奎尼丁的血药浓度增高。增强奎尼丁的毒性。

（15）本品使尿液碱化后，可使水杨酸类及呋喃妥因、诺氟沙星、巴比妥、磺胺类等弱酸性药物排泄增多，影响疗效。

3. 不良反应 常见的不良反应有四肢及面部麻木感、嗜睡等，偶见激动、口渴、头痛、运动失调、耳鸣及胃肠道症状（恶心、食欲缺乏、消化不良）。长期使用，可致高氯血症性酸中毒、低钾血症。也有关于粒细胞减少、肾结石的报道。

4. 超说明书用药

（1）恶性青光眼。

（2）家族性周期性麻痹症。

（3）预防胱氨酸肾结石。

（4）预防尿酸性肾结石。

（5）迟发性运动障碍。

（6）低剂量的乙酰唑胺能有效降低高海拔头痛发生率，高海拔暴露前服用乙酰唑胺有助于预防高海拔头痛，但不同海拔高度及不同攀升方式或速度，预防效果存在差异[9]。

5. 其他用药注意事项

（1）因具有磺胺类似结构，对磺胺过敏者也可对本品过敏。

（2）可引起肾并发症，如肾绞痛、结石症、磺胺尿结晶等。为预防其发生，除按磺胺类药物预防原则外，尚需加服钾盐、镁盐等。高钙尿患者应进低钙饮食。

（3）长期服用需同时加服钾盐，以防血钾过低。

（4）慢性闭角型青光眼不宜长期使用本品，以免造成眼压已经被控制的假象，而延误恰当的手术时机。

（5）前房积血引起的继发性青光眼要慎用本品，因本品会引起红细胞的镰状化变性，堵塞房角，使眼压更高。

（6）肺心病、心力衰竭、代谢性酸血症以及伴有低钾血症的水肿患者及妊娠和哺乳期妇女，均不宜用。

（7）可增高血糖和尿糖的浓度，故糖尿病患者慎用。

（8）使用本品6周以上要定期检查血常规、尿常规、水和电解质平衡状态。

（9）可干扰以下检验结果：

1）血氨浓度、血清胆红素、尿胆素原、血浆氯化物的浓度可增高，血钾浓度可降低。

2）在尿蛋白测定中，由于尿碱化，可造成如溴酚蓝试验假阳性结果。

3）对尿17-羟类固醇测定，因干扰Glenn-Nelson法的吸收，可产生假阳性结果。

（10）肝、肾功能不全导致低钠血症、低钾血症、高氯性酸中毒及肾上腺衰竭或肾上腺皮质功能减退，肝性脑病患者禁用。

（11）肺心病、心力衰竭患者禁用。

（12）治疗量可有发热、皮疹、剥脱性皮炎等过敏反应。

（13）大剂量使用常有食欲缺乏、呕吐、疲倦、抑郁、嗜睡、头痛、眩晕、易激动、麻痹、共济失调、面部及四肢麻木感、输尿管痉挛性疼痛、急性近视、低血钾和代谢性酸中毒等不良反应。

（14）长期使用可致肾损伤，泌尿道结石形成，骨髓功能抑制，白细胞、血小板减少和出血，甚至发生再生障碍性贫血等。

（15）避免与钙、碘、广谱抗菌药物及可增加碳酸酐酶活性的药物同时使用。

（参见第16章"调节水电解质及营养药物"第二节"酸碱平衡调节药"。）

第二节　脱　水　药

甘露醇
Mannitolum

【商品名或别名】

Osmitrol、Manita。

【临床应用】

1．治疗各种原因引起的脑水肿　降低颅内压，防止脑疝。

2．降低眼压　在应用其他降眼压药无效或青光眼的术前准备时应用。

3．预防急性肾小管坏死　在大面积烧伤、严重创伤、广泛外科手术时，常因肾小球滤过率降低及血容量减少而出现少尿、无尿，极易发生肾衰竭，应及时用本品预防。

4．作为其他利尿药的辅助药，治疗某些伴有低钠血症的顽固性水肿（因本品排水多于排钠，故不适用于全身性水肿的治疗）。

5．鉴别肾前性因素或急性肾衰竭引起的少尿。

6．对于因某些药物过量或毒物引起的中毒（如巴比妥类、锂盐、水杨酸盐和溴化物等），可促进上述物质的排泄，防止肾毒性。

7．术前肠道准备。

8．作为清洗剂，应用于经尿道内作前列腺切除术。

【用法与用量】

儿童剂量：静脉滴注，利尿：每次1～2 g/kg。成人每次30～60 g/m^2，以15%～20%溶液于2～6小时内滴入。

治疗脑水肿、颅内高压和青光眼：每次1～2 g/kg或每次30～60 g/m^2，以15%～20%溶液于30～60分钟内滴入，患者衰弱时剂量减至每次0.5 g/kg。

鉴别肾前性少尿和肾性少尿：每次0.2 g/kg或每次6 g/m^{2}以15%～25%溶液于3～5分钟内静脉滴入，如用药后2～3小时尿量无明显增多，或每小时尿量仍低于30 ml，可再用1次，如仍无反应则不再使用。

治疗药物、毒物中毒：每次2 g/kg或每次60 g/m^{2}以5%～10%溶液静脉滴注。并根据尿量调整剂量。

肠道准备：术前4～8小时，口服10%溶液1000 ml（成人量），于30分钟内服完。

【剂型与规格】

甘露醇注射液：（1）10 g（50 ml）；（2）20 g（100 ml）；（3）50 g（250ml）；（4）100 g（500 ml）；（5）150 g（3000ml）。

【临床用药指导】

1．用药禁忌

（1）急性肺水肿或严重肺淤血。

（2）活动性颅内出血（颅内手术过程中或危及生命时除外）。

（3）心功能减退或充血性心力衰竭及进行性肾衰竭的患者。

（4）严重失水者及妊娠期妇女（本品可通过胎盘屏障）。

（5）已确诊为急性肾小管坏死的无尿患者（包括对试用甘露醇无反应者，因甘露醇积聚引起血容量增多，加重心脏负担）。

（6）对本品过敏者。

2．药物相互作用

（1）本品可增加利尿药及碳酸酐酶抑制剂的利尿和

降眼压作用，与这些药物合用时应注意调整剂量。

（2）不能与血液配伍，否则会引起血液凝集及红细胞不可逆皱缩。

（3）避免与无机盐类药物（如氯化钠、氯化钾等）配伍，以免这些药物引起甘露醇结晶析出。

（4）本品可增加强心苷的不良反应，与低钾血症有关。

3．不良反应

（1）常见的为水和电解质紊乱。由于快速大量静脉滴注可引起体内甘露醇积聚，血容量大量迅速增多，导致心力衰竭（尤其有心功能损害时）、稀释性低钠血症，偶可致高钾血症。

（2）静脉滴注速度过快，可致恶心、呕吐、头痛、眩晕、视物模糊、寒战、发热、心动过速、胸痛、尿潴留、脱水等。

（3）大剂量久用，可引起肾小管损害及血尿。

（4）偶尔可出现过敏反应，如皮疹、荨麻疹，极个别病例在静脉滴注 3 ～ 5 分钟后出现打喷嚏、流鼻涕、舌肿、呼吸困难、意识丧失等，须立即停药，对症处理。

（5）在注射部位有轻度疼痛，也可出现血栓性静脉炎。如本品外渗，可致组织水肿，渗出较多时可引起组织坏死。

4．超说明书用药

（1）早期选用甘露醇治疗重症手足口病患儿疗效极佳[10]。

（2）甘露醇是患儿行肠镜检查有效、安全的肠道准备方法[11]。

（3）小剂量甘露醇联合高压氧对新生儿缺氧缺血性脑病有较好的疗效，值得推荐[12]。

5．其他用药注意事项

（1）慎用于：明显心肺功能损害者、高钾血症或低钠血症、低血容量者（可因利尿而加重病情）、严重肾功能不全及对甘露醇不能耐受者。

（2）给大剂量甘露醇不出现利尿反应，但可使血浆渗透浓度显著升高，故应警惕血高渗发生。

（3）老年人用本品易出现肾损害，且随年龄增长发生肾损害的机会增多，应适当控制用量。

（4）应随时检查血压、肾功能、血电解质浓度（尤其是 Na^+ 和 K^+）及尿量。

（5）本品在气温较低时，常析出结晶，可用热水（80℃左右）加温并振摇，待溶解后使用。当甘露醇的浓度高于15%时，应使用有过滤器的输液器。

（6）根据病情选择合适的浓度，避免不必要的高浓度和大剂量。

（7）用于治疗水杨酸盐和巴比妥类药物中毒时，应合用碳酸氢钠，以碱化尿液。

（8）静脉滴注时如漏出血管外，可用0.5% 普鲁卡因注射液局部封闭，并热敷处理。

（9）心功能不全者和急、慢性肾衰竭患者禁用。

（10）有颅内出血倾向患者慎用。

（11）注射过快可有视物模糊、头痛、眩晕、畏寒、注射部位疼痛等。

（12）药液漏出血管外可使局部组织肿胀，甚至坏死，应及时处理。

（13）偶可出现打喷嚏、流清涕、舌肿、呼吸困难、发绀及意识丧失等过敏反应，应立即停药，对症处理。

甘油果糖
Glycerin

【商品名或别名】

固利压、布瑞得、甘果糖、甘瑞宁。

【临床应用】

1．由脑血管疾病、脑外伤、脑肿瘤、颅内炎症及其他原因引起的急、慢性颅内压增高，脑水肿症。

2．改善下列疾病的意识障碍、神经障碍和自觉症状，如脑梗死（脑栓死、脑血栓）、脑内出血、蛛网膜下出血、头部外伤、脑脊髓膜炎等。

3．脑外科手术术前缩小脑容积。

4．脑外科手术后降颅内压力。

5．青光眼患者降低眼压或眼科手术缩小眼容积。

【用法与用量】

静脉滴注。

1．治疗颅内压增高、脑水肿 成人一次 250 ～ 500 ml，一日 1 ～ 2 次。连续滴注 1 ～ 2 周。一般滴速为每 250 ml 滴注时间为 1 ～ 1.5 小时，500 ml 滴注时间为 2 ～ 3 小时。儿童用量为 5 ～ 10 ml/kg，一日 1 ～ 2 次，每 500 ml 需滴注 2 ～ 3 小时，连续给药 1 ～ 2 周。

2．脑外科手术时缩小脑容积 每次 500 ml。静脉滴注时间为 30 分钟。

3．降低眼科手术时缩小眼容积 每次 250 ～ 500 ml，静脉滴注时间为 45 ～ 90 分钟。

【剂型与规格】

甘油果糖注射液：（1）250 ml；（2）500 ml（每 1 ml 中含甘油 100 mg、果糖 50 mg、氯化钠 9 mg）。

【临床用药指导】

1．用药禁忌

（1）遗传性果糖不耐受者，低渗性脱水症患者。

（2）对该制剂中任何一成分过敏者。

（3）高钠血症及心功能不全者。

2．药物相互作用 甘油果糖联合甘露醇治疗小儿颅内感染在降低脑脊液压力及改善颅内高压临床症状上的疗效均优于传统单用甘露醇，对 1 ～ 15 岁年龄阶段的颅内感染儿童均适用，未发现甘油果糖明显毒副作用。甘油果糖联合甘露醇治疗颅内感染所引起的肾功损害和电解质紊乱等不良反应 明显较单用甘露醇低。因此对于小儿颅内感染，应用甘油果糖联合甘露醇进行脱水降颅压，可增强疗效及降低甘露醇不良反应。甘露醇与甘油果糖联合治疗儿童高颅压疗效确切，对肾功能和电解质影响小[13-14]。

3．不良反应 不良反应少而轻微。大量、快速输入时可产生乳酸中毒。偶见瘙痒、皮疹、溶血、血红蛋白尿、血尿，有时还可出现高钠血症、低钾血症、头痛、恶心、口渴，较少出现倦怠感。

4．其他用药注意事项

（1）循环系统功能障碍、肾功能障碍、尿崩症、糖尿病患者及高龄患者慎用。妊娠期妇女及哺乳期妇女用药的安全性尚不明确，不推荐使用。

（2）疑有急性硬膜下、硬膜外血肿者，应先处理出血，确认无再出血时方可使用本品。

（3）眼科手术中，因会引起尿意，故应用本品时应在术前先行排尿。

（4）本品因含氯化钠，对需要限制食盐摄取的患者，使用本品时应特别注意。

（5）遗传性对果糖不耐受症患者、严重脱水、心功能不全、高钠血症、低钾血症及对本品过敏者禁用。

（6）尿崩症、糖尿病、溶血性贫血、严重活动性颅内出血及心、肾功能不全患者慎用。

（7）偶见皮肤瘙痒、皮疹、头痛、头晕、恶心、口渴、溶血、血尿、血红蛋白尿等。

（8）本品仅供静脉给药，使用时不能漏出血管。

（9）应注意水、电解质紊乱。

第三节 治疗尿崩症

垂体后叶粉
Insufflation Posterior Pituitary

【商品名或别名】

尿崩停。

【临床应用】

治疗尿崩症。

【用法与用量】

用特制小匙（每匙装量为 30 ~ 40 mg）取出本品 1 小匙，以小指头抹在鼻黏膜上。亦可将取出的粉剂倒在纸上，卷成纸卷，用左手压住左鼻孔，用右手将纸卷插入右鼻孔内，抬头轻轻将粉剂吸进鼻腔内。一日 30 次。

儿童剂量：鼻腔吸入，5 ~ 10 岁，每次 10 ~ 20 mg。10 ~ 12 岁，每次 15 ~ 30 mg，6 ~ 8 小时 1 次。以小匙按上述剂量取出粉剂后，倒在纸上，卷成纸卷，用手压住一侧鼻孔，将纸卷插入另一只鼻孔，抬头轻轻吸入。

【剂型与规格】

鼻吸入粉剂：每瓶 1g（附小匙）。

【临床用药指导】

1．用药禁忌 对本品过敏者禁用。有一定刺激性，故患有呼吸道炎症、副鼻窦炎、支气管哮喘者等禁用。

2．药物相互作用

（1）其他子宫收缩药合用可使子宫张力过高，引起子宫破裂和（或）宫颈撕裂。

（2）碳氢化合物类吸入全麻药（如环丙烷）吸入全麻时，使用本药可导致产妇出现低血压、窦性心动过缓和（或）房室节律失常。

（3）恩氟烷、氟烷：恩氟烷浓度大于 1.5%、氟烷浓度大于 1% 吸入全麻时，可使本药对子宫的效应减弱，恩氟烷浓度大于 3% 时可使本药的效应消失，并可导致子宫出血。

3．不良反应 变异性鼻炎、气喘、肺泡炎等。

4．其他用药注意事项

（1）吸入时应注意避免打喷嚏、流鼻涕等，以保证疗效。

（2）吸入不应过猛，否则易引起打喷嚏、鼻痒、流涕及咳嗽等症状。

（3）吸入过深，可引起咽喉发紧、气短、气闷、胸痛等，吸入量过多可致腹胀痛，停药后症状逐渐消失。

（4）因该药收缩鼻黏膜血管，长期用药可致鼻黏膜萎缩，引起萎缩性鼻炎，影响疗效。

（5）呼吸道急性炎症、副鼻窦炎及哮喘患者禁用。

鞣酸加压素
Pitressin Tannate

【商品名或别名】

长效尿崩停。

【临床应用】

用于诊断和治疗由于缺乏抗利尿激素而引起的尿崩症，也用于其他药物效果不佳的腹部肌肉松弛。

【用法与用量】

儿童剂量：皮下或深部肌内注射，5 ~ 8 岁，每次 2 ~ 10 mg。9 ~ 10 岁，每次 2 ~ 15 mg。11 ~ 12 岁，每次 2 ~ 20 mg，每周 2 ~ 3 次。

成人剂量：皮下或深部肌内注射，每次 4 ～ 20 mg，或根据病情而定，每周 2 ～ 3 次。

【剂型与规格】

鞣酸加压素油质注射液：5 ml：100 mg。

【临床用药指导】

1．用药禁忌

（1）对加压素和本品过敏者。

（2）动脉硬化、心力衰竭、冠状动脉疾病、慢性肾炎氮质血症及高血压患者。

（3）妊娠期妇女。

2．不良反应 对注射局部有刺激，易出现血栓，故应注意更换注射部位。

3．超说明书用药 食管静脉曲张、创伤性脑损伤。

4．其他用药注意事项

（1）不能耐受快速细胞外液潴留的患者，以及癫痫、偏头痛、哮喘患者慎用。

（2）本品注射液使用前应充分摇匀。

（3）使用本品长效制剂比其他制剂更易出现水潴留。

（4）高血压、肺心病和心力衰竭患者禁用。

（5）有心悸、苍白、多汗、胸闷、腹痛等不良反应。

（6）一次用量过大或两次用药间隔时间较短可造成水中毒。

（7）应自小剂量开始，逐渐增至需要量。

（8）用时需加温至 37℃。

（9）不可静脉给药。

去氨加压素
Octostim

【商品名或别名】

弥凝、依他停、Minirin。

【临床应用】

1．中枢性尿崩症及颅脑外伤或手术所致的暂时性尿崩症 用后可减少尿排出，增加尿渗透压，减低血浆渗透压，减少尿频和夜尿（一般对肾源性尿崩症无效）。

2．治疗 5 岁以上患有夜间遗尿症的患者 醋酸去氨加压素治疗原发性单症状夜间遗尿症患儿安全、有效，中长程疗法可明显降低复发率。中重度遗尿较轻度遗尿更易复发[15]。生物反馈、口服醋酸去氨加压素治疗儿童原发性遗尿症临床症状改善明显，效果良好，值得临床推广应用[16]。

3．肾尿液浓缩功能试验 有助于对肾功能的鉴别，对于诊断不同部位的尿道感染尤其有效。

4．对于轻度血友病及 1 型血管性血友病患者，在进行小型外科手术时可控制出血或预防出血。

5．对于因尿毒症、肝硬化以及先天的或用药诱发的血小板功能障碍而引起的出血时间过长和不明原因的出血，用本品可使出血时间缩短或恢复正常。

【用法与用量】

1．中枢性尿崩症

（1）鼻腔给药

1）鼻喷剂：3 个月至 12 岁儿童，开始时 5 μg。睡前喷鼻，以后根据尿量每晚递增 2.5 μg，直至获得良好睡眠。若全天尿量仍较大，可于早晨再加 5 μg 喷鼻，并根据尿量调整剂量，直至获得满意疗效。维持用药，一日 2 ～ 4 μg /kg 或一日 5 ～ 30 μg 喷鼻（一日总量不超过 30 μg）。一日 1 次或分 3 次给药。

2）滴鼻液：成人开始一次 10 μg，逐渐调整到最适剂量。一日 3 ～ 4 次。儿童用量酌减。用滴鼻剂对儿童易控制，更方便。

（2）口服：因人而异，区分调整。儿童一次 100 μg，一日 3 次。

（3）静脉注射：一日 1 ～ 2 次，1 岁以上儿童一次 0.4 ～ 1 μg（0.1 ～ 0.25 ml）。1 岁以下婴儿一次 0.2 ～ 0.4 μg（0.05 ～ 0.1 ml）。

2．夜间遗尿症

（1）鼻腔给药：有效剂量 10 ～ 40 μg，先从 20 μg 开始，睡前给药，治疗期间限制饮水并注意观察。

（2）口服：首量为 200 μg，睡前服用，若疗效不显著可增至 400 μg。连续服用 3 个月后停药至少 1 周，以便评估是否需要继续治疗。

3．肾尿液浓缩功能试验

（1）鼻腔给药：1 岁以上儿童 10 ～ 20 μg。

（2）肌内或皮下注射：1 岁以上儿童 1 ～ 2 μg（0.25 ～ 0.5 ml），1 岁以下婴儿 0.4 μg（0.1 ml）。

上述两种给药途径均在 1 小时内，尽量排空尿液。用药后 8 小时应收集 2 次尿样，分析尿渗透压。

4．治疗性控制出血或手术前预防出血

静脉滴注，按 0.3 μg/kg 的剂量用氯化钠注射液稀释至 50 ～ 100 ml。在 15 ～ 30 分钟内静脉滴注。若效果显著，可间隔 6 ～ 12 小时重复输 1 ～ 2 次。若多次重复此剂量，效果将会降低。

儿童剂量：中枢性尿崩症，口服，每次 0.01 ～ 0.1 mg，一日 3 次。夜间遗尿，睡前口服 0.2 mg，疗效不明显可增至 0.4 mg，连续 3 个月，停药至少 1 周后可重复。

鼻腔给药，10 ～ 20 μg/d，分 1 ～ 3 次服用。

静脉注射，＜ 1 岁每次 0.2 ～ 0.4 μg，＞ 1 岁每次 0.4 ～ 1 μg，一日 1 ～ 2 次。

【剂型与规格】

去氨加压素注射液：(1) 4 μg；(2) 15 μg；(3) 30 μg。

去氨加压素片：(1) 0.1 mg；(2) 0.2 mg。

去氨加压素喷鼻剂：2.5 ml：250 μg。

去氨加压素滴鼻剂：2.5 ml：250 μg。

【临床用药指导】

1．用药禁忌

（1）对本品及防腐剂过敏者。

（2）习惯性或精神性烦渴症患者，心功能不全或其他疾患需用利尿剂的患者，中重度肾功能不全者、不稳定性心绞痛及 ⅡB 型血管性血友病患者。

2．药物相互作用

（1）辛伐他汀、吲哚美辛会加强患者对本药的反应，但不会影响其反应持续时间。

（2）一些可释放抗利尿激素的药物，如三环类抗抑郁药、氯丙嗪、卡马西平等，可增加抗利尿作用并有引起体液潴留的危险，不宜合用。

（3）奥昔布宁联合醋酸去氨加压素治疗小儿遗尿症效果较好，值得推广[17]。

（4）去氨加压素联合健脾止遗片治疗小儿原发性遗尿症，疗效显著，易被广大患儿接受，值得临床推广应用。去氨加压素联合醒脾养儿颗粒治疗小儿遗尿症效果显著，能有效减少遗尿次数，改善患儿生活质量[18-19]。

（5）缩泉胶囊联合醋酸去氨加压素治疗儿童原发性遗尿效果较好，复发率低，具有临床推广价值[20]。

3．不良反应　头痛、恶心、胃痛、过敏反应、水潴留及低钠血症。偶见：血压升高、发绀、心肌缺血。高剂量时可见疲劳、短暂的血压降低、反射性心率加快及面红、眩晕。注射给药时，可致注射部位疼痛、肿胀。极少数患者可引起脑血管或冠状血管血栓形成、血小板减少。

4．其他用药注意事项

（1）超量给药会增加水潴留和低钠血症的危险。虽然治疗低钠血症时的用药应视具体情况而定，但以下的建议可采纳：对无症状的低钠血症患者，除停用去氨加压素外，应限制饮水。对有症状的患者，除上述治疗外，可根据症状输入等渗或高渗氯化钠注射液。当体液潴留症状严重时（抽搐或神志不清），需加服呋塞米。

（2）应特别注意：在治疗遗尿症时，用药前 1 小时至用药后 8 小时内需限制饮水量。当用于诊断检查时，用药前 1 小时至用药后 8 小时内饮水量不得超过 500 ml。

（3）用药期间需要监测患者的尿量、渗透压和体重，对有些病例还需测试血浆渗透压。

（4）婴儿及老年患者、体液或电解质平衡紊乱及易产生颅内压增高的患者，均应慎用。

（5）急迫性尿失禁患者、糖尿病患者及器官病变导致的尿频或多尿患者不宜使用。妊娠期妇女用药应权衡利弊。

（6）1 岁以下婴儿必须在医院监护下实行肾浓缩功能试验。

（7）鼻腔用药后，鼻黏膜若出现瘢痕、水肿或其他病变时。应停用鼻腔给药法。

（8）习惯性或精神性烦渴症、心功能不全或其他疾患需服用利尿药者、对防腐剂过敏者、不稳定型心绞痛患者、ⅡB 型血管性血友病患者、急性肾衰竭、有血栓形成患者禁用。

（9）体液或电解质平衡紊乱、易产生颅压增高患者慎用。

（10）可发生溶血性贫血和凝血障碍。

（11）可出现心悸、下肢静脉炎，偶有深静脉血栓形成。

（12）在大剂量用药后有明显头痛、恶心和轻度腹部痉挛，减少用量，症状会逐步消失。

（13）可有恶心、呕吐、食欲缺乏等。可出现皮肤瘙痒、皮疹、脱发等。

（14）与铁剂合用，两药须间隔 2 小时。

（15）用药过量处理：对无症状的低钠血症病例，停药及限制饮水。对有症状的患者，可根据症状输入等渗或高渗氯化钠液。当体液潴留症状严重时（抽搐及神志不清）需加服呋塞米。

氯磺丙脲
Diabinses

【商品名或别名】

P-607。

【临床应用】

治疗中枢性尿崩症。

【用法与用量】

儿童剂量：口服，一日 8 ～ 10 mg/kg，分 2 次服。

成人剂量：口服，每次 250 ～ 500 mg，一日 1 次。

【剂型与规格】

氯磺丙脲片：（1）100 mg；（2）250 mg

【临床用药指导】

1．用药禁忌

（1）对磺胺类药过敏者。

（2）心力衰竭患者。

（3）1 型糖尿病患者。

（4）2 型糖尿病患者伴有感染、酮症酸中毒、昏迷、严重烧伤、外伤和重大手术等应激情况。

（5）肝功能不全者。

（6）白细胞减少者。

2．药物相互作用

（1）丙磺舒、别嘌醇合用可发生低血糖反应。

（2）H$_2$ 受体阻断药（雷尼替丁、西咪替丁）、氯霉素、咪康唑合用可发生低血糖反应。

（3）水杨酸盐、贝特类降血脂药合用可发生低血糖反应。

（4）水杨酸类、胍乙啶、单胺氧化酶抑制药、奎尼丁、其他降血糖药物（胰岛素、二甲双胍、阿卡波糖、胰岛素增敏药等）合用可发生低血糖反应。

（5）β肾上腺素受体阻断药合用可发生低血糖反应。

（6）香豆素类抗凝药合用后两者的血药浓度先升高后降低。

（7）噻嗪类利尿药、糖皮质激素、雌激素、苯妥英钠、利福平、甲状腺素合同可升高血糖。

3．不良反应

（1）代谢／内分泌系统：低血糖反应，相关诱因有延时进餐、剧烈体育活动，或两者兼有，用药不当等。一般情况下低血糖不严重，进食、饮糖水大多可缓解，但肝肾功能不全，年老、体弱者，剂量偏大（对成年患者的一般剂量对年老、体弱者即可过量），尤其服长效制剂可引起严重低血糖，甚至死亡。罕见与血管升压素分泌不足相同的综合征，可见尿渗透压升高、水钠潴留、低血钠。

（2）神经系统：可见头痛。

（3）肝：可见黄疸、肝损害等。

（4）胃肠道：可见胃痛、恶心、呕吐、食欲减退、上腹不适、腹泻、口中金属味，一般不严重，与剂量偏大有关，也可见食欲增强，体重增加。

（5）血液系统：可见白细胞减少、贫血、粒细胞减少（表现为咽痛、发热、感染）、血小板减少（表现为出血、紫癜）、骨髓抑制等。

（6）过敏反应：可见皮疹，剥脱性皮炎偶有发生。

（7）其他：罕见戒酒样反应。

4．其他用药注意事项

（1）肝肾功能不全、心力衰竭、白细胞减少、有低血糖倾向、磺胺类药过敏者禁用。

（2）肝损害较多见。

（3）有腹泻、恶心、呕吐、头痛、胃痛或不适、眩晕、嗜睡、黄疸、骨髓抑制、粒细胞减少、血小板减少、低血糖等不良反应。

（4）如与其他口服利尿药联合应用，应减少本品用量。

氯贝丁酯
Clofibrate

【商品名或别名】

氯贝特、安妥明、冠心平、CPIB。

【临床应用】

用于治疗病情较轻的中枢性尿崩症。

【用法与用量】

口服，1次0.75～1g，一日2次。

【剂型与规格】

氯贝丁酯胶囊：（1）0.25 g；（2）0.5 g。

【临床用药指导】

1．用药禁忌　严重肝、肾功能不全的患者及妊娠期妇女禁用。

2．药物相互作用

（1）呋塞米合用可互为增效，但也可引起肌病、肌僵直、多尿，尤其低蛋白血症者。

（2）羟甲基戊二酰辅酶A（HMG-CoA）还原酶抑制药（如普伐他汀、辛伐他汀、阿托伐他汀、西立伐他汀、氟伐他汀、洛伐他汀）、秋水仙碱合用可加重严重肌肉毒性（如肌病、横纹肌溶解）发生的风险。

（3）依折麦布合用可增加患胆石症的风险。

（4）抗凝药（如茴茚二酮、双香豆素、苯丙香豆素、苯茚二酮、华法林）合用可增加抗凝药的抗凝作用，增加出血的风险。

（5）磺酰脲类药（如甲苯磺丁脲、醋酸己脲、氯磺丙脲、格列本脲、妥拉磺脲）合用可增强磺酰脲类药的疗效，导致低血糖。

（6）胰岛素、谷赖胰岛素、重组门冬胰岛素、重组赖脯胰岛素合用可导致低血糖。

（7）本药可竞争性取代磷苯妥英与蛋白结合位点的结合，增强苯妥英钠的疗效。

（8）利福平、利福喷汀合用可降低本药疗效。

（9）口服避孕药合用可改变本药疗效。

3．不良反应　主要表现为胃肠功能紊乱，如个别患者出现恶心、呕吐、食欲缺乏、肠胀气等症状。服药8周后，偶见转氨酶轻度上升。还可使胆石症的患病率升高。

4．其他用药注意事项　因有降低凝血作用，与抗凝剂合用时应调整后者的剂量。

参考文献

[1] 李亚娟．呋塞米治疗小儿重症支气管肺炎患儿的临床疗效．医疗装备，2016，29（15）：110-111.

[2] 钟活志，贺道机，叶永芝，等．呋塞米维持推注辅助治疗小儿重症肺炎疗效观察．热带医学杂志，2018，18（6）：815-818.

[3] 秦圆圆，李廷玉．布美他尼在孤独症谱系障碍中的研究进展．临床医药文献电子杂志，2018，5（16）：193-195.

[4] 吕海波．托拉塞米治疗儿童肾病综合征并高度水肿的药物疗效分析．中国卫生标准管理，2019，10（2）：74-76.

[5] 肖群文，杨龙，李琪，等．托拉塞米治疗儿童急性心力衰竭的药动学和药效学研究进展．医学综述，2017，23（11）：2236-2239，2244.

[6] 匡仟卉柠，高春林，夏正坤．儿童 Dent 病 I 型 4 例报告．临床儿科杂志，2018，36（6）：411-415.

[7] 徐月华．吲达帕胺不良反应报告情况分析与探讨．海峡药学，2015，27（4）：259-260.

[8] 徐留美．依他尼酸药物辅助氨苯蝶啶治疗高血压的相互作用对人体的不良反应研究．临床医药文献电子杂志，2015，2（11）：2108-2109.

[9] 游海燕，黄朝晖．乙酰唑胺预防高海拔头痛效果的 Meta 分析．人民军医，2016，59（3）：243-245.

[10] 田茂强．早期应用甘露醇治疗儿童重症手足口病 90 例的临床分析与对比研究．心理月刊，2018，13（8）：240.

[11] 胡绍正，杜红宇，邹文书．甘露醇和蓖麻油在儿童结肠镜肠道准备中的对比研究．泰山医学院学报，2018，39（2）：175-177.

[12] 刘月梅，汤昱，孙凯婷，等．小剂量甘露醇联合高压氧对新生儿缺氧缺血性脑病的疗效分析．中国实用神经疾病杂志，2016，19（6）：102-103.

[13] 谢伦燕．甘油果糖联合甘露醇治疗小儿颅内感染的临床研究［D］．成都：四川医科大学，2015.

[14] 储晓彬．甘露醇与甘油果糖联合治疗儿童高颅压 45 例效果观察．中国交通医学杂志，2005（3）：280-281.

[15] 初梅，曹力，陈朝英，等．醋酸去氨加压素中长程疗法治疗儿童原发性单症状夜遗尿症疗效研究．中国实用儿科杂志，2017，32（11）：861-865.

[16] 满杏禹，邹贤．生物反馈、口服醋酸去氨加压素治疗儿童原发性遗尿症临床研究．中国当代医药，2018，25（11）：93-95.

[17] 潘艳红．奥昔布宁联合醋酸去氨加压素治疗小儿遗尿症的临床研究．中西医结合心血管病电子杂志，2018，6（35）：90.

[18] 梁冬梅，宫晓丽．去氨加压素联合健脾止遗片治疗小儿遗尿症的临床研究．中国中医药现代远程教育，2019，17（6）：103-105.

[19] 周冰新，杨燕珍，曾月桂．去氨加压素联合醒脾养儿颗粒治疗小儿遗尿症效果观察．白求恩医学杂志，2016，14（6）：689-691.

[20] 武进华．缩泉胶囊联合醋酸去氨加压素治疗儿童原发性遗尿效果观察．现代中西医结合杂志，2017，26（8）：867-869.

（韩冠英）

第 14 章

抗变态反应药

第一节 抗组胺药

马来酸氯苯那敏
Chlorpheniramine Maleate

【商品名或别名】

扑尔敏、氯苯吡胺、氯屈米通、Chlor-Trimeton。

【临床应用】

常用于过敏性鼻炎、感冒和鼻窦炎；过敏性皮肤疾患，如荨麻疹、过敏性湿疹、血管神经性水肿、虫咬所致皮肤瘙痒。

【用法与用量】

口服：每日 0.35 mg/kg，分 3 ~ 4 次给予。或按年龄计，< 1 岁，每次 0.3 mg；1 ~ 3 岁，每次 0.3 ~ 0.5 mg；4 ~ 6 岁，每次 0.5 ~ 1.0 mg；7 ~ 9 岁，每次 1.0 ~ 1.5 mg；10 ~ 12 岁，每次 1.5 ~ 2 mg；> 12 岁，每次 2 ~ 4 mg；每日 3 次。

皮下注射：每日 0.35 mg/kg，分 3 ~ 4 次给予。

【剂型与规格】

马来酸氯苯那敏片：4 mg。

马来酸氯苯那敏注射液：(1) 1 ml：10 mg；(2) 2 ml：20 mg。

【临床用药指导】

1. 用药禁忌 接受单胺氧化酶抑制剂治疗的患者、癫痫患者禁用。新生儿、早产儿、青光眼患者、甲状腺功能亢进患者慎用。对本品过敏者禁用，过敏体质者慎用。

2. 药物相互作用

(1) 同时服用中枢神经系统抑制药，可加强本药的抗组胺和中枢抑制作用。

(2) 可增强金刚烷胺、氟哌啶醇、抗组胺药、三环类抗抑郁药、吩噻嗪类以及拟交感神经药等的疗效。

(3) 与普萘洛尔有拮抗作用。不宜与哌替啶、阿托品等合用，亦不宜与氨茶碱混合注射。

(4) 与奎宁丁合用可增强本药抗胆碱作用。能增加氯喹的吸收和药效，从而提高寄生虫病的治愈率。

(5) 能抑制代谢苯妥英钠的肝微粒体酶，而引起苯妥英钠的蓄积中毒，因此二者合用时，应测定苯妥英钠的血药浓度，如果出现毒性反应，需减少氯苯那敏的剂量或停用氯苯那敏。

(6) 乙醇可增强本药抗组胺和中枢抑制作用，用药期间不宜饮酒及含乙醇的饮料。

3. 不良反应 可有胸闷、咽喉痛、疲劳、虚弱感、心悸或皮肤瘀斑、出血倾向，但皆很少见；偶有嗜睡、口干、痰液黏稠等；儿童易发生烦躁、焦虑、入睡困难和神经过敏等。

4. 其他用药注意事项

(1) 注射剂有刺激性，静脉注射过快可致低血压或中枢神经兴奋。

(2) 如服用过量或出现严重不良反应，应立即就医。

(3) 如正在使用其他药品，使用本品前请咨询医师或药师。

(4) 儿童必须在成人监护下使用。

盐酸苯海拉明
Diphenhydramine Hydrochloride

【商品名或别名】

苯那君、苯那准、可他敏、Benadrl、Benadrin。

【临床应用】

1. 过敏性疾病 主要用 I 型和 IV 型变态反应。各种过敏性皮肤疾患，如过敏性药疹、过敏性湿疹、血管神经性水肿和荨麻疹等。

2. 与氨茶碱、麻黄碱等合用治疗支气管哮喘。

3. 镇静安眠和术前给药。

4. 用于帕金森病、舞蹈症、晕动症、焦虑症的治疗。

5. 防治晕动症、放射病、手术后和药物引起的恶心、呕吐。

【用法与用量】

注射剂：深部肌内注射，体重超过 9.0 kg，每次 12.5 ~ 25 mg，或每日 5 mg/kg，分次给药；或每日 100 mg/m²，分次给药。

片剂：口服，儿童每日 2 ～ 3 次，1 岁以下每次 2.5 ～ 5 mg；1 ～ 3 岁每次 5 ～ 7.5 mg；4 ～ 6 岁每次 7.5 ～ 10 mg；7 岁以上每次 10 ～ 12.5 mg。

【剂型与规格】

盐酸苯海拉明注射液：1 ml：20 mg。

盐酸苯海拉明片：(1) 25 mg；(2) 50 mg。

【临床用药指导】

1．用药时间及要求　用于防治晕动病，宜在旅行前 1 ～ 2 小时，最少 30 分钟前服用。

2．用药禁忌　新生儿与早产儿禁用；重症肌无力、闭角型青光眼或眼内压升高、胃肠道梗阻者禁用；对本品及赋形剂过敏者禁用；有辅料含苯甲醇的注射剂，禁止用于儿童肌内注射。

3．药物相互作用

(1) 可增加乙醇及其他中枢神经抑制药（如巴比妥类、阿片类镇痛药、催眠药、抗惊厥药、抗焦虑镇静药等）的中枢神经抑制作用。

(2) 有抗胆碱作用的药物，如阿托品、三环类抗抑郁药等，可增强本药的抗胆碱作用。

(3) 可能会掩盖某些有耳毒性的药物，如氨基糖苷类抗生素的毒性症状。

(4) 可抑制过敏源性物质的皮试反应，因此在皮试前若干天应停止使用一切抗组胺药物，以免影响皮试结果。

(5) 与 H_2 组胺受体阻断药同用能增强本药的抗胆碱作用，使本药代谢减低，不良反应增加。

(7) 可治疗三氟拉嗪、甲氧氯普胺所致的椎体外系症状。

(8) 与对氨基水杨酸同用可降低后者在肠道的吸收而降低其血药浓度。

(9) 可拮抗肾上腺素能神经阻滞的作用。

(10) 大剂量可降低肝素的抗凝作用。

(11) 可短暂影响巴比妥类药和磺胺醋酰钠的吸收。

(12) 绿茶可拮抗本药导致的嗜睡、头晕、头痛等不良反应。

4．不良反应　有头晕、头痛、嗜睡、口干、恶心、倦乏等，停药或减药后可自行消失。偶可引起皮疹、粒细胞减少。也有长期应用（6 个月以上）引起贫血、血小板减少的报告。

5．其他用药注意事项

(1) 儿童对用药过量更加敏感，特别易导致兴奋，有报告可发生急性谵妄及幻听和幻视。

(2) 解救时务必使患者保持安静，特别是小儿应防止躁动，必要时可静脉注射地西泮抑制抽搐。

(3) 肾衰竭患者的给药间隔时间应延长。

盐酸异丙嗪
Promethazine Hydrochloride

【商品名或别名】

非那根、抗胺荨、Phenergan。

【临床应用】

1．用于荨麻疹、过敏性鼻炎及支气管哮喘等过敏性疾病。

2．防治晕动症，或与其他中枢抑制药同用，以增强其抑制作用。

【用法与用量】

口服：每次 0.125 mg/kg，或 3.75 mg/m²，每 4 ～ 6 小时 1 次，或睡前 0.25 ～ 0.5 mg/kg 或 7.5 ～ 15 mg/m²；按年龄计算，每日量＜1 岁 5 ～ 10 mg，1 ～ 4 岁 5 ～ 15 mg，＞6 岁 10 ～ 25 mg，分 1 ～ 2 次给予。

肌内注射：每次 0.125 mg/kg 或 3.75 mg/m²，每 4 ～ 6 小时注射 1 次。

【剂型与规格】

盐酸异丙嗪片：(1) 12.5 mg；(2) 25 mg。

盐酸异丙嗪注射液：(1) 1 ml：25 mg；(2) 2 ml：50 mg。

【临床用药指导】

1．用药时间及要求　用于防止晕动症时应及早服用。口服时，可与食物或牛奶同时服用，以减少对胃黏膜的刺激。

2．用药禁忌　与所有吩噻嗪类衍生物一样，肝病及心血管病患者慎用。过敏性休克、癫痫、肝肾功能不全、闭角型青光眼、骨髓抑制、黄疸、呼吸系统疾病患者慎用。小于 1 岁的婴儿禁用。

3．药物相互作用

(1) 与其他中枢神经系统抑制药（特别是麻醉药、巴比妥类、单胺氧化酶抑制药或三环类抗抑郁药）同时用，可互相增强效应，用量要另行调整。

(2) 与溴苄铵或胍乙啶合用降压作用增强；氯化铵等酸性药物能加速本药的排泄。

(3) 碳酸氢钠等碱性药物能降低本药的排泄，增加血药浓度，导致本药作用增强和毒性增大。

(4) 静脉给予多黏菌素 B 治疗的患者，同时应用本药后，有可能发生严重窒息。

(5) 不宜与氨茶碱混合注射。

(6) 顺铂、巴龙霉素及其他氨基糖苷类抗生素、水杨酸制剂和万古霉素等耳毒性药物与本药同时应用，耳毒性症状可被本药掩盖。

(7) 肾上腺素与本药同用时，肾上腺素的 α 肾上腺素能作用可被阻断，使 β 肾上腺素能的作用占优势。

(8) 与乙醇同用时，可增强本药的中枢抑制作用。

（9）干扰检验：妊娠试验假阳性和假阴性；增加血糖，干扰糖耐量试验。

（10）异丙嗪合用曲马多能有效降低儿童腺样体扁桃体切除手术术后疼痛，并减少术后恶心、呕吐的发生[1]。

4．不良反应 注射给药后常见心动过缓或过速，一过性血压升高或下降；黄疸或血质不调；大剂量给药时易引起椎体外系症状；注射部位可发生静脉血栓。若因疏忽误插入动脉，可引起动脉痉挛和坏疽。

5．其他用药注意事项

（1）宜深部肌内注射。必须缓慢给药。

（2）本品具有强烈刺激性，应特别注意避免静脉外渗漏和误注入动脉。

（3）本品不能皮下注射。

（4）一般的抗组胺药对婴儿特别是新生儿和早产儿有较大的危险性；小于 3 个月的婴儿体内药物代谢酶不足，不宜应用本品。

（5）还容易引起肾功能不全。

（6）新生儿或早产儿、患急性脱水的小儿及患急性感染的儿童，注射异丙嗪后易发生肌张力障碍。

（7）儿童一次口服 75 ～ 125 mg 时，可发生过度兴奋、易激动和（或）噩梦等。

（8）儿童使用异丙嗪本身就容易发生不良反应，同时联用有中枢抑制作用的氯丙嗪，大大增加了不良反应发生的可能性[2]。

盐酸去氯羟嗪
Decloxizine Hydrochloride

【商品名或别名】
克敏嗪、克喘嗪、克敏羟嗪。

【临床应用】
用于支气管哮喘，急、慢性荨麻疹，皮肤划痕症，血管神经性水肿等过敏性疾病。

【用法与用量】
口服：每日 1 ～ 1.5 mg/kg，分 3 次给予。

【剂型与规格】
盐酸去氯羟嗪片：（1）25 mg；（2）50 mg。

【临床用药指导】

1．用药禁忌 新生儿、早产儿禁用。

2．药物相互作用

（1）与 β 受体激动药、麻黄碱或氨茶碱等合用能增强平喘作用。

（2）具有镇痛及镇静作用的中枢神经抑制药可与本药相互增强中枢抑制作用。

3．不良反应 无明显不良反应，偶有嗜睡、口干，停药后消失。

阿司咪唑
Astemizole

【商品名或别名】
阿司唑、苄苯哌咪唑、Hismanal、R43512。

【临床应用】
用于治疗慢性和季节性过敏性鼻炎、过敏性结膜炎、慢性荨麻疹和其他过敏性反应症状。可作为防治哮喘的辅助药物。

【用法与用量】
口服，每日 1 次。不足 6 岁，每次 0.2 mg/kg；6 ～ 12 岁，每次 5 mg；> 12 岁，每次 10 mg。

【剂型与规格】
阿司咪唑片：10 mg。

【临床用药指导】

1．用药时间及要求 进餐前 1 小时或饭后 2 小时服用。

2．用药禁忌

（1）对本品过敏者禁用。

（2）由于本品广泛经肝代谢，故有肝功能障碍者禁用。

（3）已知或可疑的 QT 间期延长等患者禁用。伴有 QT 间期延长情况，如合用已知会延长 QT 间期的药物（如抗心律失常药、特非那丁和红霉素）、未纠正的电解质紊乱（特别是低血钾和低血镁）和明显的心动过缓者禁用。

（4）禁忌与细胞色素 P-450 酶抑制剂合用，如口服或经肠道使用的唑类、大环内酯类及抗生素；选择性 5-羟色胺再摄取抑制剂；HIV 蛋白酶抑制剂。

（5）禁止与治疗剂量的奎宁合用。

（6）禁忌超剂量服用。

3．药物相互作用

（1）不能与抑制肝代谢的药物合用，以免引发严重室性心律失常，出现尖端扭转型室性心动过速。如抗真菌药氟康唑、伊曲康唑、酮康唑、咪康唑及大环内酯类抗生素克拉霉素、红霉素等，其他还包括特非那定、5-羟色胺再摄取抑制剂、HIV 蛋白酶抑制剂等。

（2）下列药物可延长 QT 间期，应避免与本药合用，如抗心律失常药、三环类抗抑郁药、抗疟药卤泛群、奎宁、抗精神病药、索他洛尔。

（3）与西沙比利合用，可导致严重心律失常、心室颤动、尖端扭转型室性心动过速和 QT 间期延长，应禁止合用。

（4）与利尿剂合用，应注意电解质失衡引起的低血钾。

（5）与食物同服可明显降低其生物利用度。

（6）对乙醇无增效作用。

（7）对中枢神经抑制药无增效作用。

（8）本品与治疗量的奎宁会产生相互作用。

（9）与食物同服可明显降低其生物利用度。

4．不良反应

（1）心血管系统：根据国外文献报道，超量服用本品可能发生 QT 间期延长或室性心律失常，包括表现为晕厥的尖端扭转型室性心动过速。

（2）服用本品时间较长时，偶见体重增加。

（3）罕见过敏反应（如血管性水肿、支气管痉挛、光敏感、瘙痒、皮疹、类过敏反应），且有个别惊厥、良性的感觉异常、肌痛 / 关节痛、水肿、情绪紊乱、失眠、噩梦、转氨酶升高和肝炎的报道，但其中大部分病例是否与本品有直接关系尚不明确。

5．其他用药注意事项

（1）对具有潜在心律失常因素（如有严重心脏病史）的患者，应避免使用本品。

（2）应严格遵循推荐剂量。

（3）药物过量（剂量超过 200 mg）可导致严重的心脏不良反应，应密切注意病情，主要采取支持疗法，药用炭可有效地预防本品在胃肠道的吸收，中毒后应尽快服用，也可催吐或洗胃，出现心律失常对症治疗，血液透析并不能增加本品清除。

（4）本品血浆浓度的升高会导致 QT 间期延长，有时伴有尖端扭转型室性心动过速。有易发因素的患者也有发生此类情况的报道。因此，建议对于有 QT 间期延长和（或）尖端扭转型室性心动过速发生因素的患者应给予注意。

阿伐斯汀
Acrivastine

【商品名或别名】

艾克维斯定、新敏灵、新敏乐、Duact、Semprex、新民立、欣西。

【临床应用】

用于过敏性鼻炎、过敏性皮肤病、慢性自发性荨麻疹、皮肤划痕症、胆碱能性荨麻疹、特发性获得性寒冷性荨麻疹、湿疹瘙痒。

【用法与用量】

口服：＞ 12 岁的儿童，每次 8 mg，每次 1 ~ 3 次。

【剂型与规格】

阿伐斯汀胶囊：8 mg。

【临床用药指导】

1．用药禁忌 对本品或曲普利啶过敏者禁用。

2．药物相互作用

（1）阿伐斯汀与中枢神经系统抑制药合用，会增加中枢神经系统药的不良反应，应避免合用。

（2）同时使用含乙醇的饮料或药物，会增加中枢抑制，应避免合用。

3．不良反应 偶见皮疹、口干、腹泻、消化不良，较常见的包括头痛、困倦、嗜睡等。常饮酒者或服用中枢神经系统抑制药后服用，不良反应可增多。

4．其他用药注意事项

（1）肾功能低下者慎用。

（2）饮酒或服用其他中枢抑制药物时不要从事需保持高警觉性的工作。

（3）12 岁以下儿童不宜使用。

（4）到目前为止，尚无使用本品急性过量的报道。如果发生过量，应立即采取对症及支持治疗，可进行诱导性呕吐（限于神志清醒的患者）或洗胃。

咪唑斯汀
Mizolastine

【商品名或别名】

皿治林、奥尼捷。

【临床应用】

季节性过敏性鼻炎（花粉症）、常年性过敏性鼻痒、过敏性结膜炎、荨麻疹及其他皮肤过敏反应症状。

【用法与用量】

口服：＞ 12 岁的儿童每次 10 mg，每日 1 次，＜ 12 岁的儿童用药缺乏确切的临床资料。

【剂型与规格】

咪唑斯汀缓释片：10 mg。

【临床用药指导】

1．用药禁忌 本药禁用于下列情况：对本药过敏、严重的肝病、晕厥病史、严重的心脏病、心律失常（心动过缓、心律不齐或心悸）、心电图异常（明显或可疑 QT 间期延长）或低血钾。

2．药物相互作用

（1）本药不能与咪唑类抗真菌药（如酮康唑）或大环内酯类抗生素（如红霉素、醋竹桃霉素、克拉霉素或交沙霉素）同时使用。

（2）在同时使用西咪替丁、环孢素和心痛定时应特别引起注意。

3．不良反应 本品可能会使个别患者产生不良反应，根据发生率由高至低依次为：

（1）偶见：困意和乏力（通常为一过性的）、食欲增加并伴有体重增加。

（2）罕见：口干、腹泻、腹痛（包括消化不良）或头痛。极个别病例：低血压、迷走神经异常（可能引起晕厥）、焦虑、抑郁、白细胞计数降低、肝酶升高。

（3）极罕见：过敏反应、血管性水肿、全身性皮疹、荨麻疹、瘙痒和低血压。有支气管痉挛以及哮喘加重的报道。

但考虑到治疗人群中哮喘的发生率较高，因此尚不能确定与咪唑斯汀的相关性。

与某些抗组胺药物合用时，曾观察到QT间期延长的现象，这会增加高危人群发生严重心律失常的风险。

极罕见血糖或电解质水平的轻微变化，即使在健康人中发生此类轻微变化，其临床意义不清楚。

对于高危患者（特别是糖尿病、怀疑有电解质失衡的心律失常的患者），应对适当指标进行定期监测。

由于本品含有蓖麻油，可能会引起消化道不适，如恶心、呕吐和腹泻。治疗期间如引起不良反应请与医生联系。

4．特殊剂型要求　本品为缓释薄膜衣片，不能掰开服用，不得嚼碎服用。

5．其他用药注意事项

（1）发生药物过量时，建议在用常规方法消除未吸收药物的同时，进行至少24小时的包括QT间期和心率的心脏监测在内的全面症状监护。

（2）对肾功能不全的患者研究的结果表明，血液透析不会增加药物的清除率。

（3）大多数服用咪唑斯汀的患者可以驾驶或完成需要精神集中的工作。但为了识别个体是否对药物特殊敏感，建议在驾驶和进行复杂工作之前对个体进行评估。

盐酸赛庚啶
Cyproheptadine Hydrochloride

【商品名或别名】

二苯环庚啶、Periactin。

【临床应用】

用于抗过敏，如荨麻疹、湿疹、过敏性鼻炎或皮炎、皮肤瘙痒；血管性头痛和偏头痛；支气管哮喘，肢端肥大症。尚有刺激食欲的作用。

【用法与用量】

口服：每日0.25 mg/kg。或按年龄计，2～6岁，每次1～2 mg，每日2～3次；7～14岁，每次4 mg，每日2～3次，最大剂量为每日16 mg。

外用：一日2～3次，涂搽于患处。

【剂型与规格】

盐酸赛庚啶片：（1）2 mg；（2）4 mg。

赛庚啶乳膏：每支10g。

【临床用药指导】

1．用药禁忌　对本品过敏者禁用；过敏体质者慎用；青光眼患者禁用。

2．药物相互作用

（1）与单胺氧化酶抑制药（如苯佐他明、异卡波肼、帕吉林、苯乙肼等）和具有单胺氧化酶抑制作用的药物（如丙卡巴肼、呋喃唑酮等）合用时，可导致本药的作用和毒性增强。

（2）与乙醇和中枢神经抑制药合用有相加作用，增强中枢抑制作用。

（3）本品可降低因低血糖引起的生长激素的分泌，因此在作垂体功能试验前应停用本品。

（4）缬草可增强本药作用。

（5）与促甲状腺素释放激素合用时，有可能使血清淀粉酶和催乳素水平增高而影响诊断。

（6）与阿托品或其他阿托品类药物合用，不良反应增加，如尿潴留、便秘、口干等。

（7）与舒托必利合用，会增加室性心律失常，尤其增加尖端扭转型室性心动过速的危险。

（8）本品可降低吗啡的镇痛作用。

（9）治疗儿童周期性呕吐综合征，本品与戊酸钠、阿米替林三联治疗，能缩短呕吐发作时间，远期复发率低[3]。

3．不良反应　有头晕、头痛、嗜睡、口干、恶心；可刺激食欲，服用后可见体重增加。

4．其他用药注意事项

（1）服药期间不得饮酒或含有乙醇的饮料。

（2）如服用过量或出现严重不良反应，应立即就医。

（3）如正在使用其他药品，使用本品前请咨询医师或药师。

（4）儿童必须在成人监护下使用。

（5）本品有阿托品样作用，下列患者慎用：支气管哮喘史、眼压升高、甲状腺功能亢进、心血管病、高血压。驾车和精密仪器操作者慎用。

（6）＜2岁儿童慎用。

氯雷他定
Loratadine

【商品名或别名】

克敏能、开瑞坦、Clarityne。

【临床应用】

用于慢性过敏性鼻炎的有关症状，如喷嚏、鼻渊及鼻痒，眼部痒及烧灼感。口服药物后，闭合眼部症状得以迅速缓解。亦可用于缓解慢性荨麻疹、瘙痒症皮肤病及其他过敏性皮肤病的症状和体征。

【用法与用量】

片剂（包括分散片、泡腾片、咀嚼片）：口服，2～12岁，体重＞30 kg者，每次10 mg，每日1次；体重＜30 kg者，每次5 mg，每日1次。

糖浆剂：2～12岁，体重＞30 kg，每天1次，每次10 ml（10 mg）；体重＜30 kg，每天1次，每次5 ml（5 mg）。1～2岁，每天1次，每次2.5 ml（2.5 mg）。

颗粒：2～12岁，体重＞30kg者，每次1包（10 mg），

每次 1 次；体重＜ 30 kg 者，每次半包（5 mg），每日 1 次。1 ～ 2 岁儿童，每次半包（2.5 mg），每日 1 次。

胶囊：12 岁以上儿童，每次 10 mg，每日 1 次，2 ～ 12 岁，体重＞ 30 kg 者，每次 10 mg，每日 1 次。

口腔崩解剂：12 岁以上儿童，每次 10 mg，每日 1 次。

【剂型与规格】

氯雷他定片：10 mg。

氯雷他定分散片：10 mg。

氯雷他定泡腾片：10 mg。

氯雷他定咀嚼片：5 mg。

氯雷他定糖浆：1 mg/ml，每瓶（1）60 ml；（2）100 ml。

氯雷他定颗粒：10 mg。

氯雷他定胶囊：10 mg。

氯雷他定口腔崩解片：10 mg。

【临床用药指导】

1. 用药时间及要求　口腔崩解片，空腹服用。

2. 用药禁忌　对本品过敏或特异体质的患者禁用。

3. 药物相互作用

（1）本品经肝药酶 P450 酶代谢，因此与抑制肝药酶或经肝酶系统代谢的药物合用时，可能使彼此的血浆浓度发生变化，而导致不良反应，如西咪替丁、红霉素、酮康唑、奎宁丁、氟康唑和氟西汀。

（2）与单胺氧化酶抑制剂（异卡波肼、帕吉林、苯乙肼及反苯环丙胺）可增加本药的不良反应。

（3）与其他中枢神经系统抑制剂（如巴比妥类、苯二氮䓬类、吩噻嗪类、肌松药、麻醉药、止痛药等）或三环类抗抑郁药合用时可引起极度的嗜睡。

4. 不良反应　在每天 10 mg 的推荐剂量下，本品未见明显的镇静作用。常见不良反应有乏力、头痛、嗜睡、镇静、口干胃肠道不适包括恶心、胃炎以及皮疹等；罕见不良反应有脱发、过敏反应、肝功能异常、心动过速及心悸等。其他不良反应有视物模糊、血压降低或升高、晕厥、运动机能亢进、黄疸、肝炎、肝坏死、癫痫发作、乳房肿大、多行性红斑等。

5. 超说明书用药　对儿童反复呼吸道感染采用氯雷他定治疗可有效促进患儿免疫功能恢复，提高治疗效果 [4]。氯雷他定药物合理用于小儿咳嗽变异性哮喘中，可缩短患者临床症状消失的时间，降低不良反应的发生率及病情的复发率 [5]。

6. 特殊剂型要求　口腔崩解片，需取本品置舌面，不需用水，无需咀嚼。

7. 其他用药注意事项

（1）不足 2 岁的儿童临床资料不足，应慎用。

（2）肝功能不全的患者请在医生指导下使用。

（3）在做药物皮试前的 48 小时左右应中止使用本品，因抗组胺药能阻止或降低皮试的阳性反应发生。

（4）本品发生性状改变时禁止使用。

（5）儿童必须在成人监护下使用。12 岁以下儿童应用本品的安全性尚未确定。

（6）如正在使用其他药品，使用本品前请咨询医师或药师。

（7）与乙醇合用时可引起轻度的嗜睡，因此应加强观察是否有嗜睡或中枢抑制作用情况，并观察调节本药的用量。必要时在用药期间停止饮酒或含乙醇饮料。

（8）食物可以增加本药的生物利用度约 40%。

盐酸西替利嗪
Cetirizine Hydrochloride

【商品名或别名】

仙特明、赛特赞、Zyrtec。

【临床应用】

用于季节性和常年性过敏性鼻炎、结膜炎和过敏反应所致的瘙痒、荨麻疹等。

【用法与用量】

1. 片剂（包括分散片）、胶囊　口服，6 ～ 12 岁一次 1 片，每日 1 次；或一次半片，一日 2 次。2 ～ 5 岁一次半片，每日 1 次；或一次 1/4 片，每日 2 次。

2. 口腔崩解片　口服，12 岁以上儿童，一次 1 片，一日 1 次或遵医嘱。如出现不良反应，可改为早晚各半片。6 ～ 11 岁儿童，根据症状的严重程度不同，推荐起始剂量为半片或 1 片，一日 1 次。2 ～ 5 岁儿童，推荐起始剂量为 1/4 片，一日 1 次；最大剂量可增至半片，一日 1 次，或 1/4 片，每 12 小时 1 次。

3. 滴剂　6 岁以上的儿童，在大多数正常情况下，推荐剂量为每日 1 ml（10 mg，约 28 滴），一次口服。若患者对不良反应敏感，可每日早晚两次服用，每次 0.5 ml（5 mg，约 14 滴）。从本品治疗适应证来看，建议可在晚餐期间用少量液体送服此药。2 ～ 6 岁的儿童每日一次 0.5 ml（5 mg，约 14 滴）或早上和晚上各服用 0.25 ml（2.5 mg，约 7 滴）。1 ～ 2 岁的儿童建议早上和晚上各服用 0.25 ml（2.5 mg，约 7 滴）。1 岁以下的儿童，虽然有 6 个月以上到 1 岁婴儿服用西替利嗪的临床数据，但相关评估尚未完全结束，如需使用，谨慎使用。

4. 糖浆剂　12 岁以上的儿童每次 10 ml，一日 1 次，若出现不良反应，可改在早晚各 1 次，每次 5 ml。6 ～ 11 岁儿童根据症状的严重程度不同，推荐起始剂量为 5 ml，每日 1 次。2 ～ 5 岁儿童推荐起始剂量为 2.5 ml，每日 1 次。

5. 口服液　推荐儿童使用。6 ～ 12 岁以上儿童，在大多数情况下，推荐剂量为每日 10 mg（10 ml），一次口服。若患者对不良反应较为敏感，可每日早晚各服一次，每次 5 mg（5 ml）。2 ～ 5 岁的儿童，每次 5 mg（5 ml），每日 1 次；或每次 2.5 mg（2.5 ml），每日 2 次。6 个月～未满2岁儿童，早上和晚上各服用2.5 mg（2.5 ml）。

【剂型与规格】

盐酸西替利嗪片：10 mg。

盐酸西替利嗪分散片：10 mg。

盐酸西替利嗪胶囊：10 mg。

盐酸西替利嗪滴剂：（1）5 ml：50 mg；（2）10 ml：100 mg。

盐酸西替利嗪糖浆：120 ml：0.12 g。

盐酸西替利嗪口服液：10 ml：10 mg。

盐酸西替利嗪口腔崩解片：10 mg。

【临床用药指导】

1．用药时间及要求　服用本品若患者对不良反应较为敏感，可每日早晚各服一次。

2．用药禁忌　对本品过敏者禁用。严重肾功能损害患者禁用。

3．药物相互作用

（1）与中枢神经系统抑制药（如乙醇、巴比妥类、苯二氮䓬类镇静药、麻醉药、止痛药及吩噻嗪类镇痛药）或三环类抗抑郁药合用可引起严重嗜睡。

（2）与茶碱合用可引起清除率下降，血药浓度升高，有可能增加本药的不良反应。

4．不良反应　偶见焦虑、口干、嗜睡或头痛、胃肠不适。

5．特殊剂型要求　滴剂使用时，打开瓶盖，然后瓶口垂直向下，药液即会滴出。

6．其他用药注意事项

（1）肾功能损害者用量应减半。

（2）饮酒后避免使用。

（3）司机、操作机器或高空作业人员慎用。

（4）本品发生性状改变时禁止使用。

（5）儿童必须在成人监护下使用。

（6）如正在使用其他药品，使用本品前请咨询医师或药师。

（7）糖浆剂给药时，严格遵医嘱用药或药师指导的给药剂量用药，不得随意增加或减少给药剂量[6]。

特非那定
Tefenadine

【商品名或别名】

丁苯哌丁醇、敏迪、Tamagon。

【临床应用】

用于季节性和常年性过敏性鼻炎、过敏性结膜炎及皮肤过敏性疾病，急、慢性荨麻疹等。

【用法与用量】

口服：3～5岁，每次15 mg，每日2次；6～12岁，每次30 mg，每日2次；12岁以上儿童，每次60 mg，一

日2次。

【剂型与规格】

特非那定片：60 mg。

特非那定分散片：60 mg。

特非那丁颗粒：（1）0.5g：15 mg；（2）1 g：20 mg；（3）1.5 g：30 mg。

特非那定胶囊：60 mg。

【临床用药指导】

1．用药禁忌　心脏病、严重肝病、有已知或可疑的低血钾或其他电解质紊乱、QT间期延长的患者禁用；小于3岁禁用；对本品过敏者禁用；禁忌超量服用。

2．药物相互作用

（1）本品不能与抑制肝代谢的药物合用，以免引发严重室性心律，如抗真菌药氟康唑、伊曲康唑、酮康唑、咪康唑及大环内酯类抗生素克拉霉素、红霉素等，其他还包括特非那定、5-羟色胺再摄取抑制剂舍曲林、HIV蛋白酶抑制剂茚地那韦、利托那韦等。

（2）应避免与导致其他抗心律失常的药物合用，如抗心律失常药、三环类抗抑郁药、抗疟药卤泛群、奎宁、抗精神病药、西沙比利、β受体阻断药如索他洛尔等。

（3）与利尿剂合用，应注意电解质失衡引起对的低血钾。

（4）不宜与阿司咪唑同时使用。

3．不良反应

（1）心血管系统：极少出现严重的不良反应，如室性快速心律不齐，低血压、晕厥、心电图QT间期延长，乃至心搏停止、死亡。根据国外文献报道罕见有下列不良反应：如室性心律不齐、尖端扭转型室性心动过速、室性心动过速、心室颤动、心搏骤停、低血压、心房扑动、晕厥、眩晕等，以上反应多数由于药物相互作用引起。

（2）中枢神经系统：如嗜睡、头痛、疲劳、头晕、神经质、虚弱。

（3）胃肠系统：如胃部不适，恶心、呕吐、食欲增加、大便习惯改变。

（4）呼吸系统：如口干、鼻干、咽干、咽痛、咳嗽。

（5）皮肤：皮肤潮红、瘙痒、皮疹等。

（6）少数患者可见天门冬转氨酶、谷草转氨酶升高。

4．其他用药注意事项

（1）本品必须在医生处方下使用，当与其他药物合用时，必须征得医生同意。有心脏及电解质异常（如低钙、低钾、低镁）及甲状腺功能低下的患者慎用。

（2）服用抗心律失常药及精神类药物的患者慎用。

（3）司机及机器操作者慎用。

依巴斯汀
Ebastine

【商品名或别名】

思金、苏迪、开思亭、Kestine。

【临床应用】

伴有或不伴有过敏性结膜炎的过敏性鼻炎（季节性和常年性），特发性慢性荨麻疹。

【用法与用量】

本品适用于2岁以上儿童，口服：12岁以上儿童，10~20 mg，每日1次；6~11岁儿童5 mg，每日1次；2~5岁的儿童2.5 mg，每日1次。2岁以下儿童使用本品的安全性有待进一步验证。

【剂型与规格】

依巴斯汀片：10 mg。

【临床用药指导】

1．用药禁忌 已知对依巴斯汀或片剂中任何成分过敏者禁用。严重肝功能受损者禁用。

2．药物相互作用 已确定当依巴斯汀与酮康唑或红霉素（已知这两种药均可延长QT间期）联合应用时，有药物代谢动力学及药效学方面的相互作用，使QT间期增加18~19 ms（4.7%~5%）。

3．不良反应 最常见的症状为头疼、口干和嗜睡。少见的症状有腹痛、消化不良、乏力、咽炎、鼻出血、鼻炎、鼻窦炎、恶心和失眠。

4．其他用药注意事项

（1）和大多数抗组胺类药一样，对具有下述情况的患者，在应用本品时宜采用谨慎态度；QT间期延长综合征、低血钾症、与已知可产生QT间期延长或已知CYP3A4酶系的任何药物（如咪唑类抗真菌药及大环内酯类抗生素）合用者，轻度或中度肝功能损伤患者、肾损伤患者。

（2）由于依巴斯汀在服用后1~3小时内起作用，所以不适合用于急性过敏症的单药紧急治疗。

（3）对驾驶和机械操作的影响：经过深入的研究表明，在建议治疗剂量下对人的精神和运动系统无影响。

（4）用药过量没有特殊的解救方法。可给予洗胃并监测心电图等生命指征，及时给予对症治疗。

茶苯海明
Dimenhydrunate

【商品名或别名】

乘晕宁、Diphenhydranine Theoclate、Dramamine。

【临床应用】

防治晕动病，镇吐。

【用法与用量】

口服：片剂：1~6岁，每次12.5 mg，每日2~3次；7~12岁，每次25 mg，每日2~3次。含片：7~12岁儿童一次1/4片，一日1~3次，一日不超过3片。

【剂型与规格】

茶苯海明片：（1）25 mg；（2）50 mg。

茶苯海明含片：40 mg。

【临床用药指导】

1．用药时间及要求 片剂：预防晕动病应在出发前30分钟服药，治疗晕动病时每4小时服药1次。

2．用药禁忌 新生儿及早产儿禁用；对其他乙醇胺类药物过敏者禁用；对本品过敏者禁用；过敏体质者慎用。

3．药物相互作用

（1）可增加乙醇及其他中枢神经抑制药（如巴比妥类、阿片类镇痛药、催眠药、抗惊厥药、抗焦虑镇静药等）的中枢神经抑制作用。

（2）有抗胆碱作用的药物，如阿托品、三环类抗抑郁药等，可增强本药的抗胆碱作用。

（3）可能会掩盖某些有耳毒性的药物，如氨基糖苷类抗生素的毒性症状。

（4）可抑制过敏源性物质的皮试反应，因此在皮试前若干天应停止使用一切抗组胺药物，以免影响皮试结果。

（5）与H_2组胺受体阻断药同用能增强本药的抗胆碱作用，使本药代谢减低，不良反应增加。

（6）可治疗三氟拉嗪、甲氧氯普胺所致的椎体外系症状。

（7）与对氨基水杨酸同用可降低后者在肠道的吸收而降低其血药浓度。

（8）可拮抗肾上腺素能神经阻滞的作用。

（9）大剂量可降低肝素的抗凝作用。

（10）可短暂影响巴比妥类药和磺胺醋酰钠的吸收。

（11）绿茶可拮抗本药导致的嗜睡、头晕、头痛等不良反应。

4．不良反应 有头晕、头痛、嗜睡、口干、恶心、倦乏等，停药或减药后自行消失。也有引起血小板减少的报告。

5．其他用药注意事项

（1）药物过量表现有呕吐、眩晕、惊厥、昏迷，甚至呼吸衰竭。

（2）中毒时可出现类似阿托品中毒的严重谵妄，并伴有椎体外系症状，可用氨氯莩和输液法对症治疗。

（3）儿童必须在成人监护下使用。

（4）可与食物或牛奶同服，以减少对胃刺激。

盐酸羟嗪
Hydroxyzine Hydrochloride

【商品名或别名】

安泰乐、安他乐、Atarax、Vistaril。

【临床应用】

适用于轻度焦虑、紧张、情绪激动状态等精神和神经症状；亦用于失眠、麻醉前镇静、急慢性荨麻疹，以及其他过敏性疾患、神经性皮炎等。

【用法与用量】

大于6岁的儿童每日50～100 mg，分4次服。

【剂型与规格】

盐酸羟嗪片：25 mg。

【临床用药指导】

1. 用药禁忌　小于6岁儿童禁用。白细胞减少者、癫痫、对本品过敏者禁用。

2. 药物相互作用

（1）能增加其他中枢抑制药的作用，与巴比妥类、阿片类或其他中枢抑制剂合用时，必须注意将这些药的剂量减少。

（2）术前使用本品可延长麻醉药氯胺酮的麻醉恢复时间（延长30%～40%）。

3. 不良反应　用药初期有嗜睡、头痛、恶心，大剂量应用时有口干，中毒剂量出现震颤，甚至全身痉挛。偶见皮疹、骨髓抑制、可能诱发癫痫。

4. 其他用药注意事项

（1）长期服药可产生依赖性。

（2）肝肾功能不全者、肺功能不全者慎用。应定期检查肝功能与白细胞计数。

（3）用药期间不宜驾驶车辆、操作机械或高空作业。

（4）服药期间勿饮酒。

第二节　过敏反应介质阻释剂

色甘酸钠
Sodium Cromoglicate

【商品名或别名】

咽泰、Cromoglycate、Sodium Cromolyn、INTAL。

【临床应用】

过敏性鼻炎、过敏性结肠炎、湿疹和皮肤瘙痒症等。也用于哮喘的预防性治疗及春季角膜炎的治疗。

【用法与用量】

气雾剂：气雾吸入，每次3.5～7 mg，每日3～4次。

滴眼液：外用滴眼，一次1～2滴，一日4次，重症可适当增加到一日6次。

【剂型与规格】

色甘酸钠气雾剂：每瓶总量14 g，内含色甘酸钠0.7 g，每撒含色甘酸钠3.5 mg。

色甘酸钠滴眼液：（1）2%；（2）4%。

【临床用药指导】

1. 用药时间及要求　滴眼液，在好发季节提前2～3周使用。

2. 用药禁忌　对本品过敏者禁用。

3. 药物相互作用　如与其他药物同时使用可能会发生药物相互作用，详情请咨询医师或药师。

4. 不良反应　本品耐受性良好，不良反应通常是一过性的；干粉吸入时可能有直接的刺激作用，导致支气管痉挛、气喘、咳嗽、鼻腔充血和咳嗽刺激。恶心、头痛、头晕、关节痛和肿胀也有报告；用药数周后，有时可见哮喘加重、皮疹等不良反应，严重过敏反应罕见。

5. 特殊剂型要求　滴眼剂：用前应洗净双手。气雾剂：喷吸前先摇匀液体。

6. 其他用药注意事项

（1）肝、肾功能减退者应减量。

（2）对哮喘只起预防作用，保证规律用药非常重要。

（3）本品对哮喘急性发作和哮喘持续性状态无效。

（4）停药应逐渐减量，以防止因突然停药而哮喘复发。

（5）采用本品治疗时可部分替代激素药物，停药时则应注意恢复原有的激素疗法。

（参见第9章"呼吸系统用药"第三节"平喘药"。）

酮替芬
Ketotifen

【商品名或别名】

甲派噻庚酮、噻喘酮、萨地酮、瑞那替、Zaditen。

【临床应用】

对多种类型支气管哮喘，均有明显疗效，对过敏性哮喘疗效尤为显著，混合型次之，感染型约半数以上有效。对过敏性哮喘的预防效果优于色甘酸钠。用于治疗可连服2～6周。对已发作的急性哮喘和哮喘性持续状态无效，服药数月后才能达到最大疗效。

【用法与用量】

口服：4～6岁，每次0.4 mg；6～9岁，每次0.5 mg，9～14岁，每次0.6 mg，大于14岁，每次1 mg，每日

1～2次。

滴鼻：每次1～2滴，每日1～3次。

喷雾吸入：一次1～2揿，一日2～3次。

分散片口服：每次1 mg，每日2次。

滴眼：一次1～2滴，一日4次。

【剂型与规格】

富马酸酮替芬片：(1) 0.5 mg；(2) 1 mg。

富马酸酮替芬胶囊：(1) 0.5 mg；(2) 1 mg。

富马酸酮替芬滴鼻液：每瓶15 mg（10 ml）。

富马酸酮替芬鼻吸入气雾剂：每瓶总量14 g，相当于酮替芬25.5 mg。

富马酸酮替芬分散片：1 mg。

富马酸酮替芬滴眼液：每支2.5 mg（5 ml）。

【临床用药指导】

1．用药时间及要求　滴眼液用药时间分别为早、中、晚及睡前。

2．用药禁忌　驾车船或操作精密仪器者禁用。

3．药物相互作用

（1）与口服降糖药合用，可引起血小板计数可逆性下降，应避免使用。

（2）与多种镇静剂、乙醇及含乙醇的饮料合用，可增加对中枢神经的抑制。

（3）与阿托品类药物合用，可增加阿托品类药物的不良反应。

（4）与抗组胺药合用，有协同作用。

4．不良反应　主要为头晕、目眩、嗜睡、头疼、倦怠、迟钝、镇静，胃肠反应为口干、恶心、呕吐等，也可见体重增加、中枢兴奋等。

5．特殊剂型要求　气雾剂：鼻吸入气雾剂，用前摇匀即成混悬状，揿压喷头阀门即有相当量药物微粒喷出。用时将装在气雾剂上的鼻腔专用喷头对准鼻孔倒喷，在吸气时揿喷一次，喷时须将另一鼻孔用手堵住。

分散片：口服或含于口中吮服，也可加水分散后服用。

6．其他用药注意事项

（1）服药期间不得驾驶机、车、船、从事高空作业、机械作业及操作精密仪器。

（2）本品发生性状改变时禁止使用。

（3）儿童必须在成人监护下使用。

（4）如正在使用其他药品，使用本品前请咨询医师或药师。

（参见第9章"呼吸系统用药"第三节"平喘药"。）

曲尼司特

Tranilast

【商品名或别名】

利喘贝、去敏泰、肉桂氨茴酸。

【临床应用】

用于预防和治疗支气管哮喘及过敏性鼻炎，治疗特应性皮炎和瘢痕疙瘩、增生性瘢痕。滴眼剂用于治疗轻、中度过敏性结膜炎。

【用法与用量】

片剂、胶囊、颗粒：口服，儿童每日5 mg/kg，分3次服用。用于哮喘发作时与其他平喘药配伍使用时，应遵医嘱。

滴眼：每次2滴，每日4次。

【剂型与规格】

曲尼司特片：0.1 g。

曲尼司特胶囊：0.1 g。

曲尼司特颗粒：1.0 g；0.1 g。

曲尼司特滴眼液：0.5%。

【临床用药指导】

1．用药时间及要求　滴眼剂每日4次，分别为早、中、晚和临睡前。

2．用药禁忌　对本品过敏者禁用。

3．药物相互作用

（1）与抗凝血药物华法林合用或终止合用时，可增强或减弱其作用并减低或增高血栓试验值，故在临床合用或终止合用时应注意监测观察凝血功能的变化。

（2）曲尼司特具有协同效应，能增强他莫昔芬对乳腺癌细胞的抗肿瘤行为[6]。

4．不良反应　偶见肝功能异常，需注意观察，可采取减量、停药等适当措施；食欲缺乏、恶心、呕吐、腹痛、腹胀、便秘、腹泻、胃部不适，偶有胃部不消化感；头痛、头晕、偶有头沉重感；偶有红细胞数和血红蛋白量下降。偶有膀胱刺激症状，应停止用药。

5．特殊剂型要求　滴眼剂用药前应洗净双手，滴药时瓶口不可接触眼睛，使用后将瓶盖拧紧。

6．其他用药注意事项

（1）肝、肾功能异常者慎用。

（2）服用本品出现膀胱刺激症状、肝功能异常时，往往伴有外周血嗜酸性粒细胞增多，服用本品期间应定期检查血常规。

（3）本品可阻断过敏反应发生的环节，季节性过敏反应可提前开始服用，直到好发季节结束。

（4）本品与支气管扩张剂、糖皮质激素、抗组胺药等不同，不能迅速减轻急性发作及其症状。

（5）激素依赖性患者使用本品时，激素用量应慢慢减少，不可突然停用。

（6）本品可与其他平喘药并用，以本品作为基础处方药，有规则地服用。

（7）特异性皮炎、瘢痕疙瘩、增生性瘢痕患者应长期坚持服用，兼有治疗和预防作用。

参考文献

[1] 白耀武，郑育娟. 曲马多复合异丙嗪用于儿童腺样体扁桃体切除术后的镇痛效果. 河北医药，2014，36（15）：2334-2335.

[2] 第二十九届全国儿科药学学术年会暨第十届全国儿科药学中青年药师论文报告会.2018-10-10.

[3] 和宁辛，张继要，张文乾，等. 丙戊酸钠、赛庚啶、阿米替林联合治疗儿童周期性呕吐综合征的临床效果分析. 河南医学研究，2018，27（13）：2331-2333.

[4] 魏文莉. 氯雷他定治疗儿童反复呼吸道感染的疗效及其对细胞免疫的影响. 世界最新医学信息文摘. 2017，17（49）：87-88.

[5] 邓成华，张志伟，薛萍芳，等. 氯雷他定治疗小儿咳嗽变异性哮喘的效果分析. 临床检验杂志（电子版），2017，6（2）：206-207.

[6] 闫德峰，藏传军，裴慧. 盐酸西替利嗪糖浆儿童给药剂量存在的问题及改进措施探讨. 中国药房，2015，26（24）：3347-3348.

[7] 孙敏，侯麦花. 曲尼司特临床应用的研究进展. 中国中西医结合皮肤性病学杂志，2018，17（1）：87-90.

（王　祎）

第15章

免疫系统用药

第一节　生物反应调节剂

卡介苗
Bacillus Vaccine Calmette-Guerin

【商品名或别名】

结核活菌苗、BCG。

【临床应用】

主要用于结核病的预防、小儿感冒的预防、治疗支气管哮喘、白血病和肿瘤的辅助治疗等。

【用法与用量】

1. 预防结核　结核菌素试验阴性者可接种卡介苗；2 个月内婴儿无结核接触史者可不做结核菌素试验直接接种，接种后 6 周内应避免小儿与结核患者接触，以防在未产生免疫力前遭受传染危险。2 ～ 3 个月后再做结核菌素试验，阳性者表示接种成功，阴性的应补种。接种后免疫可维持 3 ～ 4 年。以后每 3 ～ 4 年复种 1 次，复种时先做结核菌素试验。接种方法：

（1）口服法：限于出生后 2 个月以内的婴儿，生后次日开始服用，隔日 1 次，共服用 3 次；或每日 1 次，连服 3 次，每次用量 1 ml。

（2）皮肤划痕法：用乙醇消毒三角肌皮肤，待干后滴 1 ～ 2 滴菌苗，用消毒针头通过菌苗划 1 ～ 1.5 cm 的"#"字，以划破表皮略有出血为度，划后用针涂抹数次，使菌苗充分渗入划痕处，等 5 ～ 10 分钟后局部隆起时再穿衣服。

（3）皮内注射法：主要用于大于 1 岁的健康儿童，每次注射 0.1 ml。

2. 预防小儿感冒　取小儿手臂或下肢内侧皮肤，用 75% 乙醇局部消毒，干后滴死卡介苗 1 滴，用消毒针划痕（长 1 cm），以不出血为度。每周 1 次，共 50 次。

3. 灭活卡介苗治疗支气管哮喘　每 1 ml 含 0.75 mg 的卡介苗经 65℃ 温水 30 分钟灭活后贮于冰箱中备用。用皮试针头于定喘穴处皮内注射 0.1 ml，头 2 个月每周 1 次，以后改为每月 2 次，双侧穴位交替进行，18 个月

为 1 疗程。

4. 治疗难治性肾病　用灭活的卡介苗 0.1 ml（含菌量 0.5 mg/ml）皮内注射，第 1 个月每周 2 次，以后每周 1 次，开始用 1/3 的稀释液，逐渐加浓至不稀释，3 ～ 6 个月为 1 疗程。治疗后尿蛋白缓解、水肿和高血压消失较用其他免疫制剂时间明显缩短，同时配合吲哚美辛可明显提高疗效。

5. 用于白血病和肿瘤的辅助治疗

（1）皮肤划痕：在四肢皮肤上纵横划痕各 10 条，每条长 5 cm，交叉成为方块，以划破表皮以微出血为度，并向划痕处置卡介苗 1 ～ 2 ml（75 mg/ml 活菌）。每周 1 ～ 2 次，10 ～ 20 次为 1 疗程。

（2）瘤内注射：将卡介苗注入肿瘤结节内，多用于恶性黑色素瘤，剂量为卡介苗悬液 0.05 ～ 0.15 ml。

（3）胸腔内注射：用于肺癌手术后，在术后 3 ～ 5 天经胸腔引流管内注入卡介苗 10^7 活菌。

【剂型与规格】

卡介苗注射剂（注射用无菌粉末）：60 mg（6.0×10^7 CFU）/ 瓶。

卡介苗注射剂（冻干）：按标示量复溶后每支 0.2 ml（2 次人用剂量），含卡介苗 0.1 mg；按标示量复溶后每支 0.5 ml（5 次人用剂量），含卡介苗 0.25 mg；按标示量复溶后每支 1 ml（10 次人用剂量），含卡介苗 0.5 mg。每 1 mg 卡介苗含活菌数不低于 1.0×10^6 CFU。

【临床用药指导】

1. 用药禁忌

（1）结核病、急性传染病、肾炎、心脏病患者禁用。

（2）患湿疹或其他皮肤病者禁用。

（3）免疫缺陷症者禁用。

2. 药物相互作用

（1）应用免疫抑制剂治疗的患者，应避免接受活疫苗或权衡利弊。

（2）与茶碱类合用可使血清茶碱浓度升高。

（3）与皮质醇合用可导致患者对本药的免疫应答不完全。

3．不良反应　皮内注射时切勿注射到皮下，否则会引起严重深部脓肿，长期不愈；瘤内、胸腔内注射及皮肤划痕均可引起全身反应，有寒战、发热和全身不适；反复瘤内注射可引起过敏性休克或肉芽肿性肝炎；某些免疫功能低下者，注射后可致淋巴结炎，甚至粟粒性结核。

4．常见用药误区　严禁皮下或肌内注射。

5．其他用药注意事项

（1）本药为活菌，用时禁日光暴晒。

（2）使用该药治疗期间不宜用任何抗生素。

（3）本品在 2 ～ 10℃暗处保存。

转移因子
Transfer Factor

【商品名或别名】

TF。

【临床应用】

主要用于治疗难控制的感染性疾病、上呼吸道感染及支气管哮喘的预防、过敏性紫癜等。对肺癌、鼻咽癌、乳腺癌、骨肉瘤、白血病等有辅助治疗作用。

【用法与用量】

1．治疗难控制的感染性疾病　一般每次用量 1 ～ 2 ml，每 1 ～ 2 周 1 次，取腋下或腹股沟处淋巴结回流丰富的部位，皮下注射，3 个月为 1 疗程。

2．预防上呼吸道感染及支气管哮喘发作　一般用量，每次 2 ml，每周 1 次，6 ～ 8 周为 1 疗程。

3．治疗系统性红斑狼疮　每周注射 1 支（每支剂量为 4×10^8 的白细胞提取物）或隔周注射 2 支，皮下注射 10 次为 1 疗程。

4．治疗过敏性紫癜　隔日皮下注射 2 ml，共用 3 次。

5．癌症及白血病的辅助治疗　每周皮下注射 1 ～ 2 次，每次 2 ml，疗程 2 ～ 3 个月。

【剂型与规格】

转移因子注射液：（1）2 ml：3 mg（多肽）：100 μg（核糖）；（2）2 ml：6 mg（多肽）：200 μg（核糖）。

转移因子冻干粉针剂：3 mg（多肽）：100 μg（核糖）。

转移因子口服溶液：（1）10 ml：10 mg（多肽）：300 μg（核糖）；（2）10 ml：15 mg（多肽）：450 μg（核糖）；（3）10 ml：20 mg（多肽）：600 μg（核糖）。

转移因子胶囊：（1）3 mg（多肽）：100 μg（核糖）；（2）6 mg（多肽）：200 μg（核糖）。

【临床用药指导】

1．用药禁忌

（1）对本药过敏者禁用。

（2）肝病患者慎用。

2．药物相互作用　尚不明确。

3．不良反应　注射局部有明显的酸胀痛，个别患者出现皮疹或发热。

4．其他用药注意事项　药品性状发生改变时禁止使用。

胸腺素
Thymosin

【商品名或别名】

胸腺肽、胸腺多肽。

【临床应用】

主要用于治疗原发性细胞免疫缺陷病、支气管哮喘、过敏性紫癜性肾炎、异位性皮炎、慢性原发性血小板减少性紫癜等。

【用法与用量】

1．治疗原发性细胞免疫缺陷病　开始按每日 1 mg/kg，症状改善后改用维持量 1 mg/kg，每周 1 次。作长期替代疗法，肌内注射或静脉用药。

2．预防反复上呼吸道感染　按 1 mg/kg，每周 2 ～ 3 次，肌内注射，一般 3 ～ 6 个月。

3．治疗支气管哮喘　按 1 mg/kg，每周 2 次，肌内注射，10 周为 1 疗程。第 2 年巩固治疗 5 周（方法同前），在好发季节前 3 个月用药为佳。

4．治疗过敏性紫癜性肾炎　每日 1 mg/kg，肌内注射，连用 10 ～ 15 天。

5．治疗细胞免疫功能低下的病毒性心肌炎　病程均在 1 年以上，用其他疗法效果不佳者，结核菌素试验阴性，PHA 试验亦阴性者。每日 0.5 mg/kg 肌内注射，3 个月为 1 疗程，以后改为隔日 1 次。

6．治疗异位性皮炎　小于 10 岁者按 5 ～ 10 mg/ 次，大于 10 岁者按 10 ～ 15 mg/ 次，肌内注射，隔日 1 次，1.5 ～ 6 个月为 1 疗程。

7．治疗慢性原发性血小板减少性紫癜　开始按每日 0.5 ～ 1 mg/kg，待症状消失后改用每周 3 次，可连用 3 个月以上，肌内注射或静脉用药。

【剂型与规格】

胸腺素注射液：（1）2 ml：2 mg；（2）2 ml：5 mg。

胸腺素粉针剂：（1）2 mg；（2）4 mg；（3）5 mg。

胸腺素肠溶片：（1）3 mg；（2）5 mg；（3）10 mg；（4）15 mg；（5）20 mg；（6）30 mg。

胸腺素肠溶胶囊：（1）3 mg；（2）15 mg；（3）30 mg。

【临床用药指导】

1．用药禁忌　对本药有过敏反应者、细胞免疫功能亢进者、胸腺机能亢进者或器官移植者禁用。

2．药物相互作用　尚不明确。

3．不良反应　有发热，少数患者有荨麻疹、皮疹、头痛、头晕及肌痛等。

4．其他用药注意事项　注射前或停药后再次注射时必须做皮试。

丙种球蛋白
γ-Globulin

【商品名或别名】

人血丙种球蛋白、Human Gamma Globulin、人免疫球蛋白。

【临床应用】

主要用于免疫缺陷病以及传染性肝炎、麻疹、水痘、腮腺炎、带状疱疹等病毒感染和细菌感染的防治，也可用于哮喘、过敏性鼻炎、湿疹等内源性过敏性疾病。

【用法与用量】

1．预防麻疹　仅用于未接种过麻疹疫苗，而又与麻疹患者密切接触的儿童，肌内注射 0.05 ～ 0.15 ml/kg。

2．预防甲型肝炎　肌内注射 0.05 ～ 0.1 ml/kg。

3．用于内源性过敏性疾病　肌内注射，每次 10 ml（含量 10% 者），3 周内注射 2 次。

【剂型与规格】

丙种球蛋白注射剂：（1）0.5 g/ 瓶（5%，10 ml）；（2）1 g/ 瓶（5%，20 ml）；（3）1.25 g/ 瓶（5%，25 ml）；（4）2.5 g/ 瓶（5%，50 ml）；（5）5 g/ 瓶（5%，100 ml）；（6）10 g/ 瓶（5%，200 ml）。

丙种球蛋白冻干粉针剂：（1）1.25 g；（2）2.5 g。

【临床用药指导】

1．用药禁忌

（1）对人免疫球蛋白过敏或有其他严重过敏史者。

（2）有抗 IgA 抗体的选择性 IgA 缺乏者。

2．药物相互作用　尚不明确。

3．不良反应　多见于最初两次注射期间，一般较轻，可有恶心、呕吐、寒战、搔痒，严重者可偶有昏迷；低热、肌痛、乏力、苍白、出汗等，多因输注太快引起，减慢速度或停止输注即可消失；IgG、IgA 缺乏者，可发生过敏性休克或严重血管舒缩反应[1,3]。

4．常见用药误区　除专供静脉注射用的制剂外，一般制剂不可静脉注射。

5．其他用药注意事项

（1）肌内注射宜慢，且不宜太浅，否则可引起局部疼痛。

（2）静脉滴注过程中若出现寒战、发热，应暂停或减缓滴注速度。

（3）本品必须一次用完，剩下的不可再用。

（4）已发生混浊，沉淀者不可再用。

左旋咪唑
Levamisole

【商品名或别名】

左咪唑、L-Tetramisol。

【临床应用】

主要用于治疗支气管哮喘、肾病综合征、再生障碍性贫血、类风湿关节炎等。

【用法与用量】

1．治疗支气管哮喘　每日剂量 1.5 ～ 2.0 mg/kg，分 3 次口服，每 1 ～ 2 周服 2 ～ 3 天，连用 3 ～ 6 个月。

2．治疗肾病综合征　每日剂量 2.5 mg/kg，分 2 ～ 3 次口服，每周或 2 周服 3 天，7 个月为 1 疗程。

3．治疗再生障碍性贫血　每日剂量 2.5 ～ 3 mg/kg，每周 2 ～ 3 天口服，疗程 3 个月以上。

4．治疗类风湿关节炎　每日剂量 2 ～ 2.5 mg/kg，分 3 次口服，每周或隔周服药 3 天，同时每日加服一种非甾体类抗炎药，平均治疗 4 ～ 5 个月。

【剂型与规格】

左旋咪唑丸剂：2 mg。

左旋咪唑锭剂：（1）15 mg；（2）5 mg。

左旋咪唑搽剂：5 ml：500 mg。

左旋咪唑栓剂：（1）100 mg；（2）150 mg；（3）50 mg；（4）75 mg。

左旋咪唑片：（1）25 mg；（2）50 mg。

左旋咪唑肠溶片：25 mg。

左旋咪唑糖浆：（1）100 ml：0.2 g；（2）100 ml：0.8 g；（3）10 ml：20 mg。

左旋咪唑颗粒：10 g：50 mg。

【临床用药指导】

1．用药禁忌

（1）对本药过敏者。

（2）血吸虫病患者。

（3）肾功能不全者。

（4）肝功能不全、肝炎活动期患者。

2．药物相互作用

（1）与氟尿嘧啶合用可增加对肝的毒性。

（2）与四氯乙烯合用可增加毒性。

（3）与双香豆素类抗凝药合用可增强双香豆素类抗凝药的作用。

（4）与苯妥英钠合用可升高苯妥英钠的血药浓度。

3．不良反应　偶有头晕、恶心、呕吐、腹痛、食欲减退、口腔溃疡、味觉及嗅觉改变；可有发热、嗜睡、乏力、皮疹、瘙痒等，停药后可自行缓解；个别患者可有流感样综合征及粒细胞减少症、剥脱性皮炎、血小板减少症及肝功能损害，应对症治疗；可引起迟发型变态反应性脑炎，为一种严重不良反应，极易误诊，临床上应引起高度重视。

4．其他用药注意事项

（1）类风湿关节炎患者服用本品后易诱发粒细胞缺乏症。

（2）干燥综合征患者慎用。

植物血凝素
Phytohemagglutinin

【商品名或别名】

植物血球凝集素、PHA。

【临床应用】

主要用于治疗迁延性肝炎、流行性出血热、白血病、恶性肿瘤的辅助治疗等。

【用法与用量】

1．治疗迁延性肝炎　剂量 0.2 ～ 0.3 mg/kg，加入适量 10% 葡萄糖注射液或生理盐水注射液中静脉滴注，每日 1 次，20 日为 1 疗程。

2．白血病的辅助治疗　化疗后儿童剂量 0.3 mg/kg，加入适量葡萄糖注射液或生理盐水注射液中静脉滴注，每日 1 次，5 天为 1 疗程。

3．治疗流行性出血热　剂量每日 0.3 mg/kg，连用 5 天。

4．恶性肿瘤的辅助治疗　剂量每日 0.3 mg/kg。应与其他疗法（化疗、放疗、手术）综合治疗。

【剂型与规格】

植物血凝素冻干粉针剂：10 mg。

【临床用药指导】

1．不良反应　少数病例曾出现一过性过敏反应，偶见过敏性休克。

2．其他用药注意事项　贮存于 2 ～ 8 ℃冰箱中，须使用新鲜配制的注射液。

免疫核糖核酸
Immune RNA

【商品名或别名】

免疫核酸、iRNA。

【临床应用】

目前主要用于恶性肿瘤如肾癌、肺癌、消化道癌及神经母细胞瘤和骨肉瘤等的辅助治疗。也曾试用于慢性乙型肝炎和流行性乙脑，可使细胞免疫功能低下的部分患者恢复正常。

【用法与用量】

1．治疗恶性肿瘤　用法尚不统一，一般采取皮下注射或静脉滴注，剂量每次 0.04 ～ 0.06 mg/kg，每周注射 3 ～ 5 次，连用 2 ～ 3 个月。

2．治疗慢性肝炎　每周注射 2 次，每次 1 支，疗程一般为 4 ～ 6 个月。6 个月以上者改为 2 周注射 1 次，最长者注射到 1 年。

【剂型与规格】

免疫核糖核酸冻干粉针剂：（1）1 mg；（2）2 mg；（3）4 mg。

【临床用药指导】

1．用药禁忌　对本药过敏者禁用。

2．药物相互作用　应避免同时与免疫抑制剂并用。

3．不良反应　可引起过敏反应，多数患者可有轻度发热、乏力及头痛，注射局部可引起疼痛、红肿，甚至硬块。严重者应停用。

4．其他用药注意事项　iRNA 本身无特殊反应，但由于制备过程不同，有的产品含有微量蛋白质，故应注意过敏反应，并由低剂量开始应用。

短棒菌苗
Propionibacterium acnes

【商品名或别名】

短小棒状杆菌菌苗、丙酸杆菌、可化舒。

【临床应用】

主要用于治疗恶性胸腔积液，也适用于恶性黑色素瘤、肺癌及乳腺癌等。

【用法与用量】

1．治疗恶性胸腔积液　短棒菌苗 0.08 ～ 0.16 mg/kg 溶于生理盐水注射液中，注入胸腔内。

2．试用于恶性黑色素瘤、肺癌及乳腺癌等

（1）皮内注射：最好注射在淋巴结引流区内，儿童每点 0.01 ～ 0.25 mg，共 8 点，后可增加到 12 点，2 点相距 1 ～ 2 cm。每周 1 ～ 2 次。

（2）皮下注射或肌内注射：一般选择上臂三角肌处注射，儿童剂量每次 0.075 ～ 0.08 mg/kg，注射前加等量的 2% 利多卡因减轻疼痛，每周注射 2 次。

（3）静脉滴注：儿童剂量每次 0.08 ～ 0.2 mg/kg，加入生理盐水注射液 250 ～ 500 ml 中，1 ～ 4 小时内滴完。

【剂型与规格】

短棒菌苗注射液：每支（1）5 ml（含死菌 35 mg）；（2）1 ml（含死菌 7 mg）。菌苗中均含甲醛（防腐剂）。

【临床用药指导】

1．用药禁忌　对本药过敏者禁用。

2．药物相互作用　尚不明确。

3．不良反应　用药后患者可有寒战、发热，特别胸腔内注射全部患者均有发热，胸膜增厚，粘连；有恶心、呕吐、转氨酶升高及血压波动。

异丙肌苷
Inosine Pranobex

【商品名或别名】

Methisoprinol、Inosiplex、Isoprinosine。

【临床应用】

主要用于治疗呼吸道合胞病毒、柯萨奇病毒、副流感病毒引起的支气管炎均有效；对带状疱疹、水痘、鼻咽部炎症、腮腺炎及病毒性肝炎等亦能缩短病程。

【用法与用量】

小于 5 岁的儿童每日 50 mg/kg，严重病例可增至每日 100 mg/kg，分 3 ~ 4 次口服；大于 5 岁的患儿每日 40 mg/kg，必要时也可增至每日 100 mg/kg，分 4 ~ 6 次口服。为防止复发，病程短的急性病毒感染可给药到症状消失后 1 ~ 2 日；对病程长者，可给药到症状消失后 1 ~ 2 周。

【剂型与规格】

异丙肌苷片：0.5 g。

【临床用药指导】

1．用药禁忌

（1）对本药过敏者禁用。

（2）各种心律失常和洋地黄类药治疗的心脏病患者要慎用。

2．药物相互作用　尚不明确。

3．其他用药注意事项　对痛风患者使用时注意，因本品能够增高血液中的尿酸含量。

甘露聚糖肽
Mannatide

【商品名或别名】

多抗甲素、多抗、力尔凡、三株福尔、乐甘新。

【临床应用】

主要用于免疫功能低下，预防反复上呼吸道感染、支气管哮喘发作；治疗疱疹性口腔炎、创伤性溃疡、白塞病、白细胞减少症、再生障碍性贫血、恶性淋巴瘤及多种癌症的辅助治疗；减轻放、化疗对造血系统的不良反应。

【用法与用量】

每次 0.1 ~ 0.4 mg/kg，1 日 3 次，1 个月为 1 疗程。治疗口腔炎，多采用甘露聚糖肽口服液漱口，或制成药膜贴于患处。

【剂型与规格】

甘露聚糖肽注射剂：(1) 10 mg；(2) 2.5 mg；(3) 5 mg。

甘露聚糖肽口服溶液：10 ml：10 mg。

甘露聚糖肽片：5 mg。

甘露聚糖肽胶囊：(1) 10 mg；(2) 5 mg。

【临床用药指导】

1．用药禁忌

（1）风湿性心脏病患者、支气管哮喘患者禁用。

（2）对本品过敏者慎用。

2．药物相互作用　尚不明确。

3．不良反应　本品无明显毒副作用，少数患者有一过性发热，偶见皮疹。

4．其他用药注意事项　过敏性体质者慎用。

匹多莫德
Pidotimod

【商品名或别名】

普利莫、金世力德、万适宁。

【临床应用】

匹多莫德虽无直接杀伤细菌及抗病毒作用，但由于可增强适应性免疫及固有免疫功能，故适用于反复发作的呼吸道感染、反复发作的尿路感染及慢性支气管炎的治疗。还可用于免疫功能低下的其他慢性病患者，如病毒（流感病毒、单纯疱疹病毒、鼠脑心肌炎病毒等）感染及恶性肿瘤等。

【用法与用量】

口服：儿童每次 400 mg，急性感染期每日 2 次，2 周后改为每日 1 次，与抗感染药物联合应用；预防用药为每日 1 次，连用 60 天。

【剂型与规格】

匹多莫德口服溶液剂：(1) 10 ml：0.2 g；(2) 10 ml：0.4 g；(3) 7 ml：0.4 g。

匹多莫德散剂：0.4 g/ 袋。

匹多莫德片：0.4 g。

匹多莫德分散片：0.4 g。

匹多莫德胶囊：0.4 g。

匹多莫德颗粒剂：2 g：0.4 g。

【临床用药指导】

1．用药时间及要求　因食物影响本药的吸收，所以本品应在两餐间服用。

2．用药禁忌

（1）对本品过敏者禁用。

（2）3 岁以下儿童禁用。

3．药物相互作用　尚不明确。

4．不良反应　偶见有恶心、呕吐、腹泻、皮疹等。

5．其他用药注意事项　高敏体质者慎用。

抗人淋巴细胞免疫球蛋白
Anti-human Lymphocyte Immunoglobulin

【商品名或别名】

ALG、抗淋巴细胞球蛋白、抗人 T 细胞免疫球蛋白、立复宁。

【临床应用】

主要用于预防和治疗器官移植的免疫排斥，预防骨髓移植的移植物抗宿主反应；治疗再生障碍性贫血、自身免疫性溶血性贫血、原发性血小板减少性紫癜及自身免疫性疾病。

【用法与用量】

1. 肌内注射　马 ALG 4 ～ 20 mg/kg，兔 ALG 0.5 ～ 1 mg/kg，1 日 1 次或隔日 1 次，14 日为 1 疗程。

2. 静脉滴注　马 ALG 7 ～ 20 mg/kg，稀释于 100 ～ 200 ml 生理盐水注射液中，于 4 ～ 6 小时内滴完，每日 1 次，10 ～ 14 日为 1 疗程。

【剂型与规格】

抗人淋巴细胞免疫球蛋白冻干粉针剂：每瓶 25 mg，复溶后每瓶 5 ml，含蛋白质 25 mg。

注射剂：每瓶 100 mg（5 ml）。

猪抗人淋巴细胞免疫球蛋白注射剂：每瓶 5 ml，蛋白质装量为 0.25 g。

【临床用药指导】

1. 用药禁忌

（1）对异种蛋白过敏者禁用。

（2）严重病毒感染、寄生虫感染、全身性真菌感染，免疫功能减退的患者禁用。

（3）恶性肿瘤，免疫功能减退患者禁用。

（4）血小板严重缺乏的患者。

2. 药物相互作用　与糖皮质激素、硫唑嘌呤、环孢素等免疫抑制剂合用有协同作用，可导致免疫过度抑制。

3. 不良反应　肌内注射可引起局部疼痛、红肿、荨麻疹等，甚至过敏性休克。静脉注射也见短时间发热、寒战，有时伴有关节痛。

4. 其他用药注意事项　在输注本品时，应避免同时输用血液、血液制品。

α- 干扰素
Interferon- α

【商品名或别名】

IFN-α。

【临床应用】

主要用于肿瘤、病毒感染及慢性活动性乙型肝炎。

【用法与用量】

用于慢性乙型肝炎，200 万 ～ 500 万单位 /m²，隔日肌内注射 1 次，1 周后改为 600 万 ～ 1000 万单位 /m²，隔日 1 次，连用 16 ～ 24 周。

口含片剂，每日 1 片，连续用药半年。切勿咀嚼或吞下，完全在口内溶化，然后将唾液吞下。

【剂型与规格】

α- 干扰素注射液及冻干粉针剂：（1）100 万单位；（2）300 万单位；（3）500 万单位。

α- 干扰素片：200 单位。

【临床用药指导】

1. 用药禁忌

（1）已知对 α 干扰素、大肠埃希菌衍生产物或对本品的任何组分过敏的患者禁用。

（2）严重心、肝、肾功能不良、骨髓移植者禁用。

2. 药物相互作用　尚不明确。

3. 不良反应　有发热、疲乏、食欲下降、头晕、流感样症状等。偶有抑郁、呼吸困难、肝功能低下、白细胞减少及过敏反应等。

第二节　免疫抑制药

泼尼松
Prednisone

【商品名或别名】

强的松、去氢可的松、PDN。

【临床应用】

主要用于抗炎，还具有免疫抑制作用、抗毒作用、抗休克作用等。

【用法与用量】

1. 治疗支气管哮喘　每日 1 ～ 2 mg/kg，分 2 ～ 3 次口服，用数日或时间更长。

2. 自身免疫性溶血性贫血　每日 1.5 ～ 2 mg/kg，分 2 ～ 3 次口服，治疗一旦获得疗效，应开始减量，根据病情应逐渐减至半量，待血红蛋白或红细胞计数上升至正常范围，网织红细胞也下降至正常后，继续用药 2 ～ 3 个月，然后再逐日递减，用小剂量维持 1 ～ 2 个月后停药。

3. 治疗全身性红斑性结缔组织病　有人主张从小剂量开始，每日 1 mg/kg，也可大剂量开始，每日 2 ～ 3 mg/kg，一般提倡隔日疗法，应密切观察患者，至血清补体和抗 DNA 抗体恢复正常。

4. 肾移植　移植后 4 天内每日 3 mg/kg，后改用 2.5 mg/kg，1 周后改用每日 2 mg/kg，维持至 4 周后减为每日 1 mg/kg，再逐渐减量至 0.5 mg/kg，维持 1 年。然后改用每日 7.5 ～ 10 mg，长期用药。

【剂型与规格】

泼尼松乳膏剂：(1) 4 g：20 mg；(2) 10 g：50 mg；(3) 10 g：10 mg。

泼尼松注射液：(1) 1 ml：25 mg；(2) 2 ml：50 mg；(3) 5 ml：125 mg。

泼尼松眼用制剂：(1) 10 ml：100 mg；(2) 5 ml：50 mg。

泼尼松片：5 mg。

【临床用药指导】

1．用药禁忌

(1) 对本药或其他肾上腺皮质激素类药有过敏史者。

(2) 真菌或病毒感染患者。

2．药物相互作用

(1) 酮康唑可增加本药的血清总浓度和游离血浓度。

(2) 与非甾体类解热镇痛药合用可增强本药的致溃疡作用。

(3) 与两性霉素B、碳酸酐酶抑制药合用可加重低钾血症，长期与碳酸酐酶抑制药合用易引起低血钙和骨质疏松。

(4) 与排钾利尿药合用可致严重低血钾，并因水钠潴留而减弱利尿药的排钠利尿效应。

(5) 与对乙酰氨基酚合用可增强对乙酰氨基酚的肝毒性。

3．不良反应 本药盐皮质激素作用很弱，一般不引起电解质紊乱或水肿等，但可刺激食欲，易产生消化不良、溃疡病等。

4．常见用药误区

(1) 长期用药后，停药时应逐渐减量。

(2) 本药需经肝代谢转化为氢化可的松才有效，故肝功能不良者不宜应用。

5．其他用药注意事项

(1) 本药可升高血糖，与降糖药合用时应适当调整降糖药的剂量。

(2) 已长期应用本药患者，在手术时和手术后3～4天内常须酌情加量，以防肾上腺皮质功能不足。一般外科患者应尽量不用，以免影响伤口愈合。

(参见第18章"内分泌系统用药"第二节"肾上腺皮质激素"。)

环磷酰胺
Cyclophosphamide

【商品名或别名】

环磷氮芥、CTX、Endoxan。

【临床应用】

主要用于儿童肾病综合征、类风湿关节炎、全身性红斑性结缔组织病等。

【用法与用量】

1．治疗肾病综合征 每日2～3 mg/kg，分2～3次口服；静脉用药：每次5～6 mg/kg。

2．治疗重症肌无力 环磷酰胺突击疗法：每次15～20 mg/kg，每周1次，症状改善后，改为每半月用药1次，连续2次为1疗程。

3．治疗类风湿关节炎 口服，每日1～3 mg/kg；静脉注射，每日2～4 mg/kg。

4．治疗甲状腺功能亢进 首次0.5～1 mg/kg，常规剂量每日2 mg/kg，静脉滴注，15天为1疗程。

【剂型与规格】

环磷酰胺注射剂：(1) 0.1 g；(2) 0.2 g；(3) 0.5 g；(4) 0.8 g；(5) 1 g。

环磷酰胺片：50 mg。

【临床用药指导】

1．用药时间及要求 口服环磷酰胺一般空腹给予。如发生胃部不适，可分次或与食物一起给予。用药期间多饮水，便于利尿排毒。

2．用药禁忌

(1) 对本药或其代谢物过敏者。

(2) 严重骨髓功能损害患者。

(3) 膀胱炎患者。

(4) 尿路阻塞患者。

(5) 急性感染患者。

3．药物相互作用

(1) 与别嘌醇合用，有可能加重对骨髓抑制的毒性。

(2) 与苯二氮䓬类药物合用，可能使肝酶受诱导，使本品的代谢产物增多，而致毒性加强。

(3) 氯霉素可以抑制本品转化为有治疗作用的代谢产物，因此降低本品的作用。

(4) 氨苯砜可能减少本品的活性。

(5) 多柔比星及放射治疗均可促使本品对心肌和膀胱的毒性加强。

(6) 吗啡或哌替啶可使本品毒性增加。

(7) 本品可增加血清尿酸水平，与抗痛风药（如秋水仙碱）同用，应调整抗痛风药的剂量，以控制高尿酸血症和痛风疾病。

(8) 环磷酰胺可抑制胆碱酯酶而延缓可卡因的代谢，因此延长可卡因的作用并增加毒性。

(9) 环磷酰胺可降低血浆中假胆碱酯酶的浓度，因此加强琥珀胆碱的神经肌肉阻滞作用，可使呼吸暂停延长。

(10) 巴比妥类增强本品作用，肾上腺皮质激素能减弱本品的作用。与氯丙嗪、异丙嗪合用，可减轻胃肠道反应。与阿糖胞苷合用，能相互增强毒性。

4．不良反应

(1) 消化道反应：有口腔炎、恶心、腹痛等，偶有胃黏膜溃疡出血。

（2）骨髓抑制：程度与剂量成正比，主要表现为白细胞减少，对血小板影响较小，一般较易恢复。

（3）泌尿道症状：代谢产物在膀胱内浓集，可致中毒性膀胱炎，引起尿频、尿急、血尿，甚至排尿困难，多见于儿童。静脉一次大剂量应用可引起肾损害，口服或静脉注射巯基乙基磺酸钠可防止。

（4）有心脏毒性，可出现急性心力衰竭而致死，多发生于首次给药 15 天以内。

（5）长期应用可能影响成年后的生育力。

（6）皮肤症状：常致脱发，一般用药 3 ~ 4 周出现，停药后 2 ~ 3 周可再生。偶见皮肤色素沉着及过敏性皮炎。

（7）偶见影响肝功能致黄疸，凝血酶原减少。

（8）其他：少数患者有头晕、不安、幻视等。

5．其他用药注意事项

（1）用药期间应严格检查血象，明显恶病质患者禁用，肝病患者慎用。

（2）本品可加热促进溶解，但不得高于 60℃。其溶解剂在室温下只能保存 24 小时，在冰箱内可保存 1 周。应避光、避高热（32℃以下）保存。

硫唑嘌呤
Azathioprine

【商品名或别名】

硫嘌呤、依木兰、AZP、Imuran。

【临床应用】

主要用于肾移植的抗排斥反应，亦用于治疗类风湿关节炎、自身免疫性溶血性贫血、难治性溃疡性结肠炎。

【用法与用量】

1．肾移植　一般每日 1 ~ 2.5 mg/kg，根据肾功能情况决定用量，和其他免疫抑制剂联合用药。

2．治疗类风湿关节炎　每日 1 ~ 3 mg/kg，分 3 次口服。

3．治疗自身免疫性溶血性贫血　每日 2 ~ 2.5 mg/kg，分 2 ~ 3 次口服。

4．治疗难治性溃疡性结肠炎　开始剂量每日 1 mg/kg，以后增至每日 2 mg/kg，分 2 次口服。

【剂型与规格】

硫唑嘌呤片：（1）50 mg；（2）100 mg。

【临床用药指导】

1．用药时间及要求　本药须在餐后以足量水吞服。

2．用药禁忌

（1）对本药过敏者。

（2）肝、肾功能不全者慎用。

3．药物相互作用

（1）与非布索坦合用可增加本药的血药浓度。

（2）与利巴韦林合用可增加本药骨髓毒性的风险。

（3）与甲氨蝶呤合用可增加肝毒性。

（4）与别嘌呤醇合用可使本药的毒性增加。

（5）与吗替麦考酚酯、霉酚酸合用可抑制嘌呤代谢。

（6）本药可使环孢素的吸收减少而降低环孢素的血药浓度。

4．不良反应

（1）心血管系统：可见心动过缓、血压过低、心包炎、脉管炎。

（2）代谢 / 内分泌系统：可见负氮平衡。

（3）呼吸系统：极罕见可逆转肺炎。有出现过敏性哮喘的报道。

（4）肌肉骨骼系统：偶见肌萎缩。还可出现关节痛、肌无力、重症肌无力、横纹肌溶解。

（5）泌尿生殖系统：可见中毒性肾损害、子宫颈发育异常。

（6）免疫系统：可见对感染的易患性增加，还可见超敏反应。

（7）神经系统：有出现手颤、JC 病毒感染所致的进行性多灶性脑白质病（PML）的报道。

（8）肝：偶见胆汁淤积，通常停药后可恢复。罕见肝功能损害，与长期服用本药有关，主要为器官移植患者。组织学检查可出现窦状隙扩张、紫癜性肝炎、静脉闭塞疾病和小结再生性增生。还可出现胆管炎、肝脾肿大。

（9）胃肠道：可见结肠炎、憩室炎、肠穿孔。曾有少数患者出现胰腺炎。还可出现腹痛、恶心、呕吐、脂肪泻等。

（10）血液系统：最常见白细胞减少。可见骨髓抑制。偶见贫血和血小板减少。

（11）皮肤：可见皮疹、脱发。极罕见史 - 约综合征（Stevens-Johnson 综合征）和中毒性表皮坏死松解症。

5．其他用药注意事项　用药期间应严格检查血象。

（参见第 17 章"抗肿瘤药"第二节"抗代谢药"。）

咪唑立宾
Mizoribine

【商品名或别名】

优青糖苷、咪唑糖苷、布雷青霉素、Brednin、MZR。

【临床应用】

用于抑制肾移植时的排斥反应，效果与硫唑嘌呤相当，而骨髓抑制等不良反应　较硫唑嘌呤小。也可用于肝移植和自身免疫性疾病。

【用法与用量】

1．肾病综合征　口服，每日 2 ~ 3 mg/kg，维持量为每日 1 ～ 2 mg/kg，分 2 ～ 3 次服用。应联用糖皮质激素，视病情逐渐减少激素用量。

2．肾移植 于移植术前 1 天给予 4 mg/kg，以后给予维持量每日 2 ～ 4 mg/kg，应联用环孢素或糖皮质激素。

【剂型与规格】

咪唑立宾片：(1) 25 mg；(2) 50 mg。

【临床用药指导】

1．用药禁忌

(1) 对本药成分有严重过敏史的患者。

(2) 白细胞数在 3×10^9/L 以下的患者（有可能加重骨髓功能抑制，出现严重感染、出血倾向等）。

2．药物相互作用

(1) 合用活疫苗可能增加感染的风险，因此使用本药期间不得接种活疫苗。

(2) 合用灭活疫苗可能使疫苗不能发挥免疫作用，合用时应注意。

3．不良反应 偶有药物热、脱毛、恶心、呕吐、肝功能损害、血尿素氮上升、消化道出血和出血性膀胱炎等。

4．常见用药误区

(1) 如出现严重血液系统障碍、感染症状、肝功能损害、黄疸、消化性溃疡、消化道出血、消化道穿孔、严重皮肤障碍、胰腺炎、高血糖、糖尿病，应停药，并进行适当处理。

(2) 如出现间质性肺炎，应停药，并进行适当处理，如给予肾上腺皮质激素。

(3) 如出现急性肾衰竭，应停药，并进行适当处理，如进行血液透析。

5．其他用药注意事项

(1) 用药期间应频繁监测血常规，肝、肾功能。

(2) 用药时应考虑肾功能、年龄和体重等，注意从低剂量开始慎重给药，密切监测。

(3) 小儿患者用药时，应考虑对性腺的影响。

甲氨蝶呤
Methotrexate

【商品名或别名】

氨甲蝶呤、MTX。

【临床应用】

本品作为免疫抑制剂应用，主要治疗多发性肌炎、皮肌炎、多发性肉芽肿等免疫性疾病。还能治疗难治性肠炎。

【用法与用量】

口服：一般剂量每周 0.2 ～ 0.3 mg/kg，于 3 日内分次连续服完，或每日 0.04 ～ 0.1 mg/kg，分 2 ～ 3 次口服，7 ～ 14 天为 1 疗程。

静脉注射：每周 0.2 ～ 1 mg/kg，每周 1 次，显效后改为每月 1 次。

【剂型与规格】

甲氨蝶呤片：2.5 mg。

甲氨蝶呤注射剂：(1) 5 mg；(2) 50 mg；(3) 100 mg；(4) 500 mg；(5) 1000 mg。

【临床用药指导】

1．用药禁忌 对本品高度过敏的患者禁用。

2．药物相互作用

(1) 应避免与有潜在肝毒性的药物（包括乙醇）配伍，否则有可能增加本药引起的肝坏死和肝纤维化。

(2) 胺碘酮和本药合用，可能干扰本药的排泄，增加本药的毒性反应。

(3) 口服氨基糖苷类抗生素，如新霉素，可减少本药的吸收，降低疗效。

(4) 口服大量维生素 C 可减轻本药引起的恶心，对本药在尿中排泄无影响

(5) 水杨酸类药物可能增加本药的毒性（蛋白结合置换，导致本药游离体浓度增高）。

(6) 考来烯胺可阻滞本药的吸收，降低其血药浓度。

(7) 皮质激素类药物可减轻本药的毒性，但也降低其效应。

(8) 本药与含甲氧苄啶的药物合用可增加骨髓抑制（共同抑制二氢叶酸还原酶作用）。

(9) 本药与利尿药合用可能增加骨髓抑制。

(10) 氧化亚氮可能增强本药的毒性而发生口腔炎（氧化亚氮增强了对四氢叶酸的代谢作用）。

(11) 本药与非甾体类抗炎药合用，可使本药血清浓度增加，毒性增强，这是因为非甾体类抗炎药抑制前列腺素 E_2 造成肾灌注下降，减少本药排泄，因而增强毒性。

(12) 青霉素使本药肾排出减少，毒性增强。

(13) 丙磺舒使本药潴留而血清浓度增加，应注意调整剂量。

(14) 维 A 酸类可能提高本药血清浓度，增高严重中毒性肝炎发生率。

(15) 四环素可使本药从结合部位置换出来，而增强毒性反应。

3．不良反应

(1) 胃肠道反应：包括口腔炎、口唇溃疡、咽喉炎、恶心、呕吐、腹痛、腹泻、消化道出血、食欲减退常见，偶见假膜性或出血性肠炎等。

(2) 肝功能损害：包括黄疸、谷草转氨酶、碱性磷酸酶、γ-谷氨酸转肽酶等增高，长期口服可导致肝细胞坏死、脂肪肝、纤维化甚至肝硬化。

(3) 大剂量应用时，由于本药和其代谢产物沉积在肾小管而致高尿酸血症性肾病，此时可出现血尿、蛋白尿、尿少、氮质血症或尿毒症。

(4) 长期用药可引起咳嗽或肺纤维化。

（5）骨髓抑制：主要引起白细胞和血小板减少，尤其应用大剂量或长期口服小剂量后易引起明显骨髓抑制，甚至贫血和血小板下降而致皮肤或内脏出血。

（6）脱发、皮肤发红、瘙痒或皮疹，后者有时为对本药的过敏反应。

（7）在白细胞低下时可并发感染。

（8）鞘内注射后可能出现视物模糊、眩晕、头痛、意识障碍，甚至嗜睡或抽搐等。

4．其他用药注意事项　本品的致突变性、致畸性和致癌性较烷化剂为轻，但长期用药有潜在致继发性肿瘤的危险。

（参见第 17 章"抗肿瘤药"第二节"抗代谢药"。）

青霉胺
Penicillamine

【商品名或别名】

D- 盐酸青霉胺、D-Penicillamine Hydrochloride。

【临床应用】

用于治疗类风湿关节炎、硬皮病、慢性活动性肝炎、肝豆状核变性、胱氨酸尿症、口眼干燥综合征等自身免疫性疾病。

【用法与用量】

1．治疗类风湿关节炎　开始剂量每日 5 mg/kg，分次口服，待关节肿胀疼痛减轻，可逐渐停用激素、吲哚美辛等药物。青霉胺逐渐加量至每日 10 ～ 15 mg/kg。疗程 6 个月。

2．小儿硬皮病　初次剂量每日 3 mg/kg，连用 2 个月，然后每日增量 2 ～ 3 mg/kg，每月增量 1 次，最大剂量可增至每日 10 ～ 15 mg/kg。分 2 ～ 3 次口服，连用 6 个月。

3．慢性活动性肝炎、口眼干燥关节炎综合征等自身免疫性疾病　每日 10 ～ 20 mg/kg，分 2 ～ 3 次口服，连用 6 个月。

4．肝豆状核变性　每日 20 ～ 25 mg/kg，分 3 次服用。

5．胱氨酸尿症　每日 30 mg/kg，分 4 次服用。

【剂型与规格】

青霉胺片：125 mg。

【临床用药指导】

1．用药时间及要求　本药建议空腹服用，餐前至少 1 小时或餐后 2 小时；需与其他药物、食物或牛奶分开服用，间隔至少 1 小时。

2．用药禁忌

（1）对本品过敏者禁用。

（2）类风湿关节炎患者伴有肾功能不全者禁用。

（3）既往有青霉胺相关再生障碍性贫血或粒细胞缺乏症的患者禁用。

（4）中性粒细胞减少、再生障碍性贫血、肾功能不全、红斑性结缔组织病、重症肌无力等禁用。

3．药物相互作用

（1）本品可加重抗疟药、金制剂、免疫抑制剂、保泰松对造血系统和肾的不良反应。

（2）口服铁剂患者，本品宜在服铁剂前 2 小时口服，以免减弱本品疗效。

4．不良反应　可见有皮肤瘙痒、皮疹、食欲减退、头昏、恶心、呕吐、味觉减退、白细胞及血小板减少、蛋白尿、肌无力等；偶见有转氨酶升高、血尿及腹绞痛。

5．其他用药注意事项　服用前应做青霉素过敏试验，对青霉素过敏者，也可能对本品过敏。

（参见第 20 章"解毒药"第一节"金属中毒解毒药"。）

苯丁酸氮芥
Chlorambucil

【商品名或别名】

瘤可宁、CLB、Leukeran。

【临床应用】

用于治疗依赖皮质激素的肾病综合征，也用于治疗红斑性结缔组织病、类风湿关节炎、自身免疫性溶血贫血等。

【用法与用量】

1．治疗小儿肾病综合征　每日 0.1 ～ 0.4 mg/kg，分次口服，从小剂量开始，如白细胞不降低则可逐渐增量，疗程为 1.5 ～ 4 个月。

2．治疗红斑性结缔组织病、类风湿关节炎、自身免疫性溶血贫血　每日 0.2 mg/kg，饭前 1 小时或饭后 2 小时服用，连用数周，待疗效出现或骨髓抑制时减量。

【剂型与规格】

苯丁酸氮芥片：2 mg。

苯丁酸氮芥纸型片：每格 2 mg。

【临床用药指导】

1．用药时间及要求　饭前 1 小时或饭后 2 小时服用。

2．用药禁忌

（1）对本药过敏者禁用。

（2）先前对本药耐药者禁用。

（3）有癫痫史者或头部外伤者慎用。

3．药物相互作用

（1）免疫受损患者不推荐免疫接种活疫苗。

（2）接受保泰松时需减少苯丁酸氮芥的标准用量，因保泰松可增加苯丁酸氮芥的毒性。

4．不良反应　有骨髓抑制作用，主要是淋巴细胞减少，对粒细胞和血小板的抑制作用轻，停药后可回升；可见恶心、呕吐等胃肠反应，偶见黄疸及肝功能异常。

5．其他用药注意事项　本品对性腺有一定的抑制作用。

（参见第 17 章"抗肿瘤药"第一节"烷化剂药物"。）

环孢素
Ciclosporin

【商品名或别名】

环孢霉素 A、山地明、赛斯平、Cyclosporine A、CYA。

【临床应用】

主要用于肾、肝、心、肺、骨髓移植的抗排斥反应，可与肾上腺皮质激素合用，应谨慎与其他免疫抑制药合用。亦用于其他免疫抑制药治疗无效的狼疮肾炎、难治性肾病综合征等自身免疫性疾病，以及再生障碍性贫血的治疗。

【用法与用量】

1．器官移植　采用三联免疫抑制方案时，口服剂量为每日 6～11 mg/kg，并根据血药浓度调整剂量，每 2 周减量 1 次（一日减 0.5～1 mg/kg）。

2．骨髓抑制

（1）预防移植物抗宿主病（GVHD），移植前可先用环孢素注射液，一日 3 mg/kg，分 2 次静脉滴注，待胃肠反应消失后（0.5～1 个月），改服本品，起始剂量为每日 6 mg/kg，分 2 次口服，1 个月后缓慢减量，总疗程半年左右。

（2）治疗 GVHD：单独或在原有肾上腺皮质激素基础上加用本品，一日 5～10 mg/kg，分 2 次口服，待病情稳定后缓慢减量，总疗程半年以上。

3．狼疮肾炎、难治性肾病综合征　初始剂量为一日 4～5 mg/kg，分 2～3 次口服，出现明显疗效后缓慢减量至一日 2～3 mg/kg，疗程 3～6 个月或以上。

4．再生障碍性贫血　一日 5～6 mg/kg，分 2 次口服，维持有效谷浓度（100～200 ng/ml），一般给药 7～14 天后可检测血药浓度并根据血药浓度调整剂量，疗程不定，一般至少 2 年。

【剂型与规格】

环孢素口服溶液：50 ml：5g。

环孢素注射液：5 ml：250 mg。

环孢素滴眼剂：3 ml：30 mg。

环孢素胶囊：25 mg。

环孢素软胶囊：(1) 100 mg；(2) 10 mg；(3) 25 mg；(4) 50 mg。

【临床用药指导】

1．用药时间及要求　每日服药两次（早晨和晚上）。

2．用药禁忌

（1）对环孢素过敏者。

（2）严重肝肾损害、未控制的高血压、感染及恶性肿瘤患者忌用或慎用。

3．药物相互作用

（1）与氨基糖苷类抗生素、两性霉素 B 合用增加肾毒性。

（2）与钙通道阻滞剂、大环内酯类抗生素、性激素、氟康唑、酮康唑、喹诺酮类药物合用可使本品血药浓度升高。

（3）磺胺类药物可降低本品血药浓度。

（4）用药期间不宜接种疫苗。

4．不良反应　厌食、恶心、震颤、感觉异常、高血压、齿龈增生、多毛、肝功异常、肾毒性、感染等。

5．常见用药误区

（1）本药软胶囊应整粒吞服，若日剂量不能被精确均分为 2 次剂量，可早、晚给予不同剂量，必要时可改用本药口服溶液。

（2）本药口服溶液可以苹果汁或橘汁稀释后服用，但应避免频繁更换稀释液。

6．其他用药注意事项

（1）小于 1 岁的婴儿及过敏者禁用。

（2）儿童体内环孢素排除稍快于成人。

（3）服药期间定期监测血压、肝功能、肾功能和血药浓度，以调整用药剂量。

（4）服药期间应避免摄入高钾食物、高钾药品及保钾利尿药。

吗替麦考酚酯
Mycophenolate Mofetil

【商品名或别名】

麦考酚吗乙酯、霉酚酸吗啉乙酯、霉酚酸酯、Cellcept、MPA、MMF。

【临床应用】

主要用于预防和治疗肾、肝、心脏及骨髓移植的排异反应。也可用于类风湿关节炎、红斑性结缔组织病、原发性肾小球肾炎、银屑病（牛皮癣）等自身免疫性疾病。

【用法与用量】

1．用于器官移植　30 mg/kg，分 2 次口服，首剂应在器官移植后 72 小时内服用。

2．用于自身免疫病　15～20 mg/kg。美国《儿童风湿病学》（2010 年版）推荐：口服，一日 10～30 mg/kg，分 2 次（但缺乏长期药物疗效及安全性研究）。

【剂型与规格】

吗替麦考酚酯分散片：(1) 250 mg；(2) 500 mg。

吗替麦考酚酯口服混悬剂：500 mg。

吗替麦考酚酯片：(1) 250 mg；(2) 500 mg。

吗替麦考酚酯胶囊：250 mg。

吗替麦考酚酯注射剂：500 mg。

【临床用药指导】

1．用药时间及要求　进食可降低本品的血浆峰值，应空腹服药。

2．用药禁忌 对本品过敏者，伴有明显肝肾功能损害、骨髓抑制、严重感染的患者慎用，严重活动性消化系统疾病患者慎用。

3．药物相互作用

（1）考来烯胺、铝、镁等影响本品吸收。

（2）丙磺舒可抑制本品的排泄使其血药浓度升高。

4．不良反应 可见厌食、腹泻、食管炎、胃炎、胃肠道出血、干咳、呼吸困难。偶见血小板减少、贫血及中性粒细胞减少。可致皮肤疱疹病毒和巨细胞病毒感染。偶见发热、皮疹、腿痛、骨痛、乏力及头痛等。

5．常见用药误区

（1）本药治疗期间应避免接种减毒活疫苗。

（2）用药期间应注意监测血常规、肝功能及肾功能、血压、血糖。

6．其他用药注意事项 有严重慢性肾功能损害者用量不宜超过每日 2 g。

他克莫司
Tacrolimus

【商品名或别名】

普乐可复、FK-506、他克罗姆。

【临床应用】

用于器官移植的抗排斥反应，是肝移植患者的首选免疫抑制药物，还用于肾、心、肺、骨髓移植等。

【用法与用量】

1．用于首次免疫抑制治疗 每日 0.15～0.4 mg/kg，于术后 6 小时开始用。肝、肾移植口服用量每日 0.3 mg/kg，分 2 次服用。24 小时静脉给药，肝移植每日 0.05 mg/kg，肾移植每日 0.1 mg/kg。

2．维持治疗 长期持续应用，剂量可减少，主要依据临床上对排斥的估计和患者的耐受性。在整个治疗阶段，需定期监测他克莫司血药浓度水平，根据测定结果随时调整剂量。

【剂型与规格】

他克莫司注射液：1 ml：5 mg。

他克莫司滴眼液：0.1%（5 ml：5 mg）。

他克莫司缓释胶囊：(1) 0.5 mg；(2) 1 mg；(3) 5 mg。

他克莫司胶囊：(1) 0.5 mg；(2) 1 mg；(3) 5 mg。

他克莫司软膏：(1) 10g：10 mg（0.1%）；(2) 10g：3 mg（0.03%）。

【临床用药指导】

1．用药时间及要求 每日服药两次（早晨和晚上），最好用水送服。建议空腹，或者至少在餐前 1 小时或餐后 2～3 小时服用。

2．用药禁忌 对他克莫司或其他大环内酯类药物过敏者，对胶囊中其他成分过敏者。

3．药物相互作用

（1）本品主要由 CYP 3A4 代谢，当使用抑制或诱导该酶的其他药物时应注意。如咪唑类抗真菌药、大环内酯类抗生素、卡马西平、利福平、异烟肼、特拉唑嗪、奥美拉唑、尼卡地平、维拉帕米、甲地孕酮、溴隐亭、他莫昔芬、西罗莫司、甲泼尼龙对本品的血药浓度均有影响。

（2）本品与两性霉素 B、氨基糖苷类抗生素、万古霉素、阿昔洛韦、环丙沙星及布洛芬合用，肾毒性可能增强。

4．不良反应 最常见的有震颤、头痛、感染、肾功能损害、高血压、高钙血症、高血糖、思维紊乱、低磷血症、失眠、视力障碍、恶心、呕吐等，偶见中枢神经系统和感觉异常，消化系统、呼吸系统、心血管系统失调，皮肤异常等。

5．常见用药误区

（1）聚氯乙烯可吸附本品，所用输液用具应使用聚乙烯制品。

（2）胶囊从泡罩中取出后应立即服用。

（3）胶囊应以液体（最好是水）送服。

6．其他用药注意事项

（1）避免与保钾利尿剂和补钾剂合用。

（2）不可与 ALG 合用，以防淋巴细胞增殖紊乱。

（3）使用本品时，预防接种的效果下降，避免使用减毒疫苗。

（4）与其他和血清蛋白有高度亲和力的药物合用时应谨慎。

（5）本品可延长环孢素的半衰期，并有累加的肾毒性，故不宜与环孢素合用。

巴利昔单抗
Basiliximab

【商品名或别名】

舒莱、巴西单抗、巴希利玛、SDZCHI-621。

【临床应用】

预防首次肾移植术后的急性器官排异。

【用法与用量】

静脉推注或静脉滴注，每日 20 mg，分 2 次给予。

【剂型与规格】

注射用巴利昔单抗：20 mg。

【临床用药指导】

1．用药时间及要求 经配制后的巴利昔单抗，可一次性静脉推注，亦可在 20～30 分钟内静脉滴注。

2．用药禁忌 对巴利昔单抗以及处方中其他任何成分过敏者均禁用。

3．药物相互作用 巴利昔单抗不存在代谢后的药物与药物间的相互作用。

4．不良反应　最常见的不良事件（＞20%）为便秘、尿道感染、疼痛、恶心、外周性水肿、高血压、贫血、头痛以及高血钾。

5．常见用药误区

（1）静脉注射本药后，未出现细胞因子释放综合征，故无需使用激素预防。

（2）本药不影响随后使用鼠抗淋巴细胞抗体制剂的治疗。

6．其他用药注意事项

（1）配制好的药液，在2～8℃可保存24小时，在室温下可保存4小时，故宜尽早使用。

（2）用药期间应进行肾功能检查、疑似排斥反应的活组织检查。

参考文献

[1] 上海医学会儿科学分会免疫学组．儿童临床使用免疫调节剂（上海）专家共识．中华实用儿科临床杂志，2018，33（9）：651-664.

[2] 中华医学会儿科学分会儿童用药委员会，中华医学会儿科学分会免疫学组，《中华儿科杂志》编辑委员会．糖皮质激素在儿童风湿病中应用专家共识（上）．中华儿科杂志，2018，56（3）：166-173.

[3] 中华医学会器官移植学分会．器官移植免疫抑制剂临床应用技术规范（2019版）．器官移植，2019，10（3）：213-226.

（谢　栋）

第 16 章

调节水电解质及营养药

第一节 电解质调节药

复方电解质葡萄糖 -M3A
Compound Electrolyte and Glucose-M3A

【临床应用】

适用于患者肾功能与血钾正常情况下，且不能经口摄取或经口摄取量不足时，补充并维持水分和电解质。

【用法与用量】

静脉滴注：小儿每小时 50～100 ml，可视年龄、体重、症状酌情增减。

【剂型与规格】

注射液：瓶 / 袋（500 ml）。每 100 ml 含氯化钠 0.234 g、氯化钾 0.075 g、乳酸钠 0.224 g、葡萄糖 2.7 g。

【临床用药指导】

1．用药禁忌

（1）高乳酸血症患者。

（2）高钾血症（少尿、艾迪生病、重症烧伤、高氮血症等）患者。

2．药物相互作用 尚不明确。

3．不良反应 快速大量给药时，可出现肺水肿、脑水肿、末梢水肿、水中毒、高钾血症。

4．其他用药注意事项 本药宜在患者的尿量为每日 500 ml 或每小时 20 ml 以上时使用。

复方电解质葡萄糖 - M3B
Compound Electrolyte and Glucose-M3B

【临床应用】

适用于肾功能正常但血钾偏低的患者维持输液。

【用法与用量】

静脉滴注：小儿每小时 50～100 ml，可视年龄、体重、症状酌情增减。

【剂型与规格】

注射液：瓶 / 袋（500 ml）。每 1000 ml 含氯化钠 1.75 g、氯化钾 1.5 g、乳酸钠 2.24 g、葡萄糖 27 g。

【临床用药指导】

1．用药禁忌

（1）高乳酸血症患者。

（2）高钾血症（少尿、艾迪生病、重症烧伤、高氮血症等）患者。

2．药物相互作用 尚不明确。

3．不良反应 快速大量给药时，可出现肺水肿、脑水肿、末梢水肿、水中毒、高钾血症。

4．其他用药注意事项 本药宜在患者的尿量为每日 500 ml 或每小时 20 ml 以上时使用。

复方电解质葡萄糖 - MG3
Compound Electrolytes and Glucose- MG3

【临床应用】

1．用于经口服摄取水分、电解质困难时，补充热量、水分、电解质。用于低钾血症的高渗性脱水症。

2．用于外科术前或术后补充水分、电解质。

【用法与用量】

静脉滴注：一次 50～100 ml，可按年龄、体重及症状适当调整滴速。

【剂型与规格】

注射剂：瓶 / 袋（500 ml）。每 1000 ml 含乳酸钠 2.24 g、氯化钠 1.75 g、氯化钾 1.5 g、葡萄糖 100 g。

【临床用药指导】

1．用药禁忌

（1）乳酸血症患者。

（2）高钾血症患者。

（3）少尿患者。

（4）艾迪生病患者。

（5）重症烧伤患者。

（6）氮质血症患者。

2．药物相互作用 尚不明确。

3．不良反应 可见血栓性静脉炎。快速大量给药时，可见肺水肿、脑水肿、肢体水肿、水中毒、高钾血症。

4．其他用药注意事项　本药宜在患者的尿量为每日 500 ml 或每小时 20 ml 以上时使用。

复方电解质葡萄糖 -R2A
Compound Electrolyte and Glucose-R2A

【临床应用】

用于补充机体水分及电解质。也用于开始恢复时的重度呼吸性及代谢性酸中毒、重度中毒及合并代谢性酸中毒的治疗。尤适用于小儿。

【用法与用量】

静脉滴注：小儿每小时 50～100 ml，可视年龄、体重症状酌情增减。

【剂型与规格】

注射液：瓶 / 袋（500 ml）。每 1000 ml 含氯化钠 1.92 g、氯化钾 1.00 g、乳酸钠 2.80 g、氯化镁 0.10 g、磷酸二氢钠 0.14 g、磷酸氢二钾 1.00 g、葡萄糖 23.50 g。

【临床用药指导】

1．用药禁忌

（1）高乳酸血症患者。

（2）电解质代谢异常，如高钾血症（少尿、艾迪生病、重症烧伤、高氮血症等）、低钙血症、高磷血症（甲状旁腺功能低下症等）、高镁血症（甲状腺功能低下症等）患者。

2．药物相互作用　遇钙离子则产生沉淀，不可与含钙制剂配伍使用。

3．不良反应　快速大量给药时，可见脑水肿、肺水肿、末梢水肿、高钾血症。

4．其他用药注意事项

（1）对未满 1 周岁的小儿急速给药（超过 100 ml/h）时，可能出现高钾血症。

（2）本药宜在患者的尿量为每日 500 ml 或每小时 20 ml 以上时使用。

复方电解质葡萄糖 -R4A
Compound Electrolyte and Glucose-R4A

【临床应用】

用于手术后早期、婴幼儿手术后、肾排钾功能障碍等患者水分和电解质的补充。

【用法与用量】

静脉滴注：小儿每小时 50～100 ml，可视年龄、体重、症状酌情增减。

【剂型与规格】

注射剂：瓶 / 袋（500 ml）。每 1000 ml 含氯化钠 1.17 g、乳酸钠 1.12 g、葡萄糖 40 g。

【临床用药指导】

1．用药禁忌　尚不明确。

2．药物相互作用　尚不明确。

3．不良反应　快速大量给药时，可能导致肺水肿、脑水肿、末梢水肿、水中毒。

4．其他用药注意事项　本药宜在患者的尿量为每日 500 ml 或每小时 20 ml 以上时使用。

氯化钙
Calcium Chloride

【商品名或别名】

无水氯化钙、Calcium Chloratum、Chloride Dihydrate Chloride Calcium、Cloruro de Calcio Cristalizado。

【临床应用】

1．用于治疗钙缺乏，如急性血钙过低、碱中毒及甲状旁腺功能低下所致的手足搐搦症及维生素 D 缺乏症。

2．用于过敏性疾病。

3．用于镁中毒及氟中毒时的解救。

4．用于心脏复苏，如高血钾、低血钙或钙通道阻滞引起的心功能异常的解救。

【用法与用量】

低钙时治疗量为 25 mg/kg（6.8 mg 钙），以 25% 葡萄糖注射液稀释 1 倍后，缓慢静脉滴注，每分钟不超过 1～2ml。

【制剂与规格】

注射剂：（1）3%；（2）5%。

【临床用药指导】

1．药物相互作用

（1）与雌激素合用可增加钙的吸收。

（2）与噻嗪类利尿药合用易发生高钙血症。

2．不良反应

（1）心血管系统：静脉注射过快可见心律失常、心搏停止。

（2）代谢 / 内分泌系统：血清羟基皮质固醇浓度短暂升高。长期或大量给药后可见血清磷酸盐浓度降低。高钙血症早期可表现为便秘、嗜睡、持续头痛、食欲缺乏、口腔金属味、异常口干等；晚期表现为精神错乱、高血压、眼和皮肤对光敏感、恶心、呕吐、心律失常等。

（3）胃肠道：血清淀粉酶升高。静脉注射过快可见恶心、呕吐。

（4）其他：静脉注射可见全身发热。静脉注射时如漏出血管外，可引起组织坏死。

3．其他用药注意事项

（1）使用强心苷期间禁止静脉给予本药。

（2）一般情况下，本药不用于小儿。

（3）本品不宜皮下注射和肌内注射。

（4）注射时切不可漏于静脉之外。

复方乳酸钠葡萄糖
Compound Sodium Lactate and Glucose

【临床应用】
用于代谢性酸中毒或有代谢性酸中毒倾向并需要补充热量的脱水。

【用法与用量】
静脉滴注：可视年龄、体重及症状确定用量。

【剂型与规格】
注射液：袋／瓶（500 ml）。每 1000 ml 中含乳酸钠 3.1 g、氯化钠 6 g、氯化钾 0.3 g、氯化钙（CaCl$_2$·2H$_2$O）0.2 g、无水葡萄糖 50 g。

注射剂（大容量注射剂）：（1）250 ml；（2）500 ml；（3）1000 ml。

【临床用药指导】
1．用药禁忌
（1）乳酸血症患者。
（2）高钾血症患者。
（3）少尿患者。
（4）艾迪生病患者。
（5）重症烧伤患者。
（6）高氮质血症患者。
（7）糖尿病患者。

2．药物相互作用　尚不明确。

3．不良反应　快速大量给药时，可能出现水钠潴留，引起水肿、血压升高、心率加快、胸闷、呼吸困难，甚至急性左心衰竭。

4．其他用药注意事项
（1）严格按需用药，防止体液形成新的不平衡，且给药速度不能过快。
（2）用药期间应根据需要监测肝功能不全的表现，如黄疸、神志改变、腹水。

复方乳酸钠山梨醇
Compound Sodium Lactate and Sorbitol

【商品名或别名】
赫丝、乳酸钠山梨醇。

【临床应用】
用于代谢性酸中毒或有代谢性酸中毒倾向并需补充热量的脱水患者。

【用法与用量】
静脉滴注：一次 500 ～ 1000 ml，根据年龄、体重及病情适量增减。滴注速度为 300 ～ 500 ml/h。

【剂型与规格】
注射液：瓶／袋（500 ml）。每 500 ml 含乳酸钠 1.55 g、氯化钠 3.00 g、氯化钾 0.15 g、二水氯化钙 0.10 g、D- 山梨醇 25.0 g。

注射剂：（1）250 ml；（2）500 ml。

【临床用药指导】
1．用药禁忌
（1）高乳酸血症患者。
（2）高钾血症患者。
（3）少尿患者。
（4）艾迪生病患者。
（5）重症烧伤者。
（6）高氮血症患者。
（7）遗传性果糖不耐受症患者。

2．药物相互作用　尚不明确。

3．不良反应　快速大剂量给药可能导致肺水肿、脑水肿、肢体水肿。

4．其他用药注意事项　用药前后及用药时应当检查或监测：
（1）血气分析或血二氧化碳结合力。
（2）血清钠、钾、钙、氯浓度。
（3）肝肾功能、血压、心肺功能，必要时测定静脉压或中心静脉压。

聚苯乙烯磺酸钙
Calcium Polystyrene Sulphonate

【临床应用】
用于急慢性肾功能障碍引起的高钾血症。

【用法与用量】
口服给药：一日 5 ～ 10 g，分 1 ～ 3 次服用。

【剂型与规格】
散剂：（1）5 g；（2）10 g。

【临床用药指导】
1．用药禁忌
（1）肠梗阻患者（可能引发肠道穿孔）。
（2）低钾血症患者。
（3）高钙血症患者。

2．药物相互作用
（1）洋地黄制剂：结果：合用可增强洋地黄类药的毒性。机制：本药可降低血清钾。处理：合用时应谨慎。
（2）含有铝、镁、钙的抗酸药或缓泻药（干燥氢氧化铝凝胶、氢氧化镁、磷酸钙等）：结果：合用可能减弱本药的疗效。机制：本药可能非选择性地与以上药物的阳离子发生离子交换。
（3）甲状腺素：结果：本药可能降低甲状腺素的吸收。

3．不良反应
（1）代谢／内分泌系统：低钾血症。
（2）免疫系统：过敏反应（皮疹）。
（3）胃肠道：便秘、恶心、嗳气、食欲缺乏、胃部不适、肠道穿孔、肠梗阻。

4．其他用药注意事项

（1）伴心电图改变的严重钾中毒（＞6.5 mEq/L）患者，不应单用本药，需同时采用其他降钾措施。

（2）用药期间应食用低钾高热量饮食及控制酸中毒。

口服补液盐（Ⅲ）
Oral Rehydration Salts（Ⅲ）

【商品名或别名】

ORS。

【临床应用】

用于治疗和预防急性腹泻导致的脱水。

【用法与用量】

口服给药：每袋溶于 250 ml 温水中，随时口服。开始时 50 ml/kg，4 小时内服完，以后根据患者脱水程度调整剂量直至腹泻停止。婴幼儿应少量多次给予。

【剂型与规格】

粉剂：5.125 g（氯化钠 0.65 g、枸橼酸钠 0.725 g、氯化钾 0.375 g、无水葡萄糖 3.375 g）。

散剂：每包（1）1.025 g（氯化钠 0.13 g、枸橼酸钠 0.145 g、氯化钾 0.075 g、无水葡萄糖 0.675 g）；（2）2.05 g（氯化钠 0.26 g、枸橼酸钠 0.29 g、氯化钾 0.15 g、无水葡萄糖 1.35 g）；（3）10.25 g（氯化钠 1.30 g、氯化钾 0.75 g、枸橼酸钠 1.45 g、无水葡萄糖 6.75 g）；（4）20.5 g（氯化钠 2.60 g、氯化钾 1.50 g、枸橼酸钠 2.90 g、无水葡萄糖 13.50 g）。

【临床用药指导】

1．用药禁忌

（1）少尿或无尿患者。

（2）严重腹泻或呕吐患者。

（3）葡萄糖吸收障碍患者。

（4）肠梗阻、肠麻痹或肠穿孔患者。

（5）酸碱平稳紊乱伴代谢性碱中毒者。

2．药物相互作用　尚不明确。

3．不良反应

（1）胃肠道：恶心、呕吐，多为轻度，常发生于初始用药时。

（2）其他：水过多。

4．其他用药注意事项

（1）一般不用于早产儿。

（2）严重失水、有休克征象时应静脉补液。

（3）使用本药后失水无明显纠正者需改为静脉补液。

门冬氨酸钾
Potassium Aspartate

【商品名或别名】

代甲、天门冬氨酸钾、卫甲。

【临床应用】

用于多种原因引起的低钾血症。出现下列症状或情况时，用于补钾：合并使用降压利尿药、肾上腺皮质激素、强心苷、胰岛素或某些抗生素；低钾型周期性四肢麻痹；心脏疾病时的低血钾状态；严重呕吐、腹泻、钾离子摄取不足或手术后。

【用法与用量】

1．口服给药　一日 0.9～2.7 g，分 3 次服用。此外，根据症状可增量至一次 3 g。

2．静脉滴注　一次 1.71～5.14 g。以注射用水、5% 葡萄糖注射液、10% 葡萄糖注射液、生理盐水或其他适宜稀释剂稀释至浓度为 0.68%（含钾 40 mEq/L）以下，滴速不得超过 8 ml/min，日剂量不得超过 17.1 g。给药量根据患者的年龄和症状增减。

【剂型与规格】

门冬氨酸钾片：0.3 g。

门冬氨酸钾注射液：（1）10 ml（门冬氨酸钾 1.712 g，相当于 10 mEq 钾离子）；（2）20 ml（门冬氨酸钾 3.424 g，相当于 20 mEq 钾离子）。

【临床用药指导】

1．用药禁忌

（1）对本药过敏者。

（2）严重肾功能不全（用药前一日的排尿量少于 500 ml 或给药前排尿量少于 20 ml/h）者。

（3）肾上腺皮质功能减退（艾迪生病）患者。

（4）高钾血症患者。

（5）高钾型周期性瘫痪患者。

（6）消化道通过性障碍（食管狭窄、消化道狭窄或消化道运动功能障碍）患者禁用本药片剂。

2．药物相互作用

（1）与依普利酮合用可升高血钾浓度。

（2）保钾利尿药（如螺内酯、氨苯蝶啶）合用易出现高钾血症。

（3）血管紧张素转化酶抑制药（如卡托普利、依那普利）或血管紧张素Ⅱ受体拮抗药（如氯沙坦、坎地沙坦、缬沙坦）合用易出现高钾血症。

（4）非甾体类消炎镇痛药（如吲哚美辛）、β 受体阻断药、环孢素、肝素、地高辛合用易出现高钾血症。

（5）抗胆碱药合用易导致消化道黏膜刺激。

3．不良反应

（1）心血管系统：心慌、心窝部重压感。一次大剂量给药时可见心脏传导阻滞。

（2）胃肠道：胃灼热（烧心）、胃肠功能障碍、食欲缺乏。

（3）耳：耳鸣。

（4）其他：寒战。静脉滴注给药可见注射部位血管痛。

4．其他用药注意事项

（1）不推荐低出生体重儿、新生儿、婴儿使用本药。

（2）大量给予本药注射剂，且与复方氨基酸制剂合用时，需注意电解质平衡。

（3）低钾血症同时伴有低氯血症性碱中毒时，给予本药的同时应给予氯。

葡萄糖电解质
Glucose Electrolyte

【临床应用】

用于预防和治疗因腹泻和呕吐引起的轻、中度脱水症状，也可用于治疗因长时剧烈运动导致的脱水症状。严重脱水时作为静脉补液纠正治疗后的维持治疗，以保持体内水与电解质平衡。

【用法与用量】

1．轻、中度脱水　口服给药，一日 1～2 L 的本药泡腾片水溶液，每 4～6 小时 1 次。

2．重度脱水　口服给药，同成人。

【剂型与规格】

泡腾片：每片含钠 0.138 g、钾 0.098g、氯 0.160 g、无水葡萄糖 1.620 g、无水枸橼酸 0.384 g。

【临床用药指导】

1．用药禁忌

（1）肾功能不全（尤其是无尿症）者。

（2）葡萄糖吸收障碍（单糖吸收障碍）患者。

（3）失去知觉、休克、持续呕吐或血中基本元素浓度过高（代谢性碱中毒）的患者。

（4）需进行外科手术治疗的肠梗阻患者。

2．药物相互作用　尚不明确。

3．不良反应　胃肠道恶心、刺激感，多因浓度过高引起。

4．其他用药注意事项

（1）口服给药：本药泡腾片仅限于用水溶解，每片溶于约 100 ml 凉开水中。若本药泡腾片溶解后的浓度低于推荐浓度，则不能提供足够的糖和电解质；若高于推荐浓度，则存在发生高钠血症的风险。

（2）急性腹泻患者可能出现葡萄糖吸收障碍，此时口服本药可能使腹泻或呕吐症状加剧，一旦出现应立即停药。

乳酸钠林格液
Sodium Lactate Ringer's

【商品名或别名】

瑞可安。

【临床应用】

用于代谢性酸中毒或有代谢性酸中毒的脱水。

【用法与用量】

静脉滴注，儿童按年龄、体重及症状给药。

【剂型与规格】

注射液：（1）1000 ml：含乳酸钠 3.10 g、氯化钠 6.00 g、氯化钾 0.30 g、氯化钙 0.20 g；（2）500 ml：含乳酸钠 1.55g、氯化钠 3.0 g、氯化钾 0.15 g、氯化钙 0.10 g；（3）250 ml。

【临床用药指导】

1．用药禁忌

（1）对乳酸钠过敏者。

（2）心力衰竭或急性肺水肿患者。

（3）脑水肿患者。

（4）显著乳酸性酸中毒患者。

（5）重度肝功能不全者。

（6）严重肾衰竭，少尿或无尿患者。

2．药物相互作用

（1）含钾制剂合用可能导致重度和潜在致死的高钾血症，尤其是肾功能不全者。

（2）噻嗪类利尿药、维生素 D 合用可能增加发生高钙血症的风险。

（3）碱性药物（如拟交感神经药物、右苯丙胺、芬氟拉明）合用可能减少以上药物的肾清除率。

（4）洋地黄类药合用可能增强此类药物的作用，并可能导致严重的心律失常。

（5）酸性药物（如水杨酸）、巴比妥类药合用可能增加以上药物的肾清除率。

3．不良反应

（1）心血管系统：心力衰竭、血压升高。

（2）代谢/内分泌系统：血钾浓度降低、低钾血症、高钾血症、体重增加。

（3）呼吸系统：肺水肿。

（4）免疫系统：过敏反应、类过敏反应。

（5）其他：水肿、输液部位反应（包括静脉炎、肿胀、皮疹、红斑、疼痛、烧灼感）。低钙血症（如尿毒症）患者在纠正酸中毒后易出现手足发麻、疼痛、搐溺、呼吸困难等，常因血清钙离子浓度降低所致。

4．其他用药注意事项

（1）禁止在新生儿（≤ 28 日龄）中将头孢曲松与本药同时给药，即便使用不同的液路。否则，可能导致新生儿血液中致死性头孢曲松 - 钙盐沉积。

（2）小于 6 个月的婴儿慎用本药。

（3）尽管本药的钾浓度和血浆类似，但在重度钾缺乏的情况下，还不足以产生有效作用，故本药不得用于重度钾缺乏的纠正治疗。

司维拉姆
Sevelamer

【临床应用】

用于控制接受透析治疗的慢性肾病（CKD）患者的高磷血症。

【用法与用量】

口服给药，6 岁及 6 岁以上儿童：推荐初始剂量为一次 0.8 ～ 1.6 g，一日 3 次，随餐服用。初始剂量应根据体表面积进行调整，具体如下：体表面积 ≥ 0.75 m^2 且 < 1.2 m^2 者，一次 0.8 g，一日 3 次；体表面积 ≥ 1.2 m^2 者，一次 1.6 g，一日 3 次。之后根据体表面积和临床需要调整剂量，剂量调整的间隔时间为 2 周，体表面积 ≥ 0.75 m^2 且 < 1.2 m^2 者，每次剂量调整幅度为 0.4 g，体表面积 ≥ 1.2 m^2 者，每次剂量调整幅度为 0.8 g。

【剂型与规格】

片剂：800 mg。

【临床用药指导】

1．用药禁忌

（1）对本药过敏者。

（2）低磷血症患者。

（3）肠梗阻患者。

2．药物相互作用

（1）左甲状腺素合用可致促甲状腺素（TSH）水平升高。

（2）吗替麦考酚酯合用可降低吗替麦考酚酯的血药峰浓度和曲线下面积。

（3）环丙沙星合用可降低环丙沙星约 50% 的生物利用度。

3．不良反应

（1）免疫系统：有超敏反应的报道。

（2）胃肠道：恶心、呕吐、腹痛、便秘、腹泻、消化不良、腹胀。腹膜透析者还可见腹膜炎。还有肠梗阻、肠穿孔、粪便嵌塞的报道。

（3）皮肤：有瘙痒、皮疹的报道。

4．其他用药注意事项

（1）口服给药：本药片剂应整片吞服，不应压碎、咀嚼。

（2）本药与抗心律失常药或抗癫痫药合用时应谨慎。

（3）本药不适用于控制甲状旁腺功能亢进。继发性甲状腺功能亢进者应在使用其他多种治疗（包括钙补充剂、1, 25- 羟基维生素 D_3 或其类似物）的前提下使用本药，以降低全段甲状旁腺素（iPTH）的水平。

第二节 酸碱平衡调节药

碳酸氢钠
Sodium Bicarbonate

【商品名或别名】

莎波立、莎波立栓、酸式碳酸钠、酸性碳酸钠、小苏打、重曹、重碳酸钠、Baking Soda、Natrii Bicarbonatis。

【临床应用】

1．用于治疗代谢性酸中毒。

2．用于碱化尿液。

3．用于治疗胃酸过多引起的症状。

4．用于治疗某些药物（如巴比妥类药、水杨酸类药、甲醇）中毒。

5．用作全静脉内营养、配制腹膜透析液或血液透析液。

6．与甘油等制成滴耳液滴耳可用于软化耵聍，冲洗外耳道。

【用法与用量】

1．代谢性酸中毒 静脉滴注，所需剂量按以下两个公式之一计算：补碱量（mmol）= （- 2.3 -实际测得的 BE 值）× 0.25× 体重（kg）；或补碱量（mmol）= ［正常 CO₂CP - 实际测得的 CO₂CP（mmol）］ × 0.25× 体重（kg）。如未发生体内碳酸氢盐丢失，则一般先给予计算剂量的 1/3 ～ 1/2，滴注时间为 4 ～ 8 小时。

2．心肺复苏抢救 静脉滴注，首剂 1 mmol/kg，以后根据血气分析结果调整剂量。

3．碱化尿液 口服给药，一日 1 ～ 10 mmol/kg。

【剂型与规格】

碳酸氢钠片：（1）0.3 g；（2）0.5 g。

碳酸氢钠注射液：5%。

【临床用药指导】

1．用药禁忌

（1）对本药过敏者。

（2）代谢性或呼吸性碱中毒患者。

（3）因呕吐或持续胃肠负压吸引导致大量氯丢失的患者。

（4）低钙血症患者。

2．药物相互作用

（1）肾上腺皮质激素（尤其是具有较强盐皮质激素作用的药物）、促肾上腺皮质激素、雄激素合用易致高钠血症和水肿。

（2）排钾利尿药合用可致发生低氯性碱中毒的风险增加。

（3）含钙药物合用可致乳 - 碱综合征。

（4）麻黄碱合用可减少麻黄碱经肾的排泄。机制：本药可碱化尿液。

（5）苯丙胺、奎尼丁合用易致毒性作用。

（6）酸性药物（如阿司匹林）合用可加速此类药物的排泄。

（7）抗凝药（如华法林）、H2 受体拮抗药（如西咪替丁、雷尼替丁）合用可致上述药物的吸收减少。

（8）胃蛋白酶、维生素 E 合用可减弱上述药物的疗效。

3．不良反应

（1）代谢 / 内分泌系统：

① 大剂量注射可出现心律失常、肌肉痉挛、疼痛、异常疲倦虚弱等，主要由代谢性碱中毒引起低钾血症所致。

② 剂量偏大或存在肾功能不全时，可出现水肿、精神症状、肌肉疼痛或抽搐、呼吸减慢、口内异味、异常疲倦虚弱等，主要由代谢性碱中毒所致。

（2）泌尿生殖系统：长期用药可引起尿频、尿急。

（3）神经系统：长期用药可引起持续性头痛。

（4）胃肠道：口服给药可见嗳气、继发性胃酸分泌增加。长期用药可引起食欲减退、恶心、呕吐。

（5）其他：长期用药可引起异常疲倦、虚弱。

4．其他用药注意事项

（1）不推荐 6 岁以下儿童使用本药片剂。

（2）治疗轻至中度代谢性酸中毒，宜口服给药；治疗重度代谢性酸中毒（如严重肾疾病、循环衰竭、心肺复苏、体外循环及严重原发性乳酸性酸中毒、糖尿病酮症酸中毒），应静脉给药。

（3）静脉滴注时的浓度范围为 1.5%（等渗）至 8.4%，且应从小剂量开始滴注，根据血中 pH、碳酸氢根浓度变化决定追加剂量。

（4）当滴速超过 10 ml/min 时，可致高钠血症、脑脊液压力下降，甚至颅内出血，且新生儿及小于 2 岁的儿童更易发生。当以 5% 溶液滴注时，速度不可超过每分钟 8 mmol 钠。但心肺复苏时，因存在致命的酸中毒，应快速静脉滴注。

（5）本药禁用于吞食强酸中毒时的洗胃，因本药与强酸反应产生大量二氧化碳，从而导致急性胃扩张甚至胃破裂。

氨丁三醇
Trometamol

【临床应用】

1．用于急性代谢性和呼吸性酸血症，也可用于限钠时的酸血症。

2．用于代谢性酸中毒引起的心脏停搏。

3．用于心肺旁路手术时的代谢性酸中毒。

4．用于心肺旁路手术时碱化血液。

5．用于巴比妥类及水杨酸类中毒。

6．用于纠正器官移植后缺血性细胞内酸中毒。

【用法与用量】

1．急性代谢性和呼吸性酸血症、限钠时的酸血症　静脉滴注，通常用 3.64% 溶液静脉滴注，也可将 7.28% 溶液（即 0.6 mol/L 溶液）在临用前用等量 5% ～ 10% 葡萄糖液稀释后使用。

2．急症时　用 7.28% 溶液，一次 2 ～ 3 mg/kg，在 1 ～ 2 小时内滴完，必要时可重复 1 次。

3．水分摄入受限的患者　可直接用 7.28% 溶液静脉滴注。

【剂型与规格】

注射剂：（1）100 ml：3.6 g；（2）250 ml：9.0 g。

【临床用药指导】

1．用药禁忌

（1）对本药过敏者。

（2）无尿症患者。

（3）尿毒症患者。

（4）慢性呼吸性酸血症患者。

（5）肾性酸血症患者。

2．药物相互作用　尚不明确。

3．不良反应

（1）本药碱性强，对注射部位刺激性大，可引起静脉炎或血栓。

（2）大量快速用药可因 CO_2 张力下降过快而抑制呼吸中枢，导致肺泡通气量显著减少，出现呼吸困难甚至停止呼吸；也可见恶心、呕吐、低血糖、低血压、血清电解质紊乱等。

4．其他用药注意事项

（1）静脉注射本药时避免渗出血管，可能导致局部组织坏死。

（2）用于呼吸性酸中毒时，必须同时给氧，以防肺泡通气量显著减少。

（3）使用本药时，给药时间不应超过 24 小时（除危及生命时）。

（4）本药常在注射后 30 ～ 40 分钟内纠正酸度，也有 4 ～ 6 小时才好转的情况。

（5）用药时应避免剂量过大，滴速过快。

（6）本药 0.2 mol/L 溶液和碳酸氢钠 0.1 mol/L 溶液混合后使用可避免呼吸抑制。

氯化铵
Ammonium Chloride

【临床应用】

1. 用于痰黏稠不易咳出者。

2. 用于碱血症或泌尿系统感染时酸化尿液。

【用法与用量】

口服给药，一日 40 ~ 60 mg/kg 或 1.5 g/m²，分 4 次给药。

【剂型与规格】

片剂：0.3 g

【临床用药指导】

1. 用药禁忌

（1）功能严重损害，尤其是肝性脑病、肾衰竭、尿毒症患者。

（2）代谢性酸中毒患者。

（3）血氨过高、溃疡病患者。

2. 药物相互作用

（1）阿司匹林合用可增强阿司匹林疗效。

（2）四环素、青霉素合用可增强以上药物的抗菌作用。

（3）弱碱性药物（如哌替啶、苯丙胺）合用可促进弱碱性药物的排泄。

（4）氟卡尼合用可减弱氟卡尼的抗心律失常作用。

（5）美沙酮合用可减弱美沙酮的疗效。

（6）伪麻黄碱合用可使伪麻黄碱的疗效减弱。

3. 不良反应

（1）可见恶心、口渴，偶见呕吐、胃痛、心动过速、局部和全身性抽搐、暂时性多尿和高氯性酸中毒。

（2）少见口渴、头痛、进行性嗜睡、精神错乱、定向力障碍、焦虑、面色苍白、出汗等。

4. 其他用药注意事项

（1）口服给药，为减少胃黏膜刺激，本药宜溶于水中，餐后服用。

（2）本药不可与碱、碱土金属碳酸盐、银盐和铅盐、金霉素、新霉素、磺胺嘧啶、呋喃妥因、华法林及排钾利尿药合用。

（参见第9章"呼吸系统用药"第二节"祛痰药"。）

乙酰唑胺
Acetazolamide

【商品名或别名】

醋氮磺胺、醋氮酰胺、醋唑磺胺、Diamox。

【临床应用】

用于心脏病性水肿，脑水肿，青光眼，能减少房水及脑积液的产生，亦治疗消化道溃疡，减少胃酸分泌，也可试用于癫痫大小发作。

【用法与用量】

1. 心源性水肿 每次 5 ~ 10 mg/kg，每日 1 次。

2. 治疗慢性脑积水，脑水肿，青光眼 每次 5 ~ 10 mg/kg，每日 2 ~ 3 次，口服。

3. 青光眼急性发作 静脉或肌内注射，每次 5 ~ 10 mg/kg，每 6 小时 1 次。

【剂型与规格】

片剂：250 mg。

【临床用药指导】

1. 用药禁忌

（1）肾上腺衰竭或肾上腺皮质功能减退者。

（2）低钠血症患者。

（3）低钾血症患者。

（4）高氯性酸中毒患者。

（5）肝性脑病患者。

2. 药物相互作用

（1）甘露醇合用可在增强本药降低眼内压作用的同时增加尿量。

（2）促皮质素、糖皮质激素、盐皮质激素合用可致严重的低血钾，并造成骨质疏松。

（3）苯丙胺、M 胆碱受体阻滞药（特别是阿托品）、奎尼丁合用可能使本药的不良反应加重。

（4）苯巴比妥、卡马西平、苯妥英钠合用可致骨软化发病率上升。

（5）洋地黄糖苷类药物合用可增加洋地黄的毒性，发生低钾血症。

3. 不良反应

（1）代谢 / 内分泌系统：①血氨升高、血浆氯化物升高、血糖升高、尿糖升高、血钾降低、代谢性酸中毒、低钾血症。②长期使用可加重低钾血症、低钠血症、电解质紊乱、代谢性酸中毒。

（2）泌尿生殖系统：性欲下降、多尿、夜尿、肾及泌尿道结石、肾衰竭。

（3）神经系统：四肢麻木及刺痛感、困倦、嗜睡。

（4）精神：抑郁。

（5）肝：血清胆红素升高、尿胆素原升高。

（6）胃肠道：恶心、食欲缺乏、消化不良、金属样味觉、腹泻。

（7）血液：急性溶血性贫血、粒细胞减少、血小板减少、嗜酸性粒细胞增多、再生障碍性贫血。

（8）皮肤：磺胺样皮疹、剥脱性皮炎。

（9）眼：暂时性近视。

（10）耳：听力减退。

（11）其他：疲乏、体重减轻。

4. 其他用药注意事项

（1）口服给药：与食物同服可减少胃肠道反应。

（2）青光眼患者使用本药控制眼压后，应根据青光眼类型、前房角改变及眼压描记情况，调整用药剂量及选择适宜的抗青光眼手术。需延期手术的患者较长期使用本药时应加服钾盐。

（3）不能耐受本药不良反应或久服本药无效者，可改用其他碳酸酐酶抑制药（如双氯非那胺）。

（4）用药前应询问患者是否有磺胺过敏史，不能耐受磺胺类药或其他磺胺类衍生物者也不能耐受本药。

（参见第 13 章"泌尿系统用药"第一节"利尿剂"。）

氯化钾
Potassium Chloride

【商品名或别名】

补达秀、韩都、Camcopot。

【临床应用】

1. 用于治疗多种原因引起的低钾血症，如进食不足、呕吐、严重腹泻、使用排钾利尿药、低钾性家族性周期性麻痹、长期应用糖皮质激素和使用高渗葡萄糖。

2. 用于预防低钾血症。当患者存在失钾情况，尤其是发生低钾血症对患者危害较大（如使用洋地黄类药物的患者）时，或有进食不足、严重或慢性腹泻、长期服用肾上腺皮质激素、失钾性肾病、Bartter 综合征时，需预防性补充钾盐。

3. 用于治疗洋地黄类药物中毒引起的频发、多源性期前收缩或快速性心律失常。

4. 作为体外循环心内直视手术心搏停止液的主要成分，以高浓度的含钾停止液冠状动脉灌注，使心电静止以保护心肌。

【用法与用量】

1. 口服　用于药源性失钾，一般性失钾每日 0.15 ～ 0.2 g/kg，重者 0.35 g/kg，分 3 次口服。小儿宜用溶液，每日 1 ～ 3 g/m^2（14 ～ 40 mmol/m^2）或 0.075 ～ 0.22 g/kg（1 ～ 3 mmol/kg），稀释于冷开水或饮料中，分次口服。

2. 静脉滴注　一日 0.22 g/kg（3 mmol/kg）或 3 g/m^2。

【剂型与规格】

片剂：（1）0.25 g；（2）0.5 g。

缓释片：0.5 g。

颗粒：10 g：1.5 g。

粉针剂：（1）1 g；（2）1.5 g。

注射剂：（1）10 ml：1 g；（2）10 ml：1.5 g。

【临床用药指导】

1. 用药禁忌

（1）高钾血症患者。

（2）急、慢性肾功能不全者。

2. 药物相互作用

（1）抗胆碱药物、非甾体类抗炎药合用可加重本药的胃肠道刺激症状。

（2）血管紧张素转化酶抑制药、环孢素合用易发生高钾血症。机制：以上药物可抑制醛固酮分泌，减少尿钾排泄。

（3）肝素合用易发生高钾血症。

（4）含钾药物、保钾利尿药合用可增加发生高钾血症的风险，尤其是有肾功能损害者。

（5）肾上腺糖皮质激素、肾上腺盐皮质激素、促肾上腺皮质激素（ACTH）合用可减弱本药疗效。

3. 不良反应

（1）口服可有胃肠道刺激症状，如恶心、呕吐、咽部不适、胸痛（食管刺激）、腹痛、腹泻、消化性溃疡、胃肠道出血，空腹服用、剂量较大或原有胃肠道疾病者更易发生。原有肾功能损害时易导致高钾血症。

（2）静脉滴注浓度较高、速度较快或滴注的静脉较细时，易刺激静脉内膜引起疼痛，导致静脉炎。滴注速度较快或原有肾功能损害时易导致高钾血症。

4. 其他用药注意事项

（1）口服给药：

① 本药普通片剂对胃肠道有强烈刺激作用，宜溶解成溶液后服用。

② 本药缓释片应整片吞服，不得咬碎。

（2）合用库存血（库存 10 日以下含钾 30 mmol/L，库存 10 日以上含钾 65 mmol/L）可增加发生高钾血症的风险，尤其是有肾功能损害者。

（3）缓释型钾盐可抑制肠道对维生素 B$_{12}$ 的吸收。

氯化钠
Sodium Chloride

【临床应用】

1. 本药 0.9% 注射液用于多种原因所致的失水，包括低渗性、等渗性和高渗性失水；高渗性非酮症糖尿病昏迷；低氯性代谢性碱中毒；产科的水囊引产；也可外用冲洗眼部、洗涤伤口等。

2. 本药 10% 注射液用于多种原因所致的水中毒及严重低钠血症。

3. 本药滴眼液用于暂时性缓解眼部干涩症状。

4. 本药 9% 溶液用于冷冻红细胞中甘油的洗脱。

【用法与用量】

1. 多种原因所致的失水

（1）高渗性失水：若患者存在休克，应先给予氯化钠注射液，并酌情补充胶体溶液，待休克纠正，血钠大于 155 mmol/L，血浆渗透浓度大于 350 mOsm/L 时，可给予 0.6% 低渗氯化钠注射液。待血浆渗透浓度小于 330 mOsm/L 时，改用 0.9% 氯化钠注射液。补液总量根据下列公式计算：

所需补液量（L）= {［血钠浓度（mmol/L）－ 142］/ 血钠浓度（mmol/L）}×0.6× 体重（kg）。

一般第 1 日补给半量，余量在以后 2 ～ 3 日内给予，并根据心、肺、肾功能酌情调节。

（2）等渗性失水：原则上给予等渗溶液，如 0.9% 氯化钠注射液或复方氯化钠注射液，但上述溶液氯浓度明显高于血浆，单独大量使用可致高氯血症，故可将 0.9% 氯化钠注射液和 1.25% 碳酸氢钠或 1.86%（1/6M）乳酸以 7：3 的比例配制后补给。后者氯浓度为 107 mmol/L，并可纠正代谢性酸中毒。补给量可按体重或血细胞比容计算：

① 按体重计算：补液量（L）=［体重下降（kg）× 142］/154。

② 按血细胞比容计算：补液量（L）=（实际血细胞比容－正常血细胞比容）× 体重（kg）×0.2/ 正常血细胞比容。

正常血细胞比容男性为 48%，女性为 42%。

（3）低渗性失水：当血钠低于 120 mmol/L 或出现中枢神经系统症状时，可给予 3% ～ 5% 氯化钠注射液缓慢滴注。一般应在 6 小时内将血钠浓度提高至 120 mmol/L 以上。

补钠量（mmol）=［142 －实际血钠浓度（mmol/L）］× 体重（kg）×0.2。

待血钠回升至 120 ～ 125mmol/L 以上时，可改用等渗溶液或在等渗溶液中酌情加入高渗葡萄糖注射液或 10% 氯化钠注射液。

2．低氯性代谢性碱中毒静脉滴注，给予 0.9% 氯化钠注射液 500 ～ 1000 ml，以后根据碱中毒情况决定用量。

3．水中毒、低钠血症 静脉滴注，同“低渗性失水”用法用量。

【剂型与规格】

氯化钠注射液：0.9%。

浓氯化钠注射液：10%。

【临床用药指导】

1．用药禁忌

（1）对本药过敏者。

（2）妊娠高血压综合征患者禁用本药注射液。

2．药物相互作用 尚不明确。

3．不良反应

（1）心血管系统：过多、过快滴注本药注射液可见血压升高、心率加快、急性左心衰竭。

（2）代谢/内分泌系统：过多、过快滴注本药注射液可见水钠潴留、电解质紊乱、酸碱平衡紊乱。

（3）呼吸系统：过多、过快滴注本药注射液可见呼吸困难。

（4）免疫系统：过敏/输液反应（低血压、发热、震颤、寒冷、皮疹、瘙痒）。

（5）其他：注射部位反应（红斑、划痕、烧灼感、荨麻疹）。过多、过快滴注本药注射液可见水肿、胸闷。

4．其他用药注意事项

（1）儿童使用本药注射液的补液量和静脉滴注速度应严格控制，并严密监测儿童的血浆电解质浓度。

（2）当血钠低于 120 mmol/L 时，使用本药注射液治疗使血钠上升，上升速度应为每小时 0.5 mmol/L，不超过每小时 1.5 mmol/L。

（3）正在使用可能增加钠潴留和液体潴留的药物（如皮质激素）的患者慎用本药注射液。

（4）本药滴眼液不可作为角膜接触镜的冲洗液使用。

（5）本药 9% 溶液不可直接用于患者。

乳酸钠
Sodium Lactate

【商品名或别名】

Lacolin、Natril Lactas、Purasal。

【临床应用】

1．用于纠正代谢性酸中毒。

2．用作腹膜透析液中的缓冲剂。

3．用于伴严重心律失常、QRS 波增宽的高钾血症。

【用法与用量】

高钾血症儿童用量在参照成人剂量基础上应酌减。成人首次可静脉滴注 40 ～ 60 ml，以后酌情给药。严重高钾血症患者应在心电图监护下给药，同时监测电解质，以防出现血钠过高及心力衰竭。

【剂型与规格】

注射剂：20 ml：2.24 g。

【临床用药指导】

1．用药禁忌

（1）心力衰竭、急性肺水肿患者。

（2）脑水肿患者。

（3）严重乳酸性酸中毒患者。

（4）严重肝功能不全者。

（5）严重肾衰竭（少尿或无尿时）患者。

2．药物相互作用 尚不明确。

3．不良反应

（1）心血管系统：心力衰竭、血压升高。

（2）代谢/内分泌系统

① 体重增加、水肿、血钾降低。

② 低钙血症患者使用本药纠正酸中毒后，常因血清钙离子浓度降低，出现手足发麻、疼痛、搐搦、呼吸困难等。

（3）呼吸系统：肺水肿。

4．其他用药注意事项

（1）静脉滴注：本药滴注速度不宜过快，以免发生碱中毒、低钾及低钙血症。

（2）静脉滴注液：本药11.2%注射液为高渗溶液，可根据需要配制成不同渗透压浓度；等渗溶液浓度为1.86%。

（3）用药前后及用药时应当检查或监测：血气分析或血二氧化碳结合力；血清钠、钾、钙、氯浓度；肾功能；血压；心、肺功能，必要时测定静脉压或中心静脉压；肝功能。

葡萄糖氯化钠
Glucose and Sodium Chloride

【临床应用】

用于多种原因引起的进食不足或大量体液丢失，以补充热能和体液。

【用法与用量】

参见"葡萄糖"和"氯化钠"。

【剂型与规格】

注射液：

（1）葡萄糖2.5%、氯化钠0.45%。

（2）葡萄糖5%、氯化钠0.2%。

（3）葡萄糖5%、氯化钠0.33%。

（4）葡萄糖5%、氯化钠0.45%。

（5）葡萄糖5%、氯化钠0.9%。

（6）葡萄糖8%、氯化钠0.18%。

（7）葡萄糖10%、氯化钠0.9%。

（8）葡萄糖5%、氯化钠0.2%。

（9）葡萄糖5%、氯化钠0.33%。

【临床用药指导】

1．不良反应　参见"葡萄糖"和"氯化钠"。

2．其他用药注意事项　用药前后及用药时应当检查或监测：血清钠、钾、氯浓度；血液酸碱平衡指标；肾功能；心肺功能。

第三节　钙调节药

阿法骨化醇
Alfacalcidol

【商品名或别名】

α-羟基维生素 D_3、奥司惠、Alfacalcidolum。

【临床应用】

1．用于骨质疏松症。

2．用于改善维生素 D 代谢异常（见于慢性肾衰竭、甲状旁腺功能减退、抗维生素 D 性佝偻病和软骨病）所致的症状，如低钙血症、抽搐、骨痛及骨损害。

【用法与用量】

1．骨质疏松症　口服，一次0.01～0.03 μg/kg，一日1次。

2．维生素 D 代谢异常　口服，一次0.05～0.1 μg/kg，一日1次。

【剂型与规格】

片剂：（1）0.25 μg；（2）0.5 μg；（3）1 μg。

胶囊：（1）0.25 μg；（2）0.5 μg；（3）1 μg。

软胶囊：（1）0.25 μg；（2）0.5 μg。

滴剂：20 ml：40 μg。

【临床用药指导】

1．用药禁忌

（1）对维生素 D 及类似物过敏者。

（2）高钙血症、高磷酸盐血症（伴有甲状旁腺功能减退者除外）、高镁血症患者。

（3）有维生素 D 中毒症状患者。

2．药物相互作用

（1）含镁制剂合用有引起高镁血症的报道。

（2）强心药（如地高辛）合用可能出现心律不齐。

（3）含钙制剂合用可能出现高钙血症。

（4）维生素 D 及其衍生物（如骨化三醇）合用可能出现高钙血症。

（5）甲状旁腺激素制剂（如特立帕肽）合用可能出现高钙血症。

3．不良反应

（1）心血管系统：血压升高、心悸。

（2）肌肉骨骼系统：关节周围钙化、背痛、肩背肌肉僵硬、下肢紧张感。

（3）泌尿生殖系统：血尿素氮（BUN）升高、肌酸酐升高、肾结石。

（4）神经系统：头痛、头重、头晕、失眠、倦怠、嗜睡、麻木、记忆力减退。

（5）精神：精神恍惚。

（6）肝：AST升高、ALT升高、碱性磷酸酶（ALP）升高、黄疸、乳酸脱氢酶（LDH）升高、γ-谷氨酰转移酶（γ-GT）升高。

（7）胃肠道：食欲缺乏、恶心、腹泻、便秘、胃痛、呕吐、腹胀、胃部不适、消化不良、口腔内不适感、口渴。

（8）皮肤：瘙痒、皮疹、热感。

（9）眼：结膜充血。

（10）耳：老年性耳聋、耳鸣。

（11）其他：胸痛、乏力、声音嘶哑、水肿。

4．其他用药注意事项

（1）用药过程中应监测血清钙，注意补充钙剂。

（2）小儿服用时应充分监测血钙值、尿中钙／铬比值等。

复方葡萄糖酸钙
Compound Calcium Gluconate

【商品名或别名】

佳加。

【临床应用】

1．用于预防和治疗钙缺乏症，如骨质疏松、手足抽搐症、佝偻病。

2．用于儿童、妊娠期妇女、哺乳期妇女、绝经期妇女、老年人钙的补充。

【用法与用量】

口服给药：

0 ～ 12 个月儿童：一次 5 ml，一日 1 ～ 2 次。

13 ～ 48 个月儿童：一次 10 ml，一日 2 ～ 3 次。

4 ～ 11 岁儿童：一次 10 ml，一日 2 ～ 4 次。

11 岁以上儿童：一次 10 ～ 20 ml，一日 2 ～ 3 次。

【剂型与规格】

口服溶液：10 ml：110 mg（以钙计）。

【临床用药指导】

1．用药禁忌

（1）对本药过敏者。

（2）高钙血症患者。

（3）高钙尿症患者。

（4）含钙肾结石或有肾结石病史者。

2．药物相互作用

（1）维生素 D、避孕药、雌激素合用可增加钙的吸收。

（2）噻嗪类利尿药合用易发生高钙血症。

（3）含铝的抗酸药合用可使铝的吸收增多。

（4）苯妥英钠、四环素类药合用可使两者吸收减少。

3．不良反应

（1）代谢／内分泌系统：奶 - 碱综合征，表现为高血钙、碱中毒及肾功能不全。

（2）胃肠道：胃肠不适、便秘。

4．其他用药注意事项

（1）本药不宜与洋地黄类药合用。

（2）本药与含钾药物合用时，应注意心律失常的发生。

枸橼酸钙
Calcium Citrate

【临床应用】

1．用于预防和治疗钙缺乏症，如骨质疏松、手足抽搐症、骨发育不全、佝偻病。

2．用于儿童、妊娠期妇女、哺乳期妇女、绝经期妇女、老年人钙的补充。

【用法与用量】

一日 250 ～ 1200 mg（以钙计），分次服用，根据人体需要及膳食钙的供给情况酌情进行补钙。

【剂型与规格】

片剂：0.1 g（以钙计）。

咀嚼：0.05 g（以钙计）。

【临床用药指导】

1．用药禁忌

（1）对本药过敏者。

（2）高钙血症患者。

（3）高钙尿症患者。

（4）含钙肾结石或有肾结石病史者。

2．药物相互作用

（1）维生素 D、避孕药、雌激素合用可增加钙的吸收。

（2）噻嗪类利尿药合用易发生高钙血症。

（3）含铝的抗酸药合用可增加铝的吸收。

（4）苯妥英钠、四环素类药合用可减少两者的吸收。

（5）药物 - 食物相互作用：

① 大量进食富含纤维素的食物可抑制钙的吸收。

② 大量饮用含咖啡因的饮料可抑制钙的吸收。

3．不良反应　嗳气、便秘。

4．其他用药注意事项

（1）本药不宜与洋地黄类药合用。

（2）本药与含钾药物合用时，应注意心律失常的发生。

碳酸钙
Calcium Carbonate

【商品名或别名】

沉降白垩、沉降碳酸钙、纷纷富。

【临床应用】

1．用于预防和治疗钙缺乏症，如骨质疏松、手足抽搐症、骨发育不全、佝偻病。亦用于儿童、妊娠和哺乳妇女、绝经期妇女、老年人钙的补充。

2．用于缓解胃酸过多引起的上腹痛、反酸、胃灼热感（烧心）和上腹不适等。

【用法与用量】

口服给药，咀嚼片：一次 0.25 g，一日 1 ～ 2 次。

【剂型与规格】

片剂：（1）0.2 g（以钙计）；（2）0.25 g（以钙计）；（3）0.3 g（以钙计）。

咀嚼片：（1）0.1 g（以钙计）；（2）0.125 g（以钙计）；（3）0.5 g（以钙计）。

胶囊：（1）0.1 g（以钙计）；（2）0.2 g（以钙计）。

颗粒：0.25 g（以钙计）。

泡腾颗粒：0.2 g（以钙计）。

干混悬剂：0.5 g（以钙计）。

混悬液：每 5 ml 含碳酸钙 0.4 g。

【临床用药指导】

1．用药禁忌

（1）对本药过敏者。

（2）高钙血症患者。

（3）高钙尿症患者。

（4）含钙肾结石或有肾结石病史者。

2．药物相互作用

（1）噻嗪类利尿药：结果：合用易发生高钙血症。机制：噻嗪类利尿药可增加肾小管对钙的重吸收。

（2）含钾的药物：结果：合用可能引起心律失常。

（3）维生素 D、避孕药、雌激素：结果：以上药物可增加钙的吸收。

（4）含铝的抗酸药：结果：合用可使铝的吸收量增加。

（5）苯妥英钠、四环素：结果：合用可使本药与以上药物吸收均减少。

（6）药物 - 乙醇 / 尼古丁相互作用：

①大量饮用含乙醇的饮料可抑制钙的吸收。

②大量吸烟可抑制钙的吸收。

（7）药物 - 食物相互作用：

①大量进食富含纤维素的食物可抑制钙的吸收。

②大量饮用含咖啡因的饮料可抑制钙的吸收。

3．不良反应

（1）代谢 / 内分泌系统：可见奶 - 碱综合征，表现为高血钙、碱中毒及肾功能不全（因服用牛奶及碳酸钙或单用碳酸钙引起）。

（2）胃肠道：嗳气、便秘。

4．其他用药注意事项

（1）本药不宜与洋地黄类药物合用。

（2）长期大量服用本品可引起胃酸分泌反跳性增高，以及发生高钙血症。

（3）长期用药应定期监测血钙浓度。

葡萄糖酸钙
Calcium Gluconate

【商品名或别名】

佳加盖、高钙乐。

【临床应用】

主要用于治疗钙缺乏如骨质疏松、骨发育不全、佝偻病等，急性血钙过低、碱中毒及甲状旁腺功能低下所致的手足搐搦症。也用于荨麻疹、渗出性水肿、皮肤瘙痒症等，还用于缓解高钾血症、高镁血症引起的绞痛[5]。

【用法与用量】

儿童：口服每次 0.1 ~ 0.5 g，3 次 / 天。静脉注射每次 0.5 ~ 1 g，1 次 / 天。

新生儿低钙手足抽搐症：首次 0.1 g/kg，以后 0.2 ~ 0.7 g/（kg•d），静脉注射 15 ~ 30 分钟，每 6 小时 1 次。

低钙血症：静脉注射，首次 10 mg/kg，之后 15 mg/（kg•d），至症状控制后停止。

【剂型与规格】

片剂：（1）0.1 g；（2）0.15 g；（3）0.3 g；（4）0.5 g；（5）1 g。

颗粒剂：1 g。

口服溶液剂：（1）1 g（10 ml）；（2）0.11 g 钙元素（10 ml）；（3）1.1 g 钙元素（10 ml）；（4）2.2 g 钙元素（200 ml）。

注射剂：（1）0.5 g（10 ml）；（2）1 g（10 ml）；（3）1 g（100 ml）。

【临床用药指导】

1．不良反应

（1）本品口服对胃肠道有一定刺激性。

（2）静脉注射可有全身发热症状，静脉注射过快可产生心律失常，甚至心搏停止、晕厥、呕吐、恶心、高钙血症。

（3）偶见便秘。

2．其他用药注意事项

（1）本品具有胃肠刺激性，一般不用于小儿。

（2）本品注射液接触皮肤可导致皮肤发红、皮疹、疼痛症状，随后出现脱皮和组织坏死，因此注射时应防止外漏，一旦外漏应立即停药，并使用 0.9% 氯化钠注射液局部冲洗，局部给予氢化可的松、1% 利多卡因和透明质酸，并抬高局部肢体及热敷。

（3）与洋地黄类药物合用具有毒性增强的作用，服用强心苷者禁用。

（4）大量饮用含乙醇和咖啡因的饮料以及大量吸烟，会抑制口服钙剂的吸收；大量进食富含纤维素的食物亦能抑制钙的吸收，与维生素 D 合用能增加其吸收。

（5）不可与苯妥英钠以及四环素类、氧化剂、枸橼酸盐、可溶性碳酸盐、磷酸盐及硫酸盐配伍。

（6）与噻嗪类利尿药同用可增加肾小管对钙的重吸收而导致高血钙。

（7）高钙血症、高钙尿症、含钙肾结石或有肾结石病史的患者禁用。

（8）与肌松药合用可降低后者的作用。

乳酸钙
Calcium Lactate

【临床应用】

主要用于由于钙缺乏所引起的骨质疏松、手足抽搐、骨发育不全、佝偻病，以及儿童钙的补充。

【用法与用量】

儿童剂量：口服，45 ~ 60 mg/(kg·d)，分 2 ~ 3 次。

【剂型与规格】

片剂：(1) 0.25 g；(2) 0.3 g；(3) 0.5 g。

颗粒剂：0.5 g。

口服液：(1) 65 mg（10 ml）；(2) 130 mg（10 ml）；(3) 130 mg（20 ml）。

【临床用药指导】

1．不良反应　偶见便秘、嗳气、腹部不适。

2．其他用药注意事项　参考"葡萄糖酸钙"。

碳酸钙 - 维生素 D_3
Calcium and Vitamin D_3

【商品名或别名】

钙加维生素 D、盖笛欣、盖唯达、凯思立 D、郎迪、小儿碳酸钙 D_3、逸得乐。

【临床应用】

用于钙和维生素 D 缺乏而引起的疾病，如骨质疏松症、佝偻病。

【用法与用量】

口服给药：

（1）片剂 [碳酸钙 1.25 g（以钙计 500 mg）、维生素 D_3 200 U]：一次半片，一日 1 ~ 2 次。

（2）咀嚼片：

① 规格为每片含碳酸钙 0.75 g（以钙计 300 mg）、维生素 D_3 60 U：一次 1 片，一日 1 ~ 2 次。

② 规格为每片含碳酸钙 0.75 g（以钙计 300 mg）、维生素 D_3 100 U：一次 1 片，一日 1 次。

③ 规格为每片含碳酸钙 1.25 g（以钙计 500 mg）、维生素 D_3 200 U：一次半片，一日 1 ~ 2 次。

（3）颗粒：

① 规格为每袋含碳酸钙 0.75 g（以钙计 300 mg）、维生素 D_3 62.5 U：一次 1 袋，一日 1 ~ 2 次。

② 规格为每袋含碳酸钙 0.75 g（以钙计 300 mg）、维生素 D_3 100 U：一次 1 袋，一日 1 次。

③ 规格为每袋含碳酸钙 1.25 g（以钙计 500 mg）、维生素 D_3 200 U：一次半袋，一日 1 ~ 2 次。

（4）泡腾颗粒：7 ~ 12 个月婴儿，一次 1 袋，一日 1 次；13 ~ 36 个月幼儿，一次 2 袋，一日 1 次；3 岁以上儿童，一次 2 袋，一日 1 ~ 2 次。

【剂型与规格】

碳酸钙 D_3 片：每片含碳酸钙 1.5 g（以钙计 600 mg）、维生素 D_3 125 U。

碳酸钙 D_3 片（Ⅱ）：每片含碳酸钙 1.25 g（以钙计 500 mg）、维生素 D_3 200 U。

碳酸钙 D_3 咀嚼片：每片含碳酸钙 1.25 g（以钙计 500 mg）、维生素 D_3 200 U。

碳酸钙 D_3 咀嚼片（Ⅱ）：每片含碳酸钙 0.75 g（以钙计 300 mg）、维生素 D_3 60 U。

维 D 钙咀嚼片：每片含碳酸钙 0.75 g（以钙计 300 mg）、维生素 D_3 100 U。

儿童维 D 钙咀嚼片：每片含碳酸钙 0.75 g（以钙计 300 mg）、维生素 D_3 100 U。

碳酸钙 D_3 颗粒：每袋含碳酸钙 1.25 g（以钙计 500 mg）、维生素 D_3 200 U。

复方碳酸钙颗粒：每袋含碳酸钙 0.75 g（以钙计 300 mg）、维生素 D_3 62.5 U。

小儿碳酸钙 D_3 颗粒：每袋含碳酸钙 0.75 g（以钙计 300 mg）、维生素 D_3 100 U。

复方碳酸钙泡腾颗粒：每袋含碳酸钙 0.375 g（以钙计 150 mg）、维生素 D_3 31.25 U。

【临床用药指导】

1．不良反应

（1）嗳气、便秘。

（2）过量可引起高钙血症。

2．其他用药注意事项

（1）高钙血症患者、高尿酸血症患者、含钙肾结石或有肾结石病史者慎用。

（2）本药不宜与洋地黄类药物合用。

（3）本药与含钾药物合用时，应监测是否发生心律失常。

第四节 营 养 药

丙氨酰谷氨酰胺
Alanyl Glutamine

【商品名或别名】

多蒙特、谷二安、莱美彩能。

【临床应用】

用于需要补充谷氨酰胺患者的肠外营养，包括处于分解代谢和高代谢状况的患者。

【用法与用量】

肠外营养补充谷氨酰胺，静脉滴注：

（1）一日 1.5 ~ 2 ml/kg（0.3 ~ 0.4 g/kg），最大日剂量为 2 ml/kg（0.4 g/kg）。

（2）剂量应根据分解代谢的程度和氨基酸的需要量而定。肠外营养时，供给氨基酸的最大日剂量为 2 g/kg（包括本药供给的丙氨酸和谷氨酰胺量在内），经本药供给的氨基酸量不应超过全部氨基酸供给量的 20%。

（3）加入载体溶液时的用量调整：当氨基酸需要量为一日 1.5 g/kg 时，其中 0.3 g 氨基酸由本药提供，1.2 g 氨基酸由载体溶液提供；当氨基酸需要量为一日 2 g/kg 时，其中 0.4 g 氨基酸由本药提供，1.6 g 氨基酸由载体溶液提供。滴速根据载体溶液而定，但不应超过每小时 0.1 g/kg。

【剂型与规格】

注射液（1）50 ml:10 g；（2）100 ml:20 g。

粉针剂（1）10 g；（2）20 g。

【临床用药指导】

1．用药禁忌

（1）严重肾功能不全者（肌酐清除率< 25 ml/min）。

（2）严重肝功能不全者。

2．药物相互作用　尚不明确。

3．不良反应

（1）滴注速度过快，可出现寒战、恶心、呕吐。

（2）有本药合用复方氨基酸静脉滴注致肝损害的个案报道。

4．其他用药注意事项

（1）不应连续使用本药超过 3 周。

（2）本药中加入其他成分后，不能再贮藏。

多维铁
Multivitamin Iron

【商品名或别名】

迪维佳（多维铁）、唯康乐。

【临床应用】

用于防治因维生素、铁、锌、叶酸及赖氨酸缺乏引起的多种疾病。

【用法与用量】

口服给药：婴儿，一次 2 ~ 4 ml；2 ~ 7 岁小儿，一次 5 ~ 7 ml；7 岁以上儿童，一次 7 ~ 10 ml；一日 2 次。餐后服用。

【剂型与规格】

口服溶液：10 ml。

【临床用药指导】

1．用药禁忌

（1）对本药过敏者。

（2）含铁血黄素沉着症、血色病、非缺铁性贫血患者。

（3）严重肝、肾功能不全者。

（4）急性或活动性消化性溃疡患者。

2．药物相互作用

（1）磷酸盐类药、四环素类药、鞣酸合用可减少铁的吸收。

（2）左旋多巴、卡比多巴、甲基多巴、喹诺酮类药合用，本药可减少以上药物的吸收。

3．不良反应　恶心、呕吐、上腹部疼痛、便秘、黑便。

4．其他用药注意事项

（1）本药不宜与磺胺类药合用。

（2）本药不应与浓茶同服。

复方氨基酸（15）双肽（2）
Compound Amino Acids（15）and Dipeptides（2）

【临床应用】

用于不能口服或经肠道补给营养及通过此类途径补充营养不能满足需要（尤其中至重度分解代谢状况）的患者提供肠外营养治疗。

【用法与用量】

静脉滴注，推荐剂量为一日 7 ~ 14 ml/kg，或体重 ≥ 70 kg 者一日 500 ~ 1000 ml［相当于氨基酸/双肽 1 ~ 2 g/（kg·d）（即 0.17 ~ 0.34 g 氮）］。根据患者对氨基酸的需求量调整剂量。

【剂型与规格】

注射液：（1）500 ml:67 g（氨基酸/双肽）；（2）1000 ml:134 g（氨基酸/双肽）。

【临床用药指导】

1．用药禁忌

（1）先天性氨基酸代谢缺陷（如苯丙酮尿症），肝功能衰竭及肾衰竭。

（2）肠外营养的一般禁忌证：全身循环衰竭状态（休克）、代谢性酸中毒、组织细胞缺氧、机体水分过多、低钠血症、低钾血症、高乳酸盐血症、血液渗透压增高、肺水肿、失代偿性心功能不足，以及对本品任一组分过敏者。

2. 药物相互作用　尚不明确。

3. 不良反应　尚不明确。

4. 其他用药注意事项

（1）本药不适用于2岁以下儿童。尚无2岁以上儿童用药经验，故不推荐2岁以上儿童使用。本药不应作为其他药物的载体溶液。

（2）为提供完全的肠外营养，本药应与碳水化合物、脂肪、电解质、微量元素及维生素合用。

（3）本药可连续滴注，但尚无超过2周以上的使用经验。

赖氨葡锌
Lysine Hydrochloride and Zinc Gluconate

【商品名或别名】

巨可生、安可高、多晒。

【临床应用】

用于防治小儿、青少年因缺乏赖氨酸和锌而引起的生长发育迟缓、营养不良、食欲缺乏等。

【用法与用量】

口服给药：

1. 片剂　1～6个月婴儿，一次0.5片，一日1次；7～12个月婴儿，一次0.5片，一日2次；1～10岁儿童，一次1片，一日2次；10岁以上儿童，一次1片，一日3次。

2. 颗粒　1～6个月婴儿，一日0.5袋；7～12个月婴儿，一日1袋；1～10岁儿童，一日2袋；10岁以上儿童，一日3袋；孕妇一日4袋；哺乳期妇女一日5袋。

【剂型与规格】

片剂：每片含盐酸赖氨酸40 mg、葡萄糖酸锌35 mg（相当于锌5 mg）。

颗粒：每袋含盐酸赖氨酸125 mg、葡萄糖酸锌35 mg（相当于锌5 mg）。

【临床用药指导】

1. 用药禁忌

（1）对本药过敏者。

（2）急性或活动性消化性溃疡患者。

2. 药物相互作用　本药可减弱青霉胺、四环素类药的作用。

3. 不良反应　胃肠道：轻度恶心、呕吐、便秘。

4. 其他用药注意事项

（1）口服给药，本药应餐后服用，以减少胃肠道

刺激性。

（2）本药不可与铝盐、钙盐、碳酸盐合用。

（3）高氯血症、酸中毒及肾功能不全患者慎用。

五维赖氨酸（泛酸钙）
Five Vitamins and Lysine

【商品名或别名】

迈维希。

【临床应用】

用于促进儿童正常发育及年老体弱者的营养补充。

【用法与用量】

口服给药：

1. 片剂　1岁以下，一次1片，一日3次；1岁以上，一次2～4片，一日3次。嚼服或研碎后加入饮料或牛奶中服用。

2. 颗粒　1岁以下，一次5 g，一日1次；1岁以上，一次5 g，一日2次。

3. 糖浆　1～3岁，一次2～3 ml，一日2次；4～5岁，一次5 ml，一日2次。

【剂型与规格】

片剂：每片含盐酸赖氨酸75 mg、维生素B_1 2 mg、维生素B_2 0.25 mg、维生素B_6 0.125 mg、烟酰胺4 mg、泛酸钙0.25 mg。

颗粒：每克含盐酸赖氨酸50 mg、维生素B_1 1.2 mg、维生素B_2 0.15 mg、维生素B_6 0.075 mg、烟酰胺2.4 mg、泛酸钙0.15 mg。

糖浆：每5 ml含盐酸赖氨酸150 mg、维生素B_1 2.5 mg、维生素B_2 0.5 mg、维生素B_6 2 mg、烟酰胺8.5 mg、泛酸钙10 mg。

【临床用药指导】

1. 用药禁忌

（1）对本药过敏者。

（2）氨基酸代谢障碍患者。

（3）肝性脑病患者。

（4）氮质血症患者。

2. 药物相互作用　尚不明确。

3. 不良反应　皮肤潮红、瘙痒。

4. 其他用药注意事项　使用本药后尿液可能呈黄色，但不影响继续用药。

赖氨酸磷酸氢钙
Lysine Hydrochloride and Calcium Hydrogen
Phosphate

【商品名或别名】

豆豆飞、喀力尔、修修爱。

【临床应用】

用于促进幼儿生长发育及儿童、妊娠期妇女补充钙质。

【用法与用量】

口服给药：

1．片剂　一次2～3片，一日3～4次，嚼碎后吞服或研细后加入牛奶中服用。

2．颗粒　一次1袋，一日2次，温开水冲服。

【剂型与规格】

片剂：每片含盐酸赖氨酸100 mg、磷酸氢钙100 mg。

颗粒：每袋含盐酸赖氨酸500 mg、磷酸氢钙500 mg。

【临床用药指导】

1．用药禁忌

（1）对本药过敏者。

（2）高钙血症患者。

（3）高钙尿症患者。

（4）肾结石或有肾结石病史者。

（5）结节病患者（可加重高钙血症）。

2．药物相互作用

（1）维生素D、避孕药、雌激素合用可增加钙的吸收。

（2）噻嗪类利尿药合用时易发生高钙血症。

（3）钙离子通道阻滞药（如硝苯地平）合用可使血钙升高至正常值以上。

（4）其他含钙、含镁的药物合用易发生高钙血症、高镁血症，尤其肾功能不全时。

（5）含铝的抗酸药合用可使铝的吸收增多。

（6）苯妥英钠、氟化物合用可使两者吸收均减少。

（7）四环素类、降钙素、硫酸纤维素合用可降低以上药物的吸收或疗效。

3．不良反应

（1）代谢/内分泌系统：偶见高钙血症、骨石灰沉着。长期或大剂量使用钙剂可见血清磷浓度降低。

（2）泌尿生殖系统：少见肾结石，偶见肾功能不全。

（3）胃肠道：可见嗳气、厌食、恶心、呕吐、腹部不适、便秘。长期使用可见反跳性胃酸分泌增高。

（4）其他：偶见肌肉无力、心律失常、高血压。

4．其他用药注意事项

（1）口服给药：

① 本药片剂可嚼碎后吞服或研细后加入牛奶中服用。

② 本药颗粒剂应以温水冲服。

（2）使用洋地黄类药期间慎用本药。

（3）慢性腹泻或胃肠道呼吸功能障碍患者慎用。

（4）高氯血症、酸中毒及肾功能不全患者慎用。

（5）大量进食含纤维素的食物，能抑制钙的吸收，因钙与纤维素可结合成不易吸收的化合物。

（6）本药与含钾药物合用时，应注意监测心律失常的发生。

（7）长期大量使用应定期监测血钙、血钾、血镁、血磷浓度，尿钙排泄量，以及血压、心电图。

小儿复方氨基酸（18AA-Ⅰ）
Pediatric Compound Amino Acid（18AA-Ⅰ）

【商品名或别名】

凡明、郎博。

【临床应用】

1．用于消化系统疾病及不能经胃肠道摄取食物的小儿。

2．用于由多种疾病所引起的低蛋白血症的小儿。

3．用于严重创伤、烧伤、败血症等所致体内氮平衡失调的小儿。

4．用于难治性腹泻、吸收不良综合征。

5．用于早产儿、低体重儿的肠外营养。

【用法与用量】

应根据小儿的年龄、体重、病情调整剂量。通常，开始时一日15 ml/kg（相当于氨基酸约1 g/kg），随后递增至一日30 ml/kg（相当于氨基酸约2 g/kg）。疗程结束时，应逐渐减量，以防止发生低血糖。

【剂型与规格】

注射液：6.74%（总氨基酸）。

【临床用药指导】

1．用药禁忌

（1）肝、肾功能损害者。

（2）氨基酸代谢障碍患者。

2．药物相互作用　尚不明确。

3．不良反应

（1）心血管系统：滴注过快易引起心率加快。

（2）胃肠道：滴注过快易引起胃肠道反应。

（3）其他：滴注过快易引起发热。

4．其他用药注意事项　本药遇冷可能析出结晶，可置于40～50℃水浴中使其溶解后，放冷至体温后再用。药液限单次使用。

小儿复方氨基酸（18AA-Ⅱ）
Pediatric Compound Amino Acid（18AA-Ⅱ）

【临床应用】

1．用于早产儿、低体重儿及多种原因所致不能经口摄入蛋白质或摄入量不足的新生儿。

2．用于因多种创伤（如烧伤、外伤及手术后）所致的高代谢状态的小儿。

3．用于因不能经口摄取食物或摄取不足（如坏死性小肠结肠炎、急性坏死性胰腺炎、化疗药物反应）所致的急、慢性营养不良的小儿。

【用法与用量】

静脉滴注：一日 20～35 ml/kg。

【剂型与规格】

注射液：6%（总氨基酸）。

【临床用药指导】

1．用药禁忌

（1）氨基酸代谢障碍者。

（2）氮质血症患者。

2．药物相互作用　尚不明确。

3．不良反应

（1）心血管系统：滴注过快可引起心悸。

（2）胃肠道：滴注过快可引起恶心、呕吐。

（3）其他：滴注过快可引起发热。

4．其他用药注意事项

（1）若出现过敏性皮疹，应立即停药。

（2）用药期间应定期监测代谢、电解质、酸碱平衡。

（3）本药遇冷可能析出结晶，可置于 50～60℃水浴中使其溶解后，冷却至 37℃再用。药液限单次使用。

小儿复方氨基酸（19AA-Ⅰ）
Paediatric Compound Amino Acid（19AA-Ⅰ）

【临床应用】

1．用于早产儿、低出生体重儿及多种原因所致不能经口摄入蛋白质或摄入量不足的新生儿。

2．用于因多种创伤（如烧伤、外伤及手术后）所致的高代谢状态的小儿。

3．用于因不能经口摄取食物或摄取不足（如坏死性小肠结肠炎、急性坏死性胰腺炎、化疗药物反应）所致的急、慢性营养不良的小儿。

【用法与用量】

静脉滴注：一日 20～35 ml/kg。

【剂型与规格】

注射液：6%（总氨基酸）。

【临床用药指导】

1．用药禁忌

（1）氮质血症患者。

（2）氨基酸代谢障碍者。

2．药物相互作用　尚不明确。

3．不良反应

（1）心血管系统：滴注过快可引起心悸。

（2）胃肠道：滴注过快可引起恶心、呕吐。

（3）其他：滴注过快可引起发热。

4．其他用药注意事项

（1）如出现过敏性皮疹，应立即停药。

（2）用药期间定期监测代谢、电解质、酸碱平衡。

（3）本药遇冷可能析出结晶，可置于 50～60℃水

浴中使其溶解后，冷却至 37℃再用。药液限单次使用。

脂肪乳
Fat Emulsion

【临床应用】

1．用于胃肠外营养补充能量及必需脂肪酸，预防和治疗人体必需脂肪酸缺乏症（EFAD）。

2．本药含卵磷脂，可辅助治疗动脉粥样硬化、脂肪肝、神经衰弱症和小儿湿疹。

3．作为制药辅料，可用作增溶剂、乳化剂和油脂类的抗氧化剂。

【用法与用量】

1．新生儿和婴儿　10%、20% 注射液日剂量为 0.5～4 g（以三酰甘油计）/kg，滴注速度不超过 0.17 g（以三酰甘油计）/（kg·h），最大日剂量为 4 g（以三酰甘油计）/kg。密切监测血清三酰甘油、肝功能、氧饱和度等指标的情况下，可逐渐增加滴注量至一日 4 g（以三酰甘油计）/kg。

2．早产儿和低体重新生儿　起始日剂量为 0.5～1 g（以三酰甘油计）/kg，以后可逐渐增加滴注量至一日 2 g（以三酰甘油计）/kg，宜 24 小时连续滴注。

【剂型与规格】

注射液：

（1）100 ml（大豆油 10 g、卵磷脂 1.2 g）。

（2）100 ml（大豆油 20 g、卵磷脂 1.2 g）。

（3）100 ml（大豆油 30 g、卵磷脂 1.2 g）。

（4）250 ml（大豆油 25 g、卵磷脂 1.5 g）。

（5）250 ml（大豆油 25 g、卵磷脂 3.0 g）。

（6）250 ml（大豆油 50 g、卵磷脂 3.0 g）。

（7）250 ml（大豆油 75 g、卵磷脂 3.0 g）。

（8）500 ml（大豆油 50 g、卵磷脂 3.0 g）。

（9）500 ml（大豆油 50 g、卵磷脂 6.0 g）。

（10）500 ml（大豆油 100 g、卵磷脂 6.0 g）。

【临床用药指导】

1．用药禁忌

（1）严重脂肪代谢紊乱（如严重高脂血症）患者。

（2）休克患者。

2．药物相互作用　尚不明确。

3．不良反应

（1）可见体温升高、发冷、畏寒、恶心、呕吐。脂肪廓清能力减退、肾功能障碍或感染患者可出现脂肪超载综合征，表现为高脂血症、脂肪浸润、脏器功能紊乱、发热。

（2）即刻和早期不良反应：超敏反应（如皮疹、荨麻疹）、呼吸影响（如呼吸急促）、循环影响（如高血压、低血压）、溶血、网状红细胞增多、腹痛、头痛、

疲倦、阴茎异常勃起。

（3）迟发不良反应：静脉炎、血管痛或出血倾向。长期滴注本药，婴儿可发生血小板减少。

4．其他用药注意事项

（1）尚缺乏儿童使用本药 30% 注射液的研究资料，故不推荐儿童使用该规格注射液。

（2）伴高胆红素血症或可疑肺动脉高压的新生儿（尤其是早产儿）慎用本药。

（3）为预防和治疗 EFAD，非蛋白质热卡中至少有 4%～8% 的能量应由脂肪乳注射液来提供，以供给足够量的亚油酸和亚麻酸。当 EFAD 合并应激时，治疗 EFAD 所需脂肪乳注射液的量也应相应增加。

中 - 长链脂肪乳（C8-24）
Medium and Long Chain Fat Emulsion（C8-24）

【商品名或别名】

广愈、侨光卡路、世新。

【临床应用】

用于补充能量和必需脂肪酸。

【用法与用量】

静脉滴注：

新生儿：（1）10% 注射液：可递增至一日 30 ml/kg。

（2）20% 注射液：可递增至一日 15 ml/kg。

【剂型与规格】

注射液：

（1）100 ml（大豆油 5 g、MCT* 5 g、卵磷脂 1.2 g、甘油 2.5 g）。

（2）100 ml（大豆油 10 g、MCT 10 g、卵磷脂 1.2 g、甘油 2.5 g）。

（3）250 ml（大豆油 12.5 g、MCT 12.5 g、卵磷脂 3 g、甘油 6.25 g）。

（4）250 ml（大豆油 25 g、MCT 25 g、卵磷脂 3 g、甘油 6.25 g）。

（5）500 ml（大豆油 25 g、MCT 25 g、卵磷脂 6 g、甘油 12.5 g）。

（6）500 ml（大豆油 50 g、MCT 50 g、卵磷脂 6 g、甘油 12.5 g）。

【临床用药指导】

1．用药禁忌

（1）对本药任一成分过敏者。

（2）严重高脂血症患者。

（3）严重肝、肾功能不全者。

（4）严重凝血功能异常患者。

（5）急性休克患者。

（6）处于不稳定状态（如严重创伤后状态、失代偿性糖尿病、急性心肌梗死、脑卒中、栓塞、代谢性酸中毒、严重脓毒症、低渗性脱水）患者。

（7）存在输液禁忌（急性肺水肿、水潴留、失代偿性心功能不全）患者。

2．药物相互作用 尚不明确。

3．不良反应

（1）速发型反应：呼吸困难、发绀、变态反应、高脂血症、血液凝固性过高、恶心、呕吐、头痛、潮红、发热、多汗、寒战、嗜睡及胸骨痛。

（2）迟发型反应：肝大、中央小叶胆汁淤积性黄疸、脾大、血小板减少、白细胞减少、短暂性肝功能改变及脂肪超载综合征。有单核 - 吞噬细胞系统褐色素沉着（也称静脉性脂肪色素）的报道，原因未明。

（3）脂肪乳静脉滴注过快可引起液体或脂肪负荷过重，从而导致血浆中电解质浓度稀释、水潴留、肺水肿、肺弥散能力受损。

4．其他用药注意事项

（1）本药可作为全静脉营养用于新生儿和婴幼儿，但婴儿对脂肪清除能力差，应慎用，以防脂肪聚积于肺而致死。

（2）静脉滴注本药时，应掌握患者血液循环中脂肪的廓清情况，血脂应在两次滴注之间清除。脂肪乳滴注过程中，血清三酰甘油（甘油三酯）浓度不应超过 3 mmol/L。

肠内营养（AA）
Enteral Nutrition（AA）

【商品名或别名】

氨基酸型肠内营养剂、肠内营养粉（AA）、Vivonex。

【临床应用】

用于重症代谢障碍及胃肠道功能障碍患者的肠内营养支持，如短肠综合征患者、胰腺炎患者、血浆白蛋白低下者（血浆白蛋白浓度低于 2.5 g/ml）、慢性肾病患者、发生放射性肠炎的癌症患者、手术后患者。

【用法与用量】

1．口服给药 将本药 80.4 g 溶解于 250 ml 温开水中口服，初始量为一日 60～80 g，根据病情逐渐加量，4～10 日后达到标准剂量（一日 480～640 g）。

2．管饲给药 非手术患者疾病早期：将本药 80 g 溶解于 300 ml 温开水中，通过鼻饲管或胃管滴入，第 1 日，前 8 小时连续滴入速度为 40 ml/h，以后滴入速度为 60 ml/h；第 2 日滴入速度为 80 ml/h，全日量为 1920 ml。

【剂型与规格】

粉剂：80.4g/ 袋。

---

* MCT：中链甘油三酯——编辑注。

【临床用药指导】

1．用药禁忌　严重糖尿病患者或使用大量激素后出现糖代谢异常者。

2．药物相互作用　活性炭等吸附剂或多价金属阳离子螯合剂（如四环素类、诺氟沙星、环丙沙星）合用可使两者疗效均减弱。

3．不良反应　本药不良反应少而轻，极少数患者出现血清 ALT、AST、尿素氮及血糖轻度升高。给药浓度过高或速度过快可引起腹泻、腹胀、恶心、腹痛等胃肠道反应。长期鼻饲患者偶有逆流现象。

4．其他用药注意事项

（1）不推荐 10 岁以下儿童使用本药。

（2）本药已将脂肪含量控制在最小限度，故儿童患者或长期单用本药者可发生脂肪酸缺乏，必要时应补充脂肪。妊娠期妇女和儿童如需长期使用，还应补充相应的维生素和电解质。

肠内营养（SP）
Enteral Nutritional（SP）

【商品名或别名】

百普力、百普素、短肽型肠内营养剂、Enteral Nutrition with Short Peptide、Peptisorb。

【临床应用】

用于有胃肠道功能或部分胃肠道功能，需要进行肠内营养治疗的患者，包括：

1．代谢性胃肠道功能障碍　如胰腺炎、肠道炎性疾病、肠瘘、短肠综合征、艾滋病病毒感染者和艾滋病患者。

2．危重疾病　如大面积烧伤、创伤、脓毒血症、大手术后的恢复期。

3．营养不良者的术前喂养。

4．术前或诊断前肠道准备。

5．糖尿病。

【用法与用量】

1．口服给药

（1）普通患者：一日 2000 kCal。

（2）高代谢患者（如烧伤、多发性创伤患者）：一日可用至 4000 kCal。

（3）初次胃肠道喂养的患者：初始剂量宜从一日 1000 kCal 开始，在 2～3 日内逐渐增至需要量。

2．管饲给药　参见"口服给药"项。

【剂型与规格】

短肽型肠内营养剂：125 gl（500 kCal）；

肠内营养混悬液（SP）：500 ml（500 kCal）。

【临床用药指导】

1．用药禁忌

（1）对本药任一成分过敏者。

（2）对本药任一成分有先天性代谢障碍患者。

（3）胃肠道功能衰竭患者。

（4）完全性小肠梗阻患者。

（5）严重腹腔内感染患者。

（6）顽固性腹泻等需要进行肠道休息处理的患者。

2．药物相互作用　尚不明确。

3．不良反应　腹泻、腹痛。

4．其他用药注意事项　本药不适用于 1 岁以下儿童，且不宜作为 1～5 岁儿童的单一营养来源。

肠内营养（TPF）
Enteral Nutritional（TPF）

【临床应用】

用于有胃肠道功能或部分胃肠道功能，需要进行肠内营养治疗的患者，包括：

1．厌食及其相关的疾病　因代谢应激（如创伤、烧伤）而引起的食欲缺乏、神经性或精神性疾病或损伤、意识障碍、心或肺疾病的恶病质、癌性恶病质和癌肿治疗后期、艾滋病病毒感染者或艾滋病患者。

2．机械性胃肠道功能紊乱　颌面部损伤、头颈部癌肿、吞咽障碍、上消化道阻塞（如食管狭窄）。

3．危重疾病　大面积烧伤、创伤、脓毒血症、大手术后恢复期。

4．营养不良患者的手术前喂养。

5．糖尿病。

【用法与用量】

1．口服给药

（1）一般患者：一日 2000 kCal。

（2）高代谢（如烧伤、多发性创伤）患者：可增加至一日 4000 kCal，或使用能量密度为 1.5 kCal/ml 的本药。

（3）对初次胃肠道给药的患者，初始剂量宜从一日 1000 kCal 开始，在 2～3 日后逐渐增加至需要量。若患者的耐受力较差，可从低浓度（0.75 kCal/ml）开始使用，以使机体逐步适应。

2．管饲给药

参见"口服给药"项，通常滴速为 100～125 ml/h（开始时滴速宜慢），给药剂量根据患者需要而定。

【剂型与规格】

肠内营养混悬液（TPF）：（1）0.75 kCal/ml；（2）1.0 kCal/ml；（3）1.5 kCal/ml。

口服乳剂：（1）500 ml/瓶；（2）500 ml/袋。

【临床用药指导】

1．用药禁忌

（1）对本药任一成分过敏者。

（2）肠道功能衰竭患者。

（3）完全性肠道梗阻患者。

（4）严重腹腔内感染患者。

（5）对本药所含成分有先天性代谢障碍者。

（6）需要进行肠道休息处理（如顽固性腹泻）的患者。

2．药物相互作用　尚不明确。

3．不良反应　用药后可能出现腹泻、腹痛等胃肠道反应。

4．其他用药注意事项

（1）本药不能用于 1 岁以下儿童，且不宜作为 1 ~ 5 岁儿童的单一营养来源。

（2）本药低能量密度规格较适于糖尿病等对能量摄入敏感的患者。

（3）用药期间需注意液体平衡，保证足够的液体摄入，以补充由纤维素排泄所带走的水分。

肠内营养（TP）
Enteral Nutritional（TP）

【商品名或别名】

安素、Ensure、能全素、Nutrison。

【临床应用】

用于有胃肠道功能的营养不良或摄入障碍的患者，包括创伤、颅面部或颈部手术后患者，咀嚼、吞咽困难患者，意识不清或接受机械换气的患者，手术后需要补充营养的患者，神经性厌食症患者等。本药不含膳食纤维，可用于严重胃肠道狭窄、肠瘘患者及术前或诊断前肠道准备。

【用法与用量】

1．口服给药　按患者体重和营养情况给药：

（1）以本药为唯一营养来源的患者：推荐剂量为一日 30 ml（30 kCal）/kg。

（2）以本药为补充营养的患者：一日 500 ~ 1000 ml。

2．管饲给药　参见"口服给药"项，且逐渐增加剂量，第 1 日的滴速约为 20 ml/h，以后逐日增加 20 ml/h，最大滴速为 125 ml/h。可通过重力或泵调整输注速度。

【剂型与规格】

口服乳剂：500 ml/ 瓶。

口服混悬剂：500 ml。

【临床用药指导】

1．用药禁忌

（1）对本药成分有先天性代谢障碍患者。

（2）急腹症、胃肠张力下降、急性胰腺炎患者。

（3）胃肠道功能衰竭、严重消化不良或吸收不良患者。

（4）肠梗阻、消化道出血患者。

（5）严重肝、肾功能不全者。

2．药物相互作用　尚不明确。

3．不良反应　给药速度过快时，可能出现恶心、呕吐、腹泻等胃肠道反应。

4．其他用药注意事项

（1）本药乳剂不可静脉滴注。

（2）根据患者代谢状态，决定是否需要补充钠。

（3）禁用膳食纤维者可长期使用本药，否则应选用含纤维的营养制剂。

（4）本药含维生素 K，故与香豆素类抗凝药合用时应谨慎。

左卡尼汀
Levocarnitine

【商品名或别名】

奥贝利、澳枢捷。

【临床应用】

用于防治左卡尼汀缺乏，如慢性肾衰竭患者因长期血液透析所致的左卡尼汀缺乏。其他临床应用可用于解除丙戊酸中毒症状（包括血氨水平升高、昏迷、肝功能不全）。

【用法与用量】

口服溶液：起始剂量为 50 mg/kg，可根据需要和耐受性缓慢增加剂量，通常剂量为 50 ~ 100 mg/kg（最大日剂量为 3 g），分次服用。

【剂型与规格】

片剂：0.33 g。

口服溶液：（1）10 ml:1 g；（2）10 ml:2 g。

注射液：（1）5 ml:1 g；（2）5ml:2 g。

粉针剂：（1）0.5 g；（2）1.0 g。

【临床用药指导】

1．用药禁忌　对本药过敏者。

2．药物相互作用　有与华法林合用使国际标准化比值（INR）升高的报道。

3．不良反应

（1）长期口服左卡尼汀的过程中，常见胃肠道不良反应，包括短暂性恶心和呕吐、腹部疼痛性痉挛和腹泻。通过缓慢给药或稀释后给药可避免胃肠道不良反应。减低给药剂量常可缓解或消除用药相关的体臭或胃肠道症状。

（2）接受左卡尼汀治疗的尿毒症患者可能出现轻度肌无力。

（3）患者口服或静脉注射左卡尼汀用药期间有发生癫痫的报道。

4．其他用药注意事项

（1）口服给药：本药口服溶液宜于进餐时或餐后服用，可单独或与饮料（或其他液态食物）混合后服用，服用时应缓慢，给药间隔时间应均一（每 3 小时或 4 小时 1 次），以增加耐受性。

（2）合用丙戊酸时需增加本药剂量。

干酵母
Dried Yeast

【商品名或别名】

食母生、天安堂、亿洁。

【临床应用】

用于营养不良、消化不良、食欲缺乏及 B 族维生素缺乏症。可防治脚气病、多发性神经炎、糙皮病。

【用法与用量】

口服给药：一次 0.4 ～ 0.8 g，一日 3 次。

【剂型与规格】

片剂：（1）0.2 g；（2）0.3 g；（3）0.5 g。

【临床用药指导】

1．用药禁忌　对本药过敏者。

2．药物相互作用　碱性药合用可破坏维生素。

3．不良反应　尚不明确。

4．其他用药注意事项　口服给药，本药片剂应餐后嚼碎服用。

第五节　维生素类

维生素 A
Vitamin A

【商品名或别名】

甲种维生素、视黄醇、Vieaminum A。

【临床应用】

1．本药口服制剂　用于预防和治疗维生素 A 缺乏症，如夜盲症、干眼症、角膜软化症和皮肤粗糙。

2．本药眼用制剂　用于角膜保护的辅助治疗：各种原因引起的干眼症（如 Sjögren 综合征、神经麻痹性角膜炎、暴露性角膜炎）；由于泪膜保护缺乏造成的结膜和角膜刺激症状。

【用法与用量】

1．用于治疗维生素 A 缺乏症、眼干燥症　先给浓缩维生素 A 制剂，每日 5000 U/kg，口服；或维生素 A 注射液每日 0.5 ～ 1 ml，深部肌内注射，3 ～ 5 天后临床症状好转，改为口服每日 0.5 万 ～ 1 万 U，一般疗程 10 天，有皮肤角化者疗程需 1 ～ 2 个月。

2．预防维生素 A 缺乏症　口服预防用量，出生至 3 岁，每日 2000 U，4 ～ 6 岁，每日 2500 U，7 ～ 10 岁每日 3500 U。对重症消化道疾患，影响脂肪吸收者，宜肌内注射维生素 A 制剂，每日 2 万 ～ 5 万 U，应注意及时停药。由于肝胆疾病、消化道疾病，影响维生素 A 吸收时，应给预防需要量。

【剂型与规格】

软胶囊：（1）5000 U；（2）2.5 万 U。

胶丸：5000 U。

糖丸：（1）2500 U；（2）1000 U。

眼用凝胶：（1）5 g：5000 IU（以维生素 A 计）；

（2）10 g:0.1 g。

注射剂（小容量注射剂）：（1）0.5 ml:25 000 U；（2）1 ml:25 000 U。

【临床用药指导】

1．用药禁忌

（1）对本药过敏者。

（2）维生素 A 过多症患者。

2．药物相互作用

（1）口服避孕药合用可使本药的血药浓度升高。

（2）维生素 E 合用可促进本药吸收，增加其肝内贮存量，加速利用和降低毒性，但大量维生素 E 可消耗本药在体内的贮存。

（3）氢氧化铝可影响本药的吸收。

（4）硫糖铝可干扰本药的吸收。

3．不良反应

（1）本药口服制剂按推荐剂量使用，无不良反应。

（2）长期大剂量使用，可引起厌食、腹泻、感觉过敏、眼球突出、血中凝血酶原不足及维生素 C 代谢障碍。

（3）本药眼用制剂可引起烧灼感、眼睑黏着、视物模糊、过敏反应。

4．其他用药注意事项

（1）婴幼儿对本药较敏感，应慎用；儿童不可长期大量使用本药。

（2）经眼给药，若需与其他眼用制剂合用，应在使用本药眼用制剂前至少 5 ～ 10 分钟使用其他眼用制剂。

（3）使用本药眼用制剂后出现暂时性视物模糊的患者，在视力恢复前避免驾驶或操作机械。

（4）使用本药眼用制剂前应取下角膜接触镜，用药后 30 分钟方可佩戴。

复方脂溶性维生素
Compound Fat-Soluble Vitamin

【商品名或别名】

脂溶性维生素、脂溶性维生素（Ⅰ）、Vitalipid。

【临床应用】

本药为肠外营养不可缺少的组成成分之一，用以满足人体每日对脂溶性维生素，如维生素 A、维生素 D_2、维生素 E、维生素 K_1 的生理需要。

【用法与用量】

1. 注射液　11 岁以上儿童，一日 10 ml。

2. 粉针剂

（1）规格为每支含维生素 A 310.0 ～ 415.0 μg、维生素 D_2 4.50 ～ 6.00 μg、维生素 E 2.90 ～ 3.50 mg、维生素 K_1 90.0 ～ 120.0 μg 的注射用脂溶性维生素（Ⅰ）：11 岁以下儿童，一日 0.2 支 /kg，最大日剂量为 2 支。

（2）规格为每支含维生素 A 690.0 μg、维生素 D_2 10.0 μg、维生素 E 6.40 mg、维生素 K_1 200.0 μg 的注射用脂溶性维生素（Ⅰ）：11 岁以下儿童，一日 0.1 支 /kg，最大日剂量为 1 支。

（3）脂溶性维生素注射液（Ⅱ）：11 岁以上儿童用法用量：

① 规格为每支含维生素 A 990 μg、维生素 D_2 5 μg、维生素 E 9.1 mg、维生素 K_1 0.15 mg 或每支含维生素 A 棕榈酸酯 1.94 mg、维生素 D_2 5 μg、维生素 E 9.1 mg、维生素 K_1 0.15 mg 的注射用脂溶性维生素（Ⅱ）：一日 1 支。

② 规格为每支含维生素 A 445.0 ～ 595.0 μg、维生素 D_2 2.25 ～ 3.00 μg、维生素 E 4.10 ～ 5.00 mg、维生素 K_1 67.5 ～ 90.0 μg 的脂溶性维生素注射液（Ⅱ）：一日 2 支。

【剂型与规格】

1. 注射用脂溶性维生素（Ⅰ）

（1）每支含维生素 A 310.0 ～ 415.0 μg、维生素 D_2 4.50 ～ 6.00 μg、维生素 E 2.90 ～ 3.50 mg、维生素 K_1 90.0 ～ 120.0 μg。

（2）每支含维生素 A 690.0 μg、维生素 D_2 10.0 μg、维生素 E 6.40 mg、维生素 K_1 200.0 μg。

（3）每支含维生素 A 445.0 ～ 595.0 μg、维生素 D_2 2.25 ～ 3.00 μg、维生素 E 4.10 ～ 5.00 mg、维生素 K_1 67.5 ～ 90.0 μg。

（4）每支含维生素 A 990 μg、维生素 D_2 5 μg、维生素 E 9.1 mg、维生素 K_1 150 μg。

（5）每支含维生素 A 棕榈酸酯 1.94 mg、维生素 D_2 5 μg、维生素 E 9.1 mg、维生素 K_1 0.15 mg。

2. 脂溶性维生素注射液（Ⅱ）　10 ml（维生素 A 棕榈酸酯 1.815 mg、维生素 D_2 5 μg、维生素 E 9.1 mg、维生素 K_1 0.15 mg）。

【临床用药指导】

1. 用药禁忌

（1）对本药任一成分过敏者。

（2）维生素过多症患者。

2. 药物相互作用　本药含维生素 K_1，可与抗凝药（如香豆素类抗凝药、肝素）发生相互作用。

3. 不良反应

（1）心血管系统：心悸、心律失常、发绀、血压升高、潮红、静脉炎。

（2）呼吸系统：呼吸困难、呼吸急促、咳嗽。

（3）免疫系统：过敏性休克、过敏反应。

（4）神经系统：头晕、头痛、眩晕。

（5）肝：血清转氨酶升高、碱性磷酸酶升高、胆红素升高。

（6）胃肠道：恶心、呕吐、腹痛、消化不良。

（7）皮肤：皮疹、瘙痒、多汗、荨麻疹、斑丘疹。

（8）眼：视物模糊、复视。

（9）其他：寒战、发热、胸痛、乏力、注射部位疼痛。

4. 其他用药注意事项　长期大量使用本药应注意是否发生脂溶性维生素过多综合征。

维生素 D_2
Vitamin D_2

【商品名或别名】

骨化醇、麦角钙化醇。

【临床应用】

1. 用于预防及治疗维生素 D 缺乏症，如绝对素食、肠外营养、胰腺功能不全伴吸收不良综合征、肝胆疾病（肝功能损害、肝硬化、阻塞性黄疸）、小肠疾病（脂性腹泻、克罗恩病、长期腹泻）、胃切除所致的维生素 D 缺乏症。

2. 用于治疗慢性低钙血症、低磷血症（包括家族性低磷血症）、佝偻病、伴有慢性肾功能不全的骨软化症及甲状旁腺功能低下（术后、特发性或假性甲状旁腺功能低下）。

3. 用于治疗急、慢性及潜在手术后手足搐搦症及特发性手足搐搦症。

【用法与用量】

1. 预防量　儿童 500 ～ 1000 U/d，2 ～ 3 次 / 天；治疗剂量：儿童 5000 ～ 10000 U/d，分 2 ～ 3 次 / 天；肌内注射，儿童每次 20 万 ～ 40 万 U，每 2 ～ 4 周 1 次，连用 2 ～ 3 次。

12 岁以上儿童　预防量：1000 ～ 4000 U/d；治疗

用：1 万～2 万 U/d，分 3 次口服。

2．维生素 D 依赖性佝偻病　口服给药，一日 0.075～0.25 mg，最大日剂量为 1.25 mg。

3．甲状旁腺功能低下　口服给药，一日 1.25～5 mg。

4．肾性骨萎缩　口服给药，一日 0.1～1 mg。

【剂型与规格】

维生素 D_2 片：0.125 mg（5000 U）。

维生素 D_2 软胶囊：(1) 0.01 mg（400 U）；(2) 0.125 mg（5000 U）。

维生素 D_2 注射液：(1) 1 ml:5 mg（20 万 U）；(2) 1 ml:10 mg（40 万 U）。

【临床用药指导】

1．用药禁忌

（1）高钙血症患者。

（2）维生素 D 增多症患者。

（3）高磷血症伴肾性佝偻病患者。

（4）肾功能不全者。

2．药物相互作用

（1）本药与大剂量钙剂或利尿药合用，有发生高钙血症的风险。

（2）镁剂合用可引起高镁血症，尤其是慢性肾衰竭患者。

（3）本药与大剂量含磷药物合用，可诱发高磷血症。

（4）洋地黄类药合用易诱发心律失常。

（5）抗惊厥药（如巴比妥类、苯妥英钠、扑米酮）合用可减弱本药疗效。

（6）考来烯胺、考来替泊、矿物油、硫糖铝合用可减少小肠对本药的吸收。

（7）降钙素合用可减弱降钙素对高钙血症的疗效。

3．不良反应

（1）心血管系统：高血压、心律失常。

（2）代谢/内分泌系统：体重下降、血清磷酸酶降低、血清钙升高、胆固醇升高、血清磷酸盐升高、血清镁升高、尿钙升高、尿磷酸盐升高。

（3）肌肉骨骼系统：骨痛、肌痛。

（4）泌尿生殖系统：尿液混浊、夜间多尿。

（5）神经系统：持续性头痛、惊厥。

（6）精神：精神异常。

（7）胃肠道：便秘、腹泻、食欲减退、口腔金属味、恶心、呕吐、口渴、严重腹痛（有时误诊为胰腺炎）。

（8）皮肤：皮肤瘙痒。

（9）眼：眼对光刺激敏感度增加。

（10）其他：疲乏、无力。

4．其他用药注意事项

（1）婴儿对本药敏感性个体差异大，用量应慎重决定，血清钙磷乘积不可大于 58。

（2）治疗低钙血症前，应先控制血清磷浓度。避免同时使用钙、磷和维生素 D 制剂。血液透析时可用碳酸铝或氢氧化铝凝胶控制血磷浓度，如因使用本药而致磷的吸收增多，可酌情增加铝制剂的用量。

（3）因存在个体差异，本药用量应根据临床症状适当调整。

（4）遮光，密封保存。久置空气中，遇光或热后即破坏。

维生素 D_3
Vitamin D_3

【商品名或别名】

胆钙化醇、胆骨化醇。

【临床应用】

1．用于预防和治疗维生素 D 缺乏症，如绝对素食者、肠外营养患者、胰腺功能不全伴吸收不良综合征、肝胆疾病（肝功能不全、肝硬化、阻塞性黄疸）、小肠疾病（脂性腹泻、克罗恩病、长期腹泻）、胃切除患者。

2．用于治疗慢性低钙血症、低磷血症、佝偻病及伴有慢性肾功能不全的骨软化症、家族性低磷血症、甲状旁腺功能低下（术后、特发性或假性甲状旁腺功能低下）。

3．用于治疗急、慢性及潜在的手术后手足搐搦症及特发性手足搐搦症。

【用法与用量】

1．预防剂量　儿童每次 15 万～30 万 U，每 4～6 个月 1 次。

2．治疗剂量　儿童每次 15 万～30 万 U。

【剂型与规格】

注射液：(1) 0.5 ml:3.75 mg（15 万 U）；(2) 1 ml:7.5 mg（30 万 U）；(3) 1ml:15 mg（60 万 U）。

油剂：100 万 U/g。

【临床用药指导】

1．用药禁忌

（1）高钙血症患者。

（2）维生素 D 增多症患者。

（3）高磷血症伴肾性佝偻病患者。

2．药物相互作用

（1）含镁的制酸药合用可引起高镁血症，特别是慢性肾衰竭患者。

（2）本药与大量含磷药物合用，可诱发高磷血症。

（3）本药与大量钙剂或利尿药合用，有发生高钙血症的风险。

（4）洋地黄类药合用易诱发心律失常。机制：维生素 D 可引起高钙血症。处理：合用时应谨慎。

（5）抗惊厥药（巴比妥类、苯妥英钠、扑米酮等）

合用可减弱本药的疗效。处理：长期服用抗惊厥药时应补充本药，以防止骨软化症。

（6）降钙素合用可抵消降钙素对高钙血症的疗效。

3．不良反应

（1）心血管系统：高血压、心律失常。

（2）代谢/内分泌系统：体重下降、血清磷酸酶降低、血清钙升高、血清胆固醇升高、血清磷酸盐升高、血清镁升高、尿钙升高、尿磷酸盐升高。

（3）肌肉骨骼系统：骨痛、肌痛。

（4）泌尿生殖系统：尿液混浊、夜间多尿。

（5）神经系统：持续性头痛、惊厥。

（6）精神：精神异常。

（7）胃肠道：便秘、腹泻、食欲减退、口腔金属味、恶心、呕吐、口渴、严重腹痛（有时误诊为胰腺炎）。

（8）皮肤：皮肤瘙痒。

（9）眼：眼对光刺激敏感度增加。

（10）其他：疲乏、无力。

4．其他用药注意事项

（1）婴儿对本药的敏感性个体差异大，用量应慎重选择，且血清钙和磷浓度的乘积不可大于58。

（2）避免同时使用钙、磷和维生素D制剂。

（3）因存在个体差异，故本药用量应根据临床反应作调整。

维生素 AD
Vitamin AD

【商品名或别名】

鱼肝油、Oleum Jecoris Piscis。

【临床应用】

预防和治疗维生素A及D缺乏症。

【用法与用量】

1．胶丸 口服：1粒/天，每日1次。

2．滴剂 口服：浓滴剂3岁以下，5滴/次，3岁以上，5～15滴/次，均1～2次/天。

【剂型与规格】

胶囊剂：（1）维生素A 3000 U、维生素D 300 U；（2）维生素A 10 000 U、维生素D 1000 U。

丸剂：（1）维生素A 2000 U、维生素D 200 U；（2）维生素A 1800 U、维生素D 600 U。

滴剂（胶囊型）：（1）维生素A每粒1800 U、维生素D每粒600 U；（2）维生素A每粒2000 U、维生素D每粒700 U；（3）维生素A每粒1500 U、维生素D每粒500 U。

滴剂：（1）维生素A 9000 U/g、维生素D 3000 U/g；（2）维生素A 1500 U/g、维生素D 500 U/g；（3）维生素A 50 000 U/g、维生素D 5000 U/g；（4）维生素A 5000 U/g、维生素D 500 U/g。

【临床用药指导】

按推荐剂量服用，无不良反应，长期过量服用可产生慢性中毒。其他可参考维生素A和维生素D。

胆维丁乳
Cholecalciferol-cholesterol Emulsion

【商品名或别名】

英康利。

【临床应用】

用于防治佝偻病、骨软化症和婴儿手足抽搐症。

【用法与用量】

口服：

（1）预防用量：每次15 mg（含维生素D₃ 30万U），每3个月1次，但1年总量不超过30 mg。

（2）治疗用量：每次15 mg，每2个月1次，但1年总量不超过60 mg。

【剂型与规格】

口服乳剂：每瓶8 ml（含维生素D₃ 30万U）。

【临床用药指导】

1．不良反应 偶见轻微腹泻，可参考维生素D₃。

2．其他用药注意事项 肾功能不全及维生素D高度敏感者慎用。

维生素 B₁
Vitamin B₁

【商品名或别名】

盐酸硫胺、维生素乙₁、硫胺、硫胺素、Thiamine Hydrochloride、Aneurine、Betalin S。

【临床应用】

主要用于维生素B₁缺乏的预防和治疗，如"脚气病"或Wernicke脑病，以及中枢神经系统损伤周围神经炎，并用作心肌炎、消化不良的辅助治疗，亦可用于高热和甲状腺功能亢进症。

【用法与用量】

1．预防用量 口服：新生儿0.5～1 mg/d，儿童5～10 mg/d，均分3次。

2．治疗用量 肌内注射：新生儿5～10 mg/d。

3．重型脚气病用量 肌内注射：小儿每次10～25 mg，每日3次，症状改善后改口服。

【剂型与规格】

片剂：（1）5 mg；（2）10 mg。

丸剂：（1）5 mg；（2）10 mg。

注射剂：（1）2 ml:50 mg；（2）2 ml:100 mg。

【临床用药指导】

1．不良反应

（1）肌内注射或大剂量静脉注射时，可能发生过敏性休克。

（2）大剂量用药可产生尿酸假阳性反应。

（3）口服不良反应较轻微，偶有头晕、眼花、焦虑不安、恶心等。

2．其他用药注意事项

（1）为防止过敏性休克，肌内注射前须用10倍稀释液做皮肤过敏试验，一般不采用静脉注射。维生素 B_1 产生的过敏性休克可用肾上腺素治疗。

（2）一些碱性药物能够分解维生素 B_1，避免同用；依地酸钠可防止本品分解，阿司匹林可使其分解成水杨酸和醋酸，增加了对胃的刺激性，合用时宜间隔 2～3 小时分服。

（3）治疗 Wernicke 脑病时注射葡萄糖前应先用维生素 B_1。

维生素 B_2
Vitamin B_2

【商品名或别名】

核黄素、维生素乙 $_2$、乳黄素、卵黄素、维生素 G、Lactoflavin、Ovoflavin、Riboflavin、Vitamin G、Vit B_2。

【临床应用】

主要用于防治口角炎、唇干裂、唇炎、舌炎、阴囊炎、角膜血管化、结膜炎、脂溢性皮炎等维生素 B_2 缺乏症；也可用于全胃肠道外营养及因摄入不足所致的营养不良 [3,5]。

【用法与用量】

1．预防用量　口服：儿童3岁以下 0.4～0.8 mg/d，4～6岁 1.1 mg/d，7～10岁 1.2 mg/d，正常饮食均可达到正常需要量。

2．治疗用量　儿童12岁以下，口服：2.5～5 mg/d；12岁及以上，口服：3～10 mg/d，肌内注射：2.5～5 mg/d。

【剂型与规格】

片剂：（1）5 mg；（2）10 mg。

注射剂：（1）1 mg（2 ml）；（2）5 mg（2 ml）；（3）10 mg（2 ml）。

【临床用药指导】

1．不良反应

治疗剂量未见不良反应，在大量服用后尿液成黄色，但无临床意义。

2．其他用药注意事项

（1）本品不宜与甲氧氯普胺合用。

（2）与链霉素、红霉素等抗菌药物合用，能使后者的抗菌活性下降。

（3）在进行光疗或者长期使用吩噻嗪、三环类抗抑郁药、丙磺舒等药物时，需要增加本品用量。

（4）使用本品使荧光测定尿中儿茶酚胺浓度呈假性增高，尿胆原测定呈假阳性，影响诊断。

（5）碱性药物头孢霉素、林可霉素能使其分解，不可配伍。

（6）本品遇光易分解，因此宜在餐时或餐后立即服用。

烟酸
Nicotinic Acid

【商品名或别名】

尼克酸、维生素 B_3、尼古丁酸、抗癞皮病因子、pp 因子、Niacin、Nicosode。

【临床应用】

用于烟酰胺缺乏症的预防和治疗；还具有扩张小血管的作用，缓解血管痉挛，改善局部供血，临床用于治疗头痛、偏头痛、耳鸣、内耳眩晕症等；对于治疗缺血性心脏病、心肌梗死和心绞痛有一定的效果；可与其他血脂调节药合用于降血脂 [3]。

【用法与用量】

1．口服　儿童每次 0.5～1 mg/kg，2～3 次/天。

2．肌内注射、静脉注射或静脉滴注　儿童每次 25～50 mg，1 次/天。

【剂型与规格】

片剂：（1）50 mg；（2）100 mg；（3）250 mg；（4）500 mg；（5）750 mg。

注射剂：（1）20 mg（2 ml）；（2）100 mg（2 ml）；（3）50 mg（5 ml）。

【临床用药指导】

1．不良反应　常见皮肤潮红、瘙痒、胃肠功能紊乱，导致腹泻、头晕、乏力、皮肤干燥、恶心、呕吐、胃痛、视觉障碍等；偶尔大量应用烟酸还可致高血糖、高尿酸、心律失常、肝毒性反应。

2．其他用药注意事项

（1）动脉出血、糖尿病、痛风、肝病、溃疡病等患者慎用或忌用，给药过程中也应注意血糖以及肝功能的监测。

（2）可增强降压药的降压效果，可使纤维蛋白酶失活。

（3）异烟肼能影响其与辅酶的结合，不能合用。

（4）一般在饭后服用。

（参见第11章"心血管系统用药"第六节"血脂调节药"。）

烟酰胺
Nicotinamide

【商品名或别名】

癞皮病维生素、尼克烟胺、维生素 PP、维生素 B_3、Vitamin B_3、Vitamin PP。

【临床应用】

用于防治烟酸缺乏症如糙皮病、口炎、舌炎等，也可用于病毒性心肌炎、风湿性心脏病及少数洋地黄中毒等伴发的心律失常。

【用法与用量】

1. 糙皮症 儿童：口服 15 mg/d，分 3 次；静脉滴注 25 ~ 100 mg/d，1 次 / 天，加于适量的 5% ~ 10% 葡萄糖溶液中。

2. 心脏传导阻滞 儿童静脉滴注 50~80 mg/(kg·d)，1 次 / 天，用 10% 葡萄糖注射液稀释。

【剂型与规格】

片剂：(1) 50 mg；(2) 100 mg。

注射剂：(1) 50 mg（1 ml）；(2) 100 mg（1 ml）。

【临床用药指导】

1. 不良反应

(1) 常见皮肤潮红和瘙痒。

(2) 偶见恶心、上腹部不适、食欲缺乏等，可逐渐适应，自行消失。

(3) 妊娠初期过量服用有致畸的可能。

2. 其他用药注意事项

(1) 与异烟肼有拮抗作用，长期服用异烟肼时应适当补充烟酰胺。

(2) 烟酰胺没有血管扩张作用，高血压患者可以补充异烟肼。

(3) 肌内注射时能引起剧痛，不宜肌内注射[3]。

(4) 动脉出血、糖尿病、青光眼、痛风、高尿酸血症、肝病、溃疡病、低血压患儿慎用。

(5) 应用本品可使荧光测定尿液中儿茶酚胺浓度呈假阳性，尿糖班氏试剂测定呈假阳性，血尿酸水平增高。

维生素 B_6
Vitamin B_6

【商品名或别名】

维生素乙$_6$、盐酸吡哆辛、盐酸吡哆醇、Pyridoxine Hydrochloride、Nestrex、Pyridoxine、Pyridoxal、Vit B_6。

【临床应用】

用于预防和治疗维生素 B_6 缺乏症如黄嘌呤酸尿、铁粒幼细胞贫血、神经系统病变、脂溢性皮炎及唇干裂；防治由异烟肼、肼屈嗪、青霉胺等药物引起的中枢神经兴奋症状和周围神经炎，以及肿瘤放疗、化疗及其他药物引起的呕吐和贫血及白细胞减少；与烟酰胺合用可治疗糙皮症；小剂量维生素 B_6 与左旋多巴合用可抵抗左旋多巴的抗震颤作用。

【用法与用量】

1. 预防用量 口服：儿童每次 1 ~ 2 mg，3 次 / 天，足月儿为 1 mg/d，早产儿为 0.18 mg/（kg·d）。

2. 治疗用量 口服：儿童每次 5 ~ 10 mg，3 次 / 天；注射：每次 25 mg，1 次 / 天。

【剂型与规格】

片剂：10 mg。

注射剂：(1) 25 mg（1 ml）；(2) 50 mg（1 ml）。

乳膏剂：1.2%。

【临床用药指导】

1. 不良反应

(1) 正常剂量下的维生素 B_6 在肾功能正常时一般不产生毒性，长期大量应用可引起头痛、恶心、天冬氨酸转氨酶（AST）升高。

(2) 大剂量静脉注射有可能引起过度镇静。

(3) 可引起尿胆素试验呈假阳性，干扰诊断。

(4) 罕见发生变态反应[5, 7]。

2. 其他用药注意事项

(1) 不宜大剂量的服用，孕妇大剂量服用可导致新生儿产生维生素 B_6 依赖综合征。

(2) 氯霉素、乙硫异烟胺、肼屈嗪、环丝氨酸等免疫抑制药物可增加本品的经肾排泄，可引起贫血或周围神经炎。

复方维生素 B
Compound Vitamin B

【商品名或别名】

复合维生素乙、维乐生、维康福、Beplex、Vit B_{co}。

【临床应用】

主要用于预防和治疗 B 族维生素缺乏所致的各种疾病，如脚气病、糙皮病及食欲缺乏、营养不良等的辅助治疗[1]。

【用法与用量】

儿童：口服，片剂每次 1 ~ 2 片，2 ~ 3 次 / 天；溶液剂每次 2.5 ml，适量稀释；注射剂每次 2 ml，1 次 / 天。

【剂型与规格】

片剂：每片含：维生素 B_1 3 mg、维生素 B_2 1.5 mg、维生素 B_6 0.2 mg、烟酰胺 10 mg、泛酸钙 1 mg、烟酸 20 mg。

注射剂：每瓶中组分为：维生素 B_1 3.1 mg、维生素 B_2 4.9 mg、烟酰胺 40 mg、维生素 B_6 4.9 mg、泛酸钠 16.5 mg、维生素 C 钠 113 mg、生物素 60 μg、叶酸 0.4 mg、维生素 B_{12} 5.0 μg、甘氨酸 300 mg、乙二胺四乙酸二钠 0.5 mg、对羟基苯甲酸甲酯 0.5 mg。

【临床用药指导】

1. 不良反应

(1) 大剂量服用可出现头晕、眼花、腹痛、烦躁、疲倦、食欲缺乏等症状。

(2) 偶见皮肤潮红、瘙痒。

（3）尿液可能呈黄色。

2．其他用药注意事项

（1）应按需要量应用，大剂量服用易出现不良反应。

（2）可干扰某些实验室检查结果。

（3）避免与甲氧氯普胺合用。

呋喃硫胺
Fursultiamine

【商品名或别名】

长效维生素 B_1、Thiamine Tetrahydrofuryl Disulfide。

【临床应用】

主要用于治疗神经系统疾病如神经痛、神经炎、脊髓灰质炎后遗症和药物引起的头昏、链霉素引起的听觉障碍，消除剧烈运动后的疲劳感、手术后的麻痹或感觉障碍等，也可用于小儿遗尿和食欲减退等症状。

【用法与用量】

儿童：口服，每次 12.5 ～ 25 mg，每日 3 次；肌内注射，每次 10 ～ 20 mg，每日 1 次。

【剂型与规格】

片剂：25 mg。

注射剂：2 ml（20 mg）。

【临床用药指导】

1．不良反应　偶有头晕、乏力、恶心，停药后即可消失。注射部位偶有硬块。

2．其他用药注意事项

（1）注射局部偶有硬包块，可通过停药或热敷来缓解症状。

（2）一些碱性药物如碳酸氢钠、枸橼酸钠能使本药分解，注意不能同用[3]。

磷酸腺嘌呤
Adenine Phosphate

【商品名或别名】

维生素 B_4、腺嘌呤、Vitamin B_4。

【临床应用】

用于预防和治疗各种原因引起的白细胞减少症及急性粒细胞减少症。如肿瘤的放射治疗或化疗，以及苯类化合物、抗甲状腺药、氯霉素中毒等引起的白细胞减少症。

【用法与用量】

口服：每次 10 ～ 20 mg，每日 3 次。

【剂型与规格】

片剂：（1）10 mg；（2）25 mg。

【临床用药指导】

1．不良反应　尚不明确。

2．其他用药注意事项

（1）本品需连续使用约 1 个月左右才能显效。

（2）该药为核酸前体，故与肿瘤放疗或化疗并用时应考虑它是否有促进肿瘤发展的可能性。

（3）注射时应缓慢，忌与其他药物混合注射。

维生素 E
Vitamin E

【商品名或别名】

生育酚、Tocopherolum。

【临床应用】

临床上常用于溶血性贫血、进行性肌营养不良症、运动神经性疾病、家族性遗传性失济失调、面肌抽搐、肌萎缩麻痹、紫癜性皮肤病、寒冷性多形红斑、系统性硬皮病、新生儿硬肿症、皮肤角化症、脱毛症、早产儿及脂肪吸收异常所引起的维生素 E 缺乏症等。

【用法与用量】

1．治疗溶血性贫血、新生儿硬肿症　口服，1 次 5 mg，每日 3 次；肌内注射，1 次 5 mg，每日 1 次。但硬肿症小儿往往局部吸收不良。

2．治疗早产儿、人工喂养儿维生素 E 缺乏症　每天需补充维生素 E 15 ～ 25 mg；出生体重低于 1500 g 的早产儿，每日应增加到 25 ～ 50 mg。

3．治疗胆道梗阻、胰腺囊性纤维变性或慢性脂肪吸收不良引起的维生素 E 缺乏症　每日需补充维生素 E 50 ～ 100 mg。

4．预防维生素 E 缺乏症的每日需要量　出生至 3 岁：3 ～ 6 mg；4 ～ 10 岁：7 mg；此需要量在正常膳食中均可提供。由于和脂肪酸结合的维生素 E 抗氧化作用减少，饮食中不饱和脂肪酸摄入较多时，其需要量也应相应增加。一般主张小儿在每消耗 418 kJ 热量补充 0.3 mg 的基础上，按摄入 1 g 亚油酸需另外增加 0.7 mg 计算（一般动物性脂肪含亚油酸 10%，植物性脂肪含亚油酸 30% ～ 50%）。

【剂型与规格】

片剂：（1）5 mg；（2）10 mg。

胶囊：（1）5 mg；（2）10 mg；（3）50 mg；（4）100 mg。

胶丸：100 mg。

注射液：（1）1 ml:5 mg；（2）1 ml:50 mg。

乳剂：每 100 ml 内含维生素 E 1 g。

软膏剂：每 100 ml 内含维生素 E 1 g。

【临床用药指导】

1．用药禁忌　对本药过敏者。

2．药物相互作用

（1）维生素 A 合用可促进维生素 A 的吸收、利用和肝内贮存。

（2）双香豆素及其衍生物合用可导致低凝血酶原血症。

（3）与雌激素长期大量合用，可诱发血栓性静脉炎

（4）降低或影响脂肪吸收的药物（如考来烯胺、新霉素、硫糖铝）合用可干扰本药的吸收。

（5）口服避孕药合用可导致维生素 E 缺乏。

3．不良反应

（1）长期过量服用本药可引起恶心、呕吐、眩晕、头痛、视物模糊、皮肤皲裂、唇炎、口角炎、腹泻、乳腺肿大、乏力。

（2）本药注射液长期大量使用（日剂量 400 ~ 800 mg）可引起视物模糊、乳腺肿大、腹泻、头晕、流感样症状、头痛、恶心、胃痉挛、乏力软弱。大量使用本药注射液可致血清胆固醇及血清三酰甘油浓度升高，偶见凝血酶原时间延长、低血糖。

（3）使用本药乳剂可见皮肤刺激（如烧灼感）、过敏反应（如皮疹、瘙痒）。

4．其他用药注意事项　使用本药乳剂时，如用药部位出现烧灼感、瘙痒、红肿等情况，应停药，并将局部药物洗净。

维生素 K₁
Vitamin K₁

【商品名或别名】

韩都、维他命 K₁。

【临床应用】

1．用于维生素 K 缺乏引起的出血（如梗阻性黄疸、胆瘘、慢性腹泻所致的出血；香豆素类药、水杨酸钠所致的低凝血酶原血症）。

2．用于新生儿出血。

3．用于长期使用广谱抗生素所致的体内维生素 K 缺乏。

【用法与用量】

1．肌内注射　新生儿出生后注射 0.5 ~ 1 mg，8 小时后可重复给药 1 次。

2．皮下注射　参见"肌内注射"项。

【剂型与规格】

注射液：1 ml:10 mg。

片剂：（1）10 mg；（2）5 mg。

【临床用药指导】

1．用药禁忌　严重肝病或肝功能不良者。

2．药物相互作用

（1）水杨酸类药、磺胺类药、奎宁、奎尼丁合用可影响本药的疗效。

（2）口服抗凝药合用可抵消两者作用。

3．不良反应

（1）心血管系统：低血压、心悸、心动过速。

（2）呼吸系统：呼吸困难、呼吸急促、支气管痉挛、喉部水肿、咳嗽、哮喘、憋喘、呼吸抑制。

（3）免疫系统：过敏反应（包括过敏性休克）。

（4）神经系统：晕厥。

（5）肝：新生儿用药后可能引起高胆红素血症、黄疸。

（6）血液：新生儿用药后可能引起溶血性贫血。

（7）皮肤：发绀。静脉注射本药过快可能引起面部潮红、多汗。

（8）其他：过敏样反应、发热、寒战、胸闷。肌内注射可引起局部红肿、疼痛。

4．其他用药注意事项

（1）静脉注射时应缓慢，注射速度不应超过 1 mg/min。

（2）本药遇光快速分解，注射过程中应避光。

（3）本药可能引起严重的不良反应，如过敏性休克，甚至死亡。用药期间应密切观察，一旦出现过敏症状，应立即停药，并给予对症治疗。

（4）本药对肝素引起的出血倾向无效。外伤出血无需使用本药。因维生素 K 依赖因子缺乏而发生严重出血时，短期使用本药通常无法立即生效，可先静脉输注凝血酶原复合物、血浆或新鲜血。

（5）用于纠正口服抗凝药引起的低凝血酶原血症时，应先试用最小有效剂量，通过监测凝血酶原时间（PT）再加以调整；过量的维生素 K 可影响以后的抗凝治疗。

（6）长期用维生素 K 的患者，宜补充维生素 E。

（参见第 12 章"血液及造血系统用药"第一节"促凝血药"。）

复方水溶性维生素
Compound Water-Soluble Vitamin

【商品名或别名】

水溶性多种维生素、水溶性维生素、Sohvita。

【临床应用】

对高热、创伤、烧伤、感染及肿瘤等应激状态下，高分解代谢的患者，术后或其他原因暂时不能进食的患者，或虽能进食但吸收功能差，经胃肠道不能摄入足量营养者均适用；用作静脉营养的一部分，以满足成人和儿童每日对水溶性维生素的生理需要。

【用法与用量】

静脉滴注：体重大于 10 kg 儿童，每日 1 瓶；体重小于 10 kg 儿童，一日 0.1 瓶 / 公斤。

【剂型与规格】

注射粉剂：复方制剂每瓶中组分为：维生素 B₁ 3.1 mg、维生素 B₂ 4.9 mg、烟酰胺 40 mg、维生素 B₆ 4.9 mg、泛酸钠 16.5 mg、维生素 C 钠 113 mg、生物素 60 μg、叶酸 0.4 mg、维生素 B₁₂ 5.0 μg。

【临床用药指导】

1．用药禁忌　对本药任一成分过敏者。

2．药物相互作用

（1）维生素 B₆ 可减弱左旋多巴的作用。

（2）叶酸可降低苯妥英钠的血浆浓度和掩盖恶性贫血的临床表现。

（3）维生素 B_{12} 可干扰大剂量羟钴胺治疗某些神经疾病的疗效。

3．不良反应 过敏反应。

4．其他用药注意事项

（1）本药加入葡萄糖注射液中进行输注时，应注意避光。

（2）8～10℃避光保存。

维生素 C
Vitamin C

【商品名或别名】

抗坏血酸、丙种维生素、维生素丙、维他命 C、Ascorbic Acid。

【临床应用】

1．用于防治坏血病，亦用于多种急慢性传染性疾病、紫癜等的辅助治疗。

2．用于治疗慢性铁中毒（本药可促进去铁胺对铁的螯合，使铁排出加速）。

3．用于治疗特发性高铁血红蛋白血症。

4．用于维生素 C 的补充

（1）接受慢性血液透析、胃肠道疾病（长期腹泻、胃或回肠切除术后）、结核病、癌症、溃疡病、甲状腺功能亢进、发热、感染、创伤、烧伤、手术患者。

（2）严格控制或选择饮食、接受肠道外营养、营养不良所致体重骤降的患者。

（3）妊娠期妇女及哺乳期妇女。

（4）使用巴比妥类、四环素类、水杨酸类药物的患者，或以维生素 C 作为泌尿系统酸化剂时。

5．大剂量静脉注射本药用于克山病，心源性休克时抢救。

【用法与用量】

1．预防剂量 早产儿：口服每次 25 mg，每 12 小时一次，肌内注射或静脉注射每次 50 mg，1 次 / 天。足月儿：口服每次 50 mg，每 12 小时一次，肌内注射或静脉注射 100 mg，1 次 / 天。小儿：口服每次 25～50 mg，3 次 / 天。

2．治疗剂量 小儿：口服每日 100～200 mg，3 次 / 天；肌内注射或静脉注射每日 100～300 mg，分次注射。成人：口服每日 100～300 mg，每日 3 次；肌内注射或静脉注射每次 100～250 mg，1～3 次 / 天。

【剂型与规格】

1．片剂：（1）25 mg；（2）50 mg；（3）100 mg。

2．颗粒：100 mg。

3．泡腾颗粒：200 mg。

4．丸剂：（1）50 mg；（2）100 mg。

5．维生素 C 钙胶囊：（1）120 mg（相当于维生素 C 100 mg）；（2）426 mg（相当于维生素 C 350 mg）。

6．维生素 C 钠胶囊：每粒含维生素 C 钠 112 mg。

7．粉针剂：（1）125 mg；（2）250 mg；（3）500 mg；（4）1000 mg；（5）2000 mg；（6）2500 mg。

8．注射液：（1）2 ml:100 mg；（2）2 ml:250 mg；（3）2 ml:500 mg；（4）2 ml:1000 mg；（5）2.5 ml:1000 mg；（6）5 ml:500 mg；（7）5 ml:1000 mg；（8）10 ml:1000 mg；（9）20 ml:2500 mg。

【临床用药指导】

1．用药禁忌

（1）对本药过敏者。

（2）半胱氨酸尿症、高草酸盐尿症、草酸盐沉积症、尿酸盐性肾结石、痛风、葡萄糖 -6- 磷酸脱氢酶缺乏症、血色病、镰状红细胞贫血患者慎用。

2．药物相互作用

（1）巴比妥类、扑米酮、水杨酸类药合用可致本药的排泄量增加。

（2）纤维素磷酸钠可促使本药代谢为草酸盐。

（3）大剂量本药可干扰抗凝药的抗凝效果。

（4）长期或大量使用本药，可干扰双硫仑对乙醇的作用。

3．不良反应

（1）心血管系统：心悸。

（2）代谢 / 内分泌系统：长期大量（如一日 2～3 g）用药，停药后可见坏血病。

（3）呼吸系统：呼吸困难。

（4）泌尿生殖系统：尿频。大量用药可见尿中草酸盐、半胱氨酸盐、尿酸盐浓度升高。长期大量用药，可见草酸盐、半胱氨酸盐或尿酸盐结石。

（5）免疫系统：过敏性休克、过敏样反应。

（6）神经系统：抽搐、麻木。快速静脉注射本药可见头痛、头晕、晕厥。

（7）肝：大量用药可见血清胆红素水平下降。

（8）胃肠道：过多使用本药咀嚼片，可损坏牙釉质。大量应用可引起腹泻、恶心、呕吐、胃痉挛。

（9）皮肤：发红、瘙痒、皮疹。

（10）其他：局部反应（如静脉炎、注射部位反应）、寒战、发热、高热、疼痛、胸闷。

4．其他用药注意事项

（1）静脉注射时应缓慢，注射速度不应超过 1 mg/min。

（2）本药遇光快速分解，注射过程中应避光。

（3）本药可能引起严重的不良反应，如过敏性休克，甚至死亡。用药期间应密切观察，一旦出现过敏症状，应立即停药，并给予对症治疗。

（4）长期大量给药的患者如突然停药，可能出现坏血病症状，故应逐渐减量至停药。

（5）应用本品期间可致以下诊断性检验出现误差：①大便隐血假阳性；②尿糖、葡萄糖试验假阳性；③尿中草酸盐、尿酸盐、半胱氨酸浓度升高；④血清胆红素浓度下降；⑤尿液 pH 下降。

（6）本药对下列病症的作用尚未被证实：动脉硬化、血管栓塞、骨折、牙龈炎、龋齿、视网膜出血、贫血、出血、血尿、痤疮、化脓、花粉症、感冒、药物中毒、结核、痢疾、衰老、不育症、抑郁症、结缔组织病、溃疡病（包括皮肤溃疡）、预防或治疗癌症等。

12 种复合维生素
12 Vitamins

【临床应用】

用于经胃肠道营养摄取不足者静脉补充维生素。

【用法与用量】

静脉给药：11 岁以上儿童一次 1 支，一日 1 次。

【剂型与规格】

注射剂：每瓶含：维生素 A 棕榈酸酯 3500 U、胆骨化醇（维生素 D_3）220 U、消旋 α- 生育酚（维生素 E）10.2 mg、抗坏血酸（维生素 C）125 mg、四水合辅羧酶（维生素 B_1）5.8 mg、核黄素磷酸钠（维生素 B_2）5.67 mg、维生素 B_6 5.5 mg、维生素 B_{12} 6 μg、叶酸 414 μg、右泛醇 16.15 mg、生物素 69 μg、烟酰胺 46 mg。

【临床用药指导】

1．用药禁忌 对本药任一成分过敏，尤其对维生素 B_1 过敏者。

2．药物相互作用

（1）维生素 B_6 可减弱左旋多巴的药理活性。

（2）抗癫痫药（如苯巴比妥、苯妥英钠、扑米酮）合用可降低抗癫痫药的血药浓度。

3．不良反应

（1）免疫系统：本药含有维生素 B_1，过敏体质者可能发生过敏反应。

（2）肝：血清丙氨酸转氨酶升高（见于活动性炎症性小肠结肠炎患者）。

（3）皮肤：对烟酰胺敏感者可能出现面红、瘙痒、皮肤烧灼感。

4．其他用药注意事项

（1）11 岁以下儿童禁用本药。

（2）活动性炎症性小肠结肠炎患者，应监测转氨酶水平。

（3）肾功能损伤者，应监测脂溶性维生素水平。

第六节 微量元素与矿物质

硫酸锌
Zinc Sulfate

【商品名或别名】

凯达。

【临床应用】

营养补充剂，铜吸收抑制剂，用于锌缺乏引起的食欲缺乏、异食癖、贫血、生长发育迟缓；也可用于痤疮、结膜炎、口疮。

【用法与用量】

生理需要量（元素锌）：1 ～ 6 月龄每日 3 mg，7 ～ 12 月龄每日约 5 mg，1 ～ 10 岁每日 10 mg，大于 11 岁每日 15 mg。1 g 硫酸锌含元素锌 227 mg。

1．治疗小儿缺锌症 每日 5 mg/kg，分 3 次服，一般连服 3 ～ 5 个月。

2．治疗口腔溃疡 每日 4 ～ 6 mg/kg，分 3 次服。

【剂型与规格】

1．片剂：（1）25 mg；（2）100 mg。

2．糖浆剂：0.2%。

3．口服溶液：（1）0.2%；（2）1%（含锌量 0.23%）。

4．颗粒剂：5 g:20 mg。

【临床用药指导】

1．用药禁忌

（1）对本药过敏者。

（2）消化性溃疡患者。

2．药物相互作用 青霉胺、四环素类药合用可减弱以上药物的作用。

3．不良反应

（1）胃肠道：胃肠道刺激（如恶心、呕吐、便秘）、胃肠道出血、肠穿孔。服用 0.2 ～ 2 g 可催吐。

（2）皮肤：皮疹。

4．其他用药注意事项

（1）本药不得与牛奶同服。

（2）本药不得与铝盐、钙盐、碳酸盐、鞣酸同时使用。

（3）本药宜餐后服用，以减少胃肠道刺激。

葡萄糖酸锌
Zinc Gluconate

【商品名或别名】

辅仁、屏安、伊加欣。

【临床应用】

1. 用于治疗缺锌引起的营养不良、厌食症、异食癖、口腔溃疡、痤疮、儿童生长发育迟缓等。

2. 用于缩短感冒病程和减轻感冒症状。

【用法与用量】

口服给药：12 岁以上儿童每次 15 ~ 25 mg（以锌计），每日 1 次。12 岁以下儿童用量如下：

1. 片剂（用量以锌计）

（1）规格为 35 mg（相当于锌 5 mg）：1 ~ 3 岁（体重 10 ~ 15 kg），一日 5 ~ 75 mg；4 ~ 6 岁（体重 16 ~ 21 kg），一日 7.5 ~ 10 mg；7 ~ 9 岁（体重 22 ~ 27 kg），一日 10 ~ 12.5 mg；10 ~ 12 岁（体重 28 ~ 32 kg），一日 12.5 ~ 15 mg；可分次服用。

（2）规格为 70 mg（相当于锌 10 mg）：1 ~ 6 岁（体重 10 ~ 21 kg），一日 5 mg；7 ~ 9 岁（体重 22 ~ 27 kg），一日 10 mg；10 ~ 12 岁（体重 28 ~ 32 kg），一日 15 mg；可分次服用。

2. 咀嚼片（用量以锌计） 1 ~ 3 岁（体重 10 ~ 15 kg），一日 5 ~ 7.5 mg；4 ~ 6 岁（体重 16 ~ 21 kg），一日 7.5 ~ 10 mg；7 ~ 9 岁（体重 22 ~ 27 kg），一日 10 ~ 12.5 mg；10 ~ 12 岁（体重 28 ~ 32 kg），一日 12.5 ~ 15 mg；可分次服用。

3. 颗粒（用量以锌计） 1 ~ 6 岁（体重 10 ~ 21 kg），一日 5 mg；7 ~ 9 岁（体重 22 ~ 27 kg），一日 10 mg；10 ~ 12 岁（体重 28 ~ 32 kg），一日 15 mg；可分次服用。

4. 口服溶液

（1）规格为 0.35%（以锌计 0.05%）：1 ~ 3 岁（体重 10 ~ 15 kg），一日 10 ~ 15 ml；4 ~ 6 岁（体重 16 ~ 21 kg），一日 15 ~ 20 ml；7 ~ 9 岁（体重 22 ~ 27 kg），一日 20 ~ 25 ml；10 ~ 12 岁（体重 28 ~ 32 kg），一日 25 ~ 30 ml；可分次服用。

（2）规格为 0.5%（以锌计 0.07%）：1 ~ 3 岁（体重 10 ~ 15 kg），一日 5 ~ 7.5 ml；4 ~ 6 岁（体重 16 ~ 21 kg），一日 7.5 ~ 10 ml；7 ~ 9 岁（体重 22 ~ 27 kg），一日 10 ~ 12.5ml；10 ~ 12 岁（体重 28 ~ 32 kg），一日 12.5 ~ 15ml；可分次服用。

5. 糖浆 1 ~ 3 岁（体重 10 ~ 15 kg），一次 10 ml；4 ~ 6 岁（体重 16 ~ 21 kg），一次 20 ml；7 ~ 9 岁（体重 22 ~ 27 kg），一次 30 ml；10 ~ 12 岁（体重 28 ~ 32 kg），一次 40 ml；一日 2 次。

【剂型与规格】

1. 片剂：(1) 35 mg（相当于锌 5 mg）；(2) 70 mg（相当于锌 10 mg）；(3) 174 mg（相当于锌 25 mg）。

2. 咀嚼片：35 mg（相当于锌 5 mg）。

3. 胶囊：174 mg（相当于锌 25 mg）。

4. 颗粒：70 mg（相当于锌 10 mg）。

5. 口服溶液：(1) 0.35%（以锌计 0.05%）。(2) 0.5%（以锌计 0.07%）。

6. 糖浆：100 ml:350 mg（相当于锌 50 mg）。

7. 喷鼻剂：每喷含葡萄糖酸锌 2 mg。

【临床用药指导】

1. 用药禁忌 对本药过敏者。

2. 药物相互作用 本药可减弱青霉胺、四环素类药的作用。

3. 不良反应

（1）呼吸系统：鼻黏膜有破损或初次使用本药喷鼻剂者，可出现鼻黏膜疼痛或有灼热感。

（2）胃肠道：恶心、呕吐、便秘。

4. 其他用药注意事项

（1）儿童因鼻黏膜较稚嫩和敏感，使用本药喷鼻剂后易产生鼻腔局部的不适感，应减少给药次数。

（2）本药宜餐后服用，以减少胃肠刺激。

（3）本药勿与铝盐、钙盐、碳酸盐、鞣酸等同时使用。

（4）本药勿与牛奶同服。

（5）本药喷鼻剂仅供鼻腔使用，如不慎入眼，应立即用水冲洗。

多种微量元素（Ⅰ）
Multi-Trace Elements（Ⅰ）

【临床应用】

用于治疗或支持婴幼儿、小儿对微量元素的基本需要。

【用法与用量】

静脉滴注：推荐剂量为一日 1 ml/kg，最大日剂量为 15 ml。

【剂型与规格】

本药注射液每 10 ml 含：氯化锌（$ZnCl_2$）5.21 mg、氯化铜（$CuCl_2 \cdot 2H_2O$）537 μg、氯化锰（$MnCl_2 \cdot 4H_2O$）36 μg、亚硒酸钠（$Na_2SeO_3 \cdot 5H_2O$）66.6 μg、氟化钠（NaF）1.26 mg、碘化钾（KI）13.1 μg。

【临床用药指导】

1. 用药禁忌 急性或活动性消化性溃疡患者。

2. 药物相互作用 锌剂与青霉胺合用可使青霉胺作用降低。

3. 不良反应 推荐剂量未见有关本药不良反应的报道。

4．其他用药注意事项

（1）本药注射液不可直接静脉滴注，稀释后的混合液须缓慢滴注，滴注时间不得少于 8 小时。

（2）用药前后及用药时应当检查或监测

① 胆汁分泌减少（尤其胆汁淤积）和泌尿功能显著降低患者使用本药时应密切监测其生化指标。

② 微量元素损失严重或长期进行静脉营养的患者应进行生化指标的监测以确定所提供的微量元素满足需要。

碘酸钾
Potassium Iodate

【商品名或别名】

金碘、Kalil Iodas、King-I。

【临床应用】

用于预防地方性甲状腺肿、地方性克汀病等。

【用法与用量】

（1）4 岁以上儿童：一次 0.3 ～ 0.4 mg，一日 1 次。

（2）4 岁以下儿童：片剂，一次 0.15 ～ 0.2 mg，一日 1 次。

【剂型与规格】

片剂：(1) 0.3 mg（含碘 177.9 μg）；(2) 0.4 mg（含碘 237.2 μg）。

颗粒：0.15 mg（含碘 88.95 μg）。

【临床用药指导】

1．用药禁忌

（1）对碘过敏者。

（2）甲状腺功能亢进者。

2．药物相互作用　钙、氟、镁剂合用可抑制本药的吸收（碘缺乏时，该抑制作用更显著）。

3．不良反应

（1）胃肠道：极个别患者空腹服用后可出现上腹部不适。

（2）过敏反应：偶见过敏反应，如血管神经性水肿（肢体、颜面、口唇、喉头等）、皮肤红斑、发热等。

4．其他用药注意事项

（1）由于机体储碘的能力有限，因此需逐日按生理需要量补碘。使用本药时应同时考虑其他方式碘的摄入量（如膳食）。

（2）用药前后及用药时应当检查或监测。

（3）长期补碘应定期测定尿碘。

硫酸镁
Magnesium Sulfate

【商品名或别名】

济美、苦盐、Epsonite。

【临床应用】

1．作为抗惊厥药，用于妊娠高血压，以降低血压，治疗先兆子痫及子痫。

2．用于急性便秘、食物或药物中毒时清洗肠道。

3．用于肠内异常发酵引起的下腹膨胀，还可与驱虫药合用。

4．作为利胆解痉挛药，用于十二指肠引流及胆绞痛等。

【用法与用量】

1．主要用于小儿惊厥，每次 0.25 mmol/kg 或 20 ～ 40 mg/kg，将 25% 硫酸镁溶于 5% 葡萄糖注射液中，配制成 20% 注射液肌内注射，并严密观察生命体征。应慎用，不作为首选药物。

2．全静脉内营养，按每日 0.125 ～ 0.25 mmol/kg 镁计算补给。

3．口服给药　一次 1 ～ 5 g，宜早晨空腹服用，并大量饮水。

【剂型与规格】

粉针剂：2.5 g。

注射液：(1) 10 ml:1 g；(2) 10 ml:2.5 g。

硫酸镁葡萄糖注射液：(1) 100 ml（硫酸镁 1 g、葡萄糖 5 g）；(2) 100 ml（硫酸镁 2.5 g、葡萄糖 5 g）；(3) 250 ml（硫酸镁 2.5 g、葡萄糖 12.5 g）。

硫酸镁散剂：50 g。

【临床用药指导】

1．用药禁忌

（1）心肌损害、心脏传导阻滞者禁用本药注射剂。

（2）肠道出血患者禁用本药导泻。

（3）急腹症患者禁用本药导泻。

（4）妇女经期及妊娠期禁用本药导泻。

（5）哺乳期妇女。

2．药物相互作用

（1）β- 肾上腺素受体激动药（如利托君）：结果：保胎治疗时，本药与以上药物同时使用，易引起心血管系统不良反应。处理：进行保胎治疗时不宜合用。

（2）中枢神经系统抑制药（如巴比妥类药、麻醉药、镇静药）：结果：镁剂可增强以上药物的中枢抑制作用。处理：合用时应谨慎调整剂量。钙可拮抗镁剂产生的中枢抑制作用。

（3）洋地黄类药：结果：接受洋地黄类药治疗的患者，如给予钙剂治疗镁中毒，则可能发生导致心传导阻滞的严重心传导变化。处理：接受洋地黄类药治疗的患者慎用本药。

3．不良反应

（1）心血管系统：静脉给药可见低血压。

（2）代谢 / 内分泌系统：血钙降低、低钙血症。

（3）呼吸系统：妊娠期妇女可见肺水肿。

（4）胃肠道：连续使用可见便秘、麻痹性肠梗阻。

（5）皮肤：皮疹。

（6）其他：导泻时服用浓度过高，药物可从组织内吸收大量水分而导致脱水；静脉注射时可见潮红、多汗、口干、休克；快速静脉注射时可见恶心、呕吐、心悸、头晕、眼球震颤，减慢注射速度症状可消失。

4．其他用药注意事项

（1）静脉给药治疗子痫应限用于立即控制危及生命的抽搐。控制抽搐理想的血清镁浓度为 6 mg/100 ml。

（2）中枢抑制药中毒需导泻时，应避免使用本药，改用硫酸钠。

（3）排便反射性减弱引起腹胀时，应禁用本药导泻，以免突然增加肠内容物而无法排便，加剧腹胀不适。

（参见第10章"消化系统用药"第五节"泻药"。）

参考文献

[1] 中华预防医学会儿童保健分会. 中国儿童钙营养专家共识（2019年版）. 中国妇幼健康研究，2019，30（3）：262-269.

[2] 中华预防医学会儿童保健分会. 婴幼儿喂养与营养指南. 中国妇幼健康研究，2019，30（4）：392-417.

[3] 危重症儿童营养评估及支持治疗指南（中国）工作组. 危重症儿童营养评估及支持治疗指南（2018，中国，标准版）. 中国循证儿科杂志，2018，13（1）：1-29.

[4] 中华医学会. 维生素矿物质补充剂改善儿童健康成长的应用：专家共识. 中华临床营养杂志，2014，22（2）：127-130.

（谢 栋 舒向荣 翟光喜 何淑旺）

第一节　烷　化　剂

环磷酰胺
Cyclophosphamide

【商品名或别名】

环磷氮芥、癌得星、Cytoxan、Endoxan、CTX。

【临床应用】

对恶性淋巴瘤、急性白血病、神经母细胞瘤、视网膜母细胞瘤、恶性畸胎瘤及尤文肉瘤有显著疗效。对肺癌疗效较好。对卵巢癌、胸腺及睾丸肿瘤有一定疗效。肉瘤的术后化疗可提高远期生存率。此药亦可用于流行性出血热、肾移植等[1,5]。

【用法与用量】

1．小剂量给药法　口服，每日 2 ~ 6 mg/kg，连服 4 周，多与其他化疗药联合用。

2．一般给药法　口服，每日 75 ~ 100 mg/m²，连服 4 周，多单一用药，用于维持治疗。

3．大剂量给药法　每次 800 ~ 1200 mg/m²，每 2 周 1 次；或每次 400 ~ 600 mg/m²，每周 1 次，用于急性淋巴细胞白血病或恶性淋巴瘤及其他实体瘤诱导或强化治疗。

【剂型与规格】

注射用环磷酰胺：（1）1000 mg；（2）800 mg；（3）500 mg；（4）100 mg；（5）200 mg；（6）5 mg。

环磷酰胺片：50 mg。

【临床用药指导】

1．用药时间及要求　口服环磷酰胺一般空腹给予。如发生胃部不适，可分次或与食物一起给予。

2．用药禁忌

（1）对环磷酰胺及其代谢产物过敏的患者。

（2）严重的骨髓功能损害。

（3）膀胱炎症。

（4）尿路梗阻。

（5）急性感染。

3．药物相互作用

（1）本品和别嘌醇合用，有可能加重对骨髓抑制的毒性。

（2）与苯二氮䓬类药物合用，可能使肝酶受诱导，使本品的代谢产物增多，而致毒性加强。

（3）氯霉素可以抑制本品转化为有治疗作用的代谢产物，因此降低本品的作用。

（4）氨苯砜可能减少本品的活性。

（5）多柔比星及放射治疗均可促使本品对心肌和膀胱的毒性加强。

（6）吗啡或哌替啶可使本品毒性增加。

（7）本品可增加血清尿酸水平，与抗痛风药（如秋水仙碱）同用，应调整抗痛风药的剂量，以控制高尿酸血症和痛风疾病。

（8）环磷酰胺可抑制胆碱酯酶而延缓可卡因的代谢，因此延长可卡因的作用并增强毒性。

（9）环磷酰胺可降低血浆中假胆碱酯酶的浓度，因此加强琥珀胆碱的神经肌肉阻滞作用，可使呼吸暂停延长。

（10）巴比妥类可增强本品作用，肾上腺皮质激素能减弱本品的作用。

（11）与氯丙嗪、异丙嗪合用，可减轻胃肠道反应。

（12）与阿糖胞苷合用，能相互增强毒性。

4．不良反应

（1）消化道反应：有口腔炎、恶心、腹痛等，偶有胃黏膜溃疡出血。

（2）骨髓抑制：程度与剂量成正比，主要表现为白细胞减少，对血小板影响较小，一般较易恢复。

（3）泌尿道症状：代谢产物在膀胱内浓集，可致中毒性膀胱炎，引起尿频、尿急、血尿，甚至排尿困难，多见于儿童。静脉一次大剂量应用可引起肾损害，口服或静脉注射巯基乙基磺酸钠可防止。

（4）有心脏毒性，可出现急性心力衰竭而致死，多发生于首次给药 15 天以内。

（5）长期应用，可能影响成年后的生育力。

（6）皮肤症状：常致脱发，一般用药 3 ～ 4 周出现，停药后 2 ～ 3 周可再生。偶见皮肤色素沉着及过敏性皮炎。

（7）偶见影响肝功能致黄疸，凝血酶原减少。

（8）其他：少数患者有头晕、不安、幻视等。

5．其他用药注意事项

（1）用药期间应严格检查血象，明显恶病质患者禁用，肝病患者慎用。

（2）用药期间多饮水，便于利尿排毒。

异环磷酰胺
Ifosfamide

【商品名或别名】

和乐生、IFO、Iphosphamide。

【临床应用】

适用于睾丸癌、卵巢癌、乳腺癌、肉瘤、恶性淋巴瘤和肺癌等。

【用法与用量】

1．单药治疗　每日 1.2 ～ 2.5 g/m^2，静脉给药，连续 5 天为 1 疗程。

2．联合用药　每日 1.2 ～ 2.0 g/m^2，静脉给药，连续 5 天为 1 疗程。每 1 疗程间隔 3 ～ 4 周。给异环磷酰胺的同时及其后第 4 和第 8 小时，将美司钠 400 mg 溶于生理盐水 10 ml 中，静脉推注（美司钠的剂量为异环磷酰胺的 20%）。

【剂型与规格】

注射用异环磷酰胺：（1）0.5 g；（2）1.0 g。

【临床用药指导】

1．用药禁忌　对本品过敏者、严重骨髓抑制患者、双侧输尿管阻塞者禁用。

2．药物相互作用

（1）先前应用顺铂者，可能加重本药的神经毒性、血液毒性以及肾毒性。

（2）本品应与泌尿系统保护剂美司钠合用，同时应水化利尿。本品和降糖药（磺脲类）合用，可增强降糖作用。

（3）本品和降糖药（磺脲类）合用，可增强降糖作用。

（4）本品和别嘌醇合用，加重骨髓抑制。

（5）在应用本品期间，不可用对中枢神经系统有抑制作用的药物如镇静剂、麻醉剂、止痛剂和抗组胺药。

3．不良反应

（1）骨髓抑制为主要毒性，表现为轻中度白细胞减少和血小板减少，给药后 7 ～ 14 天为最低，大多可在第 21 天恢复正常。

（2）代谢产物可引起出血性膀胱炎，表现为排尿困难、尿频和尿痛，可在给药后几小时或几周内出现，通常停药几天内消失。若给予保护药美司钠，分次给药和适当水化可减少不良反应 的发生率。

（3）中枢神经毒性，与剂量有相关性，通常表现为焦虑不安、神情慌乱、幻觉和乏力等，少见晕厥、癫痫样发作甚至昏迷。

（4）其他不良反应包括脱发、恶心和呕吐等。

（5）长期应用可产生免疫抑制、垂体功能低下和继发性肿瘤。

4．其他用药注意事项　低蛋白血症、肝肾功能不全、骨髓抑制患者应慎用。用药期间应定期检查白细胞、血小板计数和肝肾功能。

甘磷酰芥
Glyciphosphoramide

【商品名或别名】

Glyfosfine。

【临床应用】

适用于恶性淋巴瘤，特别是对非霍奇金淋巴瘤有明显的疗效。对小细胞肺癌有较好的疗效，可作二线药物使用。对睾丸胚胎癌、鼻咽癌和急、慢性白血病也有效。

【用法与用量】

1．口服　每日 20 mg/kg；分为 2 次服用，每周用药 4 天，停药 3 天，总量 20 g 左右为 1 疗程。或每次 0.5 g，1 日 2 次，连续服用，总量 15 g 左右为 1 疗程。

2．外用　20% 甘磷酰芥二甲亚砜溶液局部外用，每日 2 次，连用 20 ～ 30 日 [1, 5]。

【剂型与规格】

甘磷酰芥片：（1）100 mg；（2）250 mg。

【临床用药指导】

1．用药禁忌

（1）凡有严重骨髓抑制、感染者禁用。

（2）对本品过敏者禁用。

2．不良反应

（1）骨髓抑制是主要的毒性，一般用量达 10 g 以上者可出现明显的骨髓抑制，尤以对白细胞和血小板的影响为大。

（2）胃肠道反应有食欲减退、恶心，少数患者有呕吐、腹泻、腹胀等。

（3）个别患者有单项转氨酶升高现象。

（4）少数患者有头晕、乏力及色素沉着。

（5）烷化剂有致突变或致畸胎作用，可造成胎儿死亡及先天畸形。

3．其他用药注意事项

（1）甘磷酰芥吸收缓慢，体内潴留时间较长，排泄较慢。

（2）用药期间应密切随访血常规及血小板，由于骨髓抑制多在用药后期发生，故停药后也应密切观察血象变化。

苯丁酸氮芥
Chlorambucil

【商品名或别名】

瘤可宁、Leukeran、CLB。

【临床应用】

对慢性淋巴细胞白血病有良好疗效，缓解率在 60% 以上。为治疗慢性淋巴细胞白血病的首选药物之一。对淋巴肉瘤、霍奇金病有较好的疗效，有效率可达 70%。对卵巢癌、颅内胶质瘤、非霍奇金病、网状细胞肉瘤有一定疗效[1,3]。

【用法与用量】

口服，每日 0.1 ～ 0.2 mg/kg 或 2.5 ～ 7.5 mg/m²，维持量每日 0.03 ～ 0.1 mg/kg，每疗程 5 ～ 10 mg/kg。本品显效缓慢，于 3 ～ 6 周内见效，见效或出现骨髓抑制时应改为维持量。

【剂型与规格】

苯丁酸氮芥片：2 mg。

【临床用药指导】

1．用药禁忌 骨髓抑制、有痛风病史、感染或泌尿系结石史者慎用。

2．药物相互作用

（1）与其他骨髓抑制药同时应用可增加疗效，但必须适当调节剂量。

（2）使用本品期间应用活疫苗，可增加感染的风险。

3．不良反应

（1）骨髓抑制主要表现为淋巴细胞减少，对粒细胞和血小板抑制较轻，对红细胞影响很小。但大剂量连续应用时，可出现全血细胞下降，严重时可见不可逆骨髓损害。

（2）恶心、呕吐，偶见肝功能损害。

（3）对中枢神经系统的毒性有报告，但少见，多见于儿童用药过量。

（4）大剂量长期用药，也可发生肺泡发育不良及纤维化。

（5）致癌作用，在慢性类风湿关节炎的儿童中，易发生白血病。

（6）青春期长期应用可引起精子形成障碍[1]。

4．其他用药注意事项

（1）用药期间须定期检查白细胞计数及分类、血小板计数，定期做肾功能检查、肝功能检查和测定血清尿酸水平。为防止用药期间出现尿酸性肾病或高尿酸血症，

必要时可采用大量补液、碱化尿液、或给予别嘌醇。

（2）间歇给药比每日小剂量长期服用对骨髓毒性较小，前者用药方式在两疗程间可使骨髓恢复。如白细胞，特别是粒细胞突然减少，应减少剂量。在治疗 3 周后才能在临床上看到疗效，不应在 4 周内因未见明显改善而停止治疗。

卡莫司汀
Carmustine

【商品名或别名】

卡氮芥、氯乙亚硝脲、BCNU。

【临床应用】

对霍奇金病、颅内胶质瘤、急性白血病疗效较好。对脑原发性及转移性肿瘤有缓解作用。与其他药合用，对胃肠道肿瘤、肺癌、睾丸肿瘤等有一定疗效。

【用法与用量】

静脉滴注：每日 1 次，每次 2.5 mg/kg，每疗程 3 ～ 4 次，间隔 4 ～ 6 周。使用时与生理盐水或 5% 葡萄糖 150 ～ 250 ml 混合，于 1 ～ 2 小时内静脉滴注完。也可按 75 ～ 100 mg/m²，连用 2 日，或 200 mg/m² 一次静脉滴注。维持量为每次 1 ～ 2 mg/kg，4 ～ 6 周 1 次[1,3]。

【剂型与规格】

卡莫司汀注射液：2 ml：125 mg。

【临床用药指导】

1．用药禁忌 骨髓抑制、感染、肝肾功能异常、接受过放射治疗或抗癌治疗的患者、有白细胞低下病史者慎用。

2．药物相互作用

（1）以本品组成联合化疗方案时，应避免合用有严重降低白细胞和血小板作用、或产生呕吐反应的抗癌药。

（2）苯巴比妥可降低本品的抗癌活性，两药合用应注意。

（3）本品和西咪替丁或氯霉素合用能加重骨髓抑制作用，且可加重中性粒细胞和血小板数的下降。

（4）可抑制身体免疫机制，使疫苗接种不能激发自身产生抗体，故化疗结束后 3 个月内不宜接种活疫苗。

3．不良反应

（1）骨髓抑制：表现为白细胞减少，严重时会引起血小板减少，通常在给药 3 ～ 5 周发生，持续 1 ～ 3 周，缓解较其他烷化剂慢。

（2）胃肠道反应：严重的恶心、呕吐，通常在用药 2 小时开始，持续 4 ～ 6 小时，可在用药前给予止吐药预防。

（3）注射部位及肢体立即出现烧灼感。

（4）本品有继发白血病的报告。可抑制睾丸和卵

巢功能，引起闭经或精子缺乏。

（5）其他：包括肝、肾功能障碍，可对诊断产生干扰，一般发生在大剂量给药时，有报告可发生黄疸和肝性脑病，长期用药可出现肺纤维化，以及咳嗽、呼吸困难或呼吸衰竭。

4．其他用药注意事项

（1）缓慢滴注，以防止局部疼痛。

（2）对热极不稳定，极易分解，应置于5℃冰箱保存，运送时需装入冰盒中。

（3）应避免与皮肤、眼睛接触，以免引起炎症。

（4）有致畸作用。

（5）用药期间注意检查血常规、血小板、肝肾功能、肺功能。预防感染，注意口腔卫生。有感染的患者应先治疗感染。有延迟骨髓抑制作用，两次给药间歇不宜短于6周。

洛莫司汀
Lomustine

【商品名或别名】

罗氮芥、环己亚硝脲、CCNU。

【临床应用】

治疗脑瘤，原发性和转移性脑瘤均有效。对淋巴瘤、多发性骨髓瘤、肺癌、黑色素瘤、乳腺癌、急性白血病脑转移均有效。能迅速进入脑组织，并能较长时间维持有效浓度，故疗效快而持久。

【用法与用量】

每次100～130 mg/m²，间隔6～8周，以3次为一疗程，或每次75 mg/m²，每3～4周一次。如出现迟发性骨髓抑制，可适当减量。

【剂型与规格】

洛莫司汀胶囊：（1）40 mg；（2）100 mg。

【临床用药指导】

1．用药禁忌　有肝功能损害、白细胞低于$4×10^9$/L、血小板低于$80×10^9$/L者禁用。合并感染时应先治疗感染。

2．药物相互作用

（1）应用时尽量避免使用能引起骨髓抑制及胃肠道反应较重的药物，以减少毒性反应。

（2）与茶碱合用有出现血小板功能紊乱和骨髓毒性的可能性。

（3）与西咪替丁合用可能加重骨髓抑制。

3．不良反应

（1）骨髓抑制：为迟发性及潜在的蓄积性抑制，是剂量限制性毒性，血小板减少在26～34天达最低点，持续6～10天，白细胞减少在41～46天达到最低点，持续9～14天。

（2）胃肠道反应：主要表现为恶心、呕吐，偶见肝损害、胃肠道出血。

（3）神经系统毒性：偶见神经错乱、嗜睡及共济失调。

（4）偶见全身皮疹、口炎、脱发。有报道曾引起小脑出血、合并感染及肝性脑病致死。

（5）有抑制睾丸或卵巢功能，引起闭经或精子缺乏。

（6）本品可能引起突变和致畸作用。

4．其他用药注意事项

（1）用药期间应定期查血象、肝功能、肾功能。

（2）有感染、化疗、放疗史、肾功能不全和骨髓抑制等患者慎用；有溃疡病或食管静脉曲张者慎用。

（3）于-20℃保存，运送时需用冰盒。

司莫司汀
Semustine

【商品名或别名】

甲环亚硝脲、Me- CCNU、methylCCNU。

【临床应用】

用于黑色素瘤、脑瘤、消化道肿瘤、肝癌、胃癌、肠癌等。对脑和骨的转移性肿瘤也有效，与氟尿嘧啶合并使用于肠癌、胃癌或肝癌。

【用法与用量】

每次100～200 mg/m²，6～8周服用一次；或每次100 mg/m²，每周一次，2个月为一疗程；或36 mg/m²，每周口服一次，6个月为一疗程。

【剂型与规格】

司莫司汀胶囊：（1）10 mg；（2）50 mg。

【临床用药指导】

1．用药禁忌　对本药过敏的患者禁用。

2．药物相互作用　以本品组成联合化疗方案时，应避免合用有严重降低白细胞和血小板作用的抗癌药。

3．不良反应

（1）骨髓抑制反应：呈延长性反应，于用药4～6周后白细胞、血小板降至最低点，一般持续5～10天，个别延至数周，6～8周可恢复。

（2）胃肠道反应：一般患者均能耐受，用药后多饮水，可同服甲氧氯普胺20 mg/次，每日2～3次，以减轻此反应。

（3）可出现肺纤维化，但较轻。

（4）其他毒副作用有口腔炎、脱发、厌食、轻度贫血、肝功能异常。

4．其他用药注意事项

（1）有的患者在服用本品后45分钟即可出现恶心、呕吐，最迟者6小时也可出现此反应，一般在次日消失。睡前服可减少此反应，或同服昂丹司琼等止吐药。

（2）本品毒性较大，尤其是骨髓抑制反应较大，故不应超量使用。用药期间应监测血象。

（3）可能有肾毒性，应注意：肝肾功能不全者慎用；有溃疡病或食管静脉曲张者慎用。

（4）合并感染时应先治疗感染。

（5）本品避光密封，冷处保存，运输时应在冰盒内保存。

塞替派
Thiotepa

【商品名或别名】

三胺硫磷、Thiophosphoramide、TSPA。

【临床应用】

对卵巢癌疗效较好。作为直接接触肿瘤的药物，膀胱癌经膀胱灌注可得到控制，注入胸腔可治疗恶性胸腔积液，近期疗效明显。对肝癌、甲状腺癌、胃癌、结肠癌有一定疗效。对慢性白血病、淋巴瘤疗效不如氮芥。

【用法与用量】

1．肌内注射和静脉滴注　每 1 ～ 2 日 1 次，每次 0.2 mg/kg，25 ～ 40 次为 1 疗程，间隔 1 个月。或 0.5 mg/kg，1 ～ 4 周 1 次，或每日 6 mg/m² （0.2 mg/kg）连用 4 日，间隔 2 ～ 7 周重复用药。

2．胸、腹腔及心包腔内注射　每次 5 ～ 25 mg，每周 1 ～ 2 次，注射前要尽量抽净积液。

3．膀胱灌洗　每次 10 ～ 30 mg，溶于生理盐水或注射用水 30 ～ 60 ml 中，排空尿后注入膀胱，保留 2 小时，每周 1 次，4 周后改为每月 1 次，共 10 次。后几次视血象情况确定给药量。

4．肿瘤内注射　单处或多处注射，每次 35 mg，加 1% ～ 2% 普鲁卡因适量 [1,3]。

【剂型与规格】

塞替派注射液，1 ml：10 mg。

【临床用药指导】

1．用药禁忌　对本药过敏者，有严重肝肾功能损害，严重骨髓抑制者禁用。

2．药物相互作用

（1）塞替派可增加血尿酸水平，为了控制高尿酸血症可给予别嘌醇。

（2）与放疗同时应用时，应适当调整剂量。

（3）与琥珀胆碱同时应用可使呼吸暂停延长，接受塞替派治疗的患者，应用琥珀胆碱前必须测定血中假胆碱酯酶水平。

（4）与尿激酶同时应用可增加塞替派治疗膀胱癌的疗效，尿激酶为纤维蛋白溶酶原的活化剂，可增加药物在肿瘤组织中的浓度 [1,5]。

3．不良反应

（1）骨髓抑制反应：比氮芥轻，可见白细胞、血小板减少，偶见贫血，多在用药后 1 ～ 6 周发生，停药后大多可恢复。也有些病例在疗程结束时开始下降。骨髓抑制反应较重，持续时间较长者，应采取适当措施。

（2）胃肠道反应：食欲减退，恶心、呕吐，一般表现轻，个别患者有腹泻。

（3）少数患者有发热和皮疹。

（4）全身和局部同时用药者，毒副作用较为严重。

（5）本品有致突变、致畸作用。

4．其他用药注意事项

（1）有痛风史、骨髓抑制、肝肾功能损害、感染、泌尿系结石史患者慎用，定期检查血象及肝肾功能。

（2）在白血病、淋巴瘤患者中防止尿酸性肾病或高尿酸血症，可给予大量补液或别嘌醇，同时碱化尿液。

（3）应在干燥、避光、低温（12℃）处存放。

（4）临用前以灭菌注射用水稀释后使用，如发现浑浊，不得再用。

白消安
Busulfan

【商品名或别名】

马利兰、白血福恩、Myleran、BUS。

【临床应用】

主要适用于慢性粒细胞白血病的慢性期，亦可用于治疗原发性血小板增多症、真性红细胞增多症等慢性骨髓增殖性疾病。

【用法与用量】

诱导剂量为每日 0.06 ～ 0.12 mg/kg 或每日 1.8 ～ 3.6 mg/m²。后续根据血象、病情及疗效调整剂量，以维持白细胞计数在 20×10⁹/L 以上。有报道用大剂量间歇给药治疗，可缩短诱导缓解的时间，且能减少导致再生障碍性贫血的机会。用法是根据患者白细胞和血小板的计数，选用 1 次给药 20 ～ 30 mg。服药间歇应根据血象而定，需间隔 2 周以上。

【剂型与规格】

白消安注射液：10 ml：60 mg。

白消安片：（1）0.5 mg；（2）2 mg。

【临床用药指导】

1．用药禁忌　对本品的任何一种成分有过敏史的患者。

2．药物相互作用

（1）由于服用本品可增加血及尿中的尿酸量，因此对合并痛风或服本品后血尿酸增加的患者，可服适量的抗痛风药物。

（2）如患者在服本品的同时或曾于短期内用过其他抑制骨髓的药物或放射治疗，则会增加骨髓抑制作用，因而可根据病情酌减剂量。

3．不良反应

（1）骨髓抑制：白细胞在用药 10 天后开始下降，并在停药的 2 周内继续下降，同时出现血小板减少及贫血。长期大量用药可致骨髓再生障碍。

（2）肺间质纤维化：表现为咳嗽、呼吸困难、厌食及发热。

（3）有的患者有色素沉着、脱发、皮疹及肾上腺皮质功能低下等，可导致高尿酸血症等。

（4）有轻微胃肠道反应。

（5）罕见的不良反应有白内障、多型红斑皮疹、结节性多动脉炎。

4．其他用药注意事项

（1）服用本品时需根据患者对药物的反应、骨髓抑制的程度，个体的差异调节剂量。

（2）要告诫患者多摄入液体，并碱化尿液，或服用别嘌醇，以防止高尿酸血症和尿酸性肾病的发生。

（3）发现血中粒细胞或血小板数有迅速大幅度下降的征象时，应立即停止服药或减少用药剂量，以防止产生不可逆性骨髓抑制。

（4）近期内曾接受全疗程的放射治疗或足量的其他化疗药物者暂不宜选用本品。

（5）下列情况应慎用：骨髓抑制、痛风病史、感染、尿酸性肾结石病史、以往曾接受过细胞毒药物或放射治疗。

（6）于开始治疗前及疗程中要每周 1 ～ 2 次定期检查血象与肝肾功能，以便及时调整药物剂量。应定期检查肾功能、肝功能及测定血清尿酸量。

去水卫矛醇
Dianhydrogalactitol

【商品名或别名】

二去水卫矛醇、环氧乳醇、脱水半乳糖醇、卫康醇、DAG。

【临床应用】

对慢性粒细胞白血病有较好的近期疗效，对肺癌也有迅速缩小瘤体的作用。

【用法与用量】

静脉注射或静脉滴注：0.6 ～ 1 mg/kg，每日 1 次，连用 5 ～ 7 天为 1 个疗程。停药 2 周后进行下一疗程。病情缓解后，每个月连用 5 天作为维持治疗，剂量：0.3 ～ 0.5 mg/kg，每日 1 次。用前用生理盐水 10 ～ 20 ml 溶解，静脉注射，或以生理盐水 5 ml 溶解后，加入 5% 葡萄糖生理盐水中稀释后静脉滴注[1,3]。

【剂型与规格】

注射用去水卫矛醇：（1）25 mg；（2）40 mg。

【临床用药指导】

1．不良反应　主要反应为血小板减少，白细胞下降（对实体瘤患者）。此外，尚有食欲减低、恶心、呕吐、稀便、头晕、全身乏力等，停药后可自行消失。

2．其他用药注意事项

（1）静脉注射时勿漏出血管外。

（2）保存时应避光，放阴凉处。

米托蒽醌
Mitoxantrone

【商品名或别名】

二羟蒽二酮、Noventrone、MITX、MIT。

【临床应用】

对恶性淋巴瘤疗效较突出。对白血病有一定疗效，尤其是长期用其他药物治疗耐药的患者。对膀胱癌、卵巢癌、原发性肝癌、乳腺癌、前列腺癌、肺癌、黑色素瘤也有一定的疗效。

【用法与用量】

静脉滴注：实体瘤每次 18 ～ 20 mg/m²，白血病可用到 24 mg/m²，每 3 ～ 4 周一次，一般视情况可给 2 ～ 6 次。联合化疗用量为 10 ～ 12 mg/m²，每 3 周一次。用 50 ml 以上生理盐水或等渗葡萄糖液稀释，静脉滴注时间不少于 30 分钟。

【剂型与规格】

盐酸米托蒽醌注射液：5 ml：5 mg。

【临床用药指导】

1．用药禁忌

（1）对本品过敏者禁用。

（2）妊娠及哺乳期妇女禁用。

（3）有骨髓抑制或肝功能不全者禁用。

（4）恶病质，伴有心、肺功能不全的患者禁用。

2．药物相互作用

（1）与多柔比星同用可加重心脏毒性。

（2）本品有骨髓抑制作用，与其他抗肿瘤药物联合应用时应注意。

3．不良反应

（1）中度骨髓抑制：主要是白细胞减少及血小板减少。

（2）胃肠道反应：食欲减退、恶心、呕吐等。

（3）心脏毒性：本品还原力强，不易形成氧自由基及脂质体超氧化，故心脏毒性较多柔比星轻，主要表现为心肌肥大和纤维化。心脏毒性发生率与本品总剂量有关，总剂量超过 140 ～ 160 mg/m²，心肌损害增加，在用过多柔比星后，纵隔部位接受过放射治疗，或原有心脏疾病的患者，总剂量不宜超过 100 ～ 120 mg/m²。文献报道本品发生心力衰竭的最低剂量为 55 ～ 255 mg/m²，发生左心室排血量减少的最低剂量为 21 ～ 150 mg/m²。在多柔比星总剂量超过 450 mg/m² 的患者不宜再用本品。

4．其他用药注意事项

（1）用药过程中，应密切监测血象、肝肾功能、心电图、必要时还需测定左心室排血量、超声心动图等。应密切注意有无咳嗽、气急、水肿等提示心力衰竭的症状。

（2）不宜做鞘内注射，可能会引起截瘫。

（3）本品随尿排出，可使尿呈蓝色，不需处理。

第二节　抗代谢药

甲氨蝶呤
Methotrexate

【商品名或别名】

氨甲喋呤、MTX。

【临床应用】

适用于各类急性白血病，特别是急性淋巴细胞白血病，恶性葡萄胎，绒毛膜上皮癌，乳腺癌，恶性淋巴瘤特别是非霍奇金淋巴瘤和蕈样肉芽肿，头颈部癌、卵巢癌、宫颈癌、睾丸癌、支气管肺癌、多发性骨髓瘤和各种软组织肉瘤，高剂量用于骨肉瘤，鞘内注射可用于预防和治疗脑膜白血病以及恶性淋巴瘤的神经系统侵犯。

【用法与用量】

1．口服、肌内注射、静脉注射　连续给药，一日 3.2 mg/m²，间歇给药，15 ～ 20 mg/m²，每周 2 次。

2．静脉注射　白血病时可达 1 ～ 5 g/m²，实体瘤 8 ～ 12 mg/m²，每 3 周 1 次，需同时给予四氢叶酸钙肌内注射。

3．鞘内注射　根据不同年龄一次可用 8 ～ 15 mg[3]。

【剂型与规格】

甲氨蝶呤注射剂：(1) 5 mg；(2) 50 mg；(3) 100 mg；(4) 500 mg；(5) 1000 mg。

甲氨蝶呤片：2.5 mg。

【临床用药指导】

1．用药时间及要求　大剂量或与食物同服时吸收较差。

2．用药禁忌　对本品高度过敏者，肾功能受损、营养不良、肝肾功能不全或伴有血液疾病者。

3．药物相互作用

（1）应避免 MTX 与有潜在肝毒性的药物（包括乙醇）配伍用，否则有可能增加 MTX 引起的肝坏死和肝纤维化。

（2）胺碘酮和 MTX 合用，可能干扰 MTX 的排泄，增加 MTX 的毒性反应。

（3）口服氨基糖苷类抗生素，如新霉素可减少 MTX 的吸收，降低疗效。

（4）口服大量维生素 C 可减轻 MTX 引起的恶心，对 MTX 在尿中排泄无影响。

（5）水杨酸类药物可能增加 MTX 的毒性（蛋白结合置换，导致 MTX 游离体浓度增高）。

（6）考来烯胺可阻滞 MTX 的吸收，降低其血浓度。

（7）皮质激素类药物可减轻 MTX 的毒性，但也降低其效应。

（8）MTX 与含甲氧苄啶的药物合用可增加骨髓抑制（共同抑制二氢叶酸还原酶作用）。

（9）MTX 与利尿药合用可能增加骨髓抑制。

（10）氧化亚氮可能增强 MTX 的毒性而发生口腔炎（氧化亚氮增强了对四氢叶酸的代谢作用）。

（11）MTX 与非甾体类抗炎药合用，可使 MTX 血清浓度增加，毒性增强，这是因为非甾体类抗炎药抑制前列腺素 E_2 造成肾灌注下降，减少 MTX 排泄，因而增强毒性。

（12）青霉素使 MTX 肾排出减少，毒性增强。

（13）丙磺舒使 MTX 潴留而血清浓度增加，应注意调整剂量。

（14）维 A 酸类可能提高 MTX 血清浓度，增高严重中毒性肝炎发生率。

（15）四环素可使 MTX 从结合部位置换出来，而增强毒性反应。

4．不良反应

（1）血液系统：可见白细胞计数减少、血小板减少、贫血、丙种球蛋白减少、败血症。

（2）消化系统：可见口腔炎、口唇溃疡、咽喉炎、恶心、呕吐、食欲减退、厌食、腹痛、腹泻、黑粪、消化道溃疡和出血，肠炎，急性肝萎缩和坏死、黄疸、ALT 及 AST 升高、碱性磷酸酶升高、γ- 谷氨酰转肽酶升高、脂肪变性、肝门静脉纤维化。

（3）泌尿系统：可见肾衰竭、氮质血症、膀胱炎、血尿、蛋白尿、少尿、尿毒症。

（4）呼吸系统：可见咳嗽、气短、肺炎、肺纤维化。

（5）皮肤及软组织：可见红斑、瘙痒、皮疹、光敏感、脱色、瘀斑、毛细血管扩张、痤疮、疖病、脱发。

（6）中枢神经系统：可见眩晕、头痛、视物模糊、失语症、轻度偏瘫和惊厥。

（7）其他：鞘内注射后可出现惊厥、麻痹症、脑脊液压力增加 [4,5]。

5．其他用药注意事项 大剂量MTX疗法易致严重不良反应，应随时监测其血药浓度谨慎应用。

（参见第15章"免疫系统用药"第二节"免疫抑制药"。）

阿糖胞苷
Cytarabine

【商品名或别名】

胞嘧啶阿拉伯糖苷、阿糖胞嘧啶、Cytosar、Ara-C。

【临床应用】

用于急性非淋巴细胞白血病的诱导缓解和维持治疗，急性淋巴细胞白血病，慢性粒细胞白血病（急变期），联合用药治疗儿童非霍奇金淋巴瘤。单独或与其他药物联合治疗高危白血病，难治性和复发性急性白血病，鞘内注射可预防或治疗脑膜白血病。

【用法与用量】

1．皮下注射或静脉注射或静脉滴注 一日75～200 mg/m²，5～7天，可用至10天。大剂量1～3 mg/m²，每12小时1次，4～6剂。

2．中枢神经系统白血病的鞘内注射 一次25～30 mg/m²[1,3]

【剂型与规格】

阿糖胞苷注射剂：(1) 50 mg；(2) 100 mg；(3) 300 mg；(4) 500 mg。

【临床用药指导】

1．用药禁忌 对本品过敏者。

2．药物相互作用

（1）本品和两性霉素B、地高辛合用可使阿糖胞苷作用下降或缩短。

（2）本品不宜与5-FU合用。

（3）本品和四氢尿苷合用，可延长本品的血浆半衰期，提高血中浓度，起增效作用，这是因为四氢尿苷可抑制脱氢酶的原因。合用胞苷也有类似的增效作用。

3．不良反应

（1）血液系统：常见贫血、白细胞计数减少、血小板减少、巨幼红细胞增多和网状红细胞减少。

（2）消化系统：常见厌食、恶心、呕吐、腹痛、腹泻、肝功能异常、黄疸、食管溃疡、严重的胃肠道溃疡、小肠积气囊肿所致的腹膜炎、肝脓肿、肝损害伴高胆红素血症、肠坏死和坏死性结肠炎、口腔或肛周炎症或溃疡。

（3）泌尿系统：可见尿潴留、肾功能不全。

（4）中枢神经系统：可见神经炎、眩晕、咽痛、胸痛、发热、头痛。

（5）呼吸系统可见肺炎、呼吸困难。

（6）皮肤及软组织：可见皮疹、血栓性静脉炎，少见脓毒血症、荨麻疹、雀斑、结膜炎、脱发、过敏、瘙痒。

（7）大剂量治疗时，可能出现可逆性的角膜毒性和出血性结膜炎，大脑、小脑功能失调，性格改变、嗜睡和昏迷、神经病变、心肌病变、肺水肿、脱发、高尿酸血症、尿酸性肾病；注射部位可见蜂窝织炎和皮肤溃疡。

另外，本品综合征通常发生于用药后6～12小时，主要表现为发热、肌痛、骨痛、偶尔胸痛、斑丘疹、咽痛、结膜炎和全身不适。

4．其他用药注意事项 用药期间应适当增加液体的摄入量，使尿液保持碱性，必要时联用别嘌醇，以防止发生血清尿酸升高、尿酸性肾病。

氮杂胞苷
5-Azacytidine

【商品名或别名】

5-氮杂胞嘧啶核苷、AZGR。

【临床应用】

用于小儿急性淋巴细胞白血病、急性粒细胞白血病等。

【用法与用量】

静脉注射：每次1～2.2 mg/kg，每日1次。

【剂型与规格】

氮杂胞苷粉针剂：(1) 0.05 g；(2) 0.1 g。

【临床用药指导】

1．用药禁忌 禁用于晚期恶性肝肿瘤患者。

2．不良反应 有胃肠道及骨髓抑制反应，偶见谷草转氨酶升高。

3．其他用药注意事项 用药前和每个周期前应监测肝功能、电解质、全血细胞计数、肾功能（BUN、肌酸酐），必要时可增加监测频率。

安西他滨
Ancitabine

【商品名或别名】

环胞苷、环胞啶、Cyclocytidine、CYCLO-C、CCY。

【临床应用】

1．急性白血病 各类急性白血病均有效。对急性粒细胞白血病的治疗效果最佳。对脑膜白血病亦有良好的疗效。实体瘤尚在试用中，大多与其他药物合并应用。对恶性淋巴瘤有效。

2．眼科 用于治疗病毒性角膜炎。

【用法与用量】

1．静脉注射或肌内注射 每日1次，每次5～10 mg/kg，给药5～7日，间歇10～14天为1疗程。

2．静脉滴注 每日1次，每次4～12 mg/kg，溶于5%葡萄糖注射液或生理盐水中静脉滴注，连用5～10天，间隔7～10天为1疗程。

3．鞘内注射 用于脑膜白血病，每次30 mg/m²，溶于 3 ml 生理盐水中, 每日或隔日 1 次。

4. 点眼 每 1 ~ 2 小时 1 次, 或用眼膏每日涂 4 ~ 6 次。

5. 口服 剂量同静脉注射 [1,3]。

【剂型与规格】

安西他滨粉针剂:(1) 50 mg;(2) 100 mg;(3) 200 mg。

安西他滨片:100 mg。

安西他滨滴眼剂:0.05%。

【临床用药指导】

1. 不良反应

(1) 造血系统:主要是骨髓抑制, 白细胞及血小板减少, 严重者可发生再生障碍性贫血或巨幼细胞性贫血。

(2) 白血病、淋巴瘤患者治疗初期可发生高尿酸血症, 严重者可发生尿酸性肾病。

2. 其他用药注意事项

(1) 用本品期间应定期检查血象、肝功能等。

(2) 在治疗眼病时, 必须合用抗生素, 防止细菌或真菌感染。

(3) 应避光, 于荫凉处保存。

硫唑嘌呤
Azathioprine

【商品名或别名】

咪唑硫嘌呤、依木兰、Imuran、AZP。

【临床应用】

用于急性白血病、自身免疫性疾病等。也用于器官移植时抑制免疫排斥反应 [1,8]。

【用法与用量】

每日 1 ~ 4 mg/kg, 分 2 次服。

【剂型与规格】

硫唑嘌呤片:(1) 50 mg;(2) 100 mg。

【临床用药指导】

1. 用药时间及要求 口服给药, 本药须在餐后以足量水吞服。本品由于不良反应较多且严重, 故不作自身免疫性疾病的首选药物, 通常是在单用皮质激素而疾病不能控制时才选用。

2. 用药禁忌

(1) 次黄嘌呤 - 鸟嘌呤 - 磷酸核糖转移酶缺乏症 (霍 - 奈综合征) 患者不应使用本药。

(2) 已接受烷化剂 (包括环磷酰胺、苯丁酸氮芥、美法仑) 治疗的类风湿关节炎患者, 因可增加发生恶性肿瘤的风险, 故此类患者禁用本药。

3. 不良反应

(1) 骨髓抑制反应:血小板减少, 粒细胞减少或贫血, 一般在用药数周后出现, 停药后恢复较快。

(2) 胃肠道反应:食欲减退、恶心、呕吐、胃炎、腹泻等。

(3) 30% 患者用本品后出现黄疸, 停药后可恢复。此外, 可能出现胰腺炎或肺纤维化。

(4) 应用本品治疗白血病初期可出现高尿酸血症, 严重的可发生尿酸性肾病。

(5) 其他还有脱发、皮疹、口腔炎、肠上皮溃疡等反应出现。

4. 其他用药注意事项 应避光、密闭、干燥处保存。

(参见第 15 章"免疫系统用药"第二节"免疫抑制药"。)

巯嘌呤
Mercaptopurine

【商品名或别名】

6- 巯基嘌呤、乐疾宁、Purinethol、6-MP。

【临床应用】

用于治疗急性淋巴细胞白血病疗效较好, 对慢性粒细胞白血病也有效。对绒毛膜上皮癌、恶性葡萄胎以及恶性淋巴瘤和多发性骨髓瘤也有效。

【用法与用量】

白血病:每日 1.5 ~ 2.5 mg/kg 或 50 ~ 100 mg/m², 1 次或分次口服。

【剂型与规格】

巯嘌呤片:(1) 25 mg;(2) 50 mg。

【临床用药指导】

1. 用药时间及要求 本品应在空腹时服用, 因食物可能延迟胃排空时间, 而减少和延迟巯嘌呤的吸收。对本品耐受性差的患者, 应及时调整剂量。

2. 用药禁忌 有骨髓抑制、严重感染、肝肾功能不全、血象明显下降、放疗或化疗等患者慎用本品。

3. 药物相互作用

(1) 本品和多柔比星合用, 可增加肝毒性, 应注意。

(2) 本品和含甲氧苄啶的药物合用, 可出现血液学毒性, 增加骨髓抑制。

(3) 别嘌醇可抑制本品代谢, 合用时应将剂量减少 1/3 ~ 1/4。以免产生毒性反应。

4. 不良反应 不良反应与硫唑嘌呤相似。

硫鸟嘌呤
Thioguanine

【商品名或别名】

6-TG、6- 硫鸟嘌呤。

【临床应用】

用于急性淋巴细胞白血病及急性非淋巴细胞白血病的诱导缓解期及继续治疗期, 慢性粒细胞白血病的慢性期及急变期 [1,5]。

【用法与用量】

每日 2.5 mg/kg，分 1～2 次服用。

【剂型与规格】

硫鸟嘌呤片：25 mg。

【临床用药指导】

1．用药时间及要求　服用本品时，应适当增加患者水的摄入量，并使尿液保持碱性，或同时服用别嘌醇，以防止患者血清尿酸水平的增高及尿酸性肾病的形成。

2．药物相互作用

（1）本品有增加血尿酸水平的作用，因而与抗痛风药物同用时，须调节抗痛风药的剂量，以控制高尿酸血症及痛风疾病。

（2）本品与其他对骨髓有抑制的抗肿瘤药或放射疗法合并应用时，会增强本品的效应，因而须考虑调节本品的剂量与疗程。

（3）柔红霉素可能增加本品的肝毒性。

3．不良反应

（1）常见的毒性反应为骨髓抑制，可有白细胞及血小板减少。

（2）消化系统反应有恶心、呕吐、食欲减退等胃肠道反应及肝功能损害，可伴有黄疸。

（3）开始治疗的白血病及淋巴瘤患者可出现高尿酸血症，严重者可发生尿酸性肾病。

（4）本品有抑制睾丸或卵巢功能的可能，引起精子缺乏或闭经，与药物的剂量和疗程有关，反应可能是不可逆性的。

4．其他用药注意事项

（1）对化疗药物耐受性差的患儿，需加强支持疗法，并严密观察病情及可能出现的不良反应，及时调整剂量。

（2）用药期间应注意随访检查血象，每周应检查白细胞计数及分类、血小板计数、血红蛋白量 1～2 次，如血细胞在短期内急剧下降者，应每日观察血象，检查肝功能，包括胆红素和总胆红素水平等，其他检查包括血尿素氮、血尿酸、内生肌酐清除率实验等。

（3）本品可有迟缓作用，因此在疗程中首次出现血细胞减少症特别是粒细胞减少症、血小板减少症、黄疸、出血或出血倾向时，即应迅速停药，当各实验值恢复后可从小剂量开始重新服药。

羟基脲
Hydrixycarbamide

【商品名或别名】

Hydroxyurea、Hydera、HU。

【临床应用】

对慢性粒细胞白血病疗效确切，与白消安相似，且两药无交叉耐药性。对于白消安和 6-MP 耐药的顽固病

例仍有效。也用于其他骨髓增生性疾病，包括真性红细胞增多症及原发性血小板增多症，对高嗜酸性粒细胞综合征也有效。适用于胃癌、肠癌、膀胱癌、头颈部癌、原发性肝癌等。

【用法与用量】

1．治疗慢性粒细胞白血病　每日 30～50 mg/kg，分 2 次口服，用药 2 周后白细胞明显下降，达正常范围后改维持量，每日 20 mg/kg。

2．一般疗法　每日 40～60 mg/kg，每周 2 次，6 周为 1 疗程。

3．大剂量间歇给药法　每次 60 mg/kg，每 8 小时 1 次；或每次 100 mg/kg，每 6 小时 1 次，24 小时为 1 疗程，间歇 4～7 天。

【剂型与规格】

羟基脲胶囊：250 mg。

羟基脲片：（1）500 mg；（2）250 mg。

【临床用药指导】

1．用药时间及要求　服用本品时，应适当增加液体的摄入量，以增加尿量和尿酸的排出。

2．用药禁忌　水痘、带状疱疹及各种严重感染、严重贫血未纠正前禁用，骨髓抑制、肾功能不全、痛风、尿酸盐结石史者慎用。

3．药物相互作用

（1）由于本品有可能提高服用者血尿酸浓度，因此与别嘌醇、秋水仙碱、丙磺舒等合用治疗痛风时，必须调整上述抗痛风药剂量，以控制痛风症状及血尿酸的浓度。本品与别嘌醇合用时能预防并逆转本品所致的高尿酸血症。

（2）与能引起白细胞或血小板减低的药物或放射疗法联合应用时，应严密观察患者的血象，并根据白细胞及血小板数适当调整羟基脲的用量。

（3）患者应避免接受死（或活）病毒疫苗的免疫接种，由于服用本品会使患者的免疫机制受抑制，对接种疫苗后产生抗体的反应亦减弱，且要经 3 个月后才能恢复，因而要停用本品 3 个月到 1 年后才可以考虑接种疫苗。本品与活病毒合用时，会增强病毒增殖能力与毒性，因而白血病患者在获完全缓解后，离最后一次化疗日 3 个月以上才能考虑活病毒疫苗接种。与患者密切接触的家属成员等亦应延缓口服脊髓灰质炎疫苗[1,5]。

4．不良反应

（1）造血系统：常见的有白细胞减少、贫血或红细胞异常，白细胞减低常在治疗开始约 10 日后发生，少数患者可合并感染，红细胞可出现巨幼红细胞改变，形态类似恶性贫血，但其发生常与维生素 B_{12} 或叶酸缺乏无关。患者的血清铁清除率迟缓，红细胞对铁利用率减少，较少的有血小板减少。

（2）消化系统：较常见的有食欲减退、恶心、呕吐，较少见的有便秘，长期服用可发生口腔黏膜炎、口腔溃疡、腹泻等。

（3）其他：皮疹、红斑、瘙痒、皮肤色变深等皮肤反应及脱发等，偶可发生由于大量白细胞迅速崩溃而引起的血尿酸增高或尿酸性肾病，此外还可见到头痛、嗜睡、头晕、幻觉、惊厥等神经毒性表现。

5．其他用药注意事项

（1）对饮食中牛奶、乳糖不能忍受者，服用以乳糖为赋形剂的本品胶囊可能不能忍受。

（2）由于可能损害患者的肾小管功能，故可使患者的血尿素氮、血尿酸及肌酐浓度暂时性增高。

（3）治疗前后及治疗期间要严密定期随访血常规、血小板计数、血尿素氮、肌酐浓度。

（4）与放疗合用时，应在放疗前 7 日开始给药，并严密监测血象，若出现严重的化疗不良反应，亦应考虑减少或暂停服用本品。

氟尿嘧啶
Fluorouracil

【商品名或别名】

5-氟尿嘧啶、Fluril、5-FU。

【临床应用】

用于乳腺癌、消化道肿瘤（包括原发性和转移性肝癌、胆道系统癌肿和胰腺癌）、卵巢癌和原发性支气管和腺癌的辅助化疗和姑息治疗。是治疗恶性葡萄胎和绒毛膜上皮癌的主要化疗药物。浆膜腔癌性积液和膀胱癌的腔内化疗。头颈部恶性肿瘤和肝癌的动脉内插管化疗。局部化疗，如瘤内注射。其软膏用于皮肤癌以及乳腺癌的胸壁转移等。

【用法与用量】

1．静脉滴注　每次 10 ～ 12 mg/kg。

2．联合化疗　常用的有：

（1）丝裂霉素、氟尿嘧啶和长春新碱（MFO），用于消化道腺癌。

（2）环磷酰胺、甲氨蝶呤和氟尿嘧啶（CMF），用于乳腺癌。

（3）氟尿嘧啶、多柔比星、丝裂霉素（FAM）或氟尿嘧啶、阿霉素和洛莫司汀（CCNU），用于胃癌或胆道系统和胰腺癌。

3．浆膜腔内注射　尽量抽尽积液后，注入 500 ～ 1000 mg（溶于 0.9% 氯化钠注射液 50 ～ 100 ml 中）。也可加用丝裂霉素 10 mg（置另一注射器中）和顺铂 50 ～ 60 mg，然后转动体位使药物与胸、腹腔多方面接触。每 7 ～ 10 天可重复 2 次，连用 3 ～ 5 次为 1 疗程，动静脉给药可用 0.9% 氯化钠注射液或 5% 葡萄糖注射

液稀释，浓度不高于 50 mg/ml[1,3]。

【剂型与规格】

氟尿嘧啶口服溶液：10 ml：40 mg（0.4%）。

氟尿嘧啶注射剂：（1）40 mg；（2）0.125 g；（3）0.25 g；（4）0.5g。

氟尿嘧啶乳膏：（1）4 g：100 mg；（2）4 g：20 mg。

氟尿嘧啶口服乳剂：（1）10 ml：0.1785 g；（2）10 ml：50 mg；（3）60 ml：1.071 g。

氟尿嘧啶植入剂：每个 0.1 g。

氟尿嘧啶片：50 mg。

【临床用药指导】

1．用药禁忌　当伴有水痘或带状疱疹时禁用本品；有下列情况者慎用本品：肝功能明显异常；周围白细胞计数低于 $3.5 \times 10^9/L$、血小板低于 $50 \times 10^9/L$ 者；感染、出血（包括皮下和胃肠道）或发热超过 38℃ 者；明显胃肠道梗阻；失水和（或）酸碱、电解质平衡失调者。

2．药物相互作用

（1）和地高辛合用，本品的肠道吸收受影响，导致作用降低。

（2）和氨基糖苷类抗生素同服，本品的胃肠吸收受影响而作用降低。

（3）别嘌呤可以降低本品所引起的骨髓抑制。

（4）用本品时不宜同用阿司匹林类药物，以减少消化道出血的可能。

3．不良反应

（1）恶心、食欲减退或呕吐，一般剂量多不严重，偶见口腔黏膜炎或溃疡、腹部不适或腹泻。外周血白细胞减少常见（大多在疗程 2 ～ 3 周达最低点，在 3 ～ 4 周内可恢复正常）。血小板减少罕见，极少见咳嗽、气急或小脑共济失调等，脱发症或注射药物的静脉上升性色素沉着较多见。

（2）静脉推注或滴注处药物外溢可引起局部疼痛、坏死或蜂窝织炎。

（3）长期应用可导致神经毒性。

（4）长期动脉插管给予氟尿嘧啶，可引起动脉栓塞或血栓形成、局部感染、脓肿形成或栓塞性静脉炎等。

（5）偶见用药后心肌缺血，可出现心绞痛和心电图变化。

4．其他用药注意事项　开始治疗前及疗程中应每周定期检查周围血象。肝肾功能不全，特别是有骨髓抑制者，剂量应减少。

六甲蜜胺
Hexamethylmelamine

【商品名或别名】

六甲氰胺、Altretamine、HMM。

【临床应用】

肺癌，尤其对小细胞型未分化癌效果较好。与 MTX 合用，可提高完全缓解率。对恶性淋巴瘤、卵巢癌、子宫内膜癌、头颈部癌及消化系统癌有效。用于治疗慢性粒细胞白血病，疗效似白消安，且比较安全。

【用法与用量】

一般每天 10 ～ 12 mg/kg，分 4 次服，21 天为 1 疗程。或每日 6 ～ 8 mg/kg，90 天为 1 疗程。用于慢性白血病时，先给小剂量，从每天 4 mg/kg 开始，3 天后逐步加到每日 10 ～ 12 mg/kg，连续用至缓解或无效为止，缓解后可减量维持。

【剂型与规格】

六甲蜜胺片：(1) 50 mg；(2) 100 mg。

六甲蜜胺肠溶片：0.1 g。

六甲蜜胺胶囊：(1) 50 mg；(2) 100 mg。

【临床用药指导】

1. 用药禁忌

(1) 对本品过敏者禁用。

(2) 严重骨髓抑制患者禁用。

2. 药物相互作用

(1) 与单胺氧化酶抑制剂、抗抑郁药合用可导致严重的直立性低血压。

(2) 与甲氧氯普胺合用可致肌强力障碍。

(3) 与维生素 B_6 同时使用，可减轻周围神经毒性。

3. 不良反应 常见有恶心、呕吐及中等程度的骨髓抑制，如白细胞、血小板下降，多发生于治疗 1 周后，3 ～ 4 周达最低点。偶见迟发的外周神经症状，以及脱发、膀胱炎、皮疹、瘙痒、体重减轻等。

4. 其他用药注意事项

(1) 用药期间应定期检查血象及肝功能。

(2) 儿童用药未经试验，且无可靠参考文献。

第三节　抗肿瘤抗生素

柔红霉素
Daunorubicin

【商品名或别名】

红比霉素、正定霉素、Rubidomycin、DNR、DRB。

【临床应用】

对常用抗肿瘤药产生耐药的急性粒细胞和淋巴细胞白血病，显效快，但缓解期短。与 Ara-c 合用，可提高对急性粒细胞白血病的疗效；与长春新碱、泼尼松合用也能提高急性淋巴细胞白血病的疗效。对淋巴肉瘤、网状细胞肉瘤及神经母细胞瘤等小儿肿瘤也有一定疗效。对其他实体瘤效果不明显 [4,5]。

【用法与用量】

1. 临用前，将所需用量加 5 ～ 10 ml 0.9% 氯化钠注射液振摇溶解后，再加 0.9% 氯化钠注射液配成 2 ～ 5 mg/ml，缓慢静脉注射，用量为每次 20 mg/m²，每周 1 次；小于 2 岁小儿及体表面积小于 0.5 m² 者，其剂量以体重为准，每次按 0.5 ～ 1.0 mg/kg，连用 2 ～ 3 次或每周 1 次，用 3 ～ 4 周。联合化疗时每次剂量酌减至单用常规量的 2/3。血清胆红素在 1.2 ～ 3 mg/100 ml 时用 3/4 量；如大于 3 mg/100 ml 时仅能用半量。总累积剂量应控制在 400 ～ 500 mg/m² 内；小于 2 岁小儿不能超过 200 ～ 250 mg/m²。

2. 联合化疗方案最常用者为 CODP（环磷酰胺、长春新碱、柔红霉素和泼尼松）、DOAP（柔红霉素、长春新碱、阿糖胞苷和泼尼松）和 DAMP（柔红霉素、阿

糖胞苷、巯嘌呤或硫鸟嘌呤和泼尼松）等 [1,3]。

【剂型与规格】

柔红霉素注射剂：20 mg。

【临床用药指导】

1. 使用时间和要求

(1) 本品仅能作静脉注射，因对静脉有刺激，可致栓塞性静脉炎，所以不宜滴注。如有红肿、疼痛或外溢，立即停用，并采取冷敷等相应措施。

(2) 本品的心肌毒性作用在幼儿明显，所以用药剂量要相应减少。

(3) 肝肾功能损害，特别是伴有黄疸者，本品用量应予酌减。

2. 用药禁忌

(1) 用药期间伴有周围血象白细胞和血小板减少时禁行牙科手术（包括拔牙）。

(2) 对柔红霉素、多柔比星或表柔比星过敏者禁用。

(3) 小于 2 岁幼儿慎用本品。周围血象中白细胞低于 3.5×10^9/L 或血小板低于 50×10^9/L、发热或伴明显感染、恶病质、失水、出血、电解质或酸碱平衡失调、胃肠道梗阻、明显黄疸或肝肾功能、心肺功能不全者均禁用本品。

(4) 以往做过胸部放射治疗或用过大剂量环磷酰胺者，本品的每次用量和总积累量均应相应减少。用过足量多柔比星或表柔比星者禁用本品。

3. 药物相互作用

(1) 对心脏和肝有毒性的药物不能与柔红霉素同用。

（2）本品可能与多柔比星有交叉耐药性，但与阿糖胞苷、甲氨蝶呤、环磷酰胺和亚硝脲类药物无交叉耐药性。

（3）用药期间及停用后 3～6 个月内禁用病毒疫苗接种。

（4）与酸性或碱性药物配伍易失效。

4. 不良反应

（1）较常见者为恶心、呕吐、口腔炎和食管炎，一般口腔和唇部可在给药 3～7 日发生溃疡。白细胞减少不可避免，大多数在一次用药后 10～14 天降至最低点，而在 3 周内逐渐恢复。脱发常见，但大多数在治疗结束后 5～6 周后再生。血小板减少较罕见。

（2）其他不良反应主要为心肌毒性，心电图变化多呈一时性和可逆性，如出现心率异常、气急和下肢水肿，则应警惕充血性心力衰竭的可能，后者常在总累积剂量达 400～500 mg/m^2 时发生；在小于 2 岁小儿则为 200～300 mg/m^2 以上。心肌损伤大多在开始治疗后 1～6 个月发生，有时可发生猝死，而常规心电图常无明显改变，如及早诊治多可获救。

（3）注射时漏出静脉外可出现疼痛、组织坏死，甚或蜂窝织炎。

（4）偶可出现胃痛、腹泻或全胃炎。

（5）高尿酸血症和肾损害偶可发生。

（6）过敏性皮炎、瘙痒或药物性发热罕见。

（7）用药后 48 小时内尿液可呈红色，但无特殊意义。

5. 其他用药注意事项

（1）本品在动物和人体中有潜在的致畸、致突变和致癌作用。

（2）用药前应检测心脏功能（包括心电图、超声心动图、血清酶学如门冬氨酸转移酶、谷草转氨酶、LDH 和 CPK 等），有条件时如能检测 LVEF（左心射血分数）和 PEP 与 INEF 之比，对了解心肌功能最为有效，当然尚不如心肌活检敏感。

（3）用药期间不能进行放射治疗，特别是胸部放疗。至少停用放疗 3～4 周才能应用柔红霉素。用药期间和每次化疗前均应检测血象及心脏功能，定期作肝、肾检查。用药期间保证每日有足够的排尿量。

（4）因有引起骨髓抑制、心脏毒性等严重不良反应的情况，应特别观察患者状况，定期进行临床检查（血液检查、肝肾功能、心肌功能检查等）。如有异常，做减药、停药等处理。长期用药不良反应可增加，并有延迟性、进行性心肌病变进展，故应慎用。未用过蒽环类抗癌药的患者，如本品用药总量超过 25 mg/kg，发生心脏毒性的可能增加，应充分注意。

（5）有感染、出血倾向或病情恶化，应慎用。

多柔比星
Doxorubicin

【商品名或别名】

盐酸多柔比星、阿霉素、Adriamycin、ADM。

【临床应用】

对急性淋巴细胞白血病和急性粒细胞白血病均有效，一般作为二线药物。对霍奇金病及淋巴肉瘤、网状细胞肉瘤均有效。骨肉瘤及软组织肉瘤，单用或联合应用可使疗效提高。作辅助治疗，使手术治愈率有明显提高。对肺癌疗效较好，与氮芥和 CTX 疗效相近。对膀胱癌、睾丸肿瘤、甲状腺癌、神经母细胞瘤、卵巢癌及头颈部癌也有效。

【用法与用量】

临用前，加 0.9% 氯化钠注射液溶解，浓度一般为 2 mg/ml。缓慢静脉或动脉注射。成人常用量 1 次 50～60 mg，每 3～4 周 1 次或每周 20～30 mg，连用 3 周，停用 2～3 周后重复，每周分次用药的心肌毒性、骨髓抑制和胃肠道反应（包括口腔溃疡）较每 3 周用药 1 次轻。儿童用量约为成人用量的一半。总剂量不宜超过 400 mg/m^2。膀胱内或胸腔内可每次用 30～40 mg。

联合化疗：

（1）ABVD 方案（多柔比星、博来霉素、长春新碱和达卡巴嗪）：主要用于霍奇金淋巴瘤。

（2）CAF 方案（环磷酰胺、多柔比星和氟尿嘧啶）：主要用于乳腺癌。

（3）COAP 方案（环磷酰胺、多柔比星、长春新碱和泼尼松）：主要用于恶性淋巴瘤。

（4）FAM 方案（氟尿嘧啶、多柔比星和丝裂霉素）：主要用于胃癌。

（5）AC 方案（多柔比星和阿糖胞苷）：主要用于成人粒细胞白血病。

（6）AOP 方案（多柔比星、长春新碱和泼尼松）：主要用于淋巴母细胞急性白血病的诱导缓解。

（7）ACP 方案（多柔比星、环磷酰胺和顺铂）：主要用于卵巢癌和支气管肺癌以及头颈部癌和膀胱癌等。

（8）CY-VA-DIC 方案（环磷酰胺、长春新碱、多柔比星和达卡巴嗪）：主要用于软组织肉瘤和成骨肉瘤。

（9）MACC 方案（甲氨蝶呤、多柔比星、环磷酰胺和洛莫司汀）：主要用于未分化小细胞性肺癌和肺腺癌。

【剂型与规格】

多柔比星注射剂：（1）10 mg；（2）50 mg。

多柔比星冻干粉针剂：（1）10 mg；（2）50 mg。

盐酸多柔比星脂质体注射液：（1）5 ml：10 mg；（2）10 ml：20 mg；（3）25 ml：50 mg。

【临床用药指导】

1. 使用时间及要求

（1）本品可用于浆膜腔内给药和膀胱灌注，但不能用于鞘内注射。

（2）少数患者用药后可引起黄疸或其他肝功能损害，有肝功能不全者，用量应酌减。

（3）接受过纵隔放疗者，多柔比星的每次用量和总剂量应酌减。

（4）痛风患者，如应用多柔比星，别嘌醇用量要相应增加。

（5）与大剂量环磷酰胺合用时，本品的分次和总量应酌减。

2. 用药禁忌

（1）下列情况应禁用：在进行纵隔或胸腔放疗期间应禁用本品；周围血象中白细胞低于 $3.5 \times 10^9/L$ 或血小板低于 $50 \times 10^9/L$、明显感染或发热、恶病质、失水、电解质或酸碱平衡失调、胃肠道梗阻、明显黄疸或肝功能损害、心肺功能失代偿者、水痘或带状疱疹患者。

（2）小于 2 岁患儿和原有心脏病患者要特别慎重。

（3）过去曾用过足量柔红霉素或多柔比星、表柔比星者不能再用本品。

（4）严重器质性心脏病和心功能异常，及对本品及蒽环类过敏者。

（5）静脉给药的禁忌证

1）既往细胞毒药物治疗所致的持续骨髓抑制或严重全身性感染。

2）明显的肝功能损害。

3）严重心律失常，心功能不全，既往心肌梗死病史。

4）既往蒽环类治疗已达药物最大累积剂量。

（6）膀胱内灌注治疗的禁忌证

1）侵袭性肿瘤已穿透膀胱壁。

2）泌尿道感染。

3）膀胱炎症。

4）导管插入困难（如由于巨大的膀胱内肿瘤）。

4）血尿。

3. 药物相互作用

（1）各种骨髓抑制剂特别是亚硝脲类、大剂量环磷酰胺或甲氨蝶呤、丝裂霉素或放射治疗，如与多柔比星同用，后者一次用量与总量均应酌减。

（2）本品如与链佐星（streptozotocin）同用，后者可延长多柔比星的半衰期，因此前者剂量应予酌减。

（3）任何可能导致肝损害的药物如与本品同用，可增加多柔比星的肝毒性；与阿糖胞苷同用可导致坏死性结肠炎。

（4）与肝素、头孢菌素类抗生素等混合应用易产生沉淀。

（5）本品与柔红霉素有交叉耐药性，与甲氨蝶呤、氟尿嘧啶、阿糖胞苷、氮芥、丝裂霉素、博来霉素、环磷酰胺以及亚硝脲类等则不呈交叉耐药性，且与环磷酰胺、氟尿嘧啶、甲氨蝶呤、顺铂以及亚硝脲类药物同用，有不同程度的协同作用。

（6）用药期间慎用活病毒疫苗接种 [1,5]。

4. 不良反应

（1）常见脱发（约见于 90% 患者）、骨髓抑制（白细胞于用药后 10～14 天下降至最低点，大多在 3 周内逐渐恢复至正常水平，贫血和血小板减少较少见）、口腔溃疡、食欲减退、恶心，甚或呕吐。

（2）少数患者在原先的放射野区出现皮肤发红或色素沉着。如注射处药液外溢，可导致红肿、疼痛，甚至蜂窝织炎和局部坏死。

（3）白血病和恶性淋巴瘤患者应用本品时，特别是初次用多柔比星者，可因瘤细胞大量破坏引起高尿酸血症，而致关节疼痛或肾功能损害。

（4）本品具有心脏毒性，可引起迟发性严重心力衰竭，有时可在停药半年后发生。有心肌损害时可出现心率增快、心律失常、传导障碍或喷射性心力衰竭，这些情况偶可突然发生而常规心电图无异常迹象。心肌毒性和给药累积量密切相关。心脏毒性可因联合应用其他药物加重 [4,5]。

5. 其他用药注意事项

（1）多柔比星在动物中有致癌作用，在人体也有潜在的致突变和致癌作用。

（2）本品的肾排泄虽较少，但在用药后 1～2 天内可出现红色尿，一般都在 2 日后消失。肾功能不全者用本品后要警惕高尿酸血症的出现。

（3）用药前后需检查肝、肾功能，监测心电图、超声心动图、血清酶学和其他心肌功能实验；随访检查周围血象（至少每周 1 次）和肝功能，应经常检查有无口腔溃疡、腹泻以及黄疸等情况，应劝患者多饮水以减少高尿酸血症的可能，必要时检查血清尿酸或肾功能。

（4）多柔比星必须在有使用细胞毒药物经验的医生指导下使用。多柔比星开始治疗前，患者应已从之前的细胞毒药物治疗的急性毒性反应（如口腔炎、中性粒细胞减少、血小板减少和全身性感染）中恢复。肥胖患者其多柔比星的全身清除率是下降的。

（5）心功能：使用蒽环类药物有发生心脏毒性的风险，表现为早期（即急性）或晚期（即迟发）事件。早期（即急性）事件：多柔比星的早期心脏毒性主要包括窦性心动过速和（或）心电图（ECG）异常，如非特异性 ST 段、T 波改变。快速性心律失常，包括室性期前收缩和室性心动过速、心动过缓，以及房室和束支传导阻滞都有报道。这些不良事件通常对后续的迟发性心脏毒性的发生并无预示作用，很少有临床意义，而且通常无需为此停止多柔比星的治疗。晚期（即迟发）事件：迟发性心脏毒性通常发生在多柔比星治疗过程的后期，或者发生在治疗终止后的 2～3 个月。但也有报道在治疗结束后数月到数年出现的迟发性事件。迟发性心肌病可表现为左心室射血分数（LVEF）降低和（或）充血性心力衰竭（CHF）的症状和体征，如呼吸困难、肺水肿、坠积性水肿、心脏肥大、肝大、少尿、腹水、胸腔积液和奔马律。也有亚急性症状，如心包炎 / 心肌炎的报道。蒽环类药物引起的最严重的心肌病为危及生命的充血性心力衰竭，表现为累积性的剂量限制性毒性。在使用多柔比星治疗前，需要进行心脏功能的评估，而且在整个治疗期间需要监测心脏功能，以尽可能地减少发生严重心脏功能损害的风险。在治疗期间定期监测左室射血分数（LVEF），一旦出现心脏功能损害的表现应立即停用多柔比星，可减小心脏毒性发生的风险。可以运用 MUGA 扫描（多门核素血管造影术）或超声心动图（ECHO）对心脏功能进行反复的量化评估（对 LVEF 的评估）。推荐在基线的时候进行心电图、MUGA 扫描或 ECHO 检查，这尤其适合于那些具有高危风险因素的患者。应反复进行 MUGA 扫描或 ECHO 检查以评估左室射血分数，尤其是在使用高累积剂量蒽环类药物时。这种评估技术在随访期间也应坚持使用。随访过程中，用于监测心脏功能的检测手段应保持一致。当累积剂量为 300 mg/m² 时，发生 CHF 的概率为 1%～2%，随着累积剂量升高至 450～550 mg/m²，该概率会缓慢升高。此后，发生 CHF 的风险会迅速升高，因此建议最大累积剂量不要超过 550 mg/m²。发生心脏毒性的风险因素包括活动性或非活动性心血管疾病、目前或既往接受过纵隔 / 心脏周围区域的放射治疗、之前用过其他蒽环类药物或蒽二酮药物、同时使用其他抑制心肌收缩功能的药物或具有心脏毒性的药物（例如曲妥珠单抗）。除非患者的心功能得到严密的监测，否则蒽环类药物包括多柔比星不能与其他具有心脏毒性的药物同时使用。患者在停止使用其他具有心脏毒性的药物（特别是具有长半衰期的药物如曲妥珠单抗）之后接受蒽环类药物，也可能会增加发生心脏毒性的风险。曲妥珠单抗的半衰期约为 28.5 天，并且在血循环中可以持续至 24 周。因此，如果可能，医师应该在停用曲妥珠单抗之后的 24 周内避免使用以蒽环类药物为基础的治疗。如果在该时间之前需要使用蒽环类药物，须密切监测心脏功能。对接受高累积剂量多柔比星及具有高危风险的患者应进行严格的心脏功能的监测。然而，无论是否存在心脏毒性危险因素，在累积剂量较低时，仍有可能发生心脏毒性。儿童和青少年使用多柔比星后，发生迟发性心脏毒性的风险增加。女性患者发生迟发性心脏毒性的风险或许高于

男性患者。推荐进行定期的心脏功能评估以监测该毒性发生的可能。多柔比星和其他蒽环类或蒽二酮类药物的毒性作用可能是累加的。

（6）血液学毒性：当与其他细胞毒性药物联用时，多柔比星可以导致骨髓抑制。使用多柔比星前及每个周期都应进行血液学检查，包括白细胞计数。剂量依赖性的、可逆的白细胞减少和（或）粒细胞减少（中性粒细胞减少）是多柔比星主要的血液学毒性，并且是多柔比星最常见的急性剂量限制性毒性。白细胞减少和中性粒细胞减少一般在用药后的 10～14 天达到最低点。大部分患者的白细胞 / 中性粒细胞计数会在 21 天内恢复至正常范围。也可能会发生血小板减少和贫血。严重骨髓抑制的临床表现包括发热、感染、脓毒血症 / 败血症、感染性休克、出血、组织缺氧，甚至死亡。

（7）继发性白血病：有报导在使用蒽环类药物包括多柔比星治疗的患者中出现了继发性白血病，可伴或不伴白血病前期症状。下列情况下出现继发性白血病更为常见：当与作用机制为破坏 DNA 结构的抗癌药物联合使用时，或与放疗联合时，或患者既往多次使用细胞毒药物时，或者蒽环类药物治疗剂量增加时。此类白血病的潜伏期通常为 1～3 年。

（8）胃肠道：多柔比星会引起呕吐反应。口腔炎 / 黏膜炎通常会发生在给药后的早期，如果情况严重，几天后可能会进展为黏膜溃疡。绝大多数的患者在给药后的第三周得以恢复。急性非淋巴细胞性白血病患者连续 3 天使用多柔比星和阿糖胞苷联合化疗，可能发生结肠组织溃疡和坏死，并由出血或感染而导致死亡。

（9）肝功能：多柔比星主要通过肝胆系统清除。在用药前及用药过程中需对血清总胆红素水平进行评估。伴有胆红素升高的患者可能出现药物清除减慢，全身毒性增加。这些患者需要进行减量。有严重肝功能损害的患者不能接受多柔比星的治疗。

（10）注射部位反应：小静脉注射或反复注射同一静脉可能造成静脉硬化，按照推荐的给药流程操作可以尽可能减少注射部位静脉炎 / 血栓性静脉炎的发生。

（11）药物外渗：多柔比星静脉注射时发生外渗会导致局部疼痛、严重组织损伤（起疱、严重的蜂窝织炎）和坏死。注射时一旦发生药液外渗的症状和体征，应立即停止注射。

（12）肿瘤溶解综合征：使用多柔比星可能会导致高尿酸血症，其原因是伴随药物诱导的肿瘤细胞的迅速崩解而产生过度的嘌呤分解代谢（肿瘤溶解综合征）。因此，在初始治疗开始后需要监测血尿酸、钾、钙、磷和肌酐等情况。水化、碱化尿液、预防性使用别嘌醇以预防高尿酸血症的出现，从而尽可能地减少肿瘤溶解综合征的发生。

（13）免疫抑制效应 / 感染易感性增加：对于接受化

疗药物包括多柔比星而导致免疫妥协的患者接种活疫苗或减毒活疫苗可能会产生严重甚至致命的感染。正在接受多柔比星的患者应该避免接种活疫苗。可以接种死疫苗或灭活疫苗，但是对这些疫苗的免疫应答可能会降低。

（14）膀胱内给药：膀胱内使用本品时要特别谨慎。多柔比星膀胱内给药可能会引起化学性膀胱炎相关症状（如排尿困难、多尿、夜尿、痛性尿淋漓、血尿、膀胱不适感、膀胱壁坏死）及膀胱痉挛。需要特别留意插管的问题（例如因膀胱内巨大肿瘤引起的尿道梗阻）。建议在给药期间及药液从膀胱排空后立即给予正确的尿道冲洗。

（15）其他：多柔比星可以加重其他抗肿瘤药物的毒性反应。有报道称其可加重环磷酰胺导致的出血性膀胱炎和6- 巯基嘌呤的肝毒性。还有报道称其能增加放疗导致的毒性反应（如心肌、黏膜、皮肤和肝的损害）。已有报道和其他细胞毒药物联合使用时，使用多柔比星的患者有发生血栓性静脉炎、血栓栓塞，包括肺栓塞的情况（其中有些是致命的）。

表柔比星
Epirubicin

【商品名或别名】

表阿霉素、Pharmorubicin、4'-Epirubicin、4'-epi-ADM、EPI。

【临床应用】

主要应用于各种急性白血病和恶性淋巴瘤、乳腺癌、支气管肺癌、卵巢癌、肾母细胞瘤、软组织肉瘤、膀胱癌、睾丸癌、前列腺癌、胃癌、肝癌（包括原发性肝细胞癌和转移癌）以及甲状腺髓样癌等多种实体瘤。

【用法与用量】

临用前加 0.9% 氯化钠注射液溶解成 2 mg/ml 的浓度，缓慢静脉或动脉内注射，也可加 0.9% 氯化钠注射液 100 ～ 250 ml 滴注。在进行肝动脉插管介入治疗时，可用碘化油混合以增强疗效。

成人用量：每疗程 50 ～ 60 mg/m²，3 ～ 4 周后重复（腔内化疗可于 2 ～ 3 周后重复）。每疗程剂量可 1 次给予，也可等分于 1 ～ 3 日内分次给药或于每疗程第 1、8 日等份给药。据国外报道，分次给药或静脉避光滴注可明显减轻不良反应。联合化疗时一般可用单剂量的 2/3，总剂量不宜超过 700 ～ 800 mg/m²，儿童用量为成人量的 1/3 ～ 1/2。胸腔内或膀胱内每次可用 50 ～ 60 mg，前者可与顺铂同用，但胃肠道反应则明显增加，大多数需用药前静脉给予 5- 羟色胺受体抑制剂和地塞米松，以避免立即可能出现的恶心、呕吐。如在腹腔内化疗可提高疗效。动脉内给药也宜联合用药，特别是同用顺铂更佳，每 2 ～ 3 个月 1 次。联合化疗时可参阅多柔比星的联合化疗方案，以相应的较高剂量的表柔比星替代多柔比星即可。

【剂型与规格】

表柔比星针剂：（1）10 mg；（2）50 mg。

【临床用药指导】

1．使用时间及要求

（1）有一定量的药物经肾排泄，肾功能显著减退时宜酌减量。

（2）用本品偶可出现肝功能损害，特别是谷草转氨酶（ALT）的增高甚或出现黄疸，如有上述情况，暂时停药，待黄疸消退、肝功能恢复正常后恢复用药，如不能停药，用量应相应减少。

2．用药禁忌　如出现下列情况禁用于以往用过足量柔红霉素或多柔比星（总剂量 > 400 ～ 500 mg/m²）或对此二药呈过敏反应者；特别是 1 ～ 2 年前用过足量蒽环类抗生素者；患带状疱疹等病毒性疾病时；周围血象白细胞低于 3.5×10⁹/L 或血小板低于 50×10⁹/L；小于 2 岁小儿及原有心肌病变者慎用本品；发热或严重感染、恶病质、失水、电解质失调、胃肠道梗阻、心肺或肝肾功能失代偿者；禁用于因用化疗或放疗而造成明显骨髓抑制的患者；已用过大剂量蒽环类药物（如多柔比星或柔红霉素）的患者禁用；近期或既往有心脏受损病史的患者禁用；禁用于血尿患者膀胱内灌注。

3．药物相互作用

（1）如与其他化疗药合用，应避免相互接触和放入同一容器内给药，与严重抑制骨髓的亚硝脲类、丝裂霉素等同用应酌减用量，与大剂量环磷酰胺（> 1 g）或胸部放疗同用更应减量。

（2）不能与肝素溶液混合，否则可形成沉淀。也不能长期与碱性溶液接触。

（3）不宜与地塞米松或琥珀酸氢化可的松同时滴注。

（4）氨茶碱与本品接触可使溶液变成紫蓝色。

（5）与头孢菌素类药物混合可致沉淀。

（6）在用药期间，最好避免同时应用任何可能导致心脏或肝功能损害的药物（含这类抗癌化疗药物），以避免增加用本品后可能发生的心肌或肝损害。

（7）本品可能与柔红霉素和多柔比星呈交叉耐药性；与环磷酰胺、氟尿嘧啶、甲氨蝶呤、顺铂等可发生协同作用。

（8）用药期间慎行疫苗接种。

（9）给药期间，同用大量维生素 C、维生素 E 或辅酶 Q₁₀ 可能有减轻对心肌的毒性和保护肝的作用。

4．不良反应

（1）常见为脱发（见于 70% ～ 80% 的患者），骨髓抑制（见于 50% ～ 60% 的患者，白细胞可于用药后 10 ～ 14 天降至最低点，多在 3 周左右逐渐恢复，贫血与明显血小板减少罕见），食欲减退、恶心、呕吐，但与多柔比星比较，其程度较多柔比星轻。

（2）心肌毒性也较多柔比星轻，其发生率和严重程度与本品积累量成正比，用药后常见心律异常、心动过速等，但多为一过性而且能很快恢复；迟发的严重心力衰竭多在用药半年以后，或总剂量在 700 ～ 800 mg 时发生，应注意这种严重心肌损害有时可突发而无任何先兆，甚至常规心电图亦无异常，监测左心室射血指数（LVEF）和 PEP/LVEF 最为敏感。

（3）注射处如有药液外溢，可导致红肿、局部疼痛，甚至蜂窝织炎或坏死。

（4）肝、肾功能损害罕见，但在原有慢性肝病或肝转移时可引起血清谷草转氨酶升高，甚或黄疸[5]。

5．其他用药注意事项

（1）本品在动物中有潜在的致畸变、致突变和致癌作用，但在人类则缺乏明确的证据。

（2）用药前需全面测定心脏功能，除监测心电图外，有条件时可加做超声心动图和血清肌酸磷酸激酶活力测定，左心室射血指数（INEF）和它与 PEP 之比等检查。每次用药前一定要随访心电图。本药总剂量不能超过 800 mg/m²。每 7 ～ 10 天检查周围血象 1 次，每 1 个月监测肝功能 1 次。用药期间多饮水，用药时可给予甲氧氯普胺口服或肌内注射，以预防胃肠道反应。

（3）本品可经动、静脉推注或静脉滴注，也可浆膜腔内或膀胱内给药，但不能用于鞘内注射。

（4）本品在保存和用药时应避光。

丝裂霉素
Mitomycin

【商品名或别名】
自力霉素、Mutamycin、MMC。

【临床应用】
主要适用于胃癌、肺癌、乳腺癌、结直肠癌、食管癌、卵巢癌及癌性腔内积液。

【用法与用量】
静脉注射：儿童每次 20 mg/m²，以 0.9% 氯化钠注射液溶解后静脉注射，每 6 ～ 8 周重复疗程。

【剂型与规格】
注射用丝裂霉素：（1）2 mg；（2）10 mg。
丝裂霉素冻干粉针剂：（1）2 mg；（2）10 mg。

【临床用药指导】
1．药物相互作用
（1）丝裂霉素与多柔比星同时应用可增加心脏毒性，建议多柔比星的总量限制在 450 mg/m² 以下。
（2）用药期间禁止接种活疫苗，缓解期白血病患者要停止化疗 3 个月后，才可接种活疫苗。
（3）与维生素 C、B 族维生素等同时静脉滴注，本品疗效降低。

2．不良反应
（1）骨髓抑制是最严重的毒性，可致白细胞及血小板减少，白细胞减少常发生于用药后 28 ～ 42 天，一般在 42 ～ 56 日恢复。
（2）恶心、呕吐发生于给药后 1 ～ 2 小时。呕吐在 3 ～ 4 小时内停止，而恶心可持续 2 ～ 3 日。
（3）对局部组织有较强的刺激性，若药液漏出血管外，可引起局部疼痛、坏死和溃疡。
（4）少见的不良反应有间质性肺炎、不可逆的肾衰竭等。

3．其他用药注意事项 用药期间密切观察血常规、血小板、血尿素氮，肌酐。用药期间避免口服骨髓灰质炎疫苗。

盐酸博来霉素
Bleomycin Hydrochloride

【商品名或别名】
争光霉素、Bleocin、BLM。

【临床应用】
适用于头颈部、食管、皮肤、宫颈、阴道、外阴、阴茎的鳞癌，霍奇金病及恶性淋巴瘤、睾丸及癌性胸腔积液等。亦用于治疗银屑病。

【用法与用量】
儿童每次 10 mg/m²，或 0.3 ～ 0.6 mg/kg，每日或隔日 1 次，也可每周 2 ～ 3 次，最大疗程总量 200 mg。

【剂型与规格】
注射剂：每支 1.5 万博来霉素单位（相当于 15 个 USP 博来霉素单位）。

【临床用药指导】
1．使用时间及要求 给药总量不宜超过 400 mg。第 1 次给药时，先肌内注射 1/3 量，若无反应，再将全部剂量注射完。静脉注射应缓慢，不少于 10 分钟。

2．用药禁忌 本品可引起肺纤维化，不宜用于肺部放射治疗及肺功能不全的患者。

3．药物相互作用
（1）注射前，先服吲哚美辛，以减轻发热反应。
（2）本品和顺铂合用有可能增加肺毒性。

4．不良反应 骨髓抑制轻微。
（1）本品可引起皮肤色素沉着，特别是骨隆起处（如踝部），指甲变色脱落，脱发，口腔溃疡，食欲减退。
（2）长期用药可导致肺纤维化，可因肺功能不全而死亡。
（3）常见发热反应，常在注射后几小时发生，数小时后可自行退热。偶见因过敏性休克而死亡。
（4）本品在动物中有致癌作用。

5．其他用药注意事项 用药期间应注意随访检查肺部有无啰音，胸部 X 线检查，肺功能检查，血常规、血胆红素、谷草转氨酶、血尿素氮、血尿酸、肌酐清除率。

平阳霉素
Pingyangmycin

【商品名或别名】

博来霉素 A_5、Bleomycin A_5、争光霉素 A_5、PYM。

【临床应用】

本品对唇癌、舌癌、齿龈癌等头颈部鳞癌均有效。对皮肤癌、乳腺癌、食管癌、恶性淋巴瘤等也有效，对肺、子宫颈和皮肤部位的鳞癌亦有效。

【用法与用量】

每次 10 mg/m^2，或 0.3～0.6 mg/kg，每日或隔日 1 次，最大疗程总量 200 mg。

【剂型与规格】

注射用平阳霉素：(1) 4 mg；(2) 8 mg。

【临床用药指导】

1. 药物相互作用　肺部放疗者接受本品时，可增加肺纤维化反应。

2. 不良反应

(1) 胃肠道反应为恶心、呕吐，但较博来霉素重。

(2) 本品引起的化疗性肺炎或肺纤维化的机会比博来霉素小，一旦发现，应立即停药，并给予泼尼松或地塞米松。

(3) 本品还可能引起脱发、口腔炎、发热、肢端麻木、皮肤反应（色素沉着、角化增厚、皮疹等），偶尔可能引起过敏反应休克死亡。

(4) 发热反应，有 20%～50% 的患者用药后 3 小时左右出现，50% 的患者伴有发冷，体温升高至 40℃，似乎和剂量无关。

放线菌素 D
Dactinomycin

【商品名或别名】

更生霉素、ACD、Actinomycin D。

【临床应用】

对霍奇金病、神经母细胞瘤和恶性淋巴瘤有突出的疗效。与放射治疗合用治疗儿童肾母细胞瘤，可提高生存率，对横纹肌肉瘤也有效。

【用法与用量】

儿童 0.45 mg/m^2，每日 1 次，加生理盐水 20 ml 静脉注射或 5% 葡萄糖液 250 ml 静脉滴注，每疗程 7～10 天。2 疗程间隔 2 周。

【剂型与规格】

注射用放线菌素 D：0.2 mg。

【临床用药指导】

1. 药物相互作用

(1) 本品可提高放疗患者的敏感性。

(2) 本品可能削弱维生素 K 的疗效。

(3) 与放射疗法合用相互增效，并可使放疗红斑消失，但能引起胃肠道损害及骨髓抑制。

(4) 能降低青霉素的效价，应避免合用。本品与青霉素、磺胺嘧啶、碳酸氢钠、谷氨酸钠、葡萄糖酸钙、细胞色素 C、肌醇、辅酶 A 配合，可出现变色、沉淀而降效。

2. 不良反应

(1) 过敏反应，如皮疹、药物热、脱发、喘息等。

(2) 有食欲下降、恶心、呕吐、直肠炎等。

(3) 骨髓抑制，一般疗程结束后 1～7 天可有白细胞及血小板减少，严重者可发生全血细胞减少。

(4) 肝损伤，少数患者可出现血清转氨酶升高，黄疸等。

(5) 注射时药液外溢可产生肿胀、疼痛和形成硬结。

3. 其他用药注意事项

(1) 注意防止污染皮肤，不得作皮下注射或肌内注射。

(2) 1 岁以下小儿慎用。

(3) 应避光、阴凉保存。

第四节　植物类抗肿瘤药

长春碱
Vincaleukoblastine

【商品名或别名】

硫酸长春碱、长春花碱、VLB、Vinblastine Sulfate。

【临床应用】

对淋巴瘤是最有效的药物之一。对霍奇金病疗效突出。对肺癌、睾丸肿瘤、单核细胞白血病、肾母细胞瘤等也有一定疗效。

【用法与用量】

1. 静脉注射　每次 1～2 mg/m^2 或 0.05～0.1 mg/kg，极量每次 2 mg，每周 1 次。用等渗葡萄糖注射液或生理盐水稀释后缓慢静脉注射或输液管内冲入。

2. 胸、腹腔内注射　每次 0.5～1.5 mg，用生理盐水 20 ~ 30 ml 稀释后注入。

【剂型与规格】

注射用长春碱：（1）10 mg；（2）15 mg。

【临床用药指导】

1．用药时间及要求　本品不能作肌内、皮下或鞘内注射。静脉注射时药液漏至血管外，应立即停止注射，以 0.9% 氯化钠注射液稀释局部，或以 1% 普鲁卡因注射液局部封闭，温湿敷或冷敷，发生皮肤破溃后按溃疡处理。

2．用药禁忌　下列情况应慎用：骨髓抑制、有痛风病史、肝功能损害、感染、肿瘤易侵犯骨髓、有尿酸盐性肾结石病史、经过放射治疗或抗癌治疗的患者。

3．药物相互作用

（1）联合化疗方案内若有其他降低白细胞的药物时应减量。

（2）与别嘌醇、秋水仙碱或丙磺舒合用，长春碱可升高血中尿酸浓度。

（3）与丝裂霉素联合应用时，会导致急性呼吸窘迫及肺浸润。

4．不良反应

（1）骨髓抑制作用较显著，静脉注射后白细胞下降迅速，但可在 2 ~ 3 周内恢复正常。

（2）偶有恶心、呕吐等胃肠道反应。

（3）静脉反复注射可致血栓性静脉炎。

（4）注射时漏至血管外可造成局部组织坏死。

（5）本品在动物中有致癌作用。

（6）长期应用可抑制睾丸或卵巢功能，引起精子缺乏或闭经。

（7）本品可能使血及尿中的尿酸升高。

5．其他用药注意事项

（1）肝功能不全时，若同时合用其他随胆汁排泄的抗癌药（如多柔比星），应减量。

（2）用药过程中，出现白细胞过低、肝功能损害，应停药或减量，并采取治疗措施。

（3）用药期间应注意定期检查以下项目：血常规及血胆红素、谷草转氨酶、乳酸脱氢酶、血尿素氮、血尿酸、肌酐清除率。

长春新碱
Vincristine

【商品名或别名】

醛基长春碱、新长春碱、VCR、Leurocristine。

【临床应用】

对各类急性白血病均有效，对儿童急性淋巴细胞白血病尤佳，对恶性淋巴瘤疗效也较好。也用于肾胚胎瘤、横纹肌肉瘤、神经母细胞瘤等[1,5]。

【用法与用量】

1．静脉用药　临用前加 0.9% 氯化钠注射液适量使溶解，每次 1 ~ 2 mg/m² 或 0.05 ~ 0.1 mg/kg，极量每次 2 mg，每周 1 次。用等渗葡萄糖注射液或生理盐水稀释后缓慢静脉注射或输液管内冲入。

2．腹腔内注射　每次 0.5 ~ 1.5 mg，用生理盐水 20 ~ 30 ml 稀释后注入[1,3]。

【剂型与规格】

注射用长春新碱：1 mg。

【临床用药指导】

1．用药时间及要求　本品不能做肌内、皮下或鞘内注射；注射时药液漏至血管外，应立即停止注射，以 0.9% 氯化钠注射液稀释局部，或以 1% 普鲁卡因注射液局部封闭，温湿敷或冷敷，发生皮肤破溃后按溃疡处理。

2．用药禁忌

（1）小于 2 岁儿童的周围神经的髓鞘形成尚不健全，应慎用。

（2）下列情况应慎用：有痛风病史、肝功能损害、感染、白细胞减少、神经肌肉疾病、有尿酸盐性肾结石病史、近期接受过放射治疗或抗癌药治疗的患者。

3．药物相互作用

（1）本品可阻止甲氨蝶呤从细胞内渗出，提高后者的细胞内浓度，故常先注射本品，再用甲氨蝶呤。

（2）与门冬酰胺酶、异烟肼、脊髓放射治疗合用可加重神经系统毒性。

（3）吡咯系列抗真菌药（伊曲康唑）可增加肌肉神经系统的不良反应。如发现有不良反应，应进行减量、暂停或停药等适当处理。

（4）伊曲康唑有阻碍肝细胞色素 P450 3A 的作用，长春新碱通过肝细胞色素 P450 3A 代谢，合用可使长春新碱代谢受抑制。

（5）与苯妥英钠合用，可降低苯妥英钠吸收，或使代谢亢进。

（6）与含铂的抗肿瘤药合用，可能增强第 8 对脑神经障碍。

（7）与 L- 天冬酰胺酶合用，可能增强神经系统及血液系统的障碍。为将毒性控制到最小，可将硫酸长春新碱在 L- 天冬酰胺酶给药前 12 ~ 24 小时以前使用。

4．不良反应　骨髓抑制轻微。

（1）主要引起神经系统毒性，如四肢麻木、腱反射消失、麻痹性肠梗阻、腹绞痛、脑神经麻痹。神经系统毒性常持续很久，发生率与每次剂量及总剂量呈正比。

（2）静脉反复注射本药可致血栓性静脉炎。注射时漏至血管外可造成局部组织坏死。

（3）本品在动物中有致癌作用，长期应用可抑制睾丸或卵巢功能，引起精子缺乏或闭经。

（4）本品可使血钾、血及尿中的尿酸升高。

5．其他用药注意事项

（1）用药期间应定期检查周围血象、肝功能、肾功能。注意观察心率、肠鸣音及肌腱反射等。

（2）用药过程中，出现严重四肢麻木、膝反射消失、麻痹性肠梗阻、腹绞痛、心动过速、脑神经麻痹、白细胞过低、肝功能损害，应停药或减量。

长春地辛
Vindesine

【商品名或别名】

去乙酰长春花碱酰胺、癌得散、硫酸长春酰胺、Eldisine、VDS。

【临床应用】

临床上较 VCR、VLB 应用广。对急性淋巴细胞白血病及慢性粒细胞白血病有显著疗效。对肺癌有较好疗效。对恶性淋巴瘤、霍奇金病和非霍奇金淋巴瘤都有一定疗效。由于神经毒性不便使用时，可作为第二线药物[4,5]。

【用法与用量】

1．静脉注射　每次 3 mg/m^2，每周 1 次，4 ~ 6 周为 1 疗程。

2．静脉滴注　每周 1 次，剂量同上，溶于生理盐水中，连续 24 小时滴注，4 ~ 6 周为 1 疗程[1,3]。

【剂型与规格】

注射用长春地辛：（1）1 mg；（2）2 mg；（3）4 mg。

【临床用药指导】

1．用药时间及要求　本品不可鞘内注射。

2．用药禁忌　骨髓功能低下和严重感染者禁用或慎用。

3．药物相互作用

（1）联合化疗若有其他降低白细胞药物时应减量。

（2）与脊髓放射治疗等合用可加重神经系统毒性。

4．不良反应

（1）主要为骨髓抑制及神经系统毒性。骨髓抑制以白细胞及中性粒细胞计数减少为主，对血小板影响不明显。神经系统毒性可表现为感觉异常、腱反射消失或降低、肌肉无力等。骨髓毒性与神经系统毒性低于硫酸长春碱。此外，有便秘、脱发、静脉炎等不良反应。

（2）本品可使血及尿中的尿酸升高。

（3）下列情况应慎用，骨髓抑制、有痛风史、胆管阻塞、感染、经过放射治疗或抗癌药治疗的患者。白细胞减少、尿酸盐性肾结石者慎用。肝功能不全时，若同时合用其他经胆汁排泄的抗癌药（如多柔比星）应减量。

5．其他用药注意事项　用药期间应注意定期检查血常规、血小板、肝肾功能，注意观察心率、肠鸣音及肌腱反射等。

三尖杉碱
Harringtonine

【商品名或别名】

三尖杉酯碱、HRT、Cephalotoxin、粗榧碱、哈林通碱。

【临床应用】

适用于急性粒细胞白血病，总缓解率为 84.1%；对急性单核细胞白血病、急性早幼粒细胞白血病与阿糖胞苷、长春新碱、泼尼松联合疗效较好。对慢性粒细胞白血病、恶性淋巴瘤、真性红细胞增多症亦有效。

【用法与用量】

1．静脉滴注　每日 0.05 ~ 0.1 mg/kg。> 10 岁 1 ~ 4 mg，溶于 250 ~ 500 ml 5% 或 10% 葡萄糖液中缓慢静脉滴注，每日 1 次，5 ~ 10 天为 1 个疗程，疗程间隔 7 ~ 14 日。

2．鞘内注射　用于中枢神经系统白血病，9 岁以下每次 0.3 mg，10 岁以上每次 0.4 mg，用生理盐水稀释至 4 ~ 5 ml，缓慢注入鞘内，5 ~ 7 日后待脑脊液转阴改为每周 1 次，连用 2 次[1,3]。

【剂型与规格】

注射用三尖杉碱：（1）1 mg；（2）2 mg。

【临床用药指导】

1．用药禁忌

（1）心脏病患者禁用。

（2）肝肾功能不全者禁用。

2．药物相互作用

（1）本品与其他可能抑制骨髓的抗癌药物或放射疗法合并应用时应调节本品的剂量与疗程。

（2）蒽环类抗生素也有心肌毒性作用，已反复采用柔红霉素等蒽环类抗生素治疗的患者使用三尖杉碱应慎用，以免增加心脏毒性。

3．不良反应

（1）骨髓抑制：白细胞和血小板减少，属可逆性的，多数患者可恢复。

（2）胃肠道症状：食欲减退、口干、恶心、呕吐。

（3）心脏毒性：心动过速、胸闷、心悸、甚至心衰。若引起心房扑动应立即停药，部分病例有心肌损害、窦性心动过速等。

（4）其他：头晕、乏力、注射局部疼痛。

4．其他用药注意事项

（1）本品大剂量应用，可发生呼吸抑制而致死。

（2）用药期间应定期检查血象和心脏功能。

（3）应于阴暗处密闭保存。

（4）老年患者对化疗耐受性较差，因而选用本品时应适当减量，同时加强支持疗法，并严密观察各种不良反应。

高三尖杉酯碱
Homoharringtonine

【商品名或别名】

HH、HHAr。

【临床应用】

适用于各型急性非淋巴细胞白血病的诱导缓解期及继续治疗阶段，尤其对急性早幼粒细胞白血病、急性单核细胞白血病、急性粒细胞白血病疗效更佳，对骨髓增生异常综合征、慢性粒细胞白血病及真性红细胞增多症等亦有一定疗效[1,5]。

【用法与用量】

临用时加 5% 葡萄糖注射液 250 ～ 500 ml 使溶解。静脉滴注，每日 0.08 ～ 0.1 mg/kg，以 40 ～ 60 日为 1 疗程，或间歇给药，每日 0.1 ～ 0.15 mg/kg，以 5 ～ 10 日为 1 疗程，停药 1 ～ 2 周再重复用药[1,3]。

【剂型与规格】

高三尖杉酯碱针剂：(1) 1 mg；(2) 2 mg；(3) 5 mg。

高三尖杉酯碱冻干粉针剂：(1) 1 mg；(2) 2 mg。

【临床用药指导】

1. 用药时间及要求　静脉滴注速度要慢，要求稀释为 500 ml，滴注 3 小时以上。

2. 用药禁忌

(1) 静脉滴注速度过快或长期持续或重复给药时，会产生各种心脏毒性，心律失常及各类器质性心血管疾病患者，应慎用本品。

(2) 对严重或频发的心律失常及器质性心血管疾病患者则不宜选用本品。

3. 药物相互作用

(1) 本品与其他可能抑制骨髓功能的抗癌药物或放射疗法合并应用时，应调节其剂量与疗程。

(2) 蒽环类抗生素有慢性心肌毒性作用，因而在用量偏大时会产生急性心肌毒性，应避免对已反复采用多柔比星或柔红霉素等蒽环类抗生素治疗的患者应用高三尖杉酯碱，以免增加心脏毒性的可能。

4. 不良反应

(1) 骨髓抑制：本品对骨髓各系列造血细胞均有抑制作用，对粒细胞系统的抑制较重，红细胞次之，巨核细胞抑制较轻。

(2) 心脏毒性：较常见的心脏毒性有窦性心动过速、房性或室性期前收缩，以及心电图出现 S-T 段变化及 T 波平坦等心肌缺血表现，极少数患者可出现奔马律，程度不一的房室传导阻滞及束支传导阻滞，心房颤动等。

(3) 低血压：当每次剂量 > 3.0 mg/m² 时，部分患者在给药后 4 小时左右会出现血压降低的现象。

(4) 消化系统：常见的症状为厌食、恶心、呕吐，少数患者可产生肝功能损害。

(5) 个别患者可产生脱发、皮疹，偶见疑为严重过敏性休克的个案报道。

(6) 下列情况也应慎用：骨髓功能显著抑制或血象呈严重粒细胞减少或血小板减少，肝功能或肾功能损害，有痛风或尿酸盐肾结石病史患者[1,5]。

5. 其他用药注意事项

(1) 用药期间应每周随访白细胞计数及分类、血小板和血红蛋白 1 ～ 2 次，如血细胞在短期内有急剧下降者，则应每日观察血象；肝功能检查：总胆红素、谷草转氨酶；心脏体征及心电图检查。

(2) 当作为治疗急性白血病联合化疗方案组成药时，其具体剂量及疗程必须参考有关规定。对白细胞不增多而骨髓增生的患者应慎用，即使应用，宜先从小剂量开始。联合化疗方案时，应适当增加患者的液体摄入量，防止血清尿酸含量增加及尿酸性肾病的发生。

(3) 对已合并播散性血管内凝血的患者，在处理的同时，仍可考虑小剂量应用。

(4) 白血病时有大量白血病细胞被破坏，采用本品时破坏会更增多，血液及尿中尿酸浓度可增高。

(5) 对化疗耐受性较差的患者，在选用本品时需加强支持疗法，并严密观察各种不良反应。

依托泊苷
Etoposide

【商品名或别名】

足叶乙苷、鬼臼乙叉苷、Vepesid、VP-16。

【临床应用】

主要用于治疗急性粒细胞白血病疗效较好，对小细胞肺癌疗效突出，也用于恶性淋巴瘤、恶性组织细胞病、组织细胞增生症 X 及神经母细胞瘤[1,5]。

【用法与用量】

1. 静脉给药　单一用药时的剂量为每次 60 ～ 100 mg/m²，加入生理盐水中，稀释成 < 0.25 mg/ml 浓度，缓慢静脉滴注 3 小时以上，每日或隔日 1 次，连用 3 ～ 5 次，3 ～ 4 周后重复给药。

2. 口服　每日 100 ～ 200 mg/m²，连用 5 天，3 周后重复给药[1,5]。

【剂型与规格】

依托泊苷注射剂：(1) 100 mg；(2) 400 mg；(3) 40 mg。

依托泊苷胶囊：(1) 25 mg；(2) 50 mg。

【临床用药指导】

1. 用药时间及要求　不宜静脉推注，仅可缓慢滴注。

2. 用药禁忌

(1) 骨髓抑制，白细胞、血小板明显低下者禁用。

（2）心、肝、肾功能有严重障碍者禁用。

（3）对本品过敏者禁用。

3．药物相互作用

（1）由于本品有明显骨髓抑制作用，与其他抗肿瘤药物联合应用时应注意。

（2）可抑制机体免疫防御机制，使疫苗接种不能激发人体抗体产生。化疗结束后 3 个月以内，不宜接种病毒疫苗。

（3）与血浆蛋白结合率高，因此，与血浆蛋白结合的药物可影响其分布及排泄。

4．不良反应 可逆性的骨髓抑制，包括白细胞及血小板减少，多发生在用药后 7 ～ 14 日，20 日左右恢复正常。可出现食欲减退、恶心、呕吐、口腔炎等消化道症状，脱发亦常见。

5．其他用药注意事项

（1）注意口腔卫生及口腔炎；密切随访周围血象及肝、肾功能。

（2）若静脉滴注过速（< 30 分钟），可有低血压、喉痉挛等。

（3）在动物实验中有生殖毒性和致畸性。

（4）用药期间应定期检查肝、肾功能和周围血象。

（5）应避光保存。

替尼泊苷
Teniposide

【商品名或别名】

威猛、VM-26、鬼臼噻吩苷、鬼臼甲叉苷、卫萌、Vumon。

【临床应用】

1．治疗急性白血病 与阿糖胞苷（Ara-C）有协同作用，对白细胞很高、预后不良的急性淋巴细胞白血病（ALL）患者，在用常规药物诱导缓解之前或后用本品及阿糖胞苷作强化治疗，能使小儿高危 ALL 的预后得到改善。

2．治疗颅内恶性肿瘤 因是高度脂溶性药物，能透过血脑屏障，据报告治疗恶性胶质瘤和脑内转移瘤总有效率为 63%。

3．治疗恶性淋巴瘤 单用治疗复发的霍奇金病有效率为 34%。

4．治疗神经母细胞瘤和儿童实体瘤 单用有效率为 34%，一项资料显示先用顺铂（DDP），48 小时后用本品，在 22 例耐药患者中有效率为 68%。

5．治疗小细胞肺癌 初治患者疗效好 [1, 5]。

【用法与用量】

1．单用 每个疗程总剂量为 300 mg/m²，在 3 ～ 5 天内给予，每 3 天或待骨髓恢复后重复 1 疗程。

2．联合用药

（1）与阿糖胞苷联合，VM-26 160 mg/m² +10% 葡萄糖 500 ml/m²，静脉滴注 4 小时，继续给予 Ara-C 200 ～ 300 mg/m²，静脉滴注 1 小时，每周 1 ～ 2 次；

（2）顺铂（DDP）90 mg/m² 后 48 小时再给 VM-26 100 mg/m² [1, 3]。

【剂型与规格】

替尼泊苷注射液：每支 50 mg（5ml），有机溶剂含 N, N 二甲基乙酰胺、苯甲醇、聚氯乙基化蓖麻油、马来酸和无水乙醇。

【临床用药指导】

1．用药禁忌

（1）对替尼泊苷或本品注射液中任何其他成分过敏者禁用。

（2）严重白细胞减少或血小板减少者禁用。

2．药物相互作用

（1）苯巴比妥和苯妥英钠可以增加替尼泊苷的清除，合并用药时可能应增加替尼泊苷的剂量。

（2）甲苯磺丁脲、水杨酸钠和磺胺甲噻二唑可降低替尼泊苷与蛋白结合率，导致游离药物增加，增加药物作用和毒性反应。

（3）与其他有骨髓抑制作用的抗肿瘤药联用，会加重骨髓抑制作用。

3．不良反应

（1）骨髓抑制反应为剂量限制性毒性，主要为血小板减少，白细胞下降较轻，3 周降至最低，4 ～ 5 周恢复。

（2）有 5% ～ 19% 的患者出现恶心、呕吐等胃肠道反应。

（3）低血压反应：快速静脉滴注时会使血压骤降甚至虚脱，故应住院使用此药。

（4）过敏反应：支气管痉挛、皮肤潮红、荨麻疹属于自限性反应，中断注射或给予抗过敏药即可恢复，发生率 3.6%。

（5）还有腹泻、腹痛、皮疹、发热、静脉炎等，偶见转氨酶升高。

4．其他用药注意事项

（1）静脉给药勿漏出血管外，以免局部反应。

（2）定期查患者血象。

（3）6% ～ 8% 以原形随尿排出，利于膀胱癌治疗，但直接注入膀胱可能产生刺激症状，应避免。

（4）静脉滴注时应注意血压，滴速不宜过快，应维持在 1.5 ～ 2 小时，否则易出现低血压。

（5）用 5% 葡萄糖注射液稀释后易失效，4 小时内必须用完。

第五节 其他类抗肿瘤药

门冬酰胺酶
Asparaginase

【商品名或别名】

左旋门冬酰胺酶、Crasnitin、ASP、L-ASP。

【临床应用】

用于治疗急性淋巴细胞白血病、急性粒细胞白血病、急性单核细胞白血病、慢性淋巴细胞白血病、霍奇金病及非霍奇金淋巴瘤、黑色素瘤等。对上述各种瘤细胞的增殖均有抑制作用，其中对儿童急性淋巴细胞白血病的诱导缓解期疗效最好，有时对部分常用化疗药缓解后复发的患者也可有效，但单独应用时缓解期较短，而且容易产生耐药性，故多与其他化疗药物组成联合方案应用，以提高疗效。

【用法与用量】

静脉滴注、静脉注射、肌内注射，每日 $6000 \sim 10\,000\ U/m^2$，一般以 $7 \sim 10$ 天为 1 疗程。亦可每周 1 次，每次 $2500\ U/kg$。静脉注射以生理盐水 $20 \sim 40\ ml$ 稀释，静脉滴注以 5% 葡萄糖液或生理盐水 $100 \sim 300\ ml$ 稀释。使用前需作皮肤试验，一般以 $10 \sim 50\ U/0.1\ ml$ 作皮内注射，观察 3 小时，如有红肿、斑块为过敏反应阳性不能用。

【剂型与规格】

门冬酰胺酶注射剂：$10\,000$ 单位。

门冬酰胺酶冻干粉针剂：(1) 5000 单位；(2) 10 000 单位。

【临床用药指导】

1. 用药禁忌 对本品有过敏史或皮试阳性者禁用；有胰腺炎病史或现患胰腺炎者禁用；现患水痘、广泛带状疱疹等严重感染者等禁用。有糖尿病、痛风或肾尿酸盐结石史、肝功能不全、感染者等慎用。

2. 药物相互作用

(1) 泼尼松或促皮质素或长春新碱与本品同用时，会增强本品的致高血糖作用，并可能增多本品引起的神经病变及红细胞生成紊乱的危险性，但有报道如先用前述各药后再用本品，则毒性较先用本品或同时用两药者为轻。

(2) 由于本品可增高血尿酸浓度，故当与别嘌醇或秋水仙碱等抗痛风药合用时，要调节上述抗痛风药的剂量，以控制高尿酸血症及痛风。一般抗痛风药选用别嘌醇，因该药可阻止或逆转门冬酰胺酶引起的高尿酸血症。

(3) 糖尿病患者用本品时及治疗后，均需注意调节口服降糖药或胰岛素的剂量。

(4) 与硫唑嘌呤、苯丁酸氮芥、环磷酰胺、环孢素、巯嘌呤、单克隆抗体 CD_3 或放射疗法合用时，可提高疗效，因而应考虑减少化疗药物、免疫抑制剂或放射疗法的剂量。

(5) 与甲氨蝶呤同用时，可通过抑制细胞复制的作用而阻断甲氨蝶呤的抗肿瘤作用。有研究表明，如门冬酰胺酶在给甲氨蝶呤 $9 \sim 10$ 天前应用或在给甲氨蝶呤 24 小时内应用，可以避免产生抑制甲氨蝶呤的抗肿瘤作用，并减少甲氨蝶呤对胃肠道和血液系统的不良反应。

(6) 由于能进一步抑制患者的免疫机制，并增加所接种病毒的增殖能力、毒性及不良反应，故在接受治疗 3 个月内不宜接受病毒疫苗接种。

3. 不良反应

(1) 较常见的有过敏反应、肝损害、胰腺炎、食欲减退，以及凝血因子 V、Ⅶ、Ⅷ、Ⅸ 及纤维蛋白原减少等。过敏反应的主要表现为突然发生的呼吸困难、关节肿痛、皮疹、皮肤瘙痒、面部水肿，严重者可发生呼吸窘迫、休克，甚至死亡。过敏反应一般在多次反复注射者易发生，但也有在皮内敏感试验阴性的患者发生。另在某些过敏体质者，即便注射作皮试量的门冬酰胺酶时，偶然也会产生过敏反应。肝损伤通常在开始治疗的 2 周内发生，可能出现多种肝功能异常，包括血清谷草转氨酶、谷丙转氨酶、胆红素等升高，血清白蛋白降低等。曾有经肝穿刺活检证实有脂肪肝病变的病例。患者如感觉剧烈的上腹痛并有恶心、呕吐，应疑有急性胰腺炎，其中暴发型胰腺炎很危重，甚至可能致命。其他尚有恶心、呕吐、腹泻等。

(2) 少见的有血糖过高、高尿酸血症、高热、精神及神经毒性等。血糖过高患者有多尿、多饮、口渴症状，其血浆渗透压可能升高，而血酮含量正常。高血糖应停用本品，或给适量胰岛素及补液可以减轻或消失，但少数严重的可以致死。高尿酸血症通常发生在开始治疗时，严重的可引起尿酸性肾病、肾衰竭。来自大肠埃希菌的门冬酰胺酶含的内毒素可引起高热、寒战、畏寒，严重的甚至可以致死。精神及神经症状可表现为程度不一的嗜睡、精神抑郁、精神错乱、情绪激动、幻觉，偶可发生帕金森综合征等。其他尚有白细胞减少、免疫抑制、口腔炎等。

(3) 罕见的有因低纤维蛋白原血症及凝血因子减少而出血、低脂血症、颅内出血或血栓形成、下肢静脉血栓及骨髓抑制等。凝血因子减少与本品抑制蛋白质合成有关。

（4）其他尚有血氨过高、脱发、血小板减低、贫血等。

4．其他用药注意事项 来源于大肠埃希菌与来源于欧文菌族的门冬酰胺酶间偶有交叉过敏发生。

达卡巴嗪
Dacarbazine

【商品名或别名】

氮烯咪胺、甲嗪咪唑胺、DTIC、DIC。

【临床应用】

是治疗恶性黑色素瘤的主要化疗药物。用于霍奇金病，与平阳霉素、多柔比星联合可提高疗效。对平滑肌肉瘤、纤维肉瘤、肺癌有一定疗效。

【用法与用量】

1．静脉注射 每次 200 ～ 400 mg，连用 3 ～ 5 天，用 0.9% 氯化钠注射液溶解后静脉推注，也可用 5% 葡萄糖注射液 250 ml 稀释后静脉滴注。

2．联合化疗

（1）ABVD 方案（多柔比星、博来霉素、长春碱和达卡巴嗪）：主要用于霍奇金型淋巴瘤。

（2）CY-VA-DIC 方案（环磷酰胺、长春碱、多柔比星及达卡巴嗪）：主要用于软组织肉瘤[1, 3]。

【剂型与规格】

达卡巴嗪注射剂：(1) 100 mg；(2) 200 mg；(3) 400 mg。

【临床用药指导】

1．用药禁忌 水痘或带状疱疹患者禁用；肝肾功能损害、感染患者慎用。

2．药物相互作用

（1）本品与其他对骨髓有抑制的药物或放射联合应用时，应减少其剂量。

（2）用药期间禁止接种活病毒疫苗。

3．不良反应

（1）骨髓抑制：白细胞减少发生于给药后 16 ～ 24 日，白细胞最低见于给药后 21 ～ 25 日，血小板减少发生于给药后 16 日。

（2）胃肠道反应：较常见，有食欲减退、恶心、呕吐，一般发生于给药后 1 ～ 12 小时，偶有黏膜炎。

（3）偶有流感样综合征：发生于给药后 7 日，持续 1 周左右。也可有面部麻木、脱发。

4．其他用药注意事项

（1）本品可引起血清尿素氮、碱性磷酸酶、谷草转氨酶及谷丙转氨酶暂时升高。

（2）用药期间应定期检查血尿素氮、肌酐、尿酸、血清胆红素、谷草转氨酶、谷丙转氨酶、乳酸脱氢酶。

（3）静脉注射时如漏至血管外，应立即停止注射，并以 1% 普鲁卡因注射液局部封闭。

（4）用药期间应避免口服脊髓灰质炎疫苗。

维 A 酸
Tretinoin

【商品名或别名】

维生素 A 酸、维生素甲酸、Vitamine A Acid、Retinoic Acid。

【临床应用】

治疗急性早幼粒细胞白血病（APL），经临床验证完全缓解率 80% ～ 86%。APL 化疗的完全缓解率虽可达 61.7% ～ 81%，但弥散性血管内凝血（DIC）的发生率达 37% ～ 65%，出血死亡率 9% ～ 12%，采用维 A 酸治疗可减少 DIC 的发生率。可外用或口服作为辅助用药治疗牛皮癣、毛囊角化症等。

【用法与用量】

每日 30 ～ 60 mg/m^2，分 2 ～ 3 次口服，连续用药至完全缓解，服药 60 天以上仍未缓解者应采用其他方案治疗，白细胞很高者可加羟基脲或小剂量三尖杉碱或白细胞置换术。缓解后为防止复发可采用化疗（HA、DA、HOAP 等方案）与维 A 酸交替方案[1, 3]。

【剂型与规格】

维 A 酸片：(1) 10 mg；(2) 20 mg。

维 A 酸胶囊：(1) 10 mg；(2) 20 mg。

维 A 酸凝胶剂：0.05%；10 g：5 mg。

维 A 酸软胶囊：10 mg。

维 A 酸乳膏剂：(1) 10 g：10 mg；(2) 10 g：5 mg；(3) 15 g：15 mg；(4) 15 g：3.75 mg；(5) 15 g：7.5 mg；(6) 20 g：20 mg。

【临床用药指导】

1．用药禁忌 对本药过敏者、急性和亚急性皮炎、湿疹等皮肤病患者、严重肝、肾功能损害者。

2．药物相互作用

（1）与西咪替丁、环孢素、地尔硫草、维拉帕米和酮康唑合用可增加本药的血药浓度，并可能导致维 A 酸中毒。

（2）与光敏感药（如噻唑类、四环素类、氟喹诺酮类、酚噻嗪类、磺胺类药）合用可增加光毒性。

（3）与戊巴比妥、苯巴比妥和利福平合用，可导致本品血药浓度下降。

3．不良反应

（1）一般较为轻微，可有口干、头痛、头晕等。可同时口服维生素 B$_1$、维生素 B$_6$、谷维素或减少剂量可使症状减轻或消失。

（2）肝损害。

（3）少见严重特殊不良反应，如维 A 酸综合征，表现为发热、呼吸困难、肺部浸润、胸膜心包积液，严重者因呼吸困难、缺氧而死亡，类似肺部感染。

4．其他用药注意事项 用药前后应定期检测血象、血脂或肝功能。

顺铂
Cisplatin

【商品名或别名】

Cis-Diaminodichloroplatine、DDP。

【临床应用】

抗瘤谱较广，对神经母细胞瘤、胚胎瘤疗效好，对恶性淋巴瘤、软组织肉瘤、癌性胸腔积液和腹水、头颈部癌、肺癌有一定疗效。

【用法与用量】

临用前用 0.9% 氯化钠注射液溶解，静脉注射或静脉滴注，每次 20 mg/m^2，连用 5 日，间隔 3 ~ 4 周可重复给药，亦可 80 ~ 100 mg/m^2，每周 1 次[1, 3]。

【剂型与规格】

顺铂注射剂：（1）10 mg；（2）20 mg；（3）30 mg。

【临床用药指导】

1．用药禁忌 既往有肾病史或中耳炎者慎用。在治疗中出现下列症状之一者停用：

（1）周围白细胞低于 3.5×10^9/L，或血小板低于 80×10^9/L。

（2）用药后持续性严重呕吐；早期肾毒性的表现，如血清肌酐 > 2 mg/dl 或尿素氮 > 20 mg/dl；或尿镜检在高倍视野中有白细胞 10 个、红细胞 5 个或管型 5 个。

2．药物相互作用

（1）与秋水仙碱、丙磺舒或磺吡酮（sulfinpyrazone）合用时，由于顺铂可能提高血液中尿酸的水平，必须调节其剂量，以控制高尿酸血症与痛风。

（2）抗组胺药、吩噻嗪类药或噻嗪类药（thioxanthene）与顺铂合用，可能掩盖耳毒性的症状，如耳鸣、眩晕等。

（3）顺铂诱发的肾功能损害，可引起博来霉素（甚至小剂量）的毒性反应；由于此二药常合并应用，尤应注意。

（4）与各种骨髓抑制剂或放射治疗同用，可增加毒性作用，用量应减少。

（5）与氨基糖苷类抗生素合用可发生致命性肾衰竭，并加重耳毒性。

3．不良反应

（1）肾毒性：患者可出现氮质血症，较大剂量与连续用药，则可产生严重而持久的肾毒性，表现为血中尿素氮、肌酐升高，肌酐清除率可由 112 ml/min 降至 63 ml/min。原有肾功能不全或曾接受过对肾有毒性的抗生素（如链霉素、卡那霉素、庆大霉素等）的患者，使用后肾受损程度更为严重，主要损害在肾小管，使细胞空泡化、上皮脱落、管腔扩张、出现透明管型，肾小球的病变较轻。在一般剂量下，肾小管的损伤是可逆的，但剂量过大或用药过频，可因蓄积中毒而产生肾衰竭，甚至死亡。为了防止肾毒性，在用药前后，目前广泛采用大量输液的水化疗法，以降低顺铂血浆浓度，增加其肾清除率；并加用甘露醇和呋塞米，以加速肾的排泄功能，减少顺铂在肾小管中的积聚。据研究，甘露醇除利尿作用外，还能显著降低顺铂对小鼠的急性毒性，而呋塞米则无此效应。在采用大量输液的过程中，要密切观察液体超负荷的症状，并及时处理。在治疗中经常检测血清电解质、镁、尿素氮和肌酐。在每一周期开始前，检测血清肌酐清除率，观察肾功能是否正常。

（2）消化道毒性：包括恶心、呕吐、食欲减低和腹泻等，恶心、呕吐的发生率为 17% ~ 100%，常在给药后 1 ~ 6 小时内发生，最长不超过 24 ~ 48 小时。多采用大剂量甲氧氯普胺（1 ~ 2 mg/kg），并加用氯丙嗪、地塞米松或苯海拉明等，可获得较好的止吐效果。

（3）骨髓抑制：表现为白细胞和（或）血小板减少，一般与用药量有关，疗程剂量在 2.5 mg/kg 以下，发生率为 10% ~ 20%，剂量在 3 mg/kg 以上，发生率为 40% 左右。骨髓抑制一般在 3 周左右达高峰，4 ~ 6 周恢复。对骨髓抑制病例，可按常规处理。

（4）过敏样反应：少见，在给药后数分钟内发生，表现为脸面水肿、喘鸣、心动过速等。应迅速给予抗组胺药、肾上腺皮质激素或肾上腺素等。

（5）耳毒性：可出现耳鸣和高频听力减低，多为可逆性，不需特殊处理。

（6）神经毒性：多见于总量超过 300 mg/m^2 的患者，周围神经损伤多见，表现为肌痛、上下肢感觉异常等；亦可出现癫痫、球后视神经炎和运动失调等。

4．其他用药注意事项

（1）在治疗过程中应注意检查：听力测验与神经功能检查；血液尿素氮（BUN）、肌酐清除率与血清肌酐；血细胞比容、血小板计数、白细胞总数与分类、血清转氨酶、转肽酶、胆红素与尿酸。

（2）在化疗期间与化疗后，患者必须足量饮水。

干扰素
Interferon

【商品名或别名】

干扰素 α-2a、干扰素 α-2b、IFN。

【临床应用】

干扰素有抗病毒、抗增殖及免疫调节作用，抑制病毒感染细胞中病毒的复制，抑制细胞增殖，亦可提高巨噬细胞的吞噬活性，提高淋巴细胞对靶细胞的特殊细胞毒作用。肌内及皮下注射后，大于 80% 的药物被吸收，全部经肾小球滤过，当肾小管再吸收时迅速降解。

干扰素 α-2a 肌内注射，$t_{1/2}$ 为 6 ~ 8 小时，静脉滴注为 3.7 ~ 8.5 小时。干扰素 α-2b 肌内或皮下注射，$t_{1/2}$ 均为 2 ~ 3 小时。达峰时间，干扰素 α-2a 肌内注射为 3.8 小时，皮下注射为 3 小时；干扰素 α-2b 肌内或皮下注射均为 3 ~ 12 小时。干扰素经肾清除，肾小管完全再吸收。

【用法与用量】

皮下或肌内注射，每次 200 万 U/m^2，每周 3 次，治疗卡波济肉瘤的剂量为 300 万 U/m^2。儿童慢性粒细胞白血病 1 日 250 万 ~ 500 万 U/m^2[1, 3]。

【剂型与规格】

注射用干扰素：（1）100 万单位；（2）300 万单位。

【临床用药指导】

1. 用药禁忌

（1）由于干扰素常引起发热及流感样症状，在给药前给予对乙酰氨基酚。应用干扰素时不给予乙醇或中枢神经系统抑制剂。

（2）严重心血管病史者、癫痫等疾患者禁用。

2. 药物相互作用

（1）干扰素抑制口服抗嘌呤药的肝清除。

（2）干扰素与氟尿嘧啶有协同作用。

（3）与长春碱同时应用肝毒性增加。

（4）使用本品时应慎用安眠药及镇静剂。

3. 不良反应

（1）流感样症状：包括发热、寒战、疲乏、食欲减退。

（2）胃肠道反应：有恶心、呕吐、腹泻。

（3）神经系统反应：有嗜睡、头晕、情绪压抑、外周神经病。

（4）白细胞下降：与剂量有关，可有轻度血小板下降。

（5）心血管系统：有低血压、心动过速。

（6）皮肤反应：有荨麻疹、皮肤瘙痒。

（7）肝：转氨酶升高，静脉用药时发生率增加。

4. 其他用药注意事项

（1）心律不齐的患者，若需要用干扰素应严密观察。

（2）干扰素对青少年月经周期有影响。

（3）α- 干扰素，包括本品（聚乙二醇干扰素 α-2a），可引起或加重致命性的或危及生命的神经精神、自身免疫性、缺血性和传染性疾病，因此，应定期严密监测患者

的临床和实验室评价参数。若患者出现持续性重度或加重的上述疾病体征或症状时，则应停止治疗。在停止本品治疗后，大多数病例（但非全部）的这些症状会消失。

亚砷酸
Arsenious Acid

【商品名或别名】

伊泰达、三氧化二砷、As$_2$O$_3$。

【临床应用】

用于急性早幼粒细胞白血病（APC）、慢性粒细胞白血病（CML）、骨髓增生异常综合征、多发性骨髓瘤和原发性肝癌等实体肿瘤。

【用法与用量】

每次 0.16 mg/kg，用 5% 葡萄糖注射液或 0.9% 氯化钠注射液 500 ml 稀释后，静脉滴注 3 ~ 4 小时，每日 1 次。4 周为 1 疗程，间歇 1 ~ 2 周，也可连续用药，用法同上[1, 3]。

【剂型与规格】

亚砷酸注射液：（1）10 ml：10 mg；（2）5 ml：5 mg。

【临床用药指导】

1. 用药禁忌　严重的肝、肾功能损害者、孕妇、长期接触砷或有砷中毒者禁用。

2. 药物相互作用　在本品的使用过程中，避免使用含硒药品及食用含硒食品。使用本品期间，不宜同时使用能延长 QT 间期的药物（一些抗心律失常药、硫利达嗪）或导致电解质异常的药物（利尿剂或两性霉素 B）。

3. 不良反应　主要为外周血白细胞下降，皮肤干燥、丘疹、红斑或色素沉着，食欲缺乏、恶心、呕吐、腹泻、指尖麻木、关节或肌肉酸痛、头痛、胃肠胀满、肝功能异常。心电图异常，停药后可逐渐恢复正常。出现肝肾功能损害应立即停药，并对症治疗。

4. 其他用药注意事项

（1）遇未按规定用法用量用药而发生急性中毒者，可用二巯基丙磺酸钠类药物解救。

（2）增加剂量或延长使用时间，有可能引起砷蓄积中毒，甚至远期发生第二肿瘤，应予以关注。

（3）避光保存，不得冷冻。

第六节　其他药物及辅助用药

美司钠
Uromitexan

【商品名或别名】

美斯纳、巯乙磺酸钠、Mesna。

【临床应用】

用于接受异环磷酰胺或环磷酰胺治疗的患者，作为泌尿系统保护剂，预防上述药物的代谢产物所致的以出血性膀胱炎等为主的泌尿道毒性。

【用法与用量】

本品可作静脉注射，常用剂量为异环磷酰胺或环磷酰胺的 20%，例如用异环磷酰胺 2.0 g，美司钠每次 400 mg，分别于 0 小时、4 小时及 8 小时后。

【剂型与规格】

美司钠注射液：(1) 2 ml：200 mg；(2) 4 ml：400 mg。

【临床用药指导】

1．用药禁忌　已知对美司钠、其他巯醇化合物或任何辅料过敏者。

2．药物相互作用　在试管实验中，本品与顺铂及氮芥不相容。

3．不良反应　少见静脉刺激及过敏反应（如皮肤黏膜反应）。本品单一剂量超过 60 mg/kg 时，可出现恶心、呕吐、痉挛性腹痛及腹泻等。

4．其他用药注意事项　本品的保护作用只限于泌尿系统，所有其他对使用环磷酰胺治疗时所采取的预防及治疗措施均不受本品影响。

亚叶酸钙
Calcium Folinate

【商品名或别名】

甲酰四氢叶酸钙、甲叶钙。

【临床应用】

主要用作叶酸拮抗剂（如甲氨蝶呤、乙胺嘧啶或甲氧苄啶等）的解毒剂。本品临床常用于预防甲氨蝶呤过量或大剂量治疗后所引起的严重毒性作用。当口服叶酸疗效不佳时，也用于口炎性腹泻、营养不良、妊娠期或婴儿期引起的巨幼细胞性贫血，但对维生素 B_{12} 缺乏性贫血并不适用。近年应用亚叶酸钙作为结直肠癌的辅助治疗，与氟尿嘧啶联合应用，可延长患者存活期。

【用法与用量】

1．肌内注射　作为甲氨蝶呤的"解救"疗法，本品剂量最好根据血药浓度测定。一般采用剂量为 9 ~ 15 mg/m²，每 6 ~ 8 小时 1 次，持续 2 日，直至甲氨蝶呤血清浓度在 $5×10^{-8}$ mol/L 以下。作为乙胺嘧啶或甲氧苄啶等的解毒剂，每次剂量肌内注射 9 ~ 15 mg，视中毒情况而定。用于贫血，每日肌内注射 1 mg。

2．静脉注射　作为结直肠癌的辅助治疗，与氟尿嘧啶联合应用；本品静脉注射 200 mg/m²，注射时间不少于 3 分钟，接着用氟尿嘧啶 300 ~ 400 mg/m² 静脉注射，每日 1 次，连续 5 日为 1 疗程，根据毒性反应，每隔 4 ~ 5 周可重复 1 次。

【剂型与规格】

亚叶酸钙注射剂：(1) 100 mg；(2) 300 mg；(3) 200 mg；(4) 50 mg；(5) 30 mg；(6) 25 mg；(7) 3 mg；(8) 5 mg。

亚叶酸钙片：(1) 5 mg；(2) 15 mg；(3) 25 mg。

亚叶酸钙胶囊：25 mg。

【临床用药指导】

1．用药禁忌　对本药过敏者、恶性贫血患者和维生素 B_{12} 缺乏引起的巨幼细胞贫血患者，正在服用抗癫痫药的儿童慎用。

2．药物相互作用　本品较大剂量与巴比妥类、扑米酮或苯妥英钠同用，可影响抗癫痫作用。

3．不良反应　很少见，偶见皮疹、荨麻疹或引起哮喘急性发作等。

4．其他用药注意事项

(1) 本药不宜与 MTX 同用，以免影响后者抗叶酸作用，应一次大剂量使用 MTX 24 ~ 48 小时后，再使用本药，且本药剂量应使血药浓度 ≥ MTX 浓度。

(2) 使用本药粉针剂时应新鲜配制，且剂量 > 10 mg/m² 时，需使用灭菌注射用水而不能使用含苯甲醇的溶液溶解。

（参见第 12 章"血液及造血系统用药"第四节"抗贫血药"。）

右丙亚胺
Dexrazoxane

【商品名或别名】

奥诺先、得拉唑沙、右雷佐生。

【临床应用】

用于减轻或减少蒽环类抗生素（如多柔比星）化疗引起的心肌毒性。

【用法与用量】

本药用量为多柔比星剂量的 10 倍。从开始给药计算，至少给予本药 30 分钟后使用多柔比星，应缓慢注射或较快的滴注（30 分钟内滴完）。滴完后立即给予多柔比星，不得在本药使用前给予多柔比星。

【剂型与规格】

右丙亚胺注射剂：250 mg。

【临床用药指导】

1．用药禁忌　禁用于不含有蒽环类药物的化学治疗。

2．药物相互作用　右丙亚胺不影响多柔比星的药代动力学。

3．不良反应

(1) 内分泌/代谢：高三酰甘油血症、血清铁浓度增高、血清锌和钙浓度降低。

(2) 血液系统：骨髓抑制（为本药最主要的毒性，儿童发生血液毒性和凝血障碍的危险性更大）、白细胞和血小板减少（常在第 8 ~ 15 天降至最低点，在 21 ~ 22 天时可恢复，高剂量时更明显）、凝血障碍、贫血。

(3) 消化系统：恶心、呕吐、腹泻、肝酶升高、血淀粉酶升高（但出现胰腺炎的可能性很小）。

（4）皮肤：注射局部炎症、皮肤及皮下坏死、脂膜炎。高剂量可致脱发。

4．其他用药注意事项

（1）右丙亚胺可能会加重化疗药物引起的骨髓抑制。

（2）不得在右丙亚胺使用前给予多柔比星。

（3）本品的粉末或溶液接触到皮肤和黏膜，应立即用肥皂和水彻底清洗。

格雷司琼
Granisetron

【商品名或别名】

格雷西隆、格列西隆。

【临床应用】

用于防治化疗和放疗引起的恶心与呕吐。

【用法与用量】

2～16 岁儿童，推荐剂量为一次 10 μg/kg，静脉注射或静脉滴注。

【剂型与规格】

格雷司琼注射剂：（1）1 mg；（2）3 mg。

格雷司琼片：1 mg。

格雷司琼口腔崩解片：1 mg。

格雷司琼分散片：1 mg。

格雷司琼胶囊：1 mg。

格雷司琼透皮贴剂：34.3 mg/52 cm^2（释药量 3.1 mg/24 h）。

【临床用药指导】

1．用药禁忌 对本药或有关化合物过敏者、胃肠道梗阻患者禁用。

2．药物相互作用 本药经 CYP 代谢，CYP 抑制药或诱导药可改变本药的清除率和半衰期。

3．不良反应

（1）免疫系统：过敏反应（包括过敏性休克）。

（2）神经系统：头痛。

（3）肝：无症状转氨酶短暂性升高。

（4）胃肠道：便秘。

（5）其他：倦怠。

4．其他用药注意事项

（1）2 岁以下儿童用药情况尚不明确。

（2）消化道运动障碍患者慎用本药。

昂丹司琼
Ondansetron

【商品名或别名】

恩丹西酮、昂旦司琼、枢丹、Amilene、欧贝、维泽。

【临床应用】

主要用于化疗药物和放射治疗引起的呕吐。

【用法与用量】

儿童可于化疗前静脉注射 5 mg/m^2，12 小时后再口服 4 mg，化疗后应持续给予患儿口服 4 mg，每日 2 次，连服 5 天 [1, 3]。

【剂型与规格】

恩丹西酮片：4 mg。

恩丹西酮注射剂：（1）4 mg；（2）8 mg。

【临床用药指导】

1．用药禁忌 对本品过敏者、胃肠梗阻者禁用。

2．药物相互作用

（1）没有证据表明本品会诱导或抑制其他同时服用药物的代谢。

（2）与地塞米松合用可增强止吐效果。

3．不良反应 头痛、腹部不适、便秘、短暂性转氨酶升高。

4．其他用药注意事项

（1）本药可延长 QT 间期，正在使用其他可能导致 QT 间期延长药物的患者慎用本药。

（2）使用本药前应纠正低钾血症、低镁血症。

（3）用药前后应注意监测血钾、镁。

（参见第 10 章"消化系统用药"第四节"止吐及胃肠动力药物"。）

托烷司琼
Tropisetron

【商品名或别名】

曲匹西龙、托品西隆、托普西隆。

【临床应用】

主要用于预防和治疗癌症化疗引起的恶心和呕吐。也可用于治疗术后的恶心和呕吐 [1, 5]。

【用法与用量】

2 岁以上儿童：推荐剂量为一日 0.1 mg/kg（最高可达一日 5 mg）。疗程第 1 日，于化疗前快速静脉滴注或缓慢静脉注射。疗程第 2～6 日改为口服给药，将本药稀释于橘子汁或可乐中，于早餐前至少 1 小时服用。

【剂型与规格】

托烷司琼注射剂：（1）2 mg；（2）5 mg。

托烷司琼口服溶液剂：每支 5 mg。

托烷司琼片：5 mg。

托烷司琼胶囊：5 mg。

【临床用药指导】

1．用药时间及要求 在任何化疗周期中，本药最多使用 6 日。

2．用药禁忌　对本药或其他5-羟色胺3受体拮抗药（如昂丹司琼、格雷司琼）过敏者禁用、高血压及心率或传导异常疾病患者慎用。

3．药物相互作用

（1）与肝酶诱导药（如利福平、苯巴比妥）合用可使本药的血浆浓度降低。

（2）与CYP抑制药（如西咪替丁）合用对本药的血浆浓度影响极微，合用时无需调整剂量。

4．不良反应

（1）心血管系统：一过性血压改变。有出现心搏停止的个案报道。

（2）免疫系统：有出现Ⅰ型变态反应（表现为面部潮红、全身风疹、胸部压迫感、呼吸困难、急性支气管痉挛、低血压）的个案报道。还有过敏反应（皮疹、红斑、过敏性休克）的报道。

（3）神经系统：头痛、头晕、眩晕。有出现晕厥的个案报道。

（4）胃肠道：便秘、腹痛、腹泻。

（5）其他：疲乏，有出现虚脱的个案报道。

5．其他用药注意事项

（1）如出现过敏反应，可给予抗过敏治疗。

（2）正使用抗心律失常药、β-肾上腺素受体阻断药的患者慎用本药。

（参见第10章"消化系统用药"第四节"止吐及胃肠动力药物"。）

参考文献

[1] 国家卫生健康委办公厅．新型抗肿瘤药物临床应用指导原则（2020年版）[国卫办医函（2020）1047号]．国家卫生健康委医政医管局网站．2020-12-29.

[2] 国家卫生计生委合理用药专家委员会．消化道恶性肿瘤合理用药指南．中国合理用药探索，2017，14（9）：5-54.

[3] 中华人民共和国国家卫生健康委员会．儿童急性淋巴细胞白血病诊疗规范（2018版）．2018.

（闫美玲）

第18章

内分泌系统用药

第一节 垂体激素

基因重组人生长激素
Recombinant Human Growth Hormone（rhGH）

【商品名或别名】

思真。

【临床应用】

主要用于内源性生长激素分泌不足所致的生长障碍，性腺发育不全所致的生长障碍（特纳综合征）。此外，尚可用于治疗伴恶病质的艾滋病、短肠综合征等疾病。

【用法与用量】

人生长激素的国际标准（2000），rDNA 来源的人生长激素的定义是每 1 安瓿内含有 1.95 mg 蛋白质，每 1 mg 含有活性成分 3 U。1 mg 无水的生长激素 USP 约等于 3.0 USP 生长激素单位。商品化的制剂在每 1 mg 含有的单位数量上会有所不同，不同的制造商在评价生长激素 U/mg 值时有所差异，因此给药剂量必须个体化，采用肌内注射或皮下注射。

1. 内源性生长激素分泌不足所致的生长障碍　一般用量为每周 4 mg（12 IU）/m²，或每周 0.2 mg（0.6 IU）/kg，分 3 次肌内注射，皮下注射分 6 次或 7 次给药，最好晚上给药。

2. 性腺发育不全所致的生长障碍　每周 6 mg（18 IU）/m²，或每周 0.2 mg（0.6 IU）～0.23 mg（0.7 IU）/kg，治疗的第二年剂量可增至 8 mg（24 IU）/m²，或每周 0.27 mg（0.8 IU）～0.33 mg（1.0 IU）/kg，分 7 次单剂量于晚上皮下注射给药。

【剂型与规格】

注射用基因重组人生长激素：（1）1.33 mg（4 IU）；（2）3.33 mg（10 IU）。

【临床用药指导】

1. 用药禁忌　任何有进展迹象的潜在性脑肿瘤患者禁用。不得用于骨骺已闭合的儿童患者。

2. 药物相互作用　大剂量糖皮质激素可能会抑制本品的作用。

3. 不良反应　偶可引起注射部位疼痛、麻木、发红和肿胀等。

4. 其他用药注意事项

（1）糖尿病为相对禁忌证，给糖尿病患者应用时应进行严格的医学及实验室监控。

（2）脑肿瘤引起的垂体侏儒病患者、心脏或肾病患者慎用。

（3）使用前，需对脑垂体功能作详细检查，准确诊断后才能应用。

（4）应临用时配制，用注射用水或含苯甲醇的生理盐水溶解，轻轻摇动，切勿振荡，以免变性。避光于 2～8℃保存。以生理盐水溶解后应立即使用，未用完的药液应弃去。以含苯甲醇的生理盐水溶解的药液可于 2～8℃下保存 14 天。

加压素
Vasopressin

【商品名或别名】

血管加压素、必压生。

【临床应用】

1. 中枢性尿崩症、头部手术或外伤所致的暂时性尿崩症的治疗。

2. 用于中枢性尿崩症、肾性尿崩症的鉴别诊断试验。

3. 食管静脉曲张破裂出血及咯血。

【用法与用量】

1. 中枢性尿崩症　加压素注射液 1～1.5 mg 皮下或肌内注射，一日 2～3 次。

2. 中枢性尿崩症的诊断　禁水 - 加压素试验时，皮下注射加压素注射液 3 mg，继续禁水 2 小时测血和尿渗透压、尿量、尿比重、血压、脉率等。儿童用量酌减。

3. 食管静脉曲张破裂出血或咯血　加压素注射液

3 mg 稀释后缓慢静脉注射，或 6 ～ 12 mg 加入 200 ～ 500 ml 5% 葡萄糖注射液中缓慢静脉点滴。

【剂型与规格】

加压素注射液：（1）1 ml：6 mg；（2）1 ml：12 mg。

【临床用药指导】

1．用药禁忌　对本品过敏者禁用。慎用于心功能不全、冠心病、高血压、肾功能不全、哮喘、癫痫及偏头痛等患者。

2．药物相互作用　与卡马西平、氯磺丙脲和氯贝丁酯合用时，能增强本品的抗利尿作用；与锂制剂、去甲肾上腺素或甲氯环素合用时，可减低本品的抗利尿作用；大剂量糖皮质激素可能会抑制本品的作用。

3．不良反应

（1）少见的为：腹部或胃部绞痛、嗳气、腹泻、头晕、出汗增多、肠蠕动增加、恶心、呕吐、皮肤和口唇周围苍白，以及肢体颤抖等，此与剂量过大或个体敏感性有关。

（2）较少见的为：过敏反应，表现为发热，皮肤发红，荨麻疹，手、足、颜面、口唇肿胀，胸闷，支气管痉挛等。

（3）偶见的为：大剂量应用时可出现血压升高、心律失常、心绞痛或心肌梗死，周围血管收缩引起血栓形成、坏疽等。

（4）水中毒，儿童易因用药过量引起，但较少见。表现为神志模糊、持续性头痛、尿少、抽搐、体重增加，严重时昏迷。

4．其他用药注意事项　加压素注射液一般不作为中枢性尿崩症长期治疗用药，因为虽然其作用快但持续时间短，主要用于手术、外伤、昏迷等情况时短期、临时使用，注意出入液量平衡；本品用于治疗尿崩症时禁止静脉给药；避光凉处保存。

第二节　肾上腺皮质激素

氢化可的松
Hydrocortisone

【商品名或别名】

可的索、皮质醇、氢可的松、Cortisol。

【临床应用】

用于结缔组织病、系统性红斑狼疮、严重的支气管哮喘、皮肌炎、血管炎等过敏性疾病，急性白血病、恶性淋巴瘤等病症。

【用法与用量】

1．氢化可的松注射液　每次 100 ～ 200 mg，与 0.9% 氯化钠注射液或 5% 葡萄糖注射液 500 ml 混合均匀后静脉滴注。

2．醋酸氢化可的松注射液　用于结核性脑膜炎、胸膜炎、关节炎、腱鞘炎、急慢性扭伤、肌腱劳损等。摇匀后供关节注射，每次 1 ～ 2 ml（每 1 ml 内含药 25 mg）。

3．注射用氢化可的松琥珀酸钠　50 mg 或 100 mg（按氢化可的松计算）。临用时，以生理盐水或 5% 葡萄糖注射液稀释后静脉滴注或肌内注射。

4．醋酸氢化可的松片　用于肾上腺皮质功能减退的替代治疗、类风湿关节炎、风湿性发热、痛风、支气管哮喘等。1 日 1 ～ 2 次，每次 1 片。

5．醋酸氢化可的松软膏　用于过敏性皮炎、脂溢性皮炎、瘙痒症等。

6．醋酸氢化可的松眼膏　涂入眼睑内，1 日 2 ～ 3 次。单纯疱疹性或溃疡性角膜炎禁用。眼部细菌性或病毒性感染时应与抗菌药物合用。

7．醋酸氢化可的松滴眼液　用于虹膜睫状体炎、角膜炎、上巩膜炎、结膜炎等。用前摇匀。注意事项同眼膏。

【剂型与规格】

氢化可的松注射液：（1）2 ml：10 mg；（2）5 ml：25 mg；（3）10 ml：50 mg；（4）20 ml：100 mg（为氢化可的松的稀乙醇溶液）。

醋酸氢化可的松注射液：5 ml：125 mg（为醋酸氢化可的松的无菌混悬液）。

注射用氢化可的松琥珀酸钠：50 mg 或 100 mg（按氢化可的松计算）。

醋酸氢化可的松片：20 mg。

醋酸氢化可的松软膏：1%。

醋酸氢化可的松眼膏：0.5%。

醋酸氢化可的松滴眼液：3 ml：15 mg。

【临床用药指导】

1．用药禁忌　肾上腺皮质功能亢进、高血压病、动脉粥样硬化、心力衰竭、近期心肌梗死、糖尿病、精神病、严重情感障碍、癫痫、手术后患者以及消化性溃疡和角膜溃疡、青光眼、甲状腺功能减退、骨质疏松应避免使用。

2．药物相互作用　可使血糖升高，减弱口服降血糖药或胰岛素的作用。苯巴比妥、苯妥英钠、利福平等肝药酶诱导剂可加快代谢，故需适当增加剂量。与噻嗪类利尿药或两性霉素 B 均能促使排钾，合用时注意补钾。可使水杨酸盐的消除加快而降低其疗效。此外，两药合用更易致消化性溃疡。可使口服抗凝药效果降低，两药合用时抗凝药的剂量应适当增加。

3．不良反应　偶可引起注射部位疼痛、麻木、发红和肿胀等。大剂量或长期应用本药，可引起肥胖、多毛、痤疮、血糖升高、高血压、眼内压升高、钠和水潴留、水肿、血钾降低、精神兴奋、消化性溃疡、骨质疏松、脱钙、病理性骨折、伤口愈合不良等，可造成儿童生长迟缓。因此，应尽量避免长期或大剂量用药。

4．其他用药注意事项　停药时应逐渐减量，不宜骤停，以免复发或出现肾上腺皮质功能不足症状。

泼尼松
Prednisone

【商品名或别名】

强的松、去氢可的松。

【临床应用】

用于结缔组织病、系统性红斑狼疮、严重的支气管哮喘、皮肌炎、血管炎等过敏性疾病，急性白血病、恶性淋巴瘤等病症。

【用法与用量】

1．补充替代疗法　口服，1次 5～10 mg，一日 10～60 mg，早晨起床后服用 2/3，下午服用 1/3。

2．抗炎　口服，1日 5～60 mg。剂量及疗程因病种及病情不同而异。根据皮质激素昼夜分泌的节律，采用隔日1次给药法，以减少不良反应。

3．自身免疫性疾病　口服，每日 40～60 mg，病情稳定后可逐渐减量。

4．过敏性疾病　口服每日 20～40 mg，症状减轻后减量，每隔 1～2 日减少 5 mg。

5．防止器官移植排异反应　一般在术前 1～2 天开始每日口服 100 mg，术后一周改为每日 60 mg，以后逐渐减量。

6．治疗急性白血病、恶性肿瘤等　每日口服 60～80 mg，症状缓解后减量。

【剂型与规格】

醋酸泼尼松片：5 mg。

醋酸泼尼松眼膏：0.5%。

【临床用药指导】

1．用药时间及要求　对长期使用本药物者，在病情得到控制后，改为每日上午 6～8 时1次或隔日上午1次的给药法，用此方法不易发生库欣综合征等不良反应，疗效亦并不降低。

2．用药禁忌　肾上腺皮质功能亢进、高血压病、动脉粥样硬化、心力衰竭、近期心肌梗死、糖尿病、精神病、严重情感障碍、癫痫、手术后患者以及消化性溃

疡和角膜溃疡、青光眼、甲状腺功能减退、骨质疏松应避免使用。本品需经肝代谢活化为泼尼松龙或氢化可的松才有效，故肝功能不全者不宜应用。

3．药物相互作用　可使血糖升高，减弱口服降血糖药或胰岛素的作用。苯巴比妥、苯妥英钠、利福平等肝药酶诱导剂可加快代谢，故需适当增加剂量。与噻嗪类利尿药或两性霉素B均能促使排钾，合用时注意补钾。可使水杨酸盐的消除加快而降低其疗效。此外，两药合用更易致消化性溃疡。可使口服抗凝药效果降低，两药合用时抗凝药的剂量应适当增加。

4．不良反应　偶可引起注射部位疼痛、麻木、发红和肿胀等。大剂量或长期应用本药，可引起肥胖、多毛、痤疮、血糖升高、高血压、眼内压升高、钠和水潴留、水肿、血钾降低、精神兴奋、消化性溃疡、骨质疏松、脱钙、病理性骨折、伤口愈合不良等，可造成儿童生长迟缓。因此，应尽量避免长期或大剂量用药。

5．其他用药注意事项　已长期应用本药的患者，在手术时及术后 3～4 日内常须酌增用量，以防皮质功能不足。一般外科患者应尽量不用，以免影响伤口的愈合。本品因其盐皮质激素活性很弱，故不适用于原发性肾上腺皮质功能不全症。停药时应逐渐减量，不宜骤停，以免复发或出现肾上腺皮质功能不足症状。

（参见第 15 章"免疫系统用药"第二节"免疫抑制药"。）

泼尼松龙
Prednisolone

【商品名或别名】

强的松龙、氢化泼尼松、氢泼尼松、去氢氢化可的松、百力特。

【临床应用】

用于过敏性与自身免疫性疾病。

【用法与用量】

1．口服　小儿开始用量 1 mg/kg。

2．肌内注射　1日 10～30 mg。

3．静脉滴注　1次 10～25 mg，溶于 5%～10% 葡萄糖溶液 500 ml 中应用。

4．关节腔或软组织内注射（混悬液）　1次 5～50 mg，用量依关节大小而定，应在无菌条件下操作，以防引起感染。

5．滴眼　一次 1～2 滴，一日 2～4 次，治疗开始的 24～48 小时剂量可酌情加大至每小时 2 滴，注意不宜过早停药。

【剂型与规格】

醋酸泼尼松龙片：5 mg。

醋酸泼尼松龙注射液（混悬液）：5 ml：125 mg。

泼尼松龙磷酸钠注射液：1 ml：20 mg。

泼尼松龙软膏：0.25%～0.5%。

泼尼松龙眼膏：0.25%。

泼尼松龙滴眼液：1%。

【临床用药指导】

1. 用药禁忌　肾上腺皮质功能亢进、高血压病、动脉粥样硬化、心力衰竭、近期心肌梗死、糖尿病，精神病、严重情感障碍、癫痫、手术后患者以及消化性溃疡和角膜溃疡、青光眼、甲状腺功能减退、骨质疏松应避免使用。

2. 药物相互作用　可使血糖升高，减弱口服降血糖药或胰岛素的作用。苯巴比妥、苯妥英钠、利福平等肝药酶诱导剂可加快代谢，故需适当增加剂量。与噻嗪类利尿药或两性霉素 B 均能促使排钾，合用时注意补钾。可使水杨酸盐的消除加快而降低其疗效。此外，两药合用更易致消化性溃疡。可使口服抗凝药效果降低，两药合用时抗凝药的剂量应适当增加。

3. 不良反应　偶可引起注射部位疼痛、麻木、发红和肿胀等。大剂量或长期应用本药，可引起肥胖、多毛、痤疮、血糖升高、高血压、眼内压升高、钠和水潴留、水肿、血钾降低、精神兴奋、消化性溃疡、骨质疏松、脱钙、病理性骨折、伤口愈合不良等，可造成儿童生长迟缓。因此，应尽量避免长期或大剂量用药。

4. 其他用药注意事项　停药时应逐渐减量不宜骤停，以免复发或出现肾上腺皮质功能不足症状。

甲泼尼龙

Methylprednisolone

【商品名或别名】

甲基泼尼松龙、甲基强的松龙、甲基氢化泼尼松、甲强龙、美卓乐。

【临床应用】

用于抗炎治疗风湿性疾病、肌原疾病、皮肤疾病、过敏状态、眼部疾病、胃肠道疾病、呼吸道疾病、水肿状态；免疫抑制治疗、休克、内分泌失调等。

【用法与用量】

1. 口服　开始 1 日 16～24 mg，分 2 次，维持量 1 日 4～8 mg。

2. 关节腔内及肌内注射　1 次 10～40 mg。

3. 用于危重病情　作为辅助疗法时，推荐剂量 3 mg/kg，将已溶解的药物与 5% 葡萄糖注射液、生理盐水注射液或二者混合后至少静脉输注 30 分钟。此剂量可于 48 小时内，每 4～6 小时重复一次。

4. 冲击疗法　每日 1 g，静脉注射，使用 1～4 天；或每月 1 g，静脉注射，使用 6 个月。

5. 系统性红斑狼疮　每日 1 g，静脉注射，使用 3 天。

6. 多发性硬化症　每日 1 g，静脉注射，使用 3 天或 5 天。

7. 肾小球肾炎、狼疮性肾炎　每日 1 g，静脉注射，使用 3、5 或 7 天。

【剂型与规格】

甲泼尼龙片：（1）2 mg；（2）4 mg。

甲泼尼龙醋酸酯混悬注射液（局部注射）：（1）1 ml：20 mg；（2）1 ml：40 mg。

甲泼尼龙琥珀酸钠注射液：每支相当于甲泼尼龙 40 mg；125 mg；500 mg。

【临床用药指导】

1. 用药禁忌　全身性真菌感染禁用。肾上腺皮质功能亢进、高血压病、动脉粥样硬化、心力衰竭、近期心肌梗死、糖尿病、精神病、严重情感障碍、癫痫、手术后患者以及消化性溃疡和角膜溃疡、青光眼、甲状腺功能减退、骨质疏松应避免使用。

2. 药物相互作用　可使血糖升高，减弱口服降血糖药或胰岛素的作用。苯巴比妥、苯妥英钠、利福平等肝药酶诱导剂可加快代谢，故需适当增加剂量。噻嗪类利尿药或两性霉素 B 均能促使排钾，合用时注意补钾。可使水杨酸盐的消除加快而降低其疗效。此外，两药合用更易致消化性溃疡。可使口服抗凝药效果降低，两药合用时抗凝药的剂量应适当增加。酮康唑和伊曲康唑会升高甲泼尼龙的血药浓度并加强其肾上腺抑制作用，合用时注意减量。地尔硫䓬可以降低甲泼尼龙的清除率。

3. 不良反应　偶可引起注射部位疼痛、麻木、发红和肿胀等。大剂量或长期应用本药，可引起肥胖、多毛、痤疮、血糖升高、高血压眼内压升高、钠和水潴留、水肿、血钾降低、精神兴奋、消化性溃疡、骨质疏松、脱钙、病理性骨折、伤口愈合不良等，可造成儿童生长迟缓。因此，应尽量避免长期或大剂量用药。

4. 其他用药注意事项　停药时应逐渐减量，不宜骤停，以免复发或出现肾上腺皮质功能不足症状。注射液在紫外线和荧光下易分解破坏，故应避光，其他注意事项同泼尼松。

曲安西龙

Triamcinolone

【商品名或别名】

氟羟强的松龙、氟羟氢化泼尼松、去炎松、阿赛松。

【临床应用】

用于类风湿关节炎、其他结缔组织疾病、支气管哮喘、过敏性皮炎、神经性皮炎、湿疹等，尤适用于对皮质激素禁忌的伴有高血压或水肿的关节炎患者。

【用法与用量】

1．口服　开始时 1 次 4 mg，每日 2 ～ 4 次。维持量为 1 次 1 ～ 4 mg，每日 1 ～ 2 次，通常维持量每日不超过 8 mg。

2．肌内注射　每 1 ～ 4 周 1 次，40 ～ 80 mg。

3．皮下注射　1 次 5 ～ 20 mg。

4．关节腔内注射　每 1 ～ 7 周 1 次，5 ～ 40 mg。

【剂型与规格】

曲安西龙片：(1) 1 mg；(2) 2 mg；(3) 4 mg。

曲安西龙双醋酸酯混悬注射液：(1) 5 ml：125 mg；(2) 5 ml：200 mg。

【临床用药指导】

1．用药禁忌

(1) 不宜用作肾上腺皮质功能减退者的替代治疗。

(2) 伴有活动性感染的关节炎患者禁用。

2．不良反应

(1) 可引起厌食，眩晕，头痛、嗜睡等，但一般不至引起水肿、高血压、满月脸等反应。

(2) 长期使用或用量较大时可致胃溃疡、血糖升高、骨质疏松、肌肉萎缩、肾上腺功能减退以及诱发感染等。

3．其他用药注意事项

(1) 结核病、消化性溃疡、糖尿病等患者慎用。

(2) 遮光，密闭保存。

曲安奈德
Triamcinolone Acetonide

【商品名或别名】

去炎松 A、去炎舒松、曲安舒松、康宁克通。

【临床应用】

用于各种皮肤病（如神经性皮炎、湿疹、银屑病等）、支气管哮喘、过敏性鼻炎、关节痛、肩关节周围炎、腱鞘炎、急性扭伤、慢性腰腿痛及眼科炎症等。鼻喷雾剂用于治疗常年性过敏性鼻炎或季节性过敏性鼻炎。

【用法与用量】

1．支气管哮喘　肌内注射，12 岁以上儿童每次 1 ml（40 mg），每 3 周 1 次，5 次为一疗程；症状较重者可用 80 mg；6 ～ 12 岁儿童减半，在必要时 3 ～ 6 岁幼儿可用 12 岁以上儿童剂量的 1/3。穴位或局部注射，12 岁以上儿童每次 1 ml（40 mg），在扁桃体穴或颈前甲状软骨旁注射，每周 1 次，5 次为一疗程，注射前先用少量普鲁卡因局麻。

2．过敏性鼻炎　肌内注射，每次 1 ml（40 mg），每 3 周 1 次，5 次为一疗程；下鼻甲注射，鼻腔先喷 1% 利多卡因液表面麻醉后，在双下鼻甲前端各注入本品 0.5 ml，每周 1 次，4 ～ 5 次为一疗程。

3．各种关节病　每次 10 ～ 20 mg，加 0.25% 利多卡因液 10 ～ 20 ml，用 5 号针头，一次进针直至病灶，每周 2 ～ 3 次或隔日 1 次，症状好转后每周 1 ～ 2 次，4 ～ 5 次为一疗程。

4．皮肤病　直接注入皮损部位，通常每一部位用 0.2 ～ 0.3 mg，视患部大小而定，每处每次不超过 0.5 mg，必要时每隔 1 ～ 2 周重复使用。局部外用：1 日 2 ～ 3 次，一般早晚各 1 次。治疗皮炎、湿疹时，疗程 2 ～ 4 周。

5．鼻腔内用药　用前须振摇 5 次以上；12 岁以上儿童推荐剂量为每鼻孔 2 喷（共 220 μg），一日 1 次。症状得到控制时，可降低剂量至每鼻孔 1 喷（共 110 μg），一日 1 次。如三周后症状无改善应看医生。

【剂型与规格】

曲安奈德注射液（混悬剂）：1 ml：40 mg。

复方曲安奈德霜：(1) 5 g；(2) 10 g；(3) 15 g；(4) 20 g。

曲安奈德鼻喷雾剂：每支 6 ml [6.6 mg，120 喷（55 μg/ 喷）]。

【临床用药指导】

1．用药禁忌　病毒性、结核性或急性化脓性眼病、局部有严重感染者禁用。

2．不良反应　月经紊乱、视力障碍、少数患者出现双颊潮红。有引起全身荨麻疹、支气管痉挛的报道。长期用于眼部可引起眼内压升高。鼻喷雾剂可有咳嗽、鼻出血、咽炎、头痛和药物性鼻炎。

3．特殊剂型要求　鼻喷雾剂给药 15 分钟内应避免擤鼻。

4．其他用药注意事项

(1) 注射混悬剂用前应摇匀，不得供静脉注射。

(2) 遮光，密闭保存。

布地奈德
Pudesonide

【商品名或别名】

普米克、雷诺考特、英福美、拉埃诺考特、丁地去炎松。

【临床应用】

用于支气管哮喘的症状和体征的长期控制。粉吸入剂用于需使用糖皮质激素维持治疗以控制基础炎症的支气管哮喘、慢性阻塞性肺疾病患者。鼻喷雾剂用于季节性和常年性过敏性鼻炎、血管运动性鼻炎；预防鼻息肉切除术后鼻息肉的再生，对症治疗鼻息肉。

【用法与用量】

剂量应个体化，7 岁以上儿童：200 ～ 800 μg/d，分 2 ～ 4 次使用。2 ～ 7 岁儿童：200 ～ 400 μg/d，分 2 ～ 4 次使用（表 18-1）。吸入前充分振摇使内容物混匀，双唇包住接口端，通过接口端平静呼气。在吸气开始的同时，揿压气雾剂的药瓶，使其喷药一次，经口缓慢而深深地吸入，尽可能长地屏住呼吸，约 10 秒钟，然后再呼气。患者可以通过镜子确定雾状的气雾剂液体没有经嘴或容器漏出。粉吸入剂为填入特制的吸入气流驱动的多剂量粉末吸入器中给药，由于药粉剂量很小，每次吸入时可能感觉不到它。6 岁及 6 岁以上儿童根据原先的哮喘治疗状况，个体化给药，起始剂量和最高剂量见表 18-1，用药时间为早晨或夜间。在重度哮喘和哮喘加重期时，每天剂量分 3 ~ 4 次给予。维持剂量 100 ~ 800 μg；当哮喘控制后可减量至最低有效维持剂量。本品的药物由患者吸入而到达肺中，因而指导患者通过吸嘴用力深度吸气是很重要的。为了将真菌性口腔炎的发生率降到最低，每次吸药后用水漱口。吸入用细微颗粒混悬液可替代或减少口服类固醇治疗，建议在喷雾吸入或干粉制剂不满意时应用本品雾化。起始剂量、严重哮喘期或减少口服糖皮质激素时的剂量：一次 0.5 ~ 1 mg，一天 2 次；维持剂量应是使患者保持无症状的最低剂量而个体化，一次 0.25 ~ 0.5 mg，一天 2 次。使用时，未经医生许可，不要将药液稀释，按指导方法使用喷雾器，确保药杯里的药液全部用尽。使用后洗脸并漱口，以温水淋洗口（面）并晾干。应避免喷入眼内，不推荐使用超声喷雾器。喷鼻，6 岁以上儿童，起始剂量为一日 256 μg，此剂量可于早晨一次喷入和早晚分 2 次喷入（即早晨每个鼻孔内喷入 2 喷；或早晚 2 次，每次每个鼻孔内喷 1 喷）。

表18-1　哮喘用激素量表

原有治疗	推荐起始剂量		最高推荐剂量	
	一次（μg）	一日（次）	一次（μg）	一日（次）
无激素治疗	200 ~ 400 或 100 ~ 200	1 2	400	2
吸入糖皮质激素	200 ~ 400 或 100 ~ 200	1 2	400	2
口服糖皮质激素	200 ~ 400	1	400	2

【剂型与规格】

布地奈德气雾剂：(1) 10 ml：10 mg（50 μg/ 喷，200 喷 / 瓶）；(2) 10 ml：20 mg（100 μg/ 喷，200 喷 / 瓶）；(3) 5 m1：20 mg（200 μg/ 喷，100 喷 / 瓶）。

布地奈德鼻喷雾剂（白色或类白色黏稠混悬液）：64 μg/ 喷（120 喷 / 支，药液浓度 1.28 mg/ml）。

布地奈德粉吸入剂：0.1 mg/ 吸（200 吸 / 支）。

布地奈德细微颗粒混悬液：(1) 2 ml：0.5 mg；(2) 2 ml：1 mg。

【临床用药指导】

1．用药禁忌　中度及重度支气管扩张症患者禁用。

2．药物相互作用　吸入用本品可与特布他林、沙丁胺醇、色甘酸钠或异丙托溴铵溶液混合使用。伊曲康唑会升高吸入布地奈德的血药浓度并加强其肾上腺抑制作用，合用时注意减量。

3．不良反应　过敏（速发或迟发的皮疹、接触性皮炎、荨麻疹、血管神经性水肿和支气管痉挛）、咽部轻微刺激作用及咳嗽，多数为可逆性声音嘶哑、口咽部假丝酵母菌（念珠菌）感染。

4．特殊剂型要求　刺激症状可通过吸入辅助装置的应用而得到改善。

5．其他用药注意事项　肺结核患者特别是活动性肺结核患者慎用。2 岁以下儿童慎用或不用气雾剂。本品不应作为哮喘发作的首要治疗手段。气雾剂：阀门朝下，密闭，30℃ 以下阴凉处保存。鼻喷雾剂：30℃ 以下贮存，不可冷冻。布地奈德雾化混悬液：8 ~ 30℃ 贮存，不需冷藏。

（参见第 9 章"呼吸系统用药"第三节"平喘药"。）

氟替卡松
Fluticasone

【商品名或别名】

辅舒良、辅舒酮、克廷肤。

【临床应用】用作持续性哮喘的长期治疗，季节性过敏性鼻炎（包括花粉症）和常年性过敏性鼻炎的预防和治疗。外用可缓解炎症性和瘙痒性皮肤病。吸入剂适用于 12 岁及以上患者预防用药维持治疗哮喘。

【用法与用量】

1．12 岁以上儿童　每日 1 次，每个鼻孔各 2 喷，以早晨用药为好，某些患者需每日 2 次，每个鼻孔各 2 喷。当症状得到控制时，维持剂量为每日 1 次，每鼻孔各 1 喷。若症状复发，可相应增加剂量，每日最大剂量为每个鼻孔不超过 4 喷。4 ~ 11 岁儿童：每日 1 次，每个鼻孔各 1 喷。某些患者需每日 2 次，每鼻孔各 1 喷，最大剂量为每个鼻孔不超过 2 喷。

2．湿疹 / 皮炎　1 岁以上儿童，每日 1 次涂于患处。其他适应证，每日 2 次。

3．吸入剂　轻度哮喘：100 ~ 250 μg，每天 2 次；中度哮喘：250 ~ 500 μg，每天 2 次；重度哮喘：500 ~ 1000 μg，每天 2 次。然后可依每个患者的效果调整剂量至哮喘控制或降低至最小有效剂量。另一种方法是，丙酸氟替卡松的开始剂量以定量气雾剂给药时的丙酸倍氯米松日剂量之一半为标准或相当量。4 岁以上儿童：50 ~ 100 μg，每天 2 次。

【剂型与规格】

氟替卡松鼻喷剂：50 μg×120 喷。

氟替卡松吸入气雾剂：(1) 125 μg×60 喷 / 支；(2) 250 μg×60 泡 / 盒。

氟替卡松乳膏：(1) 15 g：7.5 mg（0.05%）；(2) 30 g：15 mg（0.05%）。

【临床用药指导】

1．用药禁忌　乳膏禁用于玫瑰糠疹、寻常痤疮、酒渣鼻、口周皮炎、原发性皮肤病毒感染（如单纯疱疹、水痘）、肛周及外阴瘙痒、真菌或细菌引发的原发皮肤感染、1 岁以下婴儿的皮肤病。

2．不良反应　鼻喷剂不良反应罕见，有经鼻应用皮质激素后发生鼻中隔穿孔的报道，通常见于做过鼻手术的患者。本品可引起鼻、喉部干燥、刺激，令人不愉快的味道。鼻出血、头痛，长期大剂量经鼻腔给予可能导致全身性反应。过敏反应有皮疹、面部或舌部水肿。吸入气雾剂某些患者出现口腔和咽部白假丝酵母菌（白念珠菌）感染或嗓音嘶哑，吸入后用水漱口可能有益，也可继续吸入的同时局部用抗真菌药治疗白假丝酵母菌感染。

3．其他用药注意事项　吸入气雾剂为预防性质，即使无症状也应定期使用，4 ～ 7 天显效。与其他吸入疗法一样，给药后由于喘息立刻增加可出现相反的支气管痉挛，此时应立即吸入速效支气管扩张剂，立即停用丙酸氟替卡松气雾剂。吸入气雾剂遮光，密闭，在冷处保存。

（参见第 9 章"呼吸系统用药"第三节"平喘药"。）

莫米松
Mometasone

【商品名或别名】

艾洛松、内舒拿。

【临床应用】

用于治疗 12 岁以上儿童的季节性或常年性鼻炎。对于中至重度季节性过敏性鼻炎患者，建议在花粉季节开始前 2~4 周使用本品作预防性治疗。也用于对皮质类固醇有效的皮肤病如异位性皮炎。

【用法与用量】

鼻喷剂：12 岁以上儿童，常用推荐量为每侧鼻孔 2 喷（每喷为 50 μg），每日 1 次（总量为 200 μg）。当症状被控制时，可减至每侧鼻孔 1 喷（总量为 100 μg）。如果症状未被有效控制，则可增至每侧鼻孔 4 喷（400 μg），在症状控制后减少剂量。

乳膏：每日 1 次，涂于患处。

【剂型与规格】

莫米松鼻喷剂：(1) 50 g×60 揿 / 支；(2) 50 g×120 揿 / 支。

莫米松乳膏：5 g：5 mg。

【临床用药指导】

1．用药禁忌　本品不可用于眼部治疗。

2．不良反应　有鼻出血带血黏液和血斑，咽炎、鼻灼热感及鼻刺激。乳膏大面积、长期使用或用封包技术者，需定时检测可的松浓度。

3．其他用药注意事项　鼻喷剂：未经处理的鼻黏膜局部感染，新近接受鼻部手术或受外伤的患者，在伤口愈合前不应使用鼻腔用皮质激素。长期使用的患者，应定期检查鼻黏膜。对于呼吸道结核感染、未经处理的真菌、细菌、全身性病毒感染或眼单纯疱疹的患者慎用。婴幼儿慎用。密闭，25℃ 以下保存。

地塞米松
Dexamethasone

【商品名或别名】

氟美松、甲氟烯索、氟甲去氢氢化可的松。

【临床应用】

用于过敏性与自身免疫性炎症性疾病。多用于结缔组织病、活动性风湿病、类风湿关节炎、红斑狼疮、严重支气管哮喘、严重皮炎、溃疡性结肠炎、急性白血病等，也用于某些严重感染及中毒、恶性淋巴瘤的综合治疗。片剂还用于某些肾上腺皮质疾病的诊断。

【用法与用量】

1．口服　每日 0.75 ～ 3 mg，每日 2 ～ 4 次；维持量每日 0.75 mg。

2．一般剂量　静脉注射每次 2 ～ 20 mg；静脉滴注时，应以 5% 葡萄糖注射液稀释，可 2 ～ 6 小时重复给药至病情稳定，但大剂量连续给药一般不超过 72 小时。

3．用于缓解恶性肿瘤所致的脑水肿　首剂静脉推注 10 mg，随后每 6 小时肌内注射 4 mg，一般 12 ～ 24 小时患者可有所好转，2 ～ 4 天后逐渐减量，5 ～ 7 天停药。

4．对不宜手术的脑肿瘤　首剂可静脉推注 50 mg，以后每 2 小时重复给予 8 mg，数天后再减至每天 2 mg，分 2 ～ 3 次静脉给予。

5．用于鞘内注射　每次 5 mg，间隔 1 ～ 3 周注射一次；关节腔内注射一般每次 0.8 ～ 4 mg，按关节腔大小而定。

【剂型与规格】

醋酸地塞米松片：0.75 mg。

地塞米松磷酸钠注射液：(1) 1 ml：2 mg；(2) 1 ml：5 mg。

【临床用药指导】

1．用药禁忌　溃疡病、血栓性静脉炎、活动性肺结核，肠吻合手术后患者禁用。

2．不良反应　较大剂量服用，易引起并发感染、糖尿病、骨质疏松、消化道溃疡及类库欣综合征。

3．其他用药注意事项

（1）因本品潴钠作用微弱，不宜用作肾上腺皮质功能不全的替代治疗。

（2）长期服用较易引起精神症状及精神病，有精神病史者应慎用或忌用。

（3）遮光，密闭保存。

氟氢可的松
Fludrocortisone

【商品名或别名】

醋酸氟氢可的松、9-氟可的索。

【临床应用】

可与糖皮质类固醇一起用于原发性肾上腺皮质功能减退症的替代治疗。也适用于低肾素低醛固酮综合征和自主神经病变所致直立性低血压等。因本品内服易致水肿，多供外用局部涂敷治疗皮脂溢性湿疹、接触性皮炎，以及肛门、阴部瘙痒等症。

【用法与用量】

替代治疗：口服，每日 0.1 ~ 0.2 mg，分 2 次。

局部皮肤涂敷：每日 2 ~ 4 次。

【剂型与规格】

氟氢可的松片：0.1 mg。

醋酸氟氢可的松软膏：0.025%。

【临床用药指导】

1．用药禁忌　皮肤有化脓感染时禁用。

2．不良反应　外用时不产生局部刺激，也无过敏反应，但有偶见钠潴留及水肿的报道。

3．其他用药注意事项

（1）用于肝病、黏液性水肿时，本品的半衰期延长，作用时间延长，故剂量可适当减少，以防钠潴留过度、水肿、高血压和低血钾症。

（2）用药期间可给予低钠高钾饮食。

（3）遮光，密闭保存。

氯倍他索
Clobetasol

【商品名或别名】

特美肤、葸肤、氯倍米松。

【临床应用】

治疗皮肤炎症和瘙痒症，如神经性皮炎、接触性皮炎、脂溢性皮炎、湿疹、局限性瘙痒症、盘状红斑狼疮等。

【用法与用量】

外用：涂患处，一日 2 ~ 3 次，待病情控制后，改为一日 1 次。

【剂型与规格】

氯倍他索软膏：0.05%。

氯倍他索霜剂：0.025%。

【临床用药指导】

1．不良反应　可有局部烧灼感、瘙痒、潮红等不良反应，应用本品时如出现皮肤刺激，应即停用，并采取相应措施。大面积涂擦、皮肤破损及在包敷下可充分吸收引起全身作用。

2．其他用药注意事项

（1）儿童面部、腋窝及腹股沟处应慎用。

（2）遮光，密闭保存。

氟轻松
Fluocinolone Acetonide

【商品名或别名】

醋酸氟轻松、肤轻松、氟西奈德、仙乃乐、氟去炎舒松。

【临床应用】

湿疹（特别是婴儿湿疹）、神经性皮炎、皮肤瘙痒症、接触性皮炎、银屑病（牛皮癣）、盘状红斑狼疮、扁平苔藓、外耳炎、日光性皮炎等。

【用法与用量】

皮肤洗净后局部外用，薄薄涂于患处，可轻揉促其渗入皮肤，一日 3 ~ 4 次。

【剂型与规格】

醋酸氟轻松软膏、乳膏：0.025%。

【临床用药指导】

1．用药禁忌

（1）凡有结核或细菌感染、病毒感染（如水痘等）的皮肤病患者禁用。

（2）大面积破损皮肤慎用，以免吸收中毒。

2．其他用药注意事项

（1）对皮肤病并发感染，需同时应用抗生素。不宜长期或大面积使用，否则可诱发皮肤感染或加重感染性皮肤病变。

（2）遮光，密闭保存。

倍氯米松
Beclomethasone

【商品名或别名】

倍氯松、二丙酸氯地米松、氯培他美松二丙酸酯、倍氯米松双丙酸酯、丙酸培氯松、必可酮、伯可纳。

【临床应用】

外用可治疗各种炎症皮肤病如湿疹、过敏性皮炎、神经性皮炎、接触性皮炎、银屑病（牛皮癣）、瘙痒等。

气雾剂可用于预防和治疗常年性及季节性的过敏性鼻炎和血管舒缩性鼻炎。

【用法与用量】

1. 乳膏或软膏 用于皮肤病：每日 2～3 次，涂于患处，必要时包扎。

2. 气雾剂 用于治疗哮喘：每日 2～4 次，每次1～2 撤。

3. 鼻气雾剂 用于防治过敏性鼻炎，鼻腔喷雾给药，一次每鼻孔 2 撤，一日 2 次，也可一次每鼻孔 1 撤（50 μg），一日 3～4 次。一日总量不可超过8 撤（400 μg）。

【剂型与规格】

倍氯米松软膏：0.025%。

倍氯米松鼻气雾剂、喷雾剂：(1) 50 μg/撤（200 撤/支）；(2) 250 μg/撤（80 撤/支）；(3) 50 μg/撤（200 撤/支）。

【临床用药指导】

1. 用药时间及要求 本品乳膏不宜长期包封给药，因易引起红斑、丘疹、痂皮等，此时应减少用药量。

2. 用药禁忌

(1) 不宜用于皮肤结核、疱疹、水痘、皮肤化脓性感染、溃疡、Ⅱ 度以上烫伤或冻伤、湿疹性外耳道炎等病症。

(2) 婴儿慎用。

3. 特殊剂型要求 气雾剂只用于慢性哮喘，急性发作时应使用较大剂量水溶性皮质激素，或用支气管扩张剂和抗组胺类药，待控制症状后再改用本品气雾剂治疗。气雾剂每日吸入量不可超过 20 撤。

4. 其他用药注意事项 使用本品后应在哮喘控制良好的情况下逐渐停用口服皮质激素，一般在本气雾剂治疗 4～5 天后才慢慢减量至停用。长期吸入可引起口腔、咽喉部白假丝酵母菌（白色念珠菌）感染，适当局部给予抗真菌治疗可迅速消除。吸药后立即漱口和咽部可减少刺激感。气雾剂应密闭，置凉暗处，30℃ 以下存放，避免冷冻和日晒，喷口朝下放置。

可的松
Cortisone

【商品名或别名】

考的松、皮质素。

【临床应用】

主要用于肾上腺皮质功能减退症的替代治疗。

【用法与用量】

1. 口服 每日剂量 25～37.5 mg，清晨服 2/3，午后服 1/3。当患者有应激状况时（如发热、感染）可适当加量，增到每日 100 mg。

2. 肌内注射 每日 25 mg，有应激状况适当加量，有严重应激时，应改用氢化可的松静脉滴注。

【剂型与规格】

醋酸可的松注射液（混悬液）：5 ml：125 mg。

醋酸可的松片：(1) 5 mg；(2) 25 mg。

【临床用药指导】

1. 用药禁忌

(1) 本品需经肝活化，因此肝功能不全者应采用氢化可的松。

(2) 高血压、糖尿病、慢性肾炎、胃溃疡、心力衰竭等患者禁用。

2. 不良反应 本品大剂量或长期使用时，可引起与皮质功能亢进相似的不良反应，如高血压、月经障碍、踝部水肿、肥胖、多毛、痤疮、骨质疏松、脱钙、溃疡、烦渴、糖尿、无力、头痛、背痛、精神异常等。

3. 其他用药注意事项

(1) 同时存在严重醛固酮缺乏者，需合用氟氢可的松和氯化钠。由于本品潴钠活性较强，一般不作为抗炎、抗过敏的首选药。

(2) 本品皮肤局部外用或关节腔内注射无效。

(3) 长期使用后停药时应逐渐减量，不可突然停药。

促皮质素
Corticotrophin

【商品名或别名】

促肾上腺皮质激素、Adrenocorticotropic Hormone、ACTH。

【临床应用】

1. 长期应用皮质激素在停药前或肾上腺皮质功能亢进实施肾上腺手术后，可短期（3～7 日）应用促皮质素，以促进肾上腺皮质的功能。

2. 促皮质素试验 原发性肾上腺皮质功能减退者，对本品无反应。继发性肾上腺皮质功能减退者，在静脉滴注促皮质素 3～5 日后，类固醇的排出量逐渐增加，呈延迟反应。此试验还有助于区分肾上腺皮质功能亢进者的病理性质。如为双侧皮质增生，反应常高于正常；如为皮质腺瘤，反应正常或稍高；如为皮质腺癌则无明显反应。

【用法与用量】

1. 肌内注射 每次 12.5～25 单位，一日 2 次。长效促皮质素仅供肌内注射，1 次 20～60 单位，一日 1 次。

2. 静脉滴注 以 12.5～25 单位溶于 5%～10% 葡萄糖注射液 500 ml 内于 6～8 小时内滴完，一日 1 次。

3. 促皮质素试验 将 25 单位溶于 5% 葡萄糖注射液中静脉滴注，维持 8 小时，留 24 小时尿检查 17-酮类固醇及 17-羟皮质类固醇。

【剂型与规格】

注射用促皮质素：（1）25 单位；（2）50 单位。

长效促皮质素注射液：（1）20 单位（1 ml）；（2）40 单位（1 ml）。

【临床用药指导】

1. 用药禁忌　结核病、高血压、糖尿病、血管硬化症、胃溃疡等患者，一般不宜应用。

2. 不良反应

（1）本品可促进肾上腺皮质分泌皮质醇和盐皮质激素，因此可产生糖皮质激素和盐皮质激素的不良反应，出现医源性库欣综合征及明显的水钠潴留、失钾。

（2）可引起过敏反应，甚至过敏性休克，尤其静脉注射时更易发生。

（3）大量应用时可出现不良反应，如高血压、月经障碍、头痛、糖尿、精神异常等。

3. 其他用药注意事项

（1）静脉滴注时不宜与中性及偏碱性的注射液如氯化钠、谷氨酸钠、氨茶碱等配伍，以免产生混浊。

（2）本品对热、潮湿不稳定，应置阴冷处密闭贮存。

第三节　性　激　素

丙酸睾酮
Testosterone Propionate

【商品名或别名】

丙酸睾丸酮、丙酸睾丸素。

【临床应用】

原发性或继发性男性性腺功能减低，男性青春期发育迟缓。

【用法与用量】

深部肌内注射：儿童常用量，每次 12.5 ～ 25 mg，每周 2 ～ 3 次，疗程不超过 4 ～ 6 个月。

【剂型与规格】

丙酸睾酮注射剂（油溶液）：（1）1 ml：10 mg；（2）1 ml：25 mg；（3）1 ml：50 mg。

【临床用药指导】

1. 用药禁忌　肝肾功能不全、前列腺癌患者禁用。

2. 不良反应　大剂量可引起水肿、肝损害、黄疸、头晕等。

3. 其他用药注意事项

（1）注射液如有结晶析出，可加温溶解后注射。

（2）本品局部注射可引起刺激性疼痛，长期注射吸收不良，易形成硬块，故应注意更换注射部位并避开神经走向部位。

美雄酮
Metandienone

【商品名或别名】

去氢甲睾酮、去氢甲基睾丸素、甲睾烯龙、大力补。

【临床应用】

用于慢性消耗性疾病，严重感染，创伤、烧伤、手术后的康复，纠正应用肾上腺皮质激素引起的负氮平衡，骨质疏松，小儿发育不良，侏儒症等。

【用法与用量】

口服：幼儿每日 0.05 mg/kg，12 岁以上，开始时每日 10 ～ 30 mg，分 2 ～ 3 次服；病情得到控制后改为维持量，每日 5 ～ 10 mg，连用 4 ～ 8 周为一疗程，重复疗程时应间隔 1 ～ 2 个月。

【剂型与规格】

美雄酮片：（1）1 mg；（2）2.5 mg；（3）5 mg。

【临床用药指导】

1. 用药禁忌　肝功能不全及肾病、高血压、前列腺癌患者禁用。

2. 不良反应　可有恶心、呕吐、消化不良、腹泻等。长期或大剂量使用可引起水钠潴留、水肿、黄疸及肝功能异常，女性患者可致月经紊乱、痤疮、多毛、声音变粗、阴蒂肥大等男性化反应。

3. 其他用药注意事项

（1）服用本品时应适量增加蛋白质、糖、维生素和矿物质等摄入，以提高蛋白同化作用的疗效。

（2）本品不宜长期或大剂量使用。

苯丙酸诺龙
Nandrolone Phenylpropionate

【商品名或别名】

苯丙酸去甲睾酮。

【临床应用】

慢性消耗性疾病、严重灼伤、手术前后、骨折不易愈合和骨质疏松症、早产儿、儿童发育不良等。

【用法与用量】

深部肌内注射：12 岁以上儿童，每次 25 mg，每 1～2 周 1 次；12 岁以下儿童，每次 10 mg；婴儿，每次 5 mg。

【剂型与规格】

苯丙酸诺龙注射剂（油溶液）：（1）1 ml：10 mg；（2）1 ml：25 mg。

【临床用药指导】

1. 用药禁忌 男子乳腺癌、高血压、前列腺癌患者禁用。

2. 药物相互作用 可增强抗凝血药双香豆素、华法林等的抗凝作用；与皮质激素合用，可使血糖升高。

3. 不良反应

(1) 女性使用后，可有轻微男性化作用，如痤疮、多毛症、声音变粗、阴蒂肥大、闭经或月经紊乱等反应，应立即停药。

(2) 治疗期间血清胆固醇可能升高。长期使用后可能引起黄疸及肝功能障碍，也可能使水钠潴留而造成水肿。发现黄疸应立即停药。

4. 其他用药注意事项

(1) 肝、肾疾病，充血性心力衰竭及良性前列腺肥大的患者、有心肌梗死或冠状动脉硬化病史者慎用。

(2) 健康儿童不应使用，因同化激素可使骨骼干骺端过早融合，影响体高发育，还有促进性早熟或女性男性化的作用。

羟甲烯龙
Oxymetholone

【商品名或别名】

康复龙。

【临床应用】

慢性消耗性疾病、重病及术后体弱消瘦、小儿发育不全、骨质疏松症、再生障碍性贫血、白细胞减少症、高脂血症等。

【用法与用量】

口服：每日 1.25 ～ 5 mg，遵医嘱分次服用。

【剂型与规格】

羟甲烯龙片：2.5 mg。

【临床用药指导】

1. 用药禁忌 肝、肾功能不全及前列腺癌患者禁用。

2. 不良反应 可有恶心、水肿、黄疸及肝功能异常，女性偶有月经推迟现象，停药可恢复。

3. 其他用药注意事项

(1) 儿童用药必须在医师观察下应用，不要超过 30 天。

(2) 对再生障碍性贫血，用药时间可延长。

司坦唑醇
Stanozolol

【商品名或别名】

康力龙。

【临床应用】

用于预防和治疗遗传性血管神经性水肿；慢性消耗性疾病、重病及手术后体弱消瘦、小儿发育不良、再生障碍性贫血、白细胞减少症、血小板减少症、高脂血症等。还用于防治长期使用皮质激素引起的肾上腺皮质功能减退。

【用法与用量】

口服：每日 1 ～ 2 mg，一日 2 ～ 3 次（女性酌减），如治疗效果明显，可每隔 1 ～ 3 个月减量，直至每日 1 mg 维持量。

【剂型与规格】

司坦唑醇片：2 mg。

【临床用药指导】

1. 用药禁忌 高血钙的乳腺癌、男性乳腺癌、癌症患者伴血钙高者、前列腺肥大、前列腺癌患者、肾炎或肾病变患者禁用。

2. 药物相互作用 与环孢素 A 合用可增加后者中毒的风险；与华法林合用有增加出血的可能。

3. 不良反应

(1) 服药初期，下肢、颜面可能出现水肿，继续服用能自行消失。

(2) 消化性溃疡患者服用本品，可能引起胃疼加剧、出血。

(3) 女性患者服用本品，可出现月经紊乱等现象，停药后可自行缓解。如出现痤疮等男性化反应，应停药。

(4) 长期使用可有肝功能障碍、黄疸、肝坏疽、诱发肝癌。

4. 其他用药注意事项 糖尿病、儿童患者，已有心、肝、肾病患者、卟啉症患者慎用。

达那唑
Danazol

【商品名或别名】

丹那唑、炔睾醇。

【临床应用】

用于纤维性乳腺炎、男性乳房发育、乳腺痛、痛经、腹痛等，可使肿块消失软化或缩小，使疼痛消失或减轻。还用于性早熟、自发性血小板减少性紫癜、血友病和 Christmas 病（凝血因子Ⅸ缺乏）遗传性血管性水肿、系统性红斑狼疮等。

【用法与用量】

1. 纤维性乳腺炎 口服，每次 50 ～ 200 mg，每日 2 次，连用 3 ～ 6 个月。

2. 男性乳房发育 口服，每日 200 ～ 600 mg。

3. 性早熟 口服，每日 200 ～ 400 mg。

4. 血小板减少性紫癜 口服，每次 200 mg，每日 2 ～ 4 次。

5. 血友病 口服，每日 600 mg，连用 14 天。

6. 遗传性血管性水肿 口服，开始每次 200 mg，每日

2～3次，直到疗效出现，维持量一般是开始量的一半或更少，在1～3个月或更长一些的间隔时间递减，根据治疗前发病的频率而定。急性发作时剂量可提高到200mg。

7．红斑狼疮 口服，每天400～600 mg。

【剂型与规格】

达那唑胶囊：(1) 100 mg；(2) 200 mg。

【临床用药指导】

1．用药禁忌 严重心、肾、肝功能不全患者，卟啉症、未诊断的不正常生殖道出血者禁用。

2．药物相互作用

(1) 与环孢素A、他克莫司合用可增加二者中毒的风险。

(2) 与华法林合用有增加出血的可能。

(3) 与辛伐他汀合用有增加横纹肌溶解的危险。

3．不良反应

(1) 主要有体重增加、水肿、多毛、声音变粗、痤疮、头痛、肝功能障碍、焦虑等。

(2) 多数女性发生闭经，少数有不规则阴道出血。

(3) 可能会有暂时性脂蛋白改变，考虑动脉硬化或冠状动脉疾病的可能。

4．其他用药注意事项

(1) 癫痫、偏头痛患者慎用。

(2) 治疗期间，乳腺结节仍然存在或扩展，要考虑癌的可能。开始治疗前要排除乳腺癌患者。

(3) 对不明原因的男性乳房发育，在手术前可考虑先用本品治疗。

(4) 对青春期性早熟，能使患者月经停止、乳房发育退化；由于有增加骨成长的刺激作用，较其他治疗性早熟药物无明显优点，仅限于对其他药物治疗无效的重度患者使用。

(5) 用药期间应定期检查肝功能。

第四节 胰岛激素和其他影响血糖的药物

一、高血糖素

高血糖素
Glucagon

【商品名或别名】

胰高血糖素、升血糖素。

【临床应用】

用于低血糖症，尤其是不便口服或静脉注射葡萄糖时。可用于心源性休克。

【用法与用量】

肌内注射、皮下注射或静脉注射，用于低血糖症，每次0.5～1.0 mg，5分钟左右即可见效。如10分钟仍不见效，则应尽快静脉使用葡萄糖。用于心源性休克，连续静脉滴注，每小时1～12 mg。

【剂型与规格】

注射用高血糖素：(1) 1 mg；(2) 10 mg。

【临床用药指导】

1．用药禁忌 对本品过敏者禁用。

2．不良反应 有时出现血糖过高、低血钾。

3．其他用药注意事项

(1) 如对危急病例仅怀疑低血糖而尚未肯定时，不可代替葡萄糖静脉注射。

(2) 使用本品后，一旦低血糖昏迷患者恢复知觉，即应给予葡萄糖（如可能，最好口服），补充肝糖原储备，避免发生继发性低血糖。

二、胰岛素

胰岛素
Insulin

【商品名或别名】

正规胰岛素、常规胰岛素、普通胰岛素、短效胰岛素、速效胰岛素、中性胰岛素、可溶性胰岛素、RI。

【临床应用】

用于糖尿病患者控制血糖特别是餐后高血糖。

【用法与用量】

使用剂量应个体化，用法一般为餐前30分钟皮下注射，用药后30分钟内须进食含碳水化合物的食物（以免给药后发生血糖过低），1日3～4次。早餐前的一次用量最多，午餐前次之，晚餐前又次之，夜宵前用量最少。在急症时（如糖尿病性昏迷）可以静脉注射。小剂量（5～10 U）可用于营养不良、消瘦、肝硬化初期（同时注射葡萄糖）。本品常与中效或长效胰岛素合并使用。

【剂型与规格】

重组人胰岛素注射液：每瓶400 U（10 ml）。笔芯：300 U（3 ml）。

生物合成人胰岛素注射液：400 U（10 ml）。笔芯：300 U（3 ml）。

胰岛素（猪）注射液：每瓶400 U（10 ml）。

【临床用药指导】

1．用药禁忌 对本品及其他成分过敏者禁用。低血糖、肝硬化、溶血性黄疸、胰腺炎、肾炎等患者禁用。

2．药物相互作用

（1）口服抗凝血药、水杨酸盐、磺胺类药物、甲氨蝶呤可与胰岛素竞争血浆蛋白，使血中游离胰岛素升高；增强胰岛素的作用。

（2）口服降血糖药与胰岛素有协同作用。

（3）蛋白同化激素能降低葡萄糖耐量，增强胰岛素的作用。

（4）乙醇、氯霉素可加强胰岛素的作用。

（5）肾上腺皮质激素、甲状腺素、生长激素能升高血糖，合用时能对抗胰岛素的降血糖作用。

（6）噻嗪类利尿药及烟酸衍生物可减低胰岛素的降血糖作用。

（7）β受体拮抗药可阻断肾上腺素的升高血糖反应，干扰机体调节血糖功能，与胰岛素合用时，要注意调整剂量，否则易引起低血糖。

3．不良反应

（1）过敏反应、注射部位红肿、硬结、瘙痒、荨麻疹、血管神经性水肿。

（2）低血糖反应，出汗、出现意识障碍、共济失调、心动过速，甚至昏迷。

（3）日剂量超过 200 U 以上可发生胰岛素抵抗。

（4）注射部位脂肪萎缩、脂肪增生。

（5）眼屈光失调。

4．其他用药注意事项

（1）注射部位可有皮肤发红、皮下结节和皮下脂肪萎缩等局部反应，要经常更换注射部位，以免吸收不良。

（2）未开瓶使用的胰岛素应在 2～8℃ 条件下冷藏密闭避光保存。已开瓶使用的胰岛素注射液可在室温（最高 25℃）保存最长 4～6 周（Novolin R，N，30R 注射液为 6 周，其他注射液为 4 周），使用中的胰岛素笔芯不要放在冰箱里，可以与胰岛素笔一起使用或者随身携带，在室温最长保存 4 周。冷冻后的不可使用。

门冬胰岛素
Insulin aspart

【商品名或别名】

诺和锐。

【临床应用】

用于控制餐后血糖，也可与中效胰岛素合用控制晚间或晨起高血糖。

【用法与用量】

于三餐前 15 分钟至进餐开始时皮下注射一次，根据血糖情况调整剂量。

【剂型与规格】

门冬胰岛素注射液：300 U（3 ml）。

【临床用药指导】

1．用药禁忌 对本品及其他成分过敏者禁用。

2．药物相互作用 同胰岛素。

3．不良反应 如果注射后不进食或者进食时间延后将导致低血糖的发生，而且发生时间比胰岛素早。其他同胰岛素。

4．其他用药注意事项 由于超短效胰岛素起效快，持续作用时间短，一般须紧邻餐前注射，用药 10 分钟内须进食含碳水化合物的食物。贮存注意事项同胰岛素。

赖脯胰岛素
Insulin Iispro

【商品名或别名】

优泌乐。

【临床应用】

用于控制餐后血糖，也可与中效胰岛素合用控制晚间或晨起高血糖。

【用法与用量】

于三餐前 15 分钟至进餐开始时皮下注射一次，根据血糖情况调整剂量。

【剂型与规格】

赖脯胰岛素注射液：300 U（3 ml）。

【临床用药指导】

1．用药禁忌 对本品及其他成分过敏者禁用。

2．药物相互作用 同胰岛素。

3．不良反应 同胰岛素。

4．其他用药注意事项 由于起效快，持续作用时间短，一般须紧邻餐前注射，用药 10 分钟内须进食含碳水化合物的食物。贮存注意事项同胰岛素。

低精蛋白锌胰岛素
Isophane Insulin

【商品名或别名】

中效胰岛素、低精锌胰岛素、NPH 万苏林、Intermediate-acting Insulin。

【临床应用】

用于糖尿病控制血糖，一般与短效胰岛素配合使用，提供胰岛素的日基础用量。

【用法与用量】

中效胰岛素可于睡前或早餐前每天一次给药，或者每日两次早晚给药，以控制空腹血糖。剂量根据病情而定。

【剂型与规格】

低精蛋白锌胰岛素注射液：400 U（10 ml）。笔芯：300 U（3 ml）。

【临床用药指导】

1．用药禁忌 对本品及鱼精蛋白过敏者禁用。

2．不良反应　同胰岛素。

3．药物相互作用　同胰岛素。

4．其他用药注意事项　对本品中鱼精蛋白过敏者，肝素过量时应禁用鱼精蛋白作拮抗治疗。混悬型胰岛素在每次抽取前应缓慢摇动使其混匀，忌猛烈振荡。贮存注意事项同胰岛素。

精蛋白锌胰岛素
Isophane Insulin

【商品名或别名】

长效胰岛素、精锌胰岛素、Protamine Zine Insulin、PZI。

【临床应用】

用于糖尿病控制血糖，一般和短效胰岛素配合使用，提供胰岛素的日基础用量。

【用法与用量】

于早餐前 0.5 小时皮下注射 1 次，剂量根据病情而定，每日用量一般为 10 ～ 20 U。

【剂型与规格】

精蛋白锌胰岛素注射液：400 U（10 ml）。

【临床用药指导】

1．用药禁忌　胰岛细胞瘤及对本品及鱼精蛋白过敏者禁用。

2．药物相互作用　同胰岛素。

3．不良反应　同胰岛素。

4．其他用药注意事项　本品作用缓慢，不能用于抢救糖尿病酮症酸中毒、高糖高渗性昏迷患者。不能用于静脉注射，每次抽取前应缓慢摇动使其混匀，忌猛烈振荡。贮存注意事项同胰岛素。

甘精胰岛素
Glargine Insulin

【商品名或别名】

超长效胰岛素、来得时。

【临床应用】

用于基础胰岛素替代治疗，一般和短效胰岛素或口服降糖药配合使用。

【用法与用量】

每日傍晚皮下注射 1 次，剂量根据病情而定。

【剂型与规格】

甘精胰岛素注射液：300 U（3 ml）。

【临床用药指导】

1．用药禁忌　对本品及鱼精蛋白过敏者禁用。

2．不良反应　低血糖、一过性视力障碍、脂肪营养不良。

3．其他用药注意事项　糖尿病酮症酸中毒的治疗，不能选用甘精胰岛素，推荐静脉注射常规胰岛素。

肾功能损害患者需减少用药量。冠状动脉和脑血管明显狭窄患者应加强血糖监测。贮存注意事项同胰岛素。

地特胰岛素
Insulin Detemir

【商品名或别名】

诺和平。

【临床应用】

用于治疗糖尿病。

【用法与用量】

与口服降糖药联合治疗：起始剂量为 10 U 或 0.1 ～ 0.2 U/kg，1 天 1 次皮下注射。以后根据早餐前平均自测血糖浓度进行个体化的调整。作为基础 - 餐时胰岛素给药方案的一部分。

【剂型与规格】

地特胰岛素注射液：每支 300 U/3 ml（笔芯）。

【临床用药指导】

1．用药禁忌　对本品及其他成分过敏者禁用。

2．药物相互作用　同胰岛素。

3．不良反应　低血糖、过敏反应、屈光不正，注射部位可有皮肤发红、皮下结节和皮下脂肪萎缩等局部反应。

4．其他用药注意事项　本品经皮下注射，不能用于胰岛素泵，不得静脉注射，应避免肌内注射。本品注射部位可选择腹壁、大腿、上臂、三角肌区或臀部。应在同一注射区内持续轮换注射点以避免发生脂肪代谢障碍。贮存注意事项同胰岛素。

预混胰岛素
Biphasic Insulin

【商品名或别名】

双（时）相胰岛素、诺和灵、优泌林、Novolin Humulin。

【临床应用】

用于糖尿病控制血糖。

【用法与用量】

于早餐前 0.5 小时皮下注射 1 次，剂量根据病情而定。有时需要于晚餐前再注射 1 次。

【剂型与规格】

预混胰岛素注射剂：400 U（10 ml）。笔芯：300 U（3 ml）。

诺和灵 30R：含 30% 的短效胰岛素（R）和 70% 的中效胰岛素。

诺和灵 50R：含短效胰岛素和中效胰岛素各 50%。

优泌林 70/30：含 30% 的短效胰岛素和 70% 的中效胰岛素。

【临床用药指导】

1．用药禁忌　低血糖症、对本品及鱼精蛋白过敏者禁用。

2．不良反应　同胰岛素。

3．其他用药注意事项　应采用与笔芯相配套的针头和胰岛素注射笔，每个笔芯仅供个人单独使用，患者不可自行重新填充药液。使用前应利用笔芯中的玻璃球把药液混合均匀，每次用后必须立刻除去针头以防药液流出。贮存注意事项同胰岛素。

三、口服降糖药

甲苯磺丁脲
Tolbutamide

【商品名或别名】

甲糖宁、D860、甲磺丁脲。

【临床应用】

一般用于12岁后发病，单用饮食控制无效而胰岛功能尚存的轻、中度糖尿病患者。对胰岛素抵抗患者，可加用本品。对胰岛素依赖型患者及酸中毒昏迷者无效，不能完全代替胰岛素。

【用法与用量】

餐前服药效果较好，如有胃肠反应，进餐时服药可减少反应。口服，每日剂量1～2 g。分次服用，每日2～3次。从小剂量开始，每1～2周加量一次。

【剂型与规格】

甲苯磺丁脲片：0.5 g。

【临床用药指导】

1．用药禁忌　外科手术、对磺胺类药及本品过敏的患者、严重肝肾功能不全者、胰岛素依赖型糖尿病、非胰岛素依赖型糖尿病伴酮症酸中毒、昏迷、严重烧伤、感染、外伤、白细胞减少者禁用。

2．药物相互作用　见表18-2。

表18-2　部分口服降糖药的药物相互作用

药物	相互作用的药物	相互作用的结果
甲苯磺丁脲	西咪替丁、氯霉素、氟康唑和抗凝药	可延缓降糖药的代谢，增加降糖作用
醋酸己脲	双香豆素类抗凝血药、水杨酸盐、贝特类降脂药、磺胺类药物	竞争降糖药与蛋白质结合增加降糖作用
格列本脲	乙醇、水杨酸类、胍乙啶、单胺氧化酶抑制剂、奎尼丁、胰岛素和其他口服降糖药	药物本身具有降糖作用，增加降糖效果
格列吡嗪	β-受体拮抗药	增加低血糖危险，掩盖低血糖症状
格列齐特	噻嗪类利尿药、糖皮质激素、雌激素、苯妥英钠和利福平	使降糖药的降血糖效果降低，可能需增加用药剂量
格列喹酮	乙醇	磺脲类药物可增强乙醇毒性，治疗期间应戒酒

3．不良反应

（1）主要不良反应是低血糖，但较长效磺脲类药物为轻。

（2）胃肠道反应可有腹胀、腹痛、厌食、恶心、呕吐等，餐后服药可减轻。

（3）少见皮疹、骨髓抑制、粒细胞减少、血小板减少、严重黄疸、肝功能损害等。

4．其他用药注意事项

（1）体质虚弱、高热、恶心和呕吐、甲状腺功能不正常者慎用。

（2）服用本类药物可增加体重，加重肥胖糖尿病患者病情，应限制每日摄入总热量。

醋酸己脲
Acetohexamide

【商品名或别名】

醋磺环己脲、醋磺己脲、对乙酰苯磺酰脲、乙酰磺环己脲。

【临床应用】

2型糖尿病。

【用法与用量】

口服：12岁以上儿童一日量0.25～1.5 g，分1～2次服用。日剂量≤1 g的，可于早餐前一次服，日剂量超过1 g时，可于早餐和晚餐前分2次服用，以后根据病情调整剂量。

【剂型与规格】

醋酸己脲片：(1) 0.25 g；(2) 0.5 g。

【临床用药指导】

1．用药禁忌　糖尿病酮症酸中毒禁用，其余参见甲苯磺丁脲。

2．药物相互作用　见表18-2口服降血糖药的药物相互作用。

3．不良反应　参见甲苯磺丁脲。

4．其他用药注意事项　剂量超过1.5 g在降糖疗效上不会带来更多益处，其余参见甲苯磺丁脲。

格列本脲
Glibenclamide

【商品名或别名】

优降糖、达安疗、达安宁、优格鲁康、氯磺环己脲。

【临床应用】

用于饮食不能控制的轻、中度2型糖尿病。

【用法与用量】

开始时每日剂量2.5～5 mg，早餐前一次服；或一日2次，早晚餐前各1次，然后根据情况每周增加2.5 mg，一般每日量为5～10 mg，最大不超过15 mg。

【剂型与规格】

格列本脲片：2.5 mg。

【临床用药指导】

1．用药禁忌　参见甲苯磺丁脲。复方降糖药"消渴丸"中含有格列本脲成分，使用中应注意相应不良反应和禁忌证。

2．药物相互作用　见表 18-2。

3．不良反应　与甲苯磺丁脲相似，但本品为长效药物，更易发生严重低血糖反应，应从小剂量开始使用本品。

格列吡嗪
Glipizide

【商品名或别名】

美吡达、优达灵。

【临床应用】

本品主要用于单用饮食控制治疗未能达到良好控制的轻、中度非胰岛素依赖型患者；对胰岛素抵抗患者可加用本品，但用量应在 30 ～ 40 U 以下者。

【用法与用量】

一般一日 2.5 ～ 20 mg，先从小剂量 2.5 ～ 5 mg 开始，餐前 30 分钟服用。一日剂量超过 15 mg 时，应分成 2 ～ 3 次餐前服用。

控释片：一日 1 次，1 次 5 ～ 10 mg，根据血糖指标调整剂量，部分患者需 15 mg，最大日剂量 20 mg。

【剂型与规格】

格列吡嗪片：(1) 2.5 mg；(2) 5 mg。

格列吡嗪控释片：5 mg。

【临床用药指导】

1．用药禁忌　参见甲苯磺丁脲。

2．药物相互作用　见表 18-2。

3．不良反应　参见甲苯磺丁脲。较少引起低血糖，程度亦较轻。

4．特殊剂型要求　控释片需整片吞服，不能嚼碎分开和碾碎；患者不必担心在粪便中偶然出现类似药片样的东西（为不吸收的外壳）。

5．其他用药注意事项　对严重胃肠道狭窄的患者（病理性或医源性）应慎用。其他参见甲苯磺丁脲。

格列齐特
Gliclazide

【商品名或别名】

达美康、达麦康、甲磺吡脲。

【临床应用】

2 型糖尿病。

【用法与用量】

1．缓释片

（1）初始剂量建议为每日 30 mg，每日服药 1 次，于早餐时服用。如血糖水平控制不佳，剂量可逐次增至每日 60、90 或 120 mg，每次增量间隔至少 4 周（如治疗 2 周后血糖仍无下降时除外），通常日剂量范围为 30 ～ 120 mg，最大日剂量为 120 mg。

（2）高危患者如严重或代偿较差的内分泌疾病（垂体前叶功能不足、甲状腺功能减退、肾上腺功能不足）、长期和（或）大剂量皮质激素治疗撤停、严重心血管疾病（严重冠心病、颈动脉严重受损、弥漫性血管病变）建议以每天 30 mg 最小剂量开始治疗。

2．普通片　开始时一日 2 次，1 次 40 ～ 80 mg，早晚两餐前服用；连服 2 ～ 3 周，然后根据血糖调整用量；一般剂量一日 80 ～ 240 mg，最大日剂量不超过 240 mg。

3．用格列齐特缓释片代替其他口服降糖药，应考虑先前使用药物的降糖强度和代谢半衰期，以免药物累加引起低血糖风险。用格列齐特缓释片代替格列齐特普通片时，一片 80 mg 普通片相当于一片缓释片，替代时必须监测血糖。

【剂型与规格】

格列齐特片：80 mg。

格列齐特缓释片：30 mg。

【临床用药指导】

1．用药禁忌　见甲苯磺丁脲。

2．药物相互作用　见表 18-2。

3．不良反应　见甲苯磺丁脲。

4．其他用药注意事项　见甲苯磺丁脲。

格列喹酮
Gliquidone

【商品名或别名】

糖适平、糖肾平。

【临床应用】

2 型糖尿病合并轻至中度肾病者，但严重肾功能不全时，则应改用胰岛素治疗。

【用法与用量】

口服，开始时 15 mg，应在餐前 30 分钟服用。1 周后按需调整，必要时逐步加量。一般日剂量为 15 ～ 120 mg，日剂量为 30 mg 以内者可于早餐前一次服用，更大剂量应分 3 次，分别于三餐前服用，最大日剂量不得超过 180 mg。

【剂型与规格】

格列喹酮片：30 mg。

【临床用药指导】

1．用药禁忌　1 型糖尿病（即胰岛素依赖型糖尿病）；糖尿病昏迷或昏迷前期；糖尿病合并酸中毒或酮症；对磺胺类药物过敏者；晚期尿毒症患者。

2．药物相互作用 见表 18-2 口服降血糖药的药物相互作用。

3．不良反应 极少数人有皮肤过敏反应、胃肠道反应、轻度低血糖反应及血液系统方面改变。

4．其他用药注意事项 本品很少经肾排泄，适用于有轻度至中度肾功能损害的患者。

格列美脲
Glimepiride

【商品名或别名】

亚莫利、万苏平、佑苏、安多美、佳和洛、圣平、阿茉立、力贻苹、迪北、格列吡咯。

【临床应用】

2 型糖尿病。

【用法与用量】

开始用量一日 1 mg，一次顿服。如不能满意控制血糖，每隔 1 ～ 2 周逐步增加剂量至每日 2 mg、3 mg、4 mg，最大推荐剂量为每日 6 mg。在达到满意疗效后，可试行减量，以采用最低有效量，避免低血糖。建议早餐前不久或早餐中服用，若不吃早餐则于第一次正餐前不久或餐中服用。以适量的水整片吞服。从其他口服降糖药改用本品时，一般考虑原使用药物的降糖强度和代谢半衰期，以免药物累加引起低血糖风险；从胰岛素改用本品应在医生严密监测下进行。

【剂型与规格】

格列美脲片：（1）1 mg；（2）2 mg。

【临床用药指导】

1．用药禁忌 见甲苯磺丁脲。

2．药物相互作用 见表 18-2。

3．不良反应 可出现肝酶升高，极个别肝功能损害病例（如胆汁郁积和黄疸）可能进展，如肝炎可能发展成肝功能衰竭；可出现皮肤过敏如瘙痒、皮疹和荨麻疹；个别病例可出现对光过敏；个别病例发生血钠降低。少见恶心、呕吐和腹泻、胃内压迫或饱胀感和腹痛。罕见中度血小板、红细胞、白细胞和粒细胞减少、粒细胞缺乏、溶血性贫血和全血细胞减少。

4．其他用药注意事项 定期检查肝功能和血液学检查（尤其是白细胞和血小板）。

二甲双胍
Metformin

【商品名或别名】

甲福明、降糖片、格华止、Glucophage。

【临床应用】

1．二甲双胍片首选用于单纯饮食控制及体育锻炼治疗无效的 2 型糖尿病，特别是肥胖的 2 型糖尿病。

2．本品与胰岛素合用，可减少胰岛素用量，防止低血糖发生。

3．可与磺酰脲类降血糖药合用，具协同作用。

【用法与用量】

1．普通片 开始时一次 0.25 g，一日 2 ～ 3 次，以后可根据病情调整用量。口服，一次 0.5 g，一日 1 ～ 1.5 g。最大剂量不超过 2 g。餐中服药，可减轻胃肠反应。

2．缓释片 开始时每日 1 次，每次 0.5 g，晚餐时服用。后根据血糖调整药量。日最大剂量不超过 2 g。

【剂型与规格】

二甲双胍片：（1）0.25 g。（2）0.5 g。（3）0.85 g。

缓释片：0.5 g。

【临床用药指导】

1．用药禁忌 对本品过敏者、糖尿病酮症酸中毒、肝及肾功能不全（血清肌酐超过 1.5 mg/dl）、肺功能不全、心力衰竭、急性心肌梗死、严重感染和外伤、重大手术以及临床有低血压和缺氧情况、酗酒、维生素 B_{12} 和叶酸缺乏者、合并严重糖尿病肾病、糖尿病眼底病变者禁用。

2．药物相互作用

（1）与维生素 B_{12} 合用可减少肠道吸收维生素 B_{12}，使血红蛋白减少，产生巨幼红细胞贫血。

（2）可加强双香豆素类抗凝血药抗凝血作用，致出血倾向。

（3）使加压素升压作用增强。

（4）与胰岛素合用，降血糖作用加强，应调整剂量。

（5）西咪替丁可增加本品的生物利用度，减少肾清除率，故应减少本品剂量。

（6）呋塞米可增加二甲双胍血清和全血药物浓度，不改变二甲双胍肾清除率。

（7）硝苯地平可以增加二甲双胍吸收，并使尿中排泄量增加，但不影响 T_{max} 和半衰期。

3．不良反应

（1）偶见恶心、呕吐、腹泻、腹痛、腹胀、消化不良、乏力等。

（2）偶有疲倦、体重减轻、头痛、头晕、味觉异常、皮疹、寒战、流感样症状、心悸、潮红等现象。

（3）罕见乳酸酸中毒，表现为呕吐、腹痛、过度换气、意识障碍。

4．其他用药注意事项

（1）既往有乳酸酸中毒史者慎用，由于本品累积可能发生乳酸酸中毒，一旦发生，会导致生命危险，因此应监测肾功能和给予最低有效量，降低乳酸酸中毒的发生风险。

（2）发热、昏迷、感染等应激状态，外科手术和使用含碘造影剂做检查时，应暂时停止服用本品，因可能导致急性肾功能恶化。

（3）本品与磺酰脲类药物、胰岛素合用时，可引起低血糖。服用本品时应尽量避免饮酒。易导致低血糖或乳酸酸中毒。肝功能不良者慎用。

（4）本品可干扰维生素 B_{12} 吸收，建议监测血象。

苯乙双胍
Phenformin

【商品名或别名】

苯乙米胍、降糖灵、苯乙福明。

【临床应用】

用于单纯饮食控制不满意的 2 型糖尿患者，尤其是肥胖者和伴高胰岛素血症者。本品与磺酰脲类降血糖药合用，可产生协同作用。

【用法与用量】

口服：12 岁以上儿童开始时 1 次 25 mg，每日 2 次，餐前服，数日后可再增加 25 mg，但最多每日不超过 75 mg，否则易发生乳酸酸中毒。餐中服药可减轻胃肠反应。一般于服药一周后血糖即降低。但欲达到正常血糖水平尚需继续用药 3～4 周。如与胰岛素或磺脲类药合用时，剂量应根据病情作适当调整。

【剂型与规格】

苯乙双胍片：25 mg。

【临床用药指导】

1．用药禁忌 对本品过敏者、糖尿病酮症酸中毒、肝及肾功能不全（血清肌酐超过 1.5 mg/dl）、肺功能不全、心力衰竭、急性心肌梗死、严重感染和外伤、重大手术以及临床有低血压和缺氧情况、酗酒、维生素 B_{12} 和叶酸缺乏者、合并严重糖尿病肾病、糖尿病眼底病变者禁用。

2．药物相互作用

（1）与维生素 B_{12} 合用可减少肠道吸收维生素 B_{12}，使血红蛋白减少，产生巨幼红细胞贫血。

（2）可加强双香豆素类抗凝血药抗凝血作用，致出血倾向。

（3）使加压素升压作用增强。

（4）与胰岛素合用，降血糖作用加强，应调整剂量。

（5）西咪替丁可增加本品的生物利用度，减少肾清除率，故应减少本品剂量。

（6）呋塞米增加血清和全血药物浓度，不改变肾清除率。

（7）硝苯地平可以增加吸收，并使尿中排泄量增加，但不影响 T_{max} 和半衰期。

3．不良反应

（1）胃肠道反应有厌食、恶心、呕吐、口中金属味等，服用大剂量时可发生腹泻。有时有乏力、疲倦、体重减轻、头晕和皮疹。

（2）应用本品时，因组织中葡萄糖无氧酵解增加

而产生大量乳酸，可引起严重的乳酸性酸血症，发生后病死率约 50%。

4．其他用药注意事项

（1）既往有乳酸酸中毒史者慎用，由于本品累积可能发生乳酸酸中毒，一旦发生，会导致生命危险，因此应监测肾功能和给予最低有效量，降低乳酸酸中毒的发生风险。

（2）发热、昏迷、感染等应激状态，外科手术和使用含碘造影剂做检查时，应暂时停止服用本品，因可能导致急性肾功能恶化。

（3）本品与磺酰脲类药物、胰岛素合用时，可引起低血糖。服用本品时应尽量避免饮酒。易导致低血糖或乳酸酸中毒。肝功能不良者慎用。

（4）本品可干扰维生素 B_{12} 吸收，建议监测血象。

瑞格列奈
Repaglinide

【商品名或别名】

锐列安、孚来迪、万生力平、乙欣安、诺和龙。

【临床应用】

用于饮食控制、降低体重与运动不能有效控制高血糖的 2 型糖尿病。与二甲双胍合用对控制血糖有协同作用。

【用法与用量】

服药时间应在餐前 30 分钟内服用。剂量依个人血糖而定，推荐起始剂量为 0.5 mg，最大的推荐单次剂量为 4 mg。但最大日剂量不应超过 16 mg。

【剂型与规格】

瑞格列奈片：（1）0.5 mg；（2）1 mg；（3）2 mg。

【临床用药指导】

1．用药禁忌 对本品过敏者、1 型糖尿病、伴随或不伴昏迷的糖尿病酮症酸中毒、严重肝肾功能不全、12 岁以下儿童禁用。

2．药物相互作用

（1）与二甲双胍合用发生低血糖的危险性增加。

（2）与单胺氧化酶抑制剂、非选择性 β 受体拮抗药、ACE 抑制剂、非甾体类抗炎药、水杨酸盐、奥曲肽、乙醇及促合成代谢的激素合用会增强本品的降糖作用。

（3）β- 受体拮抗药可能掩盖低血糖症状。

（4）合用噻嗪类药物、肾上腺皮质激素、达那唑、甲状腺素、拟交感神经药会削弱本品的降糖作用。

（5）酮康唑、伊曲康唑、红霉素、氟康唑、米比法地尔会升高降糖药血药浓度。

（6）利福平、苯妥英钠会降低降糖药血浆水平。

3．不良反应 可能发生低血糖，通常较轻微。腹痛、恶心罕见，腹泻、呕吐和便秘和视觉异常、肝功能异常非常罕见。可发生皮肤过敏反应，如瘙痒、皮疹、荨麻疹。转氨酶升高，多数为轻度和暂时性。

吡格列酮
Pioglitazone

【商品名或别名】

瑞彤、安可妥、艾汀、泰洛平、欧迪贝。

【临床应用】

用于 2 型糖尿病，可与饮食控制和体育锻炼联合以改善血糖控制，可单独使用，当饮食控制、体育锻炼和单药治疗不能满意控制血糖时，也可与磺脲类药、二甲双胍或胰岛素合用。

【用法与用量】

口服：单药治疗初始剂量可为 15 mg 或 30 mg，每日 1 次；反应不佳时可加量直至 45 mg，每日 1 次。与磺脲类合用时，本品可为 15 mg 或 30 mg，每日 1 次，当开始本品治疗时，磺脲类药物剂量可维持不变，当患者发生低血糖时，应减少磺脲类药物用量。与二甲双胍合用时，本品可为 15 mg 或 30 mg，每日 1 次，开始本品治疗时，二甲双胍剂量可维持不变，二甲双胍无需降低剂量也不会引起低血糖，与胰岛素合用时，本品为 15 mg 或 30 mg，每日 1 次，开始本品治疗时，胰岛素用量可维持不变，出现低血糖时可降低胰岛素量。本品最大推荐量单用不应超过每日 45 mg，每日 1 次，联合用药勿超过 30 mg，每日 1 次。

【剂型与规格】

吡格列酮片：15 mg。

【临床用药指导】

1. 用药禁忌　禁用于：对本品过敏者；心功能Ⅲ级或Ⅳ级；心力衰竭或有心衰病史；严重活动性肝病，肝酶超过正常上限 2.5 倍者；酮症酸中毒，糖尿病性昏迷或昏迷前，1 型糖尿病；严重肾功能障碍；严重感染，严重创伤；手术前后。

2. 不良反应　轻中度水肿、贫血，本品可造成血浆容积增加和由前负荷增加引起的心脏肥大，诱发心力衰竭，但仅见于美国纽约心脏病协会（NYHA）分级标准心功能Ⅲ和Ⅳ级的患者。合并使用其他降糖药物时，有发生低血糖的风险。肝功能异常，均为轻中度转氨酶升高，可逆。血脂升高。

3. 其他用药注意事项　服药与进食无关。建议定期进行肝功能测定，并定期测定空腹血糖和糖化血红蛋白以监测血糖对本品的反应。

艾塞那肽
Exenatide

【临床应用】

用于服用二甲双胍、磺脲类、噻唑烷二酮类，二甲双胍和磺脲类联用、二甲双胍和噻唑烷二酮类联用不能有效控制血糖的 2 型糖尿病患者的辅助治疗或用于 2 型糖尿病患者的单药治疗。

【用法与用量】

本品仅用于皮下注射。应在大腿、腹部或上臂皮下注射给药。本品推荐起始剂量为 5 μg，每日 2 次，于早餐和晚餐（每日 2 次正餐前，大约间隔 6 小时或更长时间）前 60 分钟内给药，餐后不可给药。治疗 1 个月后，可根据临床反应将剂量增加至 10 μg。每一次给药剂量都是固定的，不需要根据血糖水平作随时调整。

【剂型与规格】

艾塞那肽注射笔：0.3 mg/ 支（1.2 ml/ 支，60 剂量 / 支，每剂 5 μg）。

【临床用药指导】

1. 用药禁忌　禁用于 1 型糖尿病或糖尿病酮症酸中毒患者。禁用于已知对艾塞那肽或本品其他成分高度敏感的患者。

2. 药物相互作用

（1）本品减慢胃排空可能降低口服药物吸收程度和速度。服用需胃肠道快速吸收的口服药物，如避孕药和抗生素，应至少在注射艾塞那肽前 1 小地服药。艾塞那肽也可降低对乙酰氨基酚生物利用度，可在注射前 1 小时给药。

（2）本品可降低洛伐他汀生物利用度，应关注血脂变化。

（3）本品不改变华法林的药代动力学特点，但有国际标准化比值（INR）升高及出血的报道，应关注出血的症状和指标。

（4）左甲状腺素可能干扰本品的降糖效果。

3. 不良反应　常见不良反应包括低血糖，但严重的低血糖事件较少；恶心、呕吐、腹泻、消化不良，产生抗艾塞那肽抗体，头晕、头痛、紧张。严重不良反应有脱水、急性肾衰竭、急性出血性或坏死性胰腺炎、过敏反应、血管水肿。

4. 其他用药注意事项

（1）本品与磺脲类联用时，为降低低血糖风险可考虑减少磺脲类用药剂量。

（2）警惕持续性呕吐、严重腹痛等急性胰腺炎症状。及时停用本品及其他可疑药物。

（3）应注意是否有过敏性反应症状和体征。少部分患者可产生抗艾塞那肽抗体，可能导致血糖控制作用减弱，应考虑选择其他降糖药。

（4）不推荐肾病终末期、透析或严重肾功能损伤（肌酐清除率＜30 ml/min）患者使用本品。肾移植患者慎用。

（5）本品胃肠道不良反应较常见，故严重胃肠病患者慎用。

（6）使用前于 2 ～ 8℃冷藏。首次使用后可于 25℃以下避光保存 30 天。不可冷冻。

利拉鲁肽
Liraglutide

【商品名或别名】

诺和力。

【临床应用】

可作为部分 2 型糖尿病的辅助用药，不推荐作为一线用药。

【用法与用量】

本品仅用于皮下注射。应在大腿、腹部或上臂皮下注射给药。每日 1 次，可在日间任意时间注射，但应维持每日用药时间恒定。注射时间与进食无关。开始剂量为每日 0.6 mg，从小剂量开始是为了降低本品的胃肠道反应。1 周后加量至 1.2 mg，如血糖控制不佳还可加量至 1.8 mg。

【剂型与规格】

利拉鲁肽预充多剂量笔：6 mg/ml，每支 3 ml。

【临床用药指导】

1. 用药禁忌

（1）1 型糖尿病或糖尿病酮症酸中毒患者。

（2）有个人及家族甲状腺髓样癌病史的患者及多发性内分泌腺肿瘤综合征 2 型的患者。

（3）已知对本品或其他成分高度敏感的患者。

2. 药物相互作用 本品减慢胃排空，可降低某些口服药物的吸收程度和速度，如地高辛、赖诺普利、阿托伐他汀、对乙酰氨基酚、灰黄霉素等，虽然可能不影响药物的效果，但应观察其他口服药的疗效。

3. 不良反应 最常见不良反应为胃肠道不适，恶心、呕吐、腹泻、消化不良，常见于治疗后第 1 周，腹泻和恶心发生最频繁，多数为短暂、轻微或可耐受且和剂量有关。缓慢提高利拉鲁肽剂量可减少相关胃肠道不适的发生。其他不良反应有荨麻疹等过敏样反应。可增加胰腺炎风险。严重的低血糖事件较少。

4. 其他用药注意事项

（1）本品与磺脲类联用时，为降低低血糖风险可考虑减少磺脲类用药剂量。

（2）警惕持续性呕吐、严重腹痛等急性胰腺炎症状。及时停用本品及其他可疑药物。有胰腺炎病史的患者应慎用。

（3）应注意是否有过敏性反应症状和体征。少部分患者可产生抗体，应密切观察降糖效果。

（4）肾病终末期、透析或严重肾功能损伤患者慎用本品。

（5）使用前于 2 ~ 8℃冷藏。首次使用后可于 25℃以下避光保存 30 天。不可冷冻。

西格列汀
Sitagliptin

【临床应用】

用于经生活方式干预无法达标的 2 型糖尿病患者。可采用单药治疗或与其他口服降糖药联合治疗。

【用法与用量】

本品单药治疗的推荐剂量为 100 mg，每日 1 次。本品可与或不与食物同服。

【剂型与规格】

西格列汀片：100 mg。

【临床用药指导】

1. 用药禁忌 1 型糖尿病患者或糖尿病酮症酸中毒患者，对本品中任何成分过敏者禁用。

2. 药物相互作用 与地高辛联用时，地高辛血浆浓度略有升高。应该进行适当监测，但不需要对地高辛或本品的使用剂量进行调整。

3. 不良反应 可见肝酶升高、上呼吸道感染、鼻咽炎、恶心、腹泻、腹痛、急性胰腺炎、头痛、急性肾衰竭。有报道可发生严重过敏反应，包括血管性水肿和剥脱性皮肤损害、Stevens-Johnson 综合征等。如有可疑反应，应停用本品。

4. 其他用药注意事项

（1）本品与磺脲类联用时，为降低低血糖风险可考虑减少磺脲类用药剂量。

（2）本品通过肾排泄，肾功能不全患者应调整剂量并密切监测。

（3）警惕持续性呕吐、严重腹痛等急性胰腺炎症状。及时停用本品及其他可疑药物。有胰腺炎病史患者应密切监测。

（4）注意过敏反应症状和体征。

第五节 甲状腺激素类药与抗甲状腺药

一、甲状腺激素类药

左甲状腺素
L-thyroxine

【商品名或别名】

优甲乐、加衡。

【临床应用】

适用于甲状腺激素缺乏的替代治疗。

【用法与用量】

1. 婴儿及儿童甲状腺功能减退症 每日完全替代剂量为：6 个月以内 6 ~ 8 µg/kg；6 ~ 12 个月 6 µg/kg；1 ~ 5 岁 5 µg/kg；6 ~ 12 岁 4 µg/kg。开始时应用完全替代量的 1/3 ~ 1/2，以后每 2 周逐渐增量。

2. 静脉注射适用于黏液性水肿昏迷　首次剂量宜较大，200 ~ 400 μg，以后每日 50 ~ 100 μg，直到患者清醒后改为口服。

3. 12 岁以上儿童甲状腺功能减退症　左甲状腺素是主要替代治疗药物，一般需要终身替代。治疗目标为临床甲减症状和体征消失，促甲状腺激素（TSH）、总甲状腺素（TT$_4$）、游离甲状腺素（FT$_4$）值维持在正常范围内。剂量取决于患者病情、年龄、体重和个体差异。口服一般开始剂量每日 25 ~ 50 μg，每 2 周增加 25 μg，直到完全替代剂量，一般为 100 ~ 150 μg，12 岁以上儿童维持量为每日 75 ~ 125 μg。心功能不全者及严重黏液性水肿患者开始剂量应减为每日 12.5 ~ 25 μg，以后每 2 ~ 4 周递增 25 μg，不必要求达到完全替代剂量，一般每日 75 ~ 100 μg 即可。

【剂型与规格】

左甲状腺素片：（1）25 μg；（2）50 μg；（3）100 μg。

左甲状腺素注射液：（1）1 ml：100 μg；（2）2 ml：200 μg；（3）5 ml：500 μg。

【临床用药指导】

1. 用药禁忌　对本品过敏者禁用。

2. 药物相互作用

（1）利福平、卡马西平、苯妥英钠、氯喹和巴比妥有酶诱导作用，可增加甲状腺激素的代谢，降低其疗效，需要增加替代治疗的剂量。

（2）甲状腺素与蛋白质高度结合，可与其他蛋白质结合率高的药物卡马西平、苯妥英钠、阿司匹林、双香豆素类及口服降血糖药等产生竞争性结合，增加这些药物在血浆中的游离量，从而增强其作用，加重不良反应。

（3）硫糖铝、氢氧化铝、碳酸钙、考来烯胺和铁盐可降低本品在胃肠道的吸收，应间隔 4 ~ 5 小时服用。

（4）β 受体拮抗剂可减少外周组织 T$_4$ 向 T$_3$ 的转化，合用时应予注意。

（5）本品可能会增加胰岛素或口服降糖药的剂量。

（6）与三环类抗抑郁药合用可增强两类药的作用和不良反应。

3. 不良反应

（1）长期过量可引起甲状腺功能亢进的临床表现，如心悸、手震颤、多汗、体重减轻、神经兴奋性升高和失眠。

（2）心脏病患者可发生心绞痛和心肌梗死，可用 β 受体拮抗药对抗，并立即停用本品。

4. 其他用药注意事项

（1）下列情况慎用：心血管疾病，包括心绞痛、动脉硬化、冠心病、高血压、心肌梗死，心功能不全者等；病程长、病情重的甲状腺功能减退或黏液性水肿患

者开始小剂量使用本类药，以后缓慢增加直至生理替代剂量；伴有腺垂体功能减退或肾上腺皮质功能不全患者应先用皮质类固醇，等肾上腺皮质功能恢复正常后再用本类药。

（2）本品服用后起效较慢，几周后才能达到最高疗效。停药后药物作用仍能存在几周。

甲状腺片
Thyroid Tablets

【商品名或别名】

干甲状腺。

【临床应用】

用于甲状腺功能减退症的治疗，包括甲状腺功能减退引起的呆小病及黏液性水肿等。

【用法与用量】

本品三碘甲状腺原氨酸（T$_3$）和甲状腺素（T$_4$）的含量比例不恒定，用药应高度个体化，治疗期间应根据症状、体征及有关实验室检查的结果调整剂量。伴有心血管病的甲状腺功能减退患者，要注意心肌缺血或心律失常的出现，防止用药过快或过量。常用量，开始时，一日 10 ~ 20 mg，逐渐加量，维持量一般为一日 40 ~ 80 mg。

【剂型与规格】

甲状腺片：（1）10 mg；（2）40 mg；（3）60 mg。

【临床用药指导】

1. 用药禁忌　对本品过敏者禁用。

2. 药物相互作用　同左甲状腺素。

3. 不良反应

（1）长期过量可引起甲状腺功能亢进的临床表现，如心悸、手震颤、多汗、体重减轻、神经兴奋性升高和失眠。

（2）心脏病患者可发生心绞痛和心肌梗死，可用 β 受体拮抗药对抗，并立即停用本品。

4. 其他用药注意事项　同左甲状腺素。

碘塞罗宁
Liothyronine Triiodothyronin

【商品名或别名】

三碘甲状腺原氨酸、甲碘安。

【临床应用】

用于黏液性水肿及其他严重甲状腺功能低下状态，还可用作甲状腺功能诊断药。

【用法与用量】

1. 黏液性水肿及甲状腺功能低下　12 岁以上儿童开始时一日 10 ~ 20 μg，分 2 ~ 3 次口服，每 1 ~ 2 周递增 15 ~ 20 μg，直至甲状腺功能恢复正常，维持量每天

25 ~ 50 μg。儿童体重在 7 kg 以下者开始时一日 2.5 μg，7 kg 以上一日 5 μg。以后每隔 1 周，用量增加，维持量为一日 15 ~ 20 μg，分 2 ~ 3 次口服。

2．三碘甲状腺原氨酸抑制试验 用于摄碘率高患者的鉴别诊断。摄碘高患者一日口服 80 μg，分 3 次服用，共 6 日，重复作 ^{131}I 摄碘试验，正常人及单纯性甲状腺肿者摄碘率受抑制数超过服本品前之基数的 50% 以上，而甲状腺功能亢进患者受抑制的数值低于 50%。

【剂型与规格】

碘塞罗宁片：20 μg。

【临床用药指导】

1．用药禁忌 对本品过敏者禁用。

2．药物相互作用 同左甲状腺素。

3．不良反应

（1）长期过量服用可引起甲状腺功能亢进的临床表现，如心悸、手震颤、多汗、体重减轻、神经兴奋性升高和失眠。

（2）心脏病患者可发生心绞痛和心肌梗死，可用 β 受体拮抗药对抗，并立即停用本品。

4．其他用药注意事项 同左甲状腺素。

促甲状腺素
Thyroid Stimulating Hormone（TSH）

【临床应用】

用于 TSH 试验，以区别原发性或继发性甲状腺功能减退症。用于甲状腺癌诊断。

【用法与用量】

1．TSH 试验 用来区别原发性或继发性甲状腺功能减退症，方法为：每日肌内注射 2 次，每次 10 μg，共 3 日。注射前后测定甲状腺吸碘率或血浆蛋白结合碘。

2．提高甲状腺癌转移病灶吸 ^{131}I 甲状腺全切除后。每日肌内注射 10 μg，共 7 日，使转移病灶的吸 ^{131}I 率提高后，再给以治疗量碘。

【剂型与规格】

促甲状腺素注射液：6 ml：10 μg。

【临床用药指导】

1．用药禁忌 冠心病患者忌用。

2．不良反应 有可能引起甲状腺功能亢进，还有轻微的恶心、呕吐、头痛和荨麻疹。

3．其他用药注意事项

（1）少数患者可能产生过敏反应。

（2）心脏病患者、原发（肾上腺）或继发（垂体）肾上腺皮质功能不全患者慎用。

（3）重复注射可引起抗体形成。

二、抗甲状腺药

丙硫氧嘧啶
Propylthiouracil

【商品名或别名】

丙基硫氧嘧啶。

【临床应用】

1．甲状腺功能亢进的内科治疗 适用于轻症和不适宜手术或放射性碘治疗者，如儿童、青少年及手术后复发而不适于放射性碘治疗者。也可作为放射性碘治疗时的辅助治疗。

2．甲状腺危象的治疗 除应用大剂量碘剂和采取其他综合措施外，大剂量本品可作为辅助治疗以阻断甲状腺素的合成。

3．术前准备 为了减少麻醉和术后并发症，防止术后发生甲状腺危象，术前应先服用本品使甲状腺功能恢复到正常或接近正常，然后术前 2 周左右加服碘剂。

【用法与用量】

用药剂量应个体化，根据病情、治疗反应及甲状腺功能检查结果随时调整。每日剂量分次口服，间隔时间尽可能平均。

1．甲状腺功能亢进 口服开始剂量，每日按 4 mg/kg，分次口服，维持量酌减。

2．甲状腺危象 一日 0.4 ~ 0.8 g，分 3 ~ 4 次服用，疗程不超过 1 周，作为综合治疗措施之一。

3．甲状腺功能亢进的术前准备 术前服用本品，一次 100 mg，一日 3 ~ 4 次，使甲状腺功能恢复到正常或接近正常，然后加服 2 周碘剂再进行手术。

【剂型与规格】

丙硫氧嘧啶片：（1）50 mg；（2）100 mg。

【临床用药指导】

1．用药禁忌

对本品过敏者禁用。

2．药物相互作用

（1）与有抑制甲状腺功能和引起甲状腺肿大作用的药物合用须注意，如磺胺类、保泰松、巴比妥类、磺酰脲类等。

（2）在用本品前避免服用碘剂。

（3）可使抗凝药作用降低。

3．不良反应

（1）不良反应多发生在用药开始的两个月，较多见的有皮肤瘙痒和皮疹，可停药或减量或换用其他制剂。

（2）严重不良反应为血液系统异常，轻度的有白细胞减少，严重的有粒细胞缺乏、再生障碍性贫血，因此，在治疗开始后应定期检查血象。罕见的不良反应有肝炎,可发生黄疸,应定期检查肝功。肝功能异常患者慎用。丙硫氧嘧啶较其他硫脲类药物与肝毒性的相关性更大,其中无症状的肝损害较常见,如肝酶升高等,但肝炎、肝坏死等严重反应较少见。肾功能不全者应减量。

(3) 其他不良反应有胃肠道反应、关节痛、头痛、脉管炎和红斑狼疮样综合征;罕见的不良反应有间质性肺炎、肾炎和脉管炎等。

(4) 硫脲类抗甲状腺药物之间存在交叉过敏反应。

4.其他用药注意事项

(1) 小儿用药应根据病情调节用量。甲状腺功能亢进控制后及时减量,用药过程中应加用甲状腺片,避免出现甲状腺功能减退。

(2) 结节性甲状腺肿合并甲状腺功能亢进症者、甲状腺癌患者忌用。外周血白细胞数偏低,对硫脲类药物过敏者慎用。如出现粒细胞缺乏或肝炎的症状和体征,应停止用药。治疗中应监测甲状腺激素水平。治疗过程中出现甲状腺功能减退或甲状腺明显增大时可酌情加用左甲状腺素或甲状腺片。

甲巯咪唑
Thiamazole

【商品名或别名】

他巴唑。

【临床应用】

1.甲状腺功能亢进的内科治疗 适用于轻症和不适宜手术或放射性碘治疗者,如儿童、青少年及手术后复发而不适于放射性碘治疗者。也可作为放射性碘治疗时的辅助治疗。

2.甲状腺危象的治疗 除应用大剂量碘剂和采取其他综合措施外,大剂量本品可作为辅助治疗以阻断甲状腺素的合成。

3.术前准备 为了减少麻醉和术后并发症,防止术后发生甲状腺危象,术前应先服用本品使甲状腺功能恢复到正常或接近正常,然后术前两周左右加服碘剂。

【用法与用量】

12岁以上儿童:开始时每天 30 mg,可按病情轻重调节为每日 15 ~ 40 mg,每日最大量 60 mg,分 3 次口服,病情控制后,逐渐减量,维持量:一日 5 ~ 15 mg,疗程一般 12 ~ 18 个月。

小儿:开始时剂量为每日 0.4 mg/kg,分 3 次口服。维持量约减半或按病情轻重调节。

【剂型与规格】

甲巯咪唑片:5 mg。

【临床用药指导】

1.用药禁忌 对本品过敏者禁用。

2.药物相互作用

(1) 与有抑制甲状腺功能和引起甲状腺肿大作用的药物合用须注意,如磺胺类、保泰松、巴比妥类、磺酰脲类等。

(2) 在用本品前避免服用碘剂。

(3) 使抗凝药作用降低。

3.不良反应

(1) 不良反应多发生在用药开始的两个月,较多见的有皮肤瘙痒和皮疹,可停药或减量或换用其他制剂。

(2) 严重不良反应为血液系统异常,轻度的有白细胞减少,严重的有粒细胞缺乏、再生障碍性贫血,因此,在治疗开始后应定期检查血象。罕见的不良反应有肝炎,可发生黄疸,应定期检查肝功。肝功能异常患者慎用。肾功能不全者应减量。

(3) 其他不良反应有胃肠道反应、关节痛、头痛、脉管炎和红斑狼疮样综合征;罕见的不良反应有间质性肺炎、肾炎和脉管炎等。

(4) 硫脲类抗甲状腺药物之间存在交叉过敏反应。

4.其他用药注意事项

(1) 小儿用药应根据病情调节用量。甲状腺功能亢进控制后及时减量,用药过程中应加用甲状腺片,避免出现甲状腺功能减退。

(2) 结节性甲状腺肿合并甲状腺功能亢进症者、甲状腺癌患者忌用。外周血白细胞数偏低,对硫脲类药物过敏者慎用。如出现粒细胞缺乏或肝炎的症状和体征,应停止用药。治疗中应监测甲状腺激素水平。治疗过程中出现甲状腺功能减退或甲状腺明显增大时可酌情加用左甲状腺素或甲状腺片。

卡比马唑
Carbimazole

【商品名或别名】

甲亢平。

【临床应用】

1.甲状腺功能亢进的内科治疗 适用于轻症和不适宜手术或放射性碘治疗者,如儿童、青少年及手术后复发而不适于放射性碘治疗者。也可作为放射性碘治疗时的辅助治疗。

2.甲状腺危象的治疗 除应用大剂量碘剂和采取其他综合措施外,大剂量本品可作为辅助治疗以阻断甲状腺素的合成。

3.术前准备 为了减少麻醉和术后并发症,防止术后发生甲状腺危象,术前应先服用本品使甲状腺功能恢复到正常或接近正常,然后术前两周左右加服碘剂。

【用法与用量】

12 岁以上儿童：开始时每天 30 mg，可按病情轻重调节为每日 15 ～ 40 mg，每日最大量 6 mg，分 3 次口服，病情控制后逐渐减量，维持量：一日 5 ～ 15 mg，疗程一般 12 ～ 18 个月。

小儿：开始时剂量为每天 0.4 mg/kg，分 3 次口服。维持量约减半或按病情轻重调节。

【剂型与规格】

卡比马唑片：5 mg。

【临床用药指导】

1．用药禁忌 对本品过敏者禁用。

2．药物相互作用

(1) 与有抑制甲状腺功能和引起甲状腺肿大作用的药物合用须注意，如磺胺类、保泰松、巴比妥类、磺酰脲类等。

(2) 在用本品前避免服用碘剂。

(3) 使抗凝药作用降低。

3．不良反应

(1) 不良反应多发生在用药开始的两个月，较多见的有皮肤瘙痒和皮疹，可停药或减量或换用其他制剂。

(2) 严重不良反应为血液系统异常，轻度的有白细胞减少，严重的有粒细胞缺乏、再生障碍性贫血，因此，在治疗开始后应定期检查血象。罕见的不良反应有肝炎，可发生黄疸，应定期检查肝功。肝功能异常患者慎用。肾功能不全者应减量。

(3) 其他不良反应有胃肠道反应、关节痛、头痛、脉管炎和红斑狼疮样综合征；罕见的不良反应有间质性肺炎，肾炎和脉管炎等。

(4) 硫脲类抗甲状腺药物之间存在交叉过敏反应。

4．其他用药注意事项

(1) 小儿用药应根据病情调节用量。甲状腺功能亢进控制后及时减量，用药过程中应加用甲状腺片，避免出现甲状腺功能减退。

(2) 结节性甲状腺肿合并甲状腺功能亢进症者、甲状腺癌患者忌用。外周血白细胞数偏低，对硫脲类药物过敏者慎用。如出现粒细胞缺乏或肝炎的症状和体征，应停止用药。治疗中应监测甲状腺激素水平。治疗过程中出现甲状腺功能减退或甲状腺明显增大时可酌情加用左甲状腺素或甲状腺片。

碘和碘化物
Iodide

【临床应用】

小剂量碘剂作为供碘原料以合成甲状腺素，纠正原来垂体促甲状腺素分泌过多，而使肿大的甲状腺缩小。可治疗地方性甲状腺肿。大剂量的碘有抗甲状腺的作用，在甲状腺功能亢进患者表现尤为明显。但由于其作用时间短暂（最多维持 2 周），且用药时间过长时，不仅作用消失，且可使病情加重，因此不能作为常规的抗甲状腺药。现主要用于两种情况：

1．甲状腺危象 碘剂的抗甲状腺作用快而强，用后能迅速改善症状，且必须同时配合应用硫脲类药物。

2．甲状腺功能亢进的术前准备 碘剂能使甲状腺组织变硬，血管减少，有利于部分切除手术的进行。甲状腺功能亢进患者于术前多先服一段时间的硫脲类药物，使症状和基础代谢率基本控制后，术前两周再加用碘剂。

【用法与用量】

1．治疗甲状腺危象 每 6 小时一次，每次 5 ml。

2．甲状腺功能亢进症手术前准备 于术前 2 周服复方碘口服溶液，一日 3 次，每次从 5 滴逐日增加至 15 滴。

【剂型与规格】

复方碘口服溶液：为含碘 5%、碘化钾 10% 的水溶液。

【临床用药指导】

1．用药时间及要求 大量饮水和增加食盐摄入，均能加速碘的排泄。

2．用药禁忌 对碘有过敏史者禁用。婴幼儿禁用。

3．不良反应 长期应用可出现口内铜腥味、喉部烧灼感、鼻炎、皮疹等，停药即可消退。少数对碘过敏患者，在用药后立即或几小时后发生血管神经性水肿、上呼吸道黏膜刺激症状，甚至喉头水肿引起窒息。

4．其他用药注意事项

(1) 可影响甲状腺吸收 ^{131}I 的检查结果。

(2) 碘主要由肾排泄，肾功能受损者慎用。

（吕立勋）

第 19 章

酶类及生物制品

第一节　酶

胰酶
Pancreatin

【商品名或别名】

得每通。

【临床应用】

主要用于食欲减退、消化不良及胰腺、肝疾病引起的消化功能障碍。

【用法与用量】

（1）肠溶片：小儿每次 0.3 ～ 0.5 g，每日 3 次，饭前服用。

（2）散剂：1 ～ 2 岁每次 1 包，大于 2 岁的儿童每次 2 包，每日 3 次，饭前服用。

【剂型与规格】

胰酯片：（1）0.3 g；（2）0.5 g。

复方胰酶散剂：每包 0.3 g。

【临床用药指导】

1. 不良反应　偶见过敏反应，如打喷嚏、流泪、皮疹、鼻炎和支气管哮喘等。可引起口和肛门周围的疼痛，幼儿尤易发生。

2. 其他用药注意事项

（1）服用散剂易残留于口腔内黏膜上，而发生严重的口腔溃疡。

（2）在酸性条件下易破坏，所以服用肠溶片时不能咬碎，不宜与酸性药物同服。

（参见第 10 章"消化系统用药"第三节"助消化药"。）

胰蛋白酶
Trypsin

【商品名或别名】

Tryptar、Parenzyme、Trypure。

【临床应用】

主要用于不易被抽取的脓胸、血胸等腔内的稠液，外科的炎症、溃疡、创伤、瘘管等产生的局部水肿、血肿、脓肿等；用于呼吸道疾病，喷雾吸入，可使脓稠痰液被稀释而易于被咳出；亦可用于多种毒蛇的咬伤。

【用法与用量】

1. 肌内注射　每次 0.05 ～ 0.1 mg/kg，每日 1 次。

2. 喷喉吸入　用注射用水稀释成 0.5 mg/ml，每次 0.05 ～ 0.1 mg/kg，每日 1 次。

3. 治疗毒蛇咬伤　用本品 2 ～ 5 mg 溶于 5 ～ 20 ml 的 0.25% ～ 0.5% 盐酸普鲁卡因注射液或注射用水中，以牙痕为中心，在伤口周围做浸润注射或在肿胀部位上方做环状封闭 1 或 2 次。

【剂型与规格】

胰蛋白酶注射剂：（1）1.25 万 U；（2）2.5 万 U；（3）5 万 U；（4）10 万 U。附灭菌缓冲液 1 支。

【临床用药指导】

1. 用药时间及要求　用前应先做皮肤划痕试验，阴性者方可使用。

2. 用药禁忌

（1）肝、肾损伤或功能不全、血液凝固障碍及有出血倾向患者禁用；结核病患者慎用。

（2）不可静脉注射，不可用于急性炎症和出血空腔中。

3. 不良反应　肌内射后可出现发热、寒战、头痛、头晕、胸痛、腹痛、呼吸困难、心率加速等，一般给予解热药和抗组胺药，即可控制和预防。少数患者有荨麻疹、血管性水肿；极少有过敏性休克。

4. 其他用药注意事项　肌内注射可导致疼痛，可适量加入普鲁卡因注射液；局部外用可配成 pH 7.4 ～ 8.2 溶液，此时活性最强，但必须在 3 小时内用完。

糜蛋白酶
Chymotrypsin

【商品名或别名】

α- 糜蛋白酶、胰凝乳蛋白酶、Yasin、α-Chymar。

【临床应用】

主要用于创伤或手术后的创口愈合、预防局部水肿、淤血、扭伤血肿、中耳炎、鼻炎等，和抗生素合用于各种炎症、溃疡、血肿、脓胸、纤维素粘连、使呼吸道分泌物变稀等。

【用法与用量】

肌内注射，用注射用生理盐水溶解成 1 mg/ml 溶液，每次 0.1 mg/kg，每天一次。

喷雾、滴入或湿敷，用生理盐水配成 0.5 mg/ml 使用。

【剂型与规格】

糜蛋白酶注射剂：(1) 1 mg；(2) 5 mg。

【临床用药指导】

1. 用药时间及要求　使用本品应先做皮试，过敏者禁用。

2. 用药禁忌　急性炎症、肝肾功能损害、出血性溃疡、凝血功能异常患者及正在应用抗凝治疗者禁用。

3. 药物相互作用　不可和氯霉素、肾上腺素等联合应用。

4. 不良反应　注射部位偶有疼痛、红斑及肿胀；可引起恶心、呕吐、腹泻等；可见皮疹，偶有严重过敏反应；可引起凝血酶原时间延长和纤维蛋白减少。

5. 其他用药注意事项　本品不可做静脉注射；水溶液非常不稳定，应现配现用；遇血液能迅速失活，故用药部位不得有新鲜血液。

（参见第 9 章"呼吸系统用药"第二节"祛痰药"。）

菠萝蛋白酶
Bromelains

【商品名或别名】

菠萝酶。

【临床应用】

用于各种原因所致的炎症、水肿、血肿、血栓症，如支气管炎、支气管哮喘、急性肺炎等，与抗菌药合并治疗关节炎、关节周围炎、蜂窝织炎、小腿溃疡等。

【用法与用量】

口服，2 ~ 4 岁，每次 2000 ~ 2500 U/kg；5 ~ 8 岁，每次 2500 ~ 5000 U/kg；9 ~ 12 岁，每次 10 万 U；均每日 3 ~ 4 次。

【剂型与规格】

菠萝蛋白酶片：5 万 U。

【临床用药指导】

1. 用药禁忌　胃肠道溃疡、严重肝肾疾病或血液凝固功能不全的患者忌用。

2. 特殊剂型要求　遇胃蛋白酶被破坏，故片剂宜吞服，不要咀嚼。

双链酶
Streptokinase（SK）and Streptodorn（SD）

【临床应用】

用于各种伤口及术后感染，一般化脓性疾患（如蜂窝组织炎等）、慢性溃疡、各种烫伤感染等，消除水肿、血肿、脓肿等，或用于支气管炎（液化分泌物）、肺脓肿，用于眼前房出血、玻璃体积血等；亦用于化脓性中耳炎、化脓性龈炎、卡他性鼻炎、卡他性结膜炎等。

【用法与用量】

1. 撒粉或湿敷　创口清洗后在润湿状态下撒一薄层药粉，覆以湿纱布或凡士林纱布；或将外用片 1 片溶于冷开水 10 ml 中采用湿敷、滴注等方法用于患部，上覆以湿纱布或凡士林纱布。

2. 口含　每次半片，每日 4 次。

3. 局部注射　如球后注射、球结膜下注射，每次 1000 ~ 2000 U，每周 2 ~ 3 次。

4. 滴用　浓度为 1000 U/ml，每 1 ~ 2 小时滴 1 次。

【剂型与规格】

双链酶注射剂：每支含 SK 及 SD 各 2500 U 或各 5000 U。

双链酶粉剂：每克含 SK 10 000 U，SD 5000 U，适量磺胺。

双链酶片：每片含 SK 10 000 U，SD 5000 U。

【临床用药指导】

1. 药物相互作用　一些杀菌剂或重金属剂（如呋喃西林、汞溴红溶液等）对酶有破坏作用，不宜在一起应用。

2. 特殊剂型要求　外用片或注射剂制备的溶液需置冰箱中保存，药效可保持 12 小时。

3. 其他用药注意事项　不能静脉注射；使用时如大量出血，即应暂停使用，必要时给予止血药。

玻璃酸酶
Hyaluronidase

【商品名或别名】

玻璃糠醛酸酶、透明质酸酶、玻糖酸酶。

【临床应用】

可用于手术后和外伤引起的局部水肿或血肿，使肿胀消退，疼痛减轻；亦可减轻注射部位的疼痛。

【用法与用量】

1. 皮下或肌内注射　每次 150 ~ 1500 U，每 1 ~ 2 日 1 次。

2. 局部外敷　水肿或药液扩散剂量根据需要而定，最大剂量每次 1500 U。

【剂型与规格】

玻璃酸酶注射剂：(1) 150 U；(2) 500 U；(3) 1500 U。

【临床用药指导】

1．用药时间及要求　用药前应做皮试。

2．用药禁忌

（1）对本品过敏、心力衰竭、肿瘤、急性感染及休克患者禁用。

（2）禁用于感染局部，以防引起其扩散。

3．药物相互作用

（1）本品加入到局麻药液中，可使麻醉起效加快，并减轻局部肿胀，但同时也加快了局麻药的吸收，缩短麻醉时间，并可引起意外的全身反应。

（2）本品与胰岛素合用，可促进吸收，防止注射局部胰岛素浓度过高，出现脂肪萎缩。

（3）不宜与水杨酸类药物合用。

4．不良反应　可出现荨麻疹、瘙痒等过敏反应，严重的可发生过敏性休克。

5．其他用药注意事项　水溶液不稳定，需临用前配制；不能用于咬伤、刺伤肿胀的消散；不可用于静脉注射；不可直接敷涂角膜。

溶菌酶
Lyso zyme

【商品名或别名】

胞壁质酶、Muramidase、球蛋白 G、Globulin G、N-乙酰胞壁质聚糖水解酶。

【临床应用】

用于革兰氏阳性菌引起的慢性鼻炎、副鼻窦炎及急、慢性咽喉炎、口腔溃疡等，亦可用于带状疱疹、水痘和扁平疣等。

【用法与用量】

1．口服　每次 30～50mg，每日 3 次。

2．口含　20mg，每日 4～6 次。

3．外用　用注射用水或生理盐水加适量甘油配成 1%～2% 溶液外搽。

【剂型与规格】

溶菌酶片：10mg。

溶菌酶口含片：20mg。

【临床用药指导】

1．用药禁忌　对鸡蛋清过敏者禁用。

2．药物相互作用　与青霉素、氯霉素、呋喃妥因等合用，可增加后者对细菌的渗透作用，提高抗菌活性。

3．不良反应　可发生恶心、呕吐、腹泻与胃肠道反应；可有头痛、眩晕、关节痛、全身刺痛、足冷感等；可见皮疹和瘙痒感，罕见过敏性休克。

4．其他用药注意事项　溶液宜新鲜配制。

复合磷酸酯酶
Phosphoesterases Complex

【商品名或别名】

复合酶。

【临床应用】

用于迁延性肝炎、早期肝硬化、冠心病、胶原性硬皮病、小儿顽固性牛皮癣、再生障碍性贫血、白细胞减少症等的辅助治疗剂。

【用法与用量】

口服：新生儿至 1 岁，每次 50mg；2～6 岁，每次 75mg；7～12 岁，每次 75～100mg，均每日 3 次，饭后服。

【剂型与规格】

复合磷酸酯酶片：（1）50mg；（2）75mg。

【临床用药指导】

其他用药注意事项　片剂应避光，密封，凉暗处保存。

泛癸利酮
Ubidecarenone

【商品名或别名】

癸烯醌、辅酶 Q10、Co-Q10、Co-Enzyme Q10、泛醌 10。

【临床应用】

可作为充血性心力衰竭、冠心病、高血压、心律失常的辅助治疗药物，具有抗多柔比星的心脏毒性作用及保肝等作用，亦用于原发性和继发性醛固酮增多症、颈部外伤后遗症、脑血管障碍、出血性休克及肝炎等。

【用法与用量】

口服：≤3 岁，每次 10mg；4～8 岁，每次 20mg；9～12 岁，每次 20～30mg，均每日 3 次。

【剂型与规格】

泛癸利酮片：5mg。

泛癸利酮胶囊：（1）5mg；（2）10mg；（3）15mg。

【临床用药指导】

不良反应　可出现恶心、胃部不适、食欲减退，但不必停药；偶见荨麻疹及一过性心悸。

（参见第 11 章"心血管系统用药"第七节"心肌营养药"。）

胶原酶
Collagenase

【临床应用】

用于 2 度灼伤的清创、脱痂和减少瘢痕增生、慢性溃疡、压疮等。

【用法与用量】

用前先进行外科清创处理，控制感染后应用本品油膏效果显著，使用时先用生理盐水及乙醇棉球清洗、消毒周围皮肤和创面，然后涂上 0.1 cm 厚的胶原酶油膏，再用灯烤 20 分钟，以加速酶活力扩散，加强药物的渗透，最后包扎消毒纱布。

【剂型与规格】

胶原酶软膏：100 g。

阿糖脑苷酶
Alglucerase Crease

【临床应用】

用于 1 型戈谢病（Gaucher disease）患者进行长期酶置换疗法。

【用法与用量】

静脉滴注：初始每次 6 U/kg，每 2 周或每 4 周 1 次，起效后以 3 ~ 6 个月间隔逐渐减少剂量。也可以小量多次给药，每月总量 30 U/kg，每周 3 次。

【剂型与规格】

阿糖脑苷酶注射剂：4 ml：400 U，溶液内含 1% 人血白蛋白。

【临床用药指导】

1．不良反应　可出现发热、寒战、腹部不适、恶心和呕吐等。

2．其他用药注意事项　不得振摇，以免失活。

门冬酰胺酶
Asparaginase

【商品名或别名】

左旋门冬酰胺酶、Asp、L-Asp。

【临床应用】

用于急性淋巴细胞白血病、急性粒细胞白血病、急性单核细胞白血病和恶性淋巴瘤等。

【用法与用量】

静脉滴注：每日 20 ~ 200 U/kg，每日 1 ~ 2 次，10 ~ 14 日为 1 疗程。

【剂型与规格】

注射用门冬酰胺酶：（1）1000 U；（2）2000 U。

【临床用药指导】

1．用药时间及要求　可引起过敏反应，故用前须作皮内试验，阳性者禁用。

2．用药禁忌　对本品过敏者禁用。胰腺炎或有胰腺炎病史者禁用。肝、肾、造血、神经功能严重损害者禁用。水痘、带状疱疹等严重感染者禁用。

3．药物相互作用

（1）本品与泼尼松或促皮质素或长春新碱同用时，会增强本品的致高血糖作用，并可增大本品引起神经病变及红细胞生成紊乱的危险性。

（2）与别嘌醇或秋水仙碱等抗痛风药合用时，要调节抗痛风药的剂量，以控制高尿酸血症及痛风。

（3）与甲氨蝶呤同用时，本品可阻断甲氨蝶呤的抗肿瘤作用。应在给甲氨蝶呤 9 ~ 10 日前或 24 小时后应用，可避免抑制甲氨蝶呤的抗肿瘤作用。

（4）糖尿病患者用本品治疗时及治疗后，均须注意调节口服降糖药或胰岛素的剂量。

（参见第 17 章 "抗肿瘤药" 第五节 "其他类抗肿瘤药"。）

4．不良反应

（1）可致纤维蛋白原缺乏而出血、肝肾损害、骨髓抑制（贫血、白细胞和血小板下降）、氮质血症以及胃肠道反应，如食欲减退、恶心、呕吐、腹泻等。

（2）有的患者有头痛、头昏、嗜睡、精神错乱等。有报道，极少数患者有心血管系统症状、脱发、蛋白尿，且可发生胰腺炎。

胃蛋白酶
Pepsin

【临床应用】

常用于因进食蛋白性食物过多所致消化不良或久病后引起消化功能减退及缺乏胃蛋白酶的慢性萎缩性胃炎、胃癌及恶性贫血。

【用法与用量】

1．片剂　小儿每次 0.1 ~ 0.2 g，每日 3 次，饭时或饭前服用，同时服稀盐酸 0.5 ~ 2 ml。

2．合剂　不足 2 岁者每次 2.5 ml，大于 2 岁者每次 3 ~ 5 ml，每日 3 次，饭前或进食时服用。

3．含糖胃蛋白酶　1 g：120 U，1 次 2 ~ 4 g，一日 6 ~ 12 g；1 g：1200 U，1 次 0.2 ~ 0.4 g，一日 0.6 ~ 1.2 g。

【剂型与规格】

胃蛋白酶片：0.1 g。

胃蛋白酶合剂：3%，每 100 ml 含胃蛋白酶 3 g，稀盐酸 3 ml，橙皮酊 3 ml，糖浆 10 ml。

含糖胃蛋白酶：有两种规格：每 1 g 中含蛋白酶活力不得少于 120 或 1200 单位。

【临床用药指导】

1．用药禁忌　消化性溃疡患者忌用。

2．药物相互作用　不宜与抗酸药同服，因胃内 pH 升高而使其活力降低；本品的药理作用与硫糖铝相拮抗，二者不宜合用。

3．其他用药注意事项　本品遇热不稳定，温度至 37℃ 以上将失效。密闭于干燥避光处保存。

（参见第 10 章 "消化系统用药" 第三节 "助消化药"。）

第二节 生物制品

一、预防用生物制品

伤寒疫苗
Typoid Vaccine

【临床应用】

用于预防伤寒。

【用法与用量】

于上臂外侧三角肌处皮下注射；初次注射本疫苗者，需注射3次，每次间隔7～10天，加强注射用量与第3针同。注射剂量见表19-1。

表19-1　伤寒疫苗注射剂量表

1～6周岁	7～14周岁	14周岁以上
第1针 0.2 ml	第1针 0.3 ml	第1针 0.5 ml
第2针 0.3 ml	第2针 0.5 ml	第2针 1.0 ml
第3针 0.3 ml	第3针 0.5 ml	第3针 1.0 ml

【剂型与规格】

伤寒疫苗注射剂：每瓶5 ml。

【临床用药指导】

1. 用药禁忌　禁用于发热，患严重高血压，心、肝、肾病及活动性结核者，有过敏史者。

2. 不良反应　局部反应可出现红肿，有时有寒战、发热或头痛，一般可自行缓解。

3. 其他用药注意事项　用前摇匀，严禁冻结。于2～8℃避光保存与运输。

伤寒、副伤寒甲乙联合疫苗
Typhoid and Paratyphoid A&B Combined Vaccine

【临床应用】

用于预防伤寒及甲、乙型副伤寒。

【用法与用量】

于上臂外侧三角肌处皮下注射；初次注射本疫苗者，需注射3次，每次间隔7～10天。注射后免疫有效期为1年，加强注射用量与第3针同。注射剂量见表19-2。

表19-2　伤寒、副伤寒甲乙联合疫苗注射剂量表

1～6周岁	7～14周岁	14周岁以上
第1针 0.2 ml	第1针 0.3 ml	第1针 0.5 ml
第2针 0.3 ml	第2针 0.5 ml	第2针 1.0 ml
第3针 0.3 ml	第3针 0.5 ml	第3针 1.0 ml

【剂型与规格】

注射混悬液：每瓶5 ml。

【临床用药指导】

1. 用药禁忌禁　用于发热，患严重高血压，心、肝、肾病及活动性结核者，有过敏史者。

2. 不良反应　局部反应可出现红肿，有时有寒战、发热或头痛。一般可自行缓解。

3. 其他用药注意事项　用前摇匀，严禁冻结。于2～10℃避光保存与运输。

A 群 C 群脑膜炎球菌多糖疫苗
Group A and C Meningococcal Polysaccharide Vaccine

【临床应用】

用于预防 A 群、C 群脑膜炎球菌引起的流行性脑脊髓膜炎。接种对象为 2 岁以上儿童。

【用法与用量】

按标示量加入所附 PBS 液复溶，摇匀后立即使用；于上臂外侧三角肌下缘附着处皮下注射；接种 1 次，每 1 次剂量为 0.5 ml，接种应于流行性脑脊髓膜炎流行季节前完成。

【剂型与规格】

注射剂：每瓶 0.5 ml。

【临床用药指导】

1. 用药禁忌　禁用于已知对该疫苗的任何成分过敏者；患急性疾病、严重慢性疾病，慢性疾病的急性发作期和发热者；患脑病、未控制的癫痫和其他进行性神经系统疾病者。

2. 不良反应

（1）常见不良反应：接种后 24 小时内，注射部位可出现红肿、疼痛和触痛，注射局部红肿浸润为轻、中度应名数情况下 2～3 天内可自行缓解；一般在接种疫苗后，可出现一过性发热反应。其中大多数为轻度反应，一般持续 1～2 天后可自行缓解，不需处理；对中度发热反应或发热时间超过 48 小时者，可给予对症处理。

（2）罕见不良反应：严重发热反应，应给予对症处理，以防高热惊厥。

（3）极罕见不良反应：过敏性皮疹，一般在接种疫苗后 72 小时内出现荨麻疹，应及时就诊，给以抗过敏治疗。过敏性休克，一般在注射疫苗后 1 小时内发生，应及时抢救，注射肾上腺素（0.5 mg）进行治疗。过敏性紫癜，出现时应及时就诊，应用皮质激素类药物，给

予抗过敏治疗，治疗不当或不及时，有可能并发紫癜性肾炎。偶见血管神经性水肿或变态反应性神经炎，应及时就诊。可出现变态反应性剥脱性皮炎。

3．其他用药注意事项 严禁冻结。于 2 ～ 8℃避光保存与运输。

吸附百白破联合疫苗
Diphtheria，Tetanus and Pertussis Combined Vaccine，Adsorbed

【临床应用】

用于预防百日咳、白喉、破伤风。接种对象为 3 月龄～ 6 周岁儿童。

【用法与用量】

于臀部或上臂外侧三角肌处肌内注射。自 3 月龄开始免疫，至 12 月龄完成 3 针免疫，每针间隔 4 ～ 6 周，18 ～ 24 月龄注射第 4 针。每 1 次注射剂量为 0.5 ml。

【剂型与规格】

注射混悬液：每瓶（1）0.5 ml；（2）1.0 ml；（3）2.0 ml；（4）5.0 ml。

【临床用药指导】

1．用药禁忌 禁用于已知对该疫苗的任何成分过敏者；患急性疾病、严重慢性疾病、慢性疾病的急性发作期和发热者；患脑病、未控制的癫痫和其他进行性神经系统疾病者；注射百日咳、白喉、破伤风疫苗后，发生神经系统反应者。

2．不良反应

（1）常见不良反应：注射局部可出现红肿、疼痛、发痒；全身反应可有低热、哭闹、烦躁、厌食、呕吐、精神不振等，一般不需处理即自行缓解；中度发热，应对症处理。

（2）罕见不良反应：重度发热反应，应给予对症处理，以防高热惊厥。

（3）极罕见不良反应：①注射局部无菌化脓，一般须反复抽出脓液，严重时（破溃）应扩创清除坏死组织。②过敏性皮疹，一般在接种疫苗后 72 小时内出现荨麻疹，应及时就诊，给予抗过敏治疗。③过敏性休克，一般在注射疫苗后 1 小时内发生，应及时抢救，注射肾上腺素（0.5 mg）进行治疗。④血管神经性水肿，应及时就诊。⑤过敏性紫癜，出现时应及时就诊，应用皮质激素类药物，给予抗过敏治疗，治疗不当或不及时，有可能并发紫癜性肾炎。⑥神经系统反应，临床表现为抽搐、痉挛、惊厥、嗜睡及异常哭叫等症状，神经炎及神经根炎，变态反应性脑脊髓膜炎。

3．其他用药注意事项

（1）疫苗开启后应立即使用，如需放置，应置于 2 ～ 8℃处，并于 1 小时内用完。

（2）注射后局部可能有硬结，1 ～ 2 个月即可吸收。

注射第 2 针时，应换另一侧部位。

（3）严禁冻结。于 2 ～ 8℃避光保存与运输。

皮上划痕人用炭疽活疫苗
Anthrax Vaccine（Live）for Percutaneous Scarification

【临床应用】

用于预防炭疽。接种对象为炭疽常发地区人群。

【用法与用量】

于上臂外侧三角肌附着处皮上划痕接种。用消毒注射器吸取疫苗，在接种部位滴 2 滴，间隔 3 ～ 4 cm，划痕时，用手将皮肤绷紧，用消毒划痕针在每滴疫苗处作"#"字划痕，每条痕长 1 ～ 1.5 cm。划破表皮，以出现间断小血点为宜；用同一划痕针反复涂压，使疫苗充分进入划痕处。接种后局部至少应裸露 5 ～ 10 分钟，然后用消毒干棉球搽净；接种后 24 小时，接种部位无任何反应者，应重新接种。

【剂型与规格】

皮上划痕液：每瓶（1）0.25 ml（5 人用剂量）；（2）0.5 ml（10 人用剂量）；（3）1 ml（20 人用剂量）。

【临床用药指导】

1．用药禁忌 禁用于已知对该疫苗的任何成分过敏者；患急性疾病、严重慢性疾病、慢性疾病的急性发作期和发热者；免疫缺陷，免疫功能低下或正在接受免疫抑制治疗者。

2．药物相互作用 本品与抗菌药同时应用时，可能影响疫苗的免疫效果。

3．不良反应

（1）常见不良反应：接种后 24 小时内，在注射部位可出现疼痛和触痛，注射局部红肿浸润，为轻中度反应，多数情况于 2 ～ 3 天内消失。接种疫苗后，可出现一过性发热反应。其中大多数为轻度反应，持续 1 ～ 2 天后可自行缓解，一般不需处理。对中度发热反应或发热时间超过 48 小时者，可给予对症处理。

（2）罕见不良反应：严重发热反应，应给予对症处理，以防高热惊厥。

（3）极罕见不良反应：淋巴结肿大，血管神经性水肿。

4．其他用药注意事项

（1）本品仅供皮上划痕用，严禁注射。

（2）疫苗开启后应立即使用，如需放置，应置于 2 ～ 8℃处，并于 1 小时内用完，其余均应废弃。

（3）注射免疫球蛋白者，应至少间隔 1 个月以上接种本品，以免影响免疫效果。

（4）消毒皮肤，只可用乙醇，不可用碘酒，并在乙醇挥发后再行接种。

（5）严禁冻结。于 2 ～ 8℃避光保存与运输。

钩端螺旋体疫苗
Leptospira Vaccine

【临床应用】

用于流行地区 7 岁以上人群预防钩端螺旋体病。

【用法与用量】

于上臂外侧三角肌下缘附着处皮下注射；共注射 2 针，间隔 7～10 天。13 周岁以上，第 1 针注射 0.5 ml，第 2 针 1.0 ml。7～13 周岁用量减半。必要时 7 周岁以下儿童可酌量注射，但不超过 13 周岁以上儿童用量的 1/4。应在流行季节前完成注射。

【剂型与规格】

注射液：每瓶 5 ml。

【临床用药指导】

1. 用药禁忌　禁用于已知对该疫苗的任何成分过敏者；患急性疾病、严重慢性疾病、慢性疾病的急性发作期和发热者；患脑病、未经控制的癫痫和其他进行性神经系统疾病者。

2. 不良反应

（1）常见不良反应：接种后可出现短暂发热，注射部位可出现疼痛，触痛和红肿，多数情况于 2～3 天内自行消退。

（2）极罕见不良反应：过敏性皮疹，应及时就诊。

3. 其他用药注意事项

（1）疫苗开启后应立即使用，如需放置，应置于 2～8℃处，并于 1 小时内用完。

（2）注射免疫球蛋白者，应至少间隔 1 个月以上接种本品，以免影响免疫效果。

（3）严禁冻结。2～8℃避光保存和运输。

乙型脑炎减毒活疫苗
Japanese Encephalitis VaccineLive

【临床应用】

用于预防流行性乙型脑炎。接种对象主要为 8 月龄以上健康儿童和由非疫区进入疫区的儿童。

【用法与用量】

按标示量加入所附疫苗稀释剂，待疫苗复溶后使用；于上臂外侧三角肌下缘附着处皮下注射；8 月龄儿童首次注射 1 次，于 2 岁再注射 1 次，每次注射 0.5 ml，以后不再免疫。

【剂型与规格】

注射剂：（1）0.5 ml；（2）1.5 ml；（3）2.5 ml。

【临床用药指导】

1. 用药禁忌　禁用于已知对该疫苗的任何成分（包括辅料及抗菌药）过敏者；患急性疾病、严重慢性疾病、慢性疾病的急性发作期和发热者；免疫缺陷，免

疫功能低下或正在接受免疫抑制治疗者；患脑病、未经控制的癫痫和其他进行性神经系统疾病者。

2. 不良反应

（1）常见不良反应：一般接种疫苗 24 小时内，注射部位可出现疼痛或触痛，多数于 2～3 天内自行消失；一般在接种疫苗后 1～2 周内，可能出现一过性发热反应，其中大多数为轻度，一般持续 1～2 天后可自行缓解，不需处理，必要时适当休息，多喝开水，注意保暖，防止继发感染。中度或发热超过 48 小时者，可采用物理方法或药物对症处理。皮疹：接种疫苗后，偶有散在皮疹出现，一般不需特殊处理，必要时可对症治疗。

（2）罕见不良反应：重度发热反应，可采用物理方法或药物对症处理，以防高热惊厥。

（3）极罕见不良反应：过敏性皮疹，一般接种后时内可能出现荨麻疹，出现时，应及时就诊，给予抗过敏治疗。过敏性休克，接种后 1 小时内发生，应及时注射肾上腺素（0.5 mg）等抢救措施进行治疗。过敏性紫癜，出现反应时，应及时就诊，给予皮质激素类抗过敏治疗。治疗不当或不及时，有可能并发紫癜性肾炎。出现血管神经性水肿，应及时就诊。

3. 其他用药注意事项

（1）疫苗开启后应立即使用，如需放置，应置于 2～8℃处，并于半小时内用完。

（2）注射免疫球蛋白者，应至少间隔 3 个月以上接种本品，以免影响免疫效果。

（3）使用其他减毒活疫苗，与接种本疫苗，应至少间隔 1 个月。

（4）本品为减毒活疫苗，不推荐在该病流行季节使用。

（5）2～8℃避光保存和运输，严禁冻结。

森林脑炎灭活疫苗
Teck-borne Encephalitis Vaccine，Inactivated

【临床应用】

用于预防森林脑炎。在有森林脑炎发生的地区居住的及进入该地区的 8 岁以上人员为接种对象。

【用法与用量】

于上臂外侧三角肌肌内注射。基础免疫为 2 针，于 0 天（第 1 天，当天），14 天（第 15 天）各注射本疫苗 1 剂，以后可在流行季节前加强免疫 1 剂。

【剂型与规格】

注射混悬液：每瓶 1 ml。

【临床用药指导】

1. 用药禁忌　禁用于已知对该疫苗的任何成分，包括辅料甲醛及抗菌药过敏者；患急性疾病、严重慢性疾病、慢性疾病的急性发作期和发热者；患未控制的癫痫和其他进行性神经系统疾病者。

2．不良反应

（1）常见不良反应：接种疫苗后，注射部位可出现局部疼痛、发痒及轻微红肿。全身性反应可有轻度发热反应、不适、疲倦等，一般不需处理，可自行消退。

（2）罕见不良反应：短暂中度以上的发热，应采取物理方法或药物对症处理，以防高热惊厥或诱发其他疾病；局部中度以上红肿，一般 3 天内即可自行消退，不需任何处理，适当休息即可恢复正常。但反应较重的，局部红肿可用干净的毛巾热敷，1 日数次，每次一般 10 ~ 15 分钟，可助红肿消退。

（3）极罕见不良反应：过敏性皮疹，一般在接种疫苗后 72 小时内出现荨麻疹，出现反应时，应及时就诊，给以抗过敏治疗；过敏性休克，一般在注射疫苗后 1 小时内发生，应及时抢救，注射肾上腺素（0.5 mg）等进行治疗；过敏性紫癜，出现时应及时就诊，应用皮质激素类药物，给予抗过敏治疗，治疗不当或不及时，有可能并发紫癜性肾炎、周围神经炎。

3．其他用药注意事项

（1）注射免疫球蛋白者，应至少间隔 1 个月以上接种本品，以免影响免疫效果。

（2）于 2 ~ 8℃ 避光保存和运输，严禁冻结。

人用狂犬病疫苗（Vero 细胞）
Rabies Vaccine（Vero Cell）for Human Use

【临床应用】

用于预防狂犬病。凡被狂犬或其他疯动物咬伤、抓伤时，不分年龄、性别均应立即处理局部伤口（用清水或肥皂水反复冲洗后，再用碘酊或乙醇消毒数次），并及时按暴露后免疫程序注射本疫苗。

【用法与用量】

于上臂三角肌处肌内注射，幼儿可在大腿前外侧区肌内注射。一般咬伤者于 0 天（第 1 天，当天）、3 天（第 4 天，以下类推）、7 天、14 天和 28 天各注射本疫苗 1 剂，全程免疫共注射 5 剂。注射疫苗前一天或更早一些时间内，注射过狂犬病免疫球蛋白或狂犬病血清的患者；先天性或获得性免疫缺陷患者；接受免疫抑制剂（包括抗疟疾药物）治疗的患者；于暴露后 48 小时或更长时间后才注射狂犬疫苗的人员，建议首剂狂犬疫苗剂量加倍给予。

暴露后免疫程序按下述伤及程度分级处理：Ⅰ级暴露：触摸动物，被动物舔及无破损皮肤，一般不需处理，不必注射狂犬病疫苗。Ⅱ级暴露：未出血的皮肤咬伤、抓伤，应按暴露后免疫程序接种狂犬病疫苗。Ⅲ级暴露：一处或多处皮肤被咬伤出血或被抓伤出血，可疑或确诊的疯动物唾液污染黏膜，破损的皮肤被舔，应按暴露后程序立即接种狂犬病疫苗和抗狂犬病血清或狂犬

病免疫球蛋白，抗狂犬病血清按 40 IU/kg 给予，或狂犬病免疫球蛋白按 20 IU/kg 给予。将尽可能多的抗狂犬病血清或狂犬病免疫球蛋白做咬伤局部浸润注射，剩余部分做肌内注射，抗狂犬病血清或狂犬病免疫球蛋白仅为单次应用。

对曾经接种过狂犬病疫苗的一般患者，再需接种疫苗的建议：1 年内进行过全程免疫，被可疑疯动物咬伤者，应于 0 天或 3 天各注射 1 剂疫苗。1 年前进行过全程免疫，被可疑疯动物咬伤者，则应全程接种疫苗。3 年内进行过全程免疫，并且进行过加强免疫，被可疑疯动物咬伤者，应于 0 天或 3 天各注射 1 剂疫苗。3 年前进行过全程免疫，并且进行过加强免疫，被可疑疯动物咬伤者，应全程接种疫苗。

【剂型与规格】

注射液：每瓶 1 ml。

【临床用药指导】

1．不良反应

（1）常见不良反应：一般接种疫苗后 24 小时内，注射部位可出现红肿、疼痛、发痒，一般不需处理，可自行缓解。全身性反应可有轻度发热反应、无力、头痛、眩晕、关节痛、肌肉痛、呕吐、腹痛等，一般不需处理，可自行消退。

（2）罕见不良反应：短暂中度以上的发热，应采取物理方法或药物对症处理，以防高热惊厥或诱发其他疾病。

（3）极罕见不良反应：过敏性皮疹，一般在接种疫苗后 72 小时内出现荨麻疹，出现反应时，应及时就诊，给以抗过敏治疗。过敏性休克，一般在注射疫苗后 1 小时内发生，应及时抢救，注射肾上腺素（0.5 mg）等进行治疗。过敏性紫癜，出现时应及时就诊，应用皮质激素类药物，给予抗过敏治疗，治疗不当或不及时，有可能并发紫癜性肾炎。出现血管神经性水肿和神经系统反应时，应及时就诊。

2．其他用药注意事项

（1）禁止臀部注射，不得进行血管内注射。抗狂犬病血清或狂犬病免疫球蛋白，不得与疫苗使用同一注射器，不得在同侧肢体注射。

（2）使用皮质激素或免疫抑制剂治疗时，可干扰抗体产生，并导致免疫接种失败。

（3）于 2 ~ 8℃ 避光保存及运输，严禁冻结。

甲型肝炎疫苗
Hepatitis A Vaccine

【临床应用】

用于预防甲型肝炎。

【用法与用量】

皮下注射，于上臂外侧三角肌下缘附着处。减毒型：

大于 1 岁半的儿童，每次 1.0 ml。灭活型：1 ~ 15 岁用量为 0.5 ml，大于 15 岁用量为 1 ml，间隔 6 个月加强免疫 1 次。

【剂型与规格】

减毒型为冻干注射剂，复溶后为每瓶 1.0 ml；灭活型为混悬液，每瓶 （1） 0.5 ml；（2） 1.0 ml。

【临床用药指导】

1．用药禁忌 禁用于已知对该疫苗所含任何成分过敏者；患急性病、严重慢性疾病、慢性疾病的急性发作期和发热者；免疫缺陷、免疫功能低下或正在接受免疫抑制治疗者；患脑病、未控制的和其他进行性神经系统疾病者。

2．不良反应

（1）常见不良反应：于接种疫苗后 24 小时内在注射部位可出现疼痛和触痛，多数情况下于 2 ~ 3 天内自行消失。接种疫苗后 1 ~ 2 周内，可出现一过性发热。大多数为轻度发热，持续 1 ~ 2 天后可自行缓解，注意防止继发感染；对于中度发热或发热时间超过 48 小时者，可采用物理方法或药物进行处理。接种疫苗 6 ~ 12 天内，少数儿童可出现一过性皮疹，一般不需治疗。

（2）罕见不良反应：重度发热，应采用物理方法及药物对症处理，以防高热惊厥。

（3）极罕见不良反应：过敏性皮疹、过敏性休克、过敏性紫癜和血小板减少性紫癜。

3．其他用药注意事项

（1）疫苗瓶开启后应立即使用，如需放置，应置于 2 ~ 8℃，并于 30 分钟内用完。

（2）注射免疫球蛋白者，应至少间隔 3 个月以上接种本品，以免影响免疫效果。

（3）于 2 ~ 8℃ 避光保存和运输，严禁冻结。

甲型、乙型肝炎联合疫苗
Hepatitis A and B Combined Vaccine

【临床应用】

预防甲型肝炎病毒和乙型肝炎病毒的感染。适用于 1 岁以上甲型和乙型肝炎病毒的易感者。

【用法与用量】

于上臂外侧三角肌处肌内注射 0.5 ml；免疫程序为 3 针，分别于 0、1、6 月接种。

【剂型与规格】

注射混悬液：每瓶 0.5 ml 或 1.0 ml。

【临床用药指导】

1．用药禁忌 禁用于已知对该疫苗的任何成分过敏者；患急性疾病、严重慢性疾病、慢性疾病的急性发作期和发热者；患未控制的癫痫和其他进行性神经系统疾病者。

2．不良反应

（1）常见不良反应：一般接种疫苗 24 小时内注射部位可出现疼痛或触痛，多数于 2 ~ 3 天内自行消失。

（2）罕见不良反应：一般在接种疫苗后 72 小时内，可能出现一过性发热反应，一般持续 1 ~ 2 天后，可自行缓解；接种部位轻、中度的红肿、疼痛，一般持续 1 ~ 2 天后，可自行缓解，不需处理。接种部位可出现硬结，一般 1 ~ 2 个月，可自行吸收。

（3）极罕见不良反应：局部无菌性化脓，一般要用注射器反复抽出脓液，严重时（如出现破溃）需扩创清除坏死组织，病时较长，最后可吸收愈合；过敏反应，过敏性皮疹阿瑟反应。阿瑟反应一般出现在接种后 10 天左右，局部红肿持续时间长，可用皮质激素类药物进行全身或局部治疗；过敏性休克，一般在接种疫苗后 1 小时内发生，应及时注射肾上腺素（0.5 mg）等抢救措施进行治疗。

3．其他用药注意事项 于 2 ~ 8℃ 避光保存和运输，严禁冻结。

麻疹减毒活疫苗
Measles Vaccine，Live

【临床应用】

用于预防麻疹。接种对象为 8 个月以上的麻疹易感者。

【用法与用量】

按标签规定量加入所附灭菌注射用水，待疫苗复溶并摇匀后使用；于上臂外侧三角肌下缘附着处皮下注射 0.5 ml。

【剂型与规格】

注射剂：复溶后每瓶 （1） 0.5 ml；（2） 1.0 ml；（3） 2.0 ml。

【临床用药指导】

1．用药时间及要求 注射免疫球蛋白者，应至少间隔 3 个月以上接种本品，以免影响免疫效果。使用其他减毒活疫苗，与接种本疫苗，应至少间隔 1 个月，但风疹和腮腺炎减毒活疫苗，可同时接种。

2．用药禁忌 禁用于已知对该疫苗的任何成分（包括辅料及抗菌药）过敏者；患急性疾病、严重慢性疾病、慢性疾病的急性发作期和发热者；免疫缺陷，免疫功能低下或正在接受免疫抑制治疗者；患脑病、未经控制的癫痫和其他进行性神经系统疾病者。

3．不良反应

（1）常见不良反应：一般接种疫苗 24 小时内，注射部位可出现疼痛或触痛，多数于 2 ~ 3 天内自行消失。一般在接种疫苗后 1 ~ 2 周内，可能出现一过性发热反应，其中大多数为轻度，一般持续 1 ~ 2 天后可自行缓解，不需处理，必要时适当休息，多喝开水，注意保暖，防止继发感染。中度或发热超过 48 小时者，可采用物理方法或药物对症处理。皮疹，一般在接种疫苗后 6 ~ 12 天内少数儿童可能出现一过性皮疹，一般不超过 2 天可自行缓解，通常不需特殊处理，必要时可对症治疗。

（2）罕见不良反应：重度发热反应，可采用物理方法或药物对症处理，以防高热惊厥。

（3）极罕见不良反应：过敏性皮疹，一般在接种疫苗后 72 小时内出现荨麻疹，出现反应时，应及时就诊，给予抗过敏治疗。过敏性休克，一般在注射疫苗后 1 小时内发生，应及时抢救，注射肾上腺素（0.5 mg）等进行治疗。过敏性紫癜，出现时应及时就诊，应用皮质激素类药物，给予抗过敏治疗，治疗不当或不及时，有可能并发紫癜性肾炎。血小板减少性紫癜，应及时就诊。

4．其他用药注意事项

（1）疫苗开启后应立即使用，如需放置，应置于 2 ~ 8℃处，并于半小时内用完。

（2）于 2 ~ 8℃避光保存和运输，严禁冻结。

麻腮风联合减毒活疫苗
Measles Mumps and Rubella Combined Vaccine Live

【临床应用】

用于预防麻疹、腮腺炎和风疹。年龄为 8 个月以上的麻疹、腮腺炎和风疹易感者。

【用法与用量】

按标签规定量加灭菌注射用水，待疫苗复溶并摇匀后使用；于上臂外侧三角肌下缘附着处皮下注射 0.5 ml。

【剂型与规格】

注射剂：每瓶 0.5 ml。

【临床用药指导】

1．用药禁忌　禁用于已知对本疫苗所含任何成分（包括辅料）及对抗菌药有过敏史者；患急性疾病、严重慢性疾病，慢性疾病的急性发作期和发热者；免疫缺陷、免疫功能低下或正在接受免疫抑制治疗者；患脑病、未控制的癫痫和其他进行性神经系统疾患者。

2．不良反应

（1）常见不良反应：一般接种疫苗 24 小时内，注射部位可出现疼痛或触痛，多数于 2 ~ 3 天内自行消失。一般在接种疫苗后 1 ~ 2 周内，可出现一过性发热反应，轻度者，一般持续 1 ~ 2 天后可自行缓解，不需处理，必要时适当休息，多喝开水，注意保暖，防止继发感染。中度或发热超过 48 小时者，可采用物理方法或药物对症处理。皮疹，接种疫苗后 6 ~ 12 天，有可能出现散在皮疹，出疹时间不超过 2 天，通常不需特殊处理，必要时对症治疗。可有轻度腮腺和唾液腺肿大，一般在 1 周内自行好转，必要时对症处理。

（2）罕见不良反应：重度发热反应，可采用物理方法或药物对症处理，以防高热惊厥。

（3）极罕见不良反应：过敏性皮疹，发现时应及时就诊，给以抗过敏治疗。过敏性休克，接种后 1 小时内可能发生，应及时注射肾上腺素（0.5 mg）等抢救措施进行治疗。过敏性紫癜，出现反应时，应及时就诊，应用皮质激素类给予抗过敏规范治疗。治疗不当或不及时，有可能并发紫癜性肾炎。血小板减少性紫癜。

3．其他用药注意事项

（1）注射免疫球蛋白者，应至少间隔 3 个月以上接种本品，以免影响免疫效果。

（2）于 2 ~ 8℃避光保存和运输，严禁冻结。

流感全病毒灭活疫苗
Influenza Vaccine（Whole Virion），Inactivated

【临床应用】

预防本株病毒引起的流行性感冒。接种对象为 12 岁以上儿童。

【用法与用量】

于上臂外侧三角肌处肌内注射，每次注射 1 剂。

【剂型与规格】

注射液：（1）0.5 ml；（2）1.0 ml。

【临床用药指导】

1．用药禁忌　禁用于已知对本疫苗所含任何成分，包括辅料、甲醛及对抗菌药过敏者；患急性疾病、严重慢性疾病，慢性疾病的急性发作期和发热者；未控制的癫痫和其他进行性神经系统疾病者，有吉兰 - 巴雷综合征（Guillain-Barré syndrome）病史者。

2．不良反应

（1）常见不良反应：一般接种疫苗 24 小时内，注射部位可出现疼痛或触痛，多数于 2 ~ 3 天内自行消失。接种疫苗后可能出现一过性发热反应，短期内自行消失不需处理。

（2）罕见不良反应：接种部位出现严重红肿，可采取热敷等物理方式治疗。重度发热反应：应采用物理方法及药物进行对症处理，以防高热惊厥。

（3）极罕见不良反应：过敏性皮疹，一般接种疫苗后 72 小时内出现荨麻疹，出现反应时，应及时就诊，给予抗过敏治疗。过敏性紫癜，出现反应时，应及时就诊，应用皮质激素类给予抗过敏治疗。治疗不当或不及时，有可能并发紫癜性肾炎。过敏性休克，一般接种疫苗后小时内发生，应及时注射肾上腺素（0.5 mg）等抢救措施进行治疗。

3．其他用药注意事项

（1）注射免疫球蛋白者，应至少间隔 1 个月以上接种本疫苗，以免影响免疫效果。

（2）于 2 ~ 8℃避光保存和运输，严禁冻结。

脊髓灰质炎减毒活疫苗糖丸（人二倍体细胞）
Poliomyelitis Vaccine Dragee Candy

【临床应用】

用于预防脊髓灰质炎。服用对象主要为 2 个月龄以上儿童。

【用法与用量】

基础免疫为 3 次，首次免疫从 2 月龄开始，连续口服 3 次，每次间隔 4 ～ 6 周，4 岁再加强免疫 1 次，每次 1 粒。其他年龄组在需要时也可以服用。

【剂型与规格】

糖丸：每粒糖丸重 1 g。

【临床用药指导】

1. 用药时间及要求　本品系活疫苗，应使用 37℃ 以下温水送服，切勿用热水送服。疫苗糖丸内包装开封后，切勿使消毒剂接触疫苗，并应立即使用，如未能立即用完，应置于 2 ～ 8℃ 处，并于当天内用完，剩余者均应废弃。

2. 用药禁忌　禁用于已知对该疫苗的任何成分（包括辅料及抗菌药）过敏者；患急性疾病、严重慢性疾病、慢性疾病的急性发作期和发热者；免疫缺陷，免疫功能低下或正在接受免疫抑制治疗者。

3. 不良反应

（1）有轻度发热反应，恶心、呕吐、腹泻和皮疹。一般不需特殊处理，必要时可对症治疗。

（2）未控制的癫痫和患其他进行性神经系统疾病者，极罕见引起脊髓灰质炎疫苗相关病例。

4. 其他用药注意事项

（1）注射免疫球蛋白者，应至少间隔 3 个月以上接种本品，以免影响免疫效果。

（2）使用其他不同的减毒活疫苗进行预防接种时，与接种本疫苗，应间隔至少 1 个月以上。

（3）于 -20℃ 以下或 2 ～ 8℃ 避光保存和运输。

冻干水痘减毒活疫苗
Varicella Vaccine Live

【临床应用】

用于预防水痘。

【用法与用量】

皮下注射，于上臂外侧三角肌下缘附着处皮下注射，大于 12 月龄的健康水痘易感者每次 0.5 ml。

【剂型与规格】

冻干注射剂：复溶后每瓶为 0.5 ml。

【临床用药指导】

1. 用药时间及要求　本品为减毒活疫苗，不推荐在该疾病流行季节使用。

2. 用药禁忌　禁用于已知对该疫苗所含任何成分，包括新霉素有过敏史者；患急性病、严重慢性疾病、慢性疾病的急性发作期和发热者；全身使用类固醇治疗者；表现有细胞免疫功能缺陷者。

3. 药物相互作用　接种本品后 6 周内避免使用水杨酸盐。

4. 不良反应　有很低的反应原性、注射部位的反应通常是轻微和一过性的，罕见丘疹和发热。

5. 其他用药注意事项

（1）于 2 ～ 8℃ 避光保存和运输，严禁冻结。

（2）本品复溶后应于 30 分钟内使用。

（3）使用其他减毒活疫苗与接种本疫苗应至少隔 1 个月。

b 型流感嗜血杆菌结合疫苗
Haemophilus Type b Conjugate Vaccine

【临床应用】

用于大于 2 个月的婴幼儿及儿童预防 b 型流感嗜血杆菌引起的感染性疾病。

【用法与用量】

肌内或深部皮下注射：于上臂外侧三角肌处。小于 6 月龄婴儿，每次 0.5 ml，间隔 1 ～ 2 个月，连续接种 3 针，在第 3 次接种后 1 年（建议在 18 月龄）加强接种 0.5 ml；6 ～ 12 月龄，每次 0.5 ml，间隔 1 ～ 2 个月，连续接种 2 针，建议于 18 月龄加强接种 0.5 ml；1 ～ 5 岁儿童：接种 1 针（0.5 ml）。

【剂型与规格】

冻干注射剂：每支 10 μg，复溶后为每瓶 0.5 ml。

【临床用药指导】

1. 用药禁忌　已知对该疫苗所含任何成分过敏，尤其是对破伤风类毒素过敏者禁用。

2. 不良反应

（1）常见注射部位红肿、疼痛、硬结等。

（2）罕见哭闹、发热，可对症治疗。

（3）很少出现下肢水肿、高敏反应、抽搐、风疹、皮疹、瘙痒。

3. 其他用药注意事项

（1）如与其他疫苗，如麻腮风联合疫苗、百白破联合疫苗、脊髓灰质炎疫苗，同时接种时应在不同部位分别接种。

（2）于 2 ～ 8℃ 避光保存和运输，严禁冷冻。

口服轮状病毒活疫苗
Rotavirus（Live）Vaccine, Oral

【临床应用】

用于预防婴幼儿 A 群轮状病毒引起的腹泻。

【用法与用量】

口服，主要用于 2 月龄～ 3 岁的婴幼儿。每人每次剂量为 3 ml，每年服 1 次。

【剂型与规格】

口服液：每瓶 3 ml。

【临床用药指导】

1．用药时间及要求　本品为弱毒活疫苗，不推荐在该疾病流行季节使用。

2．用药禁忌　已知对该疫苗所含任何成分，包括辅料以及硫酸庆大霉素过敏者；患急性病、严重慢性疾病、慢性疾病的急性发作期和发热者；免疫缺陷、免疫功能低下或正在接受免疫抑制治疗者。

3．不良反应

（1）常见一过性轻度呕吐、腹泻，2～3 天自行消失；1～2 周内可能出现一过性发热，持续 1～2 天自行缓解。

（2）极罕见过敏性皮疹、过敏性休克或过敏性紫癜，都应立刻就诊，对症治疗。

4．其他用药注意事项

（1）使用其他减毒活疫苗与接种本疫苗应至少间隔 1 个月。

（2）注射免疫球蛋白者至少间隔 3 个月以上接种本疫苗，以免影响免疫效果。

（3）于 2～8℃避光保存和运输，严禁冻结。

23 价肺炎球菌多糖疫苗
23-Valent Pneumococcal Polysaccharide Vaccine

【临床应用】

用于预防在疫苗中含有的肺炎球菌型引起的肺炎、脑膜炎、中耳炎和菌血症等疾病。

【用法与用量】

皮下或肌内注射：于上臂外侧三角肌处皮下或肌内注射。大于 2 岁的易感人群每次 0.5 ml。

【剂型与规格】

注射剂：每瓶 0.5 ml。含纯化的 23 种血清型肺炎球菌荚膜多糖各 25 μg。

【临床用药指导】

1．用药禁忌　已知对该疫苗所含任何成分过敏者；小于 2 岁的幼儿禁用。

2．不良反应

（1）注射部位可能出现暂时的疼痛、硬结和短暂的全身发热，均可自行缓解。

（2）罕见出现头痛、不适、虚弱乏力、淋巴结炎、过敏样反应、血清病、关节痛、肌痛、皮疹和荨麻疹。

3．其他用药注意事项

（1）于 2～8℃避光保存和运输，严禁冻结。

（2）对小于 10 岁的脾切除者或患有镰状细胞贫血者，每隔 3～5 年应加强免疫 1 次，每次注射 0.5 ml。如果需进行放、化疗的患者，至少应在放、化疗前 14 天接种本品，以产生最有效的抗体免疫应答。

二、治疗用生物制品

A 型肉毒毒素
Botulinum Toxin Type A

【临床应用】

用于治疗原发性眼睑痉挛、口 - 下颌肌张力障碍、痉挛性斜颈、痉挛性构音障碍、偏侧面肌痉挛、书写痉挛、扭转痉挛等。某些斜视特别是麻痹性斜视、共同性斜视、内分泌疾病引起的斜视以及无法用手术矫正或手术矫正效果不好的 12 岁以上的斜视患者。

【用法与用量】

1．眼睑痉挛注射部位　共注射 6 个点，上下眼睑中内 1/3 段交界处及中外 1/3 段交界处，注射点距睑缘 2～3 mm，共 4 个注射点，第 5 个注射点为外眦部颞侧眼轮匝肌，注射点距外眦 1 cm，眉弓中央部为第 6 个注射点。每点注射 2.5 U。

2．口 - 下颌肌张力障碍注射部位　选择咬肌、颞肌、翼内外肌、二腹肌，每块肌肉分 3～5 点注射，严重者可在口腔内上腭部分 5 点注射，还可注射颏下肌，每点注射 2.65 U。

3．痉挛性斜颈注射部位　注射肌肉为胸锁乳突肌、斜方肌、头肌、颈后肌、背阔肌，必要时颈部深层肌肉都在考虑之列。每次选择 2～3 块肌肉进行 A 型肉毒毒素治疗，每个注射点 6.2～12.5 U。一般一次总剂量为 110～220 U，不主张超过 280 U。

4．痉挛性构音障碍　须经耳鼻喉科医师用纤维喉镜，在肌电图指导下选择相应的注射点，如内收缩肌型选择甲勺肌、外展肌型选择勺后肌，重者尚需选择环甲肌注射。一般每次注射总量为 5～10 U。

5．书写痉挛及其他局限性四肢肌张力障碍　书写痉挛，通常注射于手和前臂肌肉，因其肌腹薄且肌肉多交叠，要把针置于大块肌肉的终板区注射，需要肌电图仪引导。注射剂量为每块肌肉 10～200 U，每次总量 10～300 U。

【剂型与规格】

注射液：每瓶含 A 型肉毒毒素 50～150 U。

【临床用药指导】

1．用药禁忌　禁用于过敏体质及对本品过敏者。

2．药物相互作用　氨基糖苷类抗生素（如庆大霉素等）能加强本品的作用，故使用本品期间应禁用上述抗生素。

3．不良反应　本品注射治疗的不良反应主要是疼痛、肌无力等。注射于不同的肌肉，所产生的并发症各不相同。例如，治疗眼睑痉挛、斜视，可出现眼睑下垂、复视等；治疗口下颌肌张力障碍，可出现吞咽困难、构音障碍、咀嚼无力；治疗痉挛性斜颈，可出现颈肌无力、吞咽困难等；治疗痉挛性构音障碍，可出现失声、吞咽困难、饮水呛咳及喘鸣；治疗偏侧面肌痉挛和（或）书写痉挛，可出现面肌、手部肌肉短暂无力或瘫痪。此与该毒素向邻近肌肉弥散有关，数周内可自然恢复。

4．其他用药注意事项

（1）宜尽可能小剂量注射和尽可能长的注射间期，原则上注射间期不应短于 3 个月。

（2）决定疗效的关键是正确选择注射肌肉、注射位点及注射剂量，尽可能将药物注射于神经肌肉接头处，即自主肌肉收缩、肌电发放最明显处。

（3）本品稀释后应立即使用，亦可置 2 ~ 8℃冰箱于 4 小时内用完。

（4）本品有剧毒，残液、容器、注射用具等应消毒处理。

（5）于 -5 ~ 20℃避光保存和运输。

白喉抗毒素
Diphtheria Antitoxin

【临床应用】

用于预防和治疗白喉。已出现白喉症状者，应及时使用抗毒素治疗。未接受过白喉疫苗免疫或免疫史不清者，如已与白喉患者有密切接触，应及时注射抗毒素以紧急预防，但也应同时进行白喉疫苗预防注射，以获得持久免疫。

【用法与用量】

1．预防用　皮下或肌内注射，一次 1000~2000 IU。皮下注射应在上臂外侧三角肌处，同时注射疫苗时注射部位须分开；肌内注射应在三角肌或臀部。

2．治疗用　肌内注射或静脉注射用量见表 19-3。只有经皮下或肌内注射未发生异常反应者，方可作静脉注射，静脉注射应缓慢，开始每分钟不超过 1 ml，以后每分钟亦不宜超过 4 ml，一次静脉注射总量不应超过40 ml。儿童每千克体重不宜超过 0.8 ml，亦可将抗毒素加入葡萄糖注射液或氯化钠注射液等溶液中静脉点滴。静脉注射前应将安瓿在温水中加温至接近体温，注射中如发现异常反应，应立即停止。

【剂型与规格】

注射液：预防用每瓶 1000 IU；治疗用每瓶 8000 IU。

【临床用药指导】

1．用药禁忌　注射前必须先做过敏试验，阴性者方可给药，阳性者必须采用脱敏注射法。

表19-3　治疗用量表（应力争早期大量注射）

假膜所侵范围	注射距发病时间（h）	剂量（IU）
一侧扁桃体	24	8000
	48	16 000
	72	24 000
两侧扁桃体	24	16 000
	48	32 000
	72	48 000
两边扁桃体、腭垂（悬雍垂）	24	24 000
鼻咽或喉部	48	48 000
	72	72 000
白喉病变（仅限于鼻部）		8000 ~ 16 000

2．不良反应　可在注射中或注射后数分钟至数十分钟内突然发生过敏性休克。荨麻疹、发热、淋巴结肿大、局部水肿，偶有蛋白尿、呕吐、关节痛，注射部位可出现红斑、瘙痒及水肿。

3．其他用药注意事项

（1）患者注射抗毒素后，须观察至少 30 分钟，方可离开。

（2）开瓶后应一次用完。

（3）本品应于 2 ~ 8℃避光保存和运输。

破伤风抗毒素
Tetanus Antitoxin（TAT）

【临床应用】

本品用于预防和治疗破伤风。已出现破伤风或可疑症状时，应在进行外科处理及其他疗法的同时，及时使用抗毒素治疗。

【用法与用量】

皮下注射应在上臂三角肌处，同时注射疫苗时，注射部位应分开。肌内注射应在上臂三角肌处或臀部。只有经过皮下或肌内注射未发生异常反应者，方可作静脉注射。

1．预防用　皮下或肌内注射，一次 1500 ~ 3000 IU；伤势严重者可增加用量 1 ~ 2 倍。经 5 ~ 6 日，如破伤风感染危险还未消除，应重复注射。

2．治疗用　肌内注射或静脉注射，第 1 次肌内或静脉注射 50 000 ~ 200 000 IU，以后视病情决定注射剂量和间隔时间，同时还可将适量的抗毒素注射于伤口周围的组织中。初生儿破伤风，24 小时内分次或 1 次肌内或静脉注射 20 000 ~ 100 000 IU。静脉注射应缓慢，开始每分钟不超过 1 ml，以后每分钟亦不宜超过 4 ml。一次静脉注射总量不应超过 40 ml。儿童每千克体重不宜超过 0.8 ml。亦可将抗毒素加入葡萄糖注射液或氯化钠注射液等溶液中静脉点滴，静脉注射前应将安瓿置温水浴中加温至接近体温。

【剂型与规格】

注射液：预防用每瓶 1500 IU；治疗用每瓶 10 000 IU。

【临床用药指导】

1．用药时间及要求　注射前必须先作过敏试验，阴性者方可给药，阳性者必须采用脱敏注射法。

2．不良反应　可在注射中或注射后数分钟至数十分钟内突然发生过敏性休克。血清病主要症状为荨麻疹、发热、淋巴结肿大、局部水肿，偶有蛋白尿、呕吐、关节痛，注射部位可出现红斑、瘙痒及水肿。

3．其他用药注意事项

（1）开瓶后应一次用完。

（2）注射器及注射部位须经严格消毒，同时注射类毒素时，注射器须分开。

（3）患者注射抗毒素后，须观察至少 30 分钟，方可离开。

（4）本品应于 2～8℃避光保存和运输。

多价气性坏疽抗毒素
Gas-gangrene Antitoxin（Mixed）

【临床应用】

用于预防及治疗气性坏疽。当受严重外伤，认为有发生气性坏疽危险时或不能及时进行外科处理，应及时注射本品预防。一旦病症出现，除及时采取其他治疗措施外，应尽快使用大量抗毒素进行治疗。

【用法与用量】

皮下注射应在上臂外侧三角肌处，肌内注射应在上臂三角肌处或臀部。只有经过皮下或肌内注射未发生异常反应者，方可作静脉注射。

1．预防用　皮下或肌内注射，一次 10 000 IU 左右（混合品），紧急时可酌增，亦可采用静脉注射。伤口感染危险未消除者，可每隔 5～6 天反复注射一次。

2．治疗用　肌内注射或静脉注射，第一次肌内或静脉注射 30 000～50 000 IU（混合品），同时还可将适量抗毒素注射于伤口周围健康组织中，以后视病情，经适当的间隔时间（如 4～6 或 24～48 小时）反复注射。静脉注射应缓慢，开始每分钟不超过 1 ml，以后每分钟亦不宜超过 4 ml。一次静脉注射总量不应超过 40 ml。儿童每千克体重不宜超过 0.8 ml。亦可将抗毒素加入葡萄糖注射液或氯化钠注射液等溶液中静脉点滴，静脉注射前应将安瓿置温水浴中加温至接近体温。

【剂型与规格】

注射液：每瓶 5000 IU（多价混合）。

【临床用药指导】

1．不良反应　可在注射中或注射后数分钟至数十分钟内突然发生过敏性休克。血清病主要症状为荨麻疹、发热、淋巴结肿大、局部水肿，偶有蛋白尿、呕吐、关节痛，注射部位可出现红斑、瘙痒及水肿。

2．其他用药注意事项

（1）开瓶后应一次用完。

（2）患者注射抗毒素后，须观察至少 30 分钟，方可离开。

（3）本品应于 2～8℃避光保存和运输。

抗蛇毒血清
Snake Antivenin

【临床应用】

用于毒蛇咬伤中毒。

【用法与用量】

稀释后静脉注射或静脉滴注，也可肌内或皮下注射。用量根据被咬伤者的受毒量及血清效价而定。以下为中和一条蛇毒的剂量：

（1）抗蝮蛇毒血清：主要用于蝮蛇咬伤的治疗，对竹叶青和烙铁头蛇毒也有交叉中和作用。一次用 6000～16 000 IU，以 0.9% 氯化钠或 25% 葡萄糖注射液稀释 1 倍，缓慢静脉注射。

（2）抗五步蛇毒血清：主要用于五步蛇咬伤的治疗，对蝮蛇蛇毒也有交叉中和作用。每次用 800 IU，以 0.9% 氯化钠注射液稀释 1 倍，缓慢静脉注射。

（3）抗银环蛇毒血清：主要用于银环蛇咬伤的治疗，一次用 10 000 IU，缓慢静脉注射。

（4）抗眼镜蛇毒血清：主要用于眼镜蛇咬伤的治疗，对其他科的毒蛇蛇毒也有交叉中和作用。一次用 2500～10 000 IU 缓慢静脉注射。

【剂型与规格】

注射液：

抗蝮蛇毒血清：每瓶含抗蝮蛇毒血清 6000 IU。

抗五步蛇毒血清：每瓶含抗五步蛇毒血清 2000 IU。

抗银环蛇毒血清：每瓶含抗银环蛇毒血清 10 000 IU。

抗眼镜蛇毒血清：每瓶含抗眼镜蛇毒血清 1000 IU。

【临床用药指导】

1．不良反应　过敏反应即刻表现为胸闷、气短、恶心、呕吐、腹痛、抽搐及血压下降。迟发反应表现为发热，皮疹、荨麻疹等过敏反应。

2．其他用药注意事项

（1）毒蛇咬伤时，应立即作局部处理，并服用中成药蛇药及对症治疗。

（2）不管是否毒蛇咬伤，伤口有污染者，应同时注射破伤风抗毒素 1500～3000 IU。

（3）本品应于 2 ～ 8℃ 避光保存和运输。

抗炭疽血清
Anthrax Antiserum

【临床应用】

用于炭疽患者或有炭疽感染危险者。

【用法与用量】

1. 预防用 皮下或肌内注射，一次 20 ml。

2. 治疗用 可根据病情肌内注射或静脉滴注。早期应给予大剂量，第 1 天可注射 20 ～ 30 ml。待体温恢复正常，水肿消退后，临床医生可根据病情给予维持量。

【剂型与规格】

注射液：每瓶 20 ml。

【临床用药指导】

1. 用药时间及要求 注射前必须先作过敏试验，阴性者方可给药，阳性者必须采用脱敏注射法。

2. 不良反应 可在注射中或注射后数分钟至数十分钟内突然发生过敏性休克。血清病主要症状为荨麻疹、发热、淋巴结肿大、局部水肿，偶有蛋白尿、呕吐、关节痛，注射部位可出现红斑、瘙痒及水肿。

3. 其他用药注意事项

（1）开瓶后应一次用完。

（2）注射器及注射部位须经严格消毒，患者注射抗毒素后，须观察至少 30 分钟，方可离开。

（3）本品应于 2 ～ 8℃ 避光保存和运输。

抗狂犬病血清
Rabies antiserum

【临床应用】

用于配合狂犬病疫苗预防狂犬病。对被疯动物严重咬伤如头、脸、颈部或多部位咬伤者进行预防注射。被疯动物咬伤后注射越早越好，咬后 48 小时内注射本品，可减少发病率。已有狂犬病者注射本品无效。

【用法与用量】

受伤部位应先进行处理。若伤口曾用其他化学药品处理过时，应用肥皂水或灭菌注射用水冲洗干净。先用本品在受伤部位进行浸润注射，余下的血清进行肌内注射（头部咬伤可肌内注射于颈背部）。被狂犬咬伤后越早注射狂犬病疫苗和抗狂犬病血清越好。注射总剂量按体重计算，每千克体重注射 40 IU（特别严重者可酌情增至 80 ～ 100 IU），在 1 ～ 2 日内分数次注射，注射完毕后，开始注射狂犬病疫苗。亦可同时注射狂犬病疫苗，但注射部位应分开。

【剂型与规格】

注射液：每瓶 400 IU。

【临床用药指导】

1. 不良反应 可在注射中或注射后数分钟至数十分钟内突然发生过敏性休克。血清病主要症状为荨麻疹、发热、淋巴结肿大、局部水肿，偶有蛋白尿、呕吐、关节痛，注射部位可出现红斑、瘙痒及水肿

2. 其他用药注意事项

（1）开瓶后应一次用完，注射器及注射部位须经严格消毒。

（2）同时注射狂犬病疫苗时，注射器及注射部分须分开。

（3）患者注射血清后，须观察至少 30 分钟，方可离开。

（4）本品应于 2 ～ 8℃ 避光保存和运输。

人血白蛋白
Human Albumin

【商品名或别名】

白蛋白、拜斯明、Baxter。

【临床应用】

用于治疗因失血、创伤及烧伤等引起的休克，脑水肿及大脑损伤所致的脑压增高，防治低蛋白血症以及肝硬化或肾病引起的水肿和腹水，有较好的疗效。

【用法与用量】

静脉滴注，用量由医师酌定。一般因严重烧伤或失血等所致的休克可直接注射本品 5 ～ 10 g，隔 4 ～ 6 小时重复注射一次。在治疗肾病及肝硬化等慢性白蛋白缺乏症时，可每日注射本品 5 ～ 10 g，直至水肿消失、血清白蛋白恢复正常为止。

【剂型与规格】

注射液：（1）1 g（10 ml）；（2）2 g（10 ml）；（3）2.5 g（10 ml）；（4）5 g（10 ml）；（5）10 g（50 ml）；（6）12.5 g（50 ml）；（7）25 g（125 ml）。

冻干品：（1）10 g；（2）20 g。

【临床用药指导】

1. 用药禁忌 严重贫血者、心力衰竭或心功能低下者禁用。

2. 药物相互作用 本药不能与血管收缩药同时应用；与含蛋白水解酶、氨基酸或乙醇的注射液合用，会导致蛋白质沉淀。

3. 不良反应 偶见寒战、发热、颜面潮红、皮疹、恶心、呕吐等症状和过敏反应。快速输注时，可引起血管超负荷而导致肺水肿。

4. 其他用药注意事项

（1）本品不能与其他药物混溶使用。

（2）本品打开后，应一次用完，不得分次使用或给第二人使用。

（3）本品仅供静脉滴注用，滴注时，应选用有滤网的输液器。

（4）滴注速度以每分钟不超过 2 ml（约 60 滴）为宜，但在开始 15 分钟内，应特别注意速度，要缓慢，逐渐加速至上述速度。

（5）冻干制剂，可用 5% 葡萄糖注射液或注射用水溶解，液量根据需要而定。

（6）本品应于 2 ～ 8℃避光保存和运输。

（参见第 12 章"血液及造血系统用药"第三节"血容量扩充药"。）

人免疫球蛋白
Human Immunoglobulin

【商品名或别名】

丙种球蛋白、人血免疫球蛋白。

【临床应用】

主要用于预防麻疹和甲型肝炎等病毒性感染。

【用法与用量】

1. 预防麻疹　0.05 ～ 0.15 ml/kg 或 5 岁以内儿童注射 1.5 ～ 3 ml，预防效果为 1 个月。

2. 预防甲型肝炎　0.05 ～ 0.1 ml/kg 或每次注射 1.5 ～ 3 ml。1 次注射，预防效果为 1 个月。

【剂型与规格】

注射液：（1）10%/1.5 ml（150 mg）；（2）10%/3 ml（300 mg）。

【临床用药指导】

1. 药物相互作用　与抗生素合用，可提高治疗某些严重细菌及病毒染性疾病的疗效。

2. 不良反应

（1）偶见过敏反应，如荨麻疹、喉头水肿，严重者可见过敏性休克。

（2）剂量大或输注速度过快时，可见头痛、心悸、恶心和暂时性体温升高。

3. 其他用药注意事项

（1）本品为肌内注射制剂，不可静脉注射。

（2）本品应于 2 ～ 8℃避光保存和运输。

乙型肝炎人免疫球蛋白
Human Hepatitis B Immunoglobulin

【临床应用】

用于乙型肝炎的预防。

【用法与用量】

1. 母婴阻断　乙型肝炎表面抗原阳性母亲的婴儿，出生 24 小时内肌内注射 100 ～ 200 IU，同时联合乙型肝炎疫苗，按乙型肝炎疫苗注射程序全程注射（按照 0、1、6 个月方案）；亦可在婴儿出生 24 小时内肌内注射 100 ～ 200 IU，1 个月时再注射一次，同时按乙型肝炎疫苗注射程序全程注射。单独使用乙型肝炎免疫球蛋白很少获得满意结果，如果单独使用应多次注射，每 3 ～ 4 周 1 次，每次肌内注射 100 ～ 200 IU。

2. 乙型肝炎预防　用于预防意外暴露时，注射越早越好，一般应在 24 小时内进行肌内注射，最迟不超过 7 天。1 次注射量为 100 IU，必要时剂量可加倍，每 3 ～ 4 周再注射 1 次，必要时按注射程序全程注射乙型肝炎疫苗。

【剂型与规格】

乙型肝炎免疫球蛋白：冻干注射剂（1）100 IU；（2）200 IU；（3）400 IU。

【临床用药指导】

1. 用药禁忌　禁用于对人免疫球蛋白过敏或有其他严重过敏史者；有 IgG 抗体的选择性，IgA 缺乏者。

2. 不良反应　个别患者注射后出现头痛、心慌、恶心等反应，大多轻微，无须特殊处理，可自行恢复。

3. 其他用药注意事项

（1）只限于肌内注射，不得用于静脉输注。

（2）安瓿打开后，应一次用完，不得分次使用或给第二人使用。

（3）本品应于 2 ～ 8℃避光保存和运输。

破伤风人免疫球蛋白
Human Tetanus Immunoglobulin

【临床应用】

预防和治疗破伤风，尤其适用于对破伤风抗毒素有过敏反应的患者。

【用法与用量】

1. 预防用　一次用量 250 IU，创面严重或感染严重者可加倍注射。

2. 治疗用　3000 ～ 6000 IU，可多点注射。

【剂型与规格】

注射液：（1）100 IU；（2）200 IU；（3）250 IU。

注射剂（冻干品）：（1）100 IU；（2）200 IU；（3）250 IU。

【临床用药指导】

1. 用药禁忌　禁用于对人免疫球蛋白类制剂有过敏史者。

2. 不良反应　偶有注射部位红肿、疼痛感，可自行恢复。

3. 其他用药注意事项

（1）只限于臀部肌内注射，不需作皮试，不得用于静脉注射。

（2）冻干注射剂应按标签规定量加入灭菌注射用水，轻摇、使完全溶解后使用。

（3）安瓿打开后，应一次用完，不得分次使用或给第二人使用。

（4）本品应于 2 ～ 8℃避光保存和运输。

狂犬病免疫球蛋白
Human Rabies Immunoglobulin

【临床应用】

配合狂犬病疫苗使用，当被狂犬或其他疯动物严重咬伤者，进行狂犬病疫苗预防注射的同时配合使用，以提高预防效果。

【用法与用量】

肌内注射：动物咬伤部位及时清创后，于受伤部位用本品总剂量的 1/2 作皮下浸润注射，余下制剂进行肌内注射（头部咬伤者可于背部肌内注射）。注射剂量：按 20 IU/kg 计算（特别严重者可酌情增至 40 IU/kg），一次注射，如所需总剂量大于 10 ml，可于 1 ～ 2 日内分次注射。同时或随后即可进行狂犬病疫苗注射，但两种制品的注射部位和器具应严格分开。

【剂型与规格】

注射液：（1）100 IU；（2）200 IU；（3）500 IU。

注射剂（冻干品）：（1）100 IU；（2）200 IU；（3）500 IU。

【临床用药指导】

1．用药禁忌　禁用于对人免疫球蛋白类制剂有过敏史者。

2．不良反应　偶有注射部位红肿、疼痛感，可自行恢复。

3．其他用药注意事项

（1）安瓿打开后，应一次用完，不得分次使用或给第二人使用。

（2）本品应于 2 ～ 8℃避光保存和运输。

人纤维蛋白原
Human Fibrinogen

【临床应用】

遗传性纤维蛋白原减少症，包括遗传性异常纤维蛋白原血症或遗传性纤维蛋白原缺乏症；获得性纤维蛋白原减少症，主要见于严重肝损害所致的纤维蛋白原合成不足及局部或弥散性血管内凝血导致纤维蛋白原消耗量增加。

【用法与用量】

静脉滴注：其用量视血浆纤维蛋白原水平及要达到止血所需的纤维蛋白原水平（＞1 g/L）而定。由于纤维蛋白原的生物半衰期长达 96 ～ 144 小时，故开始每 1 ～ 2 天，以后每 3 ～ 4 天，滴注 1 次即可。能够按每 2 g 纤维蛋白原可使血浆纤维蛋白原水平升至 0.5 g/L 的原则推算所需剂量，一般首次用量 1 ～ 2 g，必要时可加量。大出血时应立即给予 4 ～ 8 g。

【剂型与规格】

注射剂（冻干品）：每支 0.5 g。

【临床用药指导】

1．不良反应　少数患者使用本品后，出现过敏反应或发热。

2．特殊剂型要求　输注本品所用输液器应带有滤网。

3．其他用药注意事项

（1）配制前，应先将本品与溶解液放至室温，温度过低，会造成溶解困难，并导致蛋白质变性。

（2）溶解时切忌剧烈摇动，以免引起蛋白质变性。

（3）本品应于 2 ～ 8℃避光保存和运输。

注射用重组人干扰素
Recombinant Human Interferon α1b for Injection（ IFN ）

【临床应用】

用于治疗慢性乙型肝炎、丙型肝炎和毛细胞白血病；治疗恶性肿瘤，如慢性粒细胞白血病、黑色素瘤、淋巴瘤等。治疗病毒性疾病，如带状疱疹、尖锐湿疣、流行性出血热和小儿呼吸道合胞病毒肺炎等。

【用法与用量】

肌内或皮下注射：

（1）慢性乙型肝炎：一次 30 ～ 50 μg，隔日一次，疗程 4 ～ 6 个月，可根据病情延长疗程至一年，也可进行诱导治疗，即在治疗开始时，每天用药 1 次，0.5 ～ 1 个月后改为每周 3 次，直到疗程结束。

（2）慢性丙型肝炎：一次 30 ～ 50 μg，隔日一次，疗程 4 ～ 6 个月，无效者停用。有效者可继续治疗至 12 个月。根据病情需要，可延长至 18 个月。在治疗的第 1 个月，一日 1 次。疗程结束后随访 6 ～ 12 个月。急性丙型肝炎，应及早使用本品治疗，可减少慢性化。

（3）慢性粒细胞白血病：一次 30 ～ 50 μg，一日 1 次，连续用药 6 个月以上。可根据病情适当调整，缓解后可改为隔日注射。

（4）毛细胞白血病：一次 30 ～ 50 μg，一日 1 次，连续用药 6 个月以上。可根据病情适当调整，缓解后可改为隔日注射。

（5）尖锐湿疣：一次 10 ～ 30 μg，或一次 10 μg，疣体下局部注射，隔日 1 次，连续 3 周为 1 个疗程。可根据病情延长或重复疗程。

（6）肿瘤：一次 30 ～ 60 μg，每日 1 次或隔日 1 次，连续用药 6 个月以上。视病情可延长疗程。如患者未出现病情恶化或严重不良反应，应当在适当剂量下继续用药。

【剂型与规格】

注射剂（冻干品）：（1）10 μg；（2）20 μg；（3）30 μg；（4）50 μg。

【临床用药指导】

1．用药禁忌　禁用于已知对干扰素制品过敏者；有心绞痛、心肌梗死病史以及其他严重心血管病史者；癫痫和其他中枢神经系统功能紊乱者。

2．药物相互作用　使用本品时，应慎用镇静安眠药。

3．不良反应　在用药初期出现发热、疲劳等反应，多为一过性或可逆性反应；其他可能有头痛、肌痛、关节痛、食欲缺乏、恶心等；少数患者，可能出现白细胞减少、血小板减少等血象异常，停药后可恢复。

4．其他用药注意事项

（1）每支制品用灭菌注射用水 1 ml 溶解，溶解后应一次用完，不得分次使用或给第二人使用。

（2）应于 2 ～ 8℃ 避光保存和运输。

注射用重组人白介素
Recombinant Human Interleukin-2 for Injection

【商品名或别名】

白细胞介素 -2、IL-2。

【临床应用】

用于肾细胞癌、黑色素瘤，用于控制晚期腹水及其他晚期肿瘤；用于先天或后天免疫缺陷症，如艾滋病等；对某些病毒性、细菌性疾病、胞内寄生感染性疾病，如乙型肝炎、麻风病、肺结核、白假丝酵母菌（白念珠菌）感染等，有一定作用。

【用法与用量】

1．皮下注射　20 万 ～ 40 万 IU/m² 加入灭菌注射用水 2 ml，每日 1 次，每周注射 4 天，4 周为 1 疗程。

2．静脉滴注　20 万 ～ 40 万 IU/m²，加入注射用生理盐水 500 ml，每日 1 次，滴注时间不少于 4 小时，每周连用 4 天，4 周为 1 疗程。

慢性乙型肝炎，2.5 万 ～ 5 万 IU 溶解于 100 ～ 250 ml 生理盐水，静脉滴注，每天 1 次，每周 5 天，3 周为 1 疗程。

3．腔内注射　先抽去腔内积液，再将本品 40 万 ～ 50 万 IU/m² 加入注射用生理盐水 20 ml 注入，一周 1 ～ 2 次，3 ～ 4 周为 1 疗程。

4．瘤内或瘤周注射　10 万 ～ 30 万 IU 加入注射用生理盐水 3 ～ 5 ml，根据瘤灶大小决定剂量，分多点注射到瘤内或瘤周，一周 2 次，连用 2 周为 1 疗程。

【剂型与规格】

注射剂（冻干品）：每支（1）50 万 IU；（2）100 万 IU；（3）200 万 IU；（4）1800 万 IU。

【临床用药指导】

1．用药禁忌　禁用于对本品过敏者；高热、严重心脏病、低血压者，严重心肾功能不全者，肺功能异常或进行过器官移植者。

2．不良反应

（1）常见与用药剂量有关的寒战、发热、乏力、厌食、恶心、呕吐、腹泻和皮疹，停药后 3 ～ 4 小时体温多可自行恢复到正常。

（2）皮下注射者局部可出现红肿、硬结、疼痛，所有不良反应停药后均可自行恢复。

（3）使用较大剂量时，本品可能会引起毛细血管渗漏综合征，表现为低血压、末梢水肿、暂时性肾功能不全等。

（4）本品的不良反应与剂量、输注速度和疗程长短有关，减量可减少不良反应。

3．其他用药注意事项

（1）使用本品应严格掌握安全剂量，必须在有经验的专科医生指导下慎重使用。

（2）本品加生理盐水溶解后为透明液体，如遇有浑浊、沉淀等现象，不宜使用。

（3）药瓶开启后，应一次使用完，不得多次使用。

（4）于 2 ～ 8℃ 避光保存和运输。

三、体内诊断试剂

结核菌素纯蛋白衍生物
Purified Protein Derivative of Tuberculin（TB-PPD）

【临床应用】

本品 5 U 用于结核病的临床诊断，卡介苗接种对象的选择及卡介苗接种后机体免疫反应的监测。2 U 制品用于临床诊断及流行病学监测。

【用法与用量】

皮内注射，吸取本品 0.1 ml，皮内注射于前臂掌侧，于注射后 48 ～ 72 小时检查注射部位反应。测量应以硬结的横径及其垂直径的毫米数记录之。5 U 制品反应平均直径应不低于 5 mm 为阳性反应。凡有水泡、坏死、淋巴管炎者均属强阳性反应，应详细注明。

【剂型与规格】

注射剂：每 0.1 ml 含 TB-PPD 5 U 或 2 U，每瓶 1 ml；2 ml。

【临床用药指导】

1．用药禁忌　禁用于患急性传染病（如麻疹、百日咳、流行性感冒、肺炎等），急性结合膜炎、急性中耳炎、广泛性皮肤病者及过敏体质者。

2．不良反应　曾患过重度结核病者或过敏体质者，局部可能出现水泡、浸润或溃疡，有的患者出现不同程度的发热，一般能消退或自愈，偶有严重者，可作局部消炎或退热处理。

3．其他用药注意事项

（1）注射本品的注射针头应当专用，不得作其他注射之用。

（2）安瓿开启后，应在半小时内使用。

（3）于 2 ～ 8℃ 避光保存与运输。

卡介苗纯蛋白衍生物
Purified Protein Deriof BCG（BCG-PPD）

【临床应用】

用于卡介苗接种对象的选择及卡介苗接种后机结核菌素纯蛋白衍生物。机体免疫反应的监测及结核病的临床诊断。

【用法与用量】

吸取本品 0.1 ml（5 IU），皮内注射于前臂掌侧，于注射后 48 ～ 72 小时检查注射部位反应。测量应以硬节的横径及纵径的毫米数做记录。反应平均直径应不低于 5 mm 为阳性反应。凡有水泡、坏死、淋巴管炎者均属强阳性反应，应详细注明。

【剂型与规格】

注射液：每 0.1 ml 含 BGG-PPD 5 IU，每安瓿装量为 1 ml；2 ml。

【临床用药指导】

1．用药禁忌 禁用于患急性传染病（如麻疹、百日咳、流行性感冒、肺炎等）急性眼结合膜炎、急性中耳炎、广泛皮肤病患者及过敏体质者。

2．不良反应 曾经患过结核病者或过敏体质，局部可出现水泡、浸润、溃疡或淋巴管炎，有时出现不同程度的发热，一般能自行消退或自愈。偶有严重者可作局部消炎或退热处理。

3．其他用药注意事项

（1）注射本品之注射针头应当专用，不得作其他注射之用。

（2）安瓿开启后，应在半小时内使用。

（3）于 2 ～ 8℃ 避光保存与运输。

布氏菌纯蛋白衍生物
Purified Protein Derivative of Brucellin（BR-PPD）

【临床应用】

可用于布氏疫苗接种对象的选择及布氏疫苗接种后机体免疫反应的监测和布氏菌的临床诊断与流行病学调查。

【用法与用量】

用药途径：吸取本品 0.1 ml（1 U）皮内注射于前臂掌侧。于注射后 48 ～ 72 小时检查注射部位反应，测

量时应以硬节的横径及其垂直径的毫米数记录之。反应平均直径应不低于 5 mm 为阳性。凡有水泡、坏死、淋巴管炎者，均为强阳性反应，应详细注明。

【剂型与规格】

注射剂：每支（1）1 ml；（2）2 ml。

【临床用药指导】

1．用药禁忌 禁用于患急性传染病（如麻疹、百日咳、流感、肺炎等），急性眼结合膜炎，急性中耳炎，广泛性皮肤病患者及过敏体质者。

2．不良反应 曾患过布病者或过敏体质者，局部可出现水泡、浸润或溃疡，有的会出现不同程度的发热，一般能自行消退或自愈。偶有严重者，可作局部消炎或退热处理，个别人可出现皮肤过敏反应。

3．其他用药注意事项

（1）注射本品之注射针头应当专用，不得作其他注射之用。

（2）安瓿开启后，应在半小时内使用。

（3）于 2 ～ 8℃ 避光保存与运输。

锡克试验毒素
Schick Test Toxin

【临床应用】

用于 7 岁以上儿童注射吸附精制白喉类毒素前的阳性诊断试验。

【用法与用量】

取 0.1 ml 本品皮内注射于前掌侧下 1/3 处，观察注射部位应有小皮丘隆起，注射后 72 小时判定结果。注射部位呈 10 mm×10 mm 或以上的红肿反应者判为阳性，10 mm×10 mm 以下或无反应者判为阴性。

【剂型与规格】

注射液：每瓶 1 ml。

【临床用药指导】

1．用药禁忌 禁用于严重疾病发热或有过敏史者。

2．不良反应 注射本品后局部有红肿、硬结、压痛、发痒，一般较轻微，全身反应如低热、嗜睡、不适、呕吐、头痛、休克等偶有发生。

3．其他用药注意事项

（1）注射本品应备有 1∶1000 肾上腺素，当偶有休克发生时急救用。

（2）于 2 ～ 8℃ 避光保存与运输，不得冻结。

（吕立勋）

第 20 章

解 毒 药

第一节　金属中毒解毒药

二巯丙醇
Dimercaprol

【商品名或别名】

二巯基丙醇、巴尔、双硫代甘油、Dimercapto-propanol、BAL。

【临床应用】

对砷、汞及金的中毒有解救作用，但治疗慢性汞中毒效果差。对锑中毒的作用因锑化合物的不同而异，本品能减轻酒石酸锑钾的毒性，而能增加锑波芬与新斯锑波散等的毒性。能减轻镉对肺的损害，但是由于本品能影响镉在体内的分布及排出，增加了它对肾的损害，故使用时要注意掌握。本品还能减轻发泡性砷化合物战争毒气所引起的损害。

【用法与用量】

肌内注射，2 ~ 3 mg/kg，最初 2 日，每 4 小时注射 1 次。第 3 日，每 6 小时注射 1 次，以后每 12 小时注射 1 次，一个疗程为 10 日。

治疗小儿铅脑病，与依地酸钙钠同用，用量参阅依地酸钙钠项下。

【剂型与规格】

二巯丙醇注射液：(1) 1 ml：0.1 g；(2) 2 ml：0.2 g。

【临床用药指导】

1．用药禁忌

(1) 对花生或花生制品过敏者。

(2) 严重高血压及心、肾衰竭患者。

2．不良反应

(1) 本品有特殊气味。常可有恶心、头昏、头痛、唇和口腔灼热感、咽和胸部紧迫感、流泪、流涕、流涎、多汗、腹痛、肢端麻木和异常感觉、肌肉和关节酸痛。

(2) 本品有收缩小动脉作用，当剂量超过 5 mg/kg 时，可使心动过速、血压上升，抽搐和昏迷，暂时性 ALT、AST 增高。

(3) 持续应用，能损伤毛细血管，引起血浆渗出，导致低蛋白血症、代谢性酸中毒、血浆乳酸增高和肾损害。

(4) 儿童多有发热和暂时性中性粒细胞减少，一般不良反应多在给药后 10 ~ 30 分钟出现，30 ~ 60 分钟后消失。

3．其他用药注意事项

(1) 应用本品前后，应注意监测血压和心率，治疗过程中要检查尿常规及肾功能，大剂量长期应用时要定期检查血浆蛋白。

(2) 本品是与金属结合的络合物，在酸性条件下容易离解，故应碱化尿液，保护肾。

(3) 二次给药间隔时间不得少于 4 小时。

(4) 本品肌内注射局部可引起疼痛，并可引起无菌坏死，注射部位应交替进行，并注意局部清洁消毒。

二巯丁二钠
Sodium Dimercaptosuccinate

【商品名或别名】

二巯琥钠、二巯琥珀酸钠、二巯丁二酸钠、DMS。

【临床应用】

用于治疗锑、铅、求砷钢的中毒（治疗汞中毒的效果不如二筑丙磷钠）及预防镉、钴、镍中毒，对肝豆状核变性病有驱铜及减轻症状的作用。

【用法与用量】

1．急性中毒　首次 20 mg/kg，以后每次 10 mg/kg，每小时 1 次，共 4 ~ 5 次。

2．亚急性中毒　每次 10 mg/kg，每日 2 ~ 3 次，共用 3 ~ 5 日。

3．慢性中毒　每次 10 mg/kg，每日 1 次，一疗程 5 ~ 7 日。

【剂型与规格】

二巯丁二钠注射剂：(1) 0.5 g；(2) 1 g。

【临床用药指导】

1. 用药时间及要求　临用时用 0.9% 氯化钠注射液或 5% 葡萄糖注射液配制成 10% 溶液，即刻静脉注射，因易分解，分解物有毒性，故不可静脉滴注。

2. 用药禁忌　严重肝、肾功能不良者。

3. 不良反应　可有口臭、头痛、恶心、乏力、四肢酸痛、蛋白尿、管型尿等不良反应，注射速度越快反应越重，但可于数小时内自行消失。

4. 特殊剂型要求　粉剂溶解后立即使用，水溶液不稳定，不可久置，也不可加热。正常者为无色或微红色，如呈土黄色或混浊，则出不可用。

5. 其他用药注意事项　有肝病者慎用（在应用本品前及用药过程中，要每 1 ～ 2 周检查肝功能）。

二巯丙磺钠
Sodium 2, 3-Dimercaptopropane Sulfonate

【商品名或别名】

二巯基丙醇磺酸钠、Unithiol。

【临床应用】

1. 治疗砷、汞、锑、铿、等和路易气中毒。

2. 治疗毒蘑菇毒素毒肽、毒伞肽中毒。

3. 治疗沙蚕毒素类农药中毒。

4. 治疗慢性乙醇中毒。

【用法与用量】

1. 急性中毒　小儿 5 mg/kg，肌内注射，第一日 3 ～ 4 次，第二日 2 ～ 3 次，以后一日 1 ～ 2 次，连用 7 日。严重中毒则可酌情增加剂量，并可静脉注射。

2. 慢性中毒　小儿 2.5 ～ 5 mg/kg，肌内注射，一天 1 ～ 2 次，连用 3 日，间隔 4 日为一疗程，一般需 2 ～ 3 个疗程。

3. 毒鼠强中毒　首剂 5 mg/kg 肌内注射，必要时 0.5 ～ 1 小时后，再追加 2.5 ～ 5 mg/kg，直至基本控制抽搐。

【剂型与规格】

二巯丙磺钠注射液：0.25 g。

【临床用药指导】

1. 用药禁忌　对本品过敏者。

2. 不良反应　静注过快可引起恶心、头昏、面色苍白、口唇发麻、心率加快等，可自行消失。个别人有过敏反应，如皮疹、寒战、发热和剥脱性皮炎，甚至过敏性休克，应立即停药。

3. 其他用药注意事项

（1）本品为无色透明液体，若混浊、变色则不能再用。

（2）静脉注射要慢（5 分钟以上），过快可引起反应。一般多采用肌内注射。

依地酸钙钠
Calcium Disodium Edetate

【商品名或别名】

依地钙、乙二胺四乙酸二钠钙、EDTA Ca-Na$_2$。

【临床应用】

适用于多种金属中毒的解救。对无机铅中毒效果较好，对钴、铜、铬、镉、锰及放射性元素均有解毒作用，但对锶无效。

【用法与用量】

以短程间歇疗法为原则，长期连续使用则排毒率低，不良反应大。静脉滴注，15 ～ 25 mg/kg，1 日 2 次，1 疗程 3 ～ 5 日，注射一般可连续 3 ～ 5 个疗程。必要时，可间隔 36 个月再重复。以静脉滴注疗效最高。

【剂型与规格】

依地酸钙钠片：0.5 g。

依地酸钙钠注射液：（1）2 ml：0.2 g；（2）5 ml：1 g。

【临床用药指导】

1. 用药禁忌

（1）对本品过敏者（本品与乙二胺有交叉过敏反应）。

（2）少尿或无尿及肾功能不良者。

2. 药物相互作用　对铅脑病的疗效不高，与二巯丙醇合用可提高疗效和减轻神经症状（具体用法：二巯丙醇 4 mg/kg，每 4 ～ 6 小时一次，同时应用本品 12.5 mg/kg，每日 2 次，疗程 3 ～ 5 天）。治疗铅脑病及脑压增高患者，应避免给予过多水分，可由肌内注射给药，同时给予甘露醇等脱水剂。

3. 不良反应　部分患者可有短暂的头晕、恶心、关节酸痛、腹痛、乏力等。个别患者于注入 4 ～ 8 小时后可出现全身反应，症状为疲软、乏力、头晕、前额痛、过度口渴、突然发热及寒战，继以食欲缺乏等。少数有尿频、尿急、蛋白尿、低血压和心电图 T 波倒置。也有报告出现类组胺反应（流涕、流泪等）和维生素 B$_6$ 缺乏样皮炎者。也有患者用本品后出现高血钙症。

4. 其他用药注意事项

（1）老年人（心、肾功能减退，应减少用量和疗程）及肾病患者慎用。

（2）用药注意

① 大剂量时可有肾小管水肿等损害，用药期间应注意检查尿，若出现管型、蛋白、红细胞、白细胞甚至少尿或肾衰竭等，应立即停药，停药后可逐渐恢复正常。

② 每一疗程治疗前后，应检查尿常规，多疗程治疗过程中应检查尿素氮、肌酐、钙和磷。

③ 本品对正在接触铅的患者，不宜口服，因它反可增加铅在胃肠道的吸收。

④ 本品可络合锌干扰精蛋白锌胰岛素的作用时间。

⑤ 如静脉注射过快、血药浓度超过 0.5% 时，可引起血栓性静脉炎。

青霉胺
Penicillamine

【商品名或别名】

D- 盐酸青霉胺。

【临床应用】

广泛用于肝豆状核变性病（由于铜在各组织中沉积所引起），用药后，可使尿铜排出增加 5 ～ 20 倍，症状也可改善。此外，尚可治疗某些免疫性疾病，如类风湿关节炎、与自体免疫有关的慢性活动性肝炎等。

【用法与用量】

1. 治疗肝豆状核变性病 一日量为 20 ～ 25 mg/kg，分 3 次，长期服用，症状改善后可间歇给药。

2. 铅、汞中毒 用量为每日 20 ～ 30 mg/kg，分 4 次服，5 ～ 7 日为 1 疗程。一般可用 1 ～ 3 个疗程。

【剂型与规格】

青霉胺片：0.1 g。

【临床用药指导】

1. 用药禁忌

(1) 对本品过敏者禁用。用前应做青霉素皮试（过敏者忌用）。

(2) 肾病患者忌用。本品对肾有刺激，用药时可出现蛋白尿及肾病综合征，故用药中应经常检查尿蛋白。

2. 药物相互作用

(1) 本品可加重抗疟药、金制剂、免疫抑制剂、保泰松等对造血系统和肾的不良反应。

(2) 口服铁剂患者，本品应在服铁剂前 2 小时服，以免减弱本品疗效。

3. 不良反应

(1) 常见的有厌食、口腔炎和溃疡。20% 服药者有味觉异常。偶可引起头痛、咽痛、乏力、恶心、腹痛、腹泻等反应。

(2) 过敏反应：皮肤瘙痒、荨麻疹、发热、关节痛和淋巴结肿大。还包括狼疮样红斑和天疱疮样皮损。本品抑制原胶原交叉连接，使皮肤变脆和出血，并影响伤口愈合。

(3) 少数患者还可出现白细胞减少、血小板减少、粒细胞缺乏、再生障碍性贫血、嗜酸性粒细胞增多、溶血性贫血和血小板减少性紫癜。

(4) 6% ～ 20% 服药者出现蛋白尿，有时有血尿和免疫复合物型肾小球肾炎所致的肾病综合征。

(5) 个别出现秃发、胆汁潴留、Goodpasture（古德帕斯丘）综合征、重症肌无力或耳鸣，实验室检查有 IgA 降低。

(6) 药物不良反应大多在停药后自动缓解和消失。过敏反应用皮质激素和抗组胺药治疗有效。味觉异常，除 Wilson 病患者外，可用 4% 硫酸铜溶液 5 ～ 10 滴，加入果汁中口服，每日 2 次，有助于味觉恢复。

4. 其他用药注意事项

(1) 监测：白细胞计数和分类、血红蛋白、血小板和尿常规等检查，应在服药初 6 个月内，每 2 周检查一次，以后每月 1 次。肝功检查应每 6 个月 1 次，以便早期发现中毒性肝病和胆汁潴留。Wilson 病患者，初次应用本品时，应在服药当天，留 24 小时尿测尿铜，以后每 3 个月测尿铜 1 次。

(2) 长期服用，可引起视神经炎（由于抗吡哆醛所致，可用维生素 B_6 治疗）。长期应用本品，应加用维生素 B_6 每日 25 mg，以求补偿。

(3) 本品每日连续服用，即使停药数日，再次服用时，亦可发生过敏反应，因此，又要从小剂量开始。手术患者在伤口未愈合时，每日用量应限制为 250 mg，出现不良反应，要减量或停药。有造血系统和肾功能损害，应视为严重不良反应，必须停药。Wilson 病，服本品 1 ～ 3 个月才能见效。类风湿关节炎，服用 2 ～ 3 个月见效，若治疗 3 ～ 4 个月无效时，则应停服本品，改用其他药物治疗。

（参见第 15 章"免疫系统用药"第二节"免疫抑制药"。）

曲恩汀
Trientine

【商品名或别名】

三乙撑四胺、Cupric、Triene、Syprine。

【临床应用】

用于对青霉胺不能耐受的肝豆状核变性病。

【用法与用量】

口服，本品初始剂量，儿童为一日 500 ～ 700 mg，一日 2 ～ 4 次，空腹服用，至少在餐前 1 小时或餐后 2 小时用水整粒送服。最大剂量，12 岁以下儿童为一日 1500 mg。每别隔 6 ～ 12 个月，应确定最佳的长期维持用量。

【剂型与规格】

曲恩汀胶囊：250 mg。

【临床用药指导】

1. 用药禁忌

(1) 对本品过敏者。

(2) 6 岁以下小儿。

2. 药物相互作用

(1) 服用本品后，至少相隔 1 小时才能服用其他药物、食物或乳制品。

（2）矿物质能阻碍本品吸收，故服药期间，避免补充矿物质。

3．不良反应

（1）治疗肝豆状核变性病时，已报道的不良反应有缺铁、全身性红斑狼疮等。故用药期间，应密切注意缺铁性贫血的发生。

（2）本品能引起接触性皮炎，因而误接触本药后（如胶囊弄破、伤及皮肤时）应立即用水冲洗。

（3）服药第 1 个月，患者应每晚测体温，注意有否药物热症状出现，同时注意是否有皮疹。

4．其他用药注意事项　应通过测定游离血清铜浓度作为本品调整用量的依据。

喷替酸钙钠
Calcium Tri-Sodium Pentetate

【商品名或别名】

促排灵、DTPA-CaNa₃、二乙撑三胺五醋酸、乙撑三胺戊醋酸钠钙、五醋三胺钠钙。

【临床应用】

除可用于铅、铁、锌、钴、铬等金属中毒外。治疗钍、钚、铀、锶、钇等放射性元素对机体的损伤也特别有效。

【用法与用量】

静脉滴注：一日 25 ～ 50 mg/kg，溶于生理盐水或葡萄糖液 100 ml 中，由小剂量开始连用 3 日，休息 4 日，一疗程为 7 日。

【剂型与规格】

喷替酸钙钠注射液：（1）4 ml：0.25 g；（2）4 ml：0.5 g；（3）4 ml：1.0 g。

【临床用药指导】

1．用药禁忌　无尿、少尿及肝、肾功能不良患者。

2．不良反应

（1）常见皮炎、皮肤瘙痒、血疹，皮肤反应严重者应停药，多数患者 1 周后可痊愈。

（2）可引起乏力、头晕、恶心、食欲缺乏、腹胀。

（3）大剂量可引起腹泻及肾中毒。

3．其他用药注意事项　参见依地酸钙钠。

喷替酸锌三钠
Pentetate Zinctrisodium

【商品名或别名】

二亚乙基三胺五乙酸锌三钠、Trisodium Zincdiethyl-enetriamine pentaacetate、Zn-DTPA。

【临床应用】

本品可用于已知或怀疑钚、镅或锔等放射元素中毒的治疗，加快体内放射性污染物的排出。

【用法与用量】

1．用法　静脉给药，Zn-DTPA 注射液（1.0 g/5 ml）缓慢静脉推注 3 ～ 4 分钟，或将其溶于 100 ～ 200 ml 5% 葡萄糖注射液、复方氯化钠注射液（林格液）或 0.9% 氯化钠注射液中静脉滴注 30 分钟以上。对仅有吸入放射性元素者，雾化吸入给药将 Zn-DTPA 与蒸馏水或生理盐水按 1：1 比例稀释后雾化吸入。儿童静脉给药，可依据体重计算用量。

2．用量　初始剂量，在放射性元素中毒的最初 24 小时内应首选 Zn-DTPA，剂量 10 g；青少年：Zn-DTPA 静脉给药，每次 1.0 g；12 岁以下儿童：Zn-DTPA 静脉给药，每次 14 mg/kg，最大剂量不得超过 1.0 g；肾功能不全患者：不需要调整剂量。严重放射元素中毒并伴有肾功能不全者，建议使用高效率高流量的透析器透析，以加快放射性螯合物的排出。

3．维持剂量　青少年：Zn-DTPA 静脉给药，推荐剂量，每次 1.0 g，每日 1 次；12 岁以下儿童：Zn-DTPA 静脉给药，推荐剂量，每次 14 mg/kg，最大日剂量不得超过 1.0 g；肾功能不全患者：不需要调整剂量。

根据体内放射性元素中毒的程度和患者治疗的反应来决定螯合治疗的时间。

【剂型与规格】

喷替酸锌三钠注射液：5 ml：1.0 g。

【临床用药指导】

1．不良反应　常见的有：体内必需的微量元素镁和锰减少；偶见头痛、头晕、眼花和骨盆疼痛等反应；雾化吸入可能会伴有哮喘加重。

2．其他用药注意事项

（1）在放射元素中毒的最初 24 小时内，螯合治疗最有效，因此用药要及时。只要放射性污染物仍在体内循环系统或组织液中，Zn-DTPA 的螯合治疗仍然有效，随着体内中毒时间的延长，放射性污染物会进入肝或骨骼，螯合作用的效果会减低。给药后患者应多喝水，以促进尿中放射性螯合物的稀释和排出，减少其对膀胱的直接辐射。如果是未知的放射性元素造成的体内中毒，应给予亚甲蓝和碘化钾辅助治疗。

（2）由于放射性元素自尿和粪便中排泄，有钚、镅等放射元素中毒的患者，Zn-DTPA 治疗会增加尿和粪便排泄物的放射性，应采取适当的安全预防措施，以减少放射性排泄物对环境的污染。

（3）患者在治疗前后，应采取血样和尿样，进行全血细胞计数（CBC）、血尿素氮（BUN）、血清化学、血清电解质及尿常规分析和血尿放射性分析，监测体内放射性污染物的排泄情况，同时监测血清镁和锰，减少时，应适当给予补充。记录与所用治疗药物有关的任何不良事件。

去铁胺
Deferoxamine

【商品名或别名】

去铁敏、DFM、Desferal Mesylate。

【临床应用】

本品主要用于急性铁中毒和海洋性贫血、铁粒幼细胞贫血、溶血性贫血、再生障碍性贫血或其他慢性贫血，因反复输血引起的继发性含铁血黄素沉着症；亦用于特发性血色病有放血禁忌证者。对慢性肾衰竭伴有铁负荷过量引起的脑病、骨病和贫血，在进行透析过程中亦可应用。本品还可用作铁负荷试验。

【用法与用量】

1. 小儿

(1) 急性铁中毒：一次 20 mg/kg，静脉滴注，隔 6 小时 1 次，滴注速度，按体重不超过 15 mg/kg。

(2) 慢性铁负荷过量：一日 10 mg/kg，腹壁皮下注射，8 ～ 12 小时或 24 小时，用微量泵作动力。

(3) 慢性肾衰竭伴铁负荷过量：20 mg/kg，一周 1 ～ 2 次，在透析初 2 小时通过动脉导管滴注，一周总量一般不超过 6 g。

2. 铁负荷实验　成人肌内注射本品 0.5 g。注射前，排空膀胱内剩余尿，注射后留 6 小时尿。尿铁超过 1 mg，提示有过量铁负荷；超过 1.5 mg，对机体可引起病理性损害。

【剂型与规格】

去铁胺注射剂：0.5 g。

【临床用药指导】

1. 用药禁忌

(1) 对本品过敏者。

(2) 严重肾功能不良者。

(3) 3 岁以下小儿（易引起眼和耳的损害）。

(4) 肾盂肾炎患者慎用。

2. 不良反应

(1) 肌内注射局部有疼痛。皮肤潮红、心动过速、低血压甚至休克，可发生在过敏和静滴速度过快者。应及时用抗组胺药或抗休克药，可使反应缓解。

(2) 长期用药可发生视力减退、视野缩小、辨色和夜视困难、视网膜色素异常，个别发生白内障。耳鸣和听力减退，可在视力受影响时同时出现，亦可急性起病。眼和耳的损害，可在停药后，获得部分和完全恢复。

(3) 少数患者有眩晕、惊厥、腿部肌肉痉挛、腹痛、腹泻、心动过速、心律失常、血小板减少、排尿困难和发热。

(4) 本品可激发和加重隐匿性肾盂肾炎，还可增加小肠结肠炎，耶尔森菌所引起的肠道感染。发生肠炎时应停药，并用抗菌药治疗。

3. 其他用药注意事项

(1) 注射本品时，应注意过敏反应和静滴速度。长期用药过程中，要随访血浆铁蛋白和肝、肾功能，每 3 个月检查视力和听力。

(2) 临用前加注射用水 2 ml 使其溶解，供肌内注射。静脉注射，应将已溶解的本品，再用 250 ～ 500 ml 生理盐水、5% 葡萄糖液或林格液稀释，静脉滴注速度每小时不得超过 15 mg/kg。

(3) 治疗急性铁中毒的给药途径为肌内注射；休克时可用静滴，一旦休克被控制，应改为肌内注射，以避免药物不良反应。给药前、给药后 2 ～ 6 小时及以后，均应测定血清铁、总铁结合力、铁蛋白和尿铁胺（呈橘红色）。若给药后 2 小时尿无变色，且患者无症状，提体内铁负荷不过量，不必继续给药。但要警惕有些严重急性患者的尿，在用药后不一定变色。急性铁中毒患者，即使无症状，至少也要观察 24 ～ 48 小时。

(4) 慢性铁负荷过量的给药途径，以肌内注射或皮下注射为宜。皮下给药的效果与静脉注射相似，要比肌内注射效果大 2 ～ 3 倍。皮下注射部位在腹壁，需用微型泵作动力。

第二节　有机磷中毒解毒药

碘解磷定
Pyraloxime Iodide

【商品名或别名】

PAM-I。

【临床应用】

用于解救多种有机磷杀虫剂中毒。但对马拉硫磷、敌百虫、敌敌畏、乐果、甲氟磷、丙胺氟磷和八甲磷的中毒效果较差。

【用法与用量】

1. 治疗轻度中毒　小儿 1 次 15 mg/kg，以葡萄糖液或生理盐水 10 ～ 20 ml 稀释后静脉滴注或缓慢静脉注射，必要时 2 ～ 4 小时重复一次。

2. 治疗中度中毒　小儿 1 次 20 ～ 30 mg/kg，缓慢静脉注射，肌颤缓解和血液胆碱酯酶活性恢复至正常的 60% 以上后逐情减量或停药。

3. 治疗重度中毒　小儿 1 次 30 mg/kg，缓慢静脉注射，肌颤缓解和血液胆碱酯酶活性恢复至正常的 60%

以上后逐情减量或停药。

【剂型与规格】

碘解磷定注射液：10 ml：0.4 g。

【临床用药指导】

1．用药禁忌　对碘过敏者（可改用氯解磷定）。

2．药物相互作用　本品与阿托品有明显的协同作用，二者联合应用时，要适当减少阿托品的用量。

3．不良反应

（1）有时可引起咽痛及腮腺肿大等碘反应。

（2）注射过快可引起心率增快、心电图出现暂时性 ST 段下降和 QT 间期延长、眩晕、视物模糊、恶心、呕吐，严重者可发生乏力、头痛、动作不协调、阵挛性抽搐，甚至抑制呼吸中枢，引起呼吸衰竭。

（3）局部刺激性较强，注射时若漏出至皮下，可致剧痛及周围皮肤发麻。

（4）剂量过大可抑制胆碱酯酶和引起癫痫样发作。

4．其他用药注意事项

（1）要根据病情掌握剂量及给药时间，用药过程中要密切观察病情变化及测定血液胆碱酯酶活性，以作为用药指标。有机磷农药口服中毒时，由于有机磷在下消化道排泄较慢，因此口服中毒患者应用本品，至少要维持 48 ～ 72 小时。停药指征以烟碱症状（肌颤、肌无力等）消失为主，血液胆碱酯酶活性应维持在 50% ～ 60% 以上。

（2）粉针可用生理盐水或 5%、10% 葡萄糖溶液溶解，不易溶解时，可振摇或加温至 40 ～ 50℃。在碱性溶液中易水解，故忌与碱性药物配伍。

（3）在体内迅速被分解而维持时间短（仅 1.52 小时），故根据病情必须反复静脉给药，不宜静脉滴注（尤其是首次给药）。

（参见第 8 章"作用于自主神经系统的药物"第一节"拟胆碱药"。）

氯解磷定

Pyraloximi Methylchloridum

【商品名或别名】

氯磷定、PAM-Cl。

【临床应用】

用于解救多种有机磷杀虫剂中毒。但对马拉硫磷、敌百虫、敌敌畏、乐果、甲氟磷、丙胺氟磷和八甲磷的中毒效果较差。

【用法与用量】

1．轻度中毒　15 ～ 20 mg/kg，肌内注射，必要时1 小时后重复一次。

2．中度中毒　首次 20 ～ 30 mg/kg，肌内注射或稀释后缓慢静脉注射，以后每小时重复 10 ～ 15 mg/kg，肌颤消失或胆碱酯酶活性恢复至正常的 60% 以上后，

逐渐减量或停药。

3．重度中毒　首次 30 mg/kg，分两处肌内注射或稀释后缓慢静脉注射，以后每 0.5 ～ 1 小时重复，肌颤消失或血液胆碱酯酶活性恢复至正常的 60% 以上后，酌情减量或停药。

【剂型与规格】

氯解磷定注射液：2 ml：0.5 g。

【临床用药指导】

1．用药禁忌　对本品过敏者禁用。

2．药物相互作用

（1）在碱性溶液中易水解，故忌与碱性药物配伍。

（2）与阿托品联合应用临床效果显著，本品有增强阿托品的生物效应，故二药同用时应减少阿托品剂量。

3．不良反应

（1）健康人肌内注射后会自觉面部发热、咽部发凉与面肌无力。

（2）静脉注射后的反应与碘解磷定相同，注射速度过快，可引起恶心、呕吐、心率增快，心电图出现暂时性 ST 段下降和 QT 间期延长。严重时有头晕、头痛、复视、视物模糊、动作不协调，但比碘解磷定的反应小。

（3）剂量过大可抑制胆碱酯酶、抑制呼吸和引起癫痫样发作。

4．其他用药注意事项

（1）根据病情掌握剂量及间隔时间，用药过程中应密切掌握病情变化及测定胆碱酯酶活性，以作为用药指标。有机磷农药口服中毒时，由于有机磷可在下消化道吸收及排泄较慢，因此口服患者应用本品，至少要维持 48 ～ 72 小时。停药指征以烟碱症状（肌颤、肌无力等）消失为主，血液胆碱酯酶活性应维持在 50% ～ 60% 以上。

（2）因生物半衰期短，故给药途径以稀释后静脉注射为好，不宜静脉注（尤其是首次给药）。肌内注射可引起局部疼痛。

双复磷

Obidoxime Chloride

【商品名或别名】

Toxogoninum、DMO$_4$。

【临床应用】

作用同碘解磷定，用于有机磷中毒。其特点为能通过血脑屏障，对中枢神经系统症状消除的作用较强。但本品对慢性有机磷中毒效果不佳，对乐果、敌敌畏中毒无效。

【用法与用量】

1．轻度中毒　肌内注射 0.25 g。

2．中度中毒　肌内注射或静脉注射 0.5 g，2 ～ 3小时后再注 0.25 g，必要时可重复 2 ～ 3 次。

3．重度中毒　静脉注射 0.5 ～ 0.75 g，2 小时后再注射 0.5 g，小儿减量酌情使用。

【剂型与规格】

双复磷注射液：2 ml：0.25 g。

【临床用药指导】

1．药物相互作用　中度和重度中毒时须合用阿托品。

2．不良反应　可见恶心、呕吐、阵发性抽搐、血压波动、心律失常、心动过速、阿斯综合征，并可引起肝损害。偶可引起中毒性黄疸。

3．其他用药注意事项　注射过快可出现全身发热、口干、颜面潮红，少数患者有头胀、心律失常、口舌及全身发麻、癫痫发作等。

阿托品
Atropine

【商品名或别名】

A03BAO1、S01FAO1。

【临床应用】

作解毒药使用时：

（1）治疗有机磷类（包括有机磷农药及军用神经性毒剂）与氨基甲酸酯类农药中毒。应与胆碱酯酶复活剂合用，单独使用效果差（除西维因中毒外）。

（2）治疗胃肠型毒蕈（如捕蝇蕈）中毒。

（3）治疗中药乌头中毒。

（4）治疗锑剂中毒引起的心律失常与钙通道阻滞剂引起的心动过缓。

【用法与用量】

1．解救有机磷农药中毒　与碘解磷定合用，对中度中毒，皮下注射每次 0.03 ～ 0.05 mg/kg，隔 30 ～ 50 分钟 1 次；对严重中毒，每次静脉注射 0.1 mg/kg，隔 15 ～ 30 分钟 1 次，至病情稳定后逐渐减量，并改用皮下注射和延长间隔时间。

2．抢救感染性休克　小儿每次 0.03 ～ 0.05 mg/kg，静脉注射，每 15 ～ 30 分钟 1 次，2 ～ 7 次后情况无好转可逐渐加大用量，至情况好转后减量或停药。

3．解除平滑肌痉挛，治疗内脏绞痛　口服每次 0.01 ～ 0.03 mg/kg，1 日 3 次；重者皮下或肌内注射，每次 0.01 mg/kg。

4．抗心律失常　每次 0.02 ～ 0.03 mg/kg。

【剂型与规格】

阿托品片：0.3 mg。

阿托品注射液：（1）1 ml：0.5 mg；（2）2 ml：1 mg；（3）1 ml：5 mg。

【临床用药指导】

1．用药禁忌　青光眼患者禁用。

2．药物相互作用　治疗有机磷农药中毒时，阿托品能拮抗人体积聚的乙酰胆碱对 M 受体的作用；胆碱酯酶复活剂可恢复磷酰化酶水解乙酰胆碱的能力，直接减少乙酰胆碱的积聚且对 N2 受体（骨骼肌神经肌肉接头）有拮抗作用，可治疗肌颤、肌无力等。故二者联合应用有协同作用，联合应用时，要适当减少阿托品的用量。其他内容可参见"第 10 章消化系统用药中第二节胃肠解痉药"阿托品项下。

3．不良反应

（1）治疗有机磷农药中毒及氨基甲酸酯类农药中毒（特别是经口服后的严重中毒）时，要求达到阿托品化，即出现口干、皮肤干燥、颜面潮红、瞳孔散大，心率增快至 100 次 / 分左右，体温 37.3 ～ 37.5℃，或小有躁动，此为治疗的正常反应，不属于药物不良反应范畴。但治疗锑剂中毒阿斯综合征、乌头中毒及钙拮抗剂过量中毒时，出现上述症状时，则为不良反应。

（2）严重的阿托品过量或中毒，可出现眩晕、谵妄、狂躁、两手抓空、胡言乱语、幻视、幻听、定向力丧失、昏迷。心率增快至每分钟 120 次以上，体温高达 38 ～ 40℃，甚至可发生肺水肿及脑水肿而危及生命。

4．其他用药注意事项

（1）治疗有机磷农药中毒时，为获得最好的疗效，阿托品必须与胆碱酯酶复活剂伍用。复活剂不仅能恢复胆碱酯酶的活性起治本作用，且对有机磷中毒所引起的外周 N 样症状（肌颤、肌无力、肌麻痹等）有直接对抗作用，弥补了阿托品作用之不足。

（2）治疗有机磷农药中毒所需阿托品化量、维持量及总量，与毒物种类、中毒程度、染毒途径、急救时机、伍用复活剂情况、并发症、年龄及个体差异有关，使用阿托品期间，必须密切观察病情变化，即时调整剂量，既要防止过量中毒又要避免用量不足。

第三节　氰化物中毒解毒药

亚甲蓝
Methylthioninium Chloride

【商品名或别名】

次甲蓝、美蓝、Methylene Blue、Swiss Blue。

【临床应用】

适用于治疗亚硝酸盐（包括不新鲜的青菜、腌渍不好的蔬菜）、氯酸盐、醌类、醌亚胺类、苯胺及硝基苯、氰化物（包括苦杏仁）及一氧化碳中毒。

还可用于膀胱炎、尿道炎及其他尿路感染、烧伤、脓皮病、毛囊炎的治疗。

【用法与用量】

1. 亚硝酸盐、氯酸盐、醌类、醌亚胺类、苯胺及硝基苯及一氧化碳中毒　1% 亚甲蓝，每次 0.1 ~ 0.2 ml（即 1 ~ 2 mg/kg），静脉缓慢注射（5 ~ 10 分钟以上注完），避免渗出血管外，引起组织坏死。注射后青紫应立即好转，若青紫未全消或再次出现时，隔 1 ~ 2 小时可重复注射 1 次。轻症患者，可以每次口服亚甲蓝 35 mg/kg，每日 3 次。并用维生素 C 1 ~ 2 g 加入 5% 葡萄糖注射液内静脉注射或滴入；同时要注意吸氧和对症处理。

2. 氰化物中毒　1% 亚甲蓝，每次 1 ml（10 mg），溶于 5% 葡萄糖注射液 20 ~ 40 ml 内静脉缓慢注射，注射时观察口周、皮肤颜色，至口周发绀消失即可停止注射；然后注射硫代硫酸钠（与亚硝酸钠项下剂量相同）。注意对症处理和吸氧。

3. 神经性皮炎　用本品复方溶液（由本品 0.2 g、盐酸普鲁卡因 3 g，加水至 100 ml 而成），局部多次点状注射，用药总量 3 ~ 15 ml。注射后多有疼痛，经 4 小时左右疼痛逐渐转变为麻木，约 30 天后，新的髓质生长，感觉可恢复正常。少数病例可能复发，但皮损程度较前大为减轻。

4. 膀胱炎、尿道炎等　用 0.02% 水溶液灌注冲洗。

5. 烧伤、脓皮病、毛囊炎等　外用 1% ~ 3% 醇溶流。

【剂型与规格】

亚甲蓝注射液：2 ml：20 mg。

【临床用药指导】

1. 用药禁忌　肾功能不全者慎用。

2. 药物相互作用

（1）与碱性药、重铬酸盐、碘化物、升汞、还原剂等起化学变化，故不宜与之配伍。

（2）治疗高铁血红蛋白血症时，大量维生素 C 和葡萄糖对高铁血红蛋白有还原作用，可联合应用。

3. 不良反应

静脉注射剂量较大时，可引起恶心、腹痛、心前区痛、眩晕、头痛、出汗和神志不清等，尿呈蓝色，有时可产生尿道灼痛；同时全身可发蓝。大剂量注射时红细胞脆性增加，心肌损害，心电图出现 T 波平坦、倒置等。

4. 其他用药注意事项

（1）不可作皮下、肌内或鞘内注射，以免造成局部坏死和中枢器质性损害。

（2）治疗高铁血红蛋白症，1 日用量约 120 mg 即可，重者可用 2 ~ 3 日，不需大量反复应用。因本品排泄需要 3 ~ 5 日，大量反复应用，可导致体内蓄积而产生不良反应。

（3）对先天性还原型辅酶Ⅱ（NADPH）及高铁血红蛋白还原酶缺乏所引起的高铁血红蛋白症，效果差

（可每日口服本品 300 mg 和给予大剂量维生素 C），对异常血红蛋白 M 伴有的高铁血红蛋白症无效。

（4）葡萄糖 -6 磷酸脱氢酶缺乏患者和小儿，若应用剂量过大，可引起溶血。

硫代硫酸钠
Sodium Thiosulfate

【商品名或别名】

次亚硫酸钠、大苏打、海波、Hypo。

【临床应用】

（1）抢救氰化物中毒。

（2）抗过敏。

（3）治疗降压药硝普钠过量中毒。

（4）治疗可溶性钡盐（如硝酸钡）中毒。

（5）治疗砷、汞、铋、铅等金属中毒。

【用法与用量】

1. 果仁或木薯（含氰化物）中毒　若患儿一般情况尚好，应立即催吐；然后用 5% 硫代硫酸钠溶液（或 1 ∶ 200 高锰酸钾溶液、1% 过氧化氢溶液、0.02% 氯化钴溶液）洗胃，也可口服硫代硫酸钠 5 ~ 10 g，2.5% 硫酸亚铁溶液或 0.25% 氯化钴溶液 10 ~ 20 ml。若患儿出现口腔烧灼感、呼吸有杏仁味、流涎、恶心（无吐）、兴奋、精神错乱、头痛、眩晕、心率快、心律失常、呼吸深而慢；重则昏迷、惊厥、麻痹、瞳孔散大、体温低、血压下降、呼吸麻痹等症状时，应立即吸入亚硝酸异戊酯，每分钟间断吸 15 ~ 30 秒；同时尽快准备静脉注射 3% 亚硝酸钠溶液或将 1% 亚甲蓝 1 ml/kg，溶于 5% 葡萄糖注射液 20 ~ 40 ml 内缓慢静脉注射；然后缓慢静脉注射 25% 硫代硫酸钠注射液，在 10 ~ 20 分钟内注完。用药剂量可参考亚硝酸钠项下用药剂量表。根据病情，可按上法重复注射半量药物，病儿需观察 24 ~ 48 小时。在治疗中注意对症治疗，如输液、吸氧、镇静、保温、抗休克等。

2. 汗斑及皮肤瘙痒症等　20% ~ 30% 硫代硫酸钠水溶液局部涂擦，每日数次（用本品前，先以适量浓度的药用稀盐酸溶液局部涂擦，再擦以本溶液效果更佳）。

3. 抗过敏　每次静脉或肌内注射 5% 硫代硫酸钠 2 ~ 10 ml，每日 1 ~ 2 次，10 ~ 14 日为 1 疗程。

【剂型与规格】

注射用硫代硫酸钠：有无水物 0.32 g（相当于含结晶水者 0.5 g），无水物 0.64 g（相当于含结晶水者 1.0 g）。

【临床用药指导】

1. 药物相互作用

（1）治疗氰化物中毒时，本品与亚甲蓝交替使用疗效增强。

（2）与亚硝酸钠不能同时应用，否则可加重血压

降低；用于氰化物中毒时采用亚硝酸钠 - 硫代硫酸钠疗法，即先用亚硝酸钠，再接着用硫代硫酸钠，但二者不能混合使用。

（3）禁与硝酸盐、氯酸盐、高锰酸钾和重金属合用。

2．不良反应　偶见头晕、乏力、恶心、呕吐等；静脉注射过快，可引起血压下降；口服剂量过大，可引起腹泻。

3．其他用药注意事项

（1）一般用 0.9% 氯化钠注射液溶解成 5% ～ 10% 溶液应用。

（2）用于氰化物中毒时，可用本品 25% ～ 50% 溶液于 10 分钟内静脉注入。

（3）静脉注射量大时，应注意不良反应，注射速度不宜过快，以免引起血压下降。

（4）不能与亚硝酸钠混合后同时静脉注射，以免引起血压下降。在亚硝酸钠静脉注射后，不需拔出针头，立即由原注射针头注射本品。

（5）不能与其他药物混合注射，否则会发生沉淀或降低疗效。

亚硝酸钠
Sodium Nitrite

【临床应用】

治疗氰化物中毒及硫化氢中毒。

【用法与用量】

3% 溶液，0.15 ～ 0.3 mg/kg。按血红蛋白的含量来调节亚硝酸钠的用量，见表 20-1。本品为 3% 溶液，仅供静脉注射用，每次 10 ～ 20 ml，每分钟注射 2 ～ 3 ml；需要时在 1 小时后重复半量或全量。

【剂型与规格】

亚硝酸钠注射液：10 ml：0.3 g。

表20-1　按照血红蛋白的含量调节亚硝酸钠的用量

血红蛋白（g/L）	3%亚硝酸钠用量（ml/kg）
70	0.19
80	0.22
90	0.25
100	0.27
110	0.30
120	0.33
130	0.36
140	0.39

【临床用药指导】

1．用药禁忌　休克患者。

2．不良反应

（1）本品有扩张血管作用，注射速度过快时可致血压下降、心动过速、头痛、出冷汗，甚至晕厥、休克、抽搐。

（2）用量过大时，形成过多的高铁血红蛋白而形成发绀、呼吸困难等症状。对儿童要特别注意本品的使用量，国外报道曾有儿童氰化物中毒不严重，却因本品用量过大形成过多的高铁血红蛋白而致死者。必要时，应同时用抗休克治疗。

3．其他用药注意事项

（1）注射中，如出现不良反应，应立即停药。

（2）氰化物中毒时，单用本品，仅可暂时延缓其毒性。因此要在应用本品后，立即通过原静脉注射针头注射硫代硫酸钠使其与 CN 结合，变成毒性较小的硫氰酸盐，由尿排出。本品与硫代硫酸钠均可引起血压下降，故应密切观察血压变化。

（3）如用量过大，会导致过多的高铁血红蛋白形成，可静脉注射 1% 亚甲蓝 5 ～ 10 ml（0.1 ～ 0.2 ml/kg），以促进高铁血红蛋还原为血红蛋白。

第四节　有机氟中毒解毒药

乙酰胺
Acetamide

【商品名或别名】

解氟灵。

【临床应用】

有机氟化合物中毒。

【用法与用量】

小儿肌内注射：一天总量 0.1 ～ 0.3 g/kg，分 2 ～ 4 次，

连用 5 ～ 7 天。

【剂型与规格】

乙酰胺注射液：5 ml：2.5 g。

【临床用药指导】

1．不良反应　本品毒性较低，使用安全，但注射局部有疼痛，剂量过大或长期用药，均可引起血尿。

2．其他用药注意事项

（1）所有氟乙酰胺中毒患者，包括可疑中毒者，不管发病与否，都应及时给予本品，尤其在早期，应给

予足量，至关重要。危重病例一次可给予 5.0～10 g。早期给药可挽救生命。晚期给药，可减少后遗症。有报道，迟至中毒后 5～7 天给药，仍有一定作用。

（2）本品 pH 低，刺激性较大，注射可引起局部疼痛，故本品一次量（2.5～5 g）需加普鲁卡因液 1～2 ml（含 20～40 mg）或 4% 利多卡因液 12 ml 混合注射，以减轻疼痛，还可防治有机氟引起的心律失常。

（3）本品与半胱氨酸（解痉药）合用，疗效较好。

第五节 苯二氮䓬类中毒解毒药

氟马西尼
Flumazenil

【商品名或别名】

安易醒、Anexate。

【临床应用】

苯二氮䓬类药物之中毒解救，也可用于酒精（乙醇）中毒之解救。

【用法与用量】

小儿常用量：0.01 mg/kg，静脉注射。最大剂量 1 mg。

1. 麻醉后 因苯二氮䓬（BZD）类常用于术前的麻醉诱导和术中的麻醉维持。本药则于术后使用，以终止苯二氮䓬类的镇静作用。开始用量为 15 秒内缓慢静脉注射 0.2 mg，如 30 秒内尚未清醒，可再注射 0.1～0.3 mg，必要时，60 秒重复一次，直至总量达 3 mg 为止。通常使用 0.3～0.6 mg 即可。

2. 急救原因不明的神志丧失患者 可用本品来鉴别是否为苯二氮䓬类所致，如反复给药也不能使意识或呼吸功能改善，则可判定为非苯二氮䓬类所致。开始用量为 0.2 mg，以 0.9% 氯化钠注射液或 5% 葡萄糖注射液稀释后静脉注射；重复给药每次增加 0.1 mg，或每小时 0.1～0.4 mg 静脉滴注，至患者清醒为止。一般最大剂量为 0.5 mg。大剂量苯二氮䓬类中毒，可用至 1～2 mg 以上。如清醒后又困睡，则可静脉滴注 0.1～0.4 mg/h，滴速个体化，直至清醒为止。

【剂型与规格】

氟马西尼注射液：(1) 5 ml：0.5 mg；(2) 10 ml：1 mg。

【临床用药指导】

1. 用药禁忌

（1）对本品过敏者。

（2）麻醉后肌松剂作用尚未消失的患者。

2. 不良反应 麻醉后使用，偶有潮红、恶心、呕吐等。快速注射后可见焦虑、心悸、恐惧等反应。

3. 其他用药注意事项

（1）混合性药物中毒者慎用。

（2）使用本品前，曾经长期使用苯二氮䓬类的患者，如快速注射本品，会出现戒断症状，如焦虑、心悸、恐惧等，故应缓慢注射。戒断症状较重者，可缓慢静脉注射地西泮 5 mg 或咪达唑仑 5 mg。

第六节 吗啡类中毒解毒药

纳洛酮
Naloxone

【商品名或别名】

盐酸纳洛酮。

【临床应用】

1. 用于阿片类药物复合麻醉药术后，促使患者苏醒。

2. 治疗阿片类药物及其他麻醉性镇痛药（如哌替啶、阿法罗定、美沙酮、芬太尼、二氢埃托啡、依托尼秦等）过量或中毒。

3. 治疗镇静催眠药与急性酒精中毒。

4. 婴儿窒息综合征。

【用法与用量】

1. 用于麻醉镇痛药和非麻醉药过量的治疗 纳洛酮对天然或合成的麻醉镇痛药海洛因、吗啡、可待因、哌替啶等引起的镇痛或呼吸抑制具有特异性拮抗作用。对使用海洛因静脉注射后出现的欣快感、不自主点头和瞳孔缩小，给纳洛酮（成人 0.7～2.0 mg，不足 12 岁的儿童 0.2 mg）静脉注射 2 分钟，症状可全部消失。对以吗啡类药物为主的静脉复合麻醉呼吸抑制，成人使用纳洛酮 0.4～0.8 mg 可使呼吸频率和通气量增加，并有催醒作用。急性酒精中毒昏迷患者，呼吸浅慢、发绀，测定血内乙醇浓度为 2000～3500 µg/ml，给予静脉注射纳洛酮 0.2～0.4 mg，几分钟患者就可以清醒，血内乙醇含量也明显下降。对地西泮过量引起昏迷的儿童，可用 0.1 mg 纳洛酮静脉注射抢救。

2．治疗休克　临床上对顽固性败血症休克患者及其他休克用传统疗法无效时，及时使用纳洛酮可取得显著疗效。如对儿童脑膜炎球菌感染的败血症引起的不可逆转休克，可静脉注射纳洛酮 0.1 mg/kg，可立即使血压上升，心率减慢，精神状态好转，但有时可出现血压再次下降，可再次立即皮下注射纳洛酮 2 mg，血压恢复上升，心率、意识均可恢复。

3．治疗婴儿窒息综合征　纳洛酮曾用来治疗因分娩使用麻醉止痛药所产生的中枢神经系统抑制和呼吸功能低下的初生儿，它能缩短初生儿原发性窒息和婴儿窒息综合征的窒息时间，其使用指征为：

（1）出生后无自主呼吸；

（2）有明显呼吸抑制；

（3）有极大可能由麻醉剂引起者。可静脉持续滴注纳洛酮每小时 10 μg/kg，患儿呼吸可明显好转。

4．其他　纳洛酮可适用于精神分裂症，对急性呼吸衰竭、慢性阻塞性肺疾病、各种原因引起的脑水肿和昏迷等均有一定的治疗作用。

【剂型与规格】

纳洛酮注射液：1 ml：0.4 mg。

【临床用药指导】

1．用药禁忌

（1）对本品过敏者禁用。

（2）高血压和心功能不全者慎用。

2．药物相互作用　本品不能与含有硫酸氢钠、亚硫酸氢钠、长链高分子阴离子、碱性制剂混合。

3．不良反应

（1）个别患者出现短暂的恶心、呕吐、出汗、心悸癫痫发作，多发生在用药后 5 分钟，系一过性。

（2）偶见低血压、高血压及呼吸困难。

（3）也有用纳洛酮后出现室性心动过速、心室颤动和肺水肿及心脏停搏，甚至导致死亡的报道。

4．其他用药注意事项

（1）应根据患者具体情况和病情，选用适当的剂量和给药速度。

（2）密切观察患者的体征变化，如呼吸、血压、心率，并及时采取相应措施。

（3）阿片类及其他麻醉性镇痛药成瘾者，注射本品时，会立即出现戒断症状，故要注意掌握剂量。

（4）密闭，在凉暗处（不超过 20℃）保存。

第七节　对乙酰氨基酚中毒解毒药及其他解毒药

乙酰半胱氨酸

Acetylcysteine

【商品名或别名】

痰易净、易咳净、NAC。

【临床应用】

对乙酰氨基酚中毒。

【用法与用量】

5% 乙酰半胱氨酸（痰易净）水溶液加果汁内服，如服后 1 小时呕吐，可再补服 1 次，如连续呕吐可下胃管将药液直接导入十二指肠内。

用量：140 mg/kg 为起始量，70 mg/kg 为后续量，每 4 小时一次，17 次可达解救的负荷量。

【剂型与规格】

乙酰半胱氨酸颗粒剂：100 mg。

乙酰半胱氨酸泡腾片：600 mg。

【临床用药指导】

1．用药禁忌　严重支气管哮喘及糖尿病患者慎用。

（参见第 9 章"呼吸系统用药"第二节"祛痰药"。）

2．药物相互作用

（1）本品禁与青霉素、头孢菌素类混合使用。

（2）药用炭易吸附本品，故口服本品时，不得再给药用炭。

3．不良反应　口服后，偶见恶心、呕吐，罕见支气管痉挛和皮疹等过敏反应。静脉注射和过量，可引起血管扩张、皮肤潮红、恶心、呕吐、支气管痉挛和水肿、心动过速和血压降低。

4．其他用药注意事项

（1）每日测定转氨酶、血胆红素和凝血时间，以监测肝损伤。

（2）在中毒后 8～12 小时使用，效果最好，超过 15 小时疗效降低，24 小时后可能无效。

（3）与铁、铜等金属及橡胶、氧气接触时间较长，易失效。

第八节 蛇 药

季德胜蛇药

【商品名或别名】

南通蛇药。

【临床应用】

1. 用于各种毒蛇、毒虫咬伤。

2. 亦可治疗流行性腮腺炎、化脓性扁桃体炎、咽喉肿痛、带状疱疹、疖疮、丹毒、疖肿、荨麻疹、夏季皮炎、皮肤化脓性感染等。

【用法与用量】

1. 用于各种毒蛇咬伤

（1）口服：＜5岁，首次1～5片；6～10岁，2～10片；＞10岁，3～20片。此后＜5岁，每次2～3片；6～10岁，3～5片；＞10岁，5～10片。均每隔6小时1次，烧酒10～20 g送服，或敲碎温开水送服，用至症状消失。危重症患者可将剂量增加0.5～1倍，并适当缩短服药间隔时间，不能口服者可行鼻饲法给药。

（2）外用：药片用冷开水溶化后涂伤口周围1.5 cm处。

2. 用于单纯疱疹、带状疱疹、夏季皮炎、隐翅虫皮炎、丘疹性荨麻疹、盘状红斑狼疮 口服：5岁以上小儿每次2～3片，1日2～3次，并外用：将本品4～5片，研末加白酒或75%乙醇适量调成糊状涂患处，每日数次。

3. 用于小儿疖肿 对用抗生素5天以上无效的小儿疖肿及化脓性皮肤感染，每次按每1岁半服1片的比例口服，每天2次，同时可将适量本品研为细末，用清水调成稀糊状，外涂于患处，每天3～5次。

【剂型与规格】

季德胜蛇药片：0.4 g

【其他用药注意事项】

1. 被毒蛇咬伤后，除服用药物外，还须尽早采取措施，阻止毒素吸收，如用盐水冲洗伤口、挤出或吸出毒液、在肢体伤口近心端结扎止血带（应每隔15～20分钟，放松1～2分钟）。

2. 脾胃虚寒者慎用。肝肾功能不全者慎用。

3. 本品不可久服。若服药后出现皮肤过敏反应，须及时停用。

4. 忌食辛辣、油腻食物。

上海蛇药

【临床应用】

主治蝮蛇、尖吻蛇、竹叶青蛇咬伤，对眼镜蛇、银环蛇、烙铁头、五步蛇等毒蛇咬伤亦有效。

【用法与用量】

1. 口服 成人首剂10片，以后每次5片，4小时1次，病情好转后，改为每6小时1次，3～5日为1疗程，危重病例可酌情增加。小儿剂量酌情减量。

2. 静脉滴注 1次2～4 ml，加入5%～10%葡萄糖液500 ml中静脉滴注。

3. 肌内注射 Ⅰ号第1日每4小时2 ml，以后1天3次，每次2 ml。Ⅱ号每次2 ml，4～6小时1次，3～5日1疗程。

【剂型与规格】

片剂和针剂：Ⅰ号、Ⅱ号。

注射剂：2 ml。

【临床用药指导】

注意事项

（1）Ⅰ号针是强心药，使用时宜作心电图监测，并注意心率，心率少于每分钟60次时应考虑停用，必要时用阿托品。

（2）Ⅰ、Ⅱ号针剂宜配合使用。

（3）其他注意事项：参见季德胜蛇药。

（赵琳琳）

甲泛葡胺

Metrizamide

【商品名或别名】

室椎影、Amipaque。

【临床应用】

适用于神经根鞘、椎管、脑池、脑室等造影；也可用于电子计算机体层摄影。其他部位造影也适用。其优点是当大量快速推注时，耐受性较好，也可用于危急患者。

【用法与用量】

椎管或脑室注入。

（1）脑室造影：30% ~ 60%，每次 3 ~ 5 ml；

（2）脊髓造影：30% ~ 60%，颈段每次 3 ~ 8 ml，胸段每次 8 ~ 12 ml，腰段每次 6 ~ 8 ml；

（3）心血管造影、CT 扫描：60%，每次 6 ~ 20 ml。

【剂型与规格】

注射用甲泛葡胺：3.75 g（冻干结晶），另附 0.005% 碳酸氢钠注射液 20 ml。

【临床用药指导】

用药禁忌　对碘过敏者。并忌与其他药液配伍。

碘海醇

Iohexol

【商品名或别名】

碘苯六醇、欧米帕克、Omnipaque。

【临床应用】

心血管造影、冠状动脉造影、尿路造影、CT 增强扫描及脊髓造影等。

【用法与用量】

1．脊髓造影　腰穿注入造影剂 7 ~ 10 ml。

2．泌尿系造影（300 mg I/ml）　儿童，＜ 7 kg，3 ml/kg；＞ 7 kg，2 ml/kg（最高 40 ml）。

3．主动脉血管造影　每次注射 30 ~ 40 ml。

4．CT 增强扫描（300 mg I/ml）　儿童，按 1.5 ~ 2 ml/kg 计。

【剂型与规格】

碘海醇注射液：20 ml。

【临床用药指导】

1．用药禁忌　对碘过敏者。碘造影剂可能激发过敏反应，要做好急救准备。

2．药物相互作用　2 周内应用白介素 2 治疗的患者，其延迟反应的危险性会增加（感冒样症状和皮肤反应）。

3．不良反应

（1）常见的反应为感觉异常，如热感或暂时性的金属味觉。胃肠道反应（如恶心、呕吐）和严重过敏反应极少见。多为轻度的呼吸道或皮肤反应，如呼吸困难、皮疹、荨麻疹、瘙痒和血管神经性水肿，这些反应可能在注射后立即出现或在几天后出现。严重反应如喉头水肿、支气管痉挛或肺水肿非常少见。

（2）在动脉内注射造影剂所引起的不良反应，性质与注射部位和剂量有关。外周血管造影常会引起远端的热感和疼痛（发病率较多见）。

（3）鞘内注射后的不良反应，可能在检查后几小时，甚至几天后延迟出现。其发生率与单独腰穿相似。头痛、恶心、呕吐、头晕很常见，主要与穿刺点脑脊液渗漏所引起的蛛网膜腔内压力下降有关。

4．其他用药注意事项

（1）慎用：有过敏、哮喘或对碘有不良反应者，需特别注意。这些患者，可考虑使用预防用药，如皮质激素和 H_1、H_2 组胺受体拮抗剂等。

（2）用药注意：

① 体外试验中，非离子型造影剂对凝血系统的影响较离子型造影剂为轻。在施行血管造影术时，要十分小心在血管内的技术操作，不时地用肝素化的氯化钠注射液灌洗导管，以减少与造作有关的血栓形成与栓塞。

② 使用造影剂，可能会导致短暂的肾功能不全，这可使服用二甲双胍类的糖尿病患者，发生乳酸性酸中毒。作为预防，在使用造影剂前 48 小时，应停服双胍类降糖药，只有在肾功能稳定后，再恢复服用降糖药。

③ 所有碘造影剂均可影响甲状腺功能的测定，甲

状腺碘结合能力下降，会持续几周。血清或尿中高浓度的造影剂，会影响胆红素、蛋白质或无机物（如铁、铜、钙和磷）的实验测定结果。在使用造影剂的当天，不应作这些检查。

④ 虽然没有明确的配伍禁忌，碘海醇仍不应与其他药物混合使用，应使用单独的注射器。

碘曲仑
Iontrolan

【商品名或别名】

伊索显、碘十醇、Isovist。

【临床应用】

适用于脊神经根造影，腰段脊髓（包括脊髓圆锥）造影，胸、颈段脊髓造影及全脊髓造影，脑室造影，CT评价脑脊液循环（尤其在脑积水时），CT脑池造影及其他体腔造影。

本品具有不少优越性，为脑脊髓造影剂中之佳品。

【用法与用量】

根据检查项目及部位而定：

1. 神经根造影（不包括脊髓圆锥） 浓度 240 mg I/ml，剂量 7 ~ 10 ml。

2. 腰段椎管造影 浓度 240 mg I/ml，剂量 40 ~ 15 ml；浓度 300 mg I/ml，剂量 7 ~ 12 ml。

3. 胸段椎管造影 同上。

4. 颈段椎管造影 浓度 240 mg I/ml，剂量 15 ml；浓度 300 mg I/ml，剂量 8 ~ 15 ml。

5. 全髓管造影（腰穿部滴注） 浓度 300 mg I/ml，剂量 10 ~ 15 ml。

6. 脑室造影 浓度 240 mg I/ml 或 300 mg I/ml，剂量 3 ~ 5 ml。

7. CT 脑室造影 浓度 240 mg I/ml，剂量 4 ~ 12 ml。

8. 关节造影 浓度 240 mg I/ml 或 300 mg I/ml，剂量 2 ~ 15 ml。

（注：儿童根据以上剂量酌减。）

取化验所需脑脊液后，滴注上述所需用量。注入后，患者活动愈多，造影剂被稀释得愈快，显影密度则迅速减弱。

【剂型与规格】

碘曲仑注射液：每支 10 ml（分碘曲仑 190、240、300 三种）。

【临床用药指导】

1. 用药禁忌 禁用于：对碘过敏者、明显的甲状腺功能亢进者。大脑痉挛性疾病患者为相对禁忌证。

2. 不良反应 常见恶心、呕吐、头痛，较少发生惊厥、疼痛和原有的背痛、颈痛或肢体痛加剧，极短暂

的非特异性的心电图变化。严重的碘过敏反应（如休克）也有可能发生，但很罕见。

3. 其他用药注意事项

（1）过敏体质患者、潜在的甲状腺功能亢进和结节性甲状腺肿造患者用。

（2）酗酒、吸烟者及有癫痫倾向者，术后应严密观察 8 小时。

（3）检查完后，尤其是高段脊髓造影，应令患者坐起数分钟，使造影剂尽快流至腰、骶区，其后至少卧床 24 小时，前 6 小时保持水平位，并将床头抬高 15 度。

（4）于脊髓造影前应给足水分，纠正水电解质紊乱倾向。对特殊病例，尤其是精神紧张者，肌内注射 10 mg 地西泮，控制后给予 0.2 g 苯巴比妥钠以防复发。

碘佛醇
Ioversol

【商品名或别名】

伊奥索、安射力、Optiray。

【临床应用】

含三碘低渗非离子型造影剂。其他参见碘海醇。

【剂型与规格】

碘佛醇注射液：（1）20 ml；（2）50 ml；（3）100 ml。每毫升含碘 320 mg。

【临床用药指导】

1. 用药禁忌 碘过敏者，对本品有严重反应患者，甲状腺疾病患者。

2. 不良反应 轻微，发生率约为 2%，短期的不良反应不需治疗可以自愈。但也有严重的、危及生命或致命的不良反应，与使用含碘造影剂有关。

碘帕醇
Iopamidol

【商品名或别名】

碘必乐、碘异肽醇、Iopamiron。

【临床应用】

主要适用于腰、胸及颈段脊髓造影，脑血管造影，周围动、静脉造影，心血管造影，冠状动脉造影，尿路、关节造影及 CT 增强扫描等。

【用法与用量】

大脑血管造影用 300 mg I/ml 溶液 3 ~ 7 ml。尿路造影用 300 ~ 370 mg I/ml，1 ~ 2.5 ml。

【剂型与规格】

碘帕醇注射液：每支（1）20 ml；（2）50 ml；（3）100 ml。

【临床用药指导】

1. 用药禁忌

（1）对碘过敏者。

（2）甲状腺功能亢进、心功能不全及癫痫患者。

2．不良反应　有头痛、脱水等反应，有时发生眩晕、恶心、呕吐及精神症状，老年患者、患氮质血症及衰弱患者可能发生休克。鞘内给药罕见轻度癫痫发作。

3．其他用药注意事项

（1）慎用：① 肝、肾功能不全，患有心血管病、糖尿病及有过敏、哮喘病史者。② 患嗜铬细胞瘤或可疑者，用前应测血压。

（2）忌与其他药物配伍使用。

碘普胺
Iporomide

【商品名或别名】

优维显、碘普罗胺、Ultravist。

【临床应用】

可用于血管造影，如脑血管造影、CT 增强扫描、数字减影血管造影（DSA），泌尿系造影及除脊髓以外的各种体腔造影，即子宫、输卵管、关节腔和窦道造影。

【用法与用量】

1．静脉泌尿系造影　儿童的肾尚未成熟，浓缩功能生理性不足，需要较高剂量的造影剂，如新生儿剂量 1.5 g I/kg，相当于碘普罗胺 300，5 ml；婴儿 1.0 g I/kg，相当于碘普罗胺 300，3 ml；幼儿 0.5 g I/kg，相当于碘普罗胺 300，1.5 ml。

2．CT 增强　碘普罗胺 300，1 ~ 2 ml/kg。

3．血管造影　造影剂用量按患者年龄、体重、检查部位及临床需要而定。

【剂型与规格】

碘普胺注射液：每支（1）20 ml；（2）50 ml；（3）100 ml。

【临床用药指导】

1．用药禁忌

（1）对碘过敏者。

（2）严重的甲状腺功能亢进患者。

2．不良反应　部分患者可见轻微的反应，如烧灼感、皮肤潮红及少见的恶心呕吐症状，但均在注射后很快消失。极个别患者因造影剂外渗可引起明显的组织反应。其他可出现严重过敏，甚至休克。对有些可能是先兆的轻微反应，如瘙痒、胸闷等，应引起重视，发现这些情况，应立即停止注射，并采取急救措施。

3．其他用药注意事项

以下情况慎用：

① 心、肝功能不良。

② 长期糖尿病。

③ 潜在性甲状腺功能亢进和良性甲状腺结节、多

发性骨髓瘤患者。

④ 有药物过敏倾向的患者，应事先给予预防性的抗组胺药或皮质激素。但造影剂与预防性抗过敏药，不可混合注射。

⑤ 肾功能不良者。

⑥ 婴幼儿在使用前应避免脱水。

⑦ 嗜铬细胞瘤患者术前，宜给予 α 受体拮抗药，以防止高血压危象。

碘克沙醇
Iodixanol

【临床应用】

成人的心、脑血管造影（常规的与 i.a.DSA）、外周动脉造影（常规的与 i.a.DSA）、腹部血管造影（i.a.DSA）、尿路造影、静脉造影以及 CT 增强检查。

【用法与用量】

用药剂量取决于检查类型、年龄、体重、心输出量和患者全身情况及所使用的技术。与其他造影剂一样，在给药前后应保持充足的水分。

【剂型与规格】

碘克沙醇注射液：（1）150 mg/ml（50 ml；200 ml）；（2）270 mg/ml（20 ml；50 ml；100 ml）；（3）320 mg/ml（20 ml；50 ml；100 ml）。

【临床用药指导】

1．用药禁忌　严重肝、肾功能不全者。

2．不良反应　较轻微。最常见的是在注射部位有热感、冷感或疼痛感等短暂的不适。短暂的不良反应如视觉紊乱、头痛、恶心、呕吐以及味觉紊乱偶有发生。皮疹、荨麻疹、瘙痒、嗅觉异常、血管神经性水肿和呼吸道症状也有可能发生。

3．其他用药注意事项

（1）以下情况慎用

① 有过敏史、哮喘或对碘造影剂有不良反应史者需特别注意，对这类病例可以考虑预先给予皮质激素或抗组织胺药。

② 对老年患者、甲状腺功能亢进患者以及心血管患者，也需特别注意。

（2）用药注意

① 碘造影剂可引起短暂的肾功能障碍或肾衰竭。先天性肾功能障碍患者，尤其是患有糖尿病的肾病患者和骨髓瘤患者在使用碘造影剂时有危险。在注射造影剂前应避免脱水。

② 肾功能障碍患者的造影剂清除会延迟，对严重的肝肾功能紊乱患者需特别留意，因为它们会显著地延迟造影剂的清除。

碘他拉酸钠

Sodium Iotalamate

【商品名或别名】

碘肽钠、异泛影钠。

【临床应用】

适用于心脏、大血管造影，腹部脏器血管选择性造影，周围血管造影，泌尿道造影，各种直接法胆道造影和胃肠道造影等。

【用法与用量】

1．心血管和主动脉造影

（1）经心导管直接注入造影部位：小儿常用量 1 ml/kg（80%）。

（2）肘静脉注射：小儿常用量 1 ～ 1.5 ml/kg（66.8%）。

2．肾动脉造影　经导管注入，成人常用量 10 ～ 25 ml（66.8%），儿童酌减。

3．周围血管造影　直接穿刺或经导管注入，成人常用量 8 ～ 30 ml（66.8%），儿童酌减。

4．排泄性尿路造影　小儿常用量 0.5 ml/kg（66.8%）。

【剂型与规格】

碘他拉酸钠注射液：20 ml。

【临床用药指导】

1．用药禁忌

（1）本品禁止注入蛛网膜下隙或与蛛网膜下隙相通的囊腔或窦道内。

（2）注入冠状动脉易诱发心室颤动，故不宜作冠状动脉造影。

（3）注入脑血管和其他神经系统血管内易引起神经系统损害，故不宜用作选择性脑血管造影。

2．不良反应　血管内注射给药后，可出现恶心、呕吐、热感、皮肤潮红、头晕、头疼、出汗、寒战、口干、视物模糊、流泪、皮肤瘙痒、口内异味等症状，一般较短暂，但需要密切观察。少数患者可出现严重反应，包括：惊厥、喉头水肿、支气管痉挛、肺水肿、心律失常、心绞痛、休克等症状。

3．其他用药注意事项　本品易引起神经系统损害，故不宜用作脑、脊髓部位的造影。

碘他拉葡胺

Iotalamate Meglumine

【商品名或别名】

异泛影葡胺、碘肽葡胺、碘拉葡胺。

【临床应用】

本品适用于心脏、大血管造影，腹部脏器血管选择性造影，周围血管造影，泌尿道造影和增强扫描。也可供胆道、子宫、输卵管或其他窦腔内直接注射，作相应部位造影。

【用法与用量】

1．心血管造影　经心导管直接注入心腔。

（1）成人常用量：40 ～ 50 ml（78%）。

（2）小儿常用量：14 岁以下 0.5 ～ 1.0 ml/kg，14 岁以上用成人量。2 个月以下的婴儿总量不宜超过 3 ml/kg。

2．主动脉造影　经导管注射，成人常用量 20 ～ 50 ml/kg（78%），儿童酌减。

3．选择性冠状动脉造影　一次 4 ～ 7 ml（78%），可重复注射，儿童酌减。

4．选择性肾动脉造影　一次 4 ～ 8 ml（78%），可重复注射，儿童酌减。

5．选择性腹腔动脉造影　一次 30 ～ 50 ml（78%），可重复注射，儿童酌减。

6．排泄性泌尿道造影　静脉注射，小儿常用量 0.5 ml/kg，1 ～ 2 分钟注完。

【剂型与规格】

碘他拉葡胺注射液：20 ml。

碘克沙酸葡胺

Ioxaglate Meglumine

【临床应用】

1．320 mg I/ml 规格的　适用于腹部血管造影，周围血管造影，心血管造影，大脑血管造影，数字减数血管造影，尿路造影输卵管造影，关节造影。

2．160 mg I/ml 规格的　适用于动脉数字减数血管造影。

3．200 mg I/ml 规格的　用于各种静脉造影。

【用法与用量】

1．血管造影　剂量及注射速度取决于造影部位，但重复注射时，不能超过 4 ～ 5 ml/kg。

2．尿路造影　剂量根据体重及肾功能决定。

3．子宫输卵管造影　10 ～ 20 ml，根据子宫容积决定。

4．关节造影　（20±2）ml，根据其部位决定。

【剂型与规格】

碘克沙酸葡胺注射液：20 ml。

【临床用药指导】

1．用药禁忌

（1）对碘过敏者。

（2）甲状腺功能亢进患者。

（3）蛛网膜下隙（或硬膜外）造影。

2．不良反应　静脉用药有时引起急性肾衰竭。婴儿，尤其在反复给药时，易引起惊厥、呼吸困难、心动过缓。老年、氮质血症者、身体衰弱患者使用中易加剧脱水，也有引起休克和死亡的报道。此外，可见恶心、呕吐、头痛、头晕等反应发生。

3．其他用药注意事项

（1）以下情况慎用

① 有药物过敏史者。

② 肝肾功能不全、心脏病，呼吸困难及糖尿病患者。

（2）对有药物过敏史者或对碘有反应者应先做过敏试验。用药期间应监测心率和血压。

硫酸钡
Barium Sulfate

【临床应用】

适用于上、下消化道造影。

【用法与用量】

1．口服　成人剂量 100 ～ 250 g/ 次，儿童酌减。（禁食 6 小时以上）口服，进行检查。

2．灌肠　100 ～ 200 g/ 次（清肠后灌肠）。

【剂型与规格】

硫酸钡混悬剂（药水比例）（1）1 ∶ 1；（2）1 ∶ 2；（3）1 ∶ 4；（4）1 ∶ 5。

【临床用药指导】

1．用药禁忌　疑有消化道穿孔患者，肠梗阻患者，急性胃肠出血患者，全身衰弱患者。（泻剂禁用甘露醇）。

2．其他用药注意事项　慎用于肠瘘管形成及容易产生穿孔的某些肠道病，如阑尾炎、憩室、溃疡性肠炎、寄生虫感染等。

碘化油
Iodinated Oil

【商品名或别名】

碘油。

【临床应用】

主要用于支气管及子宫输卵管、瘘管、腔道等的造影检查，亦用于肝癌的栓塞治疗及地方性甲状腺肿。

【用法与用量】

1．支气管造影　经气管导管直接注入气管或支气管腔内。成人单侧 15 ～ 20 ml（40%），双侧 30 ～ 40 ml；小儿酌减。注入应缓慢，采用体位变换使各肺叶支气管充盈。

2．各种腔室（如鼻旁窦、腮腺管、泪腺管等）和窦道、瘘管造影　依据病灶大小酌量直接注入。

3．预防地方性甲状腺肿　多用肌内注射，亦可口服（应用其胶丸剂）。肌内注射：学龄前儿童 1 次剂量 0.5 ml，学龄期儿童或成人 1 次量 1 ml，每 2 ～ 3 年注射 1 次；口服：学龄前儿童每次服 0.2 ～ 0.3 g，学龄期至成人服 0.4 ～ 0.6 g，每 1 ～ 2 年服 1 次。

【剂型与规格】

碘化油注射液：10 ml（含碘 40%）。

碘化油胶丸：（1）0.1 g；（2）0.2 g。

【临床用药指导】

1．用药禁忌

（1）对碘过敏者。

（2）甲状腺功能亢进、老年结节型甲状腺肿、甲状腺癌患者。

（3）有发热或有心、肝、肺疾患者。

（4）以下情况慎用

① 活动性肺结核。

② 有对其他药物、食物过敏史或有过敏性疾病者。

③ 下列情况慎作子宫输卵管造影：子宫癌（有导致扩散可能）、子宫内膜结核（易引起碘化油反流入血管，产生肺动脉碘油栓塞）。

2．其他用药注意事项

（1）碘化油注射液较黏稠，注射时需选用较粗大的针头。

（2）少数患者对碘发生过敏反应，在给药后立刻或数小时后发生，主要表现为血管神经性水肿、呼吸道黏膜刺激、肿胀或分泌物增多等症状。用本品作支气管造影、子宫输卵管造影、应先作口服碘过敏试验。（瘘管、窦道等造影，因碘化油不在体内潴留，故不作过敏试验）。

（3）碘遇高热和日光照射，易游离析出，故本品不宜在日光下或空气中暴露过久。

（4）支气管造影前，要作支气管表面麻醉。为避免本品进入细支气管以下呼吸单位，干扰诊断和引起肉芽肿，除在灌注时控制用量和速度外，还常在碘化油内，加入研成细末的磺胺药粉，研匀，以增加稠度，一般每 20 ml 碘化油中加入 5 ～ 10 g，视原有制品稠度和室温适当增减（对磺胺过敏者禁用）碘化油对组织的刺激轻微，一般不会引起局部症状，但进入支气管后可刺激黏膜而引起咳嗽，析出游离碘后刺激性更大，且易发生碘中毒。造影结束后，利用体位引流，并鼓励患者咳出造影剂（不能咽下）。若有大量碘化油误入消化道，宜采用机械刺激催吐或洗胃吸出，以避免碘中毒。

（5）子宫输卵管造影时，要注意控制注射量或压力，在透视下进行，避免挤破血窦，引起血管栓塞，且易引起局部粘连，对子宫结核宫腔粘连者，尤应注意。

（6）本品进入肺泡、腹腔等组织内，可引起异物反应（生成肉芽肿）。

【评价】本品只供局部造影用，且有刺激性，应注意。可阻滞肿瘤的血液供应而用于肝癌。以其能缓释碘，故用于地方甲状腺肿。

乙碘油
Ethiodized Oil

【临床应用】

用于淋巴管、输卵管及窦道造影。

【用法与用量】

淋巴管造影：单侧不超过 15 ml，双侧同时注射，总量不超过 25 ml，注射速度要缓慢。

【剂型与规格】

乙碘油注射液：（1）36%（5 ml）；（2）36%（10 ml）。

【临床用药指导】

1．用药禁忌

（1）甲状腺功能亢进，甲状腺肿瘤患者。

（2）有严重心、肝、肺疾患，急性支气管炎者和发热患者。

2．不良反应 大量吞入乙碘油可引起碘中毒，症状有厌食、恶心、呕吐、唾液腺肿胀、流涎、口内铜臭味、后部烧灼感、咳嗽、气急、胸闷、眼炎、鼻窦炎、皮疹等。还可引起肉芽肿，并可促使结核病灶恶化。

3．其他用药注意事项 用前作碘过敏试验，有碘过敏史者慎用。

钆喷酸葡胺
Gadopentetate

【商品名或别名】

钆喷酸二甲葡胺、马根维显、Magnevist、GD-DTPA。

【临床应用】

本品适用于中枢神经（脑脊髓）、腹腔、盆腔、四肢等脏器和组织的磁共振成像。还可代替 X 线含碘造影剂，用于不能使用者。

【用法与用量】

1．静脉注射 2 岁以上儿童，一次 0.2 ml/kg（或 0.1 mmol/kg），最大用量为一次 0.4 ml/kg。

（1）颅脑及脊髓磁共振成像：必要时可在 30 分钟内再次给药。

（2）全身磁共振成像：为获得充分的强化，可一次 0.4 ml/kg 给药。最佳强化时间，一般在注射后数分钟之内（不超过 45 分钟）。

2．将 1 ml 钆喷酸葡胺（相当于 2 mmol/L GD-DTPA）加 249 ml 0.9% 氯化钠注射液或用 1 ml GD-DTPA 加 49 ml 0.9% 氯化钠注射液稀释后，可直接用于体腔的造影，如关节造影或腹腔造影等。

3．将 1 ml 钆喷酸葡胺 +15 g/L 甘露醇和 25 mmol/L 缓冲剂枸橼酸钠配合，有较佳效果，胃肠涂布穿透力强，不易产生腔内浓缩的胃肠道阳性磁共振造影剂。尽管钆喷酸葡胺在大鼠脑池内注射的神经毒性，低于泛影葡胺

及优维显等含碘造影剂，但目前仍不主张将本品用于直接鞘内注射造影。

4．利用钆喷酸葡胺中钆（Gd）元素原子量高（157.3），有吸收 X 线的特点，可用于碘过敏患者的肾动脉 X 线造影或肾排泄性造影（即代替 X 线含碘造影剂）。

【剂型与规格】

钆喷酸葡胺注射液：（1）20 ml：7.42 g；（2）15 ml：5.57 g；（3）10 ml：3.71 g。

【临床用药指导】

1．用药禁忌

（1）对本品过敏及严重肾损害者。

（2）婴幼儿。

（3）以下情况慎用

① 有过敏倾向者。

② 对有肾功能不良、癫痫、低血压、哮喘及其他变态反应性呼吸道疾病患者。

③ 孕妇及哺乳期妇女。

2．不良反应 磁共振造影剂不良反应极少，个别患者给药后，出现面部潮红、荨麻疹、恶心、呕吐、味觉失常，注射部位轻度热痛感、支气管痉挛、心悸、头痛、头晕、寒战、惊厥、低血压等。偶有过敏、喉头水肿、休克等反应。亦有重症肌无力急剧恶化的报道。

3．其他用药注意事项

（1）注射时，注意避免药液外渗，防止引起组织疼痛。

（2）部分患者用药后血清铁及胆红素值略有升高，但无症状，可在 24 小时内恢复正常。

（3）本品的有效增强时间为 45 分钟，静脉注射后，应立即进行 MRI 检查。

（4）一次检查后所剩下的药液，应不再使用。

（5）应用本品时，应遵守磁共振检查中有关的安全规定。

（6）小儿：16 岁以上的儿童在进行中枢神经系统、颅外组织及躯体的磁共振成像时，可使用本品。因本品主要经肾消除，婴幼儿的肾功能尚未发育成熟，故禁用。

钆双胺
Gadodiamide

【商品名或别名】

欧乃影。

【临床应用】

非离子型顺磁性造影剂，使 MRI 的对比增强。

【剂型与规格】

钆双胺注射液：（1）10 ml：2.87 g；（2）15 ml：4.305 g。

【临床用药指导】

用药禁忌 严重肾损害（GFR < 30 ml/min/1.7 3m²）和肝移植患者和婴幼儿。

其他请参阅"钆喷酸葡胺"。

超顺磁性氧化铁
Superparamagnetic Iron Oxide

【商品名或别名】

非立磁、SPIO。

【临床应用】

用于静脉给药的 T2 加权造影剂，用于伴有网状内皮系统改变的肝病变的检出和定性评价。

【用法与用量】

推荐剂量 056 mg kg 稀释于葡萄糖溶液 100 ml 中，注射时间大于 3 分钟，速率为 2 ～ 4 ml/min。

【剂型与规格】

超顺磁性氧化铁注射液：5 ml：56 mg。

【临床用药指导】

1．用药禁忌 已知注射用铁剂、右旋糖酐、右旋糖酐铁和多聚糖铁前体过敏或高敏者。

2．药物相互作用 动物实验发现，如同时给鼠以肝素，会延长其血液半衰期。

3．不良反应

（1）发生率 ≥ 5% 的不良反应有：恶心、后背痛、腿痛、头痛、胸痛、血管扩张等超敏性反应。不良反应 < 5% 的有：

① 消化道：腹泻、呕吐、食欲减退。

② 身体疼痛：腹痛、颈痛、乏力、发热。

③ 心血管：高血压、低血压、心绞痛。

④ 神经系统：眩晕、感觉异常。

⑤ 皮肤及其附属物：瘙痒症、发汗。

⑥ 特殊反应：异常的视觉、味觉。

⑦ 呼吸系统：咳嗽、鼻出血、鼻炎。

（2）部分患者注射后，会出现过敏或低血压反应，发生率约为 0.5%。包括呼吸困难及其他呼吸系统症状、血管水肿、风疹等。需要治疗。

（3）一些患者发生严重的后背、腿部或腹股沟疼痛，发生率约为 2.5%。疼痛可单独发生或与呼吸困难、低血压同时发生，应分别给予治疗。

（4）自身免疫性疾病的患者，注射铁剂有较高的不良反应发生率，应注意。

（5）如果发生高血压或中、重度疼痛，需要停止注射，并给予对症治疗。

组胺
Histamine

【商品名或别名】

组织胺。

【临床应用】

主要用于胃分泌功能的检查和脱敏。

【用法与用量】

皮下注射，0.01 mg/kg。

【剂型与规格】

组胺注射液：1 ml：1 mg。

【临床用药指导】

1．用药禁忌

（1）有过敏史的患者。

（2）支气管哮喘患者。

2．其他用药注意事项

（1）用于脱敏时的多次抽取用注射液，应酌情加用抑菌剂。

（2）如发生过敏性休克，可用肾上腺素（0.5 mg）解救。

（赵琳琳）

第 22 章

耳鼻喉科、口腔科、眼科、皮肤科用药

第一节　耳鼻喉科及口腔科用药

羟甲唑啉
Oxymetazoline

【商品名或别名】

甲酚唑啉、氧甲唑啉、羟间唑啉、Drixine。

【临床应用】

用于急性鼻炎、慢性单纯性鼻炎、慢性肥厚性鼻炎、变态反应性鼻炎（过敏性鼻炎）、鼻息肉、航空性鼻窦炎、航空性中耳炎、鼻出血、鼻阻塞性打鼾和其他鼻阻塞性疾病。

【用法与用量】

每揿定量为 0.065 ml。将 1/4 喷头伸入鼻孔内，按压喷鼻。6 岁以上儿童，一次一侧 1 ~ 3 喷，早晨和睡前各 1 次；或滴鼻，一日 2 ~ 3 次，一次 1 ~ 2 滴。若需长时间用药，可采用每连续用 7 日后停药几日再使用的间歇用药方式。

【剂型与规格】

羟甲唑啉滴鼻液：(1) 3 ml：1.5 mg；(2) 5 ml：2.5 mg；(3) 10 ml：5 mg。

羟甲唑啉喷雾剂：(1) 5 ml：2.5 mg；(2) 10 ml：5 mg。

【临床用药指导】

1. 用药禁忌

(1) 对本品过敏者。

(2) 萎缩性鼻炎。

(3) 正在接受单胺氧化酶抑制剂治疗的患者。

(4) 3 岁以下小儿。

2. 药物相互作用　使用本品时不能同时使用其他收缩血管类滴鼻剂。

3. 不良反应

(1) 喷雾或滴用药过频易致反跳性鼻充血，可致药物性鼻炎。

(2) 少数人有轻微烧灼感、针刺感、鼻黏膜干燥，以及头痛、头晕、心率加快等反应。

(3) 罕见过敏反应。

4. 其他用药注意事项

(1) 高血压、冠心病、甲状腺功能亢进以及糖尿病患者慎用。

(2) 严格按推荐用量使用，连续使用不得超过 7 天。

(3) 儿童必须在成人监护下使用。

(4) 如使用过量或发生严重不良反应时，应立即就医。

赛洛唑啉
Xylometazoline

【商品名或别名】

丁苄唑啉、叔丁唑啉、Novorin。

【临床应用】

用于减轻急、慢性鼻炎，鼻窦炎、过敏性和肥厚性鼻炎所致的鼻塞症状。

【用法与用量】

滴鼻，一次 1 ~ 2 滴，一日 2 次。喷鼻，一次 2 ~ 3 揿，一日 2 次。连续使用不得超过 7 日，长期大量使用的患者疗程之间须有间隔。

【剂型与规格】

赛洛唑啉滴鼻液：每支 5 mg/10 ml（儿童用）。

赛洛唑啉喷鼻液：每支 10 ml（0.1%）。

【临床用药指导】

1. 用药禁忌　禁用于萎缩性鼻炎及鼻腔干燥者。

2. 药物相互作用　不能和单胺氧化酶抑制剂、三环类抗抑郁剂或其他收缩血管类滴鼻剂合用。

3. 其他用药注意事项

(1) 冠心病、高血压、甲状腺功能亢进、糖尿病、闭角型青光眼患者慎用。

(2) 儿童必须在成人监护下使用。

(3) 如使用过量或发生严重不良反应时，应立即就医。

西地碘

Ydiodine

【商品名或别名】

华素片。

【临床应用】

用于治疗慢性咽喉炎、白假丝酵母菌（白念珠菌）性口炎、口腔溃疡、慢性牙龈炎、牙周炎及糜烂扁平苔癣等。

【用法与用量】

含化，一次 1.5 mg，一日 3 ～ 5 次。

【剂型与规格】

西地碘含片：1.5 mg。

【临床用药指导】

1．不良反应　偶见皮疹、皮肤瘙痒等过敏反应。

2．其他用药注意事项

（1）甲状腺疾病患者及对本品或碘过敏者慎用。

（2）长期含服可导致舌苔染色，停药后可消退。

（3）本品可能影响甲状腺 ^{131}I 功能检查结果。

乙酰吉他霉素

Angel Troches

【商品名或别名】

乙酰吉他霉素含片。

【临床应用】

适于由葡萄球菌及链球菌引起的轻度感染性口腔内炎症，咽炎及急性扁桃体炎的早期治疗。

【用法与用量】

含服：每次 1 片，每天 2 ～ 6 次，连服 3 ～ 5 天。

【剂型与规格】

片剂：4000 IU。

地喹氯铵

Dequalinium Chloride

【商品名或别名】

克菌定、利林、泰乐奇。

【临床应用】

用于治疗和预防口腔炎、咽喉炎、扁桃体炎及拔牙创面在内的口腔感染，并防治口臭。

【用法与用量】

口含：每次 1 片，每 2 ～ 3 小时含 1 片。

【剂型与规格】

片剂：含地喹氯铵 0.25 mg、酪菌素 1 mg。

氯己定

Chlorhexidine

【商品名或别名】

洗必泰、Hibitane、双氯苯双胍己烷。

【临床应用】

具有较强的广谱抑菌、杀菌作用。用于咽喉炎、口腔溃疡、齿龈炎以及牙科手术后口腔感染。

【用法与用量】

口含：每次 1 片，每 2 ～ 3 小时含 1 片。

漱口：每天 3 ～ 4 次。

【剂型与规格】

氯己定含片：5 mg。

氯己定含漱溶液：0.02%。

【临床用药指导】

1．药物相互作用　本品不可与肥皂、碱、碘酊、高锰酸钾配伍。

2．不良反应

（1）可引起接触性皮炎，高浓度溶液对眼结膜刺激性较强。

（2）含漱剂能使口腔表面着色和发生味觉改变。

（3）在 10 ～ 18 岁少年儿童口腔可发生无痛性浅表脱屑损害。

3．其他用药注意事项　牙膏中含有的阴离子表面活性剂，与氯己定有配伍禁忌，故使用本品的口腔制剂后，至少需 30 分钟后才可刷牙。

复方硼砂

Compound Borax

【商品名或别名】

朵贝尔。

【临床应用】

具有杀菌、消炎、收敛作用。用于急慢性咽炎、口腔炎、扁桃体炎及清洁口腔用。

【用法与用量】

含漱：加水 2 ～ 3 倍稀释后用，每天 3 次。

【剂型与规格】

溶液剂：含硼砂 1.5%、液化酚 0.3%、碳酸氢钠 1.5%。

制霉菌素鱼肝油

Nystain Cod Liver Oil

【临床应用】

多烯类抗生素。用于口腔溃疡、鹅口疮。

【用法与用量】

局部涂抹，每天 3 次。

【剂型与规格】

混悬液：50 万 U（10 ml）。

金霉素鱼肝油
Chlortetracycline Cod Liver Oil

【临床应用】

用于治疗疱疹性口炎、口腔溃疡。

【用法与用量】

局部涂抹，每天 3 次。

【剂型与规格】

混悬液：2.5%。

金霉素软膏
Chlortetracycline Ointment

【临床应用】

用于治疗口角炎、口腔溃疡。

【用法与用量】

局部涂抹，每天 3 次。

【剂型与规格】

金霉素软膏：每支 10 g。

第二节　眼科用药

那他霉素
Natamycin

【商品名或别名】

那特真、匹马霉素、游霉素、Natacyn、Pimaricin。

【临床应用】

常用于对本品敏感的微生物引起的真菌性眼睑炎、结膜炎和角膜炎，包括腐皮镰刀菌角膜炎。

【用法与用量】

使用前充分摇匀。滴眼：真菌性角膜炎，开始剂量为一次 1 滴，每 1 ~ 2 小时 1 次，滴入结膜囊内。3 ~ 4 天后改为一次 1 滴，一日 6 ~ 8 次。治疗一般要持续 14 ~ 21 天，或者一直持续到活动性真菌性角膜炎消退。大多数病例，每隔 4 ~ 7 天逐渐减少药物剂量。治疗真菌性眼睑炎和结膜炎初始剂量可以小一些，为一次 1 滴，一日 4 ~ 6 次。

【剂型与规格】

那他霉素滴眼液：15 ml（5%）。

【临床用药指导】

1．用药禁忌　有药物过敏史及对本品中任何一种成分过敏者禁用。

2．不良反应　偶见眼部异物感、刺激、疼痛、瘙痒感、结膜轻度充血、水肿、角膜上皮轻度糜烂等，多为一过性的轻微反应，不影响疗效，且无后遗症。

3．其他用药注意事项

（1）口服几乎不吸收，静脉给予有较强的肝、肾和内分泌腺毒性，故仅限于滴眼，不能用于注射。

（2）使用本品 7 ~ 10 天后，若角膜炎没有好转，则提示引起感染的微生物对那他霉素不敏感，应根据临床再次检查和其他实验室检查结果决定是否继续治疗。

（3）孕妇和哺乳期妇女慎用。

（4）混悬液滴眼的角膜透性极差，不能透过角膜、结膜或其他黏膜表面，无全身吸收。因此，滴眼仅用于治疗外眼的真菌感染。

吡嘧司特
Pemirolast

【商品名或别名】

研立双、倍米司特、哌罗司特、眼立爽。

【临床应用】

过敏性结膜炎、春季卡他性结膜炎等。

【用法与用量】

滴眼：一日 2 次，一次 1 ~ 2 滴，治疗春季卡他结膜炎一般可连续用药 4 周。

【剂型与规格】

吡嘧司特滴眼液：5 ml（0.1%）。

【临床用药指导】

1．用药禁忌　对本品过敏者禁用。

2．不良反应　滴眼时偶见烧灼感、眼干、异物感和一般性眼部不适。

非尼拉敏 / 萘甲唑啉
Pheniramine/Naphazoline

【商品名或别名】

那素达、Naphcon-A。

【临床应用】

用于各种原因引起的眼部充血和痛痒，各种眼部过敏性炎症。也用于缓解因尘埃、感冒、过敏、揉眼、佩戴角膜接触镜游泳以及眼睛疲劳等引起的眼睛充血、瘙痒、灼热感以及其他刺激症状。

【用法与用量】

滴眼：每 3 ~ 4 小时 1 次，一次 1 ~ 2 滴，以症状轻重而定。

【剂型与规格】

滴眼液：每支 15 ml（含马来酸非尼拉敏 0.3%，盐酸萘甲唑啉 0.025%）。

【临床用药指导】

1. 用药禁忌　对本品过敏者、闭角型青光眼患者禁用。

2. 药物相互作用　单胺氧化酶抑制剂或拟交感神经药物与本品合用可加强前者的药效。

3. 不良反应

（1）偶见瞳孔散大、眼压增高症状。

（2）长期使用可能产生全身反应，如高血压、心律失常及高血糖等，但罕见，且停药可恢复。

4. 其他用药注意事项

（1）服用单胺氧化酶抑制剂者慎用。

（2）在使用过程中，如发现眼红、疼痛等情况，应停药就医。

（3）佩戴角膜接触镜者，滴药前摘下，滴入后 15 分钟再戴上。

奥洛他定
Olopatadine

【商品名或别名】

帕坦洛、Patanol。

【临床应用】

用于过敏性结膜炎。

【用法与用量】

滴眼：一次 1～2 滴，一日 2 次，间隔时间 6～8 小时以上。

【剂型与规格】

奥洛他定滴眼液：每支 5 ml（1%）。

【临床用药指导】

1. 用药禁忌　对本品过敏者禁用。

2. 不良反应　头痛发生率 7%，其他有乏力、视物模糊、烧灼或刺痛感、眼干、异物感、充血、眼睑水肿等。

3. 其他用药注意事项

（1）佩戴角膜接触镜者，在使用本品时，请暂时不要佩戴角膜接触镜。

（2）本品开盖 4 周后，应不再使用。

氯霉素
Chloramphenicol

【临床应用】

为广谱抗生素，对多种革兰氏阳性菌、革兰氏阴性菌及沙眼衣原体均有效。

【用法与用量】

每次 1 滴，每天 3～4 次。

【剂型与规格】

氯霉素滴眼液：0.25%；0.5%。

【临床用药指导】

1. 不良反应　可有局部刺激症状。

2. 其他用药注意事项　不宜与其他抗生素配伍使用。

红霉素
Erythromycin

【临床应用】

对多种革兰氏阳性菌及某些革兰氏阴性菌有抑菌作用，对支原体、衣原体也有抑制作用，主要治疗外眼感染。

【用法与用量】

涂于眼内，每天 1～2 次。

【剂型与规格】

红霉素眼膏：0.5%。

金霉素
Chlortetracycline

【临床应用】

广谱抗生素，作用与四环素相似，对耐药金黄色葡萄球菌的抗菌作用较四环素稍强。

【用法与用量】

涂于眼内，每天 1～2 次。

【剂型与规格】

金霉素眼膏：0.5%。

四环素
Tetracyline

【临床应用】

广谱抗生素，眼内通透性差，主要治疗外眼感染。

【用法与用量】

涂于眼内，每天 1～2 次。

【剂型与规格】

四环素眼膏：0.5%。

利福平
Rifampicin

【临床应用】

广谱抗生素，对革兰氏阳性、阴性菌均有抗菌作用，对沙眼衣原体也有抑制作用。

【用法与用量】

滴眼，每次 1～2 滴，每天 3～4 次。

【剂型与规格】

利福平滴眼液：0.1%。

林可霉素
Lincomycin

【商品名或别名】

洁霉素。

【临床应用】

窄谱抗生素，作用于革兰氏阳性菌，对革兰氏阴性菌无效。

【用法与用量】

滴眼，每次 1～2 滴，每天 3～4 次。

【剂型与规格】

林可霉素滴眼液：3%。

多黏菌素 B
Polymyxin B

【临床应用】

窄谱抗生素，仅对革兰氏阴性杆菌有较强抗菌作用。用于铜绿假单胞菌、大肠埃希菌所致角膜炎。

【用法与用量】

滴眼，每次 1～2 滴，每日数次。

【剂型与规格】

多黏菌素 B 滴眼液：1%。

氧氟沙星
Ofloxacin

【商品名或别名】

泰利必妥。

【临床应用】

第三代喹诺酮类药物，用于敏感菌引起的眼部感染、沙眼和新生儿滤泡性结膜炎。

【用法与用量】

滴眼，每次 1～2 滴，每天 3 次。

眼膏，每天 1～2 次。

【剂型与规格】

氧氟沙星滴眼液：0.3%。

氧氟沙星眼膏：0.3%。

诺氟沙星
Norfloxacin

【商品名或别名】

氟哌酸。

【临床应用】

第三代喹诺酮类药物，抗菌谱广，适用于多种病原

菌引起的眼部感染。

【用法与用量】

滴眼，每次 1～2 滴，每天 3～6 次。

【剂型与规格】

诺氟沙星滴眼液：0.3%。

盐酸环丙沙星
Ciprofloxacin Hydrochloride

【临床应用】

第三代喹诺酮类药物，与氧氟沙星相似，具有更广的抗菌谱和更强的抗菌作用。用于细菌性结膜炎、细菌性角膜炎。

【用法与用量】

滴眼，每次 1～2 滴，每天 3 次。

【剂型与规格】

盐酸环丙沙星滴眼液：0.3%。

妥布霉素
Tobramycin

【商品名或别名】

托百士。

【临床应用】

为氨基糖苷类抗生素，广谱抗革兰氏阴性菌、阳性菌，适用于敏感菌引起的结膜炎、角膜炎等。

【用法与用量】

滴眼，每次 1～2 滴，每天 2～3 次。

眼膏，涂眼睑内，每天 3 次。

【剂型与规格】

妥布霉素滴眼液：0.3%。

妥布霉素眼膏：0.3%。

阿米卡星
Amikacin

【商品名或别名】

丁胺卡那霉素。

【临床应用】

氨基糖苷类抗生素，对多种革兰氏阳性菌及革兰氏阴性菌有较强抗菌作用。主要用于铜绿假单胞菌等革兰氏阴性杆菌所致的角膜炎。

【用法与用量】

滴眼，每次 1～2 滴，每天 6 次。

【剂型与规格】

阿米卡星滴眼液：0.8%。

咪康唑
Miconazole

【临床应用】

咪唑类抗真菌药，具有广谱抗真菌活性，用于敏感菌引起的感染。

【用法与用量】

涂眼，每天 1 ~ 2 次。

【剂型与规格】

咪康唑眼膏：1% ~ 2%。

【临床用药指导】

用药禁忌：过敏体质者慎用。

碘苷
Idoxuridine

【商品名或别名】

疱疹净。

【临床应用】

抗病毒药，用于单纯性疱疹性角膜炎、眼部带状疱疹等。

【用法与用量】

滴眼，每次 1 滴，每日数次。不宜长期应用，一般不超过 3 周。

【剂型与规格】

碘苷滴眼液：1%。

酞丁胺
Phthiobuzone

【商品名或别名】

增光素。

【临床应用】

新型抗沙眼衣原体药物，还有抗革兰氏阳性菌作用。用于眼部敏感菌感染。

【用法与用量】

滴眼：每次 1 ~ 2 滴，每天 2 ~ 3 次。

【剂型与规格】

酞丁胺滴眼液：0.1%。

【临床用药指导】

用药时间及要求：用前摇匀。

磺胺醋酰钠
Sulfacetamide Sodium

【商品名或别名】

Albucid、SA。

【临床应用】

磺胺类抗感染药，用于治疗结膜炎、沙眼、角膜炎等。

【用法与用量】

滴眼，每次 1 ~ 2 滴，每天 3 ~ 4 次。

【剂型与规格】

磺胺醋酰钠滴眼液：(1) 10%；(2) 15%；(3) 30%。

环胞苷
Cyclocytidine

【商品名或别名】

安西他滨。

【临床应用】

抗病毒药，对单纯疱疹病毒有抑制作用，眼内通透性好。主要用于单纯疱疹性角膜炎。

【用法与用量】

滴眼，每次 1 ~ 2 滴，每日数次。

【剂型与规格】

环胞苷滴眼液：0.05% ~ 0.1%。

利巴韦林
Ribavirin

【商品名或别名】

三氮唑核苷、病毒唑。

【临床应用】

广谱抗病毒药，可阻止多种病毒的复制。用于单纯性疱疹和带状疱疹性角膜炎、结膜炎、沙眼等。

【用法与用量】

滴眼：每次 1 ~ 2 滴，每天 3 ~ 4 次。

【剂型与规格】

利巴韦林滴眼液：0.5%。

阿昔洛韦
Aciclovir

【商品名或别名】

无环鸟苷。

【临床应用】

高效抗病毒药物。主要用于单纯疱疹性角膜炎、树枝状角膜炎等。

【用法与用量】

滴眼，每次 1 ~ 2 滴，每日数次。

眼膏，1 ~ 2 次 / 日。

【剂型与规格】

阿昔洛韦滴眼液：0.1%（8 ml）。

阿昔洛韦眼膏：3%。

羟苄唑
Hydrobenzole

【临床应用】

抗病毒药，能抑制红眼病病毒，用于流行性出血性结膜炎和其他病毒性结膜炎、角膜炎。

【用法与用量】

滴眼，每次 1～2 滴，1～2 次 / 小时。

【剂型与规格】

羟苄唑滴眼液：0.5%。

醋酸可的松
Cortisone Acetate

【临床应用】

肾上腺素皮质激素类药物，用于虹膜炎、非溃疡性角膜炎、过敏性结膜炎等。

【用法与用量】

滴眼，每次 1～2 滴，每天 3～4 次。

眼膏，每天 1～2 次。

【剂型与规格】

醋酸可的松滴眼液：0.25%～0.5%。

醋酸可的松眼膏：0.25%～0.5%。

【临床用药指导】

1．用药时间及要求　用时摇匀。

2．用药禁忌　树枝状角膜炎者慎用。

四环素可的松
Tetracycline Cortisone

【临床应用】

消炎、抗菌。用于眼部感染。

【用法与用量】

涂眼，每天 1～2 次。

【剂型与规格】

眼膏剂：含四环素 0.5%、可的松 0.5%。

醋酸氢化可的松
Hydrocortisone Acetate

【临床应用】

肾上腺皮质激素类药物，具有抗炎作用。用于虹膜炎、非溃疡性角膜炎、巩膜炎、过敏性结膜炎。

【用法与用量】

滴眼，每次 1～2 滴，每天 3～4 次。

【剂型与规格】

醋酸氢化可的松滴眼液：5%。

【临床用药指导】

用药时间及要求：用时摇匀。

地塞米松
Dexamethason

【商品名或别名】

氟美松。

【临床应用】

作用与用途同可的松，但抗炎、脱敏作用较可的松强。

【用法与用量】

滴眼，每次 1～2 滴，每日数次。

【剂型与规格】

地塞米松滴眼液：0.1%。

【临床用药指导】

1．用药时间及要求　用前摇匀。

2．用药禁忌　树枝状角膜炎患者慎用。

点必舒
Tobra Dex

【临床应用】

消炎、抗菌，用于眼部炎症性疾病及眼表面细菌感染。

【用法与用量】

涂眼，3～4 次，或白天用点必舒混悬液，睡前用眼膏剂。

【剂型与规格】

点必舒眼膏：含妥布霉素 0.3%、地塞米松 0.1%。

点必舒混悬液：含妥布霉素 0.3%、地塞米松 0.1%。

阿托品
Atropine

【临床应用】

扩瞳及睫状体麻痹剂。用于虹膜睫状体炎、角膜炎、白内障手术前后及验光等。

【用法与用量】

滴眼，每次 1～2 滴，每天 3～4 次。

眼膏剂，涂眼，每晚 1 次，连用 3 天。

【剂型与规格】

阿托品滴眼液：(1) 0.5%；(2) 1%。

阿托品眼膏：(1) 0.5%；(2) 1%。

【临床用药指导】

用药禁忌：青光眼患者禁用。

后马托品
Homatropine

【临床应用】

胆碱能药，较阿托品作用快，持续时间短，作用也弱。用于散瞳检查及验光。

【用法与用量】

滴眼，散瞳，每天 2 ～ 3 次。

眼膏剂，涂眼，每天 1 ～ 2 次。

【剂型与规格】

后马托品滴眼剂：1%。

后马托品眼膏：1%。

【临床用药指导】

用药禁忌：青光眼患者忌用。

托品卡胺
Tropicamide

【临床应用】

作用同阿托品相似，常用于眼底检查和诊断性散瞳。

【用法与用量】

散瞳，每次 1 ～ 2 滴；验光：5 分钟 1 次，连续点 4 次。

【剂型与规格】

托品卡胺滴眼液：0.5%。

去氧肾上腺素
Phenylephrine

【商品名或别名】

苯肾上腺素、新福林。

【临床应用】

散瞳剂，作用迅速且持续时间短，瞳孔恢复快。用于眼底检查、验光。

【用法与用量】

按病情需要而定，婴儿用 2%，每眼 1 滴。

【剂型与规格】

去氧肾上腺素滴眼液：2% ～ 10%。

毛果芸香碱
Pilocarpine

【商品名或别名】

匹罗卡品。

【临床应用】

拟胆碱药，缩瞳剂。用于各型青光眼。

【用法与用量】

滴眼，频率依眼压高低而定，一般每天 3 ～ 4 次。

眼膏剂，涂眼，每晚 1 次。

【剂型与规格】

毛果芸香碱滴眼液：(1) 0.5%；(2) 1%。

毛果芸香碱眼膏：(1) 1%；(2) 2%。

毒扁豆碱
Physostigmine

【商品名或别名】

依色林、Eserine。

【临床应用】

胆碱酯酶抑制剂，用于青光眼及扩瞳验光后的缩瞳。

【用法与用量】

滴眼，每次 1 ～ 2 滴，每天 2 ～ 3 次。

眼膏，涂于眼睑内，次数依病情而定。

【剂型与规格】

毒扁豆碱滴眼液：0.25% ～ 0.5%。

毒扁豆碱眼膏：0.25%。

呋索碘铵
Furtrethonium

【商品名或别名】

呋喃蒙。

【临床应用】

人工合成的拟胆碱药，作用似毛果芸香碱。临床用于各类青光眼，尤其对急性发作可及时控制眼压，预防失明。

【用法与用量】

滴眼，每天 3 ～ 6 次。

眼膏，每晚 1 次。

【剂型与规格】

呋索碘铵滴眼液：2.5% ～ 5%。

呋索碘铵眼膏：2.5% ～ 5%。

色甘酸钠
Sodium Cromoglicate

【临床应用】

抗变态反应药物，用于治疗春季卡他性结膜角膜炎及其他过敏性眼病。

【用法与用量】

滴眼，每次 1 ～ 2 滴，每天 4 ～ 6 次。

【剂型与规格】

色甘酸钠滴眼液：2%。

氯化氨基汞
Aminochoride Mercuric

【商品名或别名】

白降汞。

【临床应用】

具有收敛防腐作用，主要用于睑缘炎、疱疹性结膜炎、角膜炎等。

【用法与用量】

涂眼，每天 2 ～ 3 次。

【剂型与规格】

氯化氨基汞眼膏：(1) 1%；(2) 2%。

【临床用药指导】

1. 用药禁忌　忌与碘合用。

2. 其他用药注意事项　避光，15℃以下保存。

素高捷疗
Solcoseryl

【商品名或别名】

血活素。

【临床应用】

为幼牛血液提取物，无毒性，无蛋白质和抗原成分。用于治疗各种原因引起的角膜炎、灼伤、大疱性角膜炎及角膜变质性变化。

【用法与用量】

涂眼，每天 3 ～ 4 次。

【剂型与规格】

素高捷疗眼膏：20%，每支 5 g。

荧光素钠
Sodium Fluorescein

【临床应用】

诊断用药，用于结膜、角膜上皮缺损，眼底病变的诊断及循环时间测定。

【用法与用量】

滴眼，次数酌情而定。

【剂型与规格】

荧光素钠滴眼液：(1) 1%；(2) 2%。

盐酸丁卡因
Tetracaine Hydrochlorid

【商品名或别名】

地卡因。

【临床应用】

局部麻醉药，用于电光性眼炎，测量眼压，眼科手术前的表面麻醉。

【用法与用量】

滴眼次数酌情而定。

【剂型与规格】

盐酸丁卡因滴眼液：0.25% ～ 1%。

透明质酸钠
Sodium Hyaluronate

【商品名或别名】

爱丽、Hialid。

【临床应用】

用于各种原因引起的角结膜上皮损伤。

【用法与用量】

滴眼，每次 1 滴，每天 5 ～ 6 次。

【剂型与规格】

透明质酸钠滴眼液：0.1%，每支 5 ml。

第三节　皮肤科用药

维 A 酸
Tretinoin

【商品名或别名】

维生素 A 酸、维生素甲酸、Vitamin A Acid、Retinoic Acid。

【临床应用】

系维生素 A 的代谢中间产物，主要影响骨的生长和上皮细胞的代谢。维持皮肤的正常功能，具有促使角质溶解的作用。适用于治疗痤疮、扁平苔藓、白斑及毛发红糠疹和面部单纯糠疹。

【用法与用量】

治疗痤疮、面部单纯糠疹，每天 2 次。

治疗扁平苔藓、毛发红糠疹、白斑，每天 2 次。

【剂型与规格】

维 A 酸霜剂、软膏：(1) 0.025%；(2) 0.1%。

【临床用药指导】

不良反应　外用浓度过高（超过 0.3%）可引起局部刺激症状（红斑、脱皮、灼热感）。

（参见第 17 章"抗肿瘤药"第五节"其他类抗肿瘤药"。）

异维 A 酸
Isotretinoin

【商品名或别名】

保肤灵、泰尔丝、Acutane Roaccutane。

【临床应用】

系维 A 酸的异构体，具有抑制皮脂腺分泌的作用。

主要用于严重结节性囊肿性痤疮，另对酒糟鼻、革兰氏阴性菌毛囊炎及角化性皮肤病亦有疗效，但对银屑病无效。

【用法与用量】

初始剂量 0.5 mg/（kg·d），每日 1 次，用药 4 周后根据患者的耐受程度调整剂量为 0.1 ～ 1 mg/（kg·d），最高剂量不可超过 1 mg/（kg·d），每天 2 次，疗程 16 周，继续下一疗程时，中间应停药 8 周以上，用餐时或餐后服药。

【剂型与规格】

异维 A 酸胶囊：（1）2.5 mg；（2）5 mg；（3）10 mg；（4）20 mg。

【临床用药指导】

1. 用药禁忌　肝肾功能不全者、高脂血症者禁用。

2. 不良反应　常见皮肤干燥、瘙痒、可逆性脱发、肌肉关节痛及鼻出血，停药后可消失。少见结肠炎、回肠炎及出血，血尿酸升高，良性颅内高压，三酰甘油（甘油三酯）及胆固醇升高。

阿维 A 酯
Etretinate

【商品名或别名】

芳香维甲酸、依曲替酯、银屑灵、Tigason。

【临床应用】

本品为维 A 酸的衍生物，疗效较维 A 酸好，毒副作用小，具有促进表皮细胞增生分化、角质溶解作用。适用于严重顽固性牛皮癣、脓疱病、先天鳞癣和毛囊角化病。

【用法与用量】

初始剂量 0.75 ～ 1 mg/（kg·d），每天 2 ～ 3 次，疗程 2 ～ 4 周，最高剂量 < 75 mg/d，维持剂量 0.5 mg/（kg·d），根据疗程及个体耐受情况用 6 ～ 8 周。

【剂型与规格】

阿维 A 酯胶囊：（1）10 mg；（2）25 mg。

【临床用药指导】

1. 用药禁忌　肝、肾功能不全、血脂过高的患者禁用。

2. 不良反应　常见口干、唇炎、皲裂，偶可发生脱发、皮变薄，鳞屑也可发生。

3. 其他用药注意事项　用药期间应监测肝功能和血脂。

补骨脂素
Psoralen

【商品名或别名】

制斑素、补骨脂内酯。

【临床应用】

系从豆科植物补骨脂中提取的有效成分，有增加皮肤黑色素的作用。适用于白癜风，亦可用于斑秃及银屑病（牛皮癣）的治疗。

【用法与用量】

1. 治疗白癜风　每次 0.5 ～ 1 ml，每天 1 次，可用紫外线照射。涂药后数分钟到室外晒太阳 5 ～ 20 分钟。

2. 治疗银屑病每次 1 ～ 1.5 mg/kg，每日或隔日 1 次，3 ～ 6 次 / 周，口服 2 小时后全身照黑光。

【剂型与规格】

补骨脂素注射剂：2 ml。

补骨脂素外用溶液：25 ml。

补骨脂素胶囊：40 mg。

【临床用药指导】

1. 不良反应

（1）有光敏反应，如局部晒太阳或照紫外线有红肿、起水泡现象。对日光过敏者应禁用。

（2）注射液如有结晶析出，可置沸水中加热 10 分钟，待结晶溶解并冷却后再用。加热时出现混浊，系增溶剂所致，冷却后变为澄明。

2. 其他用药注意事项　应避光防冻保存。

甲氧沙林
Methoxypsoralen

【商品名或别名】

敏白灵、Meladinin Methoxsalen、MOP。

【临床应用】

作用同补骨脂素，亦为色素形成剂，具有加速黑色素生成的作用。与长波紫外线合用治疗白癜风、银屑病和蕈样肉芽肿，疗效优于补骨脂素。

【用法与用量】

1. 治疗白癜风　每次 0.6 ～ 1 mg/kg，2 ～ 3 次 / 周。

2. 银屑病、蕈样肉芽肿　每次 0.6 mg/kg，2 ～ 3 次 / 周，外涂患处 1 ～ 2 分钟干后，再涂遍，按规定照射紫外线。

【剂型与规格】

甲氧沙林片：10 mg。

甲氧沙林外用溶液：0.1%。

甲氧沙林酊剂：0.5%。

【临床用药指导】

1. 不良反应

（1）偶可发生胃部不适、恶心、失眠、神经过敏，光照时间过长可引起红肿、水疱，应暂停应用，待恢复后继续使用。

（2）对骨髓造血系统有影响，可使白细胞减少。

2. 其他用药注意事项　对日光过敏者禁用，口服与外用同时进行效果更佳。

莫匹罗星
Mupirocin

【商品名或别名】

假单孢菌酸 A、百多邦、Pseudomonic Acid Bacantroba。

【临床应用】

系一种新型局部用抗生素，能抑制细菌含异亮氨酸转移核糖核酸酶，致使细菌内蛋白质合成停止，低浓度抑菌，高浓度杀菌。临床用于浅表皮肤细菌性感染，如脓疱疮、毛囊炎、疖以及湿疹、皮炎、皮肤溃疡、皮肤外伤感染。

【用法与用量】

外用，涂于患处，每日 2 ~ 3 次。

【剂型与规格】

莫匹罗星软膏：每支 5 g（2%）。

【临床用药指导】

1. 不良反应　偶见局部刺痛、烧灼及瘙痒感。本品不可用于眼、鼻及口腔。

2. 其他用药注意事项　中度肾功能不全者慎用。连续用药不得超过 10 天。

（赵琳琳）

第 23 章

小儿常用中成药

小儿常用中成药，主要用于治疗儿童感冒、急性咽炎、急性扁桃体炎、急性支气管炎、支气管肺炎、喘息性支气管炎、百日咳、腮腺炎、高热惊厥、儿童多动症、小儿病毒性心肌炎、缺铁性贫血、小儿腹泻、急性痢疾、消化不良、小儿消化功能紊乱、小儿厌食症、小儿营养不良等病。具体分为解表剂、清热剂、止泻剂、消导剂、止咳平喘剂、补益剂、镇静熄风剂。

第一节　解表剂

小儿清感灵片

【成分】

羌活、荆芥穗、防风、苍术（炒）、白芷、葛根、川芎、地黄、苦杏仁（炒）、黄芩、甘草、人工牛黄。

【功能与主治】

发汗解肌，清热透表。用于外感风寒引起的发热怕冷，肌表无汗，头痛，口渴，咽痛，鼻塞，咳嗽，痰多，体倦。

【临床应用】

感冒：因外感风寒，内有郁热，痰浊犯肺，肺失清肃所致。症见发热怕冷，无汗，头痛，口渴，咽痛，鼻塞，咳嗽，痰鸣；上呼吸道感染，见上述症候者。

【用法与用量】

口服。1 岁以内，一次 1 ～ 2 片；1 ～ 3 岁，一次 2 ～ 3 片；3 岁以上，一次 3 ～ 5 片；均一日 2 次。

【剂型与规格】

片剂：每片 0.23 g。

【临床用药指导】

1．注意事项

（1）本品为风寒感冒所设，风热、暑湿感冒不宜应用。

（2）服药期间忌食生冷、辛辣及不消化食物。

（3）服本品时不宜同时服用滋补性中成药。

（4）服药期间高热不退或咳嗽、气促、鼻煽者，应及时到医院就诊。

2．不良反应　尚未明确。

小儿风热清口服液

【成分】

金银花、连翘、板蓝根、薄荷、柴胡、淡竹叶、牛蒡子、桔梗、黄芩、栀子、芦根、石膏等。

【功能与主治】

辛凉解表，清热解毒，止咳利咽。用于小儿风热感冒，发热，咳嗽，咳痰，鼻塞流涕，咽喉红肿疼痛。

【临床应用】

感冒：因外感风热，邪在肺卫，肺失清肃，气机不利所致。症见发热，咳嗽，咳痰，鼻塞流涕，咽喉红肿疼痛；上呼吸道感染，见上述证候者。

【用法与用量】

口服。0 ～ 3 岁，一次 10 ～ 20 ml，一日 4 次；3 ～ 6 岁，一次 20 ～ 40 ml，一日 4 次；6 ～ 14 岁，一次 30 ～ 60 ml，一日 4 次，或遵医嘱。用时摇匀。

【剂型与规格】

口服液：每支 10 ml。

【临床用药指导】

1．注意事项

（1）忌食辛辣、生冷、油腻食物。

（2）风寒感冒者不适用。

（3）脾胃虚弱、大便稀溏者慎用。

（4）高热不退或气促鼻煽者应及时就医。

2．不良反应　尚未明确。

小儿清咽颗粒

【成分】

板蓝根、青黛、连翘、蒲公英、玄参、牛蒡子（炒）、薄荷、蝉蜕、牡丹皮。

【功能与主治】

清热解表，解毒利咽。用于小儿外感风热引起的发热、头痛，咳嗽音哑，咽喉肿痛。

【临床应用】

1. 感冒　因外感风热，肺胃失和，肺失清肃，气机不畅所致。症见发热头痛，咳嗽，咽痛；上呼吸道感染，见上述证候者。

2. 喉痹　因外感风热，肺经郁火，邪客咽部所致。症见咽部干燥，灼热疼痛，吞咽不利，音哑，咽部红肿，伴有发热，咳嗽；急性咽炎见上述证候者。

【用法与用量】

开水冲服。1岁以内，一次3g，一日2～3次；1～5岁，一次6g，一日2～3次；5岁以上，一次9～12g，一日2～3次。

【剂型与规格】

颗粒剂：每袋6g。

【临床用药指导】

1. 注意事项

(1) 忌食辛辣、生冷、油腻食物。

(2) 风寒感冒者不适用。

(3) 用药后症状未见好转或加重者，应及时就医。

(4) 夏季暑热重时，可加服化暑祛湿药。

(5) 肺肾阴虚，虚火慢喉痹者慎用。

2. 不良反应　尚未明确。

儿童清热口服液

【成分】

金银花、蝉蜕、石膏、滑石、黄芩、大黄、赤芍、板蓝根、广藿香、羚羊角片。

【功能与主治】

清热解毒，解肌退热。用于内蕴伏热，外感时邪引起的高热不退，烦躁不安，咽喉肿痛，大便秘结等症。

【临床应用】

感冒　因风热上犯，热毒蕴肺所致。症见高热不退，口干口渴，烦躁不安，咽喉肿痛，大便秘结；上呼吸道感染，见上述证候者。

【用法与用量】

口服。1～3岁，一次10 ml；4～6岁，一次20 ml；1岁以内，酌减；均4小时一次，热退停服。

【剂型与规格】

口服液：每支10 ml。

【临床用药指导】

1. 注意事项

(1) 风寒感冒者不适用。

(2) 忌食生冷、油腻食物。

(3) 服药后或服药期间症状无改善，或症状加重，高热持续不退等应立即停药，并到医院就诊。

2. 不良反应　尚未明确。

小儿金丹片

【成分】

朱砂、橘红、川贝母、胆南星、前胡、玄参、清半夏、板蓝根、木通、桔梗、荆芥穗、羌活、西河柳、地黄、枳壳(炒)、赤芍、钩藤、葛根、牛蒡子、天麻、甘草、防风、冰片、水牛角浓缩粉、羚羊角粉、薄荷脑。

【功能与主治】

祛风化痰，清热解毒。用于外感风热，痰火内盛所致的感冒，症见发热，头痛，咳嗽，气喘，咽喉肿痛，呕吐及高热惊风。

【临床应用】

1. 感冒　因小儿外感风热，痰火内盛所致。症见发热，头痛，气喘，咳嗽，痰黄，口渴，咽痛，舌红，苔薄黄；上呼吸道感染，见上述证候者。

2. 喉痹　因痰热内蕴，外感风热，邪毒上冲咽喉所致。症见发热，头痛，有汗，咳嗽痰黄，口渴引饮，局部黏膜充血、红肿，咽喉干痛，急性咽炎，见上述证候者。

3. 急惊风　小儿素体内蕴痰热，感受风热，寒热夹杂，热极生风所致。症见发热，咳嗽，咽红，烦躁，神昏，惊厥；小儿高热惊厥见上述证候者。

【用法与用量】

口服。1岁，一次0.6g；1岁以下，酌减，均一日3次。

【剂型与规格】

片剂：每片0.3g。

【临床用药指导】

1. 注意事项

(1) 本品含有朱砂，不宜久服、过量服用。

(2) 小儿脾胃虚弱者慎用。

(3) 小儿高热惊厥抽搐不止，应及时送医院抢救。

(4) 脾虚、肝旺、慢脾风及阴虚风动者慎用。

(5) 肺肾、阴虚、喉痹者慎用。

(6) 饮食宜清淡，忌食辛辣、油腻食物。

2. 不良反应　尚未明确。

香苏正胃丸

【成分】

广藿香、紫苏叶、香薷、陈皮、厚朴(姜炙)、枳壳(炒)、砂仁、白扁豆(炒)、山楂(炒)、六神曲(炒)、麦芽(炒)、茯苓、甘草、滑石、朱砂。

【功能与主治】

解表化湿，和中消食。用于小儿暑湿感冒，症见头痛发热，停食停乳，腹痛胀满，呕吐泄泻，小便不利。

【临床应用】

1. 暑湿感冒　因外感暑湿，又兼伤食停乳，脾胃不和所致。症见发热恶寒，无汗，头痛，身痛，鼻塞流涕，呕逆，不食，脘腹胀满，舌苔白滑或滑腻，脉浮弦；胃肠型感冒见上述证候者。

2. 泄泻 因感受暑湿，食积停滞，饮食不消，运化失职所致。病见频频腹泻，泻而不爽，呕吐不食，发热微恶寒，口渴不思饮，倦怠，腹胀腹痛，舌苔厚腻，脉濡数；急性肠胃炎见上述证候者。

3. 呕吐 因感受暑湿，食积停滞，脾胃失和，胃气上逆所致，症见呕吐酸腐，嗳气，厌食，得食愈甚，吐后反快，大便秽臭，或溏或秘，伴发热微恶寒，身体疼痛，胸脘满闷，腹胀，苔白腻，脉濡缓；急性胃炎、消化不良，见上述证候者。

【用法与用量】

口服。一次1丸，一日1～2次；1岁以内小儿酌减。

【剂型与规格】

丸剂：每丸3g。

【临床用药指导】

1. 注意事项

（1）本品含朱砂，不宜过量久服。

（2）风热感冒者慎用。

（3）忌食生冷、辛辣、油腻、不易消化食物。

2. 不良反应 尚未明确。

小儿清热利肺口服液

【成分】

金银花、连翘、石膏、麻黄、苦杏仁、牛蒡子（炒）、射干、瓜蒌皮、海浮石、葶苈子、车前子。

【功能与主治】

清热宣肺，止咳平喘。用于小儿咳嗽风热犯肺证，症见发热，咳嗽或咳痰，流涕或鼻塞，咽痛，口渴，舌红或苔黄。

【临床应用】

咳嗽：因风热犯肺所致，症见咳嗽痰黄，鼻流浊涕，口渴，咽痛，伴发热恶风，微有汗出，舌红苔薄黄，脉浮数；小儿急性支气管炎上述证候者。

【用法与用量】

口服。1～2岁，每次3～5ml；3～5岁，每次5～10ml；6～14岁，每次10～15ml；均一日3次。

【剂型与规格】

口服液：每支10ml。

【临床用药指导】

1. 注意事项

（1）忌食辛辣、生冷、油腻食物。

（2）风寒咳嗽者不适用。

（3）服药后症状无改善或服药期间症状加重者。应及时就医。

2. 不良反应 尚未明确。

儿童清肺丸

【成分】

麻黄、炒苦杏仁、石膏、甘草、桑白皮（蜜炙）、瓜蒌皮、黄芩、板蓝根、橘红、法半夏、紫苏子（炒）、葶苈子、浙贝母、紫苏叶、细辛、薄荷、枇杷叶（蜜炙）、白前、前胡、石菖蒲、天花粉、煅青礞石。

【功能与主治】

清肺，解表，化痰，止嗽。用于小儿风寒外束、肺经痰热所致的面赤身热、咳嗽气促、痰多黏稠、咽痛声哑。

【用法与用量】

口服。一次1丸，一日2次；3岁以下一次半丸。

【剂型与规格】

丸剂：每丸3g。

【临床用药指导】

1. 注意事项

（1）忌辛辣、生冷、油腻食物。

（2）不宜在服药期间同时服用滋补性中药。

（3）婴幼儿应在医师指导下服用。

（4）内蕴痰热咳嗽，阴虚燥咳、体弱久嗽者不适用。

（5）高血压、心脏病患儿慎用。脾虚易腹泻者应在医师指导下服用。

（6）发热体温超过38.5℃的患者，应去医院就诊。

（7）喘憋、面青唇紫者，应及时就医。

（8）严格按用法用量服用，本品不宜长期服用。

（9）服药3天症状无缓解，应去医院就诊。

（10）对本品过敏者禁用，过敏体质者慎用。

（11）儿童必须在成人监护下使用。

（12）如正在使用其他药品，使用本品前请咨询医师或药师。

2. 不良反应 尚未明确。

小儿双清颗粒

【成分】

人工牛黄、羚羊角、水牛角浓缩粉、厚朴、板蓝根、连翘、拳参、石膏、莱菔子（炒）、荆芥穗、薄荷脑、冰片。

【功能与主治】

清热解毒，表里双解。用于小儿外感属表里俱热证，见发热，流涕，咽红，口渴，便干，溲赤，舌红，苔黄者；急性上呼吸道感染见上述证候者。

【临床应用】

感冒：外感风热，邪热入里化热，肺胃热盛所致。症见发热，咽喉肿痛，头痛，口干口臭为主，伴有流黄涕，咳嗽，舌质红，苔黄，指纹青紫，脉滑数；急性上呼吸道感染，见上述症候者。

【用法与用量】

开水冲服。1岁以内，一次0.5～1袋；1～3岁，一次 1 ～ 1.5 袋；4 ～ 6 岁，一次 1.5 ～ 2 袋；7 岁以上，一次 2 ～ 2.5 袋；均一日 3 次；重症者于服药后 2 小时加服一次。

【剂型与规格】

颗粒剂：每袋 2 g。

【临床用药指导】

1. 注意事项

（1）忌食辛辣、生冷、油腻食物。

（2）婴儿及糖尿病患儿应在医师指导下服用。

（3）风寒感冒者不适用。

（4）38.5℃以上体温高热者或重症患者应及时去医院就诊。

（5）脾虚易腹泻者慎服。

（6）服药 3 天症状无缓解，应去医院就诊。

2. 不良反应　尚未明确。

荆肤止痒颗粒

【成分】

荆芥、地肤子、防风、野菊花、鱼腥草、茯苓、焦山楂。

【功能与主治】

祛风，除湿，清热解毒，止痒。用于儿童风热型或湿热型丘疹性荨麻疹。症状可见脓疱疮，风团，水疱，瘙痒等。

【用法与用量】

开水冲服。6 ～ 14 岁，每次 1 袋，一日 3 次；3 ～ 5 岁，每次 1 袋，一日 2 次；1 ～ 2 岁，每次半袋，一日 3 次；1 岁以下，每次半袋，一日 2 次。

【剂型与规格】

颗粒剂：每袋 3 g。

【临床用药指导】

1. 注意事项

（1）饮食宜清淡，忌食生冷、油腻、鱼虾海鲜类及辛辣食物。

（2）服用或注射某种药物而发生的荨麻疹为药物过敏（药疹）所致，应及时到医院就诊。

（3）如出现脓疱疮，应在医师指导下服用。

（4）因肾病、糖尿病、黄疸、肿瘤等疾病引起的皮肤瘙痒，应以治疗病因为主，若需用本品时，应在医师指导下服用。

（5）服药 3 ～ 6 天　症状无缓解，应去医院就诊。

（6）对本品过敏者禁用，过敏体质者慎用。

2. 不良反应　尚未明确。

第二节　清 热 剂

小儿咽扁颗粒

【成分】

金银花、射干、金果榄、桔梗、玄参、麦冬、人工牛黄、冰片。

【功能与主治】

清热利咽，解毒止痛。用于肺实热引起的咽喉肿痛，咳嗽痰盛，咽炎。

【临床应用】

1. 急喉痹　因外感风热，邪客咽部所致。症见咳嗽，咽部干燥，灼热，疼痛，吞咽不利，咽部红肿，伴有发热，恶寒，头痛咳嗽，痰黄；急性咽炎，见上述症候者。

2. 急乳蛾　因外感风寒，肺卫蕴热，邪客喉核所致。症见咽部肿痛，吞咽不便，咽喉干燥，有灼热感，喉核红肿，伴有发热恶寒，头痛鼻塞，咳嗽有痰；急性扁桃体炎，见上述证候者。

【用法与用量】

开水冲服。1 ～ 2 岁，一次 4 g，一日 2 次；3 ～ 5 岁，一次 4 g，一日 3 次；6 ～ 14 岁，一次 8 g，一日 2 ～ 3 次。

【剂型与规格】

颗粒剂：每袋（1）4 g（无糖型）；（2）8 g。

【临床用药指导】

1. 注意事项

（1）忌食辛辣、生冷、油腻食物。

（2）风寒袭肺咳嗽不适用。

（3）脾虚易腹泻者慎服。

（4）症状加重、高热不退、呼吸困难时，应及到医院就医。

2. 不良反应　尚未明确。

腮腺炎片

【成分】

蓼大青叶、板蓝根、连翘、蒲公英、夏枯草、人工牛黄。

【功能与主治】

清热解毒，消肿散结。用于腮腺炎。

【临床应用】

痄腮：因瘟毒内袭，热毒热蕴结所致。症见腮部漫肿胀痛，坚硬拒按，发热，头痛，口渴引饮，咽喉肿痛。急性腮腺炎见上述证候者。

【用法与用量】

口服。一次 6 片，一日 3 次。

【剂型与规格】

片剂：每片 0.3 g。

【临床用药指导】

1．注意事项

（1）服药期间，要卧床休息，多喝水，忌生冷、油腻、辛辣、腥味食物。

（2）应隔离治疗。

（3）服药期间，发热不退，腮肿加重，需及时到医院诊治。

（4）体弱、脾胃虚寒者当中病即止，不宜长期使用。

2．不良反应　尚未明确。

金银花露

【成分】

金银花。

【功能与主治】

清热解毒。用于小儿痱毒，暑热口渴。还可用于上呼吸道感染、感冒的辅助治疗。

【临床应用】

1．疖肿　因夏月感受暑湿邪毒，或热毒蕴肤所致。症见疖肿红、肿、热、痛，重者头面疖肿累累，发热，口苦舌干，皮肤热疼痛，舌黄，脉数；多发性结节，见上述证候者。

2．痱疹　因夏日高温，湿热蕴结，熏蒸皮肤，闭塞毛孔，汗泄不畅所致。症见小儿面、颈、背及胸部红色丘疹，肥胖者易发生于肘窝、腋窝及股内侧等皱襞处。初患时仅见皮肤片状红斑，继则发生多数密集丘疹或丘疱疹，如针尖大小，内含透明浆液；红色粟粒丘疹，见上述证候者。

3．中暑　因夏日暑气袭人，内热炽盛所致，症见身热面赤，心烦，口渴，头晕，头痛，汗出，胸闷乏力。

【用法与用量】

口服。一次 60 ～ 120 ml，一日 2 ～ 3 次；7 岁以下，一次 30 ～ 60 ml，一日 2 ～ 3 次。

【剂型与规格】

口服液：每瓶（1）340 ml；（2）600 ml。

【临床用药指导】

1．注意事项

（1）服药时多饮水，饮食宜清淡，忌生冷、油腻、辛辣、鱼腥食物。

（2）服用 3 天后，症状无改善，或出现其他严重症状时应停药，并去医院就诊。

（3）气虚、有疮疡脓溃者忌服。

（4）脾虚、大便溏者慎服。

2．不良反应　尚未明确。

万应锭

【成分】

黄连、胡黄连、熊胆粉、人工牛黄、牛胆汁、香墨、儿茶、冰片、人工麝香。

【功能与主治】

清热，解毒，镇惊。用于小儿邪毒内蕴，高热烦躁，易惊，口舌生疮，牙龈、咽喉肿痛。

【临床应用】

1．口疮　因小儿心脾积热，熏灼口舌所致。症见口舌生疮，疮面红赤，灼热疼痛，口臭流涎，饮食困难，发热，烦躁，大便干结，小便黄赤，舌红苔黄，脉滑数；口腔溃烂见上述证候者。

2．喉痹　因邪毒壅盛，或胃有郁热，上冲咽喉所致。症见壮热，头痛，烦躁，口干渴，小便短赤，大便干结，局部黏膜红肿、充血严重，上有黄白色脓点，渗出物多，口臭；急性咽炎、扁桃体炎、化脓性扁桃体炎见上述证候者。

3．急惊风　因外感风邪、内郁化火、热极生风所致。症见壮热，头痛，烦躁，神昏，惊厥，舌红苔黄，脉浮数；高热惊厥见上述证候者。

【用法与用量】

口服。一次 2 ～ 4 锭，一日 2 次；3 岁以内小儿酌减。

【剂型与规格】

锭剂：每 10 锭重 1.5 g。

【临床用药指导】

1．注意事项

（1）脾胃虚弱、体弱小儿不宜久用。

（2）饮食宜清淡，忌食辛辣、油腻食物。

（3）肺胃阴虚所致喉痹者慎用。

（4）脾虚肝旺慢惊风证慎用。

2．不良反应　尚未明确。

小儿清热宁颗粒

【成分】

板蓝根、金银花、黄芩、人工牛黄、羚羊角粉、水牛角浓缩粉、冰片、柴胡。

【功能与主治】

清热解毒。用于外感温邪、脏腑实热所致的壮热，高热不退，咽喉肿痛，烦躁不安，大便干结。

【临床应用】

感冒：因小儿感受温热之邪所致。症见发热恶寒，壮热烦渴，高热不退，咽喉肿痛，烦躁不安，甚则惊厥，舌质红，舌苔黄燥，脉洪数；急性上呼吸道感染见上述证候者。

【用法与用量】

开水冲服。1 ～ 2 岁，一次 4 g，一日 2 次；3 ～ 5 岁，一次 4 g，一日 3 次；6 ～ 14 岁，一次 8 g，一日

2～3次。

【剂型与规格】

颗粒剂:每袋8g。

【临床用药指导】

1.注意事项

(1)脾胃虚弱、体质弱者慎用。

(2)病情较重者可酌情增加剂量,或到医院就诊。

(3)饮食宜清淡,忌食辛辣、油腻食物。

2.不良反应 尚未明确。

小儿肝炎颗粒

【成分】

茵陈、黄芩、黄柏、栀子(姜炙)、大豆黄卷、通草、焦山楂、郁金。

【功能与主治】

清热利湿,解郁止痛。用于肝胆湿热所致的黄疸,胁痛,腹胀,发热,恶心,呕吐,食欲减退,身体倦懒,巩膜、皮肤黄染;黄疸型肝炎或无黄疸型肝炎见上述证候者。

【临床应用】

1.黄疸 因小儿肝胆湿热,胆汁郁滞,胆汁外溢黄染所致。症见身目发黄,胁痛,发热,口渴,食欲缺乏,恶心,呕吐,小便黄赤;黄疸型肝炎见上述证候者。

2.胁痛 因小儿湿热蕴结肝胆,失于疏泄所致。症见胁肋胀痛,口苦口干,腹胀发热,恶心,呕吐,食欲减退,身体倦怠;急性肝炎见上述证候者。

【用法与用量】

开水冲服。1～3岁,一次5～10g;4～7岁,一次10～15g;8～10岁,一次15g;11岁以上酌增;均一日3次。

【剂型与规格】

颗粒剂:每袋10g。

【临床用药指导】

1.注意事项

(1)脾胃虚寒者慎用。

(2)寒湿阴黄者慎用。

(3)饮食宜清淡,忌食辛辣、油腻食物。

2.不良反应 尚未明确。

小儿导赤片

【成分】

大黄、滑石、地黄、栀子、甘草、木通、茯苓。

【功能与主治】

清热泻火,利尿通便。用于胃肠积热,口舌生疮,咽喉肿痛,牙龈出血,腮颊肿痛,暴发火眼,大便不利,小便赤黄。

【临床应用】

1.口疮 由小儿心脾热盛,积热上熏,邪毒乘机入

侵熏灼口舌,腐蚀肌膜所致。症见口舌溃疡或糜烂,色红疼痛,口臭、口渴,食欲缺乏,食量减少,腹胀,便秘,小便短赤,舌红苔黄,脉数;口腔溃疡见上述证候者。

2.喉痹、乳蛾 由邪热壅盛传里,或肠胃素有郁热、上侵咽喉所致。症见壮热,头痛,烦躁,口臭、口干,小便少而赤,大便干结,咽部黏膜充血严重,黄白色点状渗出物很多;急性咽炎、急性扁桃体炎见上述证候者。

【用法与用量】

口服。一次4片,一日2次,1岁以内酌减。

【剂型与规格】

片剂:每片(1)0.3g;(2)0.31g(薄膜衣片)。

【临床用药指导】

1.注意事项 1岁以内小儿慎服。

2.不良反应 尚未明确。

小儿明目丸

【成分】

菊花、黄连、黄芩、栀子、大黄、金银花、薄荷、车前子(盐制)、赤芍、天花粉、甘草。

【功能与主治】

清热明目,散风止痒、用于上焦热盛,两眼红肿,疼痒不安,二便不利。

【临床应用】

暴风客热:由上焦火盛,上攻头目所致,白睛红赤肿胀,或伴眼睑肿胀,疼痒,眵多,便秘,尿赤,舌红苔黄,脉数;急性结膜炎见上述证候者。

【用法与用量】

口服。一次1丸,一日2次。

【剂型与规格】

蜜丸:每丸1.5g。

【临床用药指导】

1.注意事项 忌食辛辣、油腻食物。

2.不良反应 尚未明确。

小儿牛黄清肺片

【成分】

人工牛黄、石膏、黄芩、法半夏、茯苓、川贝母、胆南星、百部(蜜炙)、白前、冰片。

【功能与主治】

清热,化痰,止咳。用于内热咳嗽,支气管炎,百日咳,肺炎。

【临床应用】

1.咳嗽、肺炎喘嗽 风热犯肺,肺失宣肃,津聚为痰,而致痰热壅肺证。症见咳嗽,痰多或咳痰不爽,痰黄黏稠,气喘,可伴发热,黄涕,咽部肿痛,舌红苔黄,脉数;小儿支气管炎、百日咳、肺炎见上述证候者。

2. 顿咳 因外感时行疠气侵入肺系，热痰交结气道所致，症见咳嗽阵作，痉咳不已，痰鸣气促，咽红肿痛，伴有呕吐，胁痛，痰中带血，舌苔白或黄，脉滑数；百日咳上述证候者。

【用法与用量】

口服。1 岁以内，一次 2 片，一日 2 次；1～3 岁，一次 2～4 片，一日 2 次；或遵医嘱。

【剂型与规格】

片剂：每片 0.25 g。

第三节 止 泻 剂

小儿泻速停颗粒

【成分】

地锦草、茯苓、儿茶、乌梅、焦山楂、白芍、甘草。

【功能与主治】

清热利湿，健脾止泻，缓急止痛。用于小儿湿热壅遏大肠所致的泄泻，症见大便稀薄如水样，腹痛，食欲缺乏；小儿秋季腹泻及迁延性、慢性腹泻见上述证候者。

【临床应用】

泄泻：因湿热蕴结脾胃，运化失职，升降失调所致。症见大便稀溏，或便下不爽，气味秽臭，腹痛，食欲缺乏，或肛门灼热；小儿腹泻病见上述证候者。

【用法与用量】

口服。6 个月以下，一次 1.5～3 g；6 个月～1 岁以内，一次 3～6 g；1～3 岁，一次 6～9 g；3～6 岁，一次 10～15 g；7～12 岁，一次 15～20 g；均一日 3～4 次；或遵医嘱。

【剂型与规格】

颗粒剂：每袋（1）3 g；（2）5 g；（3）10 g。

【临床用药指导】

1. 注意事项

（1）虚寒泄泻不宜使用。

（2）如病情较重，或服用 1～2 天后疗效不佳者，可酌情增加剂量。

（3）有脱水者可口服或静脉补液。

（4）腹泻病情加重时，应到医院诊治。

（5）饮食宜清淡，忌生冷、油腻、辛辣食物。

2. 不良反应 尚未明确。

小儿泻痢片

【成分】

黄连、黄芩、葛根、茯苓、滑石粉、焦山楂、厚朴、乌梅、白芍、甘草。

【临床用药指导】

1. 注意事项

（1）忌食辛辣、生冷、油腻食物。

（2）脾虚易腹泻者慎服。

（3）风寒袭肺咳嗽不适用。

（4）出现高热，或喘嗽气急者，应到医院就诊。

（5）服药 3 天症状无缓解，应去医院就诊。

2. 不良反应 尚未明确。

【功能与主治】

清热利湿，止泻。用于小儿湿热下注所致的痢疾、泄泻，症见大便次数增多或里急后重，下利赤白。

【临床应用】

1. 痢疾 因感受暑湿，饮食不洁所致。症见大便次数增多，里急后重，痢下赤白，腹痛；小儿腹泻病、急性痢疾见上述证候者。

2. 泄泻 因湿热之邪，蕴结脾胃，下注大肠所致。症见大便次数增多，粪色黄而臭，食欲缺乏；小儿腹泻病见上述证候者。

【用法与用量】

口服。1 岁以下，一次 1 片，一日 4 次；2～3 岁，一次 2～3 片，一日 4 次；4 岁以上，一次 4～6 片，一日 4 次。

【剂型与规格】

片剂：每片（1）0.18 g（薄膜衣片）；（2）0.17 g（糖衣片）。

【临床用药指导】

1. 注意事项

（1）寒湿或虚寒泻痢者慎用。

（2）疫毒痢者不宜单用本品。

（3）病情加重，随时到医院就诊。

（4）饮食宜清淡，忌生冷、辛辣食物。

2. 不良反应 尚未明确。

泻定胶囊

【成分】

铁苋菜、石榴皮、丁香、炮姜、山楂（炭）。

【功能与主治】

温中燥湿，涩肠止泻。用于小儿寒湿内盛所致的泄泻，症见泄泻清稀，甚则水样，肠鸣辘辘，脘腹冷痛，食少纳呆。

【临床应用】

泄泻：寒湿内盛所致。症见大便泻下清稀，甚则水样，肠鸣，脘腹冷痛，食少纳呆；急、慢性肠炎见上述证候者。

【用法与用量】

口服。温开水送服。1岁以内，一次1粒；1～3岁，一次2粒；3岁以上，一次3粒；均一日4次，疗程5天，或遵医嘱。

【剂型与规格】

胶囊：每粒0.25 g。

【临床用药指导】

1．注意事项

（1）脾胃湿热、大肠湿热泄痢者慎用。

（2）食用易消化食物，忌生冷、辛辣、油腻食物。

2．不良反应　尚未明确。

小儿止泻安颗粒

【成分】

茯苓、陈皮、木香（煨）、砂仁、肉豆蔻（煅）、赤石脂（煅）、伏龙肝。

【功能与主治】

健脾和胃，固肠止泻。用于脾胃虚弱所致的泄泻，症见大便溏泻，纳少倦怠；小儿消化不良见上述证候者。

【临床应用】

泄泻：因小儿脾胃虚弱，运化失调，清阳不升，纳运无权所致。症见大便稀溏，食后作泻，大便色淡不臭，面色萎黄，神疲倦怠，舌苔淡白；小儿腹泻病见上述证候者。

【用法与用量】

开水冲服。1岁以内，一次3 g，一日3次；1～2岁，一次6 g，一日3次；2～3岁，一次12 g，一日2次；或遵医嘱。

【剂型与规格】

颗粒剂：每袋12 g。

【临床用药指导】

1．注意事项

（1）不宜用于合并其他感染的小儿腹泻。

（2）外感寒热、内蕴湿热腹泻不宜服用。

（3）若久泻不止、伤津失水者，应及时去医院诊治。

（4）饮食宜清淡，忌生冷、辛辣食物。

2．不良反应　尚未明确。

止泻灵颗粒

【成分】

党参、白术（炒）、薏苡仁（炒）、茯苓、白扁豆（炒）、山药、莲子、陈皮、泽泻、甘草。

【功能与主治】

健脾益气，渗湿止泻。用于脾胃虚弱所致的泄泻，大便溏泄，饮食减少，腹胀，倦怠懒言；慢性肠炎见上述证候者。

【临床应用】

泄泻：因脾胃虚弱夹湿所致。症见腹泻，四肢无力，形体虚羸，饮食不化，或吐或泻，胸脘痞塞，倦怠无力；慢性肠炎、小儿腹泻病见上述证候者。

【用法与用量】

口服。一次12 g，6岁以下儿童减半，或遵医嘱，一日3次。

【剂型与规格】

颗粒剂：每袋（1）12 g；（2）6g。

【临床用药指导】

1．注意事项

（1）感受外邪、内伤饮食或湿热腹泻者慎用。

（2）若久泻不止，伤津失水较重者，应及时送医院就诊。

（3）饮食宜清淡，忌食辛辣、油腻食物。

2．不良反应　尚未明确。

小儿腹泻宁糖浆

【成分】

党参、白术、茯苓、广藿香、木香、葛根、甘草。

【功能与主治】

健脾和胃，生津止泻。用于脾胃气虚所致的泄泻，症见大便泄泻，腹胀腹痛，纳减，呕吐，口干，倦怠乏力，舌苔淡白。

【临床应用】

泄泻：因小儿脾虚失运所致。症见泄泻反复发作，时发时止，大便溏薄或完谷不化，食后泄泻，如进食不易消化的生冷、油腻食物，则泄泻次数增多，常有食欲缺乏，恶心，呕吐，面色萎黄，神疲倦怠，舌淡苔白，脉缓滑；小儿腹泻病见上述证候者。

【用法与用量】

口服。10岁以上儿童一次10 ml，一日2次；10岁以下儿童酌减。

【剂型与规格】

糖浆剂：每瓶10 ml。

【临床用药指导】

1．注意事项

（1）感受外邪、内伤食滞、湿热下注所致泄泻慎用。

（2）腹泻加重，应随时到医院治疗。

（3）饮食宜清淡，忌食油腻不消化食物。

（4）呕吐或腹泻后舌红、口渴、小便短赤者慎用。

（5）服药1～2天如果腹泻、呕吐加重，并伴有身热、口渴、神情倦怠者，应及时去医院诊治。

2．不良反应　尚未明确。

幼泻宁颗粒

【成分】

白术（焦）、炮姜、车前草。

【功能与主治】

健脾化湿，温中止泻。用于脾胃虚寒所致的泄泻、消化不良。

【临床应用】

泄泻：因脾胃虚弱，感受寒邪，寒湿困脾所致。症见泄泻清稀，含有不消化食物，中多泡沫，肠鸣，腹痛；小儿腹泻病见上述证候者。

【用法与用量】

口服。6 个月以内，一次 3 ~ 6 g；6 个月 ~ 1 岁，一次 6 g；1 ~ 6 岁，一次 12 g；均一日 3 次。

【剂型与规格】

颗粒剂：每袋 6 g。

【临床用药指导】

1．注意事项

（1）湿热蕴结、积滞胃肠或久泻伤阴者慎用。

（2）若久泻不止、亡津脱水者，应及时送医院诊治。

（3）饮食宜清淡，忌食辛辣、油腻食物。

2．不良反应　尚未明确。

儿泻停颗粒

【成分】

茜草藤、乌梅、甘草。

【功能与主治】

清热燥湿，固肠止泻。用于湿热内蕴所致的小儿腹泻，症见大便呈水样或蛋花汤样，或伴有发热、腹痛、恶心、呕吐等。

【临床应用】

泄泻：小儿因饮食不节，外感热邪，湿热内蕴所致。症见大便呈水样或蛋花样，次数增多，或伴发热，腹痛，恶心，呕吐；小儿腹泻病见上述证候者。

【用法与用量】

开水冲服。1 ~ 6 个月，一次 0.5 g；7 个月 ~ 2 岁，一次 1 g；3 岁，一次 2 g；4 ~ 6 岁，一次 3 g；7 ~ 14 岁，一次 4 g；均一日 3 次。3 天为一疗程。

【剂型与规格】

口服液：每支 10 ml。

【临床用药指导】

1．注意事项

（1）虚寒泄泻者慎用。

（2）重度营养不良、感染性肠炎及大便有脓血者，需配合其他方法治疗。

（3）腹泻次数多、尿量明显减少者，应及时到医院就诊。

（4）饮食宜清淡、忌食辛辣、油腻食物。

2．不良反应　尚未明确。

小儿敷脐止泻散

【成分】

黑胡椒。

【功能与主治】

温中散寒，止泻。用于小儿中寒、腹泻、腹痛。

【临床应用】

泄泻：因调护失宜，腹受风寒，凝滞中焦或脾胃虚弱，清阳不升，运化失职所致。症见大便色淡，带有泡沫，无明显臭味，腹痛肠鸣或伴鼻塞，流涕，低热，舌苔白腻，脉滑。或久泻不止，或反复发作，大便稀薄或呈水样，带有奶瓣或不消化食物残渣，神疲纳呆，面色少华，舌质偏淡，苔薄腻，脉弱无力；小儿消化不良性腹泻、迁延及慢性腹泻见上述证候者。

【用法与用量】

外用，贴敷肚脐。一次 1 袋，一日 1 次。

【剂型与规格】

散剂：每袋 0.3 g。

【临床用药指导】

1．注意事项

（1）脐部皮肤破损及有炎症者，大便有脓血者不宜使用。

（2）敷药期间忌食生冷、油腻食物。

（3）用药期间腹泻增多，伴有呕吐者，应及时去医院诊治。

（4）对薄膜贴剂皮肤过敏及患儿因瘙痒哭闹者不宜使用。

2．不良反应　尚未明确。

小儿健脾贴膏

【成分】

吴茱萸、丁香、五倍子、磁石、麝香、冰片。

【功能与主治】

温中健脾，和胃止泻。用于脾胃虚寒所致的小儿消化不良，症见大便次数增多、内含不消化物。

【临床应用】

泄泻：因脾胃虚寒，清阳不升，纳运无权所致。症见大便稀溏，便次增多，腹痛，喜暖喜按，食少纳呆；小儿腹泻病见上述证候者。

【用法与用量】

穴位贴敷。取足三里、天枢、中脘、关元，久泄者加贴脾俞穴。一日 1 次。

【剂型与规格】

贴剂：每贴 0.4 g。

【临床用药指导】

1. 注意事项

（1）有皮肤过敏史者禁用。

（2）湿热泄泻者慎用。

（3）外用贴敷时间不宜过长，须按用药要求按时更换使用。

（4）腹泻加重者，应随时到医院诊治。

2. 不良反应　尚未明确。

小儿泄泻停颗粒

【成分】

大黄、大黄（制）、苍术、羌活、制川乌、车前子、甘草。

【功能与主治】

清热燥湿，消积止泻。用于食滞胃肠所致的泄泻，症见大便泄泻，含有不消化食物。

【临床应用】

泄泻　因湿热之邪蕴结脾胃，运化失调所致。症见大便泄泻，含有不消化食物，粪色深黄而臭，或微见黏液，肢体倦怠；小儿腹泻病见上述证候者。

【用法与用量】

开水冲服。6 个月以内，一次 1 g；3 个月～3 岁，一次 2 g；均一日 2 次。

【剂型与规格】

颗粒剂：每袋 2 g。

【临床用药指导】

1. 注意事项

（1）脾胃虚寒者慎用。

（2）本品含有川乌，不宜过量、久用。

（3）小儿腹泻加重，应随时到医院诊治。

（4）饮食宜清淡，忌食辛辣食物。

2. 不良反应　尚未明确。

苍苓止泻口服液

【成分】

苍术、黄芩、茯苓、葛根、柴胡、金银花、青木香、槟榔、金樱子、马鞭草、甘草。

【功能与主治】

除湿清热，运脾止泻。用于湿热所致的小儿泄泻，症见水样或蛋花样粪便，或夹有黏液，或发热，腹胀，舌红，苔黄；小儿轮状病毒性肠炎见以上证候者。

【临床应用】

小儿泄泻：湿热邪毒壅滞，脾失健运，大肠湿热所致水样或蛋花样粪便，或夹有黏液，无热或发热，腹胀，舌红，苔黄；小儿轮状病毒性肠炎见以上证候者。

【用法与用量】

饭前口服。6 个月以下，一次 5 ml；6 个月～1 岁，一次 5～8 ml；4 岁以上，一次 10～20 ml；均一日 3 次。3 日为一疗程；或遵医嘱。

【剂型与规格】

口服液：每支 10 ml。

【临床用药指导】

1. 注意事项

（1）寒性泄泻慎用。

（2）脱水及病重患儿应结合补液等综合治疗。

（3）不宜大量或长期服用。

（4）偶发呕吐。

2. 不良反应　尚未明确。

醒脾养儿颗粒

【成分】

蜘蛛香、一点红、毛大丁草、山栀茶。

【功能与主治】

为苗医用成药。醒脾开胃，养血安神，固肠止泻。用于脾气虚所致的儿童厌食，腹泻便溏，烦躁盗汗，遗尿夜啼。

【临床应用】

1. 厌食　脾胃虚弱，运化无力所致。症见不思饮食，食量减少，面色少华，形体偏瘦，肢倦乏力，大便溏薄，夹有不消化食物残渣，舌质淡，苔薄白，脉缓无力或指纹淡红；厌食见上述证候者。

2. 泄泻　脾胃虚弱，运化失职所致。症见大便稀溏，色淡不臭，面色萎黄，食欲缺乏，神疲倦怠，舌淡苔白，脉细弱；小儿腹泻病见上述证候者。

【用法与用量】

温开水冲服。1 岁以内，一次 2 g，一日 2 次；1～2 岁，一次 4 g，一日 2 次；3～6 岁，一次 4 g，一日 3 次；7～14 岁，一次 6～8 g，一日 2 次。

【剂型与规格】

颗粒剂：每袋 2 g。

【临床用药指导】

1. 注意事项

（1）长期厌食、体弱消瘦者，及腹胀重、腹泻次数增多者，应去医院就诊。

（2）服药 7 天症状无缓解，应去医院就诊。

（3）忌食生冷、油腻及不易消化食物。

2. 不良反应　尚未明确。

第四节　消　导　剂

疳积散

【成分】

炒鸡内金、茯苓、使君子仁、石燕（煅）、煅石决明、谷精草、威灵仙。

【功能与主治】

消积化滞。用于食滞脾胃所致的疳证，症见不思乳食，面黄肌瘦，腹部膨胀，消化不良。

【临床应用】

疳积：因乳食积滞内停，或夹有虫积，脾胃虚损所致。症见食欲减退，面色萎黄，肚腹膨胀，烦躁激动，睡眠不宁；营养不良见上述证候者。

【用法与用量】

用热米汤加少量糖调服。一次 9 g，一日 2 次；3 岁以内小儿酌减。

【剂型与规格】

口服液：每支 10 ml。

【临床用药指导】

1．注意事项

（1）气液干涸、脾胃虚弱之"干疳"重症者慎用。

（2）予以易消化而有营养的食物。

2．不良反应　尚未明确。

小儿化食丸（口服液）

【成分】

焦山楂、六神曲（炒焦）、焦麦芽、焦槟榔、醋莪术、三棱（制）、牵牛子（炒焦）、大黄。

【功能与主治】

消食化滞，泻火通便。用于食滞化热所致的积滞，症见厌食，烦躁，恶心，呕吐，口渴，脘腹胀满，大便干燥。

【临床应用】

积滞：因乳食不节，损伤脾胃，以致宿食久停，郁滞化热所致。症见厌食，恶心，呕吐，烦躁，口渴，脘腹胀满，大便干燥；小儿胃肠功能紊乱见上述证候者。

【用法与用量】

丸剂：口服。1 岁以内，一次 1 丸；1 岁以上，一次 2 丸；均一日 2 次。

口服液：口服。3 岁以上，每次 10 ml，一日 2 次。

【剂型与规格】

丸剂：每丸 1.5 g；

口服液：每支 10 ml。

【临床用药指导】

1．注意事项

（1）脾虚夹积者慎用。

（2）本品中病即止，不宜长期服用。

（3）不宜过食生冷、肥腻食物。

2．不良反应　尚未明确。

清胃保安丸

【成分】

白术（麸炒）、茯苓、山楂（炒）、六神曲（麸炒）、麦芽（炒）、砂仁、陈皮、青皮（醋炙）、厚朴（姜炙）、槟榔、枳实、枳壳（去瓤麸炒）、白酒曲、甘草。

【功能与主治】

消食化滞，和胃止呕。用于食滞胃肠所致积滞，症见小儿停食，停乳，脘腹胀满，呕吐，心烦，口渴。

【临床应用】

积滞：因乳食内积所致。症见食欲缺乏，呕吐酸腐，腹部胀满，烦躁多啼，夜眠不安，舌红苔腻，脉滑数；小儿胃肠功能紊乱见上述证候者。

【用法与用量】

口服。一次 1 丸，一日 2 次。

【剂型与规格】

蜜丸：每丸 3 g。

【临床用药指导】

1．注意事项

（1）中病即止，不宜久用。

（2）食物宜富有营养，易于消化，忌食生冷、肥腻食物。

2．不良反应　尚未明确。

小儿消食片

【成分】

山楂、六神曲（炒）、炒麦芽、炒鸡内金、槟榔、陈皮。

【功能与主治】

消食化滞，健脾和胃。用于脾胃不和、食滞肠胃所致积滞、疳积，症见食欲缺乏，消化不良，便秘，脘腹胀满，面黄肌瘦。

【临床应用】

积滞：因乳食宿久，停滞不消所致。症见食少，便秘，脘腹胀满，面黄肌瘦，舌苔腻，脉滑；小儿消化功能紊乱见上述证候者。

【用法与用量】

口服或咀嚼。1～3岁,一次2～4片;3～7岁,一次4～6片;成年人一次6～8片;均一日3次。吞服困难的小儿可用水化服。

【剂型与规格】

片剂:每片0.3 g。

【临床用药指导】

1．注意事项

(1)脾胃虚弱、内无积滞者慎用。

(2)不宜过食生冷、肥甘黏腻食物。

2．不良反应 尚未明确。

一捻金

【成分】

大黄、炒牵牛子、槟榔、人参、朱砂。

【功能与主治】

消食导滞,祛痰通便。用于脾胃不和、痰食阻滞所致的积滞,症见停食停乳,腹胀便秘,痰盛喘咳。

【临床应用】

积滞:因痰乳食积滞、郁而化热所致。症见纳食减退,呕吐酸馊乳食,腹胀,便秘,或痰涎壅盛,烦躁多啼,惊惶不安;小儿消化功能紊乱见上述证候者。

【用法与用量】

口服。1岁以内,一次0.3 g;1～3岁,一次0.6 g;4～6岁,一次1 g;均一日1～2次;或遵医嘱。

【剂型与规格】

散剂:每袋1.2 g。

【临床用药指导】

1．注意事项

(1)脾胃虚弱、内无痰食积滞者慎用。

(2)本品中含有朱砂,不宜久用;肝肾功能不全者慎用。

(3)不宜过食生冷、肥腻食物。

2．不良反应 尚未明确。

健儿消食口服液

【成分】

黄芪、白术(麸炒)、陈皮、莱菔子(炒)、山楂(炒)、黄芩、麦冬。

【功能与主治】

健脾益胃,理气消食。用于小儿饮食不节、损伤脾胃引起的纳呆食少,脘胀腹满,手足心热,自汗乏力,大便不调,以至厌食,恶食等症。

【临床应用】

厌食:因脾胃虚弱、运化失调所致。症见纳呆食少,面色萎黄,脘腹胀满,容易出汗,舌苔薄白,脉弱无力;小儿厌食症见上述证候者。

【用法与用量】

口服。3岁以内,一次5～10 ml;3岁以上,一次10～20 ml;均一日2次。用时摇匀。

【剂型与规格】

口服液:每支10 ml。

【临床用药指导】

1．注意事项

(1)胃阴不足者慎用。

(2)服药期间应调节饮食,纠正不良饮食习惯。

2．不良反应 尚未明确。

小儿肠胃康颗粒

【成分】

鸡眼草、地胆草、谷精草、夜明砂、蝉蜕、赤芍、蚕沙、党参、玉竹、麦冬、谷芽、木香、甘草、盐酸小檗碱。

【功能与主治】

清热平肝,调理脾胃。用于肝热脾虚引起的食欲缺乏,面色无华,精神烦扰,夜寐哭啼,腹泻,腹胀;小儿营养不良见上述证候者。

【临床应用】

1．厌食 因肝经郁热,脾胃虚弱,健运失调所致。症见食欲缺乏,纳呆食少,面色无华,腹胀,腹泻,大便中夹有不消化残渣,或大便稀溏;小儿厌食症见上述证候者。

2．夜啼 因心肝积热,热扰神明所致。症见夜间啼哭,烦躁不安,面赤唇红,小便短赤,腹胀,腹泻;小儿夜惊见上述证候者。

【用法与用量】

开水冲服。一次5～10 g,一日3次。

【剂型与规格】

颗粒剂:每袋5 g。

【临床用药指导】

1．注意事项

(1)脏腑虚寒者慎用。

(2)建立良好的生活制度,纠正不良饮食习惯。

2．不良反应 尚未明确。

复方消食茶

【成分】

苍术、白术、薏苡仁、广山楂、神曲茶、小槐花。

【功能与主治】

健脾利湿,开胃导滞,用于脾虚食滞,食欲缺乏,便溏,消瘦。

【临床应用】

厌食:因脾失健运,乳食停滞所致。症见食积不化,不思饮食,面色少华,形体偏瘦;小儿厌食症见上述证候者。

【用法与用量】

开水冲服。一次 14 g，一日 3 次；1 岁以内小儿酌减或遵医嘱。

【剂型与规格】

颗粒剂：每块重 7 g。

【临床用药指导】

1．注意事项

（1）胃阴不足厌食患儿慎用。

（2）服药期间应纠正不良饮食习惯，不宜过食生冷、肥腻食物。

2．不良反应　尚未明确。

健儿素颗粒

【成分】

党参、白术（炒）、薏苡仁、南沙参、麦冬、白芍、稻芽（炒）、诃子。

【功能与主治】

益气健脾，和胃运中。用于脾胃气虚所致的疳证，症见食欲缺乏，消化不良，腹满腹痛，面黄肌瘦。

【临床应用】

疳积：因脾胃受损、气液耗伤所致症见食欲缺乏，消化不良，腹满腹痛，大便溏薄，面黄肌瘦；小儿厌食症、小儿营养不良见上述证候者。

【用法与用量】

开水冲服。一次 20 ～ 30 g，一日 3 次。

【剂型与规格】

颗粒剂：（1）每袋 10 g；（2）每瓶 100 g。

【临床用药指导】

1．注意事项

（1）饮食宜易消化，富有营养，不宜食用生冷、油腻食物。

（2）疳积后期，常由虚至脱，见虚脱危重证候时，当采取急救措施。

2．不良反应　尚未明确。

健脾消食丸

【成分】

白术（炒）、枳实（炒）、木香、槟榔（炒焦）、草豆蔻、鸡内金（醋炙）、荸荠粉。

【功能与主治】

健脾，和胃，消食，化滞。用于脾胃气虚所致的疳证，症见小儿乳食停滞，脘腹胀满，食欲缺乏，面黄肌瘦，大便不调。

【临床应用】

疳积：因脾胃虚弱，运化失职，气食停滞不消所致。症见面色萎黄，不思乳食，脘腹胀满，消瘦，大

便不调，舌苔白腻，脉细而滑；小儿营养不良见上述证候者。

【用法与用量】

口服。1 岁以内，一次服 1/2 丸；1 ～ 2 岁，一次服 1 丸；2 ～ 4 岁，一次服 1 丸半；4 岁以上，一次服 2 丸；均一日 2 次；或遵医嘱。

【剂型与规格】

丸剂：每丸 3 g。

【临床用药指导】

1．注意事项

（1）脾胃虚弱无积滞者慎用。

（2）服药期间宜食用清淡易消化食物。

（3）养成良好的饮食习惯。

2．不良反应　尚未明确。

儿宝颗粒

【成分】

太子参、北沙参、麦冬、炒白芍、茯苓、炒白扁豆、山药、炒山楂、炒麦芽、陈皮、葛根（煨）。

【功能与主治】

健脾益气，生津开胃。用于脾气虚弱、胃阴不足所致的纳呆厌食，口干燥渴，大便久泻，面黄体弱，精神不振，盗汗。

【临床应用】

厌食因脾胃虚弱、胃阴不足所致。症见口干多饮，纳呆食少，面黄肌瘦，四肢倦怠，精神不振，体虚多汗，大便干结或大便久泻不止，舌红少苔，脉细；小儿厌食症见上述证候者。

【用法与用量】

颗粒剂：开水冲服，1 ～ 3 岁，一次 5 g；4 ～ 6 岁，一次 7.5 g；6 岁以上，一次 10 g；均一日 2 ～ 3 次。

【剂型与规格】

颗粒剂：每袋（1）5 g；（2）15 g。

【临床用药指导】

1．注意事项

（1）食积内热厌食者慎用。

（2）养成良好饮食习惯。

（3）忌食辛辣食物。

2．不良反应　尚未明确。

儿康宁糖浆

【成分】

黄芪，党参、白术、茯苓、薏苡仁、山药、麦冬、制何首乌、焦山楂、麦芽（炒）、桑枝、大枣。

【功能与主治】

益气健脾，消食开胃，用于气虚所致的厌食，症见食欲缺乏，消化不良，面黄身瘦，大便稀溏。

【临床应用】

厌食：因饮食不节或喂养不当，以及长期偏食，损伤脾胃，脾胃气虚，运化失常而致。症见厌食，拒食，面色萎黄，形体消瘦，精神不振，大便溏薄，舌淡红，苔薄白，脉无力；小儿厌食症见上述证候者。

【用法与用量】

口服。一次 10 ml，一日 3 次，20 ～ 30 天为一疗程。

【剂型与规格】

糖浆：（1）每支 10 ml；（2）每瓶 150 ml。

【临床用药指导】

1. 注意事项

（1）食积化热、胃阴不足所致厌食者慎用。

（2）纠正不良的偏食习惯，少吃零食，定时进餐，建立良好的饮食卫生习惯。

（3）饮食宜易于消化，忌食生冷、油腻食物。

2. 不良反应　尚未明确。

健儿糖浆

【成分】

萝藦、爵床。

【功能与主治】

健脾补气，消积化滞。用于脾胃虚弱、食滞肠胃所致的疳证，症见纳呆食少，面黄肌瘦，脘腹胀满，大便不调等。

【临床应用】

疳积：因脾胃虚弱、食滞胃肠所致。症见形体消瘦，面黄少华，毛发稀疏，肚腹鼓胀，食欲缺乏，大便不调；小儿营养不良见上述证候者。

【用法与用量】

口服。1 岁以内，一次 5 ml；1 ～ 2 岁，一次 8 ml；3 ～ 5 岁，一次 10 ml；均一日 3 次。10 天为一疗程；或遵医嘱。

【剂型与规格】

糖浆：每支 10 ml。

【临床用药指导】

1. 注意事项

（1）脾胃虚败、气阴耗竭所致干疳重证者慎用。

（2）服药期间饮食宜清淡而富有营养，忌食肥甘滋腻、不易消化食物。

（3）应养成良好的饮食习惯。

2. 不良反应　尚未明确。

小儿胃宝丸（片）

【成分】

山药（炒）、山楂（炒）、麦芽（炒）、六神曲（炒）、鸡蛋壳（焙）。

【功能与主治】

消食化积，健脾和胃。用于脾虚食滞所致的积滞，症见停食，停乳，呕吐，泄泻，消化不良。

【临床应用】

积滞：因脾胃虚弱，饮食失节，乳食停滞所致。症见不思乳食，呕吐酸腐，大便溏泄，舌苔白腻，脉细而滑，指纹青淡；小儿消化功能紊乱见上述证候者。

【用法与用量】

丸剂：口服。1 ～ 2 岁，一次 2 ～ 3 丸，一日 3 次；3 岁以上，一次 5 ～ 6 丸，一日 3 次。

片剂：口服。一次 2 ～ 3 片，一日 3 次；3 岁以上酌增。

【剂型与规格】

丸剂：每丸 0.5 g。

片剂：每片重 0.5 g。

【临床用药指导】

1. 注意事项

（1）吞服困难的小儿可用水化服。

（2）食积内热者慎用。

（3）养成良好的饮食习惯。

（4）食用清淡、易消化食物，忌食油腻、肥甘食物。

2. 不良反应　尚未明确。

小儿香橘丸

【成分】

炒白术、茯苓、麸炒薏苡仁、白扁豆（去皮）、麸炒山药、莲子、苍术（米泔炒）、六神曲（麸炒）、炒山楂、炒麦芽、陈皮、木香、姜厚朴、麸炒枳实、醋香附、砂仁、法半夏、泽泻、甘草。

【功能与主治】

健脾和胃，消食止泻。用于脾虚食滞所致的呕吐，便泻，脾胃不和，身热，腹胀，面黄肌瘦，不思饮食。

【临床应用】

1. 泄泻　因脾胃虚弱，乳食停积，水湿不化所致。症见泄泻，腹胀疼痛，面色萎黄，肌肉消瘦，不思乳食；小儿腹泻病、厌食症、营养不良见上述证候者。

2. 厌食　由饮食不节，喂养失当及长期偏食，损伤脾胃运化受纳之功所致。症见不思饮食，或食而无味，拒进饮食，形体消瘦，面色少华；小儿厌食症见上述证候者。

【用法与用量】

口服。一次 1 丸，一日 3 次；周岁以内小儿酌减。

【剂型与规格】

丸剂：每丸 3 g。

【临床用药指导】

1. 注意事项

（1）湿热泻者慎用。

（2）饮食宜清淡、易消化食物，忌食生冷、油腻食物。

2. 不良反应　尚未明确。

小儿康颗粒

【成分】

太子参、白术、茯苓、山楂、葫芦茶、麦芽、白芍、乌梅、榧子、槟榔、蝉蜕、陈皮。

【功能与主治】

健脾开胃，消食化滞，驱虫止痛。用于脾胃虚弱，食滞内停所致的腹泻、虫积，症见食滞纳少，烦躁不安，精神疲倦，脘腹胀满，面色萎黄，大便稀溏。

【临床应用】

1. 泄泻　因脾运失司，食不运化，脾虚夹滞所致。症见腹泻，便稀，臭秽，食少纳呆，烦躁神疲，脘腹胀满；小儿消化不良、腹泻病见上述证候者。

2. 虫积　因小儿脾胃虚弱感染虫卵所致。症见食欲缺乏，大便不调，腹痛时作，面色萎黄，精神疲倦；小儿肠道寄生虫病、蛔虫病见上述证候者。

【用法与用量】

温开水送服。1 岁以内，一次 5 g；1 ～ 4 岁，一次 10 g；4 岁以上，一次 20 g；均一日 3 次。

【剂型与规格】

颗粒剂：每袋 10 g。

【临床用药指导】

1. 注意事项

（1）外感寒热或湿热腹泻、腹痛者慎用。

（2）本品含有驱虫药，不宜久用。

（3）饮食宜清淡，忌食生冷、辛辣、油腻食物。

2. 不良反应　尚未明确。

胃肠安丸

【成分】

厚朴（姜炙）、枳壳（麸炒）、木香、沉香、檀香、川芎、大黄、巴豆霜、人工麝香、大枣（去核）。

【功能与主治】

芳香化浊，理气止痛，健胃导滞。用于湿浊中阻、食滞不化所致的腹泻，食欲缺乏，恶心，呕吐，腹胀，腹痛；消化不良、肠炎、痢疾见上述证候者。

【临床应用】

1. 泄泻　小儿乳食积滞不化，脾胃失和，气机升降不畅所致。症见食欲缺乏，不思饮食，粪便酸臭，嗳气腐浊，恶心呕吐，腹胀，腹痛，大便泄泻，夹有黏液；小儿消化不良、肠炎见上述证候者。

2. 痢疾　小儿饮食不节，素蕴内热，或食用不洁之物，湿热阻滞肠间所致。症见泻痢，腹痛，里急后重，恶心，呕吐，纳食欠佳，或发热；急性痢疾见上述证候者。

【用法与用量】

口服。小丸：成人一次 20 丸，一日 3 次；小儿 1 岁以内，一次 4 ～ 6 丸，一日 2 ～ 3 次；1 ～ 3 岁，一次 6 ～ 12 丸，一日 3 次；3 岁以上酌加。

大丸：成人一次 4 丸，一日 3 次；小儿 1 岁以内，一次 1 丸，一日 2 ～ 3 次；1 ～ 3 岁，一次 1 ～ 2 丸，一日 3 次。3 岁以上酌加。

【剂型与规格】

丸剂：（1）小丸，每 20 丸重 0.08 g；（2）大丸，每 4 丸重 0.08 g。

【临床用药指导】

1. 注意事项

（1）湿热或虚寒泄泻、痢疾者慎用。

（2）本品含大黄、巴豆霜，不可过量、久用，中病即止。

（3）饮食宜清淡，忌食辛辣食物。

2. 不良反应　尚未明确。

儿童清热导滞丸

【成分】

醋鸡内金、焦山楂、六神曲（焦）、焦麦芽、醋莪术、姜厚朴、枳实、醋青皮、法半夏、酒黄芩、知母、胡黄连、青蒿、薄荷、钩藤、盐车前子、焦槟榔、使君子仁、榧子、苦楝皮。

【功能与主治】

健胃导滞，消积化虫。用于食滞肠胃所致的疳证，症见不思饮食，消化不良，面黄肌瘦，烦躁口渴，胸膈满闷，积聚痞块，亦用于虫积腹痛。

【临床应用】

1. 疳积　因脾胃运化失健，积滞内停，助湿生虫所致。症见纳食减少，形体消瘦，肌肉松弛，面黄不华，烦躁不宁，腹痛腹胀，嗜食泥土，大便下虫；小儿营养不良见上述证候者。

2. 虫积　因蛔虫寄生所致。症见绕脐绞痛，食欲缺乏，大便不调，恶心，呕吐，嗜食茶叶、泥土，大便下虫；蛔虫病见上述证候者。

【用法与用量】

口服。一次 1 丸，一日 3 次，周岁以内小儿酌减。

【剂型与规格】

丸剂：每丸 3 g。

【临床用药指导】

1. 注意事项

（1）脾胃虚弱、无虫积和内热者慎用。

（2）应注意休息和饮食，养成良好的卫生习惯。

（3）中病即止，不可久用。

2. 不良反应　尚未明确。

消食退热糖浆

【成分】

柴胡、黄芩、知母、荆芥穗、青蒿、牡丹皮、槟榔、厚朴、水牛角浓缩粉、大黄。

【功能与主治】

清热解毒，消食通便。感时邪、内兼食滞所致的感冒，症见高热不退，脘腹胀满，大便不畅；上呼吸道感染、急性胃肠炎见上述证候者。

【临床应用】

感冒夹滞因风热侵袭，肺失清肃，脾失健运，饮食停滞所致。症见发热不退，脘腹胀满，不思饮食，呕吐酸腐，大便酸臭，或腹痛泄泻，大便秘结；上呼吸道感染合并胃肠功能紊乱见上述证候者。

【用法与用量】

口服。1岁以内，一次5 ml；1～3岁，一次10 ml；4～6岁，一次15 ml；7～10岁，一次20 ml；10岁以上，一次25 ml；均一日2～3次。

【剂型与规格】

糖浆：每瓶（1）60 ml；（2）100 ml；（3）120 ml。

【临床用药指导】

1．注意事项

（1）风寒感冒、脾虚便溏者慎用。

（2）忌食生冷、辛辣、油腻食物。

2．不良反应　尚未明确。

香苏调胃片

【成分】

广藿香、香薷、紫苏叶、木香、姜厚朴、砂仁、麸炒枳壳、陈皮、炒山楂、炒麦芽、六神曲（麸炒）、茯苓、白扁豆（去皮）、葛根、生姜、甘草。

【功能与主治】

解表和中，健胃化滞。用于胃肠积滞、外感时邪所致的身热体倦，饮食少进，呕吐乳食，腹胀便泻，小便不利。

【临床应用】

外感夹食：因内有积滞，外感时邪所致恶寒发热，鼻塞流涕，脘腹胀满，不思乳食，呕吐，泄泻，气味酸馊，舌苔薄腻，脉浮滑，指纹浮滞，小儿消化不良、胃肠型感冒见上述证候者。

【用法与用量】

口服，温开水送服。1岁以内一次1～2片，1～3岁一次2～3片，3岁以上一次3～5片；一日2次。

【剂型与规格】

片剂：每片0.2 g。

【临床用药指导】

1．注意事项

（1）食积无表证者慎用。

（2）饮食宜清淡，忌食辛辣食物。

2．不良反应　尚未明确。

保赤散

【成分】

天南星（制）、朱砂、六神曲（炒）、巴豆霜。

【功能与主治】

消食导滞，化痰镇惊。用于小儿冷积，停乳停食，大便秘结，腹部胀满，痰多。

【临床应用】

1．小儿冷积　因脾胃虚冷，感受寒邪，中焦积滞所致。症见形寒肢冷，面色㿠白，腹痛，不思饮食，大便秘结，小便清长。

2．冷痰　因肺脾不足，气阳虚弱，津液滞运，聚而成痰所致。症见肺风痰壅，喘急欲绝，或风痰入心，神钝惊搐，或顽痰蒙窍，痫痰顿作。

【用法与用量】

口服。小儿6个月～1岁，一次0.09 g；2～4岁，一次0.18 g。

【剂型与规格】

散剂：每袋0.09 g。

【临床用药指导】

1．注意事项

（1）本品中巴豆霜、朱砂、天南星有毒，小儿不可过量服用或久服。

（2）服药时不宜食热粥、饮热开水。

（3）肝、肾功能不全者慎用。

2．不良反应　尚未明确。

小儿至宝丸

【成分】

紫苏叶、广藿香、羌活、薄荷、六神曲（炒）、炒山楂、炒麦芽、槟榔、茯苓、陈皮、胆南星、川贝母、炒芥子、制白附子、琥珀、冰片、朱砂、人工牛黄、天麻、钩藤、全蝎、僵蚕（炒）、蝉蜕、雄黄、滑石。

【功能与主治】

疏风镇惊，化痰导滞。用于小儿风寒感冒，停食停乳，发热鼻塞，咳嗽痰多，呕吐泄泻。

【临床应用】

1．风寒感冒　因外感风寒，卫阳被遏所致。症见发热恶寒，鼻塞流涕，咳嗽咳痰，无汗，不渴，舌苔薄白，脉浮紧。

2．乳食积滞　因乳食内积，气机郁结所致。症见不思饮食，腹胀，腹痛，呕吐酸腐，大便酸臭溏薄，舌苔厚腻，脉滑数。

【用法与用量】

口服。一次 1 丸，一日 2 ～ 3 次。

【剂型与规格】

蜜丸：每丸 1.5 g。

【临床用药指导】

1．注意事项

（1）风热表证者慎用。

（2）本品含有朱砂、雄黄、胆南星，不可过量、久用。

（3）忌油腻食物。

2．不良反应　尚未明确。

儿脾醒颗粒

【成分】

山楂、麦芽、山药、薏苡仁、茯苓、鸡内金、陈皮、白扁豆。

【功能与主治】

健脾和胃，消食化积。用于脾虚食滞引起的小儿厌食，大便稀溏，消瘦体弱。

【临床应用】

厌食：脾胃虚弱，运化无力，乳食停滞所致。症见不思乳食，食量减少，面色少华，形体偏瘦，大便溏薄，或夹有不消化食物残渣，舌质淡，苔薄白，脉缓无力或指纹淡红；小儿厌食症见上述证候者。

【用法与用量】

温开水冲服。1 ～ 2 岁，一次 1.25 g，一日 2 次；3 ～ 5 岁，一次 1.25 g，一日 3 次；6 ～ 14 岁，一次 2.5 g，一日 2 ～ 3 次；14 岁以上，一次 2.5 ～ 5 g，一日 2 ～ 3 次。

【剂型与规格】

颗粒剂：每袋 2.5 g。

【临床用药指导】

1．注意事项

（1）糖尿病患儿不宜服用。

（2）感冒时不宜服用。

（3）长期厌食，体弱消瘦者，及腹胀重、腹泻次数增多者应去医院就诊。

（4）服药 7 天症状无缓解，应去医院就诊。

（5）忌食生冷、油腻及不易消化食物。

2．不良反应　尚未明确。

第五节　止咳平喘剂

小儿咳喘灵颗粒（口服液）

【成分】

麻黄、石膏、苦杏仁、瓜蒌、金银花、板蓝根、甘草。

【功能与主治】

宣肺清热，止咳祛痰，平喘。用于小儿外感风热所致的感冒、咳喘，症见发热，恶风，微有汗出，咳嗽咳痰，咳喘气促；上呼吸道感染、支气管炎、肺炎见上述证候者。

【临床应用】

1．感冒　由风热犯肺，肺气郁闭，肺胃失和，气机不利，灼津为痰，阻滞气道所致，症见发热，恶风，微有汗出，咳嗽咳痰；上呼吸道感染见上述证候者。

2．喘证　由风热闭肺，痰热壅盛于气道，肺失宣降所致，症见发热不退，咳嗽痰浓，喘息气促；急性支气管炎、肺炎见上述证候者。

【用法与用量】

口服。颗粒剂：开水冲服。2 岁以内，一次 1 g；3 ～ 4 岁，一次 1.5 g；5 ～ 7 岁，一次 2 g；均一日 3 ～ 4 次。

口服液：2 岁以内，一次 5 ml；3 ～ 4 岁，一次 7.5 ml；5 ～ 7 岁，一次 10 ml；均一日 3 ～ 4 次。

【剂型与规格】

颗粒剂：每袋 10 g。

口服液：每支 10 ml。

【临床用药指导】

1．注意事项

（1）风寒感冒者慎用。

（2）表虚自汗者、气虚所致的喘咳不宜服用。

（3）高热喘憋、鼻翼翕动加剧者，应及时到医院诊治。

（4）忌食生冷、辛辣、油腻食物。

2．不良反应　尚未明确。

小儿清热止咳口服液

【成分】

麻黄、石膏、炒苦杏仁、黄芩、板蓝根、北豆根、甘草。

【功能与主治】

清热宣肺，平喘，利咽。用于小儿外感风热所致的感冒，症见发热恶寒，咳嗽痰黄，气促喘息，口干音哑，咽喉肿痛。

【临床应用】

感冒：因风热犯肺，炼液成痰，阻塞气机，痰壅气逆所致。症见发热，恶风，咳嗽，痰黄，气促，喘急，咽喉红肿；上呼吸道感染见上述证候者。

【用法与用量】

口服。1～2岁，一次3～5 ml；3～5岁，一次5～10 ml；6～14岁，一次10～15 ml；均一日3次。用时摇匀。

【剂型与规格】

口服液：每支10 ml。

【临床用药指导】

1．注意事项

（1）风寒感冒者慎用。

（2）咳嗽加重应及时到医院就诊。

（3）忌食生冷、辛辣、油腻食物。

2．不良反应　尚未明确。

小儿清肺化痰口服液（颗粒）

【成分】

麻黄、石膏、苦杏仁（炒）、前胡、葶苈子、炒紫苏子、黄芩、竹茹。

【功能与主治】

清热化痰，止咳平喘。用于小儿风热犯肺所致的咳嗽，症见呼吸气促，咳嗽痰喘，喉中作响。

【临床应用】

咳嗽：因风热犯肺，肺气郁闭不宣，热灼津液，凝聚为痰，痰阻气道所致。症见咳嗽痰喘，呼吸气促；急性支气管炎见上述证候者。

【用法与用量】

口服液：1岁以内，一次3 ml；1～5岁，一次10 ml；5岁以上，一次15～20 ml；均一日2～3次。用时摇匀。

颗粒剂：开水冲服。1岁以内，一次3 g；1～5岁，一次6 g；5岁以上，一次9～12 g；均一日2～3次。

【剂型与规格】

口服液：（1）每支10 ml；（2）每瓶150 ml。

颗粒剂：每袋6 g。

【临床用药指导】

1．注意事项

（1）风寒咳嗽、痰湿咳嗽及肺虚久咳者慎用。

（2）喘息、鼻翼翕动、不得平卧者，应及时到医院诊治。

（3）忌食生冷、辛辣、油腻食物。

2．不良反应　尚未明确。

小儿清肺止咳片

【成分】

黄芩、栀子（姜炙）、炒紫苏叶、菊花、板蓝根、人工牛黄、知母、葛根、川贝母、紫苏子（炒）、炒苦杏仁、枇杷叶、前胡、蜜桑白皮、射干、冰片。

【功能与主治】

清热解表，止咳化痰。用于小儿外感风热、内闭肺火所致的身热咳嗽，气促痰多，烦躁口渴，大便干燥。

【临床应用】

咳嗽：因风热束肺，热灼津液，凝聚为痰，阻滞气道所致。症见身热，咳嗽痰多，痰黏黄稠，烦躁，口渴，咽痛，便干；急性支气管炎见上述证候者。

【用法与用量】

1岁以内，一次1～2片；1～3岁，一次2～3片；3岁以上，一次3～5片；均一日2次。

【剂型与规格】

片剂：每片0.21 g。

【临床用药指导】

1．注意事项

（1）肺虚久咳、阴虚燥咳者慎用。

（2）3岁以上儿童，每次最大量不超过5片。

（3）忌食生冷、辛辣、油腻食物。

2．不良反应　尚未明确。

小儿止嗽糖浆

【成分】

玄参、麦冬、紫苏叶油、天花粉、胆南星、杏仁水、桔梗、竹茹、知母、川贝母、桑白皮、瓜蒌子、炒紫苏子、焦槟榔、甘草。

【功能与主治】

润肺清热，止嗽化痰。用于小儿痰热内蕴所致的发热，咳嗽，黄痰，咳吐不爽，口干舌燥，腹满便秘，久嗽痰盛。

【临床应用】

咳嗽：因风热犯肺，肺失肃降，热灼津液，凝聚为痰，痰热内蕴阻塞气道所致。症见发热，咳嗽，痰多色黄，咳吐不爽，口干舌燥，不思饮食，腹满，便秘；急性支气管炎见上述证候者。

【用法与用量】

口服。一次10 ml，一日2次；1岁以内酌减。

【剂型与规格】

糖浆：每瓶（1）10 ml；（2）120 ml。

【临床用药指导】

1．注意事项

（1）肺脾气虚、阴虚久咳者慎用。

（2）应注意1～14岁不同年龄组的不同剂量的合

理服法。

（3）脾虚泄泻者慎用。

（4）饮食宜清淡，忌食生冷、油腻、辛辣食物。

2．不良反应 尚未明确。

小儿消积止咳口服液

【成分】

连翘、枇杷叶（蜜炙）、瓜蒌、枳实、葶苈子（炒）、桔梗、山楂（炒）、莱菔子（炒）、槟榔、蝉蜕。

【功能与主治】

清热肃肺，消积止咳。用于小儿饮食积滞、痰热蕴肺所致的咳嗽，夜间加重，喉间痰鸣，腹胀，口臭。

【临床应用】

咳嗽：因脾失健运，乳食停滞，化热生痰，又外感风邪，肺失清肃所致。症见咳嗽痰鸣，痰黏黄稠，腹胀，口臭；上呼吸道感染、急性支气管炎见上述证候者。

【用法与用量】

口服。1岁以内，一次5 ml；1～2岁，一次10 ml；3～4岁，一次15 ml；5岁以上，一次20 ml；均一日3次。5天为一疗程。

【剂型与规格】

口服液：每支10 ml。

【临床用药指导】

1．注意事项

（1）体质虚弱、肺气不足、肺虚久咳、大便溏薄者慎用。

（2）3个月以下婴儿不宜服用。

（3）饮食宜清淡，忌食生冷、辛辣、油腻食物。

2．不良反应 尚未明确。

小儿肺热咳喘口服液

【成分】

石膏、知母、金银花、连翘、黄芩、鱼腥草、板蓝根、麦冬、麻黄、苦杏仁、甘草。

【功能与主治】

清热解毒，宣肺化痰。用于热邪犯于肺卫所致发热，汗出，微恶风寒，咳嗽，痰黄，或兼喘息，口干而渴。

【临床应用】

1．感冒 因风热客犯肺卫，或寒从热化所致。症见发热重，有汗或无汗，头痛，鼻塞流涕，喷嚏，咳嗽，咽红肿痛，舌质红，苔薄白，脉浮数；急性上呼吸道感染见上述证候者。

2．咳嗽 因风热犯肺，宣降失常所致。症见发热，咳嗽，咳痰，气急喘嗽，舌淡红，苔薄黄，脉浮数而滑；支气管炎见上述证候者。

3．喘嗽 因风热闭肺所致。症见发热恶风，咳嗽气促，微有汗出，或咳嗽频频，气急鼻煽，喉间痰鸣，面色红赤，舌质红而干，苔黄，脉浮数而滑；小儿肺炎见上述证候者。

【用法与用量】

口服。1～3岁，一次10 ml，一日3次；4～7岁，一次10 ml，一日4次；8～12岁，一次20 ml，一日3次。或遵医嘱。

【剂型与规格】

口服液：每支10 ml。

【临床用药指导】

1．注意事项

（1）风寒感冒、风寒闭肺喘咳、内伤肺肾亏虚喘咳者慎用。

（2）对于支气管肺炎服药后病情未见减轻，咳喘加重者，应及时就医。

（3）饮食宜清淡，忌食油腻、腥荤、辛辣刺激食物。

2．不良反应 尚未明确。

儿童清肺口服液

【成分】

麻黄、炒苦杏仁（去皮）、紫苏叶、细辛、薄荷、黄芩、石膏、蜜桑白皮、板蓝根、蜜枇杷叶、天花粉、炒紫苏子、葶苈子、法半夏、橘红、浙贝母、前胡、白前、瓜蒌皮、石菖蒲、煅青礞石、甘草。

【功能与主治】

清肺，解表，化痰，止嗽。用于小儿风寒外束、肺经痰热所致的面赤身热，咳嗽气促，痰多黏稠，咽痛声哑。

【临床应用】

咳嗽：因痰热内蕴于肺，复感风热所致。症见面赤，身热，咳嗽，气促，痰多黏稠，咽痛声哑，兼见恶寒无汗，头痛身痛，舌红苔白，脉浮滑；急性支气管炎见上述证候者。

【用法与用量】

合剂：口服。一次20 ml，6岁以下一次10 ml，一日3次。

【剂型与规格】

合剂：每支10 ml。

【临床用药指导】

1．注意事项

（1）阴虚燥咳、体弱久咳者慎用。

（2）急性支气管炎、支气管肺炎服药后发热、咳喘、痰涎壅盛不见好转，喘憋、面青唇紫者，应及时就医。

（3）饮食宜清淡，忌食辛辣、生冷、油腻食物。

（4）其他注意事项：可参见本章第一节"解表剂"中"儿童清肺丸"。

2．不良反应　尚未明确。

小儿止咳糖浆

【成分】

甘草流浸膏、桔梗流浸膏、橙皮酊、氯化铵。

【功能与主治】

祛痰，镇咳。用于小儿感冒引起的咳嗽。

【临床应用】

咳嗽：由外感风热，肺失清肃，蕴热成痰所致。症见咳嗽，痰多；上呼吸道感染见上述证候者。

【用法与用量】

口服。2～5岁，一次5 ml；5岁以上，5～10 ml；2岁以下酌减；均一日3～4次。

【剂型与规格】

糖浆：每瓶（1）60 ml；（2）100 ml；（3）120 ml。

【临床用药指导】

1．注意事项

（1）对咳嗽重症、气促喘息者应配合其他药物。

（2）忌食辛辣、油腻食物。

2．不良反应　尚未明确。

金振口服液

【成分】

羚羊角、人工牛黄、石膏、黄芩、平贝母、青礞石、大黄、甘草。

【功能与主治】

清热解毒，祛痰止咳。用于小儿痰热蕴肺所致的发热，咳嗽，咳吐黄痰，咳吐不爽，舌质红，苔黄腻；小儿急性支气管炎见上述证候者。

【临床应用】

咳嗽：因外邪犯肺，入里化热，热灼津液，炼液成痰，阻滞气道，肺气壅滞所致，症见发热，咳嗽喘咳，咳吐黄痰不爽；上呼吸道感染、小儿急性支气管炎见上述证候者。

【用法与用量】

口服。6个月～1岁，一次5 ml，一日3次；2～3岁，一次10 ml，一日2次；4～7岁，一次10 ml，一日3次；8～14岁，一次15 ml，一日3次。疗程5～7天。或遵医嘱。

【剂型与规格】

口服液：每支10 ml。

【临床用药指导】

1．注意事项

（1）肺脾虚弱、体虚久咳、大便溏泻者慎用。

（2）忌食辛辣、油腻食物。

2．不良反应　尚未明确。

贝羚胶囊

【成分】

羚羊角、川贝母、人工天竺黄（飞）、硼砂（炒）、青礞石（煅、飞）、沉香、麝香、猪去氧胆酸。

【功能与主治】

清热化痰，止咳平喘。用于痰热阻肺，气喘咳嗽；小儿肺炎、喘息性支气管炎及成人慢性支气管炎见上述证候者。

【临床应用】

1．咳嗽　因肺火炽盛，炼液成痰，逆乘于肺，或因外邪入里，化火灼津，痰热壅肺所致。症见发热面赤，咳嗽痰多，痰黏难咳，口苦作渴，烦躁不宁，大便干燥，舌红苔黄，脉滑数；支气管炎、小儿肺炎见上述证候者。

2．喘咳　因外受非时之邪，内有壅塞之气，肺有胶固之痰，三者相合，引起气动痰升，痰热闭肺所致，症见咳嗽，哮鸣，呼气延长，痰液黏稠，发热面红，小便黄赤，大便干燥，苔黄，脉滑数；喘息性支气管炎见上述证候者。

【用法与用量】

口服。一次0.6 g，一日3次；小儿一次0.15～0.6 g，周岁以内酌减，一日2次。

【剂型与规格】

胶囊：每粒0.3 g。

【临床用药指导】

1．注意事项

（1）风寒咳喘、阴虚燥咳、肺虚喘咳者不宜用。

（2）对肺炎喘咳重症，出现心阳虚衰、脉微欲绝或内陷厥阴、壮热神昏者当及时抢救。

（3）注意保暖，防止受凉。

（4）忌食生冷、过甜、过咸食物。

（5）大便溏薄者不宜使用。

2．不良反应　尚未明确。

小儿肺热平胶囊

【成分】

黄芩、黄连、拳参、寒水石、新疆紫草、柴胡、平贝母、射干、地龙、人工牛黄、牛胆粉、羚羊角、珍珠、朱砂、人工麝香、冰片、甘草。

【功能与主治】

清热化痰，止咳平喘，镇惊开窍。用于小儿痰热壅肺所致喘咳，症见喘咳，吐痰黄稠，壮热烦渴，神昏抽搐，舌红苔黄腻。

【临床应用】

1．咳嗽　因外感之邪化火入里，灼津成痰，或肝热心火素蕴，炼液成痰，逆乘于肺而致。症见咳喘痰多，吐痰黄稠，发热，面红，目赤，口苦，烦渴，舌红苔黄，脉滑数；急性支气管炎见上述证候者。

2. 急惊风 因外感时邪化热化火，热极生痰生风；或痰热壅滞，郁而化热，痰火内盛，蒙蔽心包，引动肝风而发。症见发热，咳嗽，喉间痰鸣，烦躁，惊厥，神昏，舌红苔黄，脉弦滑数；高热惊厥见上述证候者。

【用法与用量】

口服。6个月以内小儿，一次服0.125 g；7～12个月，一次服0.25 g；1～2岁，一次服0.375 g；2～3岁，一次服0.5 g；3岁以上，一次服0.75～1.0 g；均一日3～4次。

【剂型与规格】

胶囊：每粒0.25 g。

【临床用药指导】

1. 注意事项

（1）外感风寒或阴虚燥咳、肺虚久咳者慎用。

（2）感受暑邪、暴受惊恐或疫毒、内陷营血、气血两燔所致惊风者慎用。

（3）本品含朱砂，不可长期、过量服用。

（4）对于发热、神昏抽搐，服药后症状未见好转者，应及时就医。

（5）饮食宜清淡，忌食辛辣、生冷食物。

（6）肝肾功能不全者禁用。

2. 不良反应 尚未明确。

小儿咳喘颗粒

【成分】

麻黄、石膏、黄芩、鱼腥草、苦杏仁（炒）、川贝母、天竺黄、紫苏子（炒）、莱菔子（炒）、桔梗、僵蚕（炒）、茶叶、细辛、山楂（炒）、甘草。

【功能与主治】

清热宣肺，化痰止咳，降逆平喘。用于小儿痰热壅肺所致的咳嗽，发热，痰多，气喘。

【临床应用】

咳嗽因外感风邪，化火入里，灼津成痰，痰热恋肺所致。症见发热面赤，咳嗽痰多，稠黏难咳，舌红苔黄，脉滑数；急性支气管炎见上述证候者。

【用法与用量】

温开水冲服。1周岁以内，一次2～3 g；1～5岁，一次3～6 g；6岁以上，一次9～12 g；均一日3次。

【剂型与规格】

颗粒剂：每袋6 g（相当于原生药12.63 g）。

【临床用药指导】

1. 注意事项

（1）阴虚燥咳者慎用。

（2）本品含细辛，不宜长期、过量服用。

（3）饮食宜清淡，忌食辛辣、生冷食物。

2. 不良反应 尚未明确。

鹭鸶咯丸

【成分】

麻黄、石膏、栀子（姜炙）、青黛、天花粉、苦杏仁、紫苏子（炒）、芥子（炒）、牛蒡子（炒）、射干、瓜蒌皮、蛤壳、细辛、人工牛黄、甘草。

【功能与主治】

宣肺，化痰，止咳。用于痰浊阻肺所致的顿咳，咳嗽，症见咳嗽阵作，痰鸣气促，咽干声哑；百日咳见上述证候者。

【临床应用】

1. 顿咳 因外感时行疠气侵入肺系，热痰交结气道所致。症见咳嗽阵作，痉咳不已，痰鸣气促，咽红肿痛，伴有呕吐，胁痛，痰中带血，舌苔白或黄，脉滑数；百日咳见上述证候者。

2. 咳嗽 因痰热蕴肺所致。症见咳嗽痰多，稠黏难咳，面赤唇红，烦躁不宁，尿赤，便干，舌红苔黄，脉滑数；急性支气管炎见上述证候者。

【用法与用量】

梨汤或温开水送服。一次1丸，一日2次。

【剂型与规格】

丸剂：每丸1.5 g。

【临床用药指导】

1. 注意事项

（1）体虚久咳者慎用。

（2）服药后病情未见好转，出现惊厥、窒息者，应及时采取相应急救措施。

（3）本品含细辛，不宜长期、过量服用。

（4）百日咳患儿应及时隔离治疗。

（5）饮食宜清淡，忌食辛辣刺激食物。

（6）避免接触异味、烟尘。

2. 不良反应 尚未明确。

小儿百部止咳糖浆

【成分】

百部（蜜炙）、桑白皮、黄芩、知母、苦杏仁、桔梗、制天南星、陈皮、枳壳（炒）、麦冬、甘草。

【功能与主治】

清肺，止咳，化痰。用于小儿痰热蕴肺所致的咳嗽，顿咳，症见咳嗽，痰多，痰黄黏稠，咳吐不爽，或痰咳不已，痰稠难出；百日咳见上述证候者。

【临床应用】

1. 咳嗽 因小儿内热素蕴，炼液成痰，逆乘于肺，或外感之邪化热入里，灼津为痰，痰热蕴肺所致。症见咳嗽痰多，黏稠难咳，小便短赤，大便干燥，舌红苔黄，脉滑数；急性支气管炎见上述证候者。

2. 顿咳　因时行气袭肺，郁而化热，痰热互结同，深伏气道所致。症见咳嗽阵作，日轻夜重，咳剧时伴有深吸气样鸡鸣声，咳吐痰涎；百日咳见上述证候者。

【用法与用量】

口服。2 岁以上，一次 10 ml；2 岁以内，一次 5 ml；均一日 3 次。

【剂型与规格】

糖浆：(1) 每支 10 ml；(2) 每瓶 100 ml。

【临床用药指导】

1. 注意事项

(1) 风寒咳嗽、阴虚燥咳者慎用。

(2) 支气管炎、百日咳服药后病情加重者，应及时就医。

(3) 百日咳患儿应及时隔离治疗。

(4) 饮食宜清淡，忌食辛辣、生冷、油腻食物。

2. 不良反应　尚未明确。

小儿肺咳颗粒

【成分】

人参、白术、黄芪、茯苓、陈皮、炙甘草、北沙参、麦冬、枸杞子、青蒿、鳖甲、瓜蒌、款冬花、紫菀、桑白皮、胆南星、桂枝、干姜、附子（制）、鸡内金、大黄（酒炙）、蔗糖。

【功能与主治】

健脾益肺，止咳平喘。用于肺脾不足，痰湿内壅所致咳嗽或痰多稠黄，咳嗽不爽，气短，喘咳，动辄汗出，食少纳呆，周身乏力，舌红苔厚；小儿支气管炎见以上证候者。

【临床应用】

咳嗽：肺脾不足，失于健运，痰浊内生，痰湿侵肺，肺失宣肃所致。症见咳嗽痰多，色白清稀，或痰多黄稠，咳嗽不爽，食少纳呆，乏力，舌淡红，苔白滑，脉滑；急性支气管炎见上述证候者。

【用法与用量】

开水冲服，1 岁以下，一次 2 g；1～4 岁，一次 3 g；5～8 岁，一次 6 g；均一日 3 次。

【剂型与规格】

颗粒剂：每袋 (1) 3 g；(2) 6 g。

【临床用药指导】

1. 注意事项　高热咳嗽慎用。

2. 不良反应　尚未明确。

第六节　补 益 剂

婴儿健脾颗粒（口服液）

【成分】

白扁豆（炒）、白术（炒）、山药（炒）、木香、鸡内金（炒）、川贝母、人工牛黄、碳酸氢钠。

【功能与主治】

健脾，消食，止泻。用于脾虚夹滞所致的泄泻，症见大便次数增多，质稀气臭，消化不良，面色不华，乳食少进，腹胀腹痛，睡眠不宁；婴儿非感染性腹泻见上述证候者。

【临床应用】

泄泻：因脾胃虚弱，运化失调所致。症见大便次数增多，质稀气臭，消化不良，面色萎黄，乳食少进，腹痛腹胀，睡眠不宁，肌肉消瘦，神疲倦怠；婴儿非感染性腹泻见上述证候者。

【用法与用量】

颗粒剂：口服。1 岁以内，一次 1 g；1～3 岁，一次 4 g；4～7 岁，一次 8 g；均一日 2 次。

口服液：6 个月以内，一次 5 ml；6 个月～1 岁，一次 10 ml；1～2 岁，一次 15 ml；均一日 3 次。

【剂型与规格】

颗粒剂：每袋 2 g。

口服液：每支 10 ml。

【临床用药指导】

1. 注意事项

(1) 风寒泄泻、湿热泄泻者慎用。

(2) 泄泻患儿服药后腹泻不止，出现脱水征象者，应及时采取相应治疗措施。

(3) 应注意调摄饮食，不宜食肥甘、黏腻食物。

2. 不良反应　尚未明确。

龙牡壮骨颗粒

【成分】

党参、黄芪、炒白术、山药、茯苓、大枣、炒鸡内金、麦冬、醋龟甲、龙骨、煅牡蛎、醋南五味子、甘草、乳酸钙、葡萄糖酸钙、维生素 D_2。

【功能与主治】

强筋壮骨，和胃健脾。用于治疗和预防小儿佝偻病、软骨病；对小儿多汗，夜惊，食欲缺乏，消化不良，发育迟缓也有治疗作用。

【临床应用】

1. 小儿五迟 因先天不足，肝肾亏损，后天失养，气血虚弱所致。患儿可见面色不华，头发稀疏，出牙、坐立、行走等生长发育迟缓，骨骼软弱；小儿佝偻病、软骨病、钙缺乏症见上述证候者。

2. 小儿汗症 因小儿脾肾虚弱，气阴不足，卫外不固所致。症见身体消瘦，神萎不振，心烦少寐，动则多汗，晚间尤甚，多梦，惊惕不安，夜间烦哭；小儿佝偻病、软骨病、钙缺乏症见上述证候者。

3. 厌食 因脾胃虚弱，运化失调所致。症见不思饮食，消化不良，肌肉松弛；小儿佝偻病见上述证候者。

【用法与用量】

开水冲服。2岁以下，一次5g或3g（无蔗糖）；2~7岁，一次7.5g或4.5g（无蔗糖）；7岁以上，一次10g或6g（无蔗糖）；均一日3次。

【剂型与规格】

颗粒剂：每袋（1）5g；（2）3g（无蔗糖）。

【临床用药指导】

1. 注意事项

（1）实热证者慎用。

（2）患儿发热期间暂停服本品，佝偻病合并手足搐搦者应配合其他治疗。

（3）忌食辛辣、油腻食物。

2. 不良反应 尚未明确。

静灵口服液

【成分】

熟地黄、龙骨、女贞子、五味子、远志、石菖蒲、知母（盐炒）、黄柏、牡丹皮、泽泻、山药、茯苓。

【功能与主治】

滋阴潜阳，宁神益智，用于儿童多动症，见有注意力涣散，多动多语，冲动任性，学习困难，舌质红，脉细数等肾阴不足、肝阳偏旺者。

【临床应用】

儿童多动症：因肾阴不足，肝阳偏旺所致。症见多动暴戾，多语急躁，注意力涣散，冲动任性，学习困难，口干咽燥，寐少梦多，盗汗，舌微红，苔少，脉细数。

【用法与用量】

口服。3~5岁，一次5ml，一日2次；6~14岁，一次10ml，一日2次；14岁以上，一次10ml，一日3次。

【剂型与规格】

口服液：每支10ml。

【临床用药指导】

1. 注意事项

（1）心脾两虚、痰火扰心者慎用。

（2）感冒发热时停药，感冒痊愈后继续服用。

（3）忌服各种酒类、饮料及酒心巧克力。

2. 不良反应 尚未明确。

荣心丸

【成分】

玉竹、五味子、丹参、降香、山楂、蓼板蓝根、苦参、炙甘草。

【功能与主治】

益气养阴，活血解毒。用于气阴两虚或气阴两虚兼心脉瘀阻所致的胸闷，心悸，气短，乏力，头晕，多汗，心前区不适或疼痛；轻、中型小儿病毒性心肌炎见上述证候者。

【临床应用】

心瘅：因风热之邪毒侵犯人体，邪客于心，耗伤气阴，壅滞经脉所致。症见胸闷，心悸，气短乏力，心前区疼痛；轻、中型小儿病毒性心肌炎见上述证候者。

【用法与用量】

口服。1~3岁，一次2丸；3~6岁，一次3丸；6岁以上，一次4丸；均一日3次。或遵医嘱。

【剂型与规格】

丸剂：每丸1.5g。

【临床用药指导】

1. 注意事项

（1）心胆气虚、水饮不振之心悸者慎用。

（2）饮食宜清淡，忌食辛辣、刺激性食物。

2. 不良反应 尚未明确。

健脾生血颗粒（片）

【成分】

党参、黄芪、茯苓、炒白术、山药、醋南五味子、麦冬、醋龟甲、大枣、炒鸡内金、龙骨、煅牡蛎、甘草、硫酸亚铁。

【功能与主治】

健脾和胃，养血安神。用于脾胃虚弱及心脾两虚所致的血虚证，症见面色萎黄或㿠白，食少纳呆，脘腹胀闷，大便不调，烦躁多汗，倦怠乏力，舌胖色淡，苔薄白，脉细弱；缺铁性贫血见上述证候者。

【临床应用】

贫血：小儿因厌食或肠道寄生虫病，脾胃受损，气血生化乏源所致。症见倦怠乏力，气短语低，面色萎黄或苍白，唇甲色淡，心悸不宁，烦躁，多汗，苔薄白，舌质淡，脉细弱；缺铁性贫血见上述证候者。

【用法与用量】

颗粒剂：饭后用开水冲服。1岁以内，一次3.5g；

1～3岁，一次7g；3～5岁，一次10.5g；5～12岁，一次14g；成人一次21g；均一日3次。或遵医嘱，4周为一疗程。

片剂：饭后口服。1岁以内，一次0.5片；1～3岁，一次1片；3～5岁，一次1.5片；5～12岁，一次2片；成人一次3片；均一日3次。或遵医嘱，4周为一个疗程。

【剂型与规格】

颗粒剂：每袋7g。

片剂：每片0.6g。

【临床用药指导】

1．注意事项

（1）忌茶，勿与含鞣酸类药物合用；服药期间，部分患儿可出现牙齿颜色变黑，停药后可逐渐消失；少数患儿服药后，可见短暂性食欲下降、恶心、呕吐、轻度腹泻，多可自行缓解。

（2）本品含有硫酸亚铁，对胃有刺激性，故宜在饭后服用。

（3）改善饮食，加强营养，合理添加蛋黄、瘦肉、肝、肾、豆类、绿色蔬菜及水果。

（4）本品用于小儿缺铁性贫血应结合病因治疗。

（5）饮食宜清淡，忌食油腻、辛辣食物。

2．不良反应　尚未明确。

蚝贝钙片

【成分】

牡蛎。

【功能与主治】

补肾壮骨。用于儿童钙质缺乏及老年骨质疏松症的辅助治疗。

【临床应用】

1．小儿五迟　多由先天不足，肝肾亏损，后天失养，气血虚弱所致。患儿可见头发稀疏，出牙、坐立、行走等生长发育迟缓，骨骼软弱，面色不华；小儿佝偻病、软骨病、钙缺乏症见上述证候者。

2．小儿汗症　小儿脾肾虚弱，气阴不足，不能敛汗所致。症见汗多，动则汗出，夜间尤甚，身体消瘦，神萎不振，心烦少寐，多梦，惊惕不安，夜间烦哭；小儿佝偻病、软骨病、钙缺乏症见上述证者。

【用法与用量】

嚼服。一次1片，一日3次，儿童酌减或遵医嘱。

【剂型与规格】

片剂：每片1.60g（每片含钙量300mg）。

【临床用药指导】

1．注意事项

（1）感冒时不宜服用。

（2）高血压、心脏病、肝病、肾病等慢性病严重者应在医师指导下服用。

（3）服药2周症状无缓解，应去医院就诊。

（4）忌食生冷、油腻食物。

2．不良反应　尚未明确。

第七节　镇静息风剂

琥珀抱龙丸

【成分】

琥珀、朱砂、天竺黄、胆南星、枳实（炒）、枳壳（炒）、山药（炒）、茯苓、红参、檀香、甘草。

【功能与主治】

清热化痰，镇静安神。用于饮食内伤所致的痰食型急惊风，症见发热抽搐，烦躁不安，痰喘气急，惊痫不安。

【临床应用】

1．惊风　因痰火湿浊蒙蔽心包，引动肝风所致。症见纳呆，呕吐，腹痛，便秘，痰多，继而发热，神呆，迅即昏迷，惊厥，喉间痰鸣，腹部胀满，呼吸气粗；高热惊厥见上述症候者。

2．痰痫　因小儿脾常不足，内伤积滞，痰浊内阻，阴阳不相顺接，清阳蔽蒙所致。症见发作时痰涎壅盛，喉间痰鸣，口角流涎，眼目直视，神志模糊，犹如痴呆，失神，面色黄而不华，手足抽搐不明显，舌苔白腻，脉弦滑；小儿癫痫、手足搐搦症见上述证候者。

3．咳嗽　由小儿正气虚弱，痰湿内伏，肺气闭阻所致。症见发热，咳嗽而喘，呼吸困难，气急鼻煽，面赤、口渴，喉间痰鸣，胸闷胀满，泛吐痰涎，舌苔黄舌质红，脉弦滑；上呼吸道感染、气管炎见上述证候者。

【用法与用量】

口服。一次1丸，一日2次；婴儿每次1/3丸，化服。

【剂型与规格】

丸剂：每丸1.8g。

【临床用药指导】

1．注意事项

（1）慢脾风慎用。

（2）外伤瘀血、痫疾不宜单用本品。

（3）寒痰停饮咳嗽慎用。

（4）本品含有朱砂、胆南星，不宜过量、久用。

（5）脾胃虚弱、阴虚火旺者慎用。

（6）小儿高热惊厥抽搐不止，应及时送医院抢救。

（7）饮食宜清淡，忌食辛辣刺激、油腻食物。

2．不良反应　尚未明确。

牛黄抱龙丸

【成分】

人工牛黄、胆南星、天竺黄、全蝎、炒僵蚕、朱砂、琥珀、人工麝香、雄黄、茯苓。

【功能与主治】

清热镇惊，祛风化痰。用于小儿风痰壅盛所致的惊风，症见高热神昏，惊风抽搐。

【临床应用】

小儿惊风：因小儿素体痰热积聚，感受风邪或疫疠之邪所致。症见高热面红，咳嗽痰多，咽红流涕，烦躁神昏，抽搐惊厥，舌苔薄黄，脉浮数；高热惊厥见上述证候者。

【用法与用量】

口服。一次 1 丸，一日 1～2 次；周岁以内小儿酌减。

【剂型与规格】

丸剂：每丸 1.5 g。

【临床用药指导】

1．注意事项

（1）慢脾风或阴虚火旺所致虚风内动者慎用。

（2）本品含有朱砂、雄黄、胆南星，不宜过量、久用。

（3）小儿高热惊厥抽搐不止，应及时送医院抢救。

（4）饮食宜清淡，忌食辛辣、油腻食物。

2．不良反应　尚未明确。

牛黄镇惊丸

【成分】

人工牛黄、珍珠、天麻、钩藤、炒僵蚕、全蝎、胆南星、天竺黄、半夏（制）、制白附子、防风、薄荷、琥珀、朱砂、雄黄、人工麝香、冰片、甘草。

【功能与主治】

镇惊安神，祛风豁痰。用于小儿惊风，高热抽搐，牙关紧闭，烦躁不安。

【临床应用】

小儿急惊风：因感受时邪热极生痰生风而致，症见高热，抽搐，牙关紧闭，神志不清，痰涎壅盛，烦躁不安，舌红苔黄，脉滑数。

【用法与用量】

口服。一次 1 丸，一日 1～3 次，3 岁以内小儿酌减。

【剂型与规格】

丸剂：每丸 1.5 g。

【临床用药指导】

1．注意事项

（1）慢惊风者慎用。

（2）本品含有朱砂、雄黄胆南星、可过量、久用。

（3）忌食辛辣食物。

2．不良反应　尚未明确。

（顾苏俊　卢　新）

中文索引